W0253603

DIE
CHIRURGIE DES ANFÄNGERS

VORLESUNGEN ÜBER CHIRURGISCHE PROPÄDEUTIK

VON

DR. GEORG AXHAUSEN
A. O. PROFESSOR FÜR CHIRURGIE AN DER UNIVERSITÄT
BERLIN

MIT 253 ABBILDUNGEN

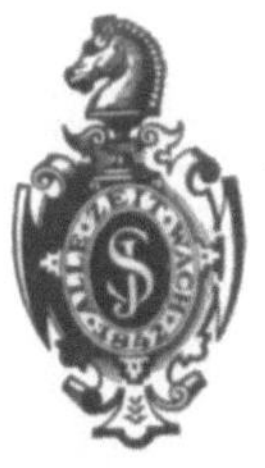

BERLIN
VERLAG VON JULIUS SPRINGER
1923

ISBN-13: 978-3-642-98875-2 e-ISBN-13: 978-3-642-99690-0
DOI: 10.1007/978-3-642-99690-0

ALLE RECHTE, INSBESONDERE DAS DER ÜBERSETZUNG
IN FREMDE SPRACHEN, VORBEHALTEN.

COPYRIGHT 1923 BY JULIUS SPRINGER, BERLIN.
SOFTCOVER REPRINT OF THE HARDCOVER 1ST EDITION 1923

Vorwort.

Auch dieses Buch ist, ebenso wie mein Atlas der Operationsübungen (Lehmanns Verlag, München 1919) aus der Lehrtätigkeit entstanden. Es stellt im wesentlichen den Inhalt des chirurgischen Einführungskursus dar, den ich seit einer Reihe von Jahren an der Chirurgischen Poliklinik der Charité abhalte.

Ich bin in der Anlage dieses Kurses von vorn herein ganz bestimmten Zielen gefolgt. Aus meiner eigenen Studienzeit erinnere ich mich, wie schwierig oft im Beginn des klinischen Unterrichts das Verständnis des Vorgetragenen wurde, da die unerläßlichen Vorkenntnisse noch vollkommen fehlten. Durch Unterweisung in den Anfangsgründen der chirurgischen Wissenschaft die Grundlage herzustellen, auf der der spätere klinische Unterricht aufzubauen ist — das habe ich als Aufgabe meines Kurses betrachtet. Hierzu gehört die Vermittlung der einfachsten allgemein-chirurgischen Tatsachen; hierzu die Unterweisung in den Regeln der systematischen chirurgischen Untersuchung; hierzu schließlich die Erklärung und Einübung der einfachsten chirurgisch-technischen Maßnahmen.

Die zunehmende Beteiligung der Studierenden an diesen Kursen läßt mich annehmen, daß mit dieser Anordnung in der Tat einem Bedürfnis des chirurgischen Anfängers entsprochen wird. Sie gibt mir auch den Mut, den Inhalt des Kurses in Buchform zusammenzufassen. Hierbei habe ich die einzelnen Abschnitte der Unterweisung, die beim lebendigen Unterricht naturgemäß mehr ineinanderfließen, strenger trennen zu müssen geglaubt.

Die große Zahl der Abbildungen, die das Entgegenkommen des Herrn Verlegers trotz aller Zeitschwierigkeiten ermöglichte, schien mir für den besonderen Zweck des Buches unerläßlich. Ohne sichtbare Unterlagen kann der Anfänger keine richtigen Vorstellungen von Krankheitsvorgängen und Krankheitsbildern gewinnen. Die photographischen Aufnahmen sind dem Krankenbestand der Poliklinik entnommen. Die Zeichnungen wurden von Herrn M. Landsberg und Fräulein Andresen ausgeführt. Nur einige wenige Abbildungen habe ich aus meinem Atlas übernommen.

Wolle man das Buch mit Nachsicht beurteilen und seine Unvollkommenheiten dem besonderen Zweck zugute halten! Wenn recht viele junge Fachgenossen die Ferien vor Beginn des klinischen Unterrichts zum Durchlesen des Buches benutzen, ist sein Zweck erfüllt. Vielleicht gewährt aber sein Inhalt auch dem nicht speziell chirurgisch ausgebildeten Praktiker einige Anregung und Förderung.

Berlin, im Juni 1923.

Axhausen.

Inhaltsverzeichnis.

I. Die allgemein-chirurgischen Grundlagen.

II. Die spezielle chirurgische Untersuchung und ihre Ergebnisse.

III. Die Grundlagen der chirurgisch-operativen Behandlung.

I. Die allgemein-chirurgischen Grundlagen.

1. Von den Wunden und der Wundheilung.

Chirurgisch tätig sein, heißt schwere Verantwortung übernehmen. Mächtig sind des Chirurgen Waffen, wirkungsvoll zum Guten — und zum Schlimmen, Segen in der Hand des Wissenden, Verhängnis in der Hand des Unwissenden! Wer „Wundarzt" sein will, wer die Bürde solcher Verantwortung auf seine Schultern nehmen will, muß festen Grund unter den Füßen haben. Unser Fundament ist die Kenntnis der *Wunden*, der normalen *Wundheilungsvorgänge* und der *Wundheilungsstörungen*. Diese Kenntnis führt uns durch die Wirrnis der oft sich verflechtenden Einzelhandlungen, die wir als die *Wundbehandlung* zusammenfassen. Mit der *Lehre von den Wunden* müssen wir daher beginnen.

Betrachten wir hier die Wunde, die ein Schläger auf die Wange des jungen Kommilitonen gezeichnet hat, so stehen wir zunächst ganz unter dem Eindruck der *Blutung*. In reichlicher Menge sehen wir das leuchtend rote Blut über die Wundlefzen hinweg nach unten laufen. Öffnen wir nun die Wunde, indem wir zwei Haken in die Wundlefzen setzen und leicht ziehen, und tupfen wir die füllende Blutmasse vorsichtig weg, so sehen wir, daß die Quellen der Blutung nicht gleichmäßig fließen. Aus jener Stelle des Muskelschnittes quillt das Blut langsam und gleichmäßig, wie aus einem Schwamm — es entstammt den durchtrennten feinsten Gefäßen, den Kapillaren des Muskels (*kapilläre* Blutung). Dort an einer Stelle des Faszienrandes, fließt es in gleichmäßigem, etwas dunkler gefärbtem Rinnsal — es entstammt einer kleinen durchtrennten Vene, die dunkleres, kohlensäurereicheres Blut führt (*venöse* Blutung). Dort aber, dicht am Hautrand, sehen wir einen feinsten hellroten Blutfaden in rhythmisch sich steigerndem Strahl hervorspritzen — er entstammt einer durchtrennten kleinen Arterie (*arterielle* Blutung). Drücken wir jetzt ein Mullstück mehrere Minuten fest herauf und lüften wir es dann vorsichtig, so sehen wir es zwar wieder bluten, aber in deutlich verminderter Heftigkeit. Würden wir diesen Druck über längere Stunden ausdehnen, so wäre zu erwarten, daß beim Lüften des Mullstückes überhaupt keine Blutung mehr wahrnehmbar ist. Das Gleiche würde sich auch — allerdings nach längerer Zeit und nach stärkerem Blutverlust — ereignen, wenn wir die Wunde ganz sich selbst überließen. Hieraus entnehmen wir die wichtige Tatsache des *Selbstaufhörens der Wundblutung* aus Kapillaren, kleinen Venen und kleinen Arterien. Nur bei der Verletzung größerer Arterien (etwa von der Größe der A. radialis an) und größerer Venen — bei letzteren aber nur dann, wenn durch Tieflage der Verletzungsgegend die Gefäßfüllung und der Blutdruck erhöht ist — läßt das eigene Aufhören im Stich und es erfolgt die Blutung bis zu so starker Entleerung des Gefäßsystems, daß der Fortbestand der Herztätigkeit und damit des Lebens unmöglich wird (Verblutungstod). Daß selbstverständlich das Selbstaufhören nicht etwa ärztlich erstrebt oder abgewartet werden darf, braucht kaum erwähnt zu werden. Das Verfahren solchen Blutungen gegenüber wird bei der Wundbehandlung zu besprechen sein.

Worauf beruht nun dies Selbstaufhören der gewöhnlichen Wundblutung?

Die wichtigste Ursache ist die Gerinnbarkeit des Blutes, der Übergang in den festen Aggregatzustand durch Ausscheidung massenhafter Fibrinfäden aus der Blutflüssigkeit. Diese Blutgerinnung, die außerhalb der Gefäße stets erfolgt, tritt innerhalb der Blutbahn nicht in die Erscheinung; aber nur unter der Voraussetzung, daß die unmittelbar dem Blutstrom anliegende Zellschicht unverändert ist. Diese aus Endothelzellen bestehende Zellschicht ist der einzige Wandbestandteil der Kapillaren, während sie an den Venen und Arterien nur den innersten Wandbestandteil darstellt, der die Muskelrohre (Muscularis) innen auskleidet (Intima). Sobald das Endothel irgendwie geschädigt ist, erfolgt auch innerhalb der Gefäße die Blutgerinnung (Thrombose), die bei kleinen Gefäßen zum Verschluß der Gefäße durch das Gerinnsel (Thrombus) führen muß. Wir merken uns nun, daß jede gewaltsame Zusammenhangstrennung der menschlichen Gewebe eine Schädigung der an der Oberfläche der Trennungsstelle gelegenen Gewebsteile zur Folge hat (traumatischer Gewebstod, traumatische Nekrose). Diese Schädigung kann (z. B. bei Trennung mit scharfem Messer) gering sein und sich auf die oberflächlichsten Zellen beschränken, die dadurch dem Zelltode verfallen; sie ist um so größer, je breiter die einwirkende Kraft und je größer die wirkende Gewalt ist. Der geringen Wundflächenschädigung bei scharfer Schnittwunde steht die ausgedehnte Wundflächennekrose der Quetschwunde gegenüber, für die ein Beispiel die durch einen heftigen Knüppelschlag erzeugte Schädelwunde darstellt. Dieser Unterschied ist, wie wir sehen werden, nicht nur für die Wundheilungsvorgänge, sondern auch für die Wundbehandlung von der größten Wichtigkeit.

Da nun durch das Trauma auch die Endothelzellen an den Durchschnittsstellen der Gefäße geschädigt werden, ist die Vorbedingung einer Gerinnung des Blutes innerhalb der Gefäßstümpfe gegeben. Je stärker die traumatische Gewebsschädigung, um so günstiger die Aussichten rascher Thrombenbildung: Quetschwunden bluten daher nicht so stark und nicht so lange wie Schnittwunden. Am leichtesten erfolgt der thrombotische Verschluß an den Kapillaren mit ihrem langsamen Blutstrom, während in den größeren Gefäßen das reichlich ausfließende Blut die Thrombenbildung durch Fortschwemmen weit mehr erschwert. Aber auch in den kleinen Venen kann auf diesem

Wege der Verschluß erfolgen; doch nur dann, wenn in ihnen Blutfüllung und Blutdruck gering ist, d. h. wenn das betreffende Glied erhoben wird. Das Erheben der Glieder (Elevation) ist daher ein wichtiges Hilfsmittel für die vorläufige (provisorische) Blutstillung.

Bei den größeren Venen und insbesondere bei den Arterien treten noch andere wirksame Kräfte hinzu. Infolge des muskulären Anteils ihrer Wandungen und der Spannung (Tonus), mit der sie in den Körper eingefügt sind, ziehen sich die Gefäßstümpfe von der Schnittfläche elastisch in die Tiefe der Wundfläche zurück; die durchbluteten, aufgequollenen Weichteile können sich daher leicht über ihnen zusammenschließen. Bei diesem Zurückschnellen der Stümpfe löst sich die nichtmuskuläre Intima in der Regel an der Durchschnittstelle von der Unterlage ein wenig ab und rollt sich nach innen ein, wodurch sie zu einem gewissen Abschluß des geöffneten Gefäßraums führt. Beide Vorgänge, die elastische Zurückschnellung der Gefäße und die Einrollung der Intima bewirken jedenfalls eine solche Verlangsamung des Blutaustritts, daß nun wiederum die Wirkung der Endothelschädigung auf die Gerinnung des Blutes zur vollen Entfaltung kommen kann. Und selbst bei größeren Gefäßen ist schließlich das eigene Aufhören der Blutung noch möglich, indem mit dem zunehmenden Blutverlust und der damit einhergehenden Blutdruckabnahme die Stromgeschwindigkeit des Blutes an der Verletzungsstelle eine so geringe wird, daß schließlich die oben erwähnten Vorgänge auch an solchen Gefäßrohren zur Entfaltung kommen können. Ja, selbst aus zerrissenen großen Stammarterien braucht nicht immer eine tödliche Blutung zu erfolgen, wie der Weltkrieg uns gelehrt hat. Durch den mächtigen Nervenreiz schwerster Verletzungen (z. B. bei Abreißung eines Beines durch eine Granate) kann reflektorisch eine größtmögliche Zusammenziehung des ganzen muskulären Gefäßrohrs entstehen, das den Gefäßhohlraum verschließt.

Alles dies muß der junge Mediziner wissen, um das zu verlieren, was man beim Laien stets findet, die „Angst vor dem fließenden Blut“, die nicht selten zu übereilten, unnötigen, ja selbst schädlichen Maßnahmen verführt. Lassen wir uns also durch die Blutung nicht stören, wischen wir das Blut einfach fort und betrachten wir rasch danach das Bild der Wundfläche. Wir sehen jetzt die Einzelheiten des Wundinnern: Wir sehen die scharfen Ränder der durchschnittenen Haut, die im übrigen bis heran an den Rand gänzlich unverändert erscheint. Wir sehen die gelben Fettträubchen des subkutanen Fettgewebes unter dem Hautrand hervorquellen. Wir sehen weiter in der Tiefe glatten roten Muskel, der durch den Schnitt in zwei Teile zerlegt ist und der an seiner Oberfläche von einer ebenfalls glatt durchtrennten Faszie bedeckt ist.

Vergleichen Sie nun hiermit jene andere Schnittwunde, die — nahezu von gleicher Größe — durch einen Sensenhieb in die Bauchwand eines Landarbeiters entstanden ist. Hier liegt die Verletzung schon fünf Tage zurück und die Wunde ist nur mit Mull bedeckt worden. Daß jetzt jede Blutung fehlt, verstehen wir nach dem, was wir eben gehört haben. Wie anders ist aber auch das sonstige Bild der geöffneten Wunde! Von den einzelnen Teilen der Wundfläche (Fett, Faszie, Muskel) ist nichts mehr zu erkennen. Die Wundfläche sieht gleichmäßig graugelblich und feinkörnig aus; nur hier und da schimmert etwas rötliches Gewebe durch die graugelbe Decke hindurch. Es ist, als wenn ein dichter graugelber Schleier sich über die frische Wunde ausgebreitet hätte, alle Einzelheiten verdeckend.

Dieser Schleier, den wir sehen, ist ein dichtes Netz oder ein verfilzter Rasen von feinsten Fibrinfädchen. In der Ausscheidung von Fibrin auf der Wundfläche erkennen wir den ersten sichtbaren Vorgang der natürlichen Wundheilung; ihm gehen allerdings feine Veränderungen in der Wundfläche selber voraus.

Die Möglichkeit der Wundheilung überhaupt ist gegeben durch die Fähigkeit des lebenden Organismus, traumatische Gewebsverluste durch Neubildung von den benachbarten erhaltenen Zellen her zu decken. Diese Fähigkeit, die Regenerationsfähigkeit, die bei den niederen Lebewesen in größerem Ausmaße vorhanden ist, sinkt im allgemeinen immer weiter, je höher hinauf wir in der Tierreihe kommen. Der gleiche Unterschied gilt für die einzelnen Gewebsformen des gleichen Lebewesens: je höher ausgebildet das Gewebe, je feiner seine Leistungen, um so geringer ist seine Regenerationsfähigkeit. So zeigt das Epithelgewebe und das Bindegewebe des Menschen eine gute Regenerationsfähigkeit. Sehr gering, praktisch ohne Bedeutung ist die Regenerationsfähigkeit des quer gestreiften Muskels; und während die peripheren Nerven, die Leitungsfortsätze der zentralen Ganglienzellen, noch über eine gute Regenerationsfähigkeit verfügen, fehlt sie der Ganglienzelle selber vollkommen. Wir merken uns aber, daß die Regenerationskraft der Gewebszellen in ihrer Richtung gebunden, in ihrer Wirkung spezifisch ist; d. h. Epithelgewebe vermag nur Epithelzellen, Muskelgewebe nur Muskelzellen, Nervenfaser nur Nervenfaser neu zu bilden. Jedoch gehören für die Regeneration die Gewebe der Bindesubstanzreihe (Bindegewebe, Knorpel, Knochen) in gewissem Grade zusammen: Bindegewebe kann sowohl Bindegewebe als auch Knorpel und Knochen, Knorpel sowohl Bindegewebe als Knochen bilden; dagegen ist das Knochengewebe nicht wucherungsfähig — die Knochenregeneration ist eine Tätigkeit nicht des Knochengewebes, sondern ausschließlich der Knochenhaut und des Knochenmarks.

Bei den traumatischen Gewebsverlusten erfolgt die Deckung nicht unmittelbar durch neugebildete Ersatzzellen. Der endgültigen Lückenfüllung geht eine vorläufige voraus und diese ist das Fibrin, das wir der Wundfläche anhaften sahen. Eingeleitet wird die Mehrarbeit des benachbarten Gewebes durch eine vermehrte Ansammlung des Trägers der Gewebsernährung, des Blutes. Die Gefäße in der Nachbarschaft der Wundfläche erweitern sich, inbesondere die Kapillaren (Abb. 1, *E Bg*). In reichem Maße tritt aus ihnen Gewebsflüssigkeit aus: das benachbarte Gewebe wird flüssigkeitsreich, es wird „ödemisiert". Und wo immer diese Flüssigkeit aus der Wundfläche heraustritt, wird aus ihr durch feinste chemische Vorgänge das im Blutplasma als Vorstufe vorhandene Fibrin als solches in Form von sich durchwirkenden feinsten Fädchen ausgeschieden.

Gemeinsam mit der Flüssigkeit treten aus den Kapillaren auch zellige Elemente in zunehmender Menge heraus, die weißen Blutkörperchen, die Leukozyten. Sie, die sonst dem Blute nur in spärlicher Zahl beigemengt sind, sammeln sich aus dem durchströmenden Blut in den Kapillaren der Wundumgebung in größerer Anzahl an, bleiben an der Innenfläche der Gefäßwand haften und treten schließlich kraft ihrer Eigenbeweglichkeit durch die Lücken zwischen den Endothelzellen hindurch (Diapedese). Sie verteilen sich nach der Wundfläche zu und treten mit der Gewebsflüssigkeit an die Oberfläche, um sich zum Teil in dem abgeschiedenen Fibrinnetz niederzuschlagen, zum andern Teil sich der absickernden Wundabsonderung (Wundsekret) bei-

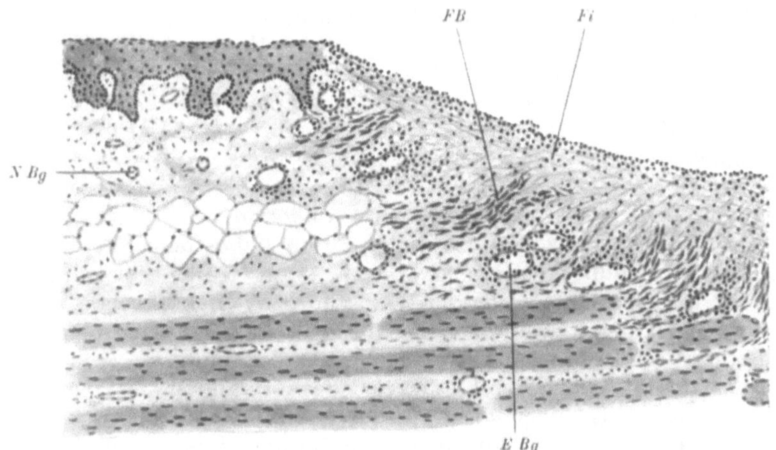

Abb. 1. Wundheilung der offenen Wunde I. (Schematisch.)

NBg normales Blutgefäß. *EBg* erweitertes Blutgefäß mit Wandstellung der Leukozyten. *Fi* deckendes Fibrinnetz mit Leukozyten. *FB* Fibroblastenzüge.

zumengen. Die zunehmende Beimengung der kleinen körperlichen Elemente im Wundsekret muß sein Aussehen zunehmend ändern. Genau so, wie die Verteilung unzähliger feinster Fetttröpfchen dem Milchwasser erst die eigentliche Milcheigenschaft gibt und bei stärkerer Konzentration Rahm erzeugt, muß die Leukozytenbeimengung das wässerige Wundsekret erst milchig trüben und allmählich zu einer rahmartigen Flüssigkeit verwandeln. Diese rahmartige Flüssigkeit nennen wir den Eiter (Pus). Die wäßrige Wundabsonderung wird nach einigen Tagen zunehmend zur eitrigen Wundabsonderung. Wir halten fest, daß die Absonderung solchen Eiters ein durchaus normaler Vorgang bei einer klaffenden Gewebswunde ist, gegenüber der Laienvorstellung, die in der „eiternden" Wunde leicht etwas Krankhaftes zu sehen geneigt ist. Solange die klaffende Gewebslücke nicht vollkommen geschlossen, vollständig geheilt ist, muß sie Eiter absondern.

Die starke Leukozytenabsonderung ist für die Wundheilung von ganz besonderer Bedeutung. Dreifach ist die wichtige Lebensbetätigung dieser kleinen Zellen mit den kennzeichnenden gelappten Kernen.

Erstlich sondern sie einen Stoff ab, der in kleinsten Mengen große chemische Wirkungen hervorzurufen vermag, und den wir als Ferment bezeichnen. Dieses Ferment hat die Fähigkeit, festes Eiweiß, also auch tote Gewebszellen aufzulösen. Wir nennen es in Analogie zu dem eiweißlösenden Ferment des Magens (Pepsin) das peptische Ferment der Leukozyten. Die kleinen traumatischen Gewebsnekrosen, die auch bei den Schnittwunden nicht fehlen, müssen beseitigt werden, wenn der Heilungsvorgang wirklich eine normale lebende Gewebsbrücke schaffen soll. Die toten Zellen des Randbezirkes aufzulösen und zu beseitigen, ist die erste wichtige Aufgabe der Leukozyten.

Je umfangreicher die Gewebsnekrosen, um so größer ist diese Aufgabe der Leukozyten, in um so reicherer Zahl müssen sie an die Wundfläche herangebracht werden, um so reichlicher ist die sichtbare Eiterung. So verstehen wir, daß die offenen Quetschwunden mit ihren ausgedehnten Gewebsnekrosen eine viel stärkere Eiterabsonderung aufweisen, als offene Schnittwunden. Sind ganze Gewebsstücke der Wundfläche, z. B. Stücke derber Faszien, der traumatischen Nekrose verfallen, so erfolgt nicht eine vollkommene Auflösung dieser Stücke. Da die Leukozytenabsonderung nur von dem anstoßenden, lebenden, durchbluteten Gewebe erfolgen kann, treten die Leukozyten zunächst in den benachbarten Grenzabschnitt des nekrotischen Stückes ein und entfalten hier ihre auflösende Tätigkeit. Ist in diesem Bereich die Verflüssigung des toten Gewebes erfolgt, so verliert der Rest des nekrotischen Gewebsstückes jede Verbindung mit der lebenden Unterlage. Er liegt locker in der Wundfläche, bleibt am Verband hängen und wird mit diesem entfernt. Das ist der wichtige Vorgang der Abgrenzung, Abtrennung und Abstoßung größerer Gewebsnekrosen in der offenen Wunde (Demarkation, Sequestration, Exfoliation), der auf die peptischen Fermente der Leukozyten zurückzuführen ist. Die erste Tätigkeit, der erste Antrieb der Wunde in diesen Fällen dient ihrer Reinigung von anhaftenden Nekrosen, der zweite Antrieb (secunda intentio) erst steht im Dienste der eigentlichen Wundheilung (Heilung per secundam intentionem).

Zweitens haben die Leukozyten die Fähigkeit, kleinste körperliche Elemente zu umfließen und in sich aufzunehmen (Freßtätigkeit, Phagozytose). Auch innerhalb des Zelleibes kann dann die Auflösung solcher körperlicher Gebilde erfolgen, sei es an Ort und Stelle, sei es, nachdem die Leukozyten mit dem Lymphstrom in die Lymphbahnen und von dort in die Lymphdrüsen eingeschwemmt worden sind. Auf diesem Wege werden besonders die massenhaften roten Blutkörperchen, die infolge der ersten Blutung in den Gewebsspalten gelegen sind, beseitigt, teils am Orte selbst, teils in den zugehörigen Lymphdrüsen. Handelt es sich um kleinste unlösliche Gebilde, so können sie im Innern der Leukozyten aus dem Gewebe zur Wundfläche und damit in dem Eiter zur Ausscheidung gelangen, oder sie können mit den Leukozyten in den Lymphdrüsen abgelagert werden. Auf diesem Wege erfolgt eine Befreiung der Wundgewebe von kleinsten Formbestandteilen.

Eine phagozytäre und auflösende Tätigkeit entfalten die Leukozyten auch gegenüber den kleinsten lebenden Gebilden, die erfahrungsgemäß jeder offenen Wunde anhaften und die wir als die Erreger der Wundkrankheiten kennen, gegenüber den Bakterien. Dies ist die dritte wichtige Betätigung der Leukozyten, ihre bakterizide Tätigkeit. Die unheilvolle Bedeutung der kleinen einzelligen Lebewesen für die Wunden und damit für den menschlichen Körper überhaupt ist heutzutage jedem Laien geläufig, wenn auch, wie wir sehen werden, den Laienanschauungen viele Irrtümer anhaften. Wir merken uns hier zunächst, daß als Wundfeinde im engeren Sinne, d. h. als Erreger der eitrigen Wundentzündung (der pyogenen Wundinfektion), ganz vorzugsweise zwei Bakterienformen in Betracht kommen, beides kleine, kuglige Gebilde, von denen sich die eine Form in traubiger Anordnung (Staphylokokken, vgl. Abb. 7, S. 19), die andere in kettenförmiger Anordnung (Streptokokken, vgl. Abb. 8, S. 19) zusammenschließen. Diesen schlimmen Wund- und Menschenfeinden entgegenzutreten, sie zu bekämpfen und zu vernichten, ist, wie gesagt, die dritte wichtige Tätigkeit der Leukozyten.

Mit solcher Kenntnis der Dinge werden Sie die eitrige Wundabsonderung mit ganz anderen Augen betrachten und sie nicht mehr als eine schlimme, sondern als eine segensreiche Äußerung der Wunde ansehen.

In der Zeit, in der die Wundabsonderung eitrig zu werden beginnt, ändert sich auch das Bild der gleichmäßig graugelben Wundfläche. Wir sehen hier und da kleine rote rundliche Gebilde durch den deckenden graugelben Schleier mit immer größerer Deutlichkeit hindurchschimmern, bis schließlich an dieser oder jener Stelle der Schleier ganz einschmilzt und ein leuchtend roter Gewebsknopf erscheint, der die Fibrindecke durchbrochen zu haben scheint. In der Folge wiederholt sich das Spiel an immer anderen Stellen; immer üppiger schießen die Gewebsknöpfe (Fleischwärzchen, Granulationen) hervor, bis schließlich die ganze Fibrindecke verschwunden ist und die roten Fleischwärzchen sich zu einer geschlossenen, leuchtend roten, grobkörnigen Deckschicht (Granulationsschicht) vereinigt haben.

Jener Kranke dort, bei dem vor 3 Wochen der eitrige Blinddarmanhang entfernt wurde und bei dem die Bauchwandwunde der natürlichen Heilung überlassen wurde, zeigt eben dieses Granulationsstadium in schöner Weise. Sie sehen die Wandungen der tiefen Mulde, die bis in die Bauchhöhle reicht, überall ausgelegt mit dieser grobkörnigen, dunkelroten, feuchten, glänzenden Schicht, die die ursprüngliche Schnittfläche von Haut, Fett, Muskel und Faszie überkleidet und diese Gewebe als solche unkenntlich macht. Sie sehen in der Tiefe eine kleine Ansammlung der natürlichen Wundabsonderung: rahmigen, gelben Eiter.

Mit der Granulationsbildung beginnt die eigentliche Wiederherstellungsarbeit des Körpers, die von den geschilderten Vorgängen in der Wundumgebung (Blutfülle, Ödemisierung und Leukozytenauswanderung) vorbereitend eingeleitet wird. Unter der Fülle der herbeigeschafften Ernährungsstoffe beginnen sich die Zellkräfte in dem umgebenden Bindegewebe zu regen. Die sonst schlanken Zellen des kutanen, subkutanen, fasziösen und intermuskulären Bindegewebes beginnen sich zu vergrößern und zu vermehren; es entstehen Züge von saftigen, spindligen oder auch sternförmigen Zellgebilden (junge Bindegewebszellen, Fibroblasten), die der Wundoberfläche zustreben, um dann schließlich in die deckende Fibrinschicht einzudringen und sie zu durchbrechen (Abb. 1, *F B*). Eine so intensive Zellneubildung bedarf reicher Ernährung, reicher Gefäßversorgung: der Fibroblastenbildung parallel geht die Neubildung von Kapillaren

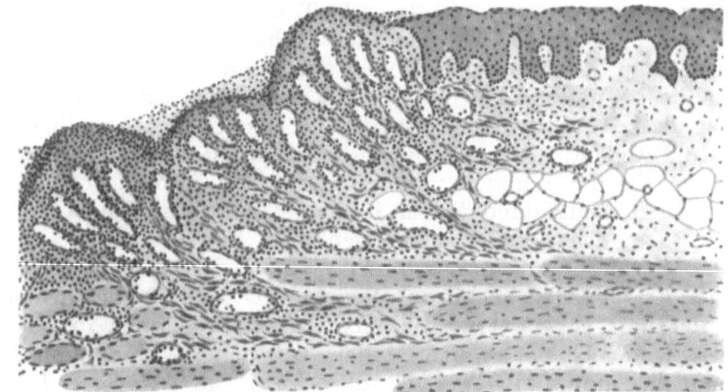

Abb. 2. Wundheilung der offenen Wunde II. (Schematisch.)
Die Fibroblastenzapfen haben sich zu Fleischwärzchen (Granulationen) vergrößert, die die deckende Fibrinschicht durchbrechen.

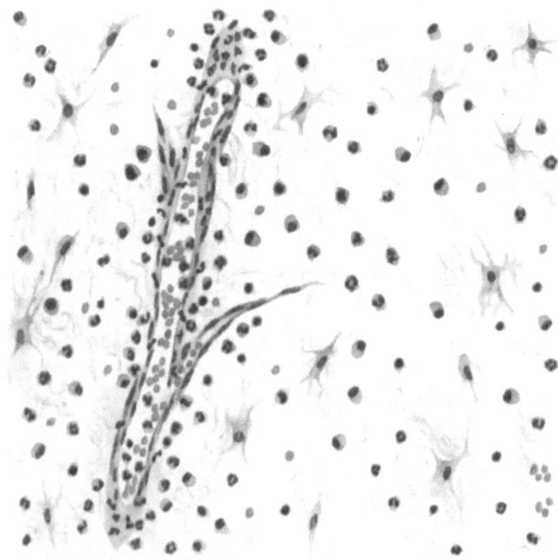

Abb. 3. Elemente des Granulationsgewebes.
Man sieht spindel- und sternförmige Fibroblasten, gelapptkernige Leukozyten, rundkernige Lymphozyten, sowie die Neubildung einer Kapillare durch Aussprossung.

(Abb. 2). Sie erfolgt durch Aussprossung der Endothelzellen vorhandener Kapillaren. In die zapfenförmigen Zellsprossen treten durch Teilung neugebildete Kerne ein; dann wird der zunächst solide Zapfen innen hohl und die Blutkörperchen dringen aus der Mutterkapillare in feinen Reihen ein (Abb. 3). Der Zusammenfluß solcher neugebildeter Kapillaren erzeugt ein überaus reiches Kapillarnetz, das die Züge der Fibroblasten durchsetzt. Hierbei ist die Anordnung gewöhnlich so, daß ein zentrales stärkeres Gefäß, das durch Hinzutreten von kleinen Muskelfasern den Bau einer kleinen Arterie oder Vene gewinnt, sich pinsel- oder büschelartig in die Kapillaren aufteilt. Ein solcher Zug von Fibroblasten mit den einge-

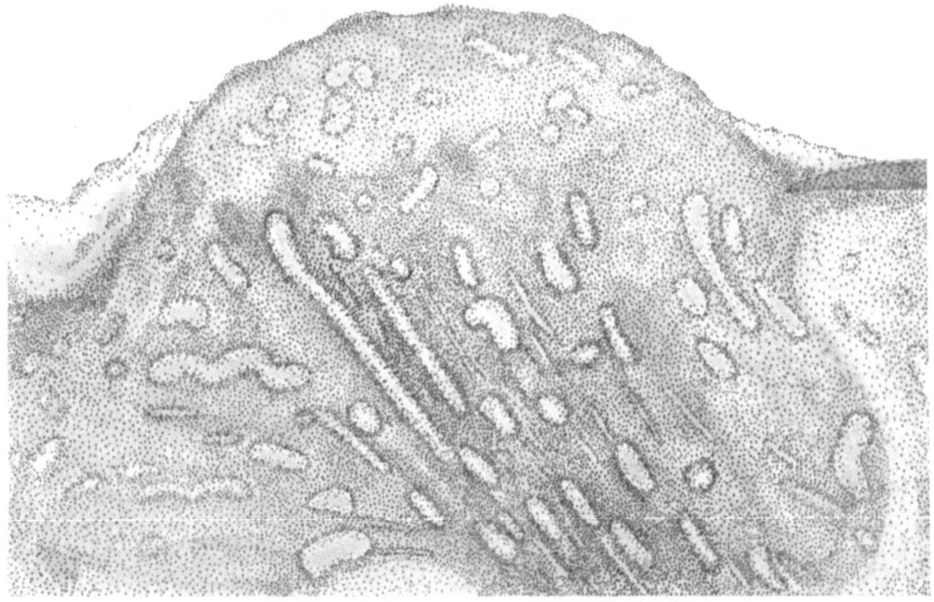

Abb. 4. Querschnitt durch den Rand einer granulierenden Wunde.
Man sieht die regelmäßige Form des Fleischwärzchens, die büschelförmige Aufteilung der Gefäße. Rechts überwachsendes Epithel.

schlossenen büschelartig angeordneten Kapillaren, durchsetzt von Leukozyten und kleinen rundkernigen Lymphozyten — das ist ein Fleischwärzchen, eine Granulation (Abb. 4); das ist der rote Knopf, der zunächst durch die Fibrinschicht durchschimmert und unter Auflösung des Fibrinnetzes (durch die peptische Kraft der Leukozyten) dieses allmählich durchbricht. Das reiche, stark gefüllte Gefäßnetz der Granulation ist die Ursache der leuchtend roten Farbe. Der Zusammenschluß dieser Granulationen ist das Granulationsgewebe, das die Decke der granulierenden Mulde, die Sie sahen, bildet.

Ganz besonders reichlich ist die Leukozytendurchsetzung unmittelbar an der Wundoberfläche; sie bildet hier einen Schutzwall von hoher praktischer Bedeutung. Der abfließende Überfluß von

Leukozyten ist das natürliche, normalerweise nur spärlich gebildete eitrige Wundsekret, das die Tiefe der granulierenden Mulde erfüllt. Diese Absonderung erhält auch bei flachen granulierenden Wunden die Granulationen feucht und glänzend — vorausgesetzt, daß ein deckender Verband die Austrocknung der Eiterflüssigkeit, des Eiterserums verhindert. Gibt man eine solche Wunde aber der austrocknenden Luft preis, so dickt sich die spärliche eitrige Absonderung ein; sie trocknet schließlich zu einer trockenen gelben Kruste zusammen, die wir den Schorf nennen. Der Schorf entzieht uns an solchen Wunden den Anblick der Granulationen; erst wenn wir ihn mit einem Tupfer fortwischen, oder mit einer Pinzette abheben, werden die Granulationen sichtbar.

Tun wir dies bei jenem kleinen granulierenden Wundrest am Handrücken, so sehen wir eine neue Erscheinung: die Granulationen bluten. Diese Beobachtung lehrt uns die wichtige Tatsache der leichten Verletzlichkeit der Granulationen. An den blutenden Stellen ist die oberflächlichste Zellschicht und damit der natürliche Schutzwall der Leukozyten verloren gegangen. Hier ist jetzt wiederum eine frische Gewebswunde mit ihren Gefahren, von denen wir später sprechen werden, entstanden. Solche unnötigen und schädlichen Neuverletzungen müssen vermieden werden. Wir entnehmen daraus die Lehre, daß wir mit Granulationen auf das Zarteste umgehen müssen. Aber wie oft wird grade gegen dieses Gebot gesündigt! Machen Sie es sich zum Gesetz, bei der Nachbehandlung, die wir als „Wundpflege“ zusammenfassen wollen, möglichst jede Verletzung der schützenden Granulationen zu vermeiden, um den natürlichen Ablauf der Wundheilung nicht zu stören. Auf welchem Wege dies zu erreichen ist, werden Sie später erfahren.

Mit der fertigen Granulation ist der erste Abschluß des Wundheilungsvorganges erreicht. Wenn Sie nun jene granulierende Blinddarmwunde nach 14 Tagen wiedersehen, so werden Sie den weiteren Heilungsvorgang in zwei Richtungen erkennen. Erstlich ist die ganze Wunde erheblich kleiner geworden: die Wunde ist konzentrisch eingeengt — und doch besteht der Wundrest überall aus dem gleichen Granulationsgewebe, das von kaum veränderter Haut umgeben wird. Zweitens ist die Wunde nicht mehr so tief; sie hat sich in der Tiefe ausgefüllt: sie ist abgeflacht. Diese Veränderung beruht aber nur zum geringen Teil auf der Fortdauer der Granulationsbildung. Man muß sich von der Vorstellung freimachen, als erfolge die weitere Heilung so, daß immer neu gebildetes Granulationsgewebe mehr und mehr die Gewebslücke ausfülle. Diese Vorstellung hat nur in der Tiefe des Trichters seine Berechtigung, wo die Fleischwärzchen der dort röhrenförmigen Wandung bei weiterem Wachstum zusammenkommen, unter sich verkleben und verwachsen. Die hauptsächlichste Ursache der starken Wundverkleinerung in der Fläche und in der Tiefe sind die Veränderungen, die im Granulationsgewebe selbst im Laufe der Zeit einsetzen.

Die Fibroblastenbildung ist ein vorübergehender Zustand. Sehr bald beginnen die Fibroblasten, die Jugendformen des Bindegewebes, in die Zeit der Reife zu treten. Sie betätigen die ihnen eigene Fähigkeit der Ausscheidung von welligen Bindegewebsfasern (kollagenen Fibrillen); gleichzeitig werden zahlreiche Kapillaren zurückgebildet und die Leukozyten treten mehr und mehr zurück. Im Laufe der Zeit werden die Bindegewebsfasern immer kräftiger und straffer, die Gefäße immer spärlicher: das Granulationsgewebe wandelt sich in derbes Bindegewebe (Narbengewebe) um. Während dieses Vorganges erfolgt nun eine bemerkenswerte Volumenverminderung des Gewebes: der Übergang von Granulationsgewebe in Narbengewebe geht mit starker Schrumpfung einher. Während also an der Oberfläche jener Blinddarmwunde neues Granulationsgewebe gebildet wird, geht der alte Bestand unter Schrumpfung in Bindegewebe über. Da dieser Schrumpfungsvorgang im ganzen Bereich der Wundfläche vor sich geht, müssen die Wandungen konzentrisch herangezogen werden. Diesem Narbenzug folgt der anstoßende Muskel, ihm folgt die angrenzende Haut; er verengt den Wundtrichter in der Fläche und in der Tiefe; er verkleinert die Wunde in allen Schichten. Die Schrumpfung des reifenden Bindegewebes ist das Hauptmittel der Wundheilung nach abgeschlossener Granulation. Je geringer die Gewebslücke ist, je weicher und nachgiebiger die umgebenden Weichteile, insbesondere die angrenzende Haut, um so besser kann sich der Narbenzug entfalten, um so rascher erfolgt die Verkleinerung der Wunde. So sehen wir die granulierenden Hautwunden am Hals mit seiner reichlich angeordneten, dünnen und gut verschieblichen Haut sich sehr rasch verkleinern, während z. B. die Verkleinerung einer gleichgroßen Wunde an der Schienbeinfläche des Unterschenkels, infolge der hier knappen, dicken und wenig nachgiebigen Haut ungleich langsamer erfolgt. Und je geringer die Gewebslücke, je nachgiebiger die umgebenden Weichteile, um so vollkommener kann sich die Wirkung des Narbenzuges entfalten, um so näher können die benachbarten Weichteile (Muskeln, Haut) aneinandergebracht werden. Niemals aber kann auf diesem Wege ein auch nur annähernd vollkommener Zusammenschluß der durch die Verletzung getrennten Gewebe erreicht werden; auch im günstigsten Falle bleibt eine durch Granulationsgewebe (später Narbengewebe) gefüllte Lücke bestehen.

Ist die Wirkung des Narbenzuges erschöpft und der noch vorhandene Wundrest mit Granulationen gefüllt, so erfolgt der Abschluß der Heilung dadurch, daß von den Hauträndern her neugebildetes Epithel sich über die Granulationen herüberschiebt (Abb. 4) und schließlich in der Mitte zusammenfließt. Wenn auch die Anfänge der Epithelregeneration schon vorher festzustellen sind, so gewinnen sie doch erst jetzt besondere Mächtigkeit.

Auf diesem Wege erhalten wir eine mehr oder weniger breite Narbe, die aus Bindegewebe besteht und deren Oberfläche nicht von der normal gebildeten Haut, sondern nur von einer zarten Epitheldecke gebildet wird. Da durch diese dünne Decke das unterliegende, zunächst noch junge Bindegewebe hindurchschimmert, erscheint die Narbe zartrot (junge Narbe), um dann allmählich mit dem Übergang des unterliegenden Bindegewebes in gefäßarmes Narbengewebe mehr und mehr einen weißen Farbenton zu gewinnen (alte Narbe).

Solche Narben stellen einen minderwertigen Gewebsersatz dar. Die anscheinend feste breite Narbe, die den Abschluß der Wundheilung jener Appendixwunde bilden wird, behält keineswegs ihr Aussehen auf die Dauer. Der breite Narbenstreifen, der sich zwischen den Muskelplatten befindet — die spezifische Regeneration der Muskulatur ist, wie bereits erwähnt, praktisch ohne Belang — vermag nicht, wie die Muskulatur, der Wirkung des Bauchdruckes, der bei jeder Körperanstrengung in die Erscheinung tritt, den nötigen elastischen Widerstand entgegen zu setzen. Die Folge ist, daß der Bauchdruck den Narbenstreifen allmählich vorwölbt, ihn dehnt, verdünnt. Da das anhaftende Bauchfell nachfolgen muß, entsteht allmählich eine dünne Stelle der Bauchwand, die bei jeder Wirkung der Bauchpresse sich stark vorwölbt: ein Narbenbruch der Bauchwand (Bauchbruch).

Mannigfache andere Nachteile haften solchen Narben an. Da die Hautnarbe mit dem tiefen, intermuskulären oder gegebenenfalls auch ossalen Narbengewebe ein zusammenhängendes Ganzes bildet, sitzt die Narbe der Unterlage fest auf. Sie ist mit der übrigen Haut nicht frei verschieblich; sie ist daher imstande, das Spiel der Haut auf der Unterlage, insbesondere an den Gliedmaßen, bei körperlichen Bewegungen zu stören. Infolge der Dünnheit der Epitheldecke sind solche Narben außerdem leicht verletzlich. Schon durch geringe Gewalten, so z. B. längeres Reiben, kann die Epitheldecke an einer Stelle verloren gehen. Wir finden dann eine rote, leicht blutende Stelle innerhalb der Narbe, eine Narbenerosion, die, wenn sie nicht heilt, in ein chronisches Narbengeschwür (ein Narbenulkus) übergeht. Und hat ein erheblicher Narbenzug stattgefunden, wie dies immer der Fall ist, wenn größere Hautabschnitte verloren gegangen sind, so kann das Heranziehen der benachbarten Haut wiederum Störungen im Gefolge haben. An manchen Körperstellen ist selbst ein geringer Narbenzug schon unheilvoll; in der Gegend des unteren Augenlides genügt schon ein geringer Narbenzug nach unten, um das Lid vom Augapfel zu entfernen und die Lidkonjunktiva sichtbar zu machen (Ektropium). Abgesehen von der Entstellung besteht die Unannehmlichkeit des Tränenträufelns und die Gefahr der Austrocknung des Auges (Hornhautgeschwür). An anderen Stellen müssen es schon größere Hautverluste sein, wenn Störungen auftreten sollen; dann aber können sie sehr erheblicher Art sein. Wenn bei schweren Verbrennungen z. B. große Hautstücke dem Tode verfallen sind und große granulierende Wunden entstehen, so vermag der Narbenzug nicht nur die benachbarte Haut, sondern mit ihr das ganze Glied heranzuziehen. So tritt bei Verbrennungsnarben in der Kniekehle das Bein im Kniegelenk in starke Beugestellung; eine Streckung ist infolge des Narbenzuges unmöglich. Wir nennen eine solche fehlerhafte Zwangsstellung des Gelenkes eine Gelenkkontraktur. In dem erwähnten Falle sprechen wir, da die Ursache der fehlerhaften Stellung von der Haut ausgeht, von einer dermatogenen Kontraktur. Wir merken uns, daß die Gewalt des

Narbenzuges außerordentlich stark, man kann sagen unüberwindlich ist. Die Beseitigung der Narbenkontraktur ist grundsätzlich nur zu erreichen durch operative Entfernung der Narbe und Deckung der Hautlücke durch anderweitig hergenommene gute Haut (s. S. 15 Abb. 5a und b).

Bei großen Gewebslücken kann es vorkommen, daß der Heilungsvorgang nicht zum natürlichen Abschluß gelangt. Die Wirkung des Narbenzuges findet ihr Ende an dem Widerstand der umgebenden Weichteile, die dem Zug nicht mehr zu folgen vermögen. Und bleibt eine große granulierende Restfläche übrig, so ist eine selbständige Epithelisierung nicht möglich, da die Regenerationskraft des Epithels begrenzt ist. Es bleibt daher eine Restgranulation übrig, die auf natürlichem Wege niemals zur Heilung gelangt. Die Heilung kann in diesen Fällen nur durch Kunsthilfe erreicht werden, durch Heranschaffung von Epithelzellen von anderswoher, sei es auf dem Wege der freien Gewebsüberpflanzung (Epitheltransplantation, Hauttransplantation) oder auf dem Wege der Lappendeckung (Lappenplastik).

Zum ersten Verständnis dieser wichtigen chirurgischen Hilfsmaßnahmen möchte ich Sie auf die folgenden Tatsachen hinweisen.

Die letzte Einheit des menschlichen, ebenso wie des tierischen Körpers ist die Zelle. Der Körper ist als ein Zellenstaat zu betrachten, dessen Glieder sich nach den verschiedenen Richtungen hin entwickelt haben. Die Zellen sind auch bei der Wundheilung die Träger der Regeneration. Bei aller Abhängigkeit von dem ernährenden Blutkreislauf besitzen die Zellen doch eine gewisse Selbständigkeit. Es ist nicht so, daß in dem Augenblick, in dem mit dem Aufhören der Herztätigkeit das Leben des Gesamtkörpers beendigt ist, auch das Leben in sämtlichen Zellen erlischt. Viele Zellen, besonders die Zellen des Epithelgewebes und des Bindegewebes haben vielmehr, wenn auch nur für kurze Zeit, die Fähigkeit selbständigen Weiterlebens, indem sie aus der vorhandenen Gewebsflüssigkeit oder aus ihren eigenen Reservestoffen die notwendige Nahrung aufnehmen und verarbeiten. Erst allmählich mit der Erschöpfung der Ernährungsquellen erlischt auch das Leben in diesen Zellen. Aus dem gleichen Grunde besitzen diese Zellen auch die Fähigkeit des Weiterlebens, wenn sie vom Körper gewaltsam getrennt werden. Bringt man sie hiernach an eine Stelle, in der sie die zu ihrer Ernährung geeigneten Stoffe wiederum vorfinden, so können sie dauernd am Leben bleiben; sie „wachsen an" und werden auch am neuen Ort ein lebender und zur Lebensbetätigung, insbesondere zur Zellvermehrung fähiger Teil des Körpers. Wir nennen dies die Überpflanzbarkeit oder Transplantationsfähigkeit der Zellen.

Schneidet man z. B. mit einem tangential zur Körperfläche geführten scharfen Rasiermesser oder Mikrotommesser einen dünnen Epithellappen ab, so zwar, daß der Schnitt durch die tiefsten Schichten des Epithels geht, und legt man diesen Lappen sorgfältig ausgebreitet auf eine frische Wunde desselben Menschen, so vermag ein solcher Lappen zu einer neuen Epitheldecke des Wundgebietes anzuheilen

(Thierschsche Epitheltransplantation). Die Entnahmestelle heilt von selbst, da Teile der tiefsten Epidermisschicht zurückgeblieben sind, von denen aus sich die ganze Epidermisdecke wiederherstellt. Ebenso erfolgt auch die Anheilung auf einer granulierenden Wunde; doch ist es zweckmäßig, die oberflächlichsten, von Bakterien und Eiterkörperchen durchsetzten Schichten der Granulation mit einem scharfen Messer vorher abzutragen. Vorbedingung für die Anheilung ist nur, daß das Transplantat dem Mutterboden eng anliegt, wozu sorgfältige Blutstillung und ein sanft drückender Verband gehört und daß die Gewebsflüssigkeit des Mutterbodens die für die übertragenen Zellen passende feinste Zusammensetzung hat. Die letztere Vorbedingung ist erfüllt bei der Übertragung innerhalb des gleichen Körpers (autoplastische Transplantation). Die unendlich feine Abstimmung der menschlichen Gewebsflüssigkeit bringt es mit sich, daß nur bei dem autoplastischen Verfahren die Epithelüberflanzung nach Thiersch gelingt. Weniger anspruchsvoll ist das Bindegewebe und besonders die Knochenhaut; hier ist auch eine wirksame Übertragung von einem Wesen auf das andere innerhalb der gleichen Art möglich (homöoplastische Transplantation). Eine erfolgreiche Transplantation von einer Tierart auf die andere und vom Tier auf den Menschen ist vollständig unmöglich. Ein vom Tier übertragenes Bindegewebsstück heilt wohl, bei richtiger Technik, im menschlichen Körper ein, aber es heilt nicht an. Es bleibt nicht am Leben, sondern stirbt ab und wird als toter Fremdkörper vom Granulationsgewebe umgeben und aufgelöst. Wir merken uns aber, daß auch tote Fremdkörper, selbst wenn sie nicht löslich sind, im menschlichen Körper einheilen können; d. h. sie bleiben im letzteren Falle unverändert im Körper liegen und werden durch Granulationsgewebe und Narbengewebe ringsum eingekapselt. In diesem Zustande verharren sie bis zum Lebensende des Trägers. Wir müssen uns von der laienhaften Vorstellung frei machen, daß der Fremdkörper im lebenden Organismus durch sich selbst Eiterung und Entzündung hervorrufe. Das ist durchaus nicht der Fall. Das ungestörte Einheilen von großen Metallgeschossen der Kriegswaffen beweist dies ebenso, wie das Einheilen von unlöslichen Seidennähten und Metalldrahtnähten, die wir operativ in den Körper versenken. Eitrige Entzündung tritt erst auf, wenn mit dem Fremdkörper pyogene Kokken in den Körper gelangen; und auch dann nur, wenn die pyogenen Kokken in solcher Zahl und von solcher Wirkungsstärke vorhanden sind, daß die natürlichen Schutzstoffe des Körpers ihrer nicht Herr werden können (vgl. S. 22). Wenn, wie vordem ausgeführt, bei dem natürlichen Heilungsvorgang offener Wunden die durch die Verletzung abgetöteten Gewebsstücke nicht anheilen, sondern durch eitrige Entzündung abgegrenzt und abgestoßen werden, so hat dies seinen Grund darin, daß in offenen Wunden stets pyogene Kokken in reichlicher Menge vorhanden sind.

Von der Thierschschen Epitheltransplantation machen wir mit Vorteil bei der erwähnten Restgranulation großer Wundflächen Gebrauch. Die entstehenden Narben bestehen aus einer dünnen Epidermisdecke und unterliegendem Narbengewebe. Sie sind daher nicht frei von Schrumpfung; vor allem aber sind sie zart und leicht verletzlich, wenig widerstandsfähig. An Stellen, an denen die Haut der knöchernen Unterlage fest aufsitzt und Gewaltwirkungen ausgesetzt ist (z. B. an der vorderen Tibiafläche) oder an Stellen, an denen die Haut dauernd in Bewegung ist und Zerrungen unterliegt (z. B. in der Achselhöhle), sind die Thierschschen Narben nicht brauchbar; sie reißen ein und es bilden sich lästige Narbengeschwüre. An solche Stellen gehört gute Haut mit dicker, wohlgeordneter Epidermis und elastischen Fasern. Zwar ist auch die freie Überpflanzung von Hautstücken möglich, die die gesamte Epidermis und die bindegewebige Kutis umschließen; doch gelingt sie nur in besonders günstigen Fällen. Viel sicherer ist der Erfolg, wenn man der zu übertragenden Haut einen Stiel an der Entnahmestelle läßt, der zunächst für die Ernährung

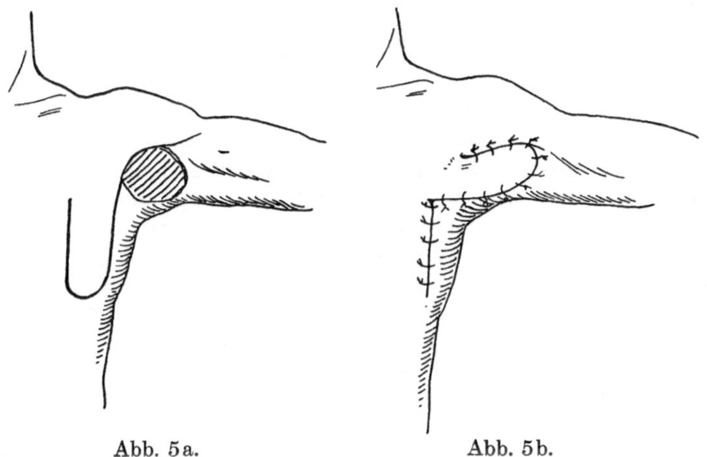

Abb. 5a. Abb. 5b.

des Hautstückes sorgt, und das Hautstück um diesen Stiel soweit dreht, daß es auf die zu deckende Hautlücke gelegt werden kann. Die Entnahmestelle kann dann, wenn der entnommene Lappen nicht zu groß ist, durch unmittelbare Naht vereinigt werden oder im anderen Falle durch Thierschschen Lappen gedeckt werden. Dies ist das Verfahren der Hautlappenplastik, das schon den Alten bekannt war und das in der neuzeitlichen Chirurgie eine große Rolle spielt (plastische Chirurgie). Die verlagerte Haut hat alle Eigenschaften der normalen Haut; sie ist daher jeder Inanspruchnahme gewachsen.

In Abb. 5 ist die Deckung einer großen Hautlücke der Achselhöhlengegend durch einen von der benachbarten Brust entnommenen Lappen schematisch zur Darstellung gebracht. Doch muß die Entnahmestelle nicht immer in der Nachbarschaft der zu deckenden Lücke liegen. Sie kann selbst weit ab liegen; nur muß sie dann zur Verlagerung der Hautlücke genähert und in dieser Lage erhalten werden. So kann die Deckung einer großen Hautlücke an der Handfläche durch einen vom Bauch entnommenen Lappen erzielt werden. Hierzu ist der Arm dem Bauch anzulegen und in dieser Lage durch tiefe Nähte von Haut zu Haut zu erhalten. Ist der verlagerte Lappen erst an seinem neuen Lager angeheilt, wozu etwa 10—14 Tage gehören, so wird der ernährende Stiel durchtrennt. —

Die vordem besprochene Wundheilung stellt den natürlichen Heilungsvorgang der sich selbst überlassenen Wunde dar; es ist die „Naturheilung" der Wunde, die Heilung über das Granulationsstadium (Heilung per secundam intentionem). Wir sehen, daß das Endergebnis dieser Heilung von einem Idealzustand weit entfernt ist. Auf welchem Wege ist ein besseres Heilergebnis zu erzielen?

Die waltenden Naturkräfte können wir nicht ändern; wohl aber können wir sie leiten, sie unter günstigeren äußeren Umständen wirken lassen und so das Heilergebnis wesentlich bessern. Es ist nur notwendig, das, was man der Natur abgelauscht hat, durch eigenes Zutun wirksamer zu gestalten. Der Körper bemüht sich, durch den Narbenzug die Wundlefzen zusammenzubringen; diese Arbeit geschieht nur langsam und, wie wir sahen, unvollkommen. Wir leisten die gleiche Arbeit rasch und vollkommen, wenn wir die Wundschichten (Muskel, Fett, Haut) durch einige Nähte so vollkommen aneinanderbringen, daß die Schnittflächen sich berühren. Die durch solche ärztliche Kunsthilfe erzeugte Wundheilung kann man wohl als „Kunstheilung" der Naturheilung der Wunde gegenüberstellen; gemeinhin wird sie als Heilung per primam intentionem im Gegensatz zur besprochenen Heilung per secundam intentionem bezeichnet.

Betrachten Sie jetzt die Wunde des jungen Kommilitonen, die inzwischen auf diese Weise versorgt ist, so sehen Sie ein ganz anderes Bild. Statt der großen, klaffenden Wunde von vorher, sehen Sie eine feine Wundlinie, die durch die sich berührenden Hautwundlefzen gebildet ist und die von den geknüpften Seidennähten überkreuzt wird.

Wie gestaltet sich der Heilungsvorgang bei der nahtvereinigten Weichteilwunde?

Grundsätzlich sind es genau die gleichen Vorgänge, wie bei der „Naturheilung" der Wunden. Aber infolge der ganz andersartigen Wundverhältnisse führen sie zu anderen Erscheinungen und Wirkungen. Statt der großen Gewebslücke ist nur ein feiner Wundspalt vorhanden, der von der linearen Hautwunde senkrecht in die Tiefe zieht und im Muskel endigt. Auch hier erfolgt die Hyperämisierung und Ödemisierung der Wundumgebung: auch hier der Austritt von Blutserum und Leukozyten in den Wundspalt und die Abscheidung des Fibrinnetzes, das nun den engen Wundspalt ausfüllt; auch hier schließlich die Bildung des Granulationsgewebes, das im anstoßenden Bindegewebe entsteht, in den Wundspalt vordringt und das Fibrinnetz ersetzt (Abb. 6). Aber bei der Geringfügigkeit der Gewebslücke sind alle diese Vorgänge auf ein Mindestmaß herabgesetzt. Während bei der offenen Wunde die Wundabsonderung abfließen kann und daher aus der stark hyperämisierten Umgebung immer neues Wundsekret und immer neue Leukozytenmassen nachrücken, gestaltet sich der Vorgang bei der nahtvereinigten Wunde anders. Die Wunde ist nach außen hermetisch abgeschlossen; soweit der Verschluß nicht mechanisch durch die Nähte bewirkt wird, wird er durch eingetrocknetes Blut und Wundsekret hergestellt, durch den Schorf, der etwa noch

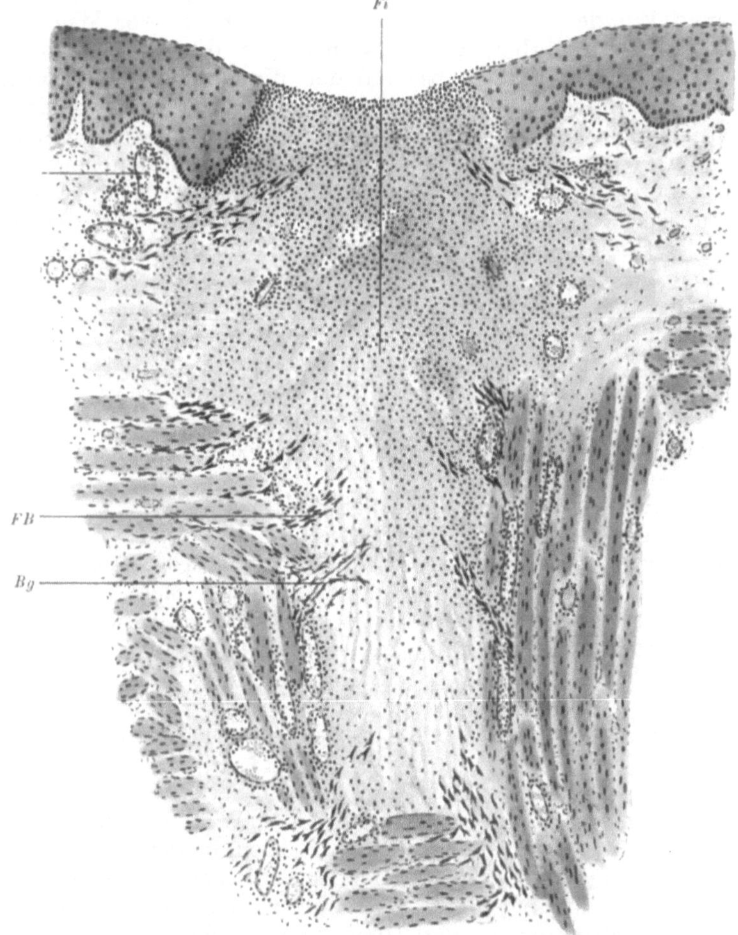

Abb. 6. Wundheilung bei nahtvereinigter Wunde. (Halbschematisch.)
Der enge Wundspalt ist mit einem Fibrinnetz (*Fi*) erfüllt, das Leukozyten einschließt. Gefäßerweiterung, Wandstellung und Diapedese der Leukozyten in der Umgebung. Einsprossen von Fibroblastenzügen (*FB*). Neubildung von Kapillaren durch Aussprossung (*Bg*).

vorhandene kleine Lücken schließt. Es wird — bei ungestörter Heilung — nur der geringe Betrag an leukozytenhaltigem Wundsekret abgesondert, der genügt, um den feinen Wundspalt auszufüllen; ein weiteres Nachrücken von Leukozyten und Wundsekret erfolgt nicht mehr. Ebenso geringfügig ist die Fibrinausscheidung und die Granulationsbildung. Denn sobald die Fibroblastenzüge in das Fibrinnetz eingedrungen sind, stoßen sie schon auf die Züge, die von der Gegenseite her entwickelt sind. Der Zusammenfluß führt zu einer schmalen Schicht von Granulationsgewebe, das etwa vom fünften Tage ab den engen Wundspalt statt des vorher vorhandenen Fibrinnetzes erfüllt.

Die einzelnen Vorgänge der Wundheilung erfolgen nicht, wie bei der offenen Wunde, vor unseren Augen, sondern in der Wundtiefe, unseren Augen unsichtbar, verschlossen durch die Nahtvereinigung der Hautränder. Auch der Abschluß der Wundheilung, die Epithelbedeckung der jungen Bindegewebsnarbe geht rasch vor sich, da die Randepithelien nur eine ganz schmale Lücke zu überbrücken haben, wozu nur etwa 5—6 Tage notwendig sind. Diese Epithelregeneration spielt sich unter dem „Schorf“ ab, der die Nahtlinie deckt. Entfernt man etwa nach Abschluß der ersten Woche diesen Schorf, so sieht man an der Stelle der linearen Hautwunde eine ebenso lineare rötliche Hautnarbe. Auch hier wird die Farbe bedingt durch das junge, gefäßreiche Granulationsgewebe, das jetzt den Wundspalt füllt und das durch die zarte, neugebildete Epitheldecke hindurchschimmert. Auch hier wird die Narbe mit der Umwandlung des Granulationsgewebes in Narbengewebe zunehmend weißer. Narbenschrumpfungen aber sind nicht möglich, weil die benachbarten normalen Gewebe schon an sich eng zusammenliegen und die Masse des Granulationsgewebes äußerst gering ist.

So entsteht die lineare Narbe, die Sie von unseren Operationswunden her kennen werden. Sie stellen eine ideale Gewebsvereinigung dar. Ihre geringe Ausdehnung gibt dem Bauchdruck keine Angriffsfläche — daher ist die Bildung von Narbenbrüchen nicht möglich —, ebensowenig äußeren Gewalten — daher sind sie kaum verletzlicher als die normale Haut. Sie erzeugen keinen Narbenzug; und wenn auch bei ihnen die Hautnarbe sich in die Tiefe fortsetzt, so ist doch dieser Gewebsstrang so dünn, daß er, namentlich nach längerer Zeit und weiterer Dehnung, die Verschieblichkeit der äußeren Haut nicht irgendwie nennenswert stört.

Nun könnte der Anfänger denken, mit dieser einfach herzustellenden Nahtvereinigung sei der Stein der Weisen gefunden und man habe damit die Erzielung idealer Narben in der Hand. Dem ist leider nicht so; denn die beschriebene Kunstheilung menschlicher Wunden ist an ganz bestimmte Voraussetzungen gebunden, die wir nicht immer vollständig in der Hand haben. Sie zu kennen und damit die Aussichten der Kunstheilung beurteilen zu können, ist eine der wichtigsten Aufgaben des Chirurgen. Mit ihnen werden wir uns in der nächsten Vorlesung zu beschäftigen haben.

2. Von den Wundheilungsstörungen und der akuten Entzündung.

Nicht immer entspricht der Wundablauf den vorher geschilderten Bildern. Die Wunde besitzt Feinde, die den friedlichen Ablauf der Ereignisse zu stören geschaffen sind und die auf die Vernichtung des

Wundträgers, des Menschen, abzielen. Sie entstammen jenen, für uns infolge ihrer Kleinheit unsichtbaren Lebewesen, die die gesamte Außenwelt erfüllen und durchsetzen, der Flora der einzelligen Bakterien. Ihre Allgegenwart in Luft, Erde, Wasser bringt es mit sich, daß auch die Zufallswunde von ihnen erfüllt ist; sind doch selbst die sorglich geschützten Operationswunden nicht ganz frei von ihnen zu halten. Ihre Menge scheidet sich aber vom Gesichtspunkt der Wundheilung aus sofort in zwei Gruppen: in solche, die sich in den Wunden zu entwickeln und in den Körper, ihn krank machend, einzudringen vermögen — wir nennen sie die pathogenen Bakterien — und in andere, die dies Vermögen nicht besitzen, oder deren Entwicklung der Körper nicht zuläßt — wir nennen sie die Saprophyten.

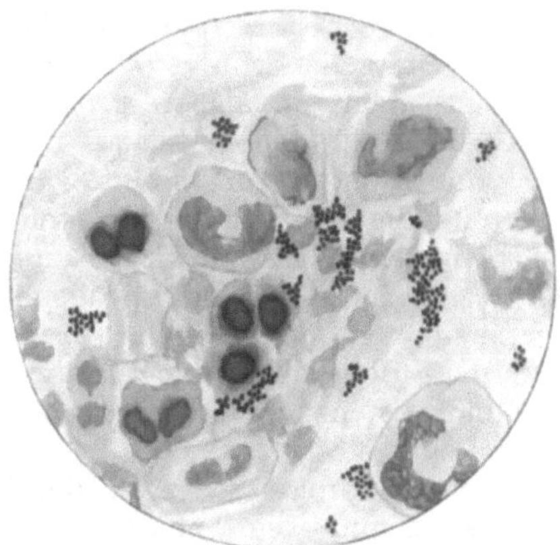

Abb. 7. Der traubenförmige Eiterkokkus (Staphylokokkus) im menschlichen Eiter. (Ausstrichpräparat, Fuchsinfärbung, stärkste Vergrßöerung.)

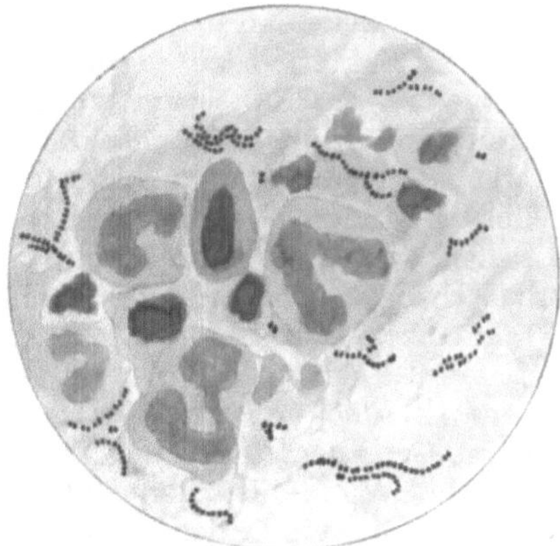

Abb. 8. Der kettenförmige Eiterkokkus (Streptokokkus) im menschlichen Eiter. (Ausstrichpräparat, Fuchsinfärbung, stärkste Vergrößerung.)

Mannigfach ist die Zahl der wundpathogenen Bakterien des Menschen. Ich erwähne aus ihrer Reihe nur den Erreger der Syphilis (Spirochaeta pallida), der beim Eindringen in die Wundfläche den syphilitischen Primäraffekt, den harten Schanker hervorruft, und sich von dort aus überall im Körper verbreitet (vgl. S. 65); ich erwähne jenen unheilvollen Bazillus, dessen Gifte eine zunehmende Dauerspannung der Körpermuskulatur herbeiführen, die von gewaltsamen Zuckungen unterbrochen wird, bis schließlich der Tod den Leidenden erlöst (Wundstarrkrampf, Tetanus vgl. S. 34). Für die praktische Frage der chirurgischen Wundheilung obenan stehen die beiden bereits erwähnten Kokkenarten: die Staphylokokken und die Streptokokken (Abb. 7 und 8), die Erreger der eitrigen Wundentzündung. Ihnen folgen in erheblichem Abstande die Bazillenarten, die als die Erreger des Wundgasbrandes erkannt sind, jener Geißel des modernen Krieges, die aber zum Glück der Menschheit für die Friedenswunden nur selten Bedeutung gewinnen.

Den durch die Entwicklung und das Eindringen der pathogenen Bakterien erzeugten örtlichen Krankheitszustand nennen wir die Wundinfektion. Mit der Wundinfektion durch die Erreger der eitrigen Entzündung, d. i. mit der pyogenen Wundinfektion werden wir uns zunächst ausschließlich zu befassen haben. Die pyogene Wundinfektion ist das Damoklesschwert, das über unserer wundärztlichen und operativen Tätigkeit schwebt.

Wenn ich sagte, daß die pyogenen Bakterien von der Wunde aus in den Körper eindringen, so ist damit nicht gesagt, daß sie es jedesmal tun müssen. Wenn dem so wäre, so gäbe es bei der Allgegenwart der Bakterien keine Menschheit mehr. Mit anderen Worten: Die Anwesenheit der pyogenen Bakterien in der Wunde ist noch keineswegs gleichbedeutend mit der Wundinfektion. Der menschliche Körper verfügt über mächtige Schutzstoffe, die die pyogenen Bakterien zu vernichten vermögen. Die Schutzstoffe sind teils gelöst im Blutserum vorhanden, aus dem sie als wertvollste Bestandteile in das Wundsekret eintreten — wir fassen sie als die Abwehrstoffe, die Alexine zusammen; zum anderen Teil sind sie an Zellen gebunden — wir erwähnten bereits die bakterizide Tätigkeit der Leukozyten. Die Gesamtheit der Schutzstoffe fassen wir als die natürliche Resistenz des menschlichen Körpers gegen die pyogene Wundinfektion zusammen. Wir sprechen von der allgemeinen Resistenz des Körpers, die eine Eigenschaft des betreffenden Individuums ist, und von der örtlichen Wundresistenz, d. h. der Summe der am Orte der Verletzung wirksamen Schutzstoffe.

Jede Wunde ist der Schauplatz eines Kampfes zwischen dem angreifenden Feind, den pyogenen Kokken, und den Schutzstoffen des Körpers. Die Kräfte beider Gegner wechseln mannigfach. Wir wissen, daß die pyogenen Bakterien eine durchaus verschiedene Wirkungsstärke, eine verschiedene Giftwirkung (Virulenz) haben können. Wir wissen z. B., daß Trockenheit und Sonnenlicht die Bakterien schwach, ja geradezu wirkungslos (avirulent) machen kann: daher verstehen wir die Unschädlichkeit der in der Luft und im Luftstaub enthaltenen pyogenen Bakterien. Wir wissen ferner, daß nichts die Virulenz der Bakterien mehr zu steigern vermag, als das siegreiche Hindurchgehen durch den menschlichen Körper: daher die hohe Giftigkeit der unmittelbar aus menschlichem eitriginfiziertem Material übertragenen Bakterien, daher die Gefährlichkeit der Verletzungen sezierender und operierender Ärzte, wenn sie bei der Arbeit an solchem Material erfolgt sind. Zum anderen ist die Kraft der angreifenden Bakterien abhängig von ihrer Zahl. Es ist verständlich, daß eine Überschwemmung der Wunde mit massenhaften pyogenen Bakterien die natürlichen Schutzstoffe eher zu erschöpfen vermag, als eine geringe Anzahl, wie sie z. B. in unseren Operationswunden in der Regel angetroffen werden.

Aber auch die Resistenz des menschlichen Körpers ist verschieden. Schon die Allgemeinresistenz ist nicht immer die gleiche. Wir wissen, daß manche Stoffwechselkrankheiten, vor allem die Zuckerharnruhr, die Resistenz des Körpers erheblich herabsetzt, so daß die pyogenen Bakterien, sehr zum Unheil des Kranken, hier ein leichtes Spiel haben. Die Volksbeobachtung hat in dem Begriff der verschiedenen „Heilhaut" den Wechsel der Allgemeinresistenz richtig empfunden. In den Entwicklungsjahren des männlichen Geschlechtes sehen wir nicht selten Zustände, bei denen jede, selbst die kleinste Verletzung sich entzündet, zu „schwären" beginnt — als Zeichen der herabgesetzten Allgemeinresistenz gegen die pyogene Infektion. Noch wichtiger aber sind die Verschiedenheiten der örtlichen Wundresistenz. Die örtliche Resistenz ist vor allem anderen von zwei Dingen abhängig: von der anatomischen Beschaffenheit der Wunde und von der ärztlichen Wundgestaltung.

Die Bedeutung der anatomischen Wundbeschaffenheit ergibt sich aus den folgenden Erwägungen. Die bei der Verletzung eingedrungenen Bakterien haften teils in den Blutgerinnseln, teils an der Wundfläche; zum anderen Teil sind sie auch durch die verletzende Gewalt in die Gewebsspalten der verwundeten Weichteile eingetrieben worden. Die Schutzstoffe kommen aus dem strömenden Blut. Das Gewebe, das des strömenden Blutes entbehrt, kann nicht in gleicher Weise mit den Schutzstoffen versehen, durchtränkt werden, wie das durchblutete Gewebe. Die oberflächlichen Wundschichten, die durch die Gewalt der Verletzung dem Tode verfallen sind, schließen keine durchbluteten Gefäße mehr ein; die vorhandenen Gefäße sind durch Thromben verschlossen. Es geht daraus hervor, daß solche, nekrotischem Gewebe anhaftenden oder in ihm gelegenen pyogenen Kokken ungleich leichter zur Entwicklung und damit zu ungeheurer Vermehrung gelangen können; mit der zahlenmäßigen Vermehrung aber ist sofort die Möglichkeit des Eintritts auch in das benachbarte lebende Gewebe gegeben. Und enthält die Wunde tote Räume, Taschen, die durch Hinüberlegen angrenzenden Gewebes mehr oder weniger abgeschlossen werden, so können in diesen sich die Bakterien innerhalb der Gerinnsel, die in keinem Zusammenhang mehr mit dem die Schutzstoffe führenden fließenden Blutstrom stehen, leicht entwickeln und nach massenhafter Vermehrung durch die Macht der Masse in die Umgebung eindringen. Wir wissen nun, daß die Wunde um so gradwandiger, um so freier von Vertiefungen und Taschen und die traumatischen Randnekrosen um so kleiner sind, je schärfer der verletzende Gegenstand ist. Mit anderen Worten: die gradwandige Schnittwunde besitzt eine wesentlich höhere örtliche Resistenz als die Quetschwunde mit den zerrissenen und abgetöteten Wundrändern und als die Trümmerwunden mit ihren zerfetzten, aufgewühlten, ausgiebig abgetöteten Wundflächen, ihren Spalten und Taschenbildungen, ihren weitgehenden Unterhöhlungen. Infolgedessen ist die glatte Schnittwunde viel weniger von der Wundinfektion bedroht als die Quetschwunde und am dringendsten ist die Gefahr bei den Trümmerwunden.

Die größte Bedeutung für die örtliche Resistenz der Wunde müssen wir jedoch der ärztlichen Wundgestaltung beimessen. Hier finden wir den Weg zurück zu den Ausführungen über die Wundheilung. Überlassen wir eine Wunde der Naturheilung, indem wir sie breit klaffen lassen und mit aufsaugendem Material bedecken bzw. locker ausfüllen, so sehen wir einen immer sich erneuernden Strom von Wundflüssigkeit und Leukozyten aus der Wundtiefe an die Oberfläche dringen. Mit ihm treten immer neue wirksame Schutzstoffe zum Kampf gegen vorhandene Kokken an: einer solchen Abwehr gegenüber sind die pyogenen Kokken, selbst wenn sie ursprünglich in reichlicher Anzahl vorhanden waren, fast ausnahmslos machtlos. Mit anderen Worten: das breite Offenlassen der Wunden schafft die größtmöglichste örtliche Resistenz gegen die pyogene Infektion. Schließen wir dagegen die Wunde durch die Naht, so ist der Abfluß der Wundabsonderung gesperrt. Nur das Wenige, was in den schmalen Wundspaltraum zu dringen vermag, kann den Kampf gegen die vorhandenen Kokken aufnehmen. Wenn Kokken in irgendwie erheblicher Anzahl vorhanden sind, werden sie leicht die Oberhand gewinnen: die Wundinfektion setzt ein. Mit anderen Worten: die zur Kunstheilung nötige Wundgestaltung, der Nahtverschluß der Wunde ist bezüglich der örtlichen Resistenz gegen die Infektion ungünstig. Steigern wir die ungünstige örtliche Resistenz einer Quetschwunde oder Trümmerwunde noch durch Hinzufügen des unmittelbaren vollständigen Nahtverschlusses, so ist dies mit dem sicheren Ausbruch schwerer Wundinfektion gleichbedeutend. Unter diesen Umständen ist es ein naheliegender Gedanke, der Gefahr der Wundinfektion dadurch zu entgehen, daß man grundsätzlich alle Wunden offen läßt. Wir sahen aber, daß das Heilergebnis der offengelassenen Wunde eine minderwertige Narbe mit ihren Nachteilen und Gefahren ist, während nur durch den Nahtverschluß eine günstige und störungslose Narbenbildung zu erreichen ist. Wir entnehmen hieraus die wichtige Tatsache, daß diejenige Wundgestaltung, die eine ausreichende Gewähr gegen die Infektion gibt, ein ungünstiges Endergebnis in der minderwertigen Narbe erzeugt, und daß umgekehrt diejenige Wundgestaltung, die ein ideales Endergebnis schafft, bezüglich der Wundinfektion ungünstig dasteht. Wir haben zwischen Scylla und Charybdis hindurchzusteuern: auf der einen Seite die Gefahr der Wundinfektion, auf der anderen Seite der Nachteil der minderwertigen Narbe nach zeitraubender Heilung. Welchen Weg in dieser Lage die kunstgerechte Wundbehandlung einzuschlagen hat, wie wir dieser ganzen Schwierigkeiten Herr werden können, das werden wir in der nächsten Vorlesung besprechen.

Ich wiederhole: die Anwesenheit von pyogenen Bakterien ist nicht gleichbedeutend mit der Wundinfektion. Von einer Wundinfektion kann erst dann gesprochen werden, wenn pyogene Bakterien von solcher Zahl und von solcher Virulenz in der Wunde sind, daß die Wunde mit ihren natürlichen Schutzstoffen ihrer nicht Herr werden kann, so daß sie unter dauernder Vermehrung in den Körper eindringen.

Auf dreierlei verschiedenen Wegen vermögen die Bakterien von der frischen Wunde aus in den Körper einzudringen. Es ist als erwiesen anzusehen, daß eine, wenn auch meist unbedeutende Anzahl von Bakterien unmittelbar bei und nach der Verletzung von eröffneten Blutgefäßen aus aufgenommen wird. Eine andere Anzahl der in die Gewebsspalten geratenen Bakterien wird von der Lymphflüssigkeit der Gewebe aufgenommen und von ihr durch die Hauptlymphgefäße nach den zugehörigen Lymphdrüsen befördert. Der Hauptteil der Bakterien bleibt jedoch zunächst an und in der Wundfläche haften. Wir wissen nun, daß diese Bakterien zunächst eine gewisse Zeit (8 bis 12 Stunden) nötig haben, um sich dem neuen Nährboden anzupassen; dann erst vermögen sie in Teilung und rasche Vermehrung überzugehen. Während dieser Anpassungszeit schon sind die Schutzstoffe der Wundabsonderung mit der Vernichtung der Bakterien beschäftigt. Reicht ihre Kraft nicht aus, so setzt nunmehr die langsame Vorwärtswanderung der Bakterien in das benachbarte Gewebe ein.

Die wuchernden Bakterien sind echte Schmarotzer; wie sie die zu ihrem Fortbestand und ihrer Vermehrung notwendigen Nährmittel aus dem Mutterboden nehmen, so geben sie auch ihre Abfallstoffe in die Gewebsflüssigkeit des Mutterbodens ab. Diese Abfallstoffe (Stoffwechselprodukte) sind giftig für den menschlichen Organismus; wir nennen sie die Bakterientoxine. Sie gelangen mit der Gewebsflüssigkeit auf dem Lymphwege zur Aufsaugung. Am deutlichsten wahrnehmbar ist die Giftwirkung da, wo die Toxine am reichlichsten sind: in unmittelbarer Nachbarschaft der Bakterienhaufen. Die örtliche Wirkung besteht hier in einer Vernichtung des Zellebens (Nekrose) und in der Erregung des wichtigen histologischen Vorganges, den wir die akute Entzündung nennen. Die in die allgemeine Blutbahn aufgenommenen Toxine stören die wärmeregelnden Ganglienzellen des Hirns und erzeugen dadurch Fieber; sie wirken schädigend auf die Zellen des Herzmuskels und auf die Parenchymzellen der großen Körperdrüsen (Leber, Niere). Sehen wir in dem örtlichen Zelltod nichts als die schädigende Wirkung der Bakterien, so müssen wir in der akuten Entzündung, die von den sich vermehrenden Bakterien in der Umgebung hervorgerufen wird, eine Abwehrmaßnahme des Körpers erblicken, also einen zweckmäßigen und nützlichen Vorgang, der als solcher keineswegs zu bekämpfen ist. Der Kampf ist stets nur gegen die Ursachen der Entzündung, die bakterielle Ausbreitung zu führen. Ist dies nicht möglich, so werden wir wenigstens die Entzündung nach Kräften fördern, um den Körper in seinem Abwehrkampf zu stärken, nicht aber sie bekämpfen.

Die „Entzündung" stellt sich als eine Summe von Vorgängen dar, die sich zum Teil an den benachbarten Blutgefäßen, zum Teil im anstoßenden Bindegewebe abspielen. Sie bilden, genau genommen, nur eine Steigerung der Erscheinungen, die wir als die Regenerationserscheinungen bei der Wundheilung kennen gelernt haben. Die Vorgänge an den Blutgefäßen (Hyperämie, vermehrte Flüssigkeitsabsonderung, Leukozytenauswanderung) nennen wir die zirkulatorischen, die Vorgänge am Bindegewebe (Fibroblastenbildung, Gefäßsprossung, Granulationsbildung), die proliferatorischen oder reparatorischen Teilerscheinungen der Entzündung. Bei der Form der Entzündung, die von den pyogenen Kokken hervorgerufen wird, stehen die zirkulatorischen Vorgänge durchaus im Vordergrund, die reparatorischen treten zurück. Wir nennen diese Form die akute Entzündung.

Die klinischen Zeichen der akuten Entzündung dürften Ihnen schon aus eigenen Erfahrungen heraus wohl bekannt sein. Das histologische Geschehen eröffnet uns das volle Verständnis für die sichtbaren Erscheinungen. Die Rötung des entzündeten Gewebes (Rubor) ist der Ausdruck der Gefäßerweiterung, die durch den vermehrten Blutzustrom die Temperatur der deckenden Haut erhöht (Calor); die vermehrte Ansammlung von Gewebsflüssigkeit erzeugt teigige Schwellung (Tumor) und der Schmerz (Dolor) findet in dem Druck der Gewebsflüssigkeit auf die Nervenendigungen eine verständliche Erklärung.

Bei der leichteren Form der akuten Entzündung ist bei mäßiger Hyperämie die Abscheidung aus den Gefäßen fast rein serös; gering nur ist die Zahl der austretenden Leukozyten. Das ist die seröse Entzündung. Ein Beispiel ist die Wundrose (Erysipel), die akute seröse Entzündung der Cutis, die in der Umgebung von Wunden sich einstellt, wenn Streptokokken sich in den Lymphspalten der Haut ausbreiten. Die scharfe Grenze der kranken, geröteten und geschwellten Haut gegen die gesunde Haut, die rasche Ausbreitung, das plötzliche Abblassen sind die Kennzeichen dieser fieberhaften Erkrankung.

Vermehrte Blutflüssigkeit und damit vermehrte Schutzstoffe heranzuziehen, ist der Sinn der serösen Entzündung. Manchmal — so beim Erysipel — genügt diese erhöhte Kraftleistung, um den Bakterien Einhalt zu gebieten und sie zu vernichten. Die toten Bakterienleiber werden dann von den Leukozyten aufgelöst; die gebildeten Toxine werden zersetzt oder auch von einem im Blutserum neu entstehenden Gegengift (Antitoxin) unschädlich gemacht; die vermehrte Gewebsflüssigkeit wird von den Lymphbahnen aufgenommen; etwa schon erzeugte kleine Gewebsnekrosen werden von den Leukozyten gelöst und durch Granulationsgewebe ersetzt. Während dieser Vorgänge gehen auch die klinischen Zeichen der Entzündung zurück und verschwinden schließlich vollständig.

In anderen Fällen aber genügt die seröse Entzündung nicht. Mögen auch viele von den Bakterien abgetötet werden, ein Rest bleibt übrig und setzt, durch Neuteilung rasch zunehmend, seinen Vormarsch fort. Der Körper greift jetzt zu stärkeren Hilfen: Hyperämie und Ödemisierung nehmen mächtig zu; sie dehnen sich auf die weitere Wundumgebung aus (kollaterales Ödem). Das stärkste Abwehrmittel aber sind die Leukozyten. In riesigen Mengen werden sie in den Kapillaren zusammengezogen und wandern in das von den Bakterien besetzte Gebiet, besonders aber auch in den Wandspalt ein. Damit ist die seröse Entzündung in die eitrige Entzündung übergegangen.

Im Falle der genähten Weichteilwunde schwillt das ganze Wundgebiet mächtig an, mit dem Mittelpunkt an der Nahtstelle; die Schwellung ist druckempfindlich, die Haut gerötet und heiß.

Jetzt bestehen zwei Möglichkeiten: entweder die Abtötung der Bakterien in den Randbezirken gelingt jetzt oder sie gelingt auch jetzt noch nicht. Im ersteren Falle ist das weitere Vordringen der Bakterien unterbrochen; die abgetöteten Bakterien werden von den Leukozyten aufgelöst. Dann treten auch die reparatorischen Erscheinungen der Entzündung in ihre Rechte: an die Stelle des Leukozytengrenzwalles tritt neugebildetes Granulationsgewebe, das nunmehr ebenso, wie in der granulierenden Wunde, jedem weiteren Vordringen der Bakterien zuverlässig Halt gebietet. In dem übrigen, von den Bakterien und Leukozyten durchsetzten Gebiete der Wundfläche, das durch die Bakterientoxine bereits der Nekrose verfallen ist, machen sich die peptischen Fermente der Leukozyten geltend: das nekrotische Gewebe wird gelöst oder abgegrenzt und abgestoßen. Aus dem ursprünglich engen Wundspalt bildet sich infolge der allseitigen mächtigen Eiterabsonderung ein großer eitergefüllter Hohlraum, der meist noch abgestoßene, graugrün erscheinende nekrotische Fetzen der Wundfläche einschließt und der ringsum von einer Granulationszone umgeben ist. Einen solchen eitergefüllten Hohlraum nennen wir einen Abszeß; seine granulierenden Wandungen die Abszeßmembran. Die mit Abszeßbildung einhergehende eitrige Entzündung ist die abszedierende eitrige Entzündung. Der Abszeßeiter schließt noch immer massenhaft lebende Bakterien ein, so daß die sichtbaren Entzündungserscheinungen fortdauern müssen. Da von der Abszeßmembran, insbesondere bei der Abgrenzung noch vorhandener Nekrosen reichlich eitrige Flüssigkeit abgesondert wird, muß der Inhalt des Abszesses zunehmen: der Abszeß wächst. Er wächst, bis er schließlich die verklebte Hautwunde sprengt. Unter reichlicher Eiterentleerung lassen Schwellung und Schmerzhaftigkeit etwas nach. Ist der Abszeß klein und die Infektion milde, so können sich nach der Entleerung die granulierenden Wandungen zusammenlegen, verkleben und verwachsen. Doch sind dies Ausnahmefälle. In der Regel ist der Verlauf ein anderer. Da die Durchbruchsöffnung nur klein ist und leicht wieder verklebt, so sammelt sich bald von neuem eitrige Granulationsabsonderung in dem Hohlraum an: der Abszeß füllt sich wieder und die äußerlich sichtbaren Zeichen der akuten Entzündung beginnen sich wieder einzustellen. Es ist, wie wir sehen werden, Aufgabe der Behandlung, in diesen Fällen durch Sorge für freien Abfluß die Wiederfüllung zu verhindern und dadurch das Zusammenlegen und Verkleben der granulierenden Wandungen zu ermöglichen.

Gelingt die Bezwingung der vordringenden Bakterien in den Randbezirken trotz des Leukozytenreichtums nicht, so setzen die Bakterien längs der Lymphspalten ihren Vormarsch fort. Immer wieder versucht der Körper durch Erzeugung der eitrigen Entzündung ihrer Herr zu werden; die befallenen Lymphspalten füllen sich mit Eiter — aber, was im ersten Ansturm nicht gelungen ist, vermögen auch die wiederholten Bemühungen nicht zu erreichen. Immer weiter rücken die Bakterien, insbesondere in den lymphreichen Faszien- und Muskelzwischenräumen, vor und überall wird das Bild der schweren eitrigen Entzündung sichtbar. Das Bindegewebe ist aufgequollen und bis zu stärkster Spannung eitrig durchtränkt. Beim Aufschneiden quellen aus den Maschen des Bindegewebes überall die Eitertropfen hervor; in den älteren Bezirken zeigt das Bindegewebe vielfach schon die für die Nekrose charakteristische graugrüne Farbe; es ist zundrigweich, „matschig". Zur Ausbildung größerer Hohlräume, zur Abszeßbildung und damit zum Abschluß kommt es nicht. Das ist die infiltrierende eitrige Entzündung, die phlegmonös-eitrige Entzündung, die Wundphlegmone.

Der Höhe der körperlichen Leistung entspricht das stärkste Bild sichtbarer Entzündung: pralle, harte Spannung der mächtig aufgequollenen Weichteile mit dem Mittelpunkt an der Nahtstelle, brennendrote Farbe der heißen Haut, namentlich in den frisch ergriffenen Bezirken, stärkste Druckempfindlichkeit. Die schweren Entzündungserscheinungen beschränken sich aber nicht mehr auf das Wundgebiet, sondern schreiten nach verschiedenen Richtungen — entsprechend der Ausdehnung der Bakterien — rasch fort. Der massenhaften Bakterienbildung parallel geht die gesteigerte Toxinresorption und dementsprechend die Vergiftungserscheinungen, insbesondere am Herzen. Unter dem Bilde zunehmender Herzschwäche erfolgt schließlich der Tod, wenn nicht vorher durch operative Hilfe dem Vordringen der Bakterien Einhalt geboten wird.

Aber nicht immer nimmt die phlegmonös-eitrige Entzündung gleich einen so schweren Verlauf wie in dem angenommenen Beispiel einer großen Weichteilwunde. Geht sie von kleinen oder kleinsten Hautwunden aus, so nimmt sie einen langsameren Verlauf und der Kleinheit des örtlichen Vorganges entspricht — wenigstens für die erste Zeit — die Geringfügigkeit der Allgemeinerscheinungen. Ein Beispiel hierfür ist die phlegmonös-eitrige Entzündung, die im Anschluß an kleine Verletzungen an der Tastfläche und an den Seitenflächen der Finger sich so häufig entwickelt. Ihre Häufigkeit und gewisse, noch zu besprechende Eigenarten des Ablaufes haben dazu geführt, diese Phlegmone mit einem besonderen Namen zu belegen. Es ist das Ihnen sicher schon bekannte Panaritium, mit dem wir uns mit einigen Worten zu beschäftigen haben, zumal es uns ein gutes Beispiel für die Ausbreitung der phlegmonös-eitrigen Entzündung gibt.

Die häufige Beschmutzung der Finger bringt es mit sich, daß oft mit dem verletzenden Gegenstand reichliche Kokkenmassen in die Stich- oder Rißwunde eingetragen werden. Da die Wundlefzen der deckenden harten Hornschicht der Haut sich leicht wieder fest zusammenlegen und die Wundtiefe abschließen, wird der Sekretabfluß behindert und die Kokken können daher leicht zur Entwicklung und Ausbreitung gelangen. Die Umgebung der kleinen Wunde rötet sich und wird schmerzhaft; an der Stichstelle wölbt sich die wiedergeschlossene Epidermisschicht in Form eines kleinen gelben Eiterbläschens vor; der Finger beginnt zu „klopfen". Ist das Glück günstig und die Infektion leicht, so öffnet sich die verklebte Epidermiswunde von selber, es entleert sich ein wenig eitriges Wundsekret — die entzündlichen Erscheinungen lassen nach. Häufiger aber dringt die Infektion in das subkutane Bindegewebe in Form der phlegmonös-eitrigen Entzündung ein. Für den weiteren Ablauf der Entzündung wichtig ist die Eigenart der Anordnung der Bindegewebsfasern und mit ihnen der Lymphspalten im Unterhautzellgewebe der Fingertastfläche. Während sonst im Körper die Bindegewebsfasern parallel zur Oberfläche angeordnet sind, nehmen hier die Bindegewebsbündel den Verlauf senkrecht zur Oberfläche in die Tiefe und hängen dort mit den Bindegewebsfasern des Periostes und der Sehnenscheide zusammen. Während daher sonst die phlegmonös-eitrige Entzündung ihre Ausdehnung in die Fläche nimmt, erfolgt die Ausbreitung an der Fingertastfläche (und am Fingerrande) vorzugsweise in die Tiefe und nur langsamer in die Fläche. Infolgedessen nimmt der eitrig infiltrierte Bindegewebsbezirk eine ausgesprochene Keilform an; die Spitze des Keiles ist nach der Tiefe zu gerichtet und erreicht oft die Knochenhaut oder die Sehnenscheide. Dieser keilförmige Bezirk hebt sich beim Einschneiden durch seine graugrüne Farbe stets deutlich von dem umgebenden durchbluteten Gewebe ab. Während des Vorganges nehmen die akutentzündlichen Erscheinungen an den Fingern ebenso zu, wie die subjektiven Beschwerden. Das ist das subkutane Panaritium (Abb. 9).

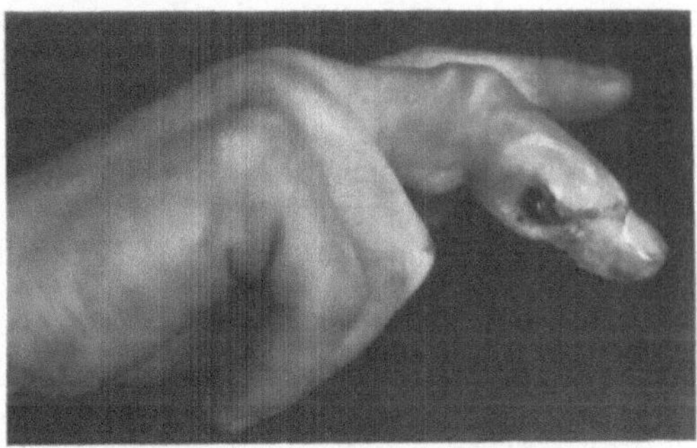

Abb. 9. Subkutanes Panaritium am Fingerrande m. konfluierender Lymphangitis am Fingerrücken.

Wird die operative Behandlung versäumt, so geht die phlegmonös-eitrige Entzündung an der Spitze des Keiles entweder auf den Knochen oder auf die Sehnenscheide über. Im ersten Falle breitet sich die eitrige Infektion auf das Periost aus (eitrige Periostitis); der Eiter löst die Knochenhaut von der Knochenoberfläche ab und unter der Wirkung des Eiters verfällt der Knochen in mehr oder weniger großer Ausdehnung, sehr häufig vollständig, der Nekrose

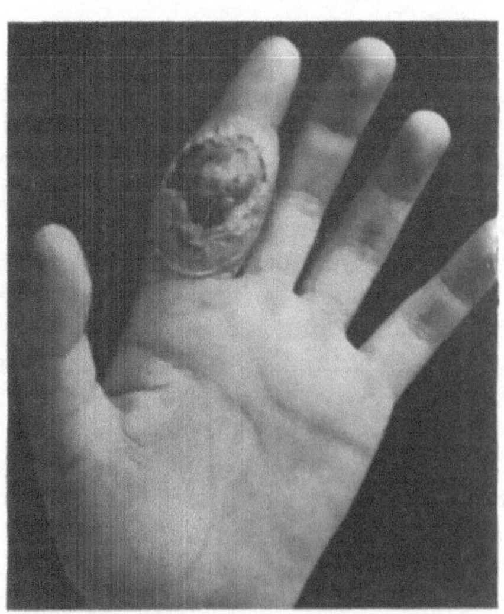

Abb. 10. Ossales Panaritium der Grundphalanx des Zeigefingers.

(ossales Panaritium, Abb. 10). Aus diesen Vorgängen geht eine weitere Zunahme der akut-entzündlichen Erscheinungen einher, insbesondere eine mächtige Schwellung. Schneidet man zu diesem Zeitpunkt ein, so findet man die knöcherne Phalanx nackt und gelb ringsum von den Weichteilen gelöst und von Eiter umspült. Die weiteren Vorgänge, die der Abgrenzung und Abtrennung des toten Knochens vom lebenden dienen, werden wir später im Zusammenhang besprechen (vgl. Vorl. 7).

Bricht die Eiterung unter Zerstörung der äußeren Gelenkkapsel auch in das Gelenk ein, so entsteht durch die eitrige Gelenkentzündung (vgl. Vorl. 8) eine rasche Zerstörung des Knorpels (Panaritium articulare); die Ausheilung kann hier nur unter knöcherner Versteifung des Gelenkes erfolgen.

Geht die Infektion auf die Sehnenscheide über, so breitet sie sich in dem spaltförmigen Hohlraum den Sehnen entlang sehr rasch aus: die Sehnenscheide füllt sich mit trübem Serum und dann mit dickem Eiter (Panaritium tendinosum). Gleichzeitig dehnt sich die Druckempfindlichkeit über den ganzen Bereich der Sehnenscheide aus, während die übrigen Zeichen der akuten Entzündung infolge der Dicke der deckenden Haut längere Zeit in Anspruch nehmen. Die Ausbreitung der Infektionsfläche zeigt sich durch Temperatursteigerungen an. Das weitere Schicksal gestaltet sich nach dem anatomischen Bau der Sehnenscheide verschieden.

Am 2.—4. Finger endigen die Beugesehnenscheiden nach oben blind etwas vor der Mitte der Hohlhand. Hier findet die eitrige Infektion für einige Zeit einen Halt. Nur wenn auch jetzt noch keine Kunsthilfe erfolgt — was wohl nur selten der Fall sein wird —, bricht der Eiter durch die Sehnenscheide in die Hohlhand durch: die phlegmonös-eitrige Entzündung schreitet langsam nach oben fort. Am 1. und 5. Finger dagegen erstrecken sich die Sehnenscheiden weiter nach oben und stehen im fortlaufenden Zusammenhang mit den gemeinsamen Sehnenscheiden der Beuger am Handgelenk. Demzufolge breitet sich die eitrige Sehnenscheidenentzündung an diesen beiden Fingern gleich weiter bis in die Beugesehnenscheide am Handgelenk aus; sie geht von der Beugesehne des Daumens sehr bald auf die des kleinen Fingers über und umgekehrt. Das ist die gefürchtete V-förmige eitrige Sehnenscheidenentzündung der Hand. Der größeren Ausbreitung der Infektion entsprechen die schwereren allgemeinen Krankheitserscheinungen, besonders Temperatursteigerungen. Mit dieser Entwicklung wird die Erkrankung ernst, ja lebensbedrohend. Wenn nicht gründliche operative Hilfe erfolgt, so geht die Infektion weiter von der gemeinsamen Beugesehnenscheide am Handgelenk nach Durchbrechung der Scheidewand als phlegmonös-eitrige Entzündung in die Muskelzwischenräume des Vorderarmes und als eitrige Gelenkentzündung in die kleinen Handwurzelgelenke und in das Handgelenk über. —

Bei dem Vordringen der Bakterien im Gewebe kommt es manchmal noch zu anderen bemerkenswerten Ereignissen. Die gewebsschädigende Wirkung der Bakterientoxine kommt auch auf die Endothelzellen der Blutgefäße zur Entfaltung, auf die sie bei ihrem Vordringen stoßen. Die Folge jeder Endothelschädigung ist, wie wir gesehen haben, die Gerinnung innerhalb der Blutbahn, die Thrombose. Auch vor den Thromben machen die Bakterien nicht Halt. Sie dringen in die Gerinnsel ein (infizierte Thromben). Ihnen entgegen werden massenhafte Leukozyten entwickelt: es kommt zum eitrigen Zerfall der Thromben (eitrige Thrombophlebitis).

Am häufigsten ereignen sich diese Vorkommnisse an Stellen, wo größere Venengeflechte in den Bereich der Infektion fallen. Wenn z. B. nach Fehlgeburt oder Entbindung die pyogenen Bakterien nach der Einwanderung in die wunde Innenfläche des Uterus seine Wand durchsetzen, so kommt es zu umfangreicher Thrombenbildung in den mächtigen, den Uterus umgebenden Venengeflechten mit nachfolgender eitriger Einschmelzung. Lösen sich eitrige Bröckel und gelangen sie in das strömende Blut, so erfolgt eine plötzliche Überschwemmung des Blutes mit zahlreichen pyogenen Kokken. Der Körper antwortet mit jähem, meist von Schüttelfrost eingeleitetem Temperaturanstieg. In der Regel vermögen die Schutzstoffe des strömenden Blutes die Kokken zu vernichten; schon nach kurzer Zeit fällt die Temperatur wieder zur Norm ab. Bald jedoch wiederholt sich das gleiche Spiel. Nicht immer aber werden die Kokken im Blute restlos abgetötet; zuweilen werden kleine kokkenhaltige Bröckel in die peripheren Gefäße an irgendeiner Stelle des Körpers — am häufigsten in den Lungen, in den Gelenken und im Knochen — hineingeworfen. Wir nennen diesen Vorgang eine Embolie. Werden hier die Kokken von den örtlichen Schutzstoffen nicht vernichtet, so vermehren sie sich rasch und beginnen in die Umgebung einzuwandern. Der Körper antwortet darauf mit eitriger Entzündung, die in der Regel den Bakterien Halt gebietet. Es kommt zur Abszeßbildung an diesen Stellen; wir sprechen dann von einem metastatischen Abszeß. Unter dauernden Vorgängen der gleichen Art zieht das Krankheitsbild sich hin, bis entweder der Körper durch Erschöpfung zugrunde geht, oder bis schließlich die Lockerung der Thromben aufhört, die Kokken in den thrombosierten Gefäßen vernichtet werden und langsame Genesung eintritt. Wir sprechen in diesen Fällen von der pyogenen Allgemeininfektion mit Metastasierung. Das ist das früher so häufige Krankheitsbild der Pyämie.

Soviel über die örtliche Bakterienwirkung und ihre Folgen! Der örtlichen Einwanderung gegenüber tritt die vorher erwähnte Blut- und Lymphresorption der Bakterien entschieden zurück. Die unmittelbar ins Blut gelangenden Bakterien, deren Zahl gewöhnlich gering ist, kommen sofort mit der großen Masse des strömenden Blutes in Berührung und fallen den hier vorhandenen Schutzstoffen zum Opfer. Ganz besondere Umstände müssen obwalten, wenn dieser Schutz versagt. Wenn das eiterbeschmutzte Messer des Chirurgen der Hand entgleitet und am eigenen Körper eine Stichwunde erzeugt, so erfolgt hier eine Abladung massenhafter pyogener Kokken höchster Virulenz in die Wunde. Hier können auch hochvirulente Kokken in größerer Zahl sofort ins strömende Blut gelangen, dessen Schutzstoffe diesem

Ansturm zuweilen — zum Glück nur in Ausnahmefällen — nicht gewachsen sind. Dann beginnt die massenhafte und unbeschränkte Vermehrung der Kokken im strömenden Blut, deren Toxine nunmehr unter höchstem Fieber in kurzer Zeit die tödliche Vergiftung des Körpers, insbesondere des Herzmuskels bewirken. Das ist die gefürchtete, hoffnungslose pyogene Allgemeininfektion ohne Metastasierung, die Sepsis. Und trägt die Hand eines gewissenlosen Arztes, die nach Eiterbeschmutzung ungenügend gereinigt wurde, die hochvirulenten Kokken während oder kurz nach der Entbindung in die Uterushöhle der Kreißenden, werden sie von der frischen Uteruswunde in die Blutbahn aufgenommen und gelangen sie im strömenden Blut zu schrankenloser Entwicklung, so entsteht die schwerste, tödliche Form des Kindbettfiebers, die puerperale Sepsis.

Milder verlaufen die Erscheinungen, die von den in die Lymphgefäße und Lymphdrüsen eingetretenen Kokken ausgehen. Wir sehen dann an den Lymphgefäßen und Lymphdrüsen die gleichen Erscheinungen der abwehrenden Entzündung sich abspielen. Die ableitenden Lymphgefäße schwellen auf. Ihre Volumenvermehrung macht sie dem tastenden Finger zuweilen als feine, unter der Haut verlaufende Stränge wahrnehmbar. Noch augenfälliger ist die durch Übergang der Entzündung auf die deckende Haut entstehende, zum Ellenbogen, zur Achselhöhle oder zur Kniekehle und zur Leistenbeuge ziehende streifenförmige Rötung der Haut — unverkennbar für jeden, der sie einmal zu sehen bekommen hat.

Das ist die einfache seröse Lymphangitis, die den Laien meist außerordentlich beunruhigt, ohne daß in der Regel wirklich Grund zur Besorgnis vorliegt. Denn meist genügt die seröse Entzündung der Lymphgefäße zur Vernichtung der in ihnen gelegenen Bakterien, zumal wenn neue Kokkeneinschwemmungen durch Beseitigung der Infektionsquelle vermieden werden. Nur gelegentlich geht an einzelnen Stellen des Verlaufes die seröse Entzündung in die eitrige Form über. Wir haben es dann mit dem stets oberflächlichen lymphangitischen Abszeß zu tun, dem im allgemeinen ein milder Charakter innewohnt.

Fließen an lymphbahnenreichen Stellen, z. B. am Handrücken, die einzelnen Lymphgefäßentzündungen ineinander, so kommt es zu einer flächenhaften Rötung und Schwellung, die die Zusammensetzung der einzelnen Stränge nur mehr an der oberen Grenze erkennen läßt. Das ist die konfluierende Lymphangitis, die so häufig irrtümlicherweise als Phlegmone angesprochen wird und zu unnötigen Einschnitten verleitet. Von der Phlegmone unterscheidet sie sich durch die Weichheit und mäßige Druckempfindlichkeit der Schwellung, sowie durch das Fehlen schwerer allgemeiner Krankheitszeichen. Auch bei der konfluierenden Lymphangitis kann es natürlich zur Ausbildung eines lymphangitischen Abszesses kommen. Dann sieht man an einer Stelle der allgemeinen Schwellung und Rötung eine umschriebene stärkere Schwellung und Rötung sich herausheben, die stärker druckempfindlich ist und bald das Zeichen der Fluktuation bietet, das wir gleich näher besprechen werden.

Nicht ganz so harmlos ist die Bakterieneinschwemmung in die Lymphdrüsen. Zwar vermag auch hier die seröse Entzündung (einfache Lymphadenitis), die sich durch eine tastbare und schmerzhafte Schwellung der Drüsen unter der unveränderten oder nur leicht geröteten Haut kennzeichnet, häufig mit den Bakterien fertig zu werden. Die tastbare Drüsenschwellung verschwindet dann wieder. Nicht selten aber ist die Bakterienwirkung stärker: der Körper muß zur eitrigen Entzündung greifen. Die sichtbare Schwellung verschwindet nicht, sondern wird immer stärker und geht auf die Umgebung über; die pralle Spannung, Rötung, Wärme und Schmerzhaftigkeit nimmt zu; Fieber und allgemeines Krankheitsgefühl stellt sich ein. Schließlich stellen die tastenden Finger auf der Höhe der Schwellung die Erweichung und Verflüssigung durch Nachweis des Fluktuationsgefühls fest. Das ist die recht häufige eitrig-abszedierende Lymphadenitis, die nach Durchbrechen der Drüsenkapsel zum subkutanen lymphadenitischen Abszeß führt.

Betrachten Sie jenen Knaben, der von den Eltern wegen heftiger Schmerzen in der rechten Leistenbeuge zu uns gebracht wird. Sie sehen in der Gegend der rechten Fossa ovalis eine kinderfaustgroße Schwellung mit unscharfen Grenzen; die deckende Haut ist gerötet — am stärksten auf der Höhe der Schwellung — und fühlt sich wärmer an als die Umgebung. Die Betastung ist schmerzhaft, besonders auf der Höhe der Geschwulst. Die Tastbeschaffenheit ist im äußeren Bereich der Schwellung derb bei leicht knolliger Oberfläche; in der Mitte dagegen weich. Setzen wir nun die beiden Zeigefinger auf die Mitte der Schwellung und drücken wir den einen Finger herunter — aber nur zart, um dem Kranken nicht unnütz Schmerzen zu bereiten —, so fühlen wir, wie der andere Finger in gleichem Ausmaß hochgehoben wird. Mit dieser Feststellung, die wir als das Fluktuationsgefühl bezeichnen, ist der Beweis erbracht, daß hier eine gewisse Menge freier Flüssigkeit in einem Hohlraum gelegen ist; denn nur die Flüssigkeit vermag den Druck nach allen Seiten gleichmäßig fortzupflanzen. Da die Zeichen der akuten Entzündung offenkundig sind, kann die Flüssigkeit nur aus Eiter bestehen. Es handelt sich also um einen lymphadenitischen Abszeß der inguinalen Leistendrüsen (Bubo inguinalis).

Suchen wir nun nach der Wunde, die den Bakterien als Eintrittspforte gedient hat, so finden wir eine solche nicht, wohl aber eine rundliche, leicht gerötete, von zartem Epithel bedeckte Stelle im Bereich der Achillesferse. Die Eltern geben an, daß der Junge sich hier mit dem Holzpantoffel durchgerieben habe, die Umgebung sei in den nächsten Tagen gerötet gewesen, dann aber sei es geheilt. Der Gang der Erkrankung ist hiermit klar. In die kleine Wunde der Haut sind pyogene Kokken eingedrungen und mit dem Lymphstrom in die inguinalen Lymphdrüsen befördert worden. Während am Ort eine seröse Entzündung genügt hat, um die Kokken abzutöten, wonach die Heilung rasch erfolgt ist, haben die in die inguinalen Lymphdrüsen eingeschwemmten Kokken eine stärkere Wirkung entfaltet und eine eitrig abszedierende Lymphadenitis herbeigeführt. Sie entnehmen hieraus die wichtige Tatsache, daß die durch die Wunde in den Körper eingedrungenen Kokken in den Verbreitungsbezirken noch wirksam sein können, während sie an der Eintrittsstelle schon vollständig vernichtet sind.

Nur selten sind, glücklicherweise, die Fälle, in denen innerhalb der Lymphdrüsen die eitrige Entzündung den Kokken nicht Halt gebietet. Sie dringen dann in das zwischenliegende und umgebende Bindegewebe und von hier in die angrenzenden Faszien und Zwischenmuskelräume, überall das Bild der infiltrierenden eitrigen Entzündung erzeugend. Das ist das schwere Krankheitsbild der progredienten **phlegmonös-eitrigen Lymphadenitis.** Mächtige bretharte und äußerst druckempfindliche Schwellung, die sich von der Drüsengegend immer weiter auf die Umgebung ausdehnt, hohes Fieber und schwere Allgemeinerscheinungen sind ihre klinischen Zeichen. Wird hier nicht rasch operative Hilfe geschafft, so greift die Phlegmone, dem Bindegewebe in der Umgebung der großen Gefäße folgend, in die Körperhöhlen über, und unter der Wirkung der bakteriellen Vergiftung gehen die Kranken zugrunde. —

Wir würden aber bei der Besprechung der wichtigen pyogenen Infektion des Menschen unvollkommen sein, wollten wir nicht der Tatsache gedenken, daß die pyogenen Kokken zum Eintritt in den menschlichen Körper nicht unbedingt einer Wunde bedürfen, daß sie auch in die unverletzte Haut eindringen können. Wenn zahlreiche Staphylokokken durch reibende Kleidung in die Ausführungsgänge der Talgdrüsen und in die Haarfollikel hineingerieben werden, so können sie sich in diesen Schlupfwinkeln so massenhaft vermehren, daß sie nun die hier sehr dünne Epidermis zu durchdringen vermögen. In leichten Fällen genügt eine mäßige akute Entzündung der Umgebung zur Überwindung der Infektion: es entsteht das Krankheitsbild des Eiterpickels (Folliculitis). In schweren Fällen verfällt der zuerst betroffene Gewebsbezirk (Haarbalg, Talgdrüse) der Nekrose. Eine stärkere eitrige Entzündung der Umgebung bringt massenhafte Leukozyten gegen die Nekrose heran, die die zunächst liegenden toten Gewebsteile kraft ihrer peptischen Fermente auflösen und dadurch vom toten Gewebsbezirk abgrenzen (demarkieren). So entsteht der bekannte grüne (nekrotische) „Eiterpflock“ des Furunkels.

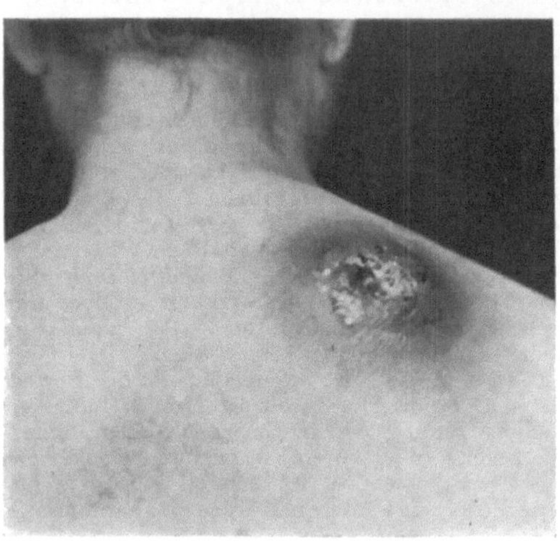

Abb. 11. Karbunkel am Rücken.

Doch kann es auch vorkommen, daß, noch bevor der örtliche Vorgang beendigt ist, die benachbarten Haarbälge in gleicher Weise infiziert werden. Dann sehen wir eine erhabene hochrote Platte, die mehrere bis zahlreiche gelbe Köpfe — die infizierten Haarbälge — einschließt und von einem mächtigen entzündlichen Ödem umgeben ist. Das ist der konfluierende Furunkel oder der Karbunkel (Abb. 11).

Reibung, Schweiß, zuweilen auch Unreinlichkeit sind die Ursache für das Angehen der Infektion innerhalb der Schweißdrüsen der Achselhöhle (akute Schweißdrüsenentzündung). Die zunächst tiefe Lage der

Infiltrate, die langsame Erweichung und die Übertragung der Infektion auf benachbarte Schweißdrüsen kennzeichnen dieses Krankheitsbild. Die von den Haarbalgdrüsen der Lidränder ausgehende pyogene Infektion bildet das Gerstenkorn (Hordeolum). Gleiche Schlupfwinkel für die pyogenen Bakterien wie die Ausführungsgänge der Hautdrüsen sind die Schleimhauttaschen (Krypten) der Tonsillengegend. Die von ihnen ausgehende pyogene Infektion ist Ihnen als die akute Mandelentzündung (Tonsillitis Angina lacunaris), sicher schon bekannt. Die gelbweißen Stippchen auf der geschwollenen hochroten Tonsille entsprechen den erwähnten eitergefüllten Krypten.

Die Ausbreitungsmöglichkeiten dieser örtlichen pyogenen Infektion sind die gleichen wie bei der pyogenen Wundinfektion. Abszeßbildung, Lymphangitiden und Lymphadenitiden werden ebenso beobachtet; ja, es kann die örtliche Infektion ebenso Veranlassung zu einer pyogenen Allgemeininfektion geben, wenn dies auch zum Glück nur selten sich ereignet. Gefürchtet sind in dieser Beziehung die Furunkel der gefäßreichen Oberlippe.

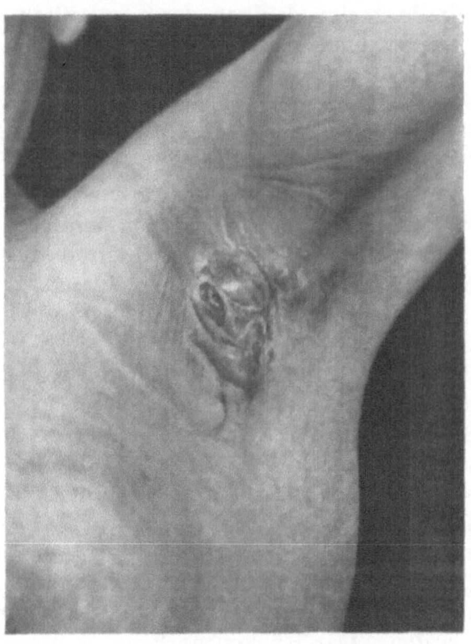

Abb. 12. Abszedierende Schweißdrüsenentzündung der Achselhöhle.

Doch kehren wir zu den Wundkrankheiten zurück! Wenn auch die pyogene Wundinfektion obenan steht, so müssen Sie doch auch eine Vorstellung von anderen Wundkrankheiten gewinnen.

Haben wir es mit einer großen, schwer beschmutzten Trümmerwunde zu tun, so kann es vorkommen, daß gewisse im Schmutz und in der Erde enthaltene Bazillenarten (Fäulnisbakterien) in den umfangreichen nekrotischen Gewebsteilen und in den Schlupfwinkeln der zahlreichen Taschen und Unterhöhlungen einen ausgezeichneten Nährboden finden, sich rasch vermehren und in die Wundfläche eindringen. Das Gleiche kann sich ereignen, wenn in die Wundhöhle Darminhalt mit seinen massenhaften Bakterien sich ergießt. Die nekrotisierende Wirkung dieser Bakterien ist ganz besonders stark, gering dagegen die vom Körper ihnen entgegengestellte akute Entzündung. Das klinische Bild dieser Wundinfektion, die wir als die putride Infektion bezeichnen, ist unverkennbar: eine aashaft stinkende, bräunlichgraue Brühe (Brandjauche) fließt aus der Wundöffnung heraus, die Wundfläche ist mißfarben, zundrig zerfallend, brandig, die Umgebung geschwollen; doch fehlen zumeist die die akute Entzündung kennzeichnende Röte und Wärme. Auch gegen diese Infektionserreger besitzt der Körper seine Schutzstoffe, die in günstigen Fällen die vordringenden Bakterien vernichten und so die Erkrankung auf die Wundfläche beschränken können. Dann beginnen auch die Leukozyten wiederum ihre Tätigkeit: die nekrotischen Teile der Wundfläche werden gelöst, zum größten Teil aber nur abgegrenzt und abgestoßen. Die Wunde „reinigt sich“. Granulationen werden sichtbar. Der Fäulnisgeruch läßt nach. Schließlich ist die ganze Wundhöhle in eine gut granulierende Wunde verwandelt, die in üblicher Weise der Heilung entgegengeht. In anderen Fällen aber gelingt dem Körper die Abgrenzung der Infektion nicht. Die Bakterien dringen dann unaufhaltsam längs der Faszien und Bindegewebsspalträume vor und erzeugen überall das Bild der jauchigen Phlegmone: graugrünes, nicht mehr blutendes, zundrig zerfallendes Bindegewebe, mit trüber, oft Gasblasen einschließender Flüssigkeit erfüllt. Ohne operative Hilfe erfolgt unter den Zeichen der allgemeinen Vergiftung der Tod.

Der putriden Infektion nahe steht die Gasbrandinfektion der Kriegstrümmerwunden, insbesondere der Granatsplitterverletzungen; doch wollen wir die Einzelheiten dieser ausgesprochenen Kriegswunderkrankung hier außer acht lassen.

Die Bedingungen solcher beschmutzter Trümmerwunden ermöglichen auch — glücklicherweise in recht seltenen Fällen — die Entwicklung des schlimmsten Wundfeindes, des Erregers des Wundstarrkrampfes (Tetanusbazillus), der in der Natur im Erdboden und im Mist gedeiht. Nicht in der Verbreitung des Bazillus im Körper liegt seine Gefährlichkeit — es bleibt im Gegenteil die Entwicklung fast stets auf die unmittelbare Wundfläche beschränkt und dem Wundbild fehlt dementsprechend jeder auffällige Befund —; seine Gefährlichkeit beruht vielmehr in der furchtbaren Giftwirkung seiner Abscheidungen (Toxine), die von den Lymphbahnen aufgenommen werden und kraft ihrer besonderen Affinität zur Nervenmasse im Rückenmark verankert werden. Das Rückenmark gerät hierdurch in den Zustand krankhafter Reizbarkeit, der sich in großartigen Wirkungen auf die Körpermuskulatur äußert.

Der Zufall fügt es, daß ich Ihnen einen Kranken vorstellen kann, der von diesem entsetzlichen Leiden betroffen ist. Es ist ein zwölfjähriger Junge, der im Pferdestall durch Hufschlag einen offenen Trümmerbruch des linken Unterschenkels erlitten hat. Am 5. Tage nach der Verletzung konnte er infolge eines Dauerkrampfes der Kaumuskulatur (Trismus) den Mund nicht mehr öffnen. Sie sehen ihn heute am 7. Tage.

Sie bemerken, daß der Junge steif wie ein Stock im Bett liegt. Der Kopf ist nach hinten geneigt und in die Kissen eingebohrt. Der Leib ist bretthart, die Beine völlig gestreckt und die Füße stehen in Spitzfußstellung. Das Gesicht ist durch Anspannung der Gesichtsmuskeln verzerrt, der Ausdruck ängstlich. Das ist der Dauerkrampf der Körpermuskulatur (tonischer Krampfzustand), der gewöhnlich nur die Arme freiläßt. Sie sehen ferner, daß dem Kranken dicke Schweißtropfen auf der Stirn stehen; auch der übrige Körper schwitzt stark. Der Kranke leidet demzufolge an quälendem Durstgefühl: denn das Bewußtsein ist vollständig ungetrübt. Lasse ich ihm jetzt aus der Schnabeltasse etwas Wasser in den Mundwinkel fließen, so sehen Sie etwas Neues, Fürchterliches. Das Wasser fließt gleich wieder aus dem Mundwinkel heraus. Gleichzeitig zieht sich mit einem mächtigen Ruck der Körper noch stärker zusammen: er bildet einen nach unten offenen Bogen und berührt das Bett nur noch mit dem Hinterhaupt und den Fersen. Diese plötzlich und ruckweise auftretenden Steigerungen des Dauerkrampfes nennen wir die klonischen Krämpfe oder die „Stöße" („Gewaltstöße", „Schreckstöße"); sie werden durch die leichtesten äußeren Reize (Licht, Geräusch, Berührung) ausgelöst. Gleichzeitig sehen Sie den Kranken blau werden: die gleiche krampfhafte Muskelzusammenziehung hat auch die Atmungsmuskeln, insbesondere das Zwerchfell erfaßt und macht Atembewegungen unmöglich. Das Wiederausfließen des Wassers ist die Folge der plötzlichen krampfhaften Zusammenziehung der Schlundmuskulatur. Sie bemerken die wahrhaft teuflische Qual: der massenhafte Schweißausbruch erzeugt den quälenden Durst und der Versuch, den Durst zu stillen, erzeugt den Krampf der Schlundmuskeln, der das Trinken unmöglich macht! Zum Glück hat der Gewaltstoß diesmal nur kurze Zeit gedauert; sonst wäre der Kranke erstickt. Aber auch so ist sein Leben nicht mehr zu erhalten. Geht er nicht in einem späteren länger dauernden Gewaltstoß zugrunde, so erliegt er weiterhin der Erkrankung unter dem Bilde der allgemeinen Erschöpfung.

Ich glaube, das klinische Bild dieser schrecklichen Wundinfektion wird Ihrem Gedächtnis jetzt nicht mehr entschwinden. —

Soviel von den grundlegenden Tatsachen der Wundheilung und der Wundinfektion müssen Sie wissen, um das Wesen der heutigen kunstgerechten Wundbehandlung zu begreifen und sie sinnvoll in Anwendung bringen zu können.

3. Von der Wundbehandlung.

In der ersten Vorlesung sahen wir, daß der normale Wundheilverlauf an eine Vorbedingung geknüpft, diese Vorbedingung ist das Ausbleiben der Wundinfektion, deren Erscheinungsformen wir in der zweiten Vorlesung kennen lernten. Das Auftreten der Wundinfektion zu verhüten, ist die Hauptaufgabe der Wundbehandlung.

Wir erkannten, daß die Wundinfektion das Kampfergebnis zweier gegeneinander wirkender Kräfte ist: der Zahl und Virulenz der Bakterien auf der einen Seite, der natürliehen Resistenz der Wunde auf der anderen Seite. Unsere Maßnahmen müssen also von dem Bestreben geleitet werden, Zahl und Virulenz der Bakterien nach Möglichkeit zu verringern und die Wundresistenz nach Möglichkeit zu erhöhen. Beiden Bestrebungen sind aber gewisse Grenzen gesetzt. Der Kampf gegen die Wundbakterien darf nur so weit geführt werden, als dies ohne neue schwerere Schädigung der Wundfläche möglich ist; denn jede Schädigung der Wundfläche bedeutet wiederum eine Herabsetzung der natürlichen Wundresistenz. Und den Bestrebungen der Resistenzerhöhung ist die Grenze gesteckt durch die Rücksicht auf die spätere Narbenbildung. Wir stellten fest, daß die Wundresistenz vor allem abhängig ist von der ärztlichen Wundgestaltung, daß die Wundgestaltung, die der Wunde die höchste Resistenz verleiht, das breite Klaffenlassen der ganzen Wunde, zu ungünstiger Narbenbildung führt, daß dagegen die Wundgestaltung, die günstige Narbenbildung erzielt, der vollständige Nahtverschluß der Wunde, bezüglich der Wundresistenz ungünstig ist.

Es ist ein naheliegender Gedanke, hier Mittelwege zu finden. Dies ist erstlich dadurch möglich, daß man in die genähte Wunde ein Gummi- oder Glasrohr einfügt, so daß wenigstens in den ersten Tagen etwas Wundabsonderung aus dem Wundspalt heraus und freier Nachschub mit seinen Schutzstoffen nachfließen kann. Zweifellos wird durch ein solches Ableitungsrohr die örtliche Wundresistenz in gewissem Grade erhöht und die günstige Narbenbildung wird dadurch in der Regel nicht nennenswert beeinflußt, zumal wenn man das Rohr nach wenigen Tagen entfernt, so daß die Wandungen des Rohrkanals rasch sich zusammenlegen und auf dem gleichen Wege der unmittelbaren Verklebung verheilen können. Ein zweiter Mittelweg ist der, die Wunde nur zum Teil durch Naht zu verschließen, zum anderen Teil aber offen zu lassen und mit aufsaugenden und ableitenden Stoffen auszufüllen. Wundabsonderung und Nachschub von Schutzstoffen wird hierbei in hohem Masse verstärkt und die örtliche Resistenz gegen die pyogene Infektion erheblich erhöht. Aber die entstehende Narbe ist zu einem Teil der beschriebenen Nachteile breiter Narbenbildung teilhaftig. Schließlich ist es möglich, auch bei Offenhaltung der gesamten Wunde und Ausfüllung mit aufsaugendem Material durch angelegte Nähte (Situationsnähte) die Wundschichten wenigstens etwas zu nähern, um den Nachteil der allzusehr klaffenden Weichteillücke zu verringern. Eine Beschleunigung der „Naturheilung" wird hierdurch zweifellos erreicht, kommen wir doch auf diese Weise dem wichtigen Narbenzug auf halbem Wege entgegen. Die Beschaffenheit der späteren Narbe wird dadurch wohl gebessert, aber nicht wesentlich geändert, zumal die Wirkung der Nähte von nicht allzulanger Dauer ist, da sie bald die Haut durchschneiden. So besitzen wir eine ganze Reihe von Wundgestaltungsmöglichkeiten (vom vollständigen Nahtverschluß bis zum breiten Klaffenlassen), die in steigendem Maße für die infektionslose Heilung günstig, für die Heildauer und die Narbenbildung aber ungünstig sind.

Nicht alle Wunden sind so beschaffen, daß sie zur Überwindung der vorhandenen Bakterien des breiten Offenhaltens bedürfen. Wollte man in solchen Fällen, geleitet von einseitiger Berücksichtigung der Wundinfektion, die Wunde weit offen lassen, so würde man nicht nur den Heilverlauf zwecklos verlängern, sondern man würde auch die Kranken durch die Erzeugung minderwertiger Narben unberechtigt schädigen. Es ist notwendig, der Wunde aus der erwähnten Reihe der Möglichkeiten die Gestaltung zu geben, die zur sicheren Überwindung der Bakterien gerade ausreicht. Je geringer die bakterielle Verunreinigung, je günstiger die anatomische Beschaffenheit der Wunde, je besser Ernährung und Blutkreislauf im Wundgebiet, um so weiter können wir den Abschluß der Wunde bei der Wundgestaltung treiben, ohne die Wunde dem Ausbruch der Wundinfektion auszusetzen.

Die Aufgabe der kunstgerechten Wundbehandlung ist es, unter Schwächung des angreifenden Feindes und Stärkung der örtlichen Resistenz der Wunde ihr diejenige Gestaltung zu geben, die einesteils das Entstehen der Wundinfektion mit Sicherheit ausschließt, anderenteils aber die eben mögliche Bestwertigkeit der Narbenbildung erreicht.

Sie sehen, daß die kunstgerechte Wundbehandlung von allem Schematischen, Handwerksmäßigen frei ist, daß sie die genaueste Berücksichtigung aller Umstände des Einzelfalles erfordert, daß sie eine Kunstleistung darstellt, zu der nur das tiefe Eindringen in das Wesen der Wundheilung und der Wundheilungsstörungen befähigt.

Die Wundbehandlung hat im einzelnen die folgenden Forderungen zu erfüllen:

1. Durch die eigenen Maßnahmen keine neuen Keime in die Wunde hereinzubringen.
2. Die Zahl der vorhandenen Keime zu verringern.
3. Die Wundresistenz zu erhöhen.
4. Die zweckmäßige Wundgestaltung zur Ausführung zu bringen.

Für die praktische Durchführung der Wundbehandlung müssen wir zwischen der vorläufigen Wundversorgung, die am Orte der Verletzung in einfachster Weise erfolgt, um den Kranken sachgemäßer chirurgischer Versorgung zuführen zu können, und der endgültigen Wundversorgung, die unter besonderen ärztlichen Vorsichtsmaßregeln zu erfolgen hat, unterscheiden.

Bei der vorläufigen Wundversorgung (Notverband) verbieten sich mangels der notwendigen Vorkehrungen alle eingreifenden Maßnahmen ganz von selbst. Von überragender Wichtigkeit ist hier die erste Forderung, keine neuen Keime in die Wunde hineingelangen zu lassen. Sie gipfelt in dem Gesetz, die Wunden weder mit den Fingern, noch mit anderen Gegenständen zu berühren. Unter dieser Voraussetzung besteht die vorläufige Wundversorgung in der Freilegung der Wunde, in der vorläufigen Blutstillung und in der vorläufigen Wundbedeckung.

Die Tätigkeit des zur Verletzungsstelle gerufenen Arztes entwickelt sich folgendermaßen:

Man beginnt bei allen schweren Verletzungen mit der Darreichung von Morphium, um dem Kranken die Schmerzen bei den notwendigen Verrichtungen zu lindern. Die Freilegung der Wunde an den bedeckten Körperstellen geschieht am besten durch Durchschneiden oder Wegschneiden der deckenden Kleidung, um nicht beim

Abziehen der Kleider die Wunden mit schmutzigen Kleidungsstücken in Berührung zu bringen. Unser heutiges wirtschaftliches Elend zwingt uns jedoch in diesem Punkte zur Zurückhaltung.

Zur vorläufigen Blutstillung genügt mit ganz verschwindenden, praktisch kaum in Betracht kommenden Ausnahmen der Druckverband und die Erhebung des Gliedes. Jede Anwendung blutstillender Mittel, jedes Wischen oder Waschen ist zu unterlassen. Sichtbare Fremdkörper oder Knochentrümmer sind nicht zu entfernen. Nichts hat zu geschehen, als die keimfreien Mulltupfer, die mitzubringen sind — die Industrie hat für keimfreien Mull auch in kleinen Pakungen gesorgt —, auf die Wunde heraufzulegen, wobei man Sorge zu tragen hat, daß die Teile der Tupfer, die auf die Wunde kommen sollen, nicht mit den Fingern vorher in Berührung waren. Dann wird eine hinreichende Menge von Watte darübergelegt und das Ganze fest — aber auch wirklich fest! — mit der mitgebrachten Binde angewickelt. Ist steriler Mull nicht zur Stelle, so erfüllt frisch gewaschene und gebügelte Wäsche (z. B. ein reines Taschentuch) den gleichen Zweck; sie ist als hinreichend keimarm zu betrachten. Fehlt auch diese, so tut man besser daran, die Wunde offen zu lassen und sich mit der Hochlagerung des Gliedes zu begnügen, die zumeist schon für ein hinreichendes Nachlassen der Blutung sorgt. Ist offenkundig der Knochen gebrochen, so wird mit den letzten Bindentouren oder mit einer neuen Binde ein Brett oder ein paar grade Äste fest angewickelt. Dann wird der Verletzte unter sorgfältiger Stützung des verletzten Gliedes auf die Bahre oder den Wagen gehoben und das Glied hoch gelagert. Nun geht es in langsamem Schritt zum nächsten Chirurgen oder zum nächsten Krankenhaus. Wenn der Druckverband während des Transportes etwas durchblutet, so macht das nicht das Geringste aus.

Es kann nicht genug betont werden, daß Druckverband und Erhebung zur vorläufigen Blutstillung fast immer ausreichend ist. Die Erzeugung der künstlichen Blutleere durch feste Umschnürung des Gliedes zur Unterbrechung des Blutstromes in der zuführenden Stammarterie (elastische Umschnürung), von der wir bei unseren Operationen so häufig Gebrauch machen, ist bei frischen Verletzungen so gut wie immer unnötig. Zur elastischen Umschnürung dient ein dickes Gummirohr oder eine Gummibinde, die bei steil erhobenem Bein oberhalb der Verletzungsstelle unter starkem Anziehen herumgelegt wird; oder ein dicker Strick oder langes Handtuch, das locker herumgelegt und durch Drehungen eines zwischengesteckten Stockes immer fester geschnürt wird. Leider ist die Kenntnis der elastischen Umschnürung durch die zahllosen Samariterkurse so weit in die Laienwelt eingedrungen, daß mit ihr bei Verletzungen grober Unfug getrieben wird.

Ich entsinne mich noch mit Schrecken des Anblicks, der sich uns bot, als ich vor Jahren mit anderen Assistenten zu einem Eisenbahnunglück gerufen wurde. Die armen Verletzten lagen alle mit umschnürten Gliedmaßen umher. Bei einigen war die Binde genügend straff angezogen und die arterielle Zufuhr aufgehoben: sie wimmerten vor Schmerzen infolge des anhaltenden Druckes auf die Nerven. Bei den meisten waren die Glieder unterhalb der Binde aufgeschwollen und es blutete erst recht. Hier war die Binde zu locker angelegt worden oder die Verletzten hatten sie selbst wegen der Schmerzen gelockert. Die Binde verschloß daher wohl die abführende Vene, nicht aber die wandstärkere zuführende Arterie. Die Folge davon war eine Stauung, durch die das Selbstaufhören der Blutung unmöglich gemacht wurde. Die Ursache dieses höchst unerfreulichen Anblickes war eine freiwillige Sanitätskolonne, die vor uns am Platze war. Entfernung der Gummibinden und Druckverband brachten sofort Erleichterung und — Blutstillung. In keinem einzigen Fall war die Vornahme der elastischen Umschnürung notwendig gewesen.

Auch der beschäftigte Chirurg mit großer Unfallpraxis wird nur in den allerseltensten Fällen Gelegenheit haben, von der elastischen Umschnürung Gebrauch zu machen. Liegt wirklich eine Verletzung einer großen Stammarterie vor, so ist der Verletzte, wenn der Arzt hinzukommt, entweder schon verblutet oder die Blutung steht bereits von selbst. Selbst die zerrissene Art. femoralis braucht, wie wir sahen, nicht zu bluten. In den seltenen Ausnahmefällen, in denen der Arzt sich in unmittelbarer Nähe der Verletzungsstelle befindet und die starke arterielle Blutung noch antrifft, heißt es allerdings rasch handeln. Da heißt es: Finger auf das spritzende Gefäß — alle Bedenken treten hier gegen die drohende Lebensgefahr zurück —, starker Druck, Glied hoch und elastische Umschnürung! Ist diese bei Lage der Wunde am Hals oder Rumpf nicht möglich, so muß der Fingerdruck solange fortgesetzt werden, bis der Verletzte der endgültigen Wundversorgung zugeführt ist. Diese Ausnahmefälle sollen erwähnt werden; praktische Anwendung davon zu machen, werden Sie kaum je Veranlassung haben. —

Die endgültige Wundversorgung geschieht an dem Ort, der die notwendigen Voraussetzungen hierzu durch seine Einrichtungen erfüllt.

Der ersten Forderung, keine neuen Keime in die Wunde zu bringen, werden wir dadurch gerecht, daß alles, was mit der Wunde in Berührung kommt, in keimfreiem Zustand zu halten ist. Durch Auskochen der Instrumente für 15 Minuten in Wasser, dem zur Vermeidung des Rostens etwas Soda zugefügt wird, durch Sterilisieren aller Tupfer und Tücher in strömendem Dampf ist die Keimfreiheit dieser Gegenstände gesichert. Die Nahtseide kann ebenfalls ausgekocht oder in strömendem Dampf sterilisiert werden. Die Katgutfäden, das am meisten gebrauchte, aus Tierdärmen hergestellte Unterbindungsmaterial, sind in keimfreiem Zustande im Handel zu haben, wenn man das etwas umständlichere Sterilisierungsverfahren scheut. Schwieriger ist die Aufgabe der Keimbefreiung der ärztlichen Hände und der Wundumgebung: auch das Letztere ist nötig, da Instrumente, Finger und Unterbindungsfäden bei der Arbeit unvermeidlich mit der umgebenden Haut in Berührung kommen.

Wir lassen uns auf Einzelheiten nicht ein. Wir merken uns nur, daß es zwar nicht möglich ist, die Finger vollständig und für längere Operationsdauer keimfrei zu machen, wohl aber soweit keimarm, daß sie praktisch als keimfrei zu betrachten sind. Hierzu gehört zunächst eine dauernde Handpflege und Nagelpflege im gewöhnlichen Sinne — ein wichtiges Erfordernis für jeden chirurgisch tätigen Arzt. Ungepflegte Hände lassen sich schwer in einer Sitzung hinlänglich keimarm machen. Hierzu gehört weiter Behütung vor Verunreinigung mit virulentem Material: Wer seine ungeschützten Finger in eine Abszeßhöhle steckt, genügt dieser Forderung nicht; bei jeder Arbeit mit infektiösen Massen sind die Hände durch Gummihandschuhe zu schützen. Sollte dies einmal ausnahmsweise unmöglich sein, so sind die Hände sofort nach der unreinen Operation auf dem gleich zu besprechenden Wege der gründlichen Händedesinfektion von den pyogenen Bakterien zu befreien.

Zur Keimbefreiung sind die gepflegten und im gewöhnlichen Sinne sauberen Hände 10 Minuten lang mit heißem, womöglich fließendem Wasser, Seife und scharfer Bürste energisch zu bearbeiten, wobei auch die Zwischenfingerräume und die Ulnarseite der Hand nicht zu vergessen sind. Nach dem ersten energischen Abbürsten wird die Säuberung der Unternagelräume und des Nagelfalzes mit dem Nagelreiniger eingeschoben. Reibt man dann die Hände und Finger in Alkohol (70—80%) mit einem Tupfer für einige Minuten an allen Stellen, insbesondere an den Nägeln energisch nach, so ist die für praktische Zwecke hinreichende Keimarmut der Hände erreicht. Der Sinn der Alkoholnachreibung ist, die Haut zu härten und zu gerben, so daß die erweichte oberflächliche Epidermiszellschicht wieder fest wird und vorhandene kleine Epithellücken sowie die Drüsenausführungsgänge der Haut sich schließen. Hierdurch werden die in den Vertiefungen der Haut und in den tieferen Epithellagen befindlichen Bakterien zurückgehalten und verhindert, während der Arbeit an die Oberfläche zu treten. Spült man während länger dauernder Operation die Hände mehrfach ab und reibt sie nochmals mit Alkohol nach, so ist auch für längere Dauer der Operation eine hinreichende Keimarmut der Hände und Finger zu erzielen. Von der Nachbehandlung mit chemischen Antisepticis, insbesondere Sublimat, ist man in neuerer Zeit wegen der schädigenden Wirkung auf die Haut mehr und mehr zurückgekommen. Aber auch sofort nach Beendigung der Operation hat die Handpflege wieder einzusetzen, um das Entstehen von rauher, aufgesprungener Haut mit ihren gefährlichen Rissen und Schrunden zu verhüten. Nach der Reinigung mit warmem Wasser und Seife ist die Haut durch irgendein Mittel wieder geschmeidig zu machen. Viele Chirurgen nehmen auf die noch eingeseifte Hand etwas Glyzerin, reiben die dadurch entstehende „Sahne" tüchtig in die Haut und trocknen dann — ohne abzuspülen — mit dem Handtuch ab. Die Wirkung auf die Haut ist zweifellos gut, aber das Gefühl der Schlüpfrigkeit unmittelbar nachher und ein lästiges Kältegefühl ist recht unangenehm. Mir hat sich das Einreiben der eben abgetrockneten Hände mit Lebonacreme (ohne Fettgehalt) als das zweckmäßigste Verfahren erwiesen.

Soviel über die Behandlung der Hände! Bei der Vorbereitung der Wundumgebung ist die eben beschriebene energische Hautdesinfektion verlassen worden. Erstlich ist es trotz vieler Mühe kaum möglich, die oft schmutz- und fettimprägnierte Haut (z. B. bei den

Verletzungen der Arbeiterhand) sauber, geschweige denn keimfrei zu machen. Dann aber besteht die Gefahr, daß während des Waschens der aufgeschwemmte keimreiche Hautschmutz mit dem Seifenwasser aus der Umgebung in die Wunde gerät; das Bedecken der Wunde mit Tupfern ist nur ein sehr unvollkommener Schutz. Dieser Gefahr geht man aus dem Wege, wenn man an der Wundumgebung von jeder gewaltsamen Keimbefreiung absieht und statt dessen die Keime an ihrem Platz festhält, so daß sie nicht an die Instrumente und Tupfer geraten können. Dies geschieht auf dem Wege des Jodtinkturanstriches. Die zur Hälfte mit Alkohol verdünnte offizinelle Jodtinktur wird mit einem sterilen Tupfer auf die Umgebung der Wunde aufgestrichen. Der Alkohol härtet die durch die Blutbedeckung meist etwas weich gewordene Haut; nach seiner Verdunstung bleibt das Jod als feine bedeckende Schicht übrig, die die Keime auf der Haut festhält. Auf diesem Wege sind die Keime der Wundumgebung zwar nicht beseitigt, wohl aber als Wundgefährdung ausgeschaltet.

Jetzt kommen wir zur Wundversorgung selber. Ihr voraus geht die genaue Besichtigung der Wunde, die wir brauchen, um uns über ihre anatomische Beschaffenheit (Schnittwunde, Quetschwunde, Trümmerwunde, Weichteilwunde, Knochenwunde, Gelenkwunde u. a.) zu unterrichten. Hierzu ist es nötig, die Wunde durch Auseinanderziehen der Hautlefzen mit scharfen Haken zu öffnen und die Blutgerinnsel fortzuwischen. Diese Besichtigung der Wundtiefe ist ein unbedingtes Erfordernis. So legt uns, um nur ein Beispiel zu nennen, die Öffnung einer anscheinend oberflächlichen Quetschwunde des Schädels nicht selten in der Tiefe einen Trümmerbruch des Schädeldaches frei, der besonderer operativer Maßnahmen bedarf.

Bei der endgültigen Wundversorgung sind die beiden weiteren Forderungen zu erfüllen: Verringerung des Keimgehaltes und Erhöhung der Wundresistenz. Je günstiger durch unsere Maßnahmen das Verhältnis zwischen Wundresistenz und Keimgehalt wird, um so mehr können wir im Dienste guter Narbenbildung die folgende Wundgestaltung dem Ideal des vollständigen Nahtverschlusses nähern, ja wir können es vielleicht erreichen.

Der Keimverringerung dienen zunächst einfache mechanische Maßnahmen. Ein Teil der Bakterien befindet sich in den Blutgerinnseln. Sie sind durch Fortwischen der Gerinnsel mit trockenen oder mit Kochsalzlösung befeuchteten Tupfern leicht zu entfernen. Eine besonders gute mechanische Säuberung erzielt man durch Eindrücken von Tupfern, die mit Wasserstoffsuperoxyd getränkt sind. Es entsteht dann ein reichlicher weißer Schaum, da durch die roten Blutkörperchen der Sauerstoff aus dem Superoxyd frei wird. Der Schaum trägt mechanisch feine Fremdkörper und Bakterien nach außen. Aber andere Bakterien haften fest in der Wundfläche selber, wieder andere sitzen in den oberflächlichen Gewebsschichten — und gerade diese Bakterien sind zu fürchten. Es ist gewiß, daß in manchen Fällen von vornherein die Wundverhältnisse so günstig liegen, daß es keiner weiteren Hilfe bedarf. Haben wir es z. B. mit einer glatten Schnittwunde an reich durchblutetem Gewebe, sagen wir an der Kopfhaut oder im Gesicht, zu tun, so wissen wir aus der Erfahrung, daß eine solche Wunde fast stets über eine hinreichende Resistenz verfügt, um mit den hineingeratenen Bakterien selbst beim Nahtverschluß fertig zu werden. Hier kann die Wundgestaltung in der Form der Wundnaht, deren Technik uns noch später beschäftigen wird, unmittelbar erfolgen. Der glatte Heilverlauf zahlreicher Mensurverletzungen gibt hierfür ein sprechendes Beispiel.

Allein diese günstigen glatten Schnittwunden stellen in der gesamten Unfallchirurgie nur Ausnahmefälle dar. Die Mehrzahl der zu versorgenden Wunden zeigt eine mehr oder weniger deutliche Quetschwirkung, kenntlich an den bläulichen, zerfransten Hauträndern, der zerrissenen, oft schmutzimprägnierten Wundtiefe, wenn nicht gar eine ausgedehnte Gewebszertrümmerung. Geschieht hier nichts im Dienste der Keimverringerung und Resistenzerhöhung, so sind wir gezwungen, die Wundgestaltung zu wählen, die die beste Auswirkung der Schutzstoffe verbürgt: weites Offenlassen der Wunde, Ausfüllen mit aufsaugendem Material (Tamponade) und Sorge für Ableitung der Wundabsonderung aus der Tiefe durch Einlegen von Gummiröhren (Drainage). Wir würden dann die Nachteile langdauernder Heilung und schlechter Narbenbildung in Kauf nehmen müssen. Aber eine vollständig sichere Bürgschaft gegen die Wundinfektion gibt auch diese Wundgestaltung nicht. Wenn auch gewiß in der überwiegenden Mehrzahl der Fälle hiernach das Ziel infektionsloser Heilung erreicht wird, so gibt es doch so schwere Keimbeschmutzung der Wunde, daß selbst unter diesen Bedingungen der Körper ohnmächtig ist. Dies gilt besonders für die bösartigen Granatsplitter-Trümmerschüsse des Krieges, wo schwere pyogene Infektion und besonders auch Gasbrandinfektion trotz Offenhaltung der Wunde keineswegs selten beobachtet wurde. So drängt alles zu der Forderung einer grundsätzlichen wirksamen Keimverringerung innerhalb der Wunde.

Die Hoffnung, diese Keimverringerung durch Auswaschen der Wunde mit chemischen Antisepticis (Karbolsäure, Sublimat) erreichen zu können, hat zu Grabe getragen werden müssen. Wenn auch die Laienwelt noch immer an der „Desinfektion" der Wunde festhält, der kritische Chirurg muß bekennen, daß eine wirksame chemische Wunddesinfektion auf diesem Wege nicht zu erreichen ist. Die stark verdünnten Lösungen, die von den giftigen Stoffen allein im Körper zur Anwendung gelangen können, mögen wohl im Reagenzglas in wässeriger Lösung noch starke bakterientötende Fähigkeiten besitzen; ganz anders liegen aber die Verhältnisse innerhalb der Wunde. Durch den Eiweißgehalt der Wundabsonderung, der zu chemischen Bindungen führt, wird die keimtötende Wirkung antiseptischer Lösungen an sich stark vermindert. Und die gefährlichsten, in den oberflächlichen Gewebsschichten gelegenen Bakterien werden von den Lösungen nicht erreicht. So mußte die Karbolsäure- und die Sublimatbehandlung der frischen Wunden wieder verlassen werden, ebenso wie die Jodoformpuderung.

Auch die modernen Bestrebungen, an die Stelle der alten Chemikalien neue zu setzen, die nun auch in eiweißhaltiger Lösung eine kräftige bakterientötende Wirkung entfalten, haben noch zu keinem unbestrittenen Erfolge geführt. Solche Chemikalien sind die von Morgenroth eingeführten Chininderivate, insbesondere das Vuzin und das Rivanol; sie gelangen in Lösungen von 1:5000 bis 1:500 zur Verwendung. Um auch die im Gewebe der Wundfläche selbst gegelegenen Keime abzutöten, ist man folgerichtig dazu übergegangen, neben der Wundwaschung subkutane und intramuskuläre Einspritzungen des Antiseptikums in die unmittelbare Wundumgebung vorzunehmen („Tiefenantiseptik" nach Klapp). Die Wirksamkeit dieses Verfahrens ist noch keineswegs erwiesen; sie ist umso schwieriger festzustellen, als auch die Anhänger des Verfahrens sich nicht auf die „Tiefenantiseptik" allein verlassen, sondern sie mit dem gleich zu besprechenden mechanischen Verfahren verbinden, dessen Wirksamkeit über jedem Zweifel steht.

Wir bedürfen des antiseptischen Verfahrens bei der Behandlung der frischen Wunde nicht. Denn wir besitzen ein mechanisches Verfahren, das die Keimverringerung zuverlässig und in großem Maße erreicht und das dazu noch den großen Vorteil besitzt, gleichzeitig die örtliche Wundresistenz stark zu erhöhen. Dies Verfahren ist die operative Wundanfrischung. Die operative Wundanfrischung ist das A und O der heutigen kunstgerechten Wundbehandlung. Sie läßt auch in den erwähnten Fällen der gefährlichsten Kriegsverletzungen nicht im Stich, so lange diese noch in frischem Zustande zur Behandlung gelangen. Die operative Wundanfrischung hat in der Praxis bedauerlicherweise bei weitem noch nicht die Verbreitung gefunden, die ihr gebührt. Es ist die Aufgabe der heranwachsenden Ärzteschaft, hier Wandel zu schaffen. Die operative Wundanfrischung ist ein unerläßlicher Teil der endgültigen Wundversorgung.

Was ist der Sinn, wie die Wirkung und wie ist die Technik der operativen Wundanfrischung?

Der Sinn der Wundanfrischung ist, die in der Wundfläche haftenden Bakterien zusammen mit dem Gewebe der Wundfläche durch Herausschneiden zu beseitigen und durch die Entfernung der gequetschten, der Nekrose verfallenden Teile der Wundfläche die örtliche Resistenz der Wunde zu erhöhen. Oder mit anderen Worten: die keimreiche, wenig resistente Quetschwunde in eine keimarme, resistente Schnittwunde zu verwandeln. Die Wirkung ist nicht nur die Sicherung infektionsloser Heilung, sondern auch die Möglichkeit, die Wundgestaltung weiter in der Richtung des Nahtverschlusses zu treiben, mit dem großen Vorteil rascherer Gesundung und guter störungsloser Narbenbildung.

Die Technik sei an zwei Beispielen erläutert, die der Zufall uns heute zur Verfügung gestellt hat.

Sie sehen dort jenen jungen Mann, der vor wenig Stunden beim Radfahren auf die Hand gestürzt ist und sich eine Lappenquetschwunde am Daumenballen zugezogen hat. Sie bemerken die zerfetzten bläulichen Ränder, namentlich am Lappen selbst. Öffnen wir — die örtliche Betäubung ist bereits vorher ausgeführt — die Wunde, so sehen wir die ganze Wundfläche grau-schwarz, dadurch daß Erde und Schmutz der Straße in die gesamte Wundfläche (Fett, Faszie, Muskeln) hineingepreßt wurde. Die einzelnen Schichten der Wundfläche sind vor Schmutz kaum noch zu erkennen.

Wir nehmen nun ein Messer und führen in einer Entfernung von etwa 5 mm vom Wundrande einen glatten Schnitt parallel demselben bis ins Unterhautzellgewebe. Dann schneiden wir, das Messer immer parallel der Wundfläche führend, die ganze schmutzimprägnierte Wundfläche heraus. Wo es nicht gleich ganz gelingen sollte, helfen wir mit neuen Schnitten des Messers oder mit einigen Scherenschlägen nach. Jetzt sehen sie das Bild einer frischen Schnittwunde. Sie sehen Fettgewebe, Faszie und Muskel, durch ihr Aussehen sofort erkennbar, mit glatter Schnittfläche vor sich liegen. Selbstverständlich blutet es jetzt wieder aus neu durchschnittenen Gefäßen. Wir führen daher die endgültige Blutstillung aus, indem wir jedes Gefäß mit einer Klammer fassen und dann unterbinden. Über die Technik der Unterbindung s. Vorl. 22.

Gewiß ist eine solche Schnittwunde nicht so keimarm, wie eine operative Schnittwunde; gewiß ist nicht immer zu vermeiden, daß hier oder dort einmal Teile der schmutzigen Wundfläche die neu gesetzte Wundfläche berühren, obwohl dies durch die Technik nach Möglichkeit vermieden werden soll. Aber die Keimverringerung ist ganz ungeheuer und die Beseitigung nekrotischer Gewebsteile ist gesichert. Wie tausendfache Erfahrung gelehrt hat, ist die Wunde jetzt hinreichend keimarm, um den Nahtverschluß zuzulassen. Dem Unterschied gegenüber einer reinen Operationswunde tragen wir nur dadurch Rechnung, daß wir in beiden Wundwinkeln ein dünnes Drain einlegen, um der Wundabsonderung eine gewisse Abflußmöglichkeit zu gestatten. So wird die Hand in 10—12 Tagen vollständig heil sein; eine schöne lineare Narbe ist das Heilergebnis. Ohne die operative Anfrischung hätten wir die Wunde ganz offen lassen müssen, um nicht eine schwere Wundinfektion zu erleben. Die Heilung würde im besten Falle nach 6—8 Wochen erreicht worden sein; eine breite störende Narbe wäre das Endergebnis gewesen.

Und nun betrachten Sie dort jenen Landarbeiter mit einer schweren Unterschenkelverletzung. Sie sehen eine große Quetschwunde an der vorderen Tibiafläche; die umgebende Haut ist stark verdünnt und bläulich verfärbt, der Knochen gebrochen, das Ganze durch mächtige Blutung stark geschwollen. Narkose und elastische Umschnürung zur Blutleere ist bereits gemacht worden. Hier müssen wir nicht nur den gequetschten Hautwundrand herausschneiden, sondern, um die Wundtiefe überblicken zu können, müssen wir den Schnitt nach oben erweitern. Entferne ich jetzt die Blutgerinnsel, so sehen Sie erst richtig die schwere Zertrümmerung. Fett-, Muskel- und Faszienfetzen, sowie völlig gelöste Knochentrümmer liegen durcheinander. Alles völlig gelöste Gewebe wird entfernt, die zerfetzten und gequetschten Weichteilflächen durch Herausschneiden geglättet. Dort jene Schmutzstelle der nackten vorderen Tibiafläche wird herausgemeißelt, die beschmutzten Knochenzacken der Bruchstelle mit der Knochenzange (Luer) geglättet und angefrischt. Nun ist alles sauber. Die Knochenenden der Tibia legen sich gut zusammen.

Es ist verständlich, daß wir bei solchen Verletzungen den vollständigen Nahtverschluß nicht ausführen können. Aber zum Teil ist der Wundverschluß möglich. Wenn man am tiefsten Punkte der Wundhöhle nach hinten eine neue Hautöffnung anlegt und ein Gummirohr neben einem Mullstreifen einführt, wenn man so für bequeme Abflußmöglichkeit der Wundabsonderung sorgt, so ist es durchaus möglich, die Hautwunde an der Vorderfläche bis auf eine Lücke im oberen Winkel, in die ebenfalls ein Röhrchen kommt, zu schließen und so eine an der vorderen Tibiafläche stets sehr störende breite Narbe zu vermeiden. Die Ruhigstellung durch Schiene beschließt das Ganze. Wir werden in etwa 6—8 Wochen hier völlige Heilung zu erwarten haben, während bei einfacher offener Wundbehandlung die Abgrenzung und Abstoßung der gequetschten nekrotischen Gewebsteile eine starke, lange dauernde Eiterung bewirkt und die Heilung außerordentlich in die Länge gezogen haben würde, ganz abgesehen davon, daß die Entfernung toter gelöster Knochenstücke späterhin wahrscheinlich eine nochmalige Operation nötig gemacht haben würde. Schließlich wäre eine breite störende Narbe an der vorderen Tibiafläche zurückgeblieben und die unvermeidliche lange Ruhigstellung würde die Beweglichkeit der anstoßenden Gelenke erheblich beeinträchtigt haben.

Die gleiche Technik der operativen Wundanfrischung üben wir, um ein letztes, praktisch wichtiges Beispiel zu nennen, bei den offenen Trümmerbrüchen des Schädels. Es ist dies die oft fälschlich als „Trepanation" bezeichnete Operation. Diese Bezeichnung ist auf die operative Eröffnung des unverletzten Schädels zu beschränken. Auch hier muß nach Herausschneiden des Wundrandes die Wunde erweitert werden, um die Verletzungsstelle des Knochens freizulegen. Auch hier werden die völlig gelösten, der Nekrose verfallenen, nach innen eingedrückten Bruchstücke entfernt, wobei insbesondere auf die meist tief in die Hirnmasse verlagerten Bruchstücke der inneren Knochentafel zu fahnden ist. Zertrümmertes Hirn wird fortgewischt. Eine wirkliche Anfrischung des zerfließlichen Hirns selber ist nicht gut ausführbar und könnte Schädigung durch Funktionsausfall setzen. Sie ist auch nicht notwendig, da erfahrungsgemäß das Hirn eine gute Resistenz gegen die pyogene Infektion besitzt. Nach Glättung des Knochendefektrandes und Blutstillung ist es auch hier fast immer möglich, die Hautränder durch Nähte bis auf die Winkel, in die kleine Röhrchen kommen, zu vereinigen. —

An diesen Beispielen wird Ihnen das Wesen der operativen Wundanfrischung klar geworden sein. Schwierig und eine gewisse Erfahrung erfordernd ist nach der Anfrischung die Entscheidung, wie weit man den Wundschluß treiben kann. Vollständige Naht wird nur bei einfacheren Wunden in Betracht kommen, bei denen die Herausschneidung im Gesunden lückenlos gelungen ist. In anderen Fällen werden wir Gummirohre zur Sicherung einlegen oder den Wundschluß auf einen Teil der Wunde beschränken. Ja, bei den besonders gefährlichen Verletzungen (Granatsplittertrümmerschuß) werden wir, um ganz sicher zu gehen, auch nach der Anfrischung noch die Wunde vollständig offen lassen und mit aufsaugenden Stoffen ausfüllen; nur werden wir die Hautlefzen durch Situationsnähte etwas zusammenhalten, um nicht den Heilungsvorgang über Gebühr zu erschweren. Der Anfänger tut gut, im Zweifelsfall lieber auf den Nahtverschluß zu verzichten; denn die Sicherheit der infektionslosen Heilung muß allem anderen voranstehen.

Wenn im allgemeinen die Einführung eines Gummirohres in die Wundtiefe der Sicherung der infektionslosen Heilung dient, so gibt es doch hiervon eine praktisch wichtige Ausnahme, die nicht unerwähnt bleiben darf. Haben wir eine Wunde vor uns, die ein großes Körpergelenk eröffnet hat und ist die operative Anfrischung beendet, so ist es für den Anfänger ein naheliegender Gedanke, die Aussichten glatter Heilung noch dadurch zu erhöhen, daß in Übereinstimmung mit dem Verfahren bei den gewöhnlichen Weichteilwunden durch Einführung eines Rohres für dauernden Abfluß aus der gefährdeten Gelenkhöhle gesorgt wird. Das ist ein Kunstfehler. Die länger dauernde Drainage eines großen Gelenkes führt fast stets zur eitrigen Gelenkinfektion.

Das Rohr schafft eine offene Verbindung zwischen Wundinnerem und Außenwelt. Im Bereiche des Rohrkanals ist die Wunde offen; der Rohrkanal wird bei längerem Liegen des Rohres zu einem granulierenden Kanal. Eine solche offene Granulation leitet die pyogenen Keime der Außenwelt durch den Rohrkanal in die Wundtiefe hinein. Haben wir es nun mit einer gewöhnlichen Weichteilwunde zu tun, so macht das nichts aus: in der Zeit, in der die bakterienhaltige Granulation des Rohrkanals sich herstellt, ist die übrige Wunde schon so weit verklebt und verheilt, daß ein schützender Abschluß gegen den Rohrkanal erreicht ist. Deshalb ist es ohne Bedeutung, wenn das eingeführte Rohr in diesen Fällen länger liegen bleibt. Anders aber, wenn das Rohr in die Gelenkhöhle führt. Dann ist, wenn nicht zufällig geschwollene Synovialfalten den Rohrkanal gegen die freie Gelenkhöhle abschließen, die Einwanderung der pyogenen Kokken in die Gelenkhöhle und damit die lebensbedrohende eitrige Gelenkinfektion unvermeidlich, ebenso wie die Drainage der Hirnkammern zur eitrigen Hirnhautentzündung (Meningitis) und die Drainage der frisch eröffneten Brusthöhle zur eitrigen Brustfellentzündung (Pleuritis) führen muß. Auf diese wichtige Tatsache, deren Unkenntnis so oft für den Verletzten verhängnisvoll wird, kann nicht eindringlich genug hingewiesen werden. Hier sehen Sie wieder die Gefahr des schematischen Handelns: die Wunddrainage kann segensreich sein; sie kann aber auch verhängnisvoll werden.

Nach der Wundanfrischung muß der sichere Abschluß des eröffneten Gelenkes, am besten durch vollständige Naht der Gelenkkapsel, unter allen Umständen erzwungen werden, ebenso wie die Pleurahöhle durch Naht der Pleura und der tiefen Muskelschicht geschlossen werden muß. Zur Erhöhung der örtlichen Wundresistenz ist es dann oft besser, auf die Nahtvereinigung der oberflächlichen Weichteile zu verzichten. Will man etwa in die Gelenkhöhle geratene Infektionserreger entfernen, wozu die Wundanfrischung nicht ausreicht, so kann dies nur auf dem Wege der Spülung erreicht werden. Hier, unter den ganz besonderen Verhältnissen des Gelenkhohlraumes ist auch die Keimbekämpfung durch antiseptisch wirkende Mittel berechtigt. Eine ganz besonders günstige Wirkung scheint dem Phenolkampfer eigen zu sein. —

Noch ein kurzes Wort über die Behandlung der kleinen, besonders infektionsverdächtigen Stich- und Rißwunden, die sich operierende und sezierende Ärzte bei der Arbeit an infektiösem Material zuziehen. Das Allheilmittel für diese Verletzungen scheint zur Zeit bei den jungen Fachgenossen die Jodtinktur zu sein; mit welchem Recht, ist mir unerfindlich. Daß durch das Bestreichen der äußeren Wundöffnung mit Jodtinktur die pyogenen Kokken in der Wundtiefe abgetötet werden sollten, ist schlechterdings unmöglich; und ein Festhalten der Keime an der umgebenden Haut ist bei dem Grad der bakteriellen Verunreinigung der Wundtiefe ein höchst überflüssiges Bemühen. Demgegenüber steht der große Nachteil, daß durch den Alkohol die Haut hart und die kleine Epithelwunde durch Schrumpfung verschlossen wird. Das Haupterfordernis aber ist gerade bei diesen Verletzungen, daß die Wunde offen bleibt. Blutet die Wunde, so ist das Bluten zu fördern, indem man die Wundlefzen am besten unter strömendem Wasser öffnet und schließt. Hierbei werden schon mechanisch Bakterien aus der Tiefe herausbefördert. Ferner ist es zweckmäßig, zumal bei schräg verlaufenden Wunden, das Zusammenlegen der Epithellefzen dadurch zu verhindern, daß man mit einer feinen Schere den überhängenden Epithelrand fortschneidet. Legt man dann einen dünnen Vaselinlappen auf und einen feuchten — nicht nassen! — Verband (stark ausgedrückte Mullagen, Guttapercha, Watte, Binde) darüber, so bleibt die Haut weich und geschmeidig; die Öffnung schließt sich nicht; der Abfluß der Wundabsonderung ist gesichert — die Wundinfektion bleibt aus. Den Vorteil dieser Behandlung gegenüber der schematischen Jodtinkturpinselung habe ich im Felde gar zu oft zu beobachten Gelegenheit gehabt. Eine Wundanfrischung, d. h. das Herausschneiden des ganzen Stichkanals ist in diesen Fällen nicht notwendig. —

Den Abschluß der endgültigen Wundversorgung bildet der gut sitzende, leichten Druck ausübende Verband. Daß man bei kleinen Wunden von dem bequemen Heftpflasterverband Gebrauch machen kann, ist selbstverständlich. Doch ist ein wirksamer Druck auf diesem Wege nicht zu erreichen; wo dieser nottut, soll man besser einen Bindenverband anlegen. Zum Verbande gehört bei allen größeren Wunden der Gliedmaßen Ruhigstellung durch eine gut sitzende Schiene. Das beste ist die Cramerschiene, wenn nur durch geeignete Biegungen und Wölbungen dafür gesorgt wird, daß sie sich überall den natürlichen Körperformen anschmiegt und vorstehende Knochenspitzen (z. B. das Olecranon) frei läßt.

Lassen Sie uns noch einmal den Gang der endgültigen Wundversorgung in kurzen Stichworten zusammenfassen.

1. Die vorbereitenden Maßnahmen.

Abnahme der Kleidungsstücke bei liegen bleibendem Notverband. Lagerung des Verletzten auf dem Tisch des hinreichend ausgestatteten Behandlungsraumes. Bei größeren Verletzungen sofort Allgemeinbetäubung (Äthernarkose); währenddessen Händedesinfektion. Dann erst Entfernung des Verbandes durch einen Helfer. Jodanstrich der Umgebung, Herumlegen von vier sterilen Tüchern, die an den Ecken durch kleine Krallenpinzetten an der Haut befestigt werden (Abdecken des Operationsgebietes). Bei kleinen Verletzungen gleich Abnahme des Verbandes. Jodanstrich. Dann Händedesinfektion. Örtliche Betäubung des Wundgebietes. Abdeckung.

2. Die eigentliche Wundversorgung.

Öffnen der Wunde mit scharfen Haken. Entfernung der Blutgerinsel. Besichtigung der Wundfläche und Wundtiefe. Ausschneiden des Hautrandes und der gesamten Wundfläche bis in die Tiefe, gegebenenfalls Anlegung von Gegenöffnungen. Etwa notwendige besondere Maßnahmen (Sehnen—Nerven—Knochennaht). Endgültige Blutstillung. Entscheidung über die zulässige Wundgestaltung (vollständige Naht, ohne oder mit eingelegten Röhrchen, unvollständige Naht, offene Behandlung mit Mullfüllung, mit oder ohne Situationsnaht). Wundverband. Schienung.

Nach der Wundversorgung ist für den Kranken nur noch eins nötig: Ruhe. Ruhe für den gesamten Körper und Ruhe für die Wunde. Bettruhe und Morphium dienen dem ersteren, bequeme Lagerung neben der Schiene dem letzteren Zweck. —

Der Wunde Ruhe zu gönnen und den natürlichen Heilvorgang nicht zu stören, ist auch der Hauptgrundsatz der Nachbehandlung. Es ist zweckmäßig, den Wundverband möglichst lange liegen zu lassen; bei vollständig genähten Wunden am besten solange, bis die junge Narbe hinreichend fest ist, um die Spannung der seitlichen Wundlefzen zu ertragen. Ist die Spannung gering, die Haut stark und gut durchblutet, wie z. B. am Schädel, ist dies schon nach 5—7 Tagen erreicht. Dann können die Nähte entfernt werden. In anderen Fällen bedarf es längerer Zeit: bei starker Spannung, die durch „Entspannungsnähte„ (s. Vorl. 22) aufgehoben ist, entfernen wir diese nicht vor dem 14. Tage. Ist man seiner Sache nicht ganz sicher, so empfiehlt es sich, nach der Entfernung der Nähte durch einige schmale Pflasterstreifen, die quer über die junge Narbe gelegt werden, den Zusammenhalt der Wundlefzen für die nächste Zeit noch zu sichern. Es ist nichts unangenehmer, als wenn die junge Narbe nach Entfernung der Nähte in den nächsten Tagen sich zunächst verbreitert, bis die dünne, bläulich gefärbte Epitheldecke einreißt. Das längere Liegenlassen der Nähte ist stets besser, als das zu frühe Herausnehmen. Eingelegte Röhrchen werden, wenn sie trocken sind, zusammen mit den

Nähten entfernt. Entleeren sie noch eitriges Wundsekret, so heißt dies bei im übrigen regelrechter Wundbeschaffenheit, daß im Rohrbereich noch ein kleiner granulierender Hohlraum oder auch vielleicht noch kleine, in Lösung begriffene Gewebsnekrosen gelegen sind. Man kann die Röhrchen dann, wenn sie nur oberflächlich eingelegt wurden, gleichwohl entfernen. Es genügt in diesem Falle, die eitrige Absonderung des kleinen granulierenden Restraumes in den folgenden Tagen leicht auszudrücken, bis er geschlossen ist und die Absonderung versiegt. Besteht aber aus tief gelegten Rohren stärkere Absonderung, so ist es notwendig, sie noch liegen zu lassen und mit einer Harnröhrenspritze mit Wasser oder Kochsalzlösung durchzuspülen. Man sieht dann den eitrigen Inhalt der Wundtiefe neben dem Rohr hervorquellen — vorausgesetzt, daß man dem Rohr nur unten dicht neben dem Ende ein Seitenloch gegeben hat. Hat das Rohr überall Seitenöffnungen, was ich für unzweckmäßig halte, so gelangt die Spülflüssigkeit gar nicht bis in die Wundtiefe hinein. Dies ist alle 2—3 Tage zu wiederholen, bis die Absonderung nachläßt, d. h. bis der Hohlraum in der Tiefe sich zusammengelegt hat, oder die Nekrosen gelöst sind. Geschieht dies nicht, hält die eitrige Absonderung immer weiter an oder wird sie gar stärker, so muß ein besonderer Grund dafür vorliegen. Es ist falsch, eine solche eiternde „Restfistel" über Wochen und Monate weiter zu verbinden. Man forsche vielmehr nach dem Grunde der fortdauernden Eiterung. Meist sind es Fremdkörper (hineingeratene Tuchfetzen, verlorene Gummiröhrchen u. ä.) oder tote Knochenbruchstücke, die die Eiterung unterhalten. Erst nach ihrer Entfernung erfolgt dann die ungestörte Heilung. Läßt die eitrige Absonderung aus dem Rohr nach, so wird das Rohr allmählich gekürzt. Es geschieht dies am besten so, daß man das Rohr bis ans Ende des Wundkanals einführt, dann $^1/_2$ bis 1 cm zurückzieht und in dieser Lage durch eine hindurchgesteckte Nadel, die auf der umgebenden Haut ruht, erhält. Auf diesem Wege drängen die sich unten zusammenlegenden granulierenden Wandungen des Rohrkanals das Rohr allmählich heraus. Entfernt man das ganze Rohr auf einmal, so besteht immerhin die Möglichkeit, daß der Kanal sich oberflächlich schließt, während er unten noch offen geblieben ist. Dann kann eine Stauung der eitrigen Granulationsabsonderung in der Tiefe mit den Zeichen der Abszeßbildung auftreten. Nichts ist aber falscher und widersinniger, als das immer wieder geübte Ausstopfen solcher Rohrkanäle mit langen dünnen Jodoformgazestreifen. Sie machen die Entleerung der eitrigen Absonderung aus der Tiefe durch ihre Pfropfenartige Wirkung unmöglich; und das künstliche Auseinanderdrängen der Kanalwandungen stellt eine gewaltsame Verhinderung des natürlichen Heilvorganges dieser Kanäle dar. Nach der Nahtentfernung kommt ein Vaselinläppchen auf die Wunde, unter dem die Stichkanälchen in 3—5 Tagen verheilen. Dann wird die ganze Wundgegend tüchtig mit Äther abgerieben und eingepudert: die Heilung ist beendigt.

Bei teilweise oder ganz tamponierten Wunden mag man den

Verband neu überwickeln, wenn Blut oder Wundabsonderung ihn durchdringen; man mag auch den deckenden Verband erneuern, wenn er zu stark durchtränkt ist oder wenn er einen unangenehmen Geruch zu verbreiten beginnt — an der Mullausfüllung innerhalb der Wunde soll nicht gerührt werden bis zur fertigen Granulationsbildung, d. h. nicht vor dem achten Tag. Einige Tage länger ist oft zweckmäßig. Jedes frühe Herausreißen der Mullfüllung ist widersinnig; es stört die Wundheilung, schafft neue Wunden, von denen aus wiederum Toxinresorption erfolgt — daher die Temperatursteigerungen nach solchem frühen Tamponwechsel! —; es erzeugt Nachblutungen und verursacht dem Verletzten unnötige Schmerzen. Nach fertiger Bildung der Granulationen lockert die eitrige Granulationsabsonderung die Haftfläche der Mullstücke ganz von selber. Wenn man jetzt nur leicht zieht, gleiten sie ganz von selber sanft und fast ohne Schmerzen für den Kranken heraus. Wenn man vorher in das in der Wunde liegende Rohr etwas Wasserstoffsuperoxyd einspritzt, hilft der sich entwickelnde Schaum in der Tiefe der Wunde dem leichten Zug noch wesentlich nach.

Das frühe Herausreißen der Mullfüllung hier, wie ebenso bei der Nachbehandlung infizierter Wunden, ist eine schier unausrottbare Unsitte, gegen die man nicht genug ankämpfen kann. Die immer wiederkehrende Angabe, man müsse die Mullfüllung erneuern, „weil sie durchtränkt sei", ist kritiklos. Denn erstlich schadet es gar nichts, da die Feuchtigkeit nach außen in die trockenen Teile des deckenden Verbandes abziehen kann, und dann ist die neue Mullfüllung nach kürzester Zeit ebenfalls wieder durchtränkt. Auch die Vorstellung, daß hinter dem Mull eine Sekretverhaltung stattfinden könne, ist gegenstandslos, wenn man, was selbstverständlich sein sollte, bei allen tiefen Wunden neben dem Tampon ein Rohr in die Wundtiefe einführt.

Nach der Tamponentfernung soll die granulierende Wunde durch Schrumpfung sich verkleinern. Nichts ist daher verkehrter, als das leider so oft geübte feste Ausstopfen solcher granulierenden Wundhöhlen. Damit arbeitet man den Schrumpfungsvorgängen der natürlichen Wundheilung entgegen. Und wird dazu noch Jodoformgaze genommen, so hat man gleich der Fehler zwei; denn das Jodoform, zu dessen Anwendung schon an sich nicht die geringste Veranlassung vorliegt, schädigt erfahrungsgemäß die Granulationsbildung ganz beträchtlich. Ein solches Verfahren ist keine Wundbehandlung, sondern eine Wundmißhandlung. Einfaches Bedecken von flachen Mulden mit einem dünnen mit Vaselin bestrichenen Tupfer und lockeres Einführen solcher Salbentupfer bei großer Wundhöhle, bei besonderer Tiefe Einlegen eines mit einem Salbentupfer umwickelten Rohres, das allmählich gekürzt wird, sowie schließlich Nähern der Hautwundlefzen durch Pflasterstreifen — das ist die aus der Natur der Wundheilung sich ergebende Behandlung.

Die Salbenbedeckung verhindert das enge Verbacken der Tupfer mit den Granulationen, erleichtert die Entfernung und wirkt erfahrungsgemäß fördernd auf die Granulationsbildung selber, kenntlich an der leichten Verstärkung der eitrigen Wundabsonderung. Wer sich allerdings vor dem Eiter in der granulierenden Wunde fürchtet und in ihm etwas Schädliches erblickt, mit dem ist nicht zu rechten. Das gerade Gegenteil ist der Fall. Der Eiter ist die natürliche Absonderung der granulierenden Wunde. Unter der Eiterdecke sehen die Granulationen besonders schön aus; sie sind besonders kräftig und grobkörnig. Bier ist diesem Gedankengang bis zum Ende gefolgt und hat die Eiterfüllung der Granulationswunden zu erstreben gesucht — doch gelangen wir damit in fachärztliche Teilfragen, die hier nicht weiter verfolgt werden sollen. Schädlich ist die eitrige Absonderung nur für die umgebende Haut, die durch die Feuchtigkeit leicht mazeriert und wund wird. Dies bekämpfen wir bei jedem Verbandwechsel durch Entfernen des Eiters und durch Bestreichen der umgebenden Haut mit austrocknender Zinkpaste (nicht Zinksalbe!).

Sauberhaltung der Wundumgebung (durch Abwischen mit feuchten Tupfern und Nachreiben mit Benzin oder Äther), Durchspülung liegender Rohre, Auflegen oder lockeres Einlegen von Salbenlappen, Nähern der Hautlefzen durch Pflasterstreifen, Bestreichen der umgebenden Haut mit Zinkpaste — das ist das Geheimnis der Pflege granulierender Wunden. —

Sie sehen, daß wir bei der ganzen Wundbehandlung besonderer Wundheilmittel nicht bedürfen. Ihre Zahl ist unübersehbar; fast jeden Tag bringt die Industrie neue Wundmittel auf den Markt — als Wasser, als Streupulver oder als Salbe. Wer das Heil in solchen äußeren Mitteln sucht, zeigt, daß ihm das Wesen der Wundheilung fremd ist. Die natürlichen Kräfte des Körpers walten zu lassen und sie weise zu leiten — das allein ist die Kunst der Wundbehandlung, die sich jedem erschließt, der in das Wesen der Wundheilung eingedrungen ist. —

Für die Behandlung der infizierten Wunden ist die Voraussetzung die Erkennung der Infektion. Hierzu dient die Beobachtung des Temperaturverlaufes, des Allgemeinzustandes und des Wundbefundes selber. Über die Äußerungen der verschiedenen Formen der Wundinfektion wurde in den vorausgehenden Seiten gesprochen; diese Angaben geben uns einen diagnostischen Anhalt. Mit der Erkennung der Wundinfektion ist auch die Anzeige zum chirurgischen Eingriff gegeben. Man tröste sich nicht mit der falschen Hoffnung, daß die Wundentzündung von selber wieder vorüber gehen werde. Je länger man wartet, um so größer wird der Wundabszeß, um so ausgebreiteter die Wundphlegmone.

Auch hier sind es mechanische Hilfen, die wir geben müssen. Ihr Sinn ist, nachträglich die Wundgestaltung herzustellen, die die Schutzstoffe besser zur Entfaltung kommen läßt; oder, mit anderen Worten, den bei der Wundgestaltung der frischen Wunde gemachten Fehler wieder gut zu machen, die bei der Wundversorgung versäumten Sicherungen nachzuholen.

Bei den milden Formen der örtlichen Wundinfektion, der infizierten Blutansammlung („infiziertes Hämatom“) und dem Wundabszeß genügt die Entfernung einer oder einiger Hautnähte, die Entleerung des infizierten Wundinhaltes und die Sicherung des weiteren Abflusses durch Einlegen eines mullumwickelten Rohres. Bei Eitersenkungen oder weitgehender Eiterunterspülung der Haut sind am tiefsten Punkt oder am Ende weitere Hautöffnungen anzulegen, durch die ebenfalls umwickelte Rohre eingefügt werden (Gegenöffnungen), Die Rohre müssen hier länger liegen bleiben und es muß häufiger die Wundtiefe durch Durchspülung der Rohre vom eitrigen Inhalt befreit werden; denn die eitrige Absonderung ist infolge der Abgrenzung und Abstoßung der nekrotischen Teile der Wundfläche erheblich stärker und jede Eiterverhaltung muß verhindert werden. Erst wenn der Nachlaß der eitrigen Absonderung anzeigt, daß der Reinigungsvorgang beendigt ist, kann mit dem Kürzen der Rohre begonnen werden.

Bei der Wundphlegmone dagegen sind alle oberflächlichen und tiefen Nähte zu entfernen; die ganze Wunde ist zu öffnen und durch den Gebrauch der scharfen Haken übersichtlich zu machen. Das eitrig infiltrierte Gewebe der Wundfläche wird herausgeschnitten. Dabei sieht man, nach welcher Richtung hin die Phlegmone weitergeschritten ist. Nach dieser Richtung hin sind erweiternde Hautschnitte anzulegen, um das gesamte Infektionsgebiet freizulegen. Auch in den Ausbreitungen ist das eitrig infiltrierte Bindegewebe nach Möglichkeit fortzunehmen; zum mindesten aber muß das infiltrierte Gebiet bis in die letzten Ausläufer hinein freigelegt, überall muß nichtinfiltriertes, wenn auch noch ödematöses Gewebe (kollaterales entzündliches Ödem) erreicht sein. Die anfangs stärkere Blutung läßt bald nach, da die Gefäße zum großen Teil durch die Infektion geschädigt sind; nur einige größere Gefäße sind am Schluß zu unterbinden. Dann wird die ganze neugeschaffene Wundhöhle mit Mullstücken gefüllt. Bei großen Wundhöhlen ist es zweckmäßig, ein großes flaches Mullstück so in die Höhle einzulegen, daß alle Winkel ausgefüllt sind und die ganze Wundfläche mit der glatten Mullage austapeziert ist. In diese Lage werden dann andere Mulltupfer wie in einen Beutel eingelegt (Miculicz-Tamponade). Die Entfernung solcher Tampons gestaltet sich einfacher. Die Hautlefzen werden durch einige Nähte über der Mullfüllung genähert, damit nicht durch zu breites Klaffenlassen die Heilung gar zu sehr erschwert wird.

Vollständige Freilegung und Offenhaltung des Infektionsgebietes bringt die Schutzstoffe zu freiester Entfaltung. Durch das Herausschneiden des eitrig infiltrierten Gewebes wird nicht nur eine gewaltige Schwächung der Wundfeinde erzielt, die den Schutzstoffen des Körpers wieder die Oberhand verschafft, sondern es wird auch die Heilung wesentlich beschleunigt und Körperkraft gespart, da der Körper dann nicht selber erst die Abgrenzung und Abstoßung des eitrig infiltrierten, absterbenden Gewebes vorzunehmen braucht. Die Wirkung solcher operativen Maßnahmen ist, wenn sie energisch genug vorgenommen werden, wenn die Phlegmone sich noch nicht auf unerreichbare Körperstellen ausgedehnt hat und wenn eine pyogene Allgemeininfektion noch nicht vorhanden ist, vollkommen: der Infektion ist Halt geboten, das Leben des Kranken ist gerettet.

Bei den schwer infizierten Wunden erst recht ist Ruhe nach dem operativen Eingriff ein Haupterfordernis. Die Nachbehandlung gleicht der bei den offenen, frischen Wunden geübten. Auch hier geschieht die Entfernung der Mullfüllung nicht vor Abschluß der ersten Woche. Aber gerade bei der Nachbehandlung der infizierten Wunden wird aus einer unberechtigten Vielgeschäftigkeit heraus gegen dieses Gebot am meisten gesündigt!

Zur Wundbedeckung empfiehlt sich in diesen Fällen am meisten der feuchte Verband, der von den Kranken wohltuend empfunden wird und der durch seine gefäßerweiternde Wirkung den Heilvorgang fördert. Der Verband soll feucht, aber nicht naß sein; die deckenden Mulllagen müssen wie ein Wäschestück ausgerungen sein. Sonst trieft der Verband unter dem Bindendruck, was dem Kranken höchst lästig ist. —

Ein Wort noch über die infizierten kleinen Stich- und Rißwunden der Hand, die man vorzugsweise bei den operierenden und sezierenden Ärzten findet. Das Bild ist hier gewöhnlich so, daß an der Verletzungsstelle ein kleines, gelbes, eitergefülltes Bläschen sichtbar wird — dadurch bewirkt, daß das rasch verklebte Epithel dem eitrigen Wundsekret keinen Abfluß gewährt —; die Umgebung ist gerötet und geschwollen. In Übereinstimmung mit der Behandlung frischer Wunden dieser Art führt die Fortnahme der Epitheldecke, Salbenlappen und feuchter Verband in der Regel den Rückgang der Erscheinungen herbei. Es gibt aber schwerere Infektionen dieser Art. In diesen Fällen tritt der örtliche Befund zurück gegen die schwere konfluierende Lymphangitis der nächsten Umgebung, die anschließende streifenförmige Lymphangitis und die Lymphadenitis in der Achselhöhle. Die Epitheldecke im Bereich der Eiterblase ist hier auch fortzunehmen; im übrigen aber sei man mit operativen Eingriffen sehr zurückhaltend. Die Erfahrung hat gezeigt, daß die frühzeitigen Einschnitte in die hochrot gefärbte Umgebung, die sog. „Entspannungsschnitte", ebenso schädlich sind wie die frühen Einschnitte im Bereich der Hauptlymphbahnen und der Lymphdrüsen. Nicht selten ist eine unmittelbare Verschlimmerung des Krankheitsbildes, manchmal sogar der Ausbruch einer tödlichen pyogenen Allgemeininfektion die Antwort auf solche unzweckmäßigen operativen Maßnahmen. Hier heißt es: nicht die Nerven verlieren, abwarten und die Körperkräfte walten lassen! Ruhigstellung, feuchtwarmer Verband, reichliche Getränke und nicht geringe Alkoholgaben — das ist die richtige Behandlung in solchen Fällen. Sehr häufig gehen unter dieser Behandlung alle Erscheinungen zurück. Erschwert wird ein solches Verhalten häufig durch die Sorge des Kranken und sein Drängen nach operativer Hilfe. Das darf uns aber nicht beirren, an dem richtigen Weg festzuhalten. Zum Messer greifen wir erst, wenn die Erscheinungen der eitrigen Entzündung offenkundig sind. Die oberflächlichen lymphangitischen Abszesse werden mit kleinen Schnitten eröffnet und mit einem kleinen Mullzipfelchen offen gehalten; die tiefer gelegenen lymphadenitischen Abszesse werden mit größeren

Schnitten freigelegt, drainiert und tamponiert. Nur in den seltenen Fällen der phlegmonös-eitrigen Entzündung der Wundumgebung und in den ebenfalls seltenen Fällen der phlegmonös-eitrigen Lymphadenitis sind die vorher besprochenen gründlichen operativen Maßnahmen am Platze. —

Gegen eine unmittelbar nach der Verletzung einsetzende pyogene Allgemeininfektion ohne Metastasierung sind wir machtlos. Man wird versuchen, durch Reizmittel die Herzkraft zu stärken; man wird versuchen, durch Einspritzung keimbekämpfender Mittel in die Blutbahn — Silberpräparate (Kollargol, Trypaflavin, Argochrom), serologische und bakteriologische Präparate — die Bakterienentwicklung im Blute zu hemmen. Ein Erfolg wird diesen Bemühungen nicht beschieden sein. Eine örtliche Behandlung der Wunde erübrigt sich in der Regel, weil es zu örtlichen Erscheinungen an der Wunde meist gar nicht mehr kommt. Eher können wir von der genannten Allgemeinbehandlung etwas Gutes bei der langsam verlaufenden pyogenen Allgemeininfektion mit Metastasierung erwarten; hier tritt die operative Behandlung etwaiger metastatischer Abszesse hinzu. —

Die operative Wundanfrischung ist ebenso gegen die putride Wundinfektion gerichtet. Bei den schwer beschmutzten Zertrümmerungs- und Zermalmungswunden, die dem Ausbruch dieser Wundkrankheit besonders ausgesetzt sind, ist auch nach der Wundanfrischung von jedem Nahtverschluß abzusehen, um die größte Sicherheit zu haben, den Ausbruch dieser Infektion zu verhindern. Das Verhalten bei der ausgebrochenen Infektion entspricht durchaus dem Verfahren bei der pyogenen Wundinfektion; auch hier muß beim Herausschneiden des infizierten Gewebes nach allen Seiten das normale gut durchblutete Gewebe erreicht sein.

Bei dem ausgebrochenen Wundstarrkrampf ist die Wunde nur nach den gewöhnlichen Regeln zu behandeln. Wir sahen: nicht die Ausbreitung der Bazillen im Wundgebiet, sondern die Aufsaugung der Bakteriengifte uud ihre Verankerung im Rückenmark ist das Krankmachende.

Wohl besitzen wir in unserem Arzneischatz ein Gegengift gegen das Tetanustoxin: das Tetanusantitoxin. Nach Ausbruch der Erkrankung ist es aber nicht mehr wirksam. Die Bindung des Giftes im Rückenmark ist so fest, daß das Antitoxin sie nicht zu lösen vermag. Nahezu unfehlbar ist aber die Wirkung, wenn es als Vorbeugungsmittel gleich nach der Verletzung gegeben wird; dann vermag es das Toxin abzufangen und unschädlich zu machen, bevor dieses an das Rückenmark herantritt. Diese Tatsache ist im Weltkrieg von neuem bestätigt worden; denn mit der strengen Anwendung der vorbeugenden Antitoxineinspritzung bei allen Kriegsverletzungen ist der Starrkrampf aus den Lazaretten verschwunden. —

So viel müssen Sie von dem Wesen der Wundbehandlung wissen, um die Maßnahmen der Klinik verstehen zu können. Dies Wissen soll auch die Grundlage für Ihr späteres eigenes Handeln werden. Vergessen Sie nie, daß das Auftreten einer Wundinfektion nach der endgültigen Wundversorgung stets der Beweis einer unrichtigen Beurteilung der für und wider wirkenden Kräfte innerhalb der Wunde ist. Solange die hierfür nötige Erfahrung fehlt, ist es besser, in der Wundgestaltung den sicheren Weg einer weitergehenden Offenhaltung der Wunde zu wählen, als sich auf die möglichst vollkommene Nahtvereinigung zu versteifen und damit den Kranken den Gefahren der Wundinfektion auszusetzen. Wenn aber die Zeichen der Wundinfektion auftreten, soll man nicht gleich den Kopf verlieren und wahllos die ganze Wunde wieder aufreißen, sondern versuchen, unter richtiger Abwägung der örtlichen und allgemeinen Krankheitszeichen sich ein Bild von der Art der Wundinfektion zu machen, um mit dem Mindestmaß operativer Wiederzerstörung der versorgten Wunde auszukommen. Auch hier aber wird es für den Mindererfahrenen ratsamer sein, durch weitergehende Eröffnung eine größere Sicherheit der Überwindung der Infektion zu erlangen, als mit unvollkommenen Maßnahmen hinter der weiter fortschreitenden Infektion herzulaufen.

4. Von den chronischen Entzündungen.

Nicht nur die Reize der Bakterien und ihrer Toxine sind es, die am Orte der Einwirkung entzündliche Erscheinungen hervorrufen. Das Gleiche können auch andere Reize bewirken, von denen wir nur eine Form, die thermischen Reize, erwähnen wollen.

Jenes Kind dort hat das Unglück gehabt, sich gestern eine Schüssel heißes Wasser über den linken Vorderarm zu gießen. Sie sehen die Folgeerscheinungen: Die Haut des Vorderarmes auf der Streckseite ist leuchtend rot gefärbt, heiß; sie ist leicht gespannt, glänzend und erscheint leicht geschwellt; dabei ist sie etwas druckempfindlich. Die Haut bietet nicht etwa die Zeichen der einfachen Blutfülle, sondern die Zeichen der akuten Entzündung. Wir nennen diesen Zustand die Verbrennung 1. Grades (Combustio erythematosa).

Bei dieser Gelegenheit müssen wir gleich die weiteren Möglichkeiten der thermischen Einwirkung besprechen, von denen Sie die eine im unteren Bereich des Vorderarmes bei jenem Kinde sehen. Sie sehen dort Veränderungen, die schon der Laie als Blasenbildung bezeichnen würde. Wie kommen diese Blasen zustande? Bei stärkerer Einwirkung vernichtet die Hitze das Zelleben. Daher verfallen die obersten Schichten des Deckepithels der Nekrose und eine stärkere seröse Absonderung der unterliegenden lebenden Hautteile bringt die nekrotische Epidermisschicht zur Abhebung. Das ist die Verbrennung 2. Grades (Combustio bullosa).

Sie werden sich leicht vorstellen können, daß bei weiterer Steigerung der Hitzewirkung sich die Nekrose auch auf die tiefliegenden Hautschichten, also auf die gesamte Haut, erstrecken wird. Dann liegt in der Regel die oberflächliche Epidermisschicht, die am stärksten geschädigt, schwarz gefärbt, „verkohlt“ ist, in Fetzen der Unterlage auf. Wischt man sie weg, so erscheinen die tiefen Hautschichten weiß, fast schneeweiß, weil das kreisende, Farbe gebende Blut fehlt.

In wenigen Tagen ändert sich das Bild: die tote Haut färbt sich durch aufgelösten Blutfarbstoff braunrot; sie wird immer dunkler, schließlich schwarz: sie „mumifiziert". Und nun beginnt, genau wie in den Wunden, die Arbeit des umgebenden lebenden Gewebes gegen die toten Anteile, die der Körper loszuwerden bestrebt ist. Unter stärkeren akuten Entzündungserscheinungen kommt es zu massenhafter Leukozytenauswanderung. Die Leukozyten gehen gegen die Grenze des Toten und Lebenden vor und lösen das zunächstliegende tote Gewebe kraft ihrer peptischen Fermente auf. Es erfolgt die Abgrenzung (Demarkation) und Abstoßung (Exfoliation) des toten Hautstückes. Danach liegt die granulierende Unterlage frei zutage. Auf diese Weise entstehen die großen granulierenden Wundflächen als Ausgang der Verbrennung 3. Grades, die wir als die Combustio escharotica bezeichnen. Von den weiteren Folgezuständen, von der Heranziehung der Umgebung infolge der Schrumpfungsvorgänge innerhalb der Granulationsflächen und von der Wirkung auf die Gliedstellung (Kontrakturbildung) wurde bereits vorher gesprochen.

Genau die gleichen Erscheinungen treten auf, wenn nicht Hitze, sondern Kälte auf den Körper einwirkt. Die Winterfeldzüge des großen Krieges haben uns die Bilder in allen Gradstufungen gezeigt: die Congelatio erythematosa, die Congelatio bullosa und die Congelatio escharotica. Infolge der meist längeren Einwirkung der Kälte ist hier die nekrotisierende Wirkung in vielen Fällen noch tiefer gehend, Muskeln und Knochen umfassend: manches Glied ist auf diesem Wege der Kälte zum Opfer gefallen. Auch innerhalb ganzer Glieder führt die demarkierende Entzündung die Lösung und Trennung des Toten vom Lebenden herbei, nur daß begreiflicherweise an dem harten Knochen der Trennungsakt, der nicht durch Leukozytentätigkeit, sondern durch die Arbeit des resorbierenden Granulationsgewebes (vgl. S. 154) vor sich geht, ungleich längere Zeit beansprucht als an den Weichteilen. Nicht selten sieht man daher in solchen Fällen die total mumifizierten Zehenendteile nur noch durch die nackt freiliegenden Grundphalangen mit dem übrigen Fuß in Verbindung stehen, während ein breiter Demarkationsgraben schon Haut und Weichteile trennt.

Die Erfrierungen entstehen, wenn starke Kälte einmalig längere Zeit einwirkt. Wenn dagegen geringe Kältewirkungen, also geringe Reize, häufig wiederholt auf die Haut einwirken, dann entsteht ein anderes Bild. Für diese Form verschafft uns die heutige Mode der kurzen Frauenröcke und dünnen Florstrümpfe, die selbst der gegenwärtigen sibirischen Kälte widersteht, ein reiches Beobachtungsfeld. Betrachten Sie die Unterschenkel jener jungen Dame.

Sie sehen auf der Außenseite beider Unterschenkel erhebliche, wenn auch flache Schwellungen. Die Schwellungen setzen beiderseits handbreit oberhalb des Fußgelenkes mit ziemlich scharfer Grenze ein, um sich nach oben, nach dem Knie zu allmählich zu verlieren. Die Haut ist auf der Höhe der Schwellungen zart bläulich-rot gefärbt; sie ist nicht erheblich gespannt und auch nicht eigentlich glänzend; die Hauttemperatur ist kaum nachweislich erhöht. Fingerdruck ist nur wenig empfindlich; er hinterläßt nicht eine Delle wie bei der einfachen Flüssigkeitsansammlung im Unterhautzellgewebe, dem Ödem. Die ganze Schwellung ist auf der Unterlage verschieblich, gehört also der Haut an. Das sind die Folgezustände häufiger geringer Durchkältungen, wie sie namentlich bei blutarmen Mädchen infolge der schlechten Durchblutung der Gewebe auftreten; das sind die Frostbeulen, die Perniones.

Dieser Zustand ist nun ein vorzügliches Beispiel der chronischen Entzündung im Gegensatz zu der akuten Entzündung, der Congelatio erythematosa. Sie bemerken den Unterschied: die zirkulatorischen Störungen, die der akuten Entzündung den Stempel aufdrücken (Robor, Calor, Dolor, Tumor), treten bei der chronischen Entzündung in den Hintergrund. Daher die geringe, meist ins Bläuliche spielende Rötung, die geringe Temperatursteigerung, das Fehlen der prallen Spannung und des Ödems. Im Vordergrund stehen die Zellneubildungsvorgänge innerhalb des Bindegewebes. Hierauf ist zum größten Teil jene sichtbare Schwellung zurückzuführen.

Am klarsten ist das Bild der chronischen Entzündung an den parenchymatösen inneren Organen zu erkennen. An der Leber z. B. sehen wir unter dem lange wirkenden Reiz der Alkoholschädigung die spärlichen Bindegewebszellen, die in Begleitung der Gefäße die Azini umgeben, ohne stärkere Beteiligung der Blutgefäße in ausgesprochene Wucherung übergehen, und wir erkennen, daß das neugebildete junge Bindegewebe beim Reifen, genau wie bei der Wundheilung, schrumpft und den Inhalt, eben den Azinus selbst, sozusagen erdrückt (Lebercirrhose).

Der starke einmalige thermische Reiz führt zur akuten Entzündung, der schwächere, häufiger einwirkende zur chronischen Entzündung. Etwas Ähnliches sehen wir auch bei der Reizwirkung der Bakterien und ihrer Toxine. Treten z. B. bei der pyogenen Infektion des Knochensystems, mit der wir uns später noch eingehender zu befassen haben (vgl. S. 149 ff.), die Kokken in hinreichender Zahl auf und sind sie virulent, so rufen sie das Bild der akuten Entzündung hervor. Das ist das Gewöhnliche. Manchmal aber sehen wir an einem Glied ohne die Zeichen akuter Entzündung ganz allmählich eine leichte, begrenzte, kaum schmerzhafte Schwellung des Knochens auftreten, die in einer leichten Verdickung des Knochens durch periostale Zellwucherung und Knochenneubildung besteht. Hier ist die chronische Entzündung auf die Wirkung kleiner Bakterienablagerungen geringer Virulenz zurückzuführen.

In anderen Fällen erfolgt die Abschwächung der ursprünglich virulenten Bakterien erst im Körper, sei es unter der Wirkung der Schutzstoffe des Körpers oder infolge ärztlicher Hilfsmaßnahmen. Dann geht die akute Entzündung allmählich in die chronische über. So kann sich die akute seröse Lymphadenitis in eine chronische Lymphadenitis umwandeln. So sehen wir die akute Gelenkentzündung des akuten Gelenkrheumatismus (starke Rötung und pralle heiße Schwellung der Gelenkgegend, Erguß im Gelenk, große Schmerzhaftigkeit) gelegentlich in das Bild der chronischen Gelenkentzündung übergehen (unveränderte Haut, geringer oder fehlender Erguß, lebhafte Zellneubildungsvorgänge innerhalb der verdickten Synovialmembran).

Die reichliche Bildung des Granulationsgewebes ist das Hauptkennzeichen der chronischen Entzündung. Nur an Stellen, an denen das betroffene Gewebe besondere Neigung zur Flüssigkeitsabsonderung besitzt und einen Hohlraum umgibt, bemerken wir auch bei der chronischen Entzündung eine stärkere Flüssigkeitsausscheidung. Das ist der Fall bei manchen chronischen Entzündungen der Gelenke (chronischer Hydrops) und bei den chronischen Entzündungen der Schleimbeutel (chronische Bursitis, Hygrom). Aber auch hier sind die Zellneubildungsvorgänge durch Bildung von Granulationsgewebe und Bindegewebe durchaus mächtig, kenntlich an der starken Verdickung der sonst so überaus zarten Synovialmembran, bzw. der gleichartigen Schleimbeutelwand.

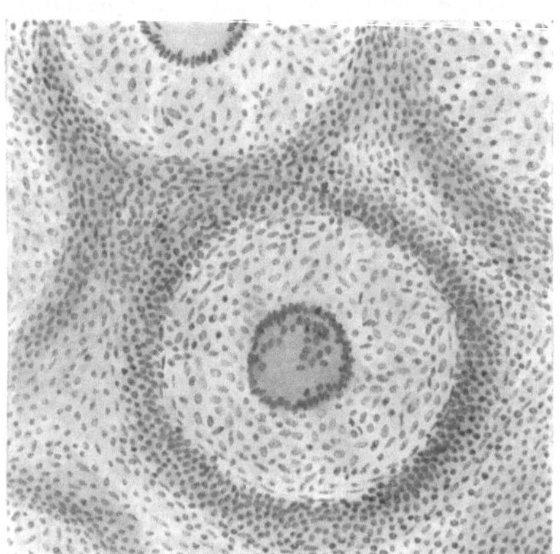

Abb. 13. Tuberkel im tuberkulösen Granulationsgewebe. Starke Vergrößerung.

Nun aber gibt es pathogene Bakterien, die überall da, wo sie im Körpergewebe zur Entwicklung gelangen, immer nur das Bild der chronischen Entzündung hervorrufen. Die Zellneubildungsvorgänge führen aber in diesen Fällen nicht zur Bildung des gewöhnlichen Granulationsgewebes, wie bei der vorher besprochenen einfachen chronischen Entzündung, sondern das neugebildete Granulationsgewebe gewinnt einen besonderen Bau; es nimmt eine besondere, für die einzelnen Erreger kennzeichnende Form an. Das sind die spezifischen chronischen Entzündungen, die auf den Erreger der Lungenschwindsucht (Tuberkelbazillus), den Erreger der Syphilis (Spirochaeta pallida) und den Erreger der Strahlenpilzerkrankung (Aktinomycespilz) zurückzuführen sind.

Während bei einer einfachen chronischen Gelenkentzündung (Arthritis chronica) die Verdickung der Synovialmembran aus einer reichlichen Neubildung von gewöhnlichem jungem Bindegewebe (Granulationsgewebe) besteht, finden wir in der verdickten tuberkulösen Synovialmembran ein Granulationsgewebe, dem ganz bestimmte anderweitige Gewebsformationen beigemischt sind. Wir sehen (Abb. 13) hier und da eingestreut in das Granulationsgewebe rundliche Anhäufungen dichter Zellen, von denen die äußeren größeren, mit großen blaß gefärbten Kernen, in ihrem Aussehen den Zellen des Deckepithels ähnlich sind (epitheloide Zellen), während die inneren, kleinen, mit stark gefärbten Kernen, den Lymphzellen gleichen (lymphoide Zellen). In der Mitte des rundlichen Gebildes sehen wir häufig — nicht immer — eine rundliche, sehr große Zelle mit zahlreichen, wandständig angeordneten Kernen (Langhanssche Riesenzelle) (Abb. 13). Die Zellanhäufungen enthalten keine Gefäße. Ein solches Gebilde von mikroskopischer Kleinheit, das das Gewebe als tuberkulöses Granulationsgewebe kennzeichnet, ist ein Tuberkel, die histologische Grundlage der Tuberkulose. Gewöhnlich aber liegen die Tuberkel nicht einzeln verstreut im Granulationsgewebe, sondern sie schließen sich zu mehreren zu größeren Gruppen zusammen, die oft durch zirkuläre Anordnung der umgebenden Bindegewebsfasern in gewissem Sinne gegen die Umgebung abgegrenzt sind. Diese Gebilde, die wir als die Konglomerattuberkel bezeichnen (vgl. Abb. 14) sind nun der Betrachtung mit bloßem Auge eben zugänglich; sie stellen die feinen durchscheinenden, grauen Knötchen dar, die wir z. B. bei der tuberkulösen Bauchfellentzündung überall auf der Serosa gerade erkennen können. Das Auftreten der Tuberkel für sich innerhalb der normalen Körpergewebe ist nicht das Gewöhnliche; in der Regel sind sie von Granulationsgewebe umgeben. Das ist das tuberkulöse Granulationsgewebe.

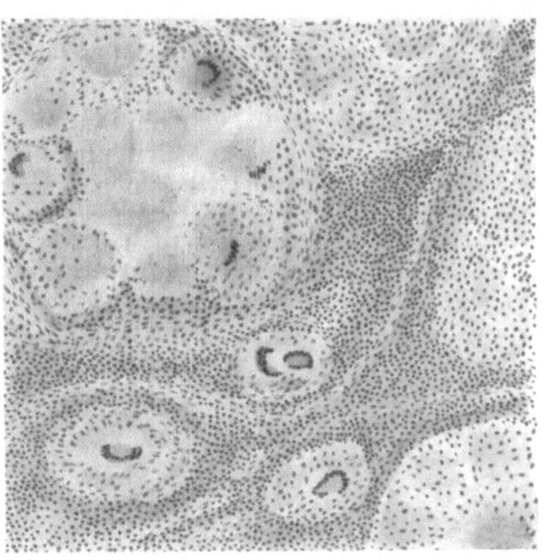

Abb. 14. Umwandlung der Tuberkel. Links oben ein in Verkäsung begriffener Konglomerattuberkel.

Wir wollen uns hier nicht in pathologisch-anatomische Einzelheiten verlieren, aber so viel, wie Sie zum Verständnis der später zu besprechenden Krankheitsbilder brauchen, muß ich Ihnen noch von dem weiteren Schicksal der Tuberkel und des tuberkulösen Granulationsgewebes mitteilen.

Manchmal bleibt das tuberkulöse Granulationsgewebe lange Zeit unverändert. Da immer neues Granulationsgewebe mit neuen Tuberkeln gebildet wird, werden z. B. die erkrankten Lymphdrüsen des Halses immer größer, bis schließlich mächtige Pakete zu beiden Seiten des Halses liegen, ohne daß an der Tastbeschaffenheit der Drüsen oder an der deckenden Haut Veränderungen wahrnehmbar sind (trockene Form der Lymphdrüsentuberkulose).

In anderen Fällen aber macht sich die Hinfälligkeit der zum Tuberkel vereinten Gewebszellen, bedingt durch die Gefäßlosigkeit, schon frühzeitig geltend. Wir bemerken dann im histologischen Bild, daß die in der Mitte des Tuberkels gelegenen Zellen ihre färbbaren Kerne verlieren und daß die Zellgrenzen verloren gehen. Die Zellen sterben ab; sie werden nekrotisch. An ihrer Stelle sehen wir eine feinkörnige strukturlose Masse (Abb. 14). Durch das Umsichgreifen der Nekrotisierung bilden sich größere Herde dieser Art. Sie heben sich, z. B. in tuberkulösen Lymphdrüsen, durch ihre weiße Farbe und ihre trockene Beschaffenheit von dem rötlichen saftigen Gewebe der Umgebung deutlich ab. Makroskopisch gleichen diese Massen trockenem „weißem Käse“. Daher sprechen wir auch von dem Vorgang als von der Verkäsung der Tuberkel. Auch innerhalb des umgebenden Granulationsgewebes, also unabhängig von den Tuberkeln, kann es zu herdförmigen, allmählich größer werdenden Nekrosen und Verkäsungen kommen. Lange Zeit können solche eingedickten Käsemassen bestehen bleiben; sie können, durch deckendes Bindegewebe eingekapselt, sogar bis zum Lebensende fortbestehen. Sie können durch Niederschlag von Kalksalzen verkalken. Häufiger aber schließt sich ein anderer Vorgang an. Durch Zutritt von seröser Flüssigkeit aus den umgebenden Gefäßen kann eine Verflüssigung des vorher trockenen Käses erfolgen. Die feine Verteilung der körnigen toten Eiweißmassen in der serösen Flüssigkeit gibt ihr ein milchiges Aussehen und, bei stärkerer Beimischung, eine rahmartige Beschaffenheit. Sie wird dadurch dem pyogenen „Eiter“ sehr ähnlich. Wir nennen daher den verflüssigten Käse den tuberkulösen Eiter. So finden wir bei der Lymphdrüsentuberkulose häufig solche Lymphknoten, die nur noch aus einer bindegewebigen Kapsel bestehen, während das Innere von einer dicken rahmigen Flüssigkeit, eben dem tuberkulösen Eiter, erfüllt ist (erweichende Form der Lymphdrüsentuberkulose). Wird durch die Spannung des Inhalts im Laufe längerer Zeit die Kapsel verdünnt, bis schließlich an einer Stelle der Durchbruch erfolgt, so ergießt sich der tuberkulöse Eiter in die Umgebung, vor allem in das deckende Unterhautfettgewebe. Es entsteht eine flache Hautvorwölbung, in deren Bereich der tastende Finger das Flüssigkeitsgefühl (Fluktuationsgefühl) feststellt: das ist der tuberkulöse subkutane Abszeß. Entsprechend dem Charakter der chronischen Entzündung ist die deckende Haut frei von den Zeichen der akuten Entzündung. Sie behält längere Zeit ihre unveränderte Farbe und Temperatur. Wir sprechen daher im Gegensatz zu den heißen Abszessen von den kalten Abszessen.

Übersehen Sie nicht den wichtigen Unterschied, der zwischen dem gewöhnlichen pyogenen Eiter und dem tuberkulösen Eiter besteht. Der pyogene Eiter ist eine Aufschwemmung von Leukozyten, also von lebenden und besonders tätigen Zellen und von pyogenen Bakterien. Der tuberkulöse Eiter ist nichts als eine Aufschwemmung von toten körnigen Eiweißmassen nebst einer meist geringen Menge von Tuberkelbazillen. Die pyogenen Bakterien des gewöhnlichen Eiters unterhalten die Symptome der akuten Entzündung. Die peptischen Fermente der Leukozyten lösen rasch das umgebende Gewebe auf; daher das rasche Wachstum der heißen Abszesse, das rücksichtslose Durchbrechen der Faszien und Muskeln, ja der deckenden Haut. Der kalte Abszeß ist untätiger; er dehnt sich nur durch seine Vergrößerung aus; er neigt nicht zum Durchbrechen der Faszien, sondern breitet sich langsam in den Spalträumen des Bindegewebes aus, wobei er sich mit Vorliebe unter der Wirkung der Schwere senkt. So senkt sich der kalte Abszeß, der von einer tuberkulösen Erkrankung der unteren Wirbelkörper seinen Ursprung nimmt, in dem Spaltraum auf der Oberfläche des M. psoas allmählich nach unten, bis er schließlich unterhalb des Poupartschen Bandes als Vorwölbung kenntlich wird (Senkungsabszeß, Psoasabszeß). Mit Bedacht hat Virchow von dem verflüssigten Käse als von einer eiterähnlichen, „puriformen" Flüssigkeit gesprochen. Wir folgen dem allgemeinen medizinischen Sprachgebrauch, der ihn kurzweg als tuberkulösen Eiter bezeichnet.

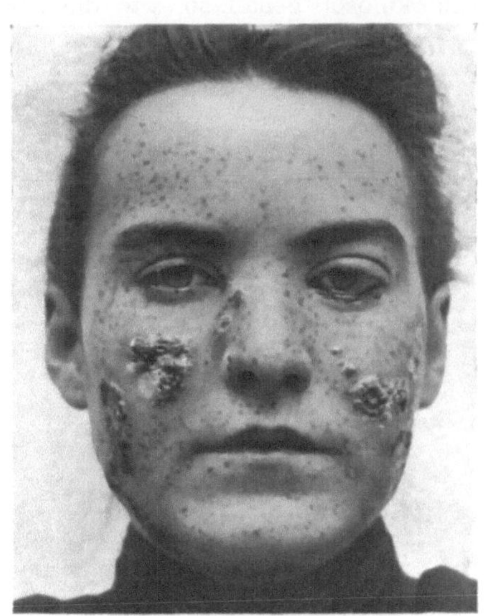

Abb. 15. Lupus der Wangen.

Die Tuberkulose kann als Wundinfektionskrankheit auftreten. Wird tuberkelbazillenhaltiger Speichel in eine kleine Hautwunde eingerieben (z. B. beim Tätowieren), so können die Tuberkelbazillen in der Wunde festen Fuß fassen, sich vermehren und in die Umgebung eindringen. Es entsteht ein kleines rotbräunliches, leicht erhabenes Knötchen; die bräunliche Eigenfarbe des Knötchens wird am besten erkennbar, wenn das Blut durch Druck mit einem Glasspatel weggedrückt wird. Unter langsamer Bildung neuer Knötchen in der Umgebung erfolgt die Ausbreitung in die Fläche. Das ist die Hauttuberkulose oder der Lupus. Bei den milden Formen ist in der Mitte des Krankheitsherdes eine weitgehende Rückbildung der Tuberkel, eine unvollständige oder vollständige Ausheilung möglich, während die Erkrankung im Umkreis unter fortwährend neuer Bildung von Tuberkeln weiter kriecht (Lupus serpiginosus). In den schweren Formen geht die Ausbreitung auch in die Tiefe vor sich; der Zerfall des tuberkulösen Granulationsgewebes führt zur Geschwürsbildung (Lupus exulcerans) und zu umfangreichen Gewebszerstörungen, insbesondere an der Nase (Lupus destruens).

Viel häufiger erfolgt die tuberkulöse Infektion dadurch, daß die Bazillen mit der Einatmungsluft in die Lungen gelangen. Hier können sie sich weiter ausbreiten (Lungenschwindsucht) und in die Bronchialdrüsen befördert werden. Oder sie durchwandern die Tonsillen, die selber nicht nachweislich erkranken, und gelangen mit dem Lymphstrom in die Halslymphdrüsen (Halsdrüsentuberkulose). In die Synovialmembran und in den Knochen gelangt der Tuberkelbazillus auf dem Blutwege durch Embolie kleiner Käsebröckel.

Wenn Teile einer erweichenden Lymphdrüsentuberkulose in ein angrenzendes Blutgefäß einbrechen und damit in die allgemeine Blutbahn gelangen, so ergeben sich verschiedene Möglichkeiten. Ist die Menge des hineingelangten tuberkulösen Materials groß, so erfolgt eine Überschwemmung des Blutes mit Tuberkelbazillen, der die Schutzstoffe des Blutes nicht gewachsen sind. Es kommt zur Aussaat massenhafter Tuberkelbazillen im gesamten Organismus und zur Vermehrung im Blut, zur tödlichen tuberkulösen Allgemeininfektion (Miliartuberkulose), genau so, wie die Überschwemmung des Blutes mit pyogenen Kokken zur tödlichen pyogenen Allgemeininfektion, zur allgemeinen Blutvergiftung führt. Ist die Menge tuberkulösen Materials geringer, so erfolgt die Ablagerung und Entwicklung der Bazillen ganz besonders in den Knochen und in der Synovialmembran.

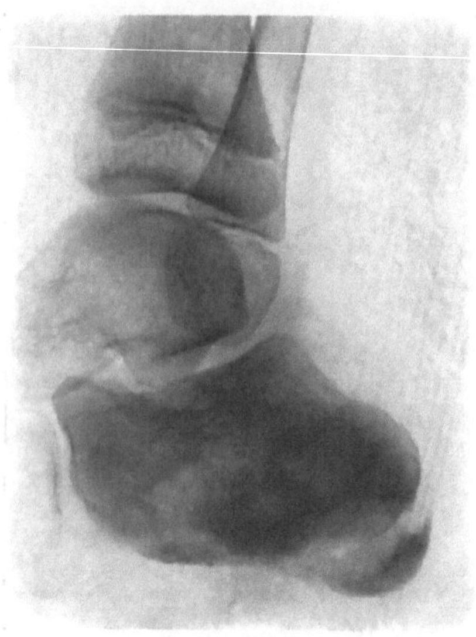

Abb. 16. Großer tuberkulöser Sequester des Calcaneus.

An den Knochen werden vorzugsweise die Epiphysen der langen Röhrenknochen befallen. In den Markräumen der epiphysären Spongiosa bildet sich das erwähnte tuberkulöse Granulationsgewebe, das die dazwischen liegenden Spongiosabalken auf dem Wege der lakunären Arrosion durch Riesenzellen (Osteoklasten) zur Resorption bringt. Andere Spongiosabälkchen oder Balkenbezirke verfallen der Nekrose; sie werden von dem tuberkulösen Granulationsgewebe ringsum abgegrenzt. So entstehen kleine und kleinste tuberkulöse Sequesterchen und tuberkulöser „Knochensand“. Der Zerfall des tuberkulösen Granulationsgewebes führt die Bildung von kleinen und größeren Hohlräumen am epiphysären Knochen herbei, die mit tuberkulösem Käse, tuberkulösem Eiter, Sequesterchen und Knochensand gefüllt sind. Das sind die tuberkulösen epiphysären Knochenherde. Führt ein etwas größerer Käsebröckel den Verschluß einer epiphysären Arterie herbei, deren kollaterale Verbindungen nur unvollkommen entwickelt sind, so kann es von vornherein zu einer Nekrose größerer, meist keilförmiger Knochenabschnitte kommen, die dann durch die Ausbildung des tuberkulösen Granulationsgewebes in der Umgebung allmählich von dem benachbarten Knochen getrennt werden. Das ist der tuberkulöse Keilsequester. Bricht der tuberkulöse Eiter eines epiphysären Knochenherdes nach außen durch, so entsteht, genau wie bei den Lymphdrüsen, ein subkutaner kalter Abszeß, der zuweilen das erste klinische Anzeichen der Knochentuberkulose überhaupt darstellt. Erfolgt der Durchbruch dagegen durch den deckenden Knorpel in das Gelenk, so entsteht die sekundäre Gelenktuberkulose, die wir, da sie den Ursprung vom Knochen nimmt, als ossale Form der Gelenktuberkulose bezeichnen, gegenüber der synovialen Form der Gelenktuberkulose, bei der die Einschwemmung und Ausbreitung der Tuberkelbazillen von vornherein in der Synovialmembran selber erfolgt.

Von der Knochentuberkulose anderen Sitzes erwähnen wir als Beispiel die praktisch wichtige tuberkulöse Entzündung der Wirbelkörper (Spondylitis tuberculosa). Die Zerstörungen, die das sich ausbreitende tuberkulöse Granulationsgewebe im Knochenbestand des Wirbelkörpers hervorruft, führen hier unter der Belastung, der die Wirbelkörper ausgesetzt sind, zu einem besonderen bemerkenswerten Ereignis: der Wirbelkörper sinkt in sich zusammen. Ist, wie so häufig, vorzugsweise der vordere Abschnitt des Wirbelkörpers betroffen, so ist die Höhenverringerung im vorderen Abschnitt am stärksten: der Wirbelkörper nimmt, von der Seite gesehen, eine Keilform mit nach vorn gerichteter Schmalseite an. Da die anstoßenden Wirbelkörper sich der Bewegung anschließen müssen, wird der kranke Wirbel zum Scheitelpunkt einer nach hinten konvexen, scharfbogigen oder winkligen Verkrümmung (Kyphose) der Wirbelsäule (Abb. 17). Am Rücken springt der zum kranken Wirbel gehörige Dornfortsatz demzufolge sichtbar und tastbar vor: das ist der tuberkulöse Gibbus (vgl. Abb. 228a und b, S. 389). An der Vorderfläche des Wirbels breitet sich häufig der tuberkulöse Eiter in Form eines kalten Abszesses aus, der sich im Bereiche der unteren Brustwirbel- und der Lendenwirbelsäule, wie schon erwähnt, mit Vorliebe als „Psoasabszeß" nach unten senkt.

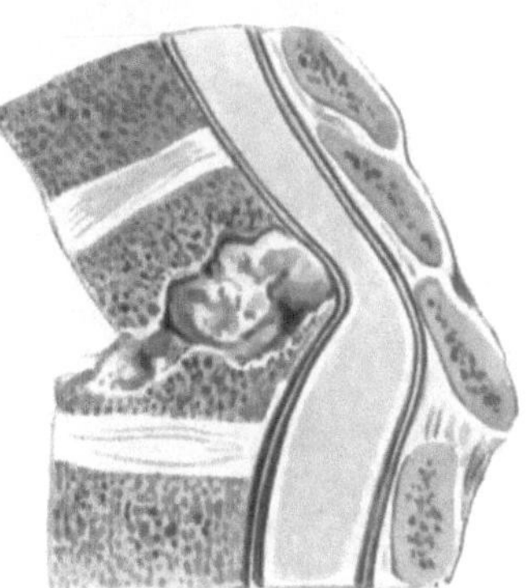

Abb. 17. Spondylitis tuberculosa (X. und XI. Brustwirbel) mit Gibbusbildung.

Eine besondere Form nimmt die Knochentuberkulose an den kurzen Röhrenknochen (Phalangen, Metakarpen und Metatarsen) der Kinder ein. Durch die Gefäßanordnung an diesen Knochen ist es bedingt, daß die Ablagerung der Käsebröckel in der Regel in der Mitte des Schaftes erfolgt. Während hier nun die Tuberkulose sich ausbreitet, wird subperiostal durch die entzündliche Reizung neuer Knochen abgelagert. Je mehr auf der Innenfläche der Kompakta der Knochen unter der Resorption des tuberkulösen Granulationsgewebes eingeschmolzen wird, um so mehr wird auf der Außenfläche neuer Knochen angebildet. Dadurch gewinnt der Knochen eine ganz andere

Gestalt: er ist bauchig aufgetrieben, wie „aufgeblasen“; die Knochenwand ist stark verdünnt, ja sie kann vollständig verloren gehen; der Hohlraum ist mit tuberkulösem Käse, Eiter und Granulationsmassen erfüllt (Abb. 18). Der Durchbruch der tuberkulösen Massen führt schließlich die gleich zu besprechende Unterhautzellgewebstuberkulose (Scrophuloderma) herbei, bis zum Hautdurchbruch, der Fistelbildung. Wir nennen das Krankheitsbild die Spina ventosa (Winddorn).

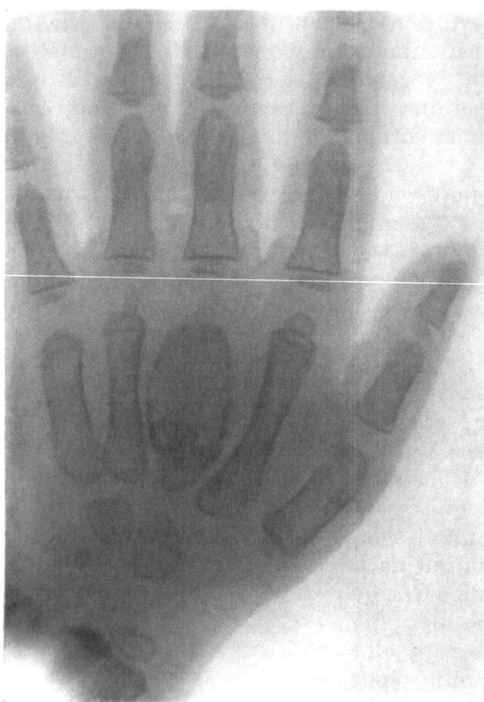

Abb. 18. Spina ventosa des III. Metacarpus.

Mit der Bildung des subkutanen kalten Abszesses — sei es von den Lymphdrüsen, sei es vom Knochen aus — sind wir noch nicht ans Ende der örtlichen Krankheitserscheinungen gelangt. Die Tuberkulose ergreift weiterhin auch das Unterhautfettgewebe; sie frißt in langsamer Arbeit die deckende Haut von unten her an. Wir erkennen dies an der Verdünnung der deckenden Haut und daran, daß sie die für die chronische Entzündung bezeichnende blaßblaurote Färbung annimmt. Dann haben wir es mit der Tuberkulose des Unterhautfettgewebes und der tiefen Hautschichten, mit dem Scrophuloderma (vgl. Abb. 188, S. 309) zu tun. Sie ist die häufigste Folgeerkrankung der Lymphdrüsentuberkulose und kann zu ausgedehnten Zerstörungen der Haut, z. B. am Hals führen. Wenn schließlich auch die verdünnte kranke Haut durchbrochen wird, entsteht das tuberkulöse Geschwür als Eingang des in die Tiefe führenden, von blassem, zerfließlichem, tuberkulösem Granulationsgewebe ausgekleideten Ganges, der tuberkulösen Fistel.

Gelangt das tuberkulöse Material von vornherein in der Synovialmembran zur Aussaat (synoviale Form der Gelenktuberkulose), so wandelt sich die normalerweise dünne Gelenkhaut in eine dicke Schicht graurötlichen, schwammigen, weichen zerfließlichen Granulationsgewebes um, das den Gelenkhohlraum zunehmend ausfüllt, während Knorpel und Knochen zunächst unversehrt ist. Die geringe oder ausgesprochene Neigung zum käsigen Zerfall, das Fehlen oder Vorhandensein eines gleichzeitigen Ergusses in die Gelenkhöhle schafft verschiedene klinische Bilder, von denen noch bei den Erkrankungen der Gelenke ausführlich gesprochen werden wird.

Soviel müssen Sie von diesen grundlegenden Tatsachen wissen, um für unsere systematischen Untersuchungen der einzelnen Körpergegenden gerüstet zu sein.

Der Erreger der Syphilis ist im Gegensatz zum Tuberkelbazillus ein echter Wundinfektionserreger. Dieses feinste, korkzieherartig gewundene Lebewesen, die Spirochaeta pallida (Abb. 19), vermag nur durch Wunden der Haut oder Schleimhaut in den Körper einzudringen. Gleichzeitig bietet diese Wundinfektion im Gegensatz zu den akuten Endzündungserscheinungen der gewöhnlichen pyogenen Wundinfektion so recht das Bild der chronischen Entzündung.

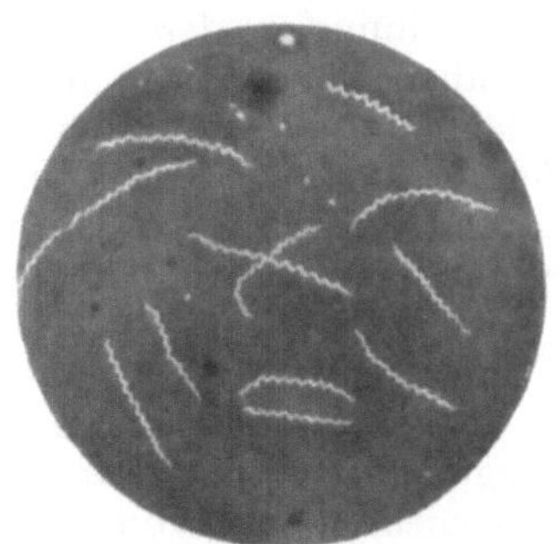

Abb. 19. Spirochaeta pallida.
(Tuschepräparat, stärkste Vergr.)

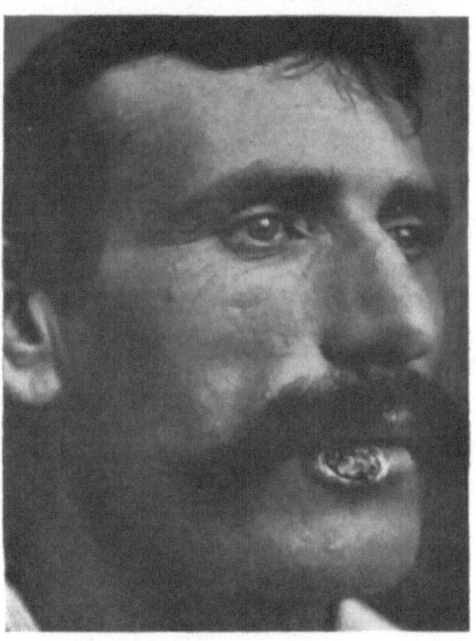

Abb. 20. Syphilitischer Primäraffekt der Unterlippe.

Langsam und allmählich verdickt und verhärtet sich die Umgebung der kleinen, manchmal schon verheilten Einimpfungswunde als Folge der Zellneubildungsvorgänge, die unter dem Reiz des bakteriellen Giftes einsetzen, während die zirkulatorischen Veränderungen zurücktreten. Demzufolge fehlt das Ödem, die Hitze, die Schmerzhaftigkeit. Die kleine, knorpelharte, schmerzlose Schwellung nennen wir den syphilitischen Primäraffekt, die Initialsklerose, den harten Schanker. Wenn gewiß in der überwiegenden Mehrzahl der Fälle die Eintrittswunde in der Genitalgegend gelegen ist, so ist dies keineswegs immer der Fall. Die Einimpfung kann auch ebenso an Wunden der Lippen (z. B. beim Küssen), der Finger (z. B. bei der ärztlichen Untersuchung), der Wangen (z. B. beim Eindringen von syphilitischem Speichel in Rasierschnitte) erfolgen (Abb. 20). Das ist für uns Chirurgen eine sehr wichtige Tatsache! Wenn solche kleine Wunden nicht den gewöhnlichen Heilungsverlauf nehmen, wenn sie eine rundliche Form annehmen mit schmierigem Grunde, wenn die Wundumgebung sich verdickt (Abb. 20), wenn die zugehörigen Lymphdrüsen schmerzlos anschwellen, so denken Sie daran, daß mit höchster Wahrscheinlichkeit eine luetische Wundinfektion vorliegt. Die Häufigkeit der genitalen Infektion beruht nur auf äußeren Ursachen. Gerade hier erfolgt am häufigsten eine länger dauernde direkte und innige Berührung zweier menschlichen Körper und die Mechanik des Geschlechtsaktes bewirkt ein richtiges „Hineinreiben" der Erreger in die Wunde des Empfängers, was erfahrungsgemäß das Haften und Angehen der Erreger besonders begünstigt. Gelangen dann die Spirochäten auf dem Lymphwege zur Resorption, so zeigen auch die Lymphgefäße und Lymphdrüsen so recht das Bild der chronischen Entzündung. Wir fühlen den harten geschwollenen Lymphstrang auf dem Dorsum penis und die vergrößerten, harten, unempfindlichen, von unveränderter Haut bedeckten Lymphdrüsen der Leistengegend (luetische indolente Bubonen).

Aber nicht mit diesen Krankheitsbildern wollen wir uns hier beschäftigen; hiervon werden Sie in den Sonderkliniken noch Ausführliches zu hören bekommen. Uns Chirurgen beschäftigen ganz vornehmlich die Spätfolgen der Syphilis. Wohl wissen wir, daß die antiluetische Behandlung die Krankheitserscheinungen der frischen Syphilis zum Verschwinden bringt, nicht aber können wir davon sprechen, daß es der Behandlung stets gelänge, die Unzahl der im Körper rasch vermehrten Spirochäten sämtlich abzutöten. Die Hoffnung, durch die moderne Salvarsanbehandlung mit einem Schlage den Körper von allen Spirochäten zu befreien (Therapia sterilisans magna, Ehrlich) mußte zu Grabe getragen werden. Wir wissen, daß auch bei sorgfältigster Behandlung Spirochäten häufig in Schlupfwinkeln haften bleiben. Wenn das Glück es will, bleiben sie hier untätig liegen bis ans Lebensende. In anderen Fällen aber beginnen sie später an den verschiedenen Stellen von neuem sich zu vermehren und von neuem die ausgesprochenen Krankheitserscheinungen der chronischen Entzündung hervorzurufen. Daß diese Gefahr mit einer ungenügenden Behandlung der frischen Infektion wächst, ist selbstverständlich.

Diese Spätformen der Lues beschäftigen uns Chirurgen fast ausschließlich und auch hier vornehmlich die Spätlues der Bewegungsorgane, der Muskeln, Knochen und Gelenke, während die Spätlues der inneren Organe vornehmlich in das Arbeitsgebiet der inneren Medizin fällt. Die Bildung des schon so oft erwähnten Granulationsgewebes als Ausdruck der chronischen Entzündung ist auch das Kennzeichen der Spätsyphilis. So wird auch hier, ganz ähnlich wie bei der Synovialtuberkulose, die sonst so dünne Schicht der Synovialhaut in dicke Granulationsgewebsplatten verwandelt, so entstehen Granulationsherde am Muskelgewebe, die die dazwischen liegenden Muskelfasern erdrücken und aufsaugen; so bildet sich das Markgewebe der Knochenspongiosa und der spärliche Inhalt der Haverschen Kanäle in Granulationsgewebe um, das rasch auf dem Wege der lakunären Resorption den benachbarten Knochen zum Verschwinden bringt.

Aber auch das luetische Granulationsgewebe hat im histologischen Bild besondere Eigenschaften. Wir finden sie an den Gefäßen des

Granulationsgewebes, an denen die sonst platten, zarten Endothelzellen sich vergrößern und vermehren, so daß das Gefäßlumen verschwindet und das Gefäßrohr von dicht gedrängten, rundlichen Zellen völlig erfüllt ist (Vasculitis obliterans, Abb. 21). Abhängig hiervon bemerken wir ausgedehnte Nekrosen des Granulationsgewebes, die aber nicht, wie bei der Tuberkulose, ihren Zusammenhang mit bestimmten vorgebildeten Zellgruppen dartun, sondern die wahllos und meist in größerer Ausdehnung das Granulationsgewebe und dazu das eingeschlossene Organgewebe (Muskeln, Knochen) befallen. Wir erkennen dies neben dem Bild an sich daraus, daß solche nekrotischen Bezirke auch größere Gefäße einschließen, die besonders durch die Färbung ihrer elastischen Fasern inmitten der toten Gewebsmassen kenntlich gemacht werden können. Ganz besonders ausgedehnt sind die Nekrosen im Knochengewebe; hier geben sie für das deckende Periost einen starken Reiz zur Betätigung, zur Knochenneubildung ab, so daß starke Verdickungen solcher kranker Knochen sich ergeben. Auch bei der Syphilis können die nekrotischen Granulationsmassen verflüssigt werden; doch erfolgt die Verflüssigung niemals in solchem Umfange wie bei der Tuberkulose. Dringen die erweichten Massen gegen die Haut an, die dann meist in den Krankheitsvorgang mit einbezogen wird, und durchbrechen sie schließlich die Haut, so entsteht das tertiär-luetische Geschwür, das durch seine regelmäßig rundliche oder elliptische Form, seine scharfen, starren Ränder und seinen schmierigen „speckigen" Grund auffällt.

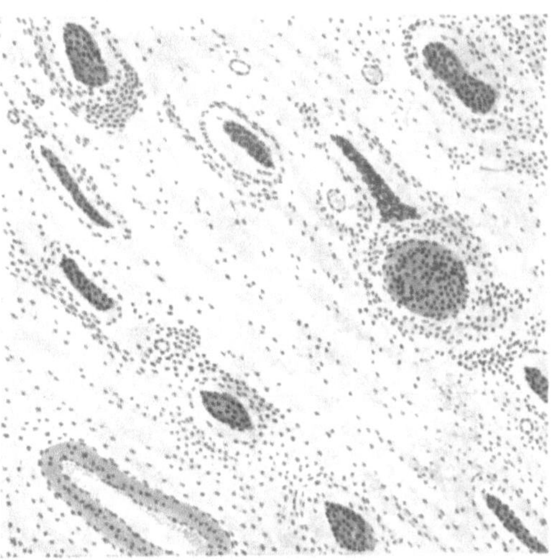

Abb. 21. Vasculitis proliferans in tertiär-syphilitischen Granulations- und Schwielengewebe.

Wir merken uns, daß die Spätlues in den Muskeln und Knochen in zwei Formen auftreten kann. Bei der ersten Form tritt die Erkrankung herdartig an einer oder auch an mehreren Stellen auf. Das Auftreten massenhaften Granulationsgewebes an umschriebener Stelle führt zu einer geschwulstartigen Bildung am Muskel oder Knochen, die als solche tastbar, oft auch sichtbar ist; das ist der Gummiknoten, das Gumma (Virchow). Hier zeigt das Granulationsgewebe die schon beschriebenen Eigentümlichkeiten am deutlichsten. Am häufigsten sehen wir diese Bildungen am Schädel. Sie stellen hier umgrenzte, flache, prall-elastische Schwellungen dar, die dem Knochen unbeweglich aufsitzen, während die Haut über ihnen zunächst noch verschieblich ist. Während der Randbezirk sich durch ossifizierende Periostitis verhärtet, spricht sich in der Mitte der Gewebszerfall durch tastbare Erweichung aus, nachdem auch die deckende Haut in die Schwellung einbezogen worden ist. Der Zerfall endigt in der Entwicklung des „gummösen Geschwürs", in dessen Grund der tote, meist schon angefressene Knochen nackt freiliegt, der dann weiterhin der Abgrenzung und Abstoßung unterliegt (Abb. 22). Bleibt die spezifische Behandlung aus, so können bei mehrfachen Gummen durch Geschwürs- und Narbenbildung und gleichzeitigen Haarverlust die entsetzlichsten Entstellungen sich ergeben. Wird jedoch vor dem Durchbruch eine energische antiluetische Behandlung eingeleitet, so gelangen die festen und erweichten nekrotischen Massen zur Resorption; das Granulationsgewebe verschwindet, der tote Knochen wird auf dem Wege der lakunären Arrosion resorbiert und neugebildetes Knochengewebe tritt an seine Stelle, das allmählich die Form des ursprünglichen Knochens wieder annimmt: es tritt eine weit-

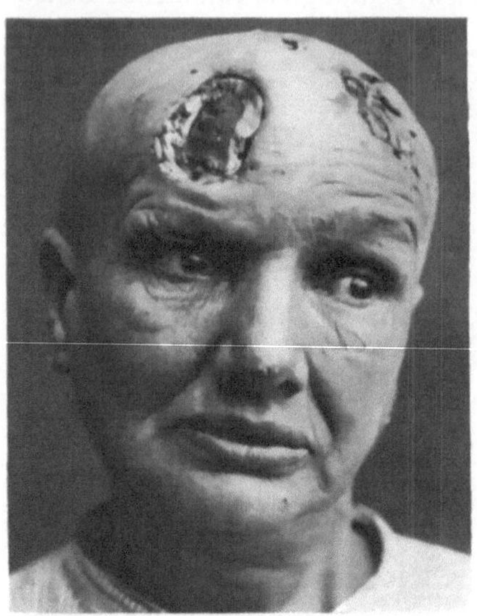

Abb. 22. Zerfallene Gummata des Schädeldachs mit gummösen Hautgeschwüren und Schädelsequestern (Lues III).

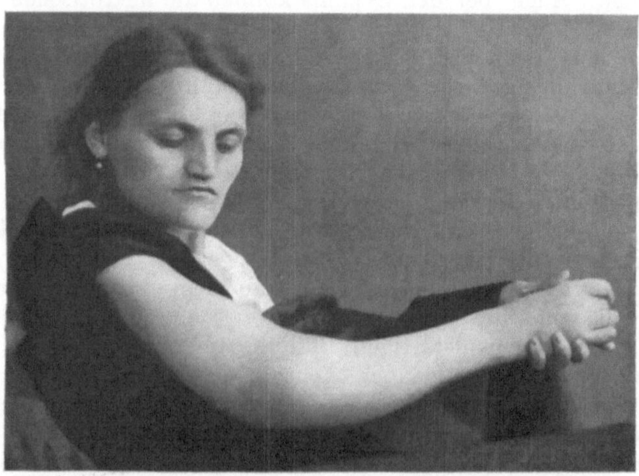

Abb. 23. Tumorbildende diffuse Knochen- und Muskelsyphilis am rechten Oberarm.

gehende Wiederherstellung ein. Im Muskelgewebe dagegen, dessen Zellen eine sehr unvollkommene Regenerationskraft besitzt, kann das verlorengegangene Muskelgewebe nicht wieder vollwertig ersetzt werden. Das Granulationsgewebe wandelt sich in Narbengewebe um, durch

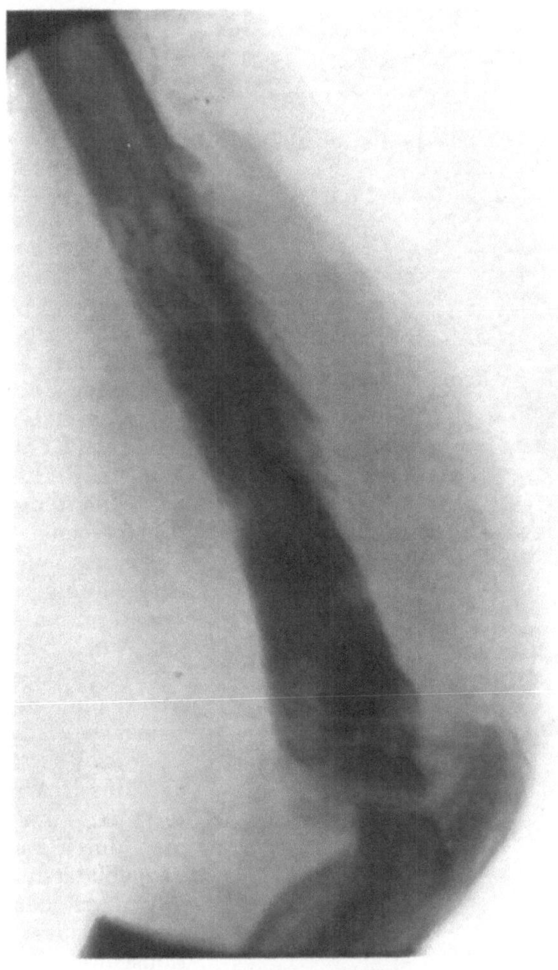

Abb. 24. Röntgenbild zu Abb. 23.
Schwere diffuse Knochenveränderungen am unteren Humerusabschnitt (Aufhebung der Struktur, Unregelmäßigkeiten der Oberfläche). Verdickung des Weichteilschattens der Muskulatur.

dessen Schrumpfung der Muskel verkürzt wird. Hierdurch können fehlerhafte Gliedstellungen herbeigeführt werden (myogene Kontrakturen).

Bei der anderen Form wird das Organ (Knochen oder Muskel) in größerer Ausdehnung gleichmäßig ergriffen. Das Granulationsgewebe entsteht hier überall, aber in mäßiger Menge, im Zwischenmuskel- oder im Markgewebe. Hier treten die beschriebenen Eigentümlichkeiten des luetischen Granulationsgewebes zurück; vornehmlich die Erfahrung und der Erfolg der spezifischen Behandlung ist es, der uns die luetische Natur dieser Erkrankungsform beweist. Der ganze Muskel oder wenigstens ein größerer Abschnitt erscheint gleichmäßig verdickt dabei, derb und starr. Es besteht keine Neigung zum Zerfall, aber die Umwandlung des Granulationsgewebes in Narbengewebe macht aus dem weichen Muskel einen harten, verkürzten Narbenstrang (vgl. Abb. 189, S. 310), der häufig Zwangsstellungen der überbrückten Gelenke herbeiführt (myogene Kontraktur). Der Knochen verliert durch den ausgedehnten Abbau und nachfolgenden unregelmäßigen Anbau in größerer Ausdehnung vollkommen seinen normalen regelmäßigen Aufbau: die Markhöhle wird von Granulationsgewebe und neugebildetem Knochen angefüllt, die Haversschen Kanäle werden durch Arrosion erweitert und nur unvollkommen durch wandständigen neugebildeten Knochen erfüllt; auf der Außenseite arrodiert das in Granulationsgewebe umgewandelte Periost die sonst so glatte Knochenoberfläche und legt an anderen Stellen unregelmäßige Lagen neugebildeten Knochens auf. Der schlanke, glatte, innerlich wohlgeordnete Röhrenknochen wird in einen dicken, rauhen Knochenstab verwandelt, der sich beim Durchsägen als eine schwammige ungeordnete Knochenmasse erweist (Abb. 24). Die normale Elastizität ist verloren gegangen, so daß er trotz größerer Dicke leicht bricht (Abb. 25).

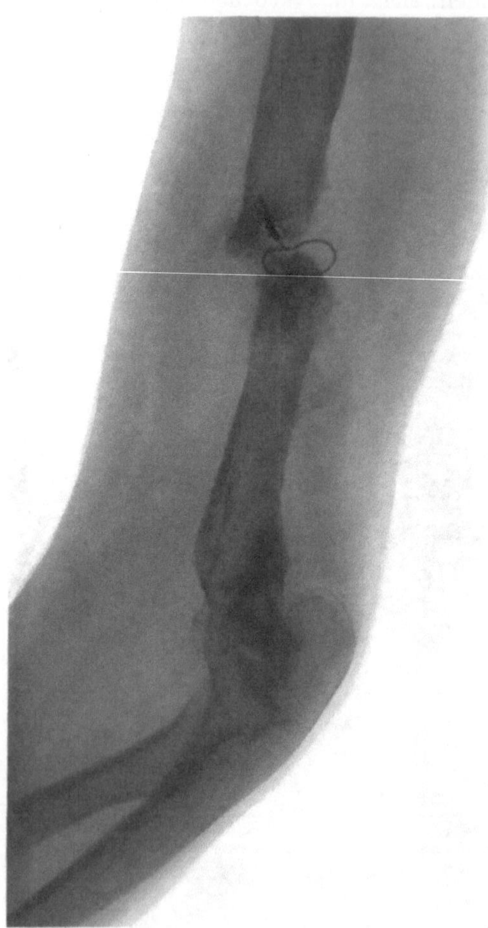

Abb. 25. Röntgenbild der gleichen Kranken nach längerer spezifischer Behandlung.

Wiederkehr der Knochenstruktur, Glättung der Knochenoberfläche. Eine während der Behandlung aufgetretene Spontanfraktur durch Silberdrahtnaht vereinigt. Weichteilschatten wieder regelrecht.

In leichteren Fällen beschränkt sich die Erkrankung auf die periostale Oberfläche und die subperiostalen Knochenschichten; die flachen, unregelmäßigen, druckempfindlichen Erhabenheiten der sonst glatten, ebenen vorderen-inneren Tibiafläche sind ein untrügliches Zeichen der luetischen Natur der Erkrankung (Periostitis luetica tibia). Ist Knochen und deckender Muskel gleichzeitig erkrankt, so entstehen mächtige Schwellungen, die leicht zu folgenschweren Verwechslungen mit bösartigen Geschwülsten Veranlassung geben können (Abb. 23—25).

Ergreift die diffuse Knochenlues die epiphysären Gelenkenden und geht die Erkrankung von hier auf die Synovialhaut über, so sprechen wir von der ossalen Form der Gelenklues (Abb. 24). Häufiger jedoch befällt die Erkrankung als erstes die Synovialhaut selber (synoviale Form der Gelenklues). An der Synovialmembran ist die gummöse Form der Spätlues außerordentlich selten; hier kommt es fast immer zu einer vollständigen und gleichmäßigen Umwandlung in Granulationsgewebe, wenn auch gewiß die Schwellung an manchen Stellen stärker ist als an anderen. Von den Erscheinungsformen der Gelenklues werden wir noch später zu sprechen haben. —

Soviel von der chirurgischen Lues. Kürzer können wir uns zum Schluß mit der weitaus selteneren dritten Form der chronischen spezifischen Entzündung fassen: der Aktinomykose. Hier ist es ein feinfädiger Pilz von eigenartigem Bau, der von Wunden des Mundes und des Zahnfleisches oder auch von kariösen Zähnen aus in den menschlichen Körper eindringt, sich nach allen Seiten mit besonderer Bevorzugung der Muskulatur ausbreitet und in seiner Umgebung das Bild der chronischen Entzündung erzeugt. Er wird in der Natur in Getreidegrannen und im Stroh angetroffen, wo er sich in den Luftkanälen entwickelt und lange Zeit entwicklungsfähig bleibt. Von hier aus gelangt er, besonders bei der Landbevölkerung, in die Wunden und in den Körper.

Der Pilz besitzt eine bemerkenswerte Anordnung seines Fadenwerkes. Von dem zentralen, unregelmäßig geordneten Wurzelknäuel seiner Fäden gehen strahlenförmige fein gegliederte Fortsätze aus, die am Ende durchsichtigere keulenförmige Anschwellungen tragen. Die ausgebildete Pilzdruse ist dem bloßen Auge als gelbliches, sandkörnchengroßes Gebilde gerade erkennbar. Da überall, wohin die Pilze gelangen, die Gewebe in den Zustand der chronischen Entzündung geraten, finden wir als die Unterlage der aktinomykotischen Infektion wiederum das Granulationsgewebe von gewöhnlichem Bau, in dem nun aber die Pilzdrusen verstreut anzufinden sind. Bei der üblichen Färbung mit Hämalaun-Eosin erscheinen sie infolge ihrer Schrumpfung bei der Präparation als dunkelblaue große Kleckse, die aber am Rande noch deutlich den radiär-streifigen Bau erkennen lassen (Abb. 26). Die Pilzdrusen sind von einem kleinen Hof von Leukozyten umgeben. Die langsame Vergrößerung der zunächst mikroskopisch kleinen Leukozytenherde und der Zusammenfluß einzelner Herde zusammen mit Nekrotisierungsvorgängen des umgebenden Gewebes führt dann zur Bildung von kleinen Abszeßchen, die in langsamer Arbeit den Weg zur Oberfläche finden, wo sie in kleinen umschriebenen Bezirken die Haut verdünnen und bläulichrot verfärben, bis schließlich der Durchbruch und die Entleerung der geringen Eitermengen erfolgt, in der die Drusen als feinste gelbliche Körnchen auffindbar sind.

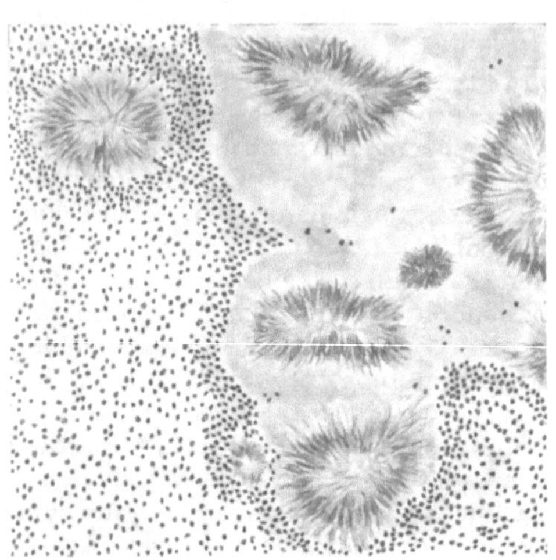

Abb. 26. Aktinomykosedrusen im Granulationsgewebe. Hämalaunfärbung.

Die brettharte Schwellung der Weichteile und der Haut mit unscharfer Grenze und mit einzelnen kleinen, von bläulich verdünnter Haut bedeckten Abszeßchen — das ist das bezeichnende Bild der beginnenden Aktinomykose, wie sie sich besonders am Unterkiefer und in der Wangengegend findet. Bei vorgeschrittener Erkrankung ist die Schwellung mächtiger; sie zeigt neben kleinen Abszeßchen vielfache Fistelbildung und infolge der Schrumpfungsvorgänge im Granulationsgewebe ist die Haut meist durch Einziehungen gefaltet und gewulstet (Abb. 27). In langsamer Ausbreitung geht die Erkrankung längs der Muskeln nach allen Seiten weiter, geht mit der Kaumuskulatur zur Schädelbasis, wo sie den Knochen arrodieren und zur tödlichen eitrigen Meningitis führen kann. In anderen Fällen gehen die Kranken bei weiterer Ausbreitung unter den Zeichen des allgemeinen Kräfteverfalles zugrunde. Dies alles aber nur, wenn die Erkrankung nicht erkannt und ihrer Ausbreitung nicht durch die Behandlung — heutzutage besonders das Röntgenverfahren — Einhalt geboten wird.

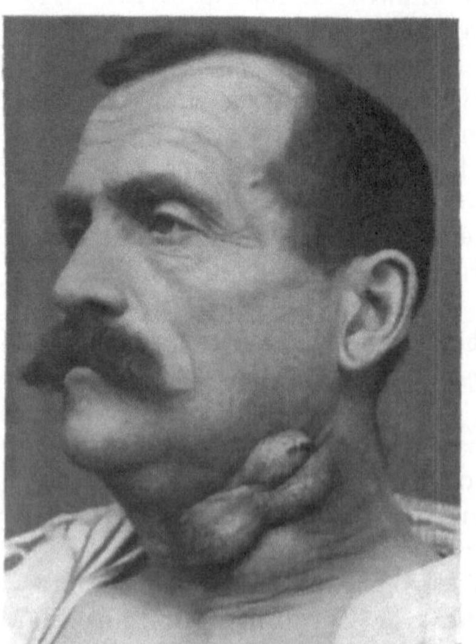

Abb. 27. Actinomycosis colli.

Daß der Eintritt in den Körper in selteneren Fällen auch von anderen Stellen, so von den Lungen und vom Darm (insbesondere vom Appendix) aus erfolgen kann, kann hier nur angedeutet werden. Alle weiteren Einzelheiten müssen dem klinischen Unterricht vorbehalten bleiben.

5. Von den Geschwülsten.

Mit Schwellungen haben wir in der chirurgischen Diagnostik ganz besonders häufig zu tun; weniger mit den Schwellungen, die ganze Gliedmaßen betreffen (Ödem, Thrombose), als mit den auf bestimmte Körpergegenden begrenzten Schwellungen.

Von den Schwellungen, die nach Verletzungen entstehen und durch reichlichen Blutaustritt bedingt sind, werden wir in der Vorlesung über die Knochenbrüche und Verrenkungen sprechen. Die örtliche Schwellung als Teilerscheinung der akuten Entzündung haben wir vordem kennen gelernt. Wir sahen ferner, daß auch die einfache chronische Entzündung Schwellungen hervorruft, die — zum Teil wenigstens — auf Zellneubildungsvorgänge zurückzuführen sind. Mehr noch führen die lebhaften Zellbildungsvorgänge bei der spezifischen chronischen Entzündung Schwellungen herbei; daneben können auch die Zerfallsvorgänge im neugebildeten Granulationsgewebe in der Form der kalten Abszesse als Schwellungen in die Erscheinung treten.

Ganz besonders umschriebene Schwellungen lernten wir bei der gummösen Form der Spätlues kennen. Hier würde schon der Laie von dem Vorhandensein einer richtigen „Geschwulst" sprechen. Die auf dem Wege der chronischen Entzündung entstandenen geschwulstartigen Bildungen bezeichnen wir mit Rücksicht auf Entstehung und Bau als die Granulationsgeschwülste (Granulome).

Umschriebene Schwellungen können auch entstehen, wenn die Absonderung des Epithels drüsiger Organe keinen Abfluß finden kann dadurch, daß der Ausführungsgang durch fehlerhafte Anlage, durch Verletzung oder durch chronische Entzündung abgeschlossen ist. Unter der Zunahme der Absonderung wird der Drüsengang zu einem blasenförmigen Gebilde, dessen Inhalt die gestaute Absonderung, dessen Wand die stark ausgedehnte Drüsenwand darstellt. Wir nennen diese Bildungen die Retentionszysten. So führt die Erweiterung einer abgeschlossenen Schleimdrüse der Lippen zu den kleinen rundlichen, bläulich durchschimmernden Lippenzysten; der gleiche Vorgang an den Balgdrüsen der äußeren Haut zum Grützbeutel (Atherom, Abb. 28), an den sublingualen Speicheldrüsen zu den oft großen, dünnwandigen, bläulich durchschimmernden Zysten des Mundbodens zwischen Unterkiefer und Zunge (Ranula, Abb. 29).

Aber es gibt noch andere als chronisch entzündliche Zellneubildungsvorgänge im Körper, die zu umgrenzten Schwellungen führen. Diese meist umfangreichen Zellneubildungen, deren Ursache wir nicht kennen und deren Form bei aller Gleichartigkeit in sich von der Umgebung verschieden ist, erzeugt umgrenzte geschwulstartige Bildungen. Das sind die echten Geschwülste (Tumoren), von denen wir uns angesichts ihrer Häufigkeit und ihrer ganz besonderen Bedeutung für die Chirurgie im folgenden etwas eingehender zu unterhalten haben. Für das Verständnis der klinischen Vorführungen ist die Kenntnis der Grundgesetze der Geschwulstlehre und die Kenntnis der wichtigsten Geschwulstformen eine unerläßliche Vorbedingung.

Die massenhafte Zellneubildung, die zu den echten Geschwülsten führt, erfolgt nicht wahllos, sondern sie läßt, wenn sie auch in den verschiedenen Geschwülsten sich verschieden gestaltet, eine Regelmäßigkeit erkennen, die in allen Teilen der Geschwulst wiederkehrt und die erlaubt, von einem Geschwulsttypus zu sprechen. Die einzelnen Zellformen sind die gleichen, wie sie sich stets oder unter bestimmten Umständen auch im normalen Körpergewebe vorfinden; nur die Zusammenordnung oder der Sitz weicht von den Formen des normalen Körpers ab (atypische Wucherung). So haben wir Geschwülste, die nur aus Bindegewebszellen und kollagenen Fibrillen, wie die Kutis, zusammengesetzt sind, die aber z. B. an einem Stiel an der Haut-

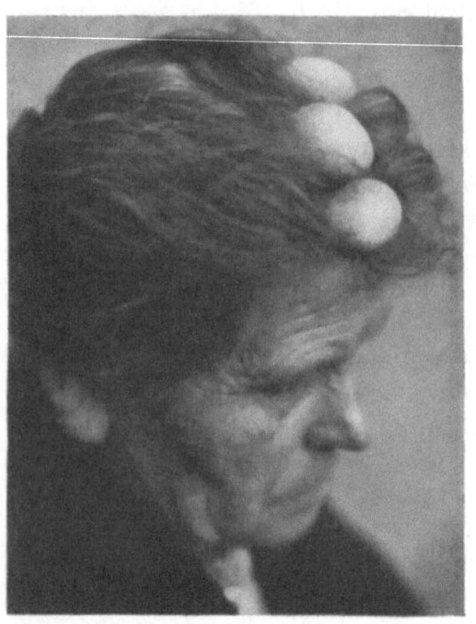

Abb. 28. Mehrfache Atherome der behaarten Kopfhaut.

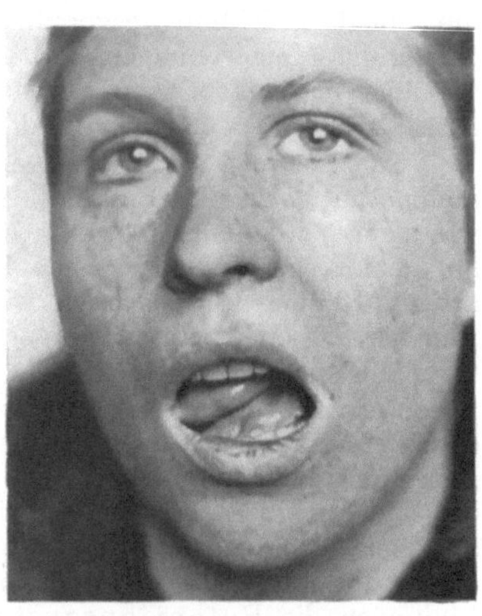

Abb. 29. Ranula. Sublinguale Retentionszyste des Mundbodens.

oberfläche herunterhängen (Fibrome); so haben wir Geschwülste, die aus glatten Muskelfasern bestehen wie der Uterus selbst, die aber als knollige Gebilde aus der Oberfläche der Gebärmutter hervorragen (Myome); so haben wir aus Knochen- und Markgewebe bestehende Geschwülste, die in Knollen aus der glatten Knochenoberfläche herauswachsen (Osteome); so haben wir schließlich Geschwülste, die zum Teil aus Epithelzellen, zum Teil aus Bindegewebe bestehen, die aber eine Anordnung der Epithelzellen und eine Durchwirkung der Epithelzellen mit dem Bindegewebe aufweisen, die wir im normalen Körper niemals finden (Karzinome, Krebse).

Da die Geschwülste, abgesehen von den seltenen angeborenen Geschwülsten, an Stellen entstehen, an denen vorher keine Geschwulstbildung bestand, so müssen sie von dort gelegenen Keimzellen oder von Gruppen solcher Keimzellen ihren Ursprung nehmen. Was veranlaßt nun aber die dort gelegenen Epithelzellen oder Bindegewebszellen oder Muskelzellen in einer von der normalen Entwicklung so abweichenden Art in Wucherung überzugehen? Diese Frage können wir auch jetzt noch nicht beantworten. Die Ursache der Entstehung der echten Geschwülste ist uns unbekannt.

Die naheliegende Annahme, daß, wie bei den Granulationsgeschwülsten, auch bei den echten Geschwülsten kleine Lebewesen den Reiz für die Zellwucherung abgeben, kann nicht aufrecht erhalten werden. Dagegen spricht schon die Tatsache, daß die drei unter sich durchaus verschiedenen Erreger der spezifischen chronischen Entzündung als Reizwirkung stets die gleiche Gewebsbildung, nämlich die Bildung von Granulationsgewebe herbeiführen, während die Zellneubildungen bei den echten Geschwülsten niemals die Form des Granulationsgewebes, sondern ganz andere Gewebsformen erzeugen. Alle beschriebenen Befunde von Lebewesen bei den echten Geschwülsten haben der Nachprüfung nicht standhalten können.

Ein anderer Erklärungsversuch (Cohnheim) sprach sich dahin aus, daß die Geschwülste von versprengten oder regelwidrig erhaltenen embryonalen Keimzellen ausgehen. Die Erklärung mag für eine Reihe von Geschwülsten zutreffen. Wir wissen z. B., daß an bestimmten Stellen des Gesichtsschädels im embryonalen Leben spaltförmige Lücken vorhanden sind, die erst später durch Zusammentreten und Verschmelzen der angrenzenden Gesichtsfortsätze verschwinden. Hierbei muß die den Spalt selbst auskleidende Haut vollständig beseitigt werden. Wenn nun nicht so selten an den entsprechenden Stellen im kindlichen Alter unter der Haut gelegene zystische Geschwülste beobachtet werden, deren Wandung alle anatomischen Eigenschaften der äußeren Haut besitzt, so kann es wohl keinem Zweifel unterliegen, daß hier die vollständige Rückbildung der Spalthaut nicht erfolgt ist, daß Hautteile in der Tiefe liegen geblieben sind und als Keimzellen der Geschwulstbildung gewirkt haben (s. Abb. 48 S. 95). Daß ein solcher Vorgang tatsächlich vorkommt, ergibt sich aus dem Umstand, daß wir die Verlagerung von Hautteilen und ihre Umbildung in zystische Geschwülste auch im späteren Leben noch sicher beobachten können. Man sieht gelegentlich nach Verletzungen der Handfläche, wenn die Verletzung schon lange verheilt ist, in der Tiefe eine rundliche Geschwulst sich entwickeln, die nach der Entfernung sich als Zyste erweist, deren Wandung ebenfalls wieder die Eigenschaften der äußeren Haut besitzt (s. Abb. 49 S. 95). Hier sind unzweifelhaft Hautteile durch die Verletzung in die Tiefe gerissen und haben als Keimzellen für die Geschwulst gedient. Den gleichen Vorgang der Keimzellenverlagerung verdanken sicher noch andere Geschwülste ihre Entstehung.

Aber die Erklärung erfaßt nur einen Teil der Geschwülste. Es ist nicht gut auszudenken, daß solche Keimzellen ein ganzes Menschenalter untätig liegen bleiben und erst im vorgerückten Lebensalter, in dem doch Geschwülste so häufig erst auftreten, in Wucherung treten sollten. Außerdem kennen wir die Entstehung von Geschwülsten auf dem Boden anderweitig kranker Haut; so bei chronischen Hautentzündungen (Ekzemen), bei alten Unterschenkelgeschwüren, bei Röntgenverbrennungen, bei Narben. Hier können doch unmöglich embryonal verlagerte Keimzellen wirksam sein! Man hat sich hier mit der Erklärung geholfen (Ribbert), daß auch im späteren Leben noch manchmal Zellen durch traumatische und entzündliche Reize aus ihrem physiologischen Zusammenhang mit den anderen Zellen gelöst werden und Selbständigkeit gewinnen können, die sie zur Wucherung befähigt. Das ist ein Deutungsversuch der Erscheinungen, aber keine Aufdeckung der wirklichen Ursache der Geschwulstbildung. Wir müssen uns damit begnügen, daß uns die Entstehungsursache der echten Geschwülste noch verborgen ist.

Wohl aber wissen wir, daß die Keimzellen, wenn sie sich zu vermehren beginnen, in ihrem Wachstum von Anfang an zwei verschiedene Richtungen einschlagen können: entweder sie bleiben bei der Vermehrung unter sich in festem Zusammenhang und schieben das Gewebe des Mutterbodens, gegen das sie sich mit einer Art Kapsel abgrenzen, vor sich her, oder aber sie zeigen keinen eigenen innigen Zusammenhang, sondern dringen mit Zellausläufern in die Lymphspalten des Mutterbodens, den sie nach allen Seiten durchwachsen. Wir nennen die erste Art der Ausbreitung das expansive Wachstum, die zweite das infiltrierende Wachstum. Jenes ist das Kennzeichen der gutartigen (benignen), dieses das Kennzeichen der bösartigen (malignen) Geschwülste. Klinisch ist dabei die scharfe Abgrenzung gegen den Mutterboden der Hauptzug der gutartigen, das Fehlen der scharfen Abgrenzung, der allmähliche Übergang der Geschwulst in die Umgebung der Hauptzug der bösartigen Geschwulst.

Aber noch andere wichtige Unterscheidungen ergeben sich aus dieser verschiedenen Wachstumsart. Bei der Verbreitung der wuchernden Zellen in den Bindegewebsspalten des Mutterbodens können sich einzelne Zellen und Zellgruppen von den langen Zellzügen loslösen; sie werden dann mit dem Lymphstrom in die Lymphdrüsen eingeschwemmt. Hier können die Zellen sich wiederum unter Beibehaltung des infiltrierenden Wachstums weiter vermehren. So entstehen Tochtergeschwülste (Geschwulstmetastasen) in den zunächst liegenden Lymphdrüsen. Von hier aus können die Geschwulstzellen mit dem Lymphstrom in die nächste Gruppe der Lymphdrüsen oder auch schließlich mit dem Ductus thoracicus in das Blut gelangen. Der Einbruch in die Blutbahn ist aber auch auf anderem Wege möglich. Bei ihrem infiltrierenden Vordringen gelangen die Geschwulstzellen auch an größere Blutgefäße des Mutterbodens; ihrer Wachstumsart entsprechend dringen sie auch in die Wandung der Blutgefäße und selbst in das Lumen ein (Geschwulstthrombus). Von solchen Geschwulstzellhaufen können nun wiederum leicht unter der Wirkung des Blutstromes Zellen und Zellgruppen abbröckeln. In beiden Fällen werden die Geschwulstzellen mit der Blutbahn weitergetragen, bis sie an Stellen, wo das Lumen der Blutgefäße für sie zu klein wird, das Lumen verstopfend, liegen bleiben. Dies kann innerhalb der Kapillaren oder auch innerhalb der letzten arteriellen Ausbreitungen der Fall sein.

Nicht immer finden die verschleppten Geschwulstzellen auf dem neuen Boden die zur Zellvermehrung notwendigen Lebensbedingungen. Oft gehen sie zugrunde. Ist aber der neue Boden für die Entwicklung geeignet, so beginnt auch hier von neuem die schrankenlose Vermehrung der Zellen und das infiltrierende Eindringen in die Umgebung. So entstehen fernab von der ursprünglichen Geschwulst neue Geschwülste, Tochtergeschwülste, von gleichem histologischen Bau und gleicher Wachstumseigenart. Die Abhängigkeit der Weiterentwicklung verschleppter Geschwulstzellen von den örtlichen Bedingungen am Haftorte erweist sich schon aus der Tatsache, daß bei manchen Krebsen die Tochtergeschwülste immer nur in ganz bestimmten Organen auftreten. So kann beim Krebs der Brustdrüse und der Vorsteherdrüse das gesamte Knochensystem von der ersten Phalanx bis zum letzten Wirbel mit Karzinommassen erfüllt sein, während alle übrigen Organe vollständig frei davon sind.

Wir nennen die geschilderte Art der Geschwulstverbreitung im Körper die Metastasierung. Wir sprechen von den Metastasen in den zugehörigen (regionären) Lymphdrüsen und von den Fernmetastasen, die der Zellverschleppung durch das Blut ihre Entstehung verdanken. Die Metastasierung ist neben der geschilderten infiltrierenden Wachstumsart das Hauptkennzeichen der bösartigen Geschwülste.

Daneben sind es die schädigenden Einwirkungen auf die Gesamtheit des Körpers, die die bösartigen Geschwülste auszeichnen. Wir fassen ihre Folgeerscheinungen am Körper als Geschwulstkachexie zusammen. Abmagerung, Blutarmut, Welkwerden der Haut und zunehmende Hinfälligkeit sind ihre Kennzeichen. Nicht darf man aber denken, daß nur die umfangreiche Zellneubildung den anderen Zellen die notwendige Nahrung entzieht; es gehen vielmehr von den bösartigen Zellneubildungen oder von ihren Zerfallsmassen Stoffe aus, die den gesamten Körper schädigen im Sinne einer zu langsamem Siechtum führenden Vergiftung. Die Steigerung der Kachexie führt dann schließlich die Auflösung des Körpers, den Tod herbei.

Alle diese Eigenschaften fehlen den gutartigen Geschwülsten vollkommen, da sie gegen die Umgebung bis auf die hinzutretenden ernährenden Gefäße abgeschlossen sind. Und da die Zellen nicht infiltrierend in die Umgebung eindringen, kommt es auch nicht zur Metastasenbildung. Auch bei den größten gutartigen Geschwülsten, die zuweilen riesige Ausmaße annehmen können, kommt es nicht zu einer nennenswerten Beeinträchtigung des Gesamtorganismus. Das Wachstum findet erst sein natürliches Ende, wenn der Träger aus anderen Gründen den Tod findet. Wohl kann auch eine gutartige Geschwulst ausnahmsweise selbst den Tod herbeiführen; doch nicht aus sich selbst heraus, sondern durch Wirkungen, die sich aus ihrer Lage ergeben. So kann eine gutartige Geschwulst der harten Hirnhaut allmählich das Gehirn in der starren Schädelkapsel so zusammendrücken, daß unter schweren Hirnerscheinungen der Tod erfolgt. Die Schuld trägt in diesem Falle die mechanische Unmöglichkeit des Hirns dem Drucke auszuweichen, nicht aber die Geschwulst selbst, die an anderer Stelle gelegen, ihr Wachstum ohne weitere Folgeerscheinungen hätte fortsetzen können.

Es muß jedoch hervorgehoben werden, daß eine gutartige Geschwulst gelegentlich aus uns völlig unbekannten Gründen ihr Wesen ändern kann, daß die bisher expansiv wachsenden Geschwulstzellen von einem bestimmten Zeitpunkt ab ein infiltrierendes Wachstum und damit die Zeichen der Bösartigkeit annehmen können (bösartige Entartung gutartiger Geschwülste). Wenn dies auch nicht häufig geschieht, so mahnt doch die Möglichkeit zur Vorsicht in der Beurteilung der gutartigen Geschwülste. Da das Eintreten des Vorganges durch nichts vorauszusehen ist, ist der heutige Standpunkt der Chirurgen der, daß auch gutartige Geschwülste, wenn nicht besondere Gegengründe vorliegen, operativ zu entfernen sind. Nach der Eigenart der Geschwulst wird der Eingriff sich in der Regel darauf beschränken, die Geschwulst aus ihrem Lager herauszunehmen. Die unversehrte Kapsel sorgt dafür, daß nicht Teile der Geschwulst zurückbleiben, von denen neue Zellneubildungen, neue Geschwulstbildung (Geschwulstrezidiv) ausgehen könnten.

Ganz anders ist die Behandlungsaufgabe bei den bösartigen Geschwülsten. Da sie, sich selbst überlassen, ausnahmslos zum Tode führen, ist in jedem Falle die operative Beseitigung geboten, solange eine solche technisch möglich ist. Die Unmöglichkeit, durch klinische Untersuchung die Grenze der Geschwulst zu bestimmen und die Tatsache, daß noch weit über die tastbare Geschwulst hinaus mikroskopisch nachweisbare Zellzüge in der Umgebung vorhanden sind, erklärt die Forderung, eine solche Geschwulst weit im Gesunden herauszuschneiden. Um so leichter wird dies zu erfüllen sein, je kleiner die umschriebene Geschwulst ist. Daher die Forderung, die bösartigen Geschwülste so früh wie möglich zu operieren. Dies ist nur möglich durch die Frühdiagnose der bösartigen Geschwülste. Je früher die Operation erfolgt, um so größer sind die Aussichten, die bösartige Geschwulst noch als rein örtliches Leiden anzutreffen, d. h. in dem ersten Entwicklungsstadium, in dem die Einschwemmung in die Lymphdrüsen und die Ausbreitung im Blut noch nicht erfolgt ist. Da wir aber den ersten Beginn der Lymphdrüsenbeteiligung, solange die Geschwulstanfänge noch mikroskopisch klein sind, nicht feststellen können, befolgen wir die Regel, in solchen Fällen, in denen es technisch möglich ist, die zugehörigen Lymphdrüsen mit zu entfernen, auch wenn sie bei klinischer Untersuchung noch keine Veränderungen erkennen lassen (Radikaloperation). Gerade diese operative Erweiterung hat unsere Erfolge gebessert: Die gründliche Operation des Brustkrebses zu einer Zeit, wo noch keine tastbare Lymphdrüsenschwellung vorhanden ist, ergibt Dauerheilungen in einer Höhe bis zu 60%; bei nachweislicher Beteiligung der Lymphdrüsen in der Achselhöhle sinkt die Zahl der Dauerheilungen auf 20% und weniger! Sind bereits Lymphdrüsen erkrankt, deren operative Entfernung technisch unmöglich ist, oder ist bereits eine Verbreitung im Blute erfolgt, so ist eine operative Behandlung aussichtslos. Auch die Entfernung der Hauptgeschwulst wird fast stets unterlassen; sie wird nur ausnahmsweise vorgenommen, wenn von ihrem Fortbestand besondere Unannehmlichkeiten ausgehen, z. B. bei einem jauchenden, aashaft stinkenden, geschwürig zerfallenen Brustkrebs (palliative Operation einer inoperablen Geschwulst).

Außer dem Messer besitzen wir heutzutage in den Röntgen- und Radiumstrahlen eine Waffe gegen die bösartige Zellwucherung. Die genannten Strahlen haben bis zu einem gewissen Grade die Fähigkeit, in den Körper einzudringen und die Geschwulstzellen vorzugsweise zu schädigen und zu vernichten. In welchem Ausmaße dies der Fall ist, welche tatsächlichen Möglichkeiten sich hieraus ergeben, werden Sie in der Klinik zu hören bekommen. Hier genügt die Angabe, daß für die der Chirurgie zufallenden Geschwülste eine Überlegenheit der Strahlenbehandlung vor dem Messer noch nicht festgestellt ist, so daß auch heute noch jede operable Geschwulst dem Messer zuzuweisen ist. Dagegen ist die Strahlenbehandlung mit großem Vorteil für die inoperablen Geschwülste anzuwenden. Hier sind nicht nur weitgehende Besserungen zu verzeichnen, sondern es konnte in einzelnen Fällen ein vollständiges, jetzt schon Jahre anhaltendes Verschwinden der Geschwülste beobachtet werden. Leider tritt dieser Erfolg nur in einem kleinen Teil der Fälle ein, ja die Strahlenbehandlung kann in anderen Fällen bei histologisch gleicher Geschwulst sogar völlig wirkungslos bleiben. Irgendeinen Grund für dieses unterschiedliche Verhalten kennen wir nicht. Ob schließlich in der Strahlennachbehandlung operierter Geschwulstkranker ein Vorteil liegt oder nicht, ist zur Zeit noch nicht entschieden. —

Doch nun zu den verschiedenen Formen der wichtigsten Geschwülste!

Wir unterscheiden die Geschwülste nach den Zellformen, die die Hauptmasse der Geschwulst ausmachen und die je nach der Art der Keimzellen, von denen die Wucherung ausgeht, verschieden sind.

I. Es gibt zunächst eine große Reihe von Geschwülsten, die, abgesehen von den hereintretenden Gefäßen, nur aus einem einzigen Gewebe der Bindesubstanzreihe bestehen, aus Bindegewebe, aus Fettgewebe, aus Knorpelgewebe, aus Knochengewebe, oder auch nur aus neugebildeten Gefäßen. Wir nennen sie die Tumoren der Bindegewebsreihe. Zu ihnen gehören das Fibrom (aus Bindegewebe), das Lipom (aus Fettgewebe), das Chondrom (aus Knorpelgewebe), das Osteom (aus Knochengewebe) und das Angiom (aus Gefäßen). Zu ihnen gehören auch die Geschwülste, deren Zellen nicht fertigen Zellformationen des menschlichen Körpers entsprechen, sondern solchen Zellformen, die nur zeitweilig im menschlichen Körper vorhanden sind. Das ist das Myxom, das im Bau dem Schleimgewebe oder embryonalen Bindegewebe gleicht, wie es sich in der Whartonschen Sulze des Nabelstranges findet. Zu ihnen gehören schließlich die Sarkome, deren Zellen den spindligen und rundlichen Zellen des unfertigen Bindegewebes, des Granulationsgewebes entsprechen.

II. An zweiter Stelle haben wir Geschwülste, deren Hauptmasse aus Muskelgewebe besteht, dem sich Gefäße und spärliches begleitendes Bindegewebe zugesellt. Das sind die Tumoren des Muskelgewebes (Myome). Von ihnen haben nur die aus glatten Muskelfasern zusammengesetzten Geschwülste praktisches Interesse (Leiomyome oder Myome schlechthin).

III. An dritter Stelle stehen die Tumoren aus Nervengewebe, die sich aus Nervenfasern (Neurome) oder aus den Stützzellen des Zentralnervensystems (Gliome) zusammensetzen können.

IV. Eine besondere vierte Gruppe bilden die Tumoren, die von den Epithelzellen ihren Ursprung nehmen. Stets ist aber den wuchernden Epithelzellen ein bindegewebiger Grundstock (Stroma) beigegeben, so daß wir in der Geschwulst eine Zusammenordnung von zwei Gewebsformen anfinden: das Bindegewebe als Stroma und das Epithelgewebe als eigentlichen Geschwulstbildner. Wir nennen diese Geschwülste die Tumoren der Epithelreihe. Unter ihnen gibt es solche, bei denen Anordnung und Wachstum der Epithelzellen eine den normalen Verhältnissen ähnliche Regelmäßigkeit aufweist (fibroepitheliale Tumoren). Ihnen gegenüber steht das Karzinom (die Krebsgeschwulst), bei dem die Epithelzellenvermehrung jede Regelmäßigkeit vermissen läßt, so daß die Epithelzellen in soliden, verschieden dicken Strängen und Zapfen oder in kleinen und größeren Nestern im Bindegewebe liegen.

V. Hieran schließen sich die seltenen Geschwülste, die von den Endothelzellen der Blut- und Lymphgefäße ihren Ursprung nehmen (die Endotheliome).

VI. Den Abschluß bilden eigenartige Geschwülste, bei denen die Gewebe der verschiedenen schon genannten Geschwulstarten wahllos zusammengeordnet sind. Das sind die Mischgeschwülste, von denen ein Teil (die einfachen Mischgeschwülste) nur die verschiedenen Geschwulstgewebe (Fibrom-, Chondrom-, Osteom-, Myxom-, Sarkomgewebe) einschließt, während in einem anderen Teile (teratoide Tumoren) die Grundgewebe entsprechend den fertigen Organen des Menschen zu höheren Gebilden (Knochenstücke mit Mark und Periost, Zähne, Haare usw.) zusammengeschlossen sind. Eine weitere Abteilung dieser Mischgeschwülste stellen die sehr seltenen Teratome dar, d. h. richtige Einschlüsse von menschlichen Körperteilen an bestimmten Stellen des Organismus.

Einen Schritt noch weiter und wir haben es mit den menschlichen Doppelmißbildungen zu tun, bei denen z. B. an der Kreuzbeingegend einer Frucht eine zweite kleinere Frucht fest angewachsen ist. Gerade dieser allmähliche Übergang von den Geschwülsten zu den Mißbildungen ist eine starke Stütze für die Entstehungsdeutung der Geschwülste, die ihre Ursache in embryonalen Keimverlagerungen sieht.

Lassen Sie uns die wichtigsten Geschwulstformen an einigen Beispielen kennen lernen, die Ihnen ein lebendigeres Bild von diesen chirurgisch so wichtigen Bildungen geben werden.

I. Die Tumoren der Bindegewebsreihe.

1. Das Fibrom.

Das Fibrom setzt sich wie das Bindegewebe des Körpers aus welligen, leimgebenden Fibrillen und eingestreuten spindligen Zellen, Bindegewebskörperchen, zusammen (Abb. 31). Ebenso wie wir im Körper zwei Formen des Bindegewebes unterscheiden, das derbe Bindegewebe mit dicken, dicht geordneten Fibrillen und spärlichen Zellen (z. B. in der Kutis) und das aus zarteren, locker geordneten Fibrillen und zahlreicheren Zellen zusammengesetzte lockere Bindegewebe (z. B. im intermuskulären Zellgewebe), so unterscheiden wir das harte Fibrom (Fibroma durum oder Desmoid) von dem weichen Fibrom (Fibroma molluscum). Beide Formen sind gutartig.

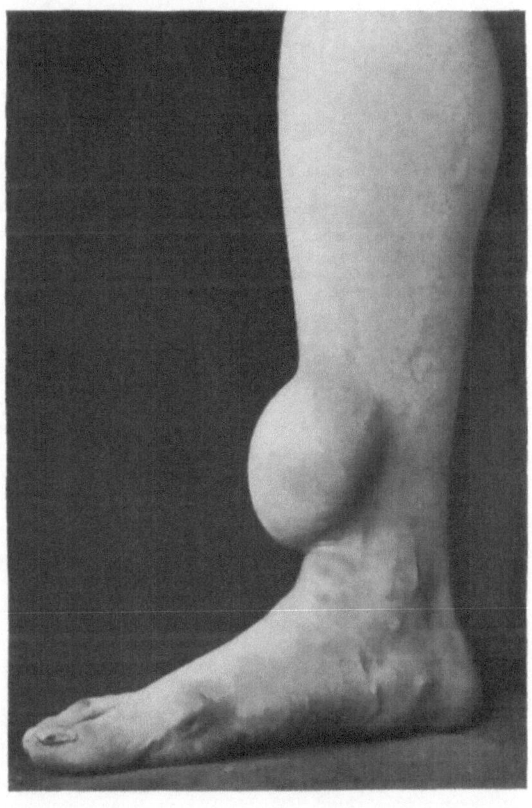
Abb. 30. Hartes Fibrom der Unterschenkelfaszie.

Die harten Fibrome sind umschriebene rundliche oder knollige, langsam wachsende Geschwülste, beim Durchschnitt von knirschender Härte, die in der Haut oder im Unterhautfettgewebe gelegen sein können. Im letzteren Falle können sie die Haut allmählich ausziehen und an einem Hautstiel herunterhängen (Fibroma pendulum). Ein anderer Lieblingssitz ist die vordere Rektusscheide; das Fibrom der Rektusscheide ist der häufigste Bauchwandtumor und von den in der Bauchhöhle gelegenen Tumoren leicht zu unterscheiden.

Die weichen Fibrome finden sich in der Haut als die bekannten Fleischwarzen (Verucae carneae). Es sind dies kleine rundliche, von verdünnter Haut bedeckte Gebilde, oft bläulich oder bräunlich gefärbt. Sie kennen sie wohl von dem Gesicht eines berühmten Musikers. Nicht selten treten sie in größerer Menge auf. Sie können aber auch erhebliche Größe erreichen und dann ebenfalls die Haut beutelförmig

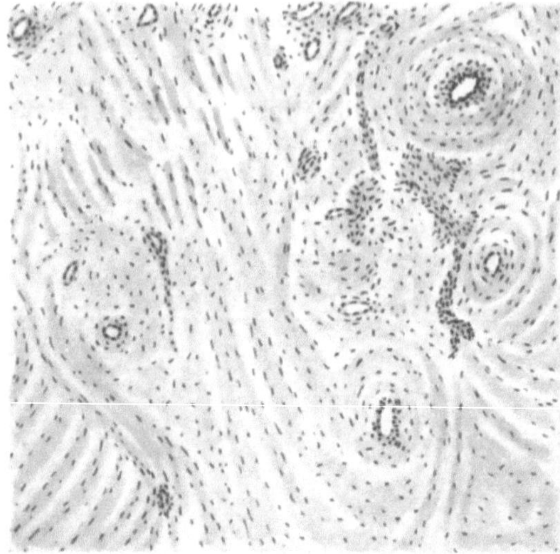

Abb. 31. Fibroma durum. (Mittl. Vergr.)

ausziehen. Sie nehmen ihren Ursprung von dem Bindegewebe der Scheide der kleinen Hautnerven. Manchmal ist ihr Wachstum nicht nach außen gerichtet, sondern flächenhaft, und da sie eng mit der Haut zusammenhängen, führt ihr Wachstum zu einer Flächenausdehnung der Haut, die dann zu reichlich für die Unterlage wird und Falten bildet, die bei weiterem Flächenwachstum in Lappen herunterhängen (Lappenelephantiasis).

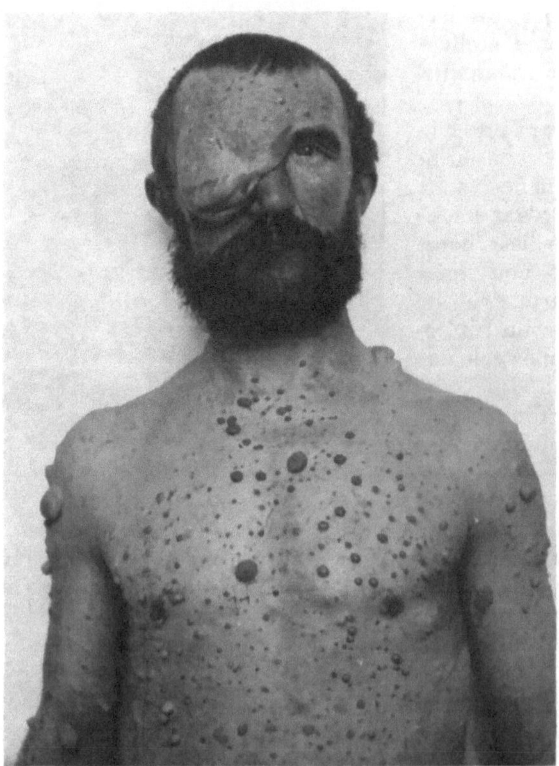

Abb. 32. Vielfache weiche Fibrome und Lappenelephantiasis.

Kleine und große weiche Fibrome, Lappenelephantiasis und große Pigmentmäler (Leberflecke, Naevi) finden wir manchmal bei derselben Person in großer Menge vereint (Abb. 32). Entstehen weiche Fibrome an den Scheiden der subkutanen Nerven, so sind sie als vielfache kleine spindlige Verdickungen an den verschiedensten Stellen des Körpers unter der Haut durchzutasten; solche Fibrome der Hautnerven (auch Neurofibrome genannt) werden Ihnen als belangloser Nebenbefund bei den Untersuchungen nicht allzu selten begegnen.

2. Das Lipom.

Das Lipom besteht außer den äußerst spärlichen und kümmerlichen einstrahlenden Gefäßen mit begleitendem Bindegewebe nur aus Fettgewebe, das sich makroskopisch durch großlappige Anordnung und

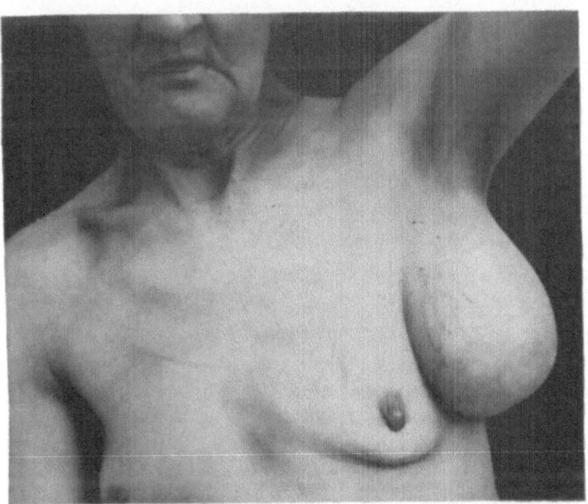

Abb. 33. Lipom der Achselhöhlengegend.

Farbenverschiedenheiten, mikroskopisch durch die Größe der Fettgewebszellen von dem normalen Fettgewebe unterscheidet. Die Selbständigkeit der Geschwulst, selbst bei Lage innerhalb des subkutanen Fettgewebes zeigt sich in der Kapsel, die sie ringsum einhüllt und von dem umgebenden Fettgewebe trennt und die die stumpfe Auslösung so leicht möglich macht, sowie weiter in der Tatsache, daß bei allgemeinem Fettschwund eine Verkleinerung der Lipome nicht erfolgt.

Die festen Lipome, die manchmal eine reichlichere Beimischung von Bindegewebe aufweisen (Fibrolipome), sind durch ihre scharfe Umgrenzung, ihren lappigen Bau, ihre festweiche Konsistenz und ihre Lage im Unterhautgewebe leicht zu erkennen (Abb. 33). Auch sie können die deckende Haut ausziehen und stielen (Lipoma pendulans). Ihnen gegenüber stehen die weichen Lipome, die aus weichem zerfließlichem Fettgewebe bestehen. Da die Konsistenz dieses Gewebes der der Flüssigkeiten nahesteht, bieten sie, unter der Haut gelegen, der Betastung ein ähnliches Gefühl (scheinbares Flüssigkeitsgefühl, Pseudofluktuation).

3. Das Chondrom.

Die Chondrome sind Geschwülste, die ganz vorwiegend an den Knochen entstehen und hier wahrscheinlich von verlagerten Knorpelzellen des epiphysären Knorpels ihren Ursprung nehmen. Sie bestehen aus Knorpelgewebe, in dessen hyaliner Grundsubstanz die rundlichen Zellen, oft zu mehreren, in rundlichen oder ovalen Höhlen liegen.

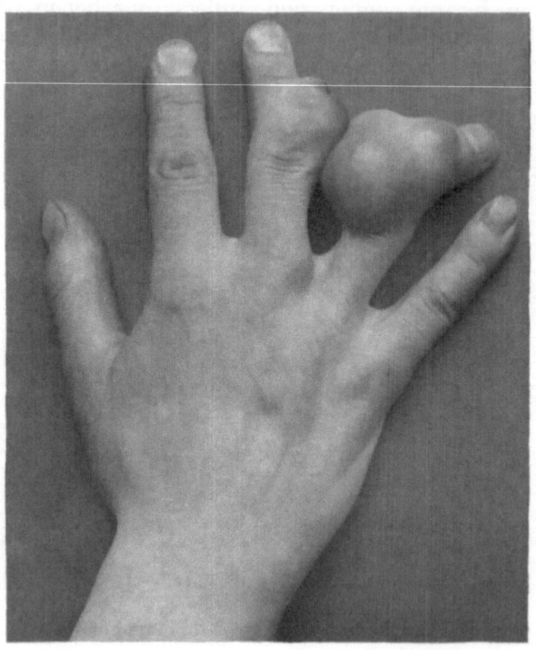

Abb. 34. Mehrfache Chondrome der Finger und Mittelhandknochen.

Doch sind die Zellen nicht so regelmäßig angeordnet wie im normalen Knorpelgewebe. Das Chondromgewebe ist in der Regel durch hereinziehende Gefäße nebst begleitendem Bindegewebe etwas gelappt.

Die Chondrome sind meist rundliche, oft knollige, bläulich-glasig durchschimmernde Geschwülste von schneidbarer Beschaffenheit. Sie sitzen meist in der Nähe der Gelenkenden der Röhrenknochen (Abb. 34). Manchmal entwickeln sie sich im Innern, so daß sie äußerlich nicht tastbar sind; wohl aber zeigt das Röntgenbild die umschriebene Aufhellung mit wabenartigem Bau (Abb. 35). Hier können sie die Knochensubstanz so weit zerstören, daß es schon bei geringer Gewalteinwirkung zu Knochenbrüchen (Spontanfrakturen) kommt. In anderen Fällen wachsen sie aus der Oberfläche des Knochens heraus und sind dann als knollige, dem Knochen fest verbundene Geschwülste tastbar. Bei frühzeitigem Auftreten können sie das Längenwachstum der Knochen beeinträchtigen. Recht häufig treten die Chondrome mehrfach an den verschiedenen Knochen der gleichen Person auf, mitunter selbst vielfach am gleichen Knochen.

In der Regel, aber nicht immer, wachsen sie expansiv, sind also gutartig; sie können aber in Ausnahmefällen infiltrativ, manchmal so-

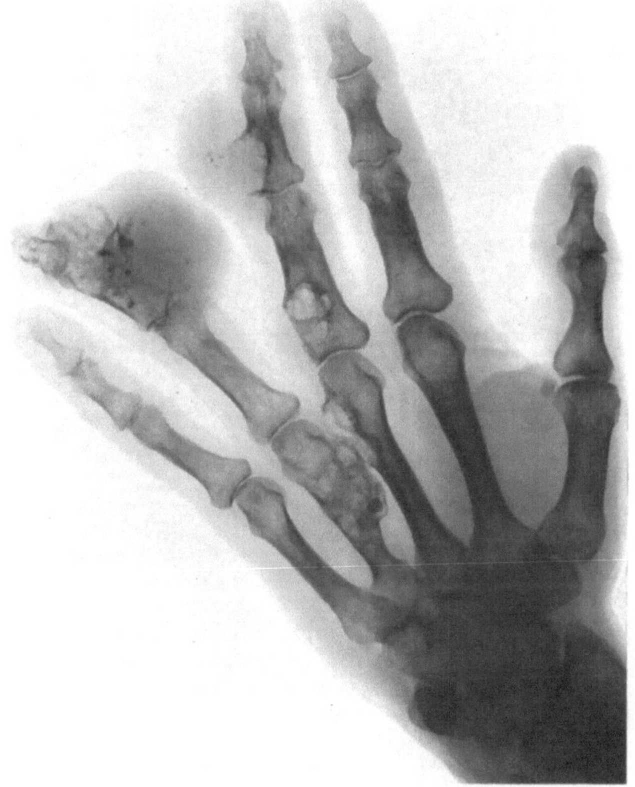

Abb. 35. Röntgenbild zu Abb. 34.

gar ziemlich rasch wachsen und den Knochen (z. B. das Kreuzbein) in großem Umfange zerstören und ausgedehnte Metastasen machen. Es ist daher in der Beurteilung der Chondrome immerhin eine gewisse Zurückhaltung am Platze.

Den Chondromen des Knochens gegenüber treten die Chondrome anderer Organe, die ebenfalls aus versprengten Knorpelkeimen entstehen, an Häufigkeit und daher an praktischer Wichtigkeit, insbesondere für den Anfänger, ganz zurück.

4. Das Osteom.

Von den Osteomen beanspruchen nur jene häufigen Formen das Interesse des Anfängers, die wir als die kartilaginären Exostosen bezeichnen. Sie nehmen ihren Ursprung aus verlagerten Knorpelzellen des Epiphysenknorpels. Zu solchen Verlagerungen bietet noch im extrauterinen Leben die englische Krankheit (Rachitis) durch die Un-

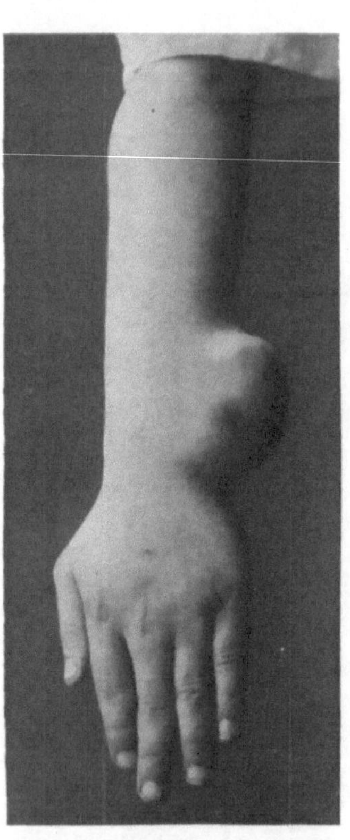

Abb. 36. Kartilaginäre Exostose am unteren Ende der Ulna.

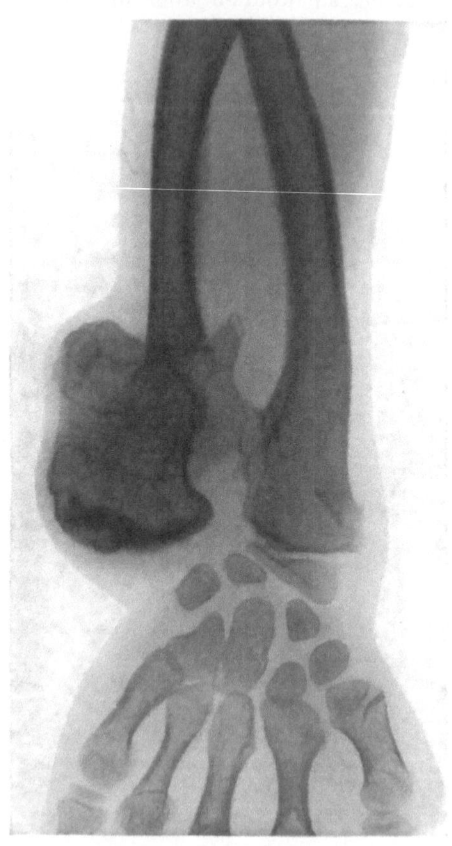

Abb. 37. Röntgenbild zu Abb. 36.

ordnung, die sie in den wuchernden Zellen des Epiphysenknorpels hervorruft, eine Möglichkeit. Geraten solche wuchernden Zellgruppen, die ihren Zusammenhang mit dem übrigen Knorpel verloren haben, an die Außenfläche des Knochens, so bilden sie bei weiterem Wachstum hier zunächst kleine, dann wachsende knorplige Vorsprünge. Erfolgt nun auch an diesen knorpligen Gebilden, wie im normalen Epiphysenknorpel, vom unterliegenden Mark aus die enchondrale Verknöcherung, so erhält der Knorpelvorsprung einen Knochenkern, der allmählich weiter zur Oberfläche vorrückt. Bei Fortgang der Entwicklung entstehen auf diesem Wege knollige oder langzapfige, oft leicht gestielte Knochenauswüchse, die an ihrer Oberfläche von einer Knorpelschicht bedeckt sind (Abb. 36 u. 37). Daher die Bezeichnung Exostosis cartilaginea. Mit dem fortschreitenden Längenwachstum rücken die Auswüchse zumeist weiter von der Gegend des Epiphysenknorpels auf den Knochenschaft vor.

Die kartilaginären Exostosen sind durch ihre umschriebene Form, ihre Knochenhärte und ihren Zusammenhang mit dem Knochen in allen Fällen unschwer zu erkennen. Sie treten häufig vielfach bei demselben Kranken auf. Das Röntgenbild liefert bezeichnende Bilder. Es sind gutartige Geschwülste, für die operative Behandlung ein dankbares Gebiet.

Ein praktisch wichtiger Sitz der Exostosen ist das Ende der Endphalanx der Zehen, wo sie in allmählicher Entwicklung den Zehennagel in die Höhe treiben und hierdurch erhebliche Beschwerden hervorrufen (subunguale Exostose, vgl. Abb. 179 u. 180, S. 294). Befreien Sie im Beginn Ihrer Praxis eine Kranke von diesem quälenden Leiden, so werden sie eine dankbare Patientin besitzen, die Ihren Ruhm allerorts verkündet.

5. Das Angiom.

Die Angiome sind Geschwülste, die aus neugebildeten Gefäßen bestehen, sei es aus Blutgefäßen (Hämangiome) oder aus Lymphgefäßen (Lymphangiome). Die neugebildeten Blutgefäße können den Bau der Kapillaren (H. simplex), des kavernösen Gewebes (H. cavernosum) oder der Arterien (H. arteriale racemosum) aufweisen.

a) Die Hämangiome (Blutschwämme) sind häufige Geschwülste, die zweifellos aus angeborener Anlage hervorgehen. Schon bei der Geburt sind sie manchmal als flache rote Hautmäler vorhanden. In anderen Fällen besteht bei der Geburt nur ein kleines, leicht erhabenes rotes Stippchen, mit radiär einstrahlenden sichtbaren Gefäßen, aus denen dann in raschem Wachstum ausgedehnte, wenn auch flache Geschwülste entstehen können. Bei Lage unter der Haut wird die erste Anlage meist nicht wahrgenommen.

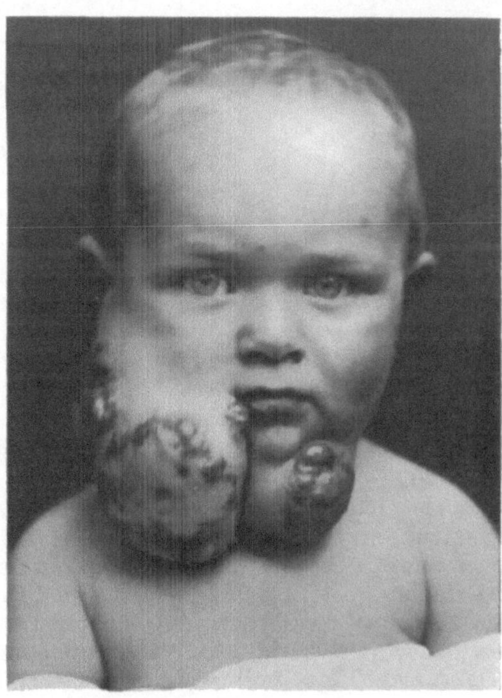

Abb. 38. Großes kutanes und subkutanes Haemangioma colli.

Das Haemangioma cutaneum bildet leicht erhabene, weiche, rote bis bläulich-rote, scharfrandig abgegrenzte Geschwülste; manchmal ist noch am Rande die Zusammensetzung aus feinen Gefäßen erkennbar. Mit dem Glasspatel läßt sich die Schwellung wegdrücken; diese Zusammendrückbarkeit ist ein wichtiges Zeichen der Hämangiome. Gleichzeitig verschwindet beim Hauthämangiom die rote Farbe. Beides stellt sich sofort nach dem Nachlaß des Spateldruckes wieder ein.

Das Hämangioma subcutaneum bildet weiche, kissenartige, ebenfalls zusammendrückbare Geschwülste unter der Haut (Abb. 38). In blutleerem Gewebe ist es von körniger Beschaffenheit und bräunlicher Farbe. Bemerkenswert ist die Zunahme der Schwellung bei Erhöhung des Blutdruckes (z. B. beim Schreien). Oft ist die das subkutane Hämangiom deckende Haut mit kleineren kutanen Hämangiomen behaftet. Bei stärkeren Größegraden kann es die deckende Haut beutelförmig ausziehen (Abb. 38).

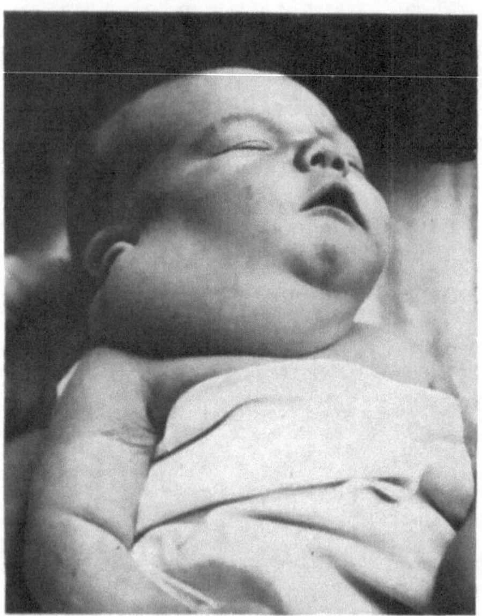

Abb. 39. Lymphangioma colli cysticum.

Mit dem seltenen Hämangioma arteriale racemosum, das eine Zusammenordnung erweiterter, mächtig pulsierender Arterien darstellt, können wir uns in dieser Einführung nicht beschäftigen.

b) Das Lymphangiom tritt auch als kavernöses Lymphangiom auf. Es ist dies ein feinporiges, mit Lymphe gefülltes Maschenwerk, das gegen die Umgebung nicht scharf abgesetzt ist. Es tritt nicht als wahrnehmbare Geschwulst aus der Umgebung heraus, sondern führt zu einer mehr gleichmäßigen Verdickung des ganzen Körperteiles, in dem es sich entwickelt. So entstehen z. B. unförmige Vergrößerungen der Lippe (Makrocheilie) und der Zunge (Makroglossie).

Viel häufiger und daher für den Anfänger wichtiger ist das zystische Lymphangiom. Diese einkammerigen oder mehrkammerigen, umschriebenen Geschwülste, die oft infolge ihrer geringen Flüssigkeitsfüllung bei Betastung einen schlaffen, „schwappenden" Eindruck machen, entstehen wohl von verirrten Lymphgefäßen aus. Wir finden sie daher immer da, wo die Lymphbahnen im Körper zusammenfließen; vor allem seitlich am Hals (Abb. 39), in der Achselhöhle und in der Leistenbeuge. Sie sind infolge ihrer bezeichnenden Erscheinung stets leicht zu diagnostizieren, wenn man sie überhaupt nur kennt.

6. Das Myxom.

Diese Geschwulstform können wir rasch übergehen. Das Myxomgewebe, das entsprechend dem Bau des embryonalen Bindegewebes aus einer durchscheinenden, sehr zartfaserigen muzinhaltigen Grundsubstanz mit spärlichen, sternförmig verästelten Zellen besteht, erscheint fast nur als Beimischung zu anderen Geschwulstformen (z. B. Fibromyxom oder Myxosarkom der Nervenscheiden).

7. Das Sarkom.

Dem Verständnis dieser häufigen Geschwulstform diene die folgende Betrachtung.

Die Vergrößerung der Fibrome kann nur so vor sich gehen, daß die kleinen Bindegewebszellen sich teilen. Die jungen Bindegewebszellen haben — ebenso wie im Granulationsgewebe — Spindelform, einen protoplasmareicheren Leib und einen größeren Kern. Durch Ausscheidung aus dem Zellinnern erzeugen sie neue kollagene Fibrillen, während sie selber schrumpfen. Besitzen die Zellen nun eine große Wucherungsneigung, so kann es vorkommen, daß sie, um es so auszudrücken, „gar nicht die Zeit finden“, zur Bildung der Fibrillen zu schreiten, sondern sich unmittelbar wiederum teilen und fort und fort in gleicher Weise vermehren. Auf diesem Wege entsteht ein Gewebe, das nur aus sich durchwirkenden Zügen und Bündeln von Spindelzellen besteht, denen nur die notwendigen Blutgefäße nebst etwas begleitendem Bindegewebe zugesellt ist. Das ist das Spindelzellsarkom (Sarcoma fusicellulare fasciculatum Abb. 40). In anderen Fällen nehmen die neugebildeten Zellen eine rundliche Form an, so daß im Tumor Rundzelle an Rundzelle liegt, nur durchzogen von den Blutgefäßen. Das ist das Rundzellensarkom (Sarcoma globocellulare, Abb. 41).

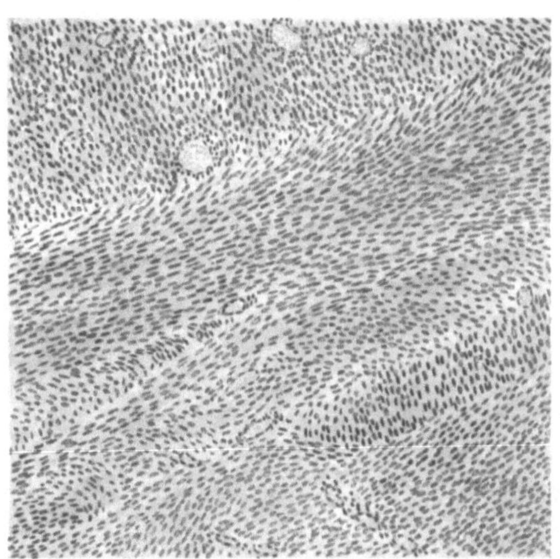

Abb. 40. Sarcoma fusicellulare fasciculatum (Spindelsarkom).

a) Die reinen Sarkome (Spindelzellen- und Rundzellensarkom) sind sehr bösartige Geschwülste, die ein rasches infiltrierendes Wachstum aufweisen, Zerfallsvorgänge im Innern erkennen lassen, Temperatursteigerungen durch Resorption der Zerfallsmassen hervorrufen und zu ausgesprochener Kachexie führen. Kennzeichnend ist die rasche Verbreitung auf dem Blutwege (Lungenmetastasen).

Wir merken uns als Beispiel das Rundzellensarkom der Haut: schnell wachsende, rundliche, oft auch plattenförmige oder leicht gestielte Geschwülste von ziemlich fester Konsistenz, deren Hautdecke durch Einwachsen des blutreichen Tumors bald rötlich gefärbt ist und später geschwürig zerfällt. Die Geschwüre bluten leicht. Bemerkenswert ist das häufige Auftreten zahlreicher Tochtergeschwülste an anderen Stellen der Haut (multiple Hautsarkome).

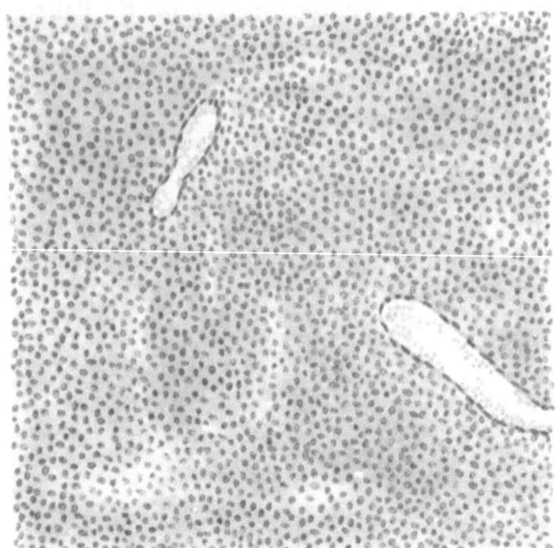

Abb. 41. Sarcoma globocellulare (Rundzellensarkom).

Ein zweites Beispiel: das Spindelzellsarkom der Faszie (Abb. 42). Zum Unterschied von dem derben Faszienfibrom ist das Fasziensarkom eine flachere, breitbasig aufsitzende Geschwulst, die sich von der Umgebung nicht scharf abgrenzen läßt und bald auch in die deckende Haut eindringt. Sie zeigt ihre Bösartigkeit durch ihr rasches Wachstum ebenso an, wie durch das frühe Auftreten der Metastasen.

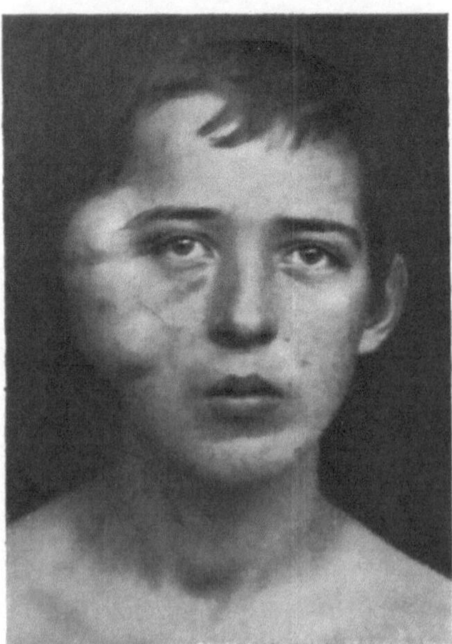

Abb. 42. Spindelzellsarkom der Fascia temporalis.

Ein letztes Beispiel: das periostale Rund- oder Spindelzellensarkom der Knochen. Hier sitzt die rasch wachsende, flache Geschwulst fest der Knochenoberfläche auf. Sie dringt infiltrierend in die Tiefe des Knochens, in die umgebende Muskulatur, in die deckende Haut. Infolge des Blutreichtums der Geschwulst ist die deckende Haut meist etwas wärmer, zuweilen auch leicht gerötet. Groß kann in diesem Falle, da auch leichte Druckempfindlichkeit nicht fehlt, die Ähnlichkeit mit der gummösen Periostitis werden. Oft kann nur die mikroskopische

Untersuchung eines herausgenommenen Stückes die Entscheidung bringen. Selbst der akut entzündlichen Knochenerkrankung kann dies Sarkom manchmal ähnlich werden, wenn die Hautrötung stärker ist und wenn, wie beim Sarkom so häufig, die Körperwärme gesteigert ist.

b) Als kombinierte Sarkome bezeichnen wir die Sarkome, denen Gewebe aus der Reihe der Bindesubstanzen beigefügt ist. Die Beimischung fertigen Gewebes zeigt an, daß hier die Zellneubildungsvorgänge bei weitem nicht so überhastet vor sich gehen wie beim reinen Sarkom. Dementsprechend sind die Geschwülste weit gutartiger als die reinen Sarkome; sie wachsen zum mindesten lange Zeit expansiv und erscheinen daher für die Betastung scharf abgegrenzt. Sie können wohl bei unvollkommener Entfernung örtliche Rückfälle machen, führen aber nur sehr selten und spät zu Metastasen. Bei den häufigen Fibrosarkomen wird das Spindelzellgewebe von Zügen derben Bindegewebes unterbrochen, das Chondrosarkom, Osteosarkom, Myxosarkom schließt das entsprechende fertige Gewebe ein.

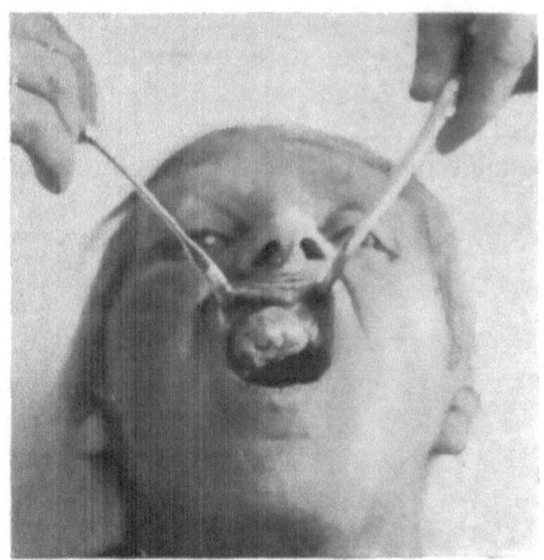

Abb. 43. Epulis. Riesenzellsarkom, ausgehend vom Alveolarfortsatz des Oberkiefers.

Am Knochen beobachten wir nicht selten Geschwülste von fibrosarkomatösem Bau, in denen zahlreiche Riesenzellen wahllos im Innern des Geschwulstgewebes verstreut sind. Das ist das Riesenzellensarkom (Sarcoma giganto-zellulare). In umschriebener, zuweilen gestielter Form nach außen wachsend finden wir es am Alveolarfortsatz der Kiefer (Epulis, Abb. 43). Nicht selten tritt es auch im Knocheninnern, ganz vornehmlich in den Metaphysen als rundliche, wohl abgegrenzte Geschwulst auf, die den Knochen von innen aufzehrt und verdünnt (myelogenes Sarkom, Abb. 44). Häufig

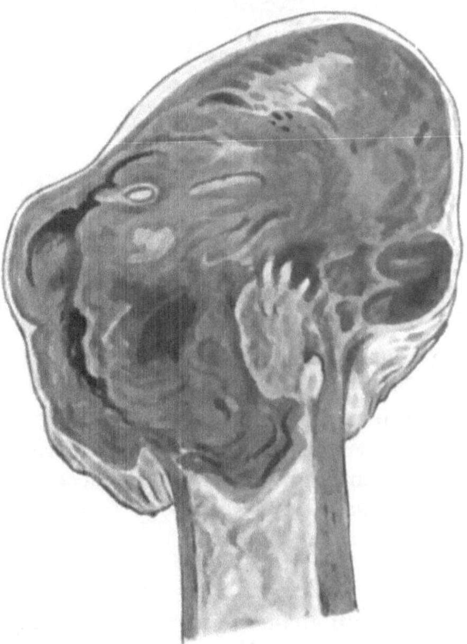

Abb. 44. Myelogenes Sarkom (Riesenzellsarkom) am oberen Humerusende.

finden wir in den kombinierten Sarkomen die verschiedenen Gewebe nebeneinander. Das Osteo-Chondro-Myxosarcom ist eine typische Geschwulst des Knochensystems, die in der Form großer, knolliger, wohl umgrenzter Auswüchse z. B. an den Rippen beobachtet wird.

Zu den Sarkomen gehören schließlich jene Hauttumoren von sarkomatösem Bau, die sich durch ihre braunschwarze oder blauschwarze Farbe auszeichnen (Melanosarkome). Sie nehmen ihren Ursprung von den normalen spindligen Zellen der Cutis, die, mit kleinen Pigmentkörnchen beladen, die Träger der Hautpigmentierung sind (Chromatophoren) und werden daher auch als Chromatophorome bezeichnet (Abb. 45). Nicht selten bilden sie sich aus lange bestehenden

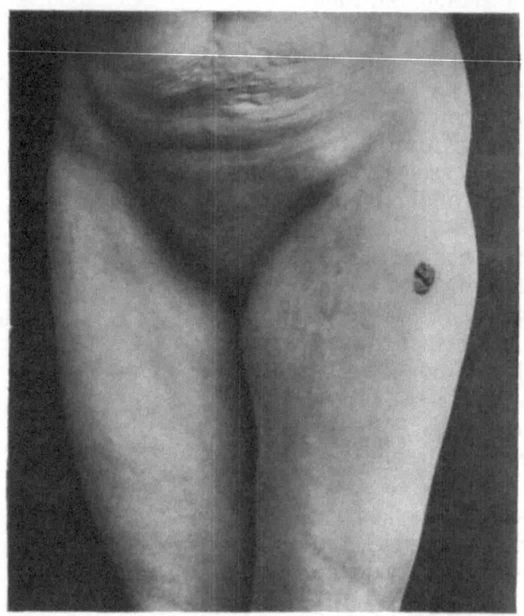

Abb. 45. Chromatophorom (Melanosarkom) der Oberschenkelhaut mit Metastasen in den inguinalen Lymphdrüsen.

Pigmentmälern (Leberflecken, Naevi). Diese besonders bösartigen Geschwülste unterscheiden sich von den gewöhnlichen Naevi durch ihre tief- oder blauschwarze Farbe, ihre knorpelharte Konsistenz, durch ihr rasches Wachstum, den geschwürigen Zerfall, das rasche Aufschießen von kleinen Tochtergeschwülsten in unmittelbarer Nachbarschaft der Hauptgeschwulst, und die frühzeitig auftretenden Metastasen in den Lymphdrüsen.

II. Die Tumoren aus Muskelgewebe.

Von ihnen haben nur die aus glatten Muskelfasern zusammengesetzten Leiomyome oder Myome im engeren Sinne praktische Bedeutung. Diese expansiv wachsenden, knolligen, gefäßarmen, harten Geschwülste sind durch ihr häufiges Auftreten am Uterus wichtig. Von ihnen werden Sie in der gynäkologischen Klinik alles Wissenswerte zu hören bekommen.

III. Die Tumoren aus Nervengewebe

sind selten. Wir finden die Neurome (aus Nervenfasern bestehend) als Geschwülste der peripheren Nerven, wo sie als rundliche, wohl umgrenzte Tumoren von fester Konsistenz erscheinen. Die Gliome (aus Gliazellen bestehend) sind die häufigsten Geschwülste des Gehirns, die, ohne scharfe Grenze gegen das normale Hirn, langsam an Größe zunehmen und die verhängnisvollen Erscheinungen des chronischen Hirndruckes (Kopfschmerzen, Erbrechen, allmähliche Erblindung durch Stauungspapille) hervorrufen. Von ihnen werden Sie in der Nervenklinik und in der chirurgischen Klinik Weiteres zu hören bekommen.

IV. Die Tumoren der Epithelreihe.

1. Die fibroepithelialen Tumoren.

Die Regelmäßigkeit der Zusammenordnung von Epithel und bindegewebigem Grundstock ebenso wie die Regelmäßigkeit der Epithelzellenanordnung selber sind die Kennzeichen dieser Geschwülste. Und doch kann das äußere Bild grundverschieden sein.

a) Das Papillom. Es können die Geschwülste von der Oberfläche der äußeren Haut oder der Schleimhaut nach außen herauswachsen. Sie erscheinen dann als zottige, oft fein gegliederte Auswüchse (Abb. 46). Jede Zotte und jedes Zöttchen hat innen einen bindegewebigen, gefäßführenden Grundstock und außen einen regelmäßigen Epithelzellbelag, der dem Grundstock aufsitzt, wie der Handschuh dem Finger.

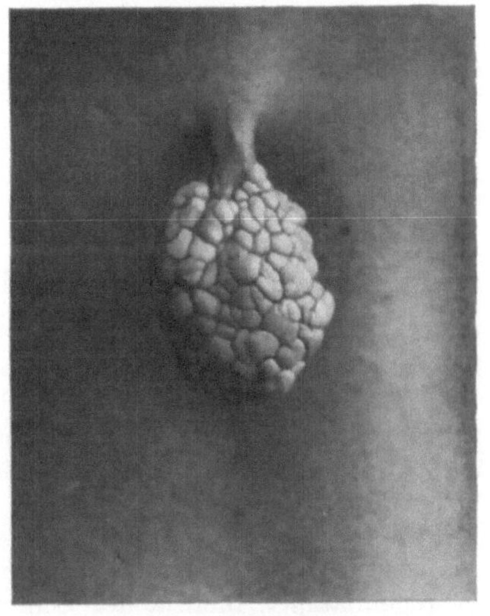

Abb. 46. Papilloma cutis.

Solche zottigen oder traubenförmigen, oft gestielten Geschwülste beobachten wir an der äußeren Haut, seltener an der Schleimhaut der Lippe und der Zunge. Ihr Bild ist unverkennbar, wenn man es nur einmal gesehen hat. Ein weiterer Lieblingssitz ist die Blasenschleimhaut; hier bieten sie in ihrem feingliederigen Bau bei der Besichtigung der Blase durch den Blasenspiegel (Zystoskop) ein besonders reizvolles Bild. Da das deckende Epithel hier sehr zart ist und der Grundstock gefäßreich, so ist das häufige Auftreten von Blutungen im Harn ein verständliches Vorkommnis.

b) Die fibroepitheliale Wucherung kann aber auch im Innern drüsiger Organe erfolgen. Dann entstehen feste rundliche oder knollige Geschwülste von drüsigem Bau, in denen regelmäßige Epithelschläuche mit regelmäßigem Zellbesatz von dem Bindegewebe des Grundstockes umlagert sind (Adenome, Fibroadenome, Abb. 47). Entsprechend dem expansiven Wachstum sind die Geschwülste gegen die Umgebung wohl abgesetzt; sie sind durchaus gutartig. Gelegentliche Abschnürungen absondernder Drüsenschläuche führen zystische Erweiterungen der Schläuche herbei; das ist das Zystadenoma. Die Zystadenome können außerordentliche Ausmaße annehmen: von den großen Zystadenomen des Ovariums, die die ganze Bauchhöhle ausfüllen und die Bauchwand kugelig vortreiben, werden Sie in der Frauenklinik noch oft zu hören bekommen. Treten im Innern der adenomatösen Zysten stärkere Zellwucherungen auf, die zu papillären, oft reich gegliederten Auswüchsen, sozusagen zu Papillomen im Zysteninnern heranwachsen, die die ganze Zyste erfüllen, ja sogar die Zystenwand durchbrechen können (Cystadenoma papilliferum), so können diese Geschwülste nicht mehr zu den unbedingt gutartigen zählen. Auch diese Geschwülste finden sich vorzugsweise am Ovarium; sie gehören ins Bereich der Gynäkologie.

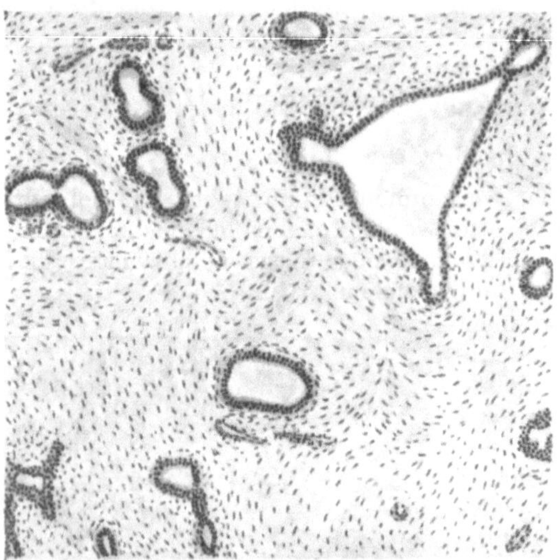

Abb. 47. Fibroadenoma mammae. (Mittl. Vergr.)

Das chirurgisch wichtige Adenom ist das Adenom oder häufiger — bei stärkerer Beimischung von Bindegewebe — das Fibroadenom der Mamma, die häufigste gutartige Geschwulst der weiblichen Brustdrüse.

c) Die Anordnung des Epithels und des bindegewebigen Grundstockes entspricht dem Bild der äußeren Haut; d. h. das Epithel liegt in regelmäßiger mehrfacher Schicht einer Papillen tragenden bindegewebigen Unterlage auf. Diese Anordnung findet sich in der Wand der zystischen Bildungen, die teils auf angeborener Grundlage an der Stelle embryonaler Gesichtsspalten sich entwickeln (Dermoidzysten, Abb. 48), teils aus traumatisch in die Tiefe gerissenen Hautteilen entstehen (traumatische Epithelzysten, Abb. 49). Von beiden Formen wurde bereits vorher gesprochen. Die Wandung der Dermoidzysten schließt sogar die Anhangsgebilde der normalen Haut (Talgdrüsen, Haarbälge und Haare, Schweißdrüsen) ein. Der Inhalt beider Zystenarten besteht aus weißem Epithelbrei.

Die Dermoidzysten finden sich am häufigsten als meist kleine, rundliche, wohl umschriebene und prallelastische Geschwülste am inneren oder äußeren Augenlid oder an der Nasenwurzel; sie haften dem Knochen meist ziemlich fest an, liegen sogar oft in einer seichten Knochenvertiefung.

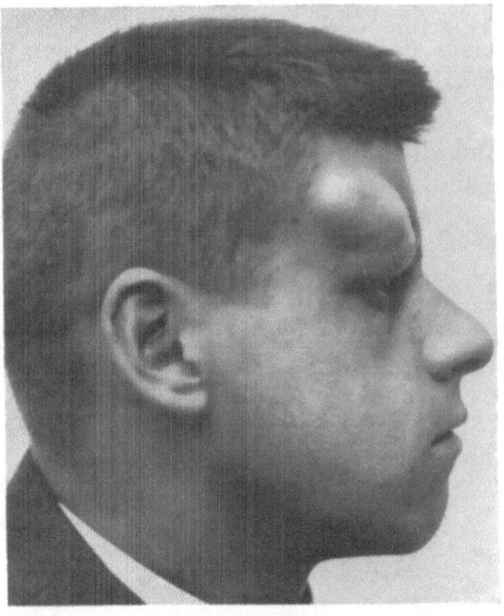
Abb. 48. Dermoidzyste am äußeren Augenwinkel.

Die traumatischen Epithelzysten finden sich weitaus am häufigsten an der Handfläche.

Zu den Epithelzysten gehören auch die angeborenen Halszysten, die dadurch entstehen, daß im embryonalen Leben vorhandene, epithelausgekleidete Gänge sich nicht vollständig zurückbilden. Wir unterscheiden die seitlichen Halszysten, die von einem erhaltenen Kiemengang ausgehen, von den mittleren oder medianen Halszysten (vgl. Abb. 187, S. 307), die von dem Ductus thyreoglossus ihren Ursprung nehmen, der im embryonalen Leben eine Verbindung zwischen dem Zungengrund und der Schilddrüse darstellt und von dem normalerweise nur das oberste Ende als Foramen coecum der Zunge erhalten bleibt.

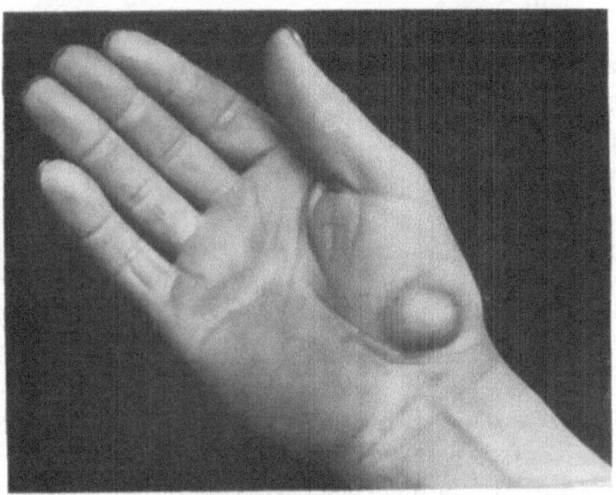
Abb. 49. Traumatische Epithelzyste.

2. Das Karzinom.

Die Zusammenordnung der Epithelzellen zu soliden Strängen und Zapfen wechselnder Dicke und die regellose Durchwirkung des bindegewebigen Grundstockes sind die Kennzeichen der Geschwulst (Abb. 50). Halten sich, im ganzen genommen, beide Anteile etwa die Wage, so sprechen wir von einem Carcinoma simplex; überwiegt das Bindegewebe, von einem Carcinoma scirrhosum oder vom Scirrhus; überwiegt das Epithelzellengewebe, vom Carcinoma medullare.

Nur wenige Krebsarten gibt es, deren Wachstum langsam erfolgt und die daher erst spät oder gar nicht Metastasen aufweisen; das sind insbesondere manche Formen der Hautkrebse. Die überwiegende Mehrzahl der Karzinome sind rasch wachsende und frühzeitig metastasierende Geschwülste, die unter dem Bilde der Kachexie in 2—4 Jahren zum Tode führen.

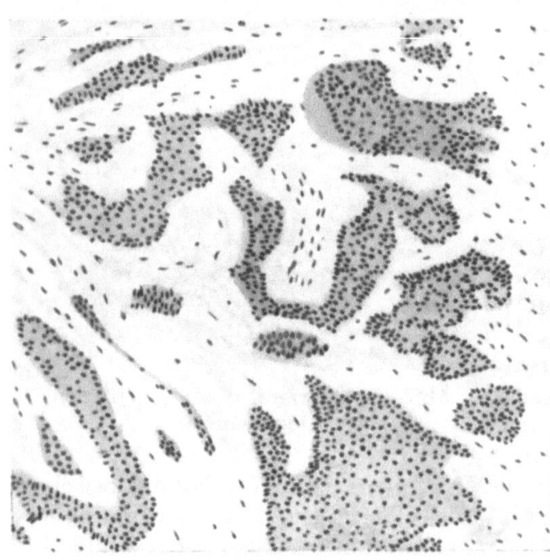

Abb. 50. Carcinoma simplex mammae. (Mittl. Vergr.)

Das Karzinom ist mit Recht die Geißel der Menschheit genannt worden und auch die Chirurgie vermag die Menschheit nicht von dieser Geißel zu befreien, wenn sie auch in vielen Einzelfällen den Tod zu bannen vermag. Die Krebskrankheit, ihre Formen und ihre Bekämpfung wird sich wie ein roter Faden durch Ihre Studien ziehen.

Als Beispiel sei hier das Karzinom der Haut und das Karzinom der Brustdrüse kurz besprochen.

a) Das Karzinom der Haut nimmt seinen Ausgang zumeist von kleinen, bräunlichen, hornartig harten Erhabenheiten der Haut, die durch eine Zunahme der Hornschicht des Epithelgewebes entstehen (Hyperkeratose) und die sich bei alten Leuten sehr häufig vorfinden. Schon die Hyperkeratose zeigt eine vermehrte Zellbildung an, aber die Zellbildung ist nach außen gerichtet. Erst mit dem Augenblick, wo Epithelzellzüge sich auch in das unterliegende Bindegewebe der Kutis erstrecken, können wir von einem Hautkarzinom sprechen. Wir treffen sie klinisch als langsam wachsende, rundliche, platte Erhabenheiten von ausgesprochen derber Konsistenz, die in der Mitte eine auffällig trockene Geschwürsfläche tragen; oder auch als flache und trockene Geschwüre, deren Rand erhaben und von derber

Konsistenz ist. An manchen Stellen können sogar gelegentlich Heilungsvorgänge beobachtet werden: der Geschwürsgrund ist hier und da von einer dünnen Schicht bläulichen Epithels bezogen, während allerdings am Rande die Ausbreitung der Geschwulst weitergeht (oberflächliches Hautkarzinom, Abb. 51). Manchmal ist die Neigung zum geschwürigen Zerfall so groß, daß dagegen der geschwulstartige Charakter

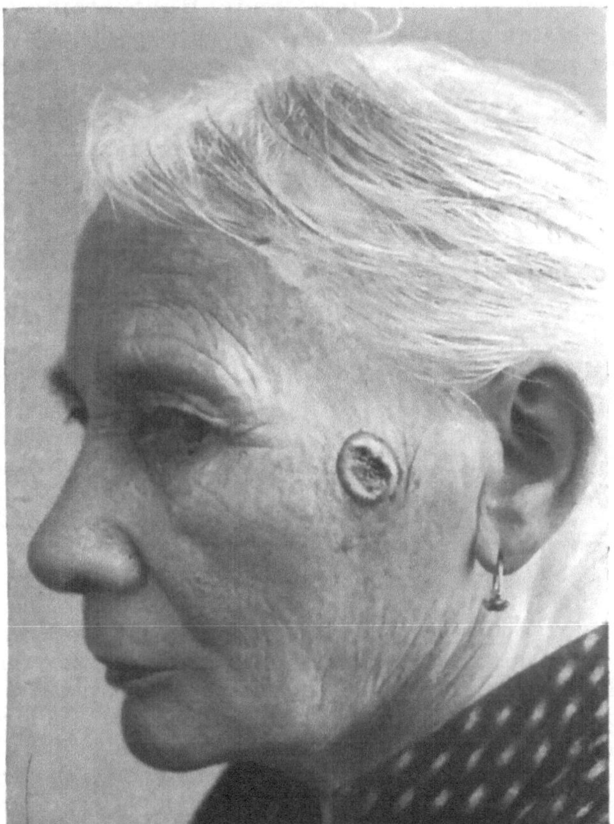

Abb. 51. Oberflächliches Hautkarzinom.

des Hautkarzinoms ganz zurücktritt. Es entstehen dann langsam sich vergrößernde, flache Geschwüre mit rötlichem, feinkörnigem, trockenem Grunde. Nur der hier und da leicht erhabene und dann harte Rand zeigt an, daß die Zerfallsvorgänge nicht auf dem Boden normalen Gewebes, sondern auf dem Boden krankhafter Zellvermehrung erfolgt sind (Ulcus rodens). Trotz seines langsamen Wachstums führt das Ulcus rodens, sich selbst überlassen, im Laufe langer Jahre zu ausgedehnten Zerstörungen, besonders im Gesicht. Wegen ihres langsamen Wachstums und der äußerst geringen Neigung zur Metastasierung stellen diese Hautkrebse die verhältnismäßig gutartigste Form der Krebsgeschwulst überhaupt dar.

Aber nicht immer ist das Bild so günstig. Manchmal zeigen die Epithelzellen weit stärkere Wucherungsneigung. Dann rückt die rascher wachsende Geschwulst bald in die Tiefe vor und dringt in Faszie, Muskeln, ja in den Knochen ein und auch die zugehörigen Lymphdrüsen werden befallen. Der rasche Zerfall führt zu umfangreichen und tiefgreifenden Zerstörungen (tiefgreifendes Hautkarzinom, Abb. 52).

b) Das Mammakarzinom ist das häufigste Karzinom überhaupt. Seine große praktische Bedeutung beruht neben der Häufigkeit in der Möglichkeit der frühzeitigen Erkennung und in der Möglichkeit dauernder Heilung durch frühzeitige operative Hilfe.

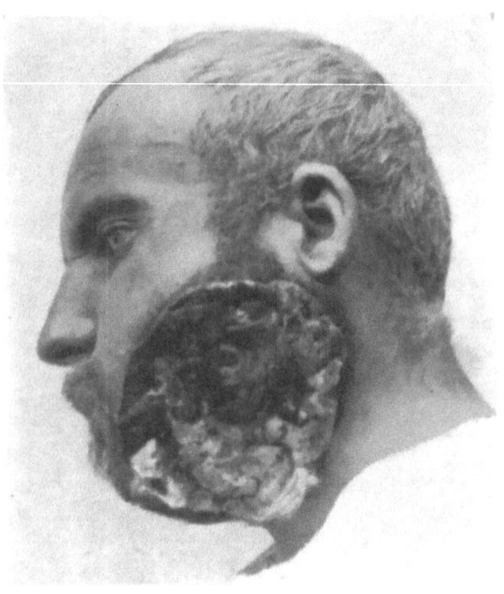

Abb. 52. Tiefgreifendes Hautkarzinom.

Wir finden in der Mamma sowohl das Carcinoma simplex als auch das Carcinoma medullare, das sich durch rasches Wachstum, etwas weichere Tastbeschaffenheit, frühes Durchbrechen der Haut und jauchige Geschwürsbildung auszeichnet, und den Szirrhus, der als Geschwulst klein zu bleiben pflegt und durch seine schrumpfende Wirkung auf die Mamma auffällt: die ganze Mamma wird kleiner, an den Brustkorb herangezogen, die Mamille rückt höher und wird eingezogen. Mit den Lymphbahnen geht die Karzinomverbreitung in die unterliegende Pektoralisfaszie, in den Pektoralismuskel und in die Lymphdrüsen der Achselhöhle. Der karzinomatösen Infiltration der Achseldrüsen folgt bald die Ausbreitung in den Lymphdrüsen, die längs der Vena subclavia sich bis in den Brustkorb erstrecken. Die Beteiligung der tiefen unerreichbaren Drüsen wird durch tastbare Drüsen in der Supraklavikulargrube gekennzeichnet. Besonders verhängnisvoll ist die Ausbreitung des Mammakarzinoms im Knochensystem. Aber auch in der deckenden Haut erfolgt in manchen Fällen eine Aussaat metastatischer Knoten und Knötchen: dicht gedrängte feine Knötchen können der deckenden Haut ein starres, panzerartiges Aussehen verleihen (Panzerkrebs, vgl. Abb. 198, S. 322). Ihren Ausgang können die Karzinome sowohl vom Drüsenkörper als auch von den im Warzenhof liegenden Ausführungsgängen nehmen. Eine seltenere Form des Karzinoms ist das Ulcus rodens der Mamille.

Über die Diagnostik des beginnenden Mammakarzinoms werden wir später zu sprechen haben (Vorl. 16). Über Verlauf und Behandlung wird Ihnen die Klinik noch vieles zu sagen haben.

Ebenso muß Ihnen die Kenntnis von den zahlreichen anderen Formen der Krebskrankheit (Zungen-, Kehlkopf-, Magen-, Mastdarmkarzinom u. a. m.) durch die Klinik vermittelt werden.

V. Die Endotheliome.

Die Endotheliome sind seltene Geschwülste, deren pathologisch-anatomische Stellung noch nicht in allen Fällen gesichert ist. Die Erkennung ist fast immer erst durch die mikroskopische Untersuchung möglich. Es kann nicht Aufgabe dieser Einführung sein, bei diesen Geschwülsten zu verweilen.

VI. Die Mischtumoren.

Von dieser Geschwulstform seien die drei praktisch wichtigsten Beispiele erwähnt:

Die häufigen derben umschriebenen Geschwülste der Ohrspeicheldrüse (typischer Parotistumor) haben den erwähnten Bau einer einfachen Mischgeschwulst. Es sind langsam, expansiv wachsende, ringsum abgegrenzte Geschwülste, die gutartig sind und nach vollständiger Entfernung nicht wiederkehren (Abb. 53).

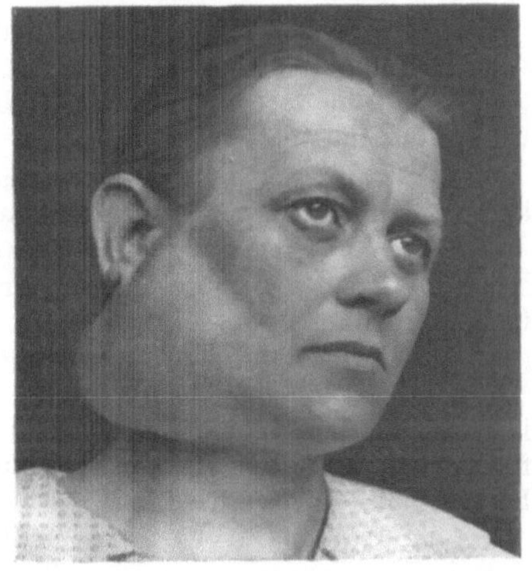

Abb. 53. Großer Mischtumor der Parotis.

Die ebenfalls nicht so seltenen, großen bis übergroßen, derben Bauchgeschwülste kleiner Kinder sind Mischgeschwülste der Niere (angeborener Nierentumor). Sie sind außerordentlich bösartig.

Von der zweiten Gruppe (teratoide Mischgeschwülste) werden Sie den wichtigsten Vertreter, die sogenannte komplizierte Dermoidzyste des Ovariums, in der Frauenklinik kennen lernen. Diese zystischen, mit Brei, Haaren, Knochenstücken und Zähnen gefüllten Gebilde geben einen nicht unerheblichen Prozentsatz der Ovarialgeschwülste ab.

Lassen Sie uns zum Schluß noch kurz besprechen, auf welchem Wege wir der Erkennung der verschiedenen krankhaften Schwellungen und der mannigfachen echten Geschwülste zustreben. Da die gleichen Veränderungen an verschiedenen Körpergegenden vorkommen können, würden wir uns bei der systematischen Untersuchung der einzelnen Körpergegenden und bei der Besprechung ihrer diagnostischen Ergebnisse sehr oft wiederholen müssen, wollten wir in jedem einzelnen Falle von neuem die auf die Geschwulstdiagnostik gerichtete Untersuchung berücksichtigen. Es ist zweckmäßig, den Gang dieser Untersuchung schon vorher im Zusammenhang zu besprechen.

Wir übergehen hier die Vorgeschichte, obwohl diese gerade für die vorliegende Frage von allergrößter Wichtigkeit sein kann. Angaben über die Dauer und Ausbreitung der Schwellung, über die Art des Beginns (plötzlich oder langsam), über das Vorhandensein von Schmerzen und Fieber können manchmal entscheidende diagnostische Bedeutung gewinnen. Wir übergehen auch den allgemeinen Körperbefund, dessen Feststellung — gewiß nicht minder wichtig — in das Lehrgebiet der inneren Medizin fällt. Wir beschränken uns auf die örtliche Untersuchung selber. Sie bedient sich der einfachen Mittel der Besichtigung und Betastung und nimmt in besonderen Fällen noch andere Hilfsmittel (Röntgenuntersuchung, Punktion) zu Hilfe.

Die Besichtigung hat festzustellen:

1. Sitz und Ausdehnung der Schwellung nach der allgemeinen Körpertopographie und nach den örtlichen anatomischen Anhaltspunkten; insbesondere ist die Lage des Mittelpunktes der Schwellung zu bestimmen.

2. Die Grenzen der Schwellung (scharf, umschrieben oder unscharf, diffus).

3. Form der Schwellung (flach, vorspringend, halbkugelig, oval, unregelmäßig, pilzförmig, polypös).

4. Größe der Schwellung unter vergleichender Heranziehung bekannter Dinge (Bohne, Kirsche, Pflaume, Hühnerei, Faust, Kindskopf).

5. Beschaffenheit der deckenden Haut (unverändert, gespannt, glänzend, zart gerötet, hochrot, bläulich-rot, braun pigmentiert, Gefäßzeichnung zeigend, verdünnt, mit Blasenbildung, abgescheuert, geschwürig zerfallen, Fisteln aufweisend).

Bei Geschwürsbildung ist die Größe, die Form, die Beschaffenheit des Randes (flach, aufgeworfen, zugeschärft, unterminiert, kraterförmig) und des Grundes (trocken, feucht, granulierend, speckig, brandig, borkig) zu berücksichtigen.

Die Betastung hat festzustellen:

1. Anatomischen Sitz der tastbaren Geschwulst und Lage zu anderen tastbaren Gebilden (Knochen, Sehnen, Muskeln).

2. Größe und Form der tastbaren Geschwulst.

3. Beschaffenheit der Oberfläche (glatt, körnig, höckrig, lappig, knollig).

4. Beschaffenheit der deckenden Haut (Temperatur unverändert, leicht erhöht, stark erhöht, gespannt, ödematös, unempfindlich, druckempfindlich, schmerzhaft).

Bei Druckempfindlichkeit ist sorgfältig nach dem Mittelpunkt zu suchen und seine Lage anatomisch festzulegen.

5. Grenzen der Geschwulst (allseitig scharf abgegrenzt, seitlich scharf abgegrenzt, aber sich in der Tiefe verlierend; allseitig unscharf, allmählich in die Umgebung übergehend).

6. Tastbeschaffenheit der Geschwulst (knochenhart, knorpelhart, prall-elastisch, derb, festweich, teigig, weich, schwappend, pulsierend, zusammendrückbar, fluktuierend).

7. Beziehungen zur deckenden Haut (Haut abhebbar, verschieblich auf der Geschwulst, verwachsen mit der Geschwulst, Geschwulst in deckende Haut übergehend).

8. Beziehungen zu der Umgebung (abgegrenzt oder allmählich übergehend in das umgebende Fettgewebe, in das umgebende Drüsengewebe, in den angrenzenden Muskel; verschieblich oder unverschieblich gegen die umgebende Drüse, gegen den angrenzenden Muskel, gegen den unterliegenden Knochen). —

Wenn Sie diesen Weg bei der Untersuchung der Ihnen übergebenen Kranken innehalten, dann werden Sie zu einem brauchbaren klinischen Befund kommen. Auf ihm haben sich die diagnostischen Erwägungen aufzubauen, die sich zunächst darüber zu entscheiden haben, ob eine entzündliche Schwellung oder eine echte Geschwulstbildung vorliegt und, im ersten Falle, ob eine akut- oder chronisch-entzündliche Schwellung anzunehmen ist. In vielen Fällen ist die Erkennung allein aus dem Befunde möglich. In sehr vielen anderen ist eine diagnostische Erkennung nicht möglich, wenn man nicht über ein gewisses Maß von chirurgischer Kenntnis verfügt, die uns sagt, welches das klinische Bild der einzelnen Formen der Schwellungen und Geschwülste im allgemeinen ist und welche Erkrankungen an den betreffenden Stellen vorzugsweise beobachtet werden. Solche typische Krankheitsbilder werden wir in den folgenden Vorlesungen kennen lernen. In besonderen Fällen ist dann noch die differentialdiagnostische Einengung durch das Röntgenverfahren und durch die Probepunktion herbeizuführen. —

Lassen Sie uns die Erhebung des Befundes und die Art der diagnostischen Erwägungen an dem Beispiel der beiden vor Ihnen sitzenden Kranken praktisch kennen lernen.

1. Die Mutter bringt uns das 5jährige Kind mit der Angabe, daß im Verlauf des letzten halben Jahres sich eine zunehmende Schwellung auf der linken Halsseite entwickelt habe, ohne daß das Kind über stärkere Schmerzen geklagt habe. Sonstige Krankheitszeichen beständen nicht.

Das Kind ist etwas blaß und nicht gerade gut genährt; die vorausgegangene Untersuchung der inneren Organe hat krankhafte Veränderungen nicht erkennen lassen.

Auf der linken Halsseite stellen wir bei der Besichtigung in der Regio submaxillaris eine fast gänseeigroße, im allgemeinen gleichmäßige Schwellung fest, die sich ziemlich scharf gegen die Umgebung absetzt. Die Grenzen derselben fallen mit den Grenzen der Regio submaxillaris zusammen. In der Mitte der Schwellung erhebt sich eine umschriebene stärkere Vorwölbung. Die deckende Haut ist im Bereich der stärkeren Vorwölbung zart bläulich-rot gefärbt, etwas glänzend; sie scheint verdünnt zu sein. Im Bereich der übrigen Schwellung ist die Haut unverändert.

Bei der Betastung fühlen wir, daß die gänseeigroße Geschwulst die Regio submaxillaris ausfüllt; sie ist wohl umschrieben und läßt sich gegen den Unterkiefer, das Zungenbeinhorn und den oberen Kopfnicker deutlich abgrenzen; auf der Unterlage ist sie nur wenig verschieblich. Bei genauer Betastung stellt man fest, daß sich die Schwellung aus zwei Teilen zusammensetzt: der obere, weitaus größere Anteil ist regelmäßig eiförmig, zeigt überall glatte Oberfläche und ist von weicher Konsistenz. Er zeigt deutliches Fluktuationsgefühl. Die deckende Haut ist im Umkreis auf der Geschwulst verschieblich. In der Mitte, im Bereich der sichtbaren stärkeren Vorwölbung, ist die Haut verdünnt; sie bildet die unverschiebliche Decke der Schwellung; das Fluktuationsgefühl ist hier deutlich, die Temperatur leicht erhöht und es besteht eine, wenn auch nur geringe Druckempfindlichkeit. Der untere, kleinere Teil der tastbaren Geschwulst ist nur kleinwalnußgroß; er hängt dem unteren Pol der größeren Geschwulst an; er ist eiförmig, von glatter Oberfläche und gegen die Umgebung gut abgegrenzt, auf der Unterlage ein wenig verschieblich, von festweicher Konsistenz ohne Fluktuationsgefühl; er ist nicht druckempfindlich, die Haut über ihm gut verschieblich. Bei der Betastung des übrigen Halses finden wir einige bohnen- bis haselnußgroße Geschwülste genau der gleichen Beschaffenheit wie die zuletzt erwähnte auch in der Regio submaxillaris der anderen Halsseite.

Bei der diagnostischen Erwägung gehen wir von dem Befunde aus. Nach ihm kann man mit Sicherheit sagen, daß die größere Geschwulst ein mit Flüssigkeit gefüllter, regelmäßig gebauter Balg ist, also eine zystische Geschwulst. Eine einfache Flüssigkeitsansammlung in den Weichteilen ohne Kapselbildung, z. B. nach Art eines von der Wirbelsäule ausgehenden kalten Abszesses kann nicht vorliegen; dazu ist die Geschwulst zu regelmäßig eiförmig und zu gut allseitig abgegrenzt. Die Frage, ob die zystische Geschwulst einer Entzündung oder einer echten Geschwulstbildung ihre Entstehung verdankt, werden wir dahin beantworten, daß eine akute Entzündung ausgeschlossen ist, daß aber eine chronische Entzündung wahrscheinlich ist, da die Zeichen der chronischen Entzündung an der Stelle der stärkeren Vorwölbung offenkundig sind (blaurote Farbe, Temperaturerhöhung, leichte Druckempfindlichkeit).

Nun nehmen wir die Erfahrungstatsachen zu Hilfe. Aus ihnen ergibt sich, daß verschiedene zystische Bildungen in der seitlichen Halsgegend vorkommen: als echte Geschwülste die angeborene seitliche Halszyste, die Blutzyste, d. h. ein stark erweiterter Raum eines kavernösen Hämangioms, das zystische Lymphangiom und als entzündliche Geschwulst das erweichte tuberkulöse Lymphom. Die angeborenen seitlichen Halszysten erreichen kaum diese Größe. Sie sind stärker gespannt, daher von prall-elastischer bis harter Konsistenz. Die Blutzysten können zwar durch die dünne Haut bläulich durchschimmern; sie entbehren aber des roten Farbentons und der Druckempfindlichkeit; zudem sind sie recht selten. Die zystischen Lymphangiome zeigen in der Regel eine schwappende Konsistenz. Sie sind angeboren; eine solche Geschwulst würde also schon lange zuvor bemerkt worden sein. Außerdem aber würde in allen diesen Fällen die am unteren Pol hängende zweite Geschwulst und die Geschwülste auf der anderen Halsseite nicht erklärt sein. Nehmen wir dagegen die zweite Möglichkeit (erweichtes tuberkulöses Lymphom) an, so würden sofort diese Nebenbefunde erklärt sein, da die Lymphdrüsentuberkulose fast immer eine größere Anzahl von Drüsen befällt und die Erweichung einer Drüse nur den am weitesten vorgeschrittenen Krankheitsvorgang anzeigt. Gerade die am unteren Pol sitzende, sofort als Lymphdrüsenschwellung erkennbare Geschwulst gibt dieser Annahme eine wichtige Unterlage. In Einklang hiermit steht auch die stärkere Vorwölbung des Mittelbezirkes der Schwellung; denn wir wissen, daß die erweichten Drüsen oft mit der Haut verkleben und die deckende Haut ebenfalls infizieren (Skrophuloderma). Wir finden also den durch den Befund als wahrscheinlich angenommenen Krankheitszustand durch die Berücksichtigung der Erfahrungstatsachen bestätigt.

Unsere Diagnose lautet auf tuberkulöse Lymphome mit Erweichung einer großen Drüse der linken Regio submaxillaris und sekundärer Skrophuloderma.

Den Beweis können wir in diesem Falle durch die Punktion erbringen, die gleichzeitig therapeutisch angezeigt ist. Wir stechen in einiger Entfernung von der Schwellung in die unveränderte Haut ein, bringen die Spitze der Nadel in die zystische Geschwulst und Sie sehen, wir saugen den üblichen, grünlich-gelben tuberkulösen Eiter an. Wir entleeren den Balg nach Möglichkeit und führen dann das Kind der Röntgenbehandlung zu.

2. Dieses 25jährige Mädchen bemerkt seit langen Jahren am rechten Vorderarm eine langsam wachsende harte Geschwulst, die ihr weiter keine Beschwerden verursacht und die die Gebrauchsfähigkeit der Hand nur wenig beeinträchtigt.

Bei dem gesund aussehenden, gut genährten Mädchen ergibt die Besichtigung auf der ulnaren Seite des rechten Vorderarmes dicht oberhalb des Handgelenkes eine apfelgroße, völlig scharf umgrenzte und nach ulnar kugelig vorspringende Geschwulst. Die untere Grenze liegt etwa fingerbreit oberhalb des Handgelenkes. Die deckende Haut ist unverändert, höchstens ein wenig gespannt und dadurch leicht glänzend.

Bei der Betastung finden wir die gut apfelgroße Geschwulst durchaus umschrieben, allseitig scharf abgegrenzt; nur in der Tiefe geht sie in die Ulna selber über, auf der sie unverrückt festsitzt. Sie ist von knochenharter Konsistenz, die Oberfläche ist leicht höckrig. Die Haut ist über der Geschwulst vollständig verschieblich. An der Basis der Geschwulst fühlen wir die Sehne des Flexor carpi ulnaris. Unterhalb der Geschwulst ist der Proc. styloideus ulnae tastbar. Das Handgelenk ist frei beweglich.

In diesem Falle ist die Entscheidung über die Art der Schwellung leicht. Ist eine akut entzündliche Schwellung von vornherein ausgeschlossen, so läßt sich der Befund auch mit einem chronischen Entzündungsvorgang nicht in Einklang bringen. Nach der scharfen

Abgrenzung der Geschwulst, nach dem völlig regelmäßigen Befund der deckenden Haut und der umgebenden Weichteile kann es sich nur um eine echte Geschwulst von expansivem Wachstum, also um eine gutartige Geschwulst handeln. Sie muß nach ihrer Konsistenz aus Knochen bestehen.

Wir wissen nun aus der Erfahrung, daß an den Enden der Röhrenknochen nicht selten knöcherne Auswüchse herauswachsen, die von abgeirrten Knorpelzellen des Epiphysenknorpels her ihren Ursprung nehmen und im Laufe der Jahre sich langsam vergrößern. Wir werden daher keinen Zweifel haben, daß hier ein solcher Krankheitszustand, den wir als kartilaginäre Exostose bezeichnen, vorliegen muß. Das Röntgenbild, das den knöchernen Auswuchs an der Ulna sehr deutlich zeigt, bestätigt die Diagnose.

Die operative Entfernung der Geschwulst (durch Abmeißeln an der Basis) wird den Krankheitszustand leicht und dauernd heilen.

6. Von den geschlossenen Verletzungen, insbesondere von den Knochenbrüchen und Verrenkungen.

Nicht immer braucht eine stumpfe Gewalt eine Quetsch- oder Trümmerwunde zu erzeugen. Nicht selten hält die elastische Haut der Gewalt stand und nur die tiefen Weichteile unterliegen der Gewaltwirkung. Kleine Blutgefäße werden zerquetscht oder zerrissen und aus ihnen sickert das Blut in das Bindegewebe der Haut, in die Maschen des Fettgewebes und in das intermuskuläre Bindegewebe; größere Blutungen heben die Haut in Form von Schwellungen von der Unterlage ab, ja es können große Hohlräume entstehen, die mit umfangreichen Blutmassen und Blutgerinnseln gefüllt sind (Hämatome). Stärkere Gewaltwirkungen führen daneben auch zu Zerquetschungen des Fettgewebes und zu Zermalmungen von Muskelteilen mit umfangreichen Nekrotisierungen. Wir bezeichnen diese Verletzungen als die Quetschungen (Kontusionen). Neben der Schwellung und der allgemeinen Schmerzhaftigkeit sind es vor allem die chemischen Umwandlungen des sich in die Lymphe ausbreitenden Blutfarbstoffes, die diese Verletzungen kennzeichnen. Sie führen zu Farbänderungen des Blutfarbstoffes vom Rot-blau zum Braun, Grün und Gelb. Wir sehen daher in den Tagen nach der Verletzung eine entsprechende Verfärbung nicht nur der deckenden Haut und der Haut der benachbarten abhängigen Körperabschnitte, sondern auch der Haut im Bereich der abführenden Lymphgefäße. Das „blaue Auge" ist ein Beispiel einer solchen Quetschung leichten Grades.

Außer der zusammendrückenden Gewalt können auch andere, auseinanderziehende Gewalten die Weichteile treffen. Wenn z. B. ein Gelenk durch eine Gewalt in einer bestimmten Richtung übermäßig bewegt wird, so müssen die hemmenden Bänder und anliegenden Sehnen überdehnt, „gezerrt" werden. Ist die wirkende Gewalt nicht allzu grob, so halten Knochen und auch die Gelenkkapsel im großen stand: es kommt nur zu kleinen Einrissen in den Bändern, den Sehnenscheiden oder auch in der Gelenkkapsel und in der gefäßreichen Synovialmembran. Das austretende Blut verteilt sich in dem der Kapsel außen aufliegenden weichen Bindegewebe (periartikuläre Schwellung) und wird unter weiterer Ausbreitung in den Lymphbahnen an der blau und braunen Farbe der Haut schon äußerlich sichtbar. Andernteils läuft es in die Gelenkhöhle, trennt die Blätter der Synovialmembran und wandelt so den Spaltraum des Gelenkes in einen richtigen blutgefüllten Hohlraum um. Das sind die Bänder- und Sehnenzerrungen oder Verstauchungen (Distorsionen). In der Regel ist die Blutansammlung im Gelenk (Hämarthros) gering im Verhältnis zu dem periartikulären Blutaustritt. Nur an dem geräumigen Kniegelenk mit der ausgebreiteten gefäßreichen Synovialmembran steht oft die pralle Füllung des Gelenkes mit Blut im Vordergrund (Haemarthros genu).

Die Ungefährlichkeit dieser Verletzungen beruht auf dem Abschluß der Verletzungsstelle gegen die Außenwelt mit ihren bakteriellen Wundfeinden. Ungestört von eindringenden Bakterien können sich die Heilungsvorgänge in Ruhe vollziehen. Die ausgetretene Blutflüssigkeit, der Blutfarbstoff und Mengen von roten Blutkörperchen werden von den Lymphbahnen aufgenommen und in die Lymphdrüsen befördert. Gewebsnekrosen werden von Leukozyten gelöst, Gewebslücken durch Granulationsgewebe geschlossen. Bald nach der Verletzung sind die ableitenden Lymphbahnen zum großen Teil vollgepfropft mit roten Blutkörperchen, wodurch die weitere Aufsaugung erschwert wird. Die Lymphbahnen körperwärts auszustreichen und damit den Aufsaugungsvorgang zu begünstigen, das ist eine der Aufgaben der wichtigen Hilfsmaßnahmen, die wir als die Massage zusammenfassen.

a) Die Knochenbrüche.

Auch die Gebilde, die den Gliedmaßen den Halt geben, die Knochen, können ein Opfer der Gewaltwirkung werden. Nicht nur an den Weichteilen, sondern auch an den Knochen können Zusammenhangstrennungen auftreten; das sind die Knochenbrüche (Frakturen). Erfolgt die Trennung an der Stelle der Gewaltwirkung, so ist dies ein direkter Bruch; ist die Trennung die Folge einer abseits einwirkenden Gewalt, so nennen wir dies einen indirekten Bruch. Wird durch die Gewalt der normale Zusammenhang zweier anstoßender Knochen, die Gelenkverbindung, zerstört und werden die Gelenkenden der Knochen voneinander getrennt, so sprechen wir von einer Verrenkung (Luxation). Behält bei den Knochenverletzungen, wie bei den Quetschungen, die Haut ihren Zusammenhang, so nennen wir dies einen einfachen oder subkutanen Knochenbruch bzw. Luxation oder auch einen Knochenbruch bzw. Luxation schlechthin. Ist die Haut ebenfalls durchtrennt, steht also die Zusammenhangstrennung des Knochens mit der Außenwelt in offener Verbindung, so liegt ein offener oder komplizierter Knochenbruch bzw. Luxation vor. Hierbei steht das Verletzungsbild ganz unter dem Zeichen der offenen Wunde mit ihren Gefahren; wir werden davon noch zu sprechen haben.

Zunächst haben wir uns mit den einfachen Knochenbrüchen und Verrenkungen zu beschäftigen.

Wir betreten damit eins der wichtigsten Gebiete der Chirurgie, ebenso wichtig für den Chirurgen wie für den praktischen Arzt. Die Behandlung dieser häufigen Verletzungen ist eine verantwortungsvolle, aber auch unendlich dankbare ärztliche Aufgabe. Wenn Sie in diese Aufgabe hineinwachsen wollen, so müssen Sie sich nicht an Einzelheiten hängen, sondern Sie müssen sich zunächst die großen Gesichtspunkte zu eigen machen.

Zum Verständnis der klinischen Bilder der Knochenbrüche gehört die Kenntnis der verschiedenen Bruchformen, die sich aus der Entstehung ableiten.

Machen Sie sich zunächst einmal frei von der Vorstellung des menschlichen Knochensystems, die Sie durch die Betrachtung der mazerierten Knochen der Anatomie gewonnen haben. Der Knochen des lebenden Menschen ist von jenen mazerierten Knochen durchaus verschieden; er ist nicht trocken, spröde und brüchig wie jener, sondern er ist saftreich, weicher, biegsamer und elastischer. Er trägt außen die nach dem Alter verschieden dicke Hülle des Periostes und enthält im Innern das blutreiche Mark. Er gibt, namentlich in der Jugend, äußeren Gewalteinwirkungen leichter biegsam nach, um dann aber elastisch seine ursprüngliche Form zurückzugewinnen. Ist aber die biegende Gewalt so stark, daß die Kohäsion der einzelnen Knochenteile, die „Biegungsfestigkeit“ des Knochens überwunden wird, dann kommt es zur Zusammenhangstrennung (Biegungsbruch). Der Knochen verhält sich ähnlich wie ein starker, saftreicher Stock bei kräftiger Biegung (Abb. 54a—d). Bei der Biegung werden die Teilchen auf der konvexen Seite auseinander gerissen, auf der konkaven zusammengedrängt (Abb. 54b). Auf der konvexen Seite erfolgt zuerst die Trennung der Teilchen; die Trennungslinie läuft dann zu beiden Seiten an dem verdichteten Bezirk vorbei, so daß dieser ausgebrochen wird (Abb. 54c). Die Trennung kann aber auch unvollkommen sein (Abb. 54d). Läßt die Gewaltwirkung rasch nach, so kann sich die Zusammenhangstrennung auf den konvexen Abschnitt beschränken. Die Knochenteile auf der konkaven, zusammengedrückten Seite, bleiben im Zusammenhang; sie bringen vermöge ihrer Elastizität den Knochen in die ursprüngliche Gestalt zurück. Wir erhalten so einen den Knochen quer oder schräg durchsetzenden Sprung,

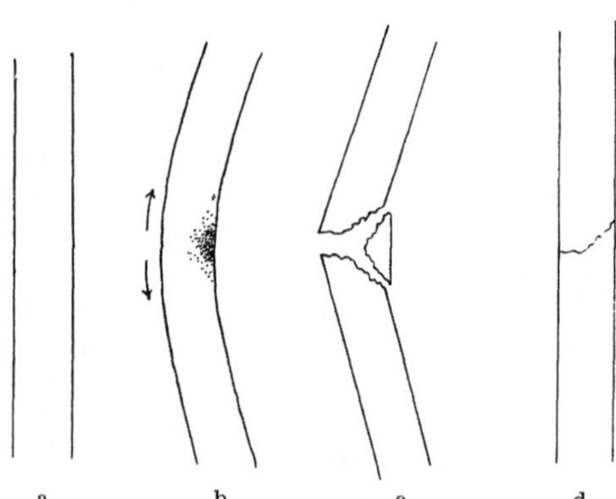

Abb. 54a—d. Schematische Darstellung eines Biegungsbruchs.

der von der konvexen Seite sich ein Stück in den Knochen hinein erstreckt (Knochenfissur). Sind die noch erhaltenen Teile des Knochens schwach, so kann der Knochen beim Nachlassen der Gewalt nicht zurückschnellen; er behält seine geknickte Form; beide Bruchstücke bleiben aber in Zusammenhang miteinander (Knocheninfraktion, Grünholzbruch). Selbst wenn die Zusammenhangstrennung die gesamte Knochenfläche betrifft, kann der Zusammenhalt noch durch das unverletzte, straff angespannte Periost bewirkt werden. Diese Brüche stellen wir als unvollkommene Brüche den vollkommenen Brüchen gegenüber, bei denen die Gesamtheit des Knochens und das Periost an dieser Stelle seinen Zusammenhang vollständig verloren hat (Abb. 55).

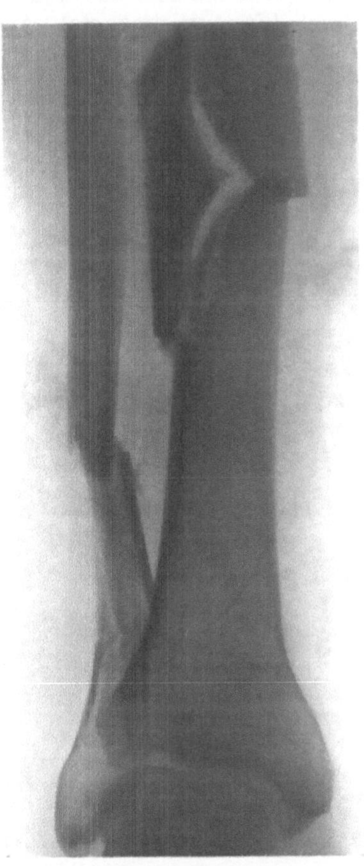

Abb. 55. Biegungsbruch der Tibia, doppelter Biegungsbruch der Fibula. (Direkte Gewalt.)

Beide Formen können auch bei anderweitig wirkender Gewalt auftreten. Wirkt die Gewalt in der Längsrichtung, wird die „Strebfestigkeit" des Knochens übermäßig beansprucht, so gestalten sich die Wirkungen verschieden, je nachdem, ob es sich um einen dünnen, leicht biegsamen oder um einen starken Knochen handelt. Wenn z. B. ein Mensch nach einem direkten vollkommenen Biegungsbruch der Tibia aufsteht, ruht die gesamte Körperlast an dem verletzten Bein auf der dünnen Fibula, die dieser Last nicht gewachsen ist. Unter der Last biegt sie sich wie ein dünner Stock, auf den sich ein schwerer Körper stützt und bricht in oder nahe der Mitte in der einen oder anderen Form, je nachdem der Verletzte die Belastung unterbricht (indirekter Biegungsbruch der Fibula).

Wirkt dagegen die längsgerichtete stauchende Gewalt auf einen kräftigen Knochen, so ist das Ergebnis ein anderes, da ein Durchbiegen des starken Knochens nicht erfolgen kann. Die natürliche Festigkeit der Röhrenknochen ist nicht in allen Teilen gleich. Die Festigkeit der Diaphyse mit ihrer dicken, röhrenförmigen, kompakten Knochenmasse ist ungleich größer als die der spongiösen Epiphyse. Am wenigsten widerstandsfähig ist gerade die Stelle des Überganges der kompakten Knochenröhre in die Epiphyse, d. h. die Gegend der Metaphyse. Hier erfolgt daher in diesen Fällen die Zusammenhangstrennung, die auch hier unvollkommen oder vollkommen sein kann (Stauchungsbruch, Kompressionsfraktur, Abb. 56). Aber auch im letzteren Fall kann der grob mechanische Zusammenhalt gewahrt bleiben. Nicht selten treibt nämlich die fortwirkende Gewalt die Diaphyse tief in die Epiphyse hinein und spießt sie fest an. Wir sprechen dann von einem eingekeilten Bruch (Fractura impacta). Andererseits kann es vorkommen, daß der

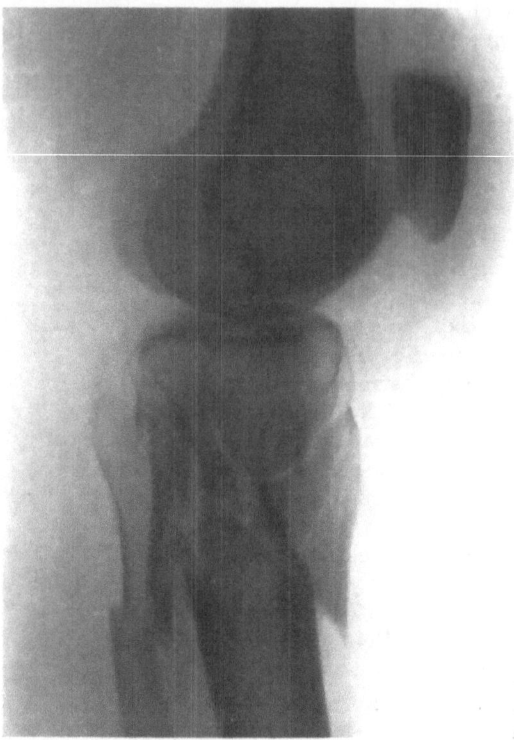

Abb. 56. Stauchungsbruch (Kompressionsfraktur) der oberen Tibia, indirekter Biegungsbruch der Fibula.

Röhrenknochen der Stauchung standhält, während ein anderer, schwächerer, in der Stauchungsrichtung gelegener Knochen der Zertrümmerung anheimfällt. Das ereignet sich ziemlich häufig am Calcaneus (Abb. 57).

Wirkt die längsgerichtete Gewalt im umgekehrten Sinne, d. h. nicht zusammenstauchend, sondern auseinanderreißend, wird die „Zugfestigkeit" des Knochens übermäßig beansprucht, so kann die Zusammenhangstrennung ebenfalls wieder, je nach Dauer und Stärke der Gewaltwirkung, unvollkommen oder vollkommen sein (Rißbruch).

Wird der kräftig angespannte M. quadriceps femoris durch eine gewaltsame passive Beugung des Kniegelenkes gedehnt, wie dies zuweilen beim Hintenüberfallen geschieht, so wird ein gewaltiger Zug auf die in den Streckapparat eingefügte Kniescheibe ausgeübt. Dieser auseinanderreißenden Gewaltwirkung ist das Knochengefüge der Kniescheibe nicht immer gewachsen: es kommt zu einer queren Zusammenhangstrennung des Knochens, meist nahe der Mitte. Läßt die Gewalt rasch nach, so kann sich die Zusammenhangstrennung auf einen Teil des Knochens beschränken (Patellarfissur), oder aber es hält wenigstens das deckende sehnige Periost und die seitlichen Ausstrahlungen des Streckapparates den Zug aus und beide Teile halten die Bruchstücke

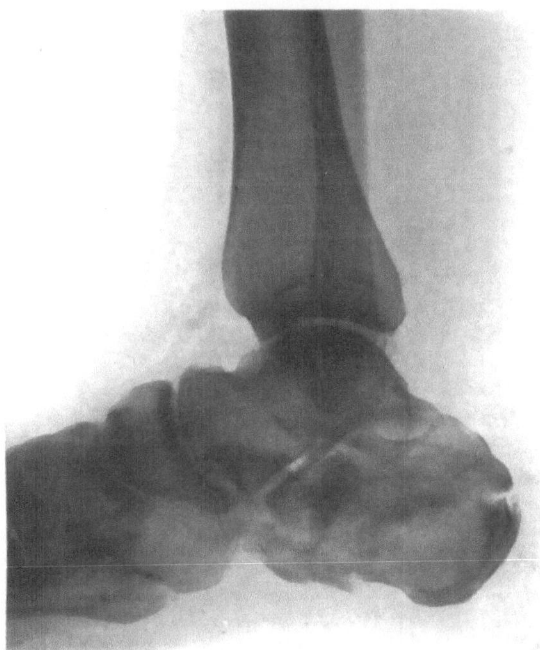

Abb. 57. Stauchungsbruch (Kompressionsfraktur) des Calcaneus.

in natürlicher Lage zusammen. Ist die Gewalt stärker und länger wirkend, so zerreißen auch die umhüllenden Bindegewebsplatten: die Bruchstücke werden auseinandergerissen, zwischen ihnen liegt ein breiter klaffender Spalt. Der gleiche Mechanismus ist auch bei der Rißfraktur des Olekranon (Abb. 58) maßgebend.

Wirkt die Gewalt auf den Knochen im Sinne einer Drehbewegung ein, wird die „Drehfestigkeit" des Knochens übermäßig beansprucht, so erfolgt die Zusammenhangstrennung, die auch hier unvollkommen oder vollkommen sein kann, in einer spiralig verlaufenden Bruchfläche (Spiralbruch, Torsionsfraktur, Abb. 59). Wenn z. B. der rechtwinklig gebeugte Vorderarm von einer Maschine gefaßt und übermäßig nach außen gedreht wird, so teilt sich diese Drehung dem Oberarm mit und es kommt zum Spiralbruch des Oberarmschaftes.

Diese Feststellungen geben eine Vorstellung von dem Zustandekommen der Brüche und der verschiedenen Bruchformen. Praktisch noch wichtiger ist die Feststellung der Lage der Bruchstücke (Fragmente) zueinander.

Ist die Gewalt mit der Zusammenhangstrennung rasch erschöpft, so kann die Lage der beiden Bruchstücke zueinander unverändert bleiben, wie wir dies oben beim Querbruch der Kniescheibe sahen. Das ist der Knochenbruch ohne Verlagerung (Fractura sine dislocatione). Dies wird verständlicherweise bei den unvollkommenen

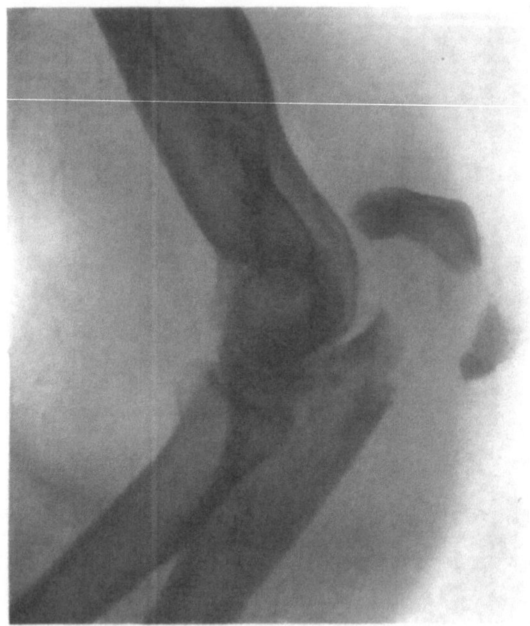

Abb. 58. Rißbruch des Olekranon.

Brüchen häufig, bei den vollkommenen selten der Fall sein. Wirkt die Gewalt auch nach der Zusammenhangstrennung weiter, so wird sie in der Regel die Lage der Bruchstücke zueinander verändern. Wir haben es dann mit einem Knochenbruch mit Verlagerung (Fractura cum dislocatione) zu tun.

Neben der fortwirkenden Gewalt gibt es noch andere Kräfte, die das Entstehen einer Bruchverlagerung bewirken können, so vor allem der Muskelzug. Wir wissen, daß die Muskeln mit einer nicht unerheblichen Spannung in die Gliedmaßen eingefügt sind. Ansatz und Ursprung werden gegen diese Spannung durch den Strebepfeiler des Knochens auseinandergehalten. Geht der Zusammenhang des Strebepfeilers verloren, so steht der Ansatz und Ursprung zu nähern bestrebten Zuggewalt kein Hindernis mehr entgegen: die Annäherung führt zu einer Verschiebung der Bruchstücke in der

Längsrichtung und damit zu einer Verkürzung des Gesamtgliedes (Längsverlagerung mit Verkürzung, dislocatio ad longitudinem cum contractione). Bei anderer anatomischer Anordnung führt der Muskelzug nicht zur Verlagerung der Bruchstücke gegeneinander, sondern zu einer solchen auseinander. Dies sahen wir soeben an dem Beispiel der schwersten Form des Kniescheibenbruches, bei der die Bruchstücke weit auseinandergerissen werden. Wir sprechen dann von der Längsverlagerung mit Verlängerung (dislocatio ad longitudinem cum distractione). Neben der fortwirkenden Gewalt und dem Muskelzug kann auch die Schwere des Gliedes und die Schwere des Gesamtkörpers auf die Lage der Bruchstücke einwirken.

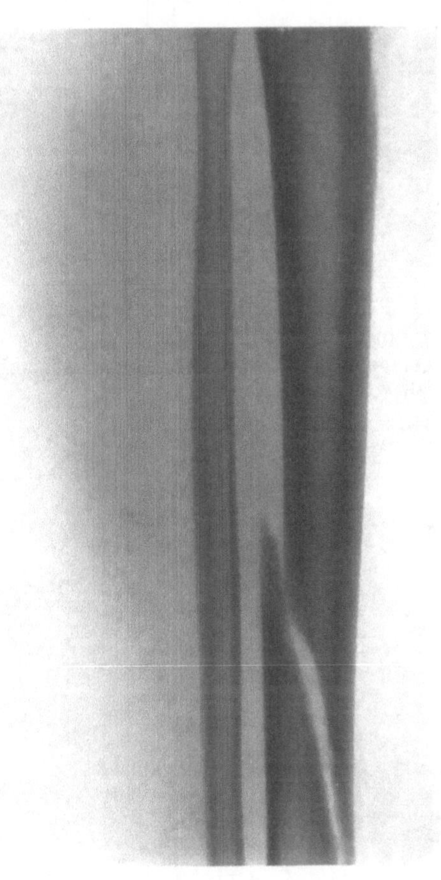

Abb. 59. Torsionsfraktur der Tibia.

Der wichtige Unterschied zwischen verlagertem und nichtverlagertem Bruch zieht sich durch die ganze Bruchlehre hindurch. Dieser Unterschied ist entscheidend für das klinische Bild. Der verlagerte und der nichtverlagerte Bruch an gleicher Stelle und gleicher Entstehungsart ergibt ein durchaus verschiedenes Verletzungsbild. Dieser Unterschied ist, wie wir sehen werden, auch entscheidend für die Behandlung.

Das Wechselspiel der auf die Bruchstelle wirkenden Kräfte — fortwirkende Gewalt, Muskelzug, Schwere des Gliedes und Körperlast — bewirkt die Art der jeweiligen Verlagerung. Die verschiedenen Formen derselben und ihre Bezeichnungen gehen aus der beigefügten Abb. 60 a—e, die ich dem Helferichschen Atlas entnehme, klar hervor. Wir unterscheiden außer der schon besprochenen Längsverlagerung mit Verlängerung und mit Verkürzung die seitliche Verlagerung (dislocatio ad latus), die Achsenverlagerung (dislocatio ad axin) und die Drehverlagerung (dislocatio ad peripheriam). Meist kommen einige Verlagerungen zusammen vor;

eine Längsverlagerung mit Verkürzung ist in der Regel mit Seitenverlagerung verbunden.

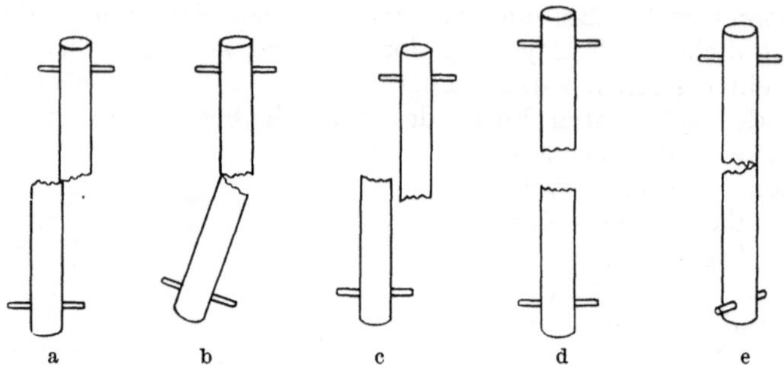

Abb. 60 a—e. Schema der Bruchdislokationen.

a = ad latus, b = ad axin, c = ad longitudinem cum contractione (et ad latus), d = ad longitudinem cum distractione, e = ad peripheriam. (Nach Helferich.)

Ein besonders schönes Beispiel für die Einwirkung der verschiedenen Kräfte auf die Bruchstellung und die daraus sich ergebenden Verlagerungen gibt Ihnen ein Kranker, der heute die Poliklinik aufsucht.

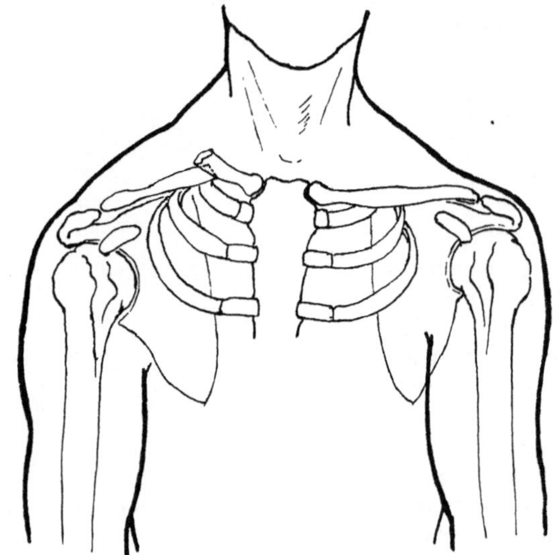

Abb. 61. Fractura claviculae dextrae cum dislocatione.

Der Kranke hat vor wenigen Stunden das Unglück gehabt, beim Putzen eines Pferdes von diesem gegen die rechte Brustseite geschlagen zu werden. Der Schlag hat, allerdings wohl mit verminderter Kraft, die vorstehende Mitte des rechten Schlüsselbeins getroffen, das Schlüsselbein durchgebogen und in der Mitte zerbrochen (direkte Biegungsfraktur der Klavikula).

Sie können nun die eigenartige Stellung der beiden Bruchstücke bei dem mageren Kranken durch die Haut hindurch erkennen (vgl. Abb. 61). Sie sind winklig gegeneinander geneigt (Achsenverlagerung) und sie überkreuzen sich, da das äußere Bruchstück im ganzen nach innen verlagert ist (Längsverlagerung mit Verkürzung). Diese typische Stellung des vollkommenen Schlüsselbeinbruchs ist eine Folge des Muskelzuges und der Schwere des mit dem Schlüsselbein verbundenen Armes. Das Schlüsselbein ist die einzige knöcherne Verbindung des Oberarmes mit dem Brustkorb, da das Schulterblatt, mit dessen Gelenkfläche der Oberarm in Gelenkverbindung steht, frei beweglich dem Brustkorb hinten aufliegt. Das Schlüsselbein ist sozusagen die knöcherne Verlängerung des Armes zum Brustbein; es ist wie ein Strebepfeiler zwischen Brustkorb und Oberarm eingefügt. Zerbricht dieser Strebepfeiler, so kann der mächtige M. pectoralis, der zwischen Brustkorb und Oberarm unter Spannung verläuft, diese Spannung bekunden: er zieht den Oberarm und damit das äußere Ende des Schlüsselbeins nach dem Brustkorb zu heran: daher die Längsverlagerung mit Verkürzung. Durch den Bruch des Schlüsselbeins verliert aber auch der Oberarm seinen Halt am Brustkorb; daher sinkt der Arm, seiner Schwere folgend, etwas nach unten und zieht das äußere Ende der Klavikula mit herab. Hierdurch bekommt das äußere Bruchstück den stark schrägen Verlauf. An dem inneren Bruchstück entfaltet der M. sternocleidomastoideus seine Spannung. Er zieht es nach seinem Ursprung am Proc. mastoideus herauf. Da es aber innen am Brustbein festgehalten wird, so kann es diesem Zuge nur mit dem freien Ende, d. h. dem Bruchende folgen; daher der schräge Verlauf dieses Bruchstückes (Achsenverlagerung der Bruchstücke).

Sie sehen gleichzeitig die Bedeutung der Bruchverlagerung für das klinische Bild: Schulter und Oberarm sind etwas nach unten herabgesunken und die Schulterbreite, d. h. die Entfernung zwischen der Mittellinie und dem Akromion ist auf der verletzten Seite verringert. Handelte es sich um einen Schlüsselbeinbruch ohne Verlagerung, so würden diese auffälligen klinischen Zeichen vollständig fehlen.

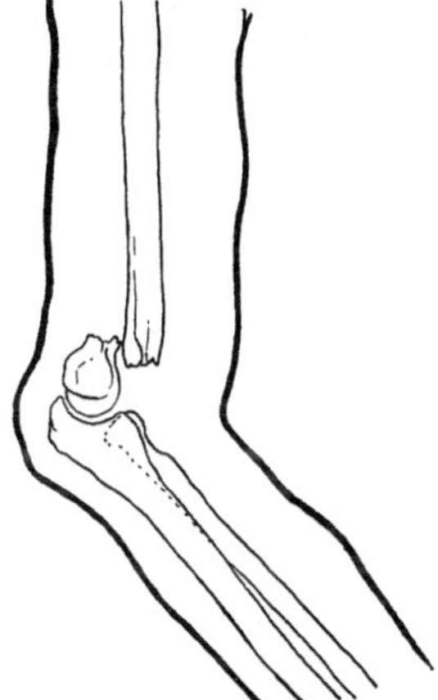

Abb. 62. Fractura supracondylica humeri cum dislocatione.

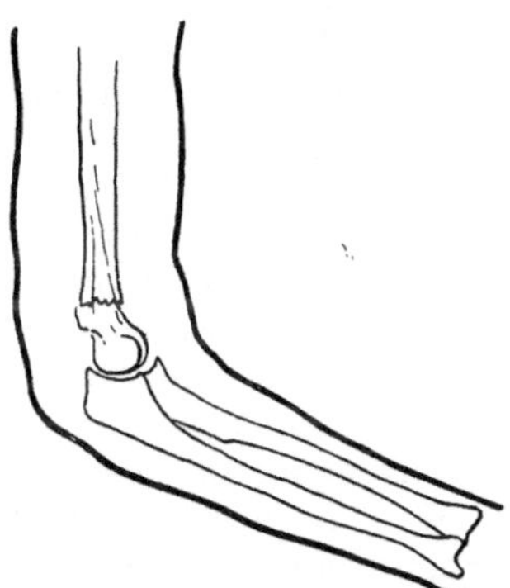

Abb. 63. Fractura supracondylica humeri sine dislocatione.

Nehmen wir als zweites Beispiel den häufigsten Knochenbruch des kindlichen Alters, den Querbruch des Oberarmes am unteren Ende, dicht oberhalb des Ellbogengelenkes, in Höhe der Fossa olecrani (Fractura supracondylica humeri).

Der Bruch entsteht in der Regel als indirekter Biegungsbruch durch Auffallen auf den gestreckten Arm. Bei voller Streckung im Ellenbogengelenk erfolgt eine Knochenhemmung dadurch, daß das Olekranon sich mit seiner Spitze gegen die hintere Humerusfläche in der Fossa olecrani fest anstemmt, während gleichzeitig die vordere Gelenkkapsel straff gespannt ist. Das Ellenbogengelenk wird hierdurch gleichsam festgestellt, Oberarm und Unterarm bilden sozusagen einen einheitlichen Knochen. Erfolgt jetzt durch die Gewaltwirkung eine weitere Zusammenstauchung, so führt dies zu einer Biegung der fest zusammengestellten dünnen kindlichen Knochen und infolgedessen bricht der Knochen an der dünnsten Stelle durch: das ist die Stelle am unteren Humerusende, die durch die tiefe Fossa olecrani stark verdünnt ist. Bei fortwirkender Gewalt tritt das untere Bruchstück des Oberarmknochens nach hinten und häufig gleichzeitig — infolge Weiterwirkung der Stauchung und Zug des M. triceps — nach oben heraus. Das bewirkt ein sehr auffälliges klinisches Bild.

Der Arm erscheint bei seitlicher Betrachtung (Abb. 62) in der Ellenbogengegend verbreitert. Die Achse von Vorderarm und Oberarm treffen sich nicht in der Gelenkgegend, sondern kreuzen sich vor dem Ellenbogengelenk; das Olekranon springt stark nach hinten vor und oberhalb desselben ist eine starke Einsenkung wahrnehmbar.

Alle diese auffälligen Zeichen fehlen vollständig bei fehlender Verlagerung. Form und Umrisse des Armes sind bis auf die Schwellung vollständig regelrecht (Abb. 63).

Diese Beispiele mögen genügen. —

Die genaue Erkennung des Bruches und der Bruchform ist die unerläßliche Vorbedingung für die sachgemäße Behandlung. Beherzigen Sie von vornherein: die Frakturdiagnostik darf sich nicht darauf beschränken, einfach einen Bruch dieses oder jenes Knochens festzustellen, sondern sie muß angeben vor allem, ob ein Bruch mit oder ohne Verlagerung vorliegt und welches die vorhandene Verlagerung ist, dann ob ein vollständiger oder ein unvollständiger Bruch vorliegt, ob — im Falle paariger Gliedknochen — einer oder beide Knochen gebrochen sind und in welcher Höhe die Bruchlinien beider Knochen zueinander liegen.

Die Bruchdiagnostik baut sich auf den erkennbaren Bruchzeichen auf, die auf dem Wege der Besichtigung und Betastung zu erheben sind.

Der diagnostische Wert der sorgfältigen Besichtigung, besonders bei den frischen Verletzungen kann gar nicht hoch genug eingeschätzt werden. Vorbedingung aber ist die genaue Kenntnis der normalen Gliedumrisse und des normalen Oberflächenbildes sowie ihrer anatomischen Unterlagen. Benutzen Sie jede Gelegenheit, sich hierüber zu unterrichten. Wenn Sie sich zum Grundsatz machen, bei der Frakturdiagnostik stets auch die unverletzte Seite zum Vergleich zu entblößen, so werden Ihnen bei sorgfältiger vergleichender Prüfung beider Seiten auch feinere Unterschiede nicht leicht entgehen. Sie sind von hohem diagnostischem Wert. Wir werden später bei der systematischen Untersuchung der einzelnen großen Gelenke auf die normalen Umrisse und ihre Veränderungen ganz besonders einzugehen haben. Machen Sie es sich weiter zur Pflicht, die Frakturdiagnostik auf dem Wege der Besichtigung so weit wie nur irgend möglich zu treiben und die Betastung nur soweit heranzuziehen, als es zur Bestätigung des Gesehenen oder zur Entscheidung noch offener Fragen nötig ist. Die Besichtigung ist schmerzlos, die Betastung nicht. Und schmerzloses Untersuchen gibt dem Verletzten Vertrauen und Zuneigung zum Arzt. Ist nach Art des Gesehenen eine in Allgemeinbetäubung vorzunehmende Einwirkung auf die Bruchstelle notwendig oder wahrscheinlich, so tut man gut, auch die diagnostisch entscheidende Betastung erst in der Betäubung vorzunehmen. Nichts ist mehr zu verurteilen, als der manchen Anfängern eigene Drang zum Röntgenbild; dieser Drang ist ein Kind der Unwissenheit. Nach den klinischen Zeichen ist der Knochenbruch zu diagnostizieren; das Röntgenbild soll nur eine Nachprüfung und Vertiefung unserer klinischen Diagnose liefern.

Die Bruchzeichen sind: die Gestaltveränderung (Deformität) des Gliedes, die Schwellung, die abnorme Beweglichkeit, das Knochenreiben (Krepitation), der Bruchschmerz. Zwei von ihnen sind schon durch die Besichtigung festzustellen: die Gestaltsveränderung (Deformität) und die Schwellung.

Das sinnfälligste Bruchzeichen ist die durch die Bruchverlagerung hervorgerufene Gestaltsveränderung. Nur wenn diese ihren Sitz in der Gelenkgegend hat, ist daneben die Möglichkeit einer Luxation zu berücksichtigen. Beweisend für einen Bruch ist dagegen die Gestaltsveränderung innerhalb des Knochenschaftes — mit der selbstverständlichen Voraussetzung, daß sie erst durch die Verletzung erzeugt wurde. Am auffälligsten ist die durch die Achsenverlagerung hervorgerufene winklige Knickung innerhalb der Gliedachse.

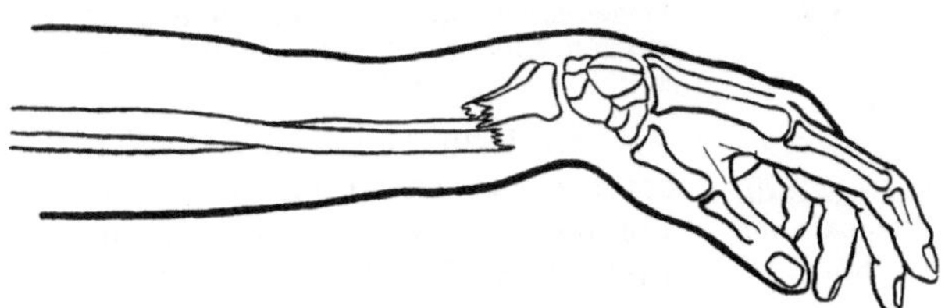

Abb. 64. Fractura supracondylica antebrachii cum dislocatione.

Wenn Sie den Arm jenes Knaben, der erst vor zwei Stunden schwer gestürzt ist, von oben betrachten, so werden Sie in seiner Form kaum etwas Abweichendes bemerken: betrachten Sie ihn aber von der Seite, so gewahren Sie eine deutliche winklige Knickung 3 Finger breit oberhalb des Handgelenkes. Der untere Teil des Unterarmes bildet mit dem oberen einen nach oben offenen Winkel (vgl. Abb. 64). Der Befund ist der gleiche, ob Sie den Arm von der radialen oder von der ulnaren Seite aus betrachten. Beide Knochen des Vorderarmes müssen also gebrochen sein. Gleichzeitig bemerken Sie, daß der Junge den Arm in dieser Stellung mühelos und ohne wesentliche Schmerzen frei in der Luft halten kann; es muß also der untere Teil mit dem oberen noch irgendwie knöchern zusammenhängen.

Nach diesem Befunde stellen wir, ohne das Glied berührt und dem Jungen Schmerzen gemacht zu haben, die Diagnose auf einen unvollkommenen Bruch beider Vorderarmknochen oberhalb des Handgelenkes (Infractio antebrachii supracondylica mit dorsaler Achsenverlagerung des unteren Bruchstückes). Das ist ein häufiger Bruch des kindlichen Alters.

Nicht gleich auffällig ist die seitliche Verlagerung. Am leichtesten ist sie zu sehen an Knochen, die nur von wenig Weichteilen bedeckt sind.

Wenn Sie das Bild des Vorderarmes in Abb. 65 anschauen, so werden Sie deutlich erkennen, daß die ganze Hand zur Achse des Vorderarmes nach radial verschoben ist. Bei dem Blick von der radialen Seite (Abb. 66) sehen Sie gleichzeitig eine deutliche seitliche Verschiebung der gleichen Teile nach dorsalwärts.

Da eine Luxation im Handgelenk nicht vorkommt, kann es sich nur um einen Bruch des unteren Radiusendes (Fractura radii typica) mit Verlagerung handeln, der in diesem Falle — wegen der starken radialen Verlagerung der Hand — mit einer Fractura proc. styl. ulnae verbunden sein muß. Der Verletzungsvorgang ist hier der folgende:

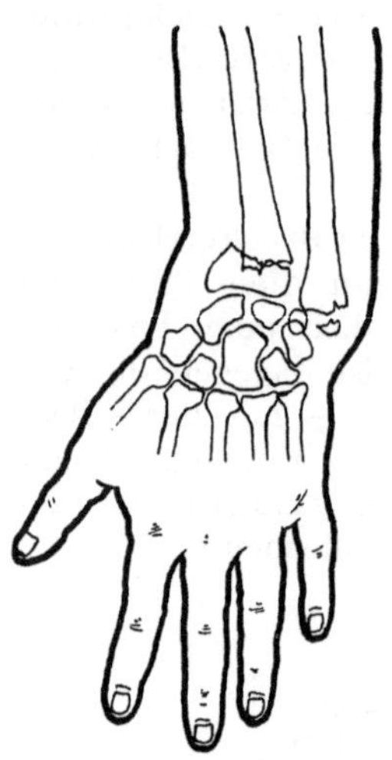

Abb. 65. Fractura radii typica cum dislocatione. (Anblick von oben.)

Beim Hinfallen streckt der Kranke schützend seinen gestreckten pronierten Arm nach vorn aus. Die Wucht des fallenden Körpers trifft also den Arm in der Längsrichtung. Die Stauchung führt zu einem Bruch im Bereich der unteren Radiusmetaphyse (vgl. S. 107). Bei Fortwirkung der Gewalt strebt das untere Ende des Radiusschaftes der Erde zu, infolgedessen weicht die Epiphyse nach dorsal ab. Wenn nun, wie so häufig, der Arm beim Auffallen in Abduktion steht, so wird das untere Ende des Radiusschaftes gleichzeitig nach ulnar drängen; infolgedessen weicht die Radiusepiphyse nach radial ab. Die seitliche Verlagerung ist aber nur möglich, wenn auch der Halt auf der ulnaren Seite verloren geht; der starke Zug des ulnaren Seitenbandes am proc. styl. ulnae reißt diesen vom Knochen ab. Bringen Sie Ihre eigene Hand einmal in die entsprechende Lage und vergegenwärtigen Sie sich den ganzen Vorgang, so werden Sie den Mechanismus dieses Bruches und sein klinisches Bild kaum wieder vergessen.

Sind die deckenden Weichteile dick, so heißt es scharf hinblicken, um eine seitliche Verlagerung zu erkennen; manchmal ist dies auch dem Geübten kaum möglich. Erleichtert wird die Aufgabe in vielen Fällen dadurch, daß die Seitenverlagerung mit einer Längsverlagerung mit Verkürzung verbunden ist; eine solche Längsverlagerung ist aber, wie wir sahen, fast stets mit einer Seitenverlagerung verbunden.

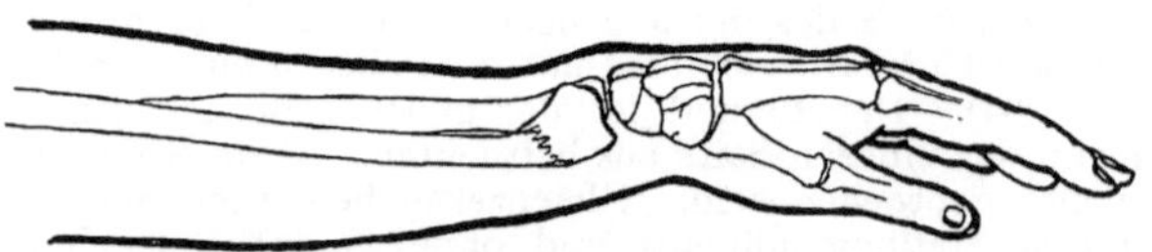

Abb. 66. Fractura radii typica cum dislocatione. (Anblick von der Seite.)

Die Längsverlagerung mit Verkürzung ist bei einiger Übung schon mit dem Augenmaß leicht festzustellen. Der Anfänger hat die Möglichkeit, im Zweifelsfall die Messung mit dem Bandmaß zu Hilfe zu nehmen, die auch der Geübte zur Nachprüfung des Gesehenen verwenden wird. Am Arm benutzt man als feste Punkte für die Messung das Akromion, den äußeren Epicondylus humeri und den Proc. styl. ulnae. Am Bein wird die Prüfung durch die parallele Lage der beiden Gliedmaßen und den dadurch möglichen Vergleich erleichtert. Wenn der eine innere Malleolus höher steht als der andere, ist zunächst auf dem später zu besprechenden Wege (vgl. S. 244ff) zu prüfen, ob es sich um eine scheinbare Verkürzung (durch Beckenhebung auf dieser Seite) oder aber um eine wirkliche Verkürzung handelt. Ist eine wirkliche Verkürzung vorhanden, muß diese bei Gleichstand des oberen Patellarrandes am Unterschenkel ihren Sitz haben. Entspricht der Höherstellung des inneren Malleolus eine gleiche Höherstellung des oberen Patellarrandes, so muß die Verkürzung ihren Sitz am Oberschenkel haben. Die Entscheidung, ob die Verkürzung in dem Oberschenkelanteil unterhalb oder oberhalb des Trochanter majus, also im Schaft oder im Schenkelhals bzw. Hüftgelenk ihre Ursache findet, kann, wie wir später sehen werden (s. S. 246), durch die Prüfung der Roser-Nélatonschen Linie festgestellt werden. Da diese Feststellung aber bei frischen Knochenbrüchen mit Schmerzen verbunden ist, empfiehlt es sich, beiderseits die Entfernung der Trochanterspitze zum äußeren Malleolus durch Messung zu vergleichen. Ist bei wirklicher Verkürzung diese Entfernung beiderseits gleich, so muß die Verkürzung im Schenkelhals oder im Hüftgelenk ihren Sitz haben.

Die Drehverlagerung ist praktisch nur an den unteren Gliedmaßen von Bedeutung. Hier ist sie aus der Stellung des Fußes leicht zu entnehmen.

Betrachten Sie jetzt diese alte Frau, die durch Fall auf den linken Trochanter verunglückt ist. Sie sehen den äußeren Malleolus links 4 cm höher als rechts, ebenso den oberen Patellarrand links 4 cm höher als rechts. Dabei ist die Beckenstellung normal: die Spinae ant. sup. stehen beiderseits gleich hoch. Es besteht also eine wirkliche Verkürzung des linken Beines von 4 cm. Die Ursache der Verkürzung muß nach der Stellung der Kniescheiben oberhalb der Patella, und, da die Entfernung von der Trochanterspitze zum äußeren Knöchel beiderseits gleich ist, oberhalb des Trochanters im Schenkelhals liegen. Ferner beobachten Sie, daß der linke Fuß stark nach außen gedreht ist; der äußere Fußrand liegt in ganzer Ausdehnung dem Lager auf. Gerade gestellt, fällt der Fuß von selber wieder in die Außendrehung zurück.

Es besteht also ein vollkommener Bruch des Schenkelhalses mit Längsverlagerung mit Verkürzung und mit Drehverlagerung (vgl. Abb. 136 und 137, S. 249).

Wir merken uns: die Gestaltsveränderung des Gliedes ist das Hauptzeichen des Knochenbruches mit Verlagerung. Ist jedoch der Sitz der Deformität in einer Gelenkgegend, so ist die Möglichkeit einer Verrenkung in Betracht zu ziehen und die Entscheidung durch Prüfung der weiteren Bruchzeichen (s. später) herbeizuführen.

Das zweite, durch die Besichtigung zu erhebende Bruchzeichen ist die Schwellung.

Die bald nach der Verletzung auftretende Schwellung ist die Folge des Blutaustritts aus dem verletzten Knochen und dem verletzten Mark. Da dieses Blut sich zunächst in der unmittelbaren Umgebung der Bruchstelle ansammelt, ist der Sitz der Schwellung bei den frischen Brüchen ein wichtiger Hinweis auf den Sitz der Bruchstelle. Die genaue anatomische Lagebestimmung der sichtbaren

Schwellung ist bei frischen Brüchen ein unentbehrliches und äußerst wertvolles diagnostisches Hilfsmittel.

Finden wir bei einer frischen Ellenbogenverletzung eine begrenzte Schwellung auf der Außenseite mit dem Mittelpunkt in der Gegend des Radiusköpfchens, so können wir schon mit Wahrscheinlichkeit die Diagnose auf eine Fractura capituli radii (Abb. 105 S. 213) stellen. Finden wir eine solche Schwellung auf der Streckseite mit dem Mittelpunkt am Olekranon, so wird sofort eine Fractura olecrani (Abb. 103 S. 211) nahegelegt. Liegt bei einem jugendlichen Verletzten der Mittelpunkt einer begrenzten Schwellung in der Gegend des Epicondylus mediales humeri, so wird eine Fractura epicondyli medialis (Abb. 104 S. 213) sehr wahrscheinlich gemacht. Ist bei einem Kinde der Mittelpunkt der sichtbaren Schwellung dicht oberhalb des Ellenbogengelenkes gelegen, ohne daß aber eine Gestaltsveränderung wahrnehmbar ist, so wird man in der Annahme einer suprakondylären Fraktur des Humerus ohne Verlagerung (Abb. 63) selten fehl gehen.

Die diagnostische Bedeutung der Schwellung ist auf die frische Verletzung beschränkt (bis 48 Stunden); bei älteren Verletzungen verwischt sich das Bild. Durch die Verstopfung in den Lymphbahnen wird der Lymphabfluß aus dem tieferen Gliedabschnitte erschwert: zu der durch den Blutaustritt bedingten Schwellung tritt die Schwellung durch Lymphstauung. Diese Schwellung dehnt sich nach der Peripherie des Gliedes und — der Schwere folgend — nach den abhängigen Gliedabschnitten zu aus. Der Schwellung gesellt sich, wie bei den Kontusionen, die Hautverfärbung durch den oxydierenden Blutfarbstoff zu. Jetzt ist es nicht mehr möglich, aus der Anordnung der Schwellung einen Schluß auf den Sitz des Bruches zu machen. Wohl aber können wir als allgemeine Regel aufstellen, daß eine sehr starke Schwellung und Verfärbung in einem Bereiche des Gliedes einen Knochenbruch überhaupt wahrscheinlich macht. Mehr können wir nicht sagen; denn ausnahmsweise können auch reine Weichteilquetschungen erhebliche Schwellungen hervorrufen.

Manchmal ist aber das Auftreten einer solchen Schwellung mit Hautverfärbung abseits von der Bruchstelle doch ein wichtiges Bruchzeichen; dies in den Fällen, in denen der verletzte Knochen selber unseren Augen und untersuchenden Finger unzugänglich ist.

Wenn z. B. ein Mensch aus einiger Höhe auf den Schädel fällt und der Knochen der Schädeldecke an der Treffstelle der Gewaltwirkung standhält, so entstehen häufig infolge der Zusammenpressung des kugligen Hirnschädels aus physikalischen Gründen, deren Ausführung uns hier zu weit führen würde, feine Sprünge in der dünnen Schädelbasis, die in großer Ausdehnung längs oder quer verlaufen. Der Untersuchung sind solche Sprünge nicht zugänglich. Wir erkennen sie an ihren Folgezuständen. Dazu gehören neben der unmittelbaren Blutung aus Ohr und Nase und der etwaigen Verletzung basaler Hirnnerven die Schwellungen und Hautverfärbungen, die nach einigen Tagen an den Augenlidern oder am Warzenfortsatz auftreten. —

Gestaltsveränderung und Schwellung sind die Bruchzeichen, die wir durch die Besichtigung feststellen. Die anderen Bruchzeichen — die abnorme Beweglichkeit an der Bruchstelle, das Gefühl des Knochenreibens (Krepitation) und die umschriebene Druckempfindlichkeit (der Bruchschmerz) bedürfen der Betastung.

Die abnorme Beweglichkeit wird festgestellt, indem man entweder das periphere Ende des gestreckten Gliedes seitlich hin- und herbewegt, wodurch an der Bruchstelle winklige Knickungen nach dieser oder jener Seite erzeugt werden, oder indem man den Knochen zu beiden Seiten der nach der Besichtigung vermuteten Bruchstelle mit voller Hand (z. B. am Oberarm) oder mit den Fingerspitzen (z. B. Ulna oder Patella) faßt und seitliche Verschiebungen zu erzeugen versucht. Hierbei darf man nicht zu zaghaft sein; es bedarf in manchen Fällen schon einer gewissen Kraft, um dies Zeichen zu erzeugen. Gleichzeitig bemerkt oft die tastende Hand das Gefühl des Knochenreibens, das man nicht beschreiben kann, das aber so auffällig und bezeichnend ist, daß es wohl kaum unbemerkt bleiben kann. Krepitation kann nur bei vollkommenen Brüchen auftreten. Voraussetzung ist, daß die Knochenbruchflächen noch miteinander in Berührung stehen. Ist die Verlagerung so stark, daß die Bruchflächen weit auseinander liegen, so kann Krepitation nicht auftreten.

Abnorme Beweglichkeit und Knochenreiben bei fehlender Gestaltsveränderung sind die Hauptzeichen des vollkommenen Knochenbruches mit fehlender oder geringer Verlagerung.

Von besonderer diagnostischer Wichtigkeit ist schließlich das letzte Bruchzeichen, der Bruchschmerz. Gleitet der tastende Finger im Bereich der sichtbaren Schwellung über den Knochen hinweg, so zuckt der Verletzte sofort schmerzhaft zusammen, wenn der Finger die Stelle des Bruchs erreicht hat, während die Umgebung nur wenig druckempfindlich ist. Bei bestehender Gestaltsveränderung und bei abnormer Beweglichkeit können wir dieser schmerzhaften Prüfung entraten. Der Bruchschmerz ist jedoch das wichtigste, weil einzige Bruchzeichen bei den häufigen unvollkommenen Brüchen ohne Verlagerung. Es ist das einzige Unterscheidungsmerkmal dieser Brüche gegen die einfachen Quetschungen (Kontusionen) oder Verstauchungen (Distorsionen).

Betrachten Sie dieses junge Mädchen, das heute morgen mit dem Fuß nach außen umgeknickt ist. Die Stellung und Form des Fußes ist völlig unverändert (vgl. Abb. 67a und b). Nur sehen wir in der Gegend beider Knöchel eine deutliche teigige Schwellung, deren Mittelpunkt auf der Außenseite etwas höher als innen gelegen ist. Die normale Stellung und Form des Fußes schließt einen Knöchelbruch mit Verlagerung aus. Handelt es sich um eine einfache Fußverstauchung oder um einen Knöchelbruch ohne Verlagerung? Der Finger gleitet am inneren Knöchel herab. Nahe der Spitze bemerken wir das schmerzhafte Zusammenzucken der Verletzten. Gehen wir nun an der Fibula abwärts zum Knöchel, so erfolgt das gleiche Zusammenzucken schon zwei fingerbreit oberhalb der äußeren Knöchelspitze. Prüfen wir nun auf abnorme Beweglichkeit, indem wir den Fuß gegen den Unterschenkel von vorn nach hinten zu verlagern suchen, so stellen wir fest, daß dies nicht möglich ist.

Wir stellen nach Vorhandensein und Lage des Bruchschmerzes die Diagnose auf einen Bruch des inneren Knöchels und einen Bruch der Fibula oberhalb des äußeren Knöchels ohne Verlagerung (Fractura malleolaris tibiae et supramalleolaris fibulae sine dislocatione). Das ist die typische Malleolarfraktur ohne Verlagerung. Einer der beiden Brüche, wenn nicht beide, muß unvollkommen sein (Fehlen der abnormen Beweglichkeit). Der Vorgang ist hier der folgende:

Durch die übermäßige Pronation beim Umknicken nach außen wird an dem Lig. deltoideum, das vom Tarsus zum inneren Knöchel verläuft, ein gewaltiger Zug ausgeübt. Hierbei reißt, wie gewöhnlich, nicht das starke Band, sondern die knöcherne Ansatzstelle reißt ein oder reißt ab (Rißbruch des inneren Malleolus). Gleichzeitig drängt der Talus mit Gewalt gegen den äußeren Knöchel und biegt die Fibula nach außen ab. Diese ist im Hauptteil an der Tibia fest angeheftet, nur der Malleolus ist frei. Der Malleolus wird gegen den befestigten Teil mit Gewalt abgeknickt; zwischen beiden Teilen, also oberhalb des Malleolus, erfolgt die Zusammenhangstrennung. Aber noch bevor sie vollkommen ist, hört die Gewaltwirkung auf. Die erhaltenen Knochenteile stellen die ursprüngliche Lage des Knochens wieder her.

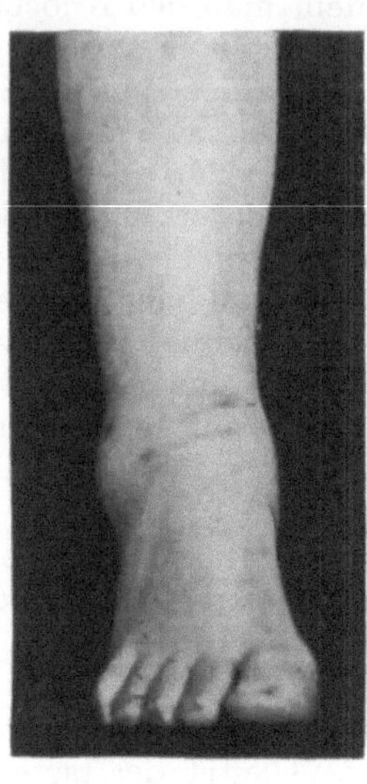

a

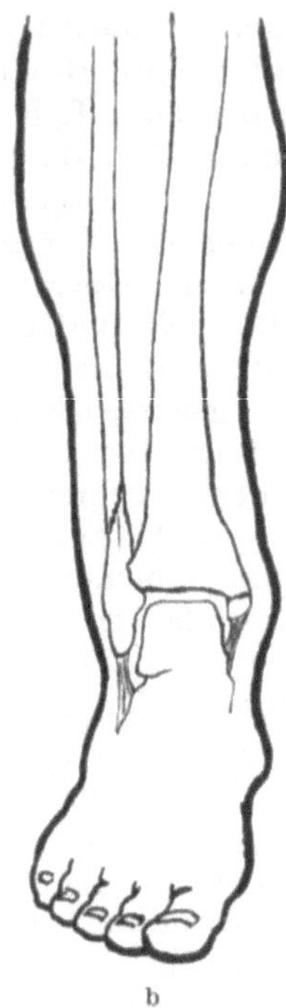

b

Abb. 67 a und b. Fractura malleolaris typica (malleolaris tibiae et supramalleolaris fibulae) sine dislocatione.

Bei der Besichtigung unterscheidet sich die typische Malleolarfraktur ohne Verlagerung in nichts von der einfachen Distorsion. Man bezeichnet sie daher auch als Distorsionsfraktur. Wie anders ist das Bild der gleichen typischen Malleolarfraktur mit Verlagerung, die durch die fortwirkende Gewalt erzeugt wird (vgl. Abb. 68a und b)!

Bei der typischen Malleolarfraktur mit Verlagerung (Abb. 68a und b) ist der Fuß schwer mißstaltet. Der ganze Fuß ist nach außen abgewichen und im Sinne einer übermäßigen Pronation abgeknickt.

Auf der Innenseite springt das untere Ende des oberen Tibiabruchstückes unter der Haut vor. Der Fuß sieht aus, als wäre er verrenkt. Wir bezeichnen daher auch die typische Malleolarfraktur mit Dislokation als die Luxationsfraktur. Nehmen Sie dies als ein letztes Beispiel dafür, wie grundverschieden das klinische Bild des gleichen Knochenbruches ist, je nachdem ob eine Verlagerung vorhanden ist oder nicht; und ebenso verschieden ist, um dies gleich zu erwähnen, in beiden Fällen die Behandlung. —

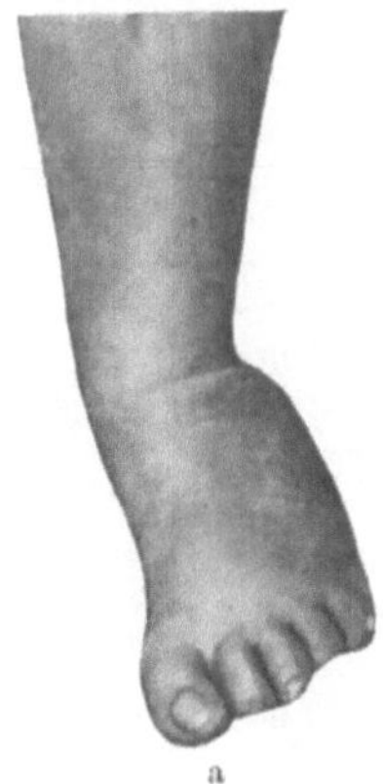

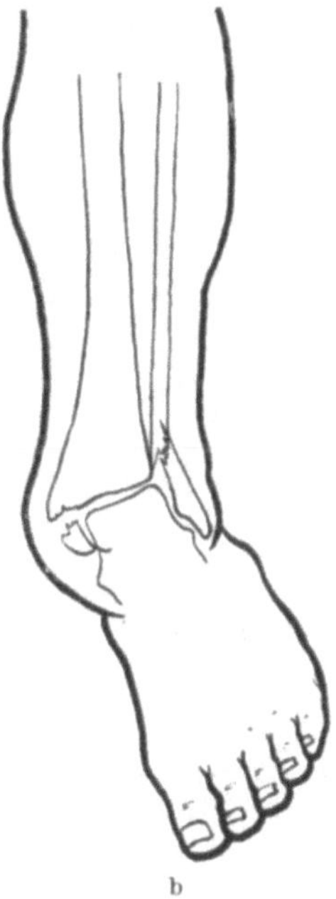

a b

Abb. 68 a und b. Fractura malleolaris typica (malleolaris tibiae et supramalleolaris fibulae) cum dislocatione.

Das letzte, aber nicht geringste Erfordernis zur Frakturdiagnostik ist eine gute Kenntnis der typischen Bruchformen und der Verlauf ihrer Bruchlinien. Es kann nicht Aufgabe dieser Einführung sein, Ihnen diese zu vermitteln. Hierzu gehört neben der Klinik das Studium eines Buches über dieses wichtige Sondergebiet der praktischen Chirurgie, am besten des unvergleichlichen Atlas von Helferich. Einige Angaben finden Sie in den vorausgehenden Zeilen; andere werden noch bei der systematischen Untersuchung der großen Körpergelenke gemacht werden.

Von der wichtigen Behandlung der Knochenbrüche besprechen wir nur die leitenden Grundsätze. Ihre Kenntnis ist die Vorbedingung zu erfolgreicher Bruchbehandlung.

Das Ziel der Behandlung ist die baldige Wiederherstellung des ursprünglichen Zustandes. Hierzu gehört die feste knöcherne Verbindung der Bruchstücke in guter anatomischer Stellung bei Erhaltung der Muskelkraft und der vollen Beweglichkeit der anstoßenden Gelenke.

Die Möglichkeit der knöchernen Wiedervereinigung ergibt sich aus der hohen regeneratorischen Fähigkeit des Knochens. Der Bluterguß, der die frischen Bruchenden umgibt, wird, soweit er nicht der Resorption unterliegt, durch junges Bindegewebe aus der Nachbarschaft ersetzt. Gleichzeitig erfolgt aber an der zerrissenen Knochenhaut und an dem eröffneten Mark der Bruchstelle eine rasche und reichliche Zellvermehrung, aus der sich ein Netzwerk jungen Knochen-

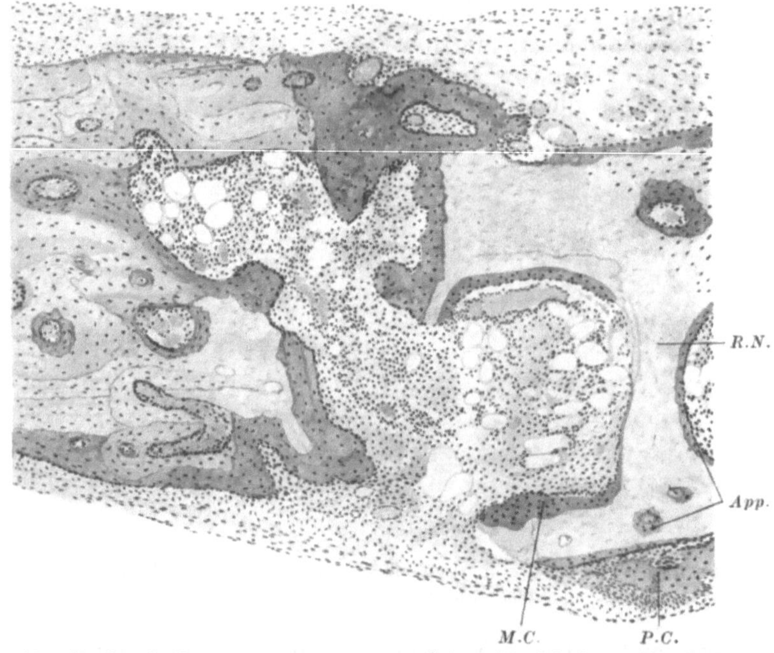

Abb. 69. Frakturheilungsvorgang an einer Schädeldachfraktur (Kaninchen). (Siehe Text.)

gewebes bildet (periostaler und myelogener Kallus, Abb. 69 *P.C.* und *M.C.*), das sich dem übrigen Bindegewebe zugesellt. Die Balken dieses Netzwerkes bestehen aus sich durchwirrenden kollagenen Fibrillen mit zahlreichen, regellos angeordneten Zellen, den Knochenkörperchen (geflechtartig geordnetes Knochengewebe vgl. S. 141). Der Kallus ist zunächst kalklos und weich (osteoides Gewebe). Bindegewebe und osteoides Gewebe bildet die weiche, formbare Masse, die zu diesem Zeitpunkt die Knochenbruchflächen überbrückt. Der Zusammenfluß der neugebildeten knöchernen Netzwerke zu einem gemeinsamen Maschenwerk und die Aufnahme von Kalksalzen im Innern der osteoiden Bälkchen läßt die verbindende Kittmasse zunehmend zu harter Masse erstarren. Dieser vorläufige (provisorische) Kallus bleibt aber nicht ein einfaches, den Bruchflächen oberflächlich anhaftendes Bindemittel; die „Verschweißung" der Bruchstücke gestaltet sich noch inniger. Die Bruchflächen verfallen nämlich in mehr oder weniger großer Ausdehnung der traumatischen Nekrose (Abb. 69 *R.N.*). Zu ihrer Beseitigung dringt das benachbarte Bindegewebe in die Hohlräume des toten Knochens (Gefäßkanäle, Markräume) ein, erweitert sie durch lakunäre Arrosion der Wandungen und lagert an die Stelle toten Knochens neugebildeten Knochen (Abb. 69 *App.*) ab, der mit dem Kallus in Verbindung steht. Der Kallus führt also nicht nur zu einer Verlötung, sondern auch zu der als Bindung vollkommeneren Verzapfung der Bruchstücke.

Man kann die Entstehung und die Erstarrung des Kallus z. B. an Oberschenkelbrüchen sehr schön beobachten, wenn man die vorher erwähnte Prüfung auf abnorme Beweglichkeit von Zeit zu Zeit wiederholt. Man fühlt dann, wie etwa von der dritten Woche an die Freiheit der Beweglichkeit in zunehmender Weise nachläßt, bis — etwa in der fünften Woche — der Knochen nur noch bei stärkeren Bewegungen ein wenig „federt" und bis schließlich jede Beweglichkeit aufhört und der Knochen wieder als ein starres Ganzes erscheint.

Die langsame und allmähliche „Erstarrung" des Kallus ist eine praktisch wichtige Tatsache. Sie erlaubt uns in manchen Fällen noch im weiteren Verlauf der Behandlung bessernd auf die Stellung der Bruchstücke einzuwirken. Sie macht es aber auch möglich, daß ein zunächst gut stehender Bruch im weiteren Verlauf eine schlechte Stellung einnimmt. Hierfür kann der Unerfahrene leicht einen unerfreulichen Beweis erhalten. Handelt es sich z. B. um einen typischen Knöchelbruch, erscheint etwa nach 3 Wochen der Bruch bei Prüfung auf Beweglichkeit fest und läßt man nun fehlerhafterweise den Verletzten auf dem Fuß ohne besondere Vorsichtsmaßregeln umherlaufen, so kann man 1—2 Wochen später mit Schrecken wahrnehmen, daß der Fuß seine ursprüngliche gute Form verloren hat und nach außen abgewichen ist. Der junge Kallus hat der Körperlast nicht standhalten können und hat als noch zu weiches Bindemittel dem Druck des Körpers allmählich nachgegeben; das abgelegene (distale) Bruchstück ist nach außen abgedrückt worden (sekundärer traumatischer Plattfuß).

Die volle Widerstandsfähigkeit erhält der vorläufige Kallus erst durch seine weitere Umbildung zum endgültigen (definitiven) Kallus. Unter aufeinander folgendem Knochenabbau und -anbau wird der maschenartige, geflechtartig geordnete Knochen in den normalen, lamellös geordneten, kompakten Knochen mit seinen Haversschen Systemen und Haversschen Kanälen umgewandelt. Dabei erfolgt der Umbau nicht im gesamten Gebiet des vorläufigen Kallus, sondern nur da, wo der Knochen funktionell in Anspruch genommen ist. An anderen Stellen folgt der Resorption keine Knochenneubildung; der überschüssige vorläufige Kallus wird restlos beseitigt; die Form des ursprünglichen Knochens einschließlich der Markhöhle wird wiederhergestellt. Dann ist, was den Knochen anlangt, die Wiederherstellung des ursprünglichen Zustandes erreicht — vorausgesetzt, daß die Stellung der beiden Bruchenden zueinander dem Verlauf des ursprünglichen, unverletzten Knochens entspricht.

Ist dies nicht der Fall, besteht eine größere Bruchverlagerung, so ist die Aufgabe des Körpers viel schwieriger. Es ist zur Verbindung der Bruchstücke eine ungleich größere Masse von Kallus notwendig, zu dessen Bildung zum mindesten eine ungleich längere Zeitspanne nötig ist. Die Wiederherstellung der ursprünglichen Form ist unmöglich. Zwar kann eine leichte Achsenverlagerung oder Seitenverlagerung bei der Umbildung des Kallus und späterhin dadurch gebessert oder gemildert werden, daß auf der einen Seite vermehrter Knochenanbau vor sich geht, während auf der anderen Seite ein Zuviel durch Resorption beseitigt wird (modellierender Umbau). Dies gelingt aber nur bis zu einem gewissen Umfang. Bei stärkeren Verlagerungen dieser Art, ebenso wie bei jeder Drehverlagerung und Verkürzung ist, sobald erst der Kallus erstarrt ist, die Wiederherstellung des ursprünglichen Zustandes ausgeschlossen.

Ist die Verlagerung stark oder haben sich gar Weichteile, besonders Muskeln zwischen die Bruchstücke gelegt, so kann der Zusammenfluß des Kallusgewebes unmöglich werden. Das ist z. B. bei dem Querbruch der Kniescheibe der Fall, wenn bei gleichzeitiger Zerreisung des seitlichen Streckapparates die Bruchstücke weit auseinanderstehen. Hier kann das Kallusgewebe den großen Zwischenraum nicht vollkommen ausfüllen; es kommt nicht zu einer knöchernen, sondern zu einer unvollkommenen bindegewebigen Verbindung. Das gleiche ereignet sich bei den verlagerten Oberarm- und Oberschenkelbrüchen, wenn sich Muskelteile zwischen die Bruchflächen schieben. Solche bindegewebigen, mehr oder weniger lockeren Verbindungen („falsche Gelenke, Pseudarthrosen") verringern in erheblichem Maße die Leistungsfähigkeit des Gliedes.

Es ergibt sich also für die Bruchbehandlung die Forderung einer guten anatomischen Stellung der Bruchstücke.

Hier nun zeigt sich gleich der grundlegende Unterschied zwischen den Brüchen mit und ohne Verlagerung. Bei den ersteren ist die Richtigstellung der Bruchstücke, die Einrichtung (Reposition) des Bruches der erste und wichtigste Teil unserer Behandlung; bei den letzteren ist die richtige Stellung schon vorhanden, die Einrichtung erübrigt sich also. In beiden Fällen ist aber die richtige Stellung der Bruchstücke während der Bruchheilung zu erhalten (Retention der Fragmente). Hierzu bedarf es bei den Brüchen mit Verlagerung eines die erzielte Stellung erhaltenden Verbandes (Gips, Schiene, Streckverband), der die Wiederkehr der Verlagerung verhütet. Bei den nichtverlagerten Brüchen ist in vielen Fällen die Erhaltung der guten Stellung schon an sich genügend gesichert z. B. durch die erhaltenen Knochenteile (bei Knochenfissuren), durch unversehrte Parallelknochen oder durch feste Einkeilung der Bruchstücke. Hier bedarf man oft überhaupt keines Verbandes. Man wird ihn nur in solchen Fällen anwenden, in denen die Gefahr besteht, daß durch neue Gewaltwirkungen, neue Verletzungen noch nachträglich eine Verlagerung der bislang nicht verlagerten Bruchstücke stattfinden kann.

Die Einrichtung des Bruches (Reposition der Fragmente) geschieht durch Gegenwirkung gegen die Kräfte, die die Verlagerung erzeugten. Wird die häufige Längsverlagerung mit Verkürzung durch den Muskeltonus bewirkt, so werden wir bei der Einrichtung zunächst den fortwirkenden Muskeltonus durch Narkose oder Ätherrausch ausschalten und dann zur Beseitigung der Verlagerung einen kräftigen Längszug ausüben. Eine gleichzeitige Seitenverlagerung, die durch die seitlich einwirkende verschiebende Bruchgewalt bewirkt ist, werden wir unter Fortdauer des Längszuges durch seitlichen, schiebenden Druck in der entgegengesetzten Richtung aufheben. Leicht ist in der Regel die Achsenverlagerung und die Drehverlagerung zu beseitigen durch Bewegen des abgelegenen Gliedabschnittes in der entgegengesetzten Richtung. Es können aber auch Schwierigkeiten entstehen, die besondere Hilfe erfordern.

Wenn z. B. bei einer direkten Biegungsfraktur der Ulna (Parierfraktur) die Bruchstelle stark radialwärts vorgedrückt ist (starke dislocatio ad axin), so ist eine entgegengesetzt gerichtete Einwirkung auf die Knochenenden deswegen unausführbar, weil der erhaltene Radius irgendeine Bewegung innerhalb des Vorderarms nicht zuläßt. Auch eine direkte Einwirkung auf die Bruchstelle kann nicht erfolgen; denn die dicke Muskulatur macht das Eindringen der Fingerspitzen zwischen Radius und Ulna unmöglich. In praktischer Durchführung des gleichen Vorgehens kann man sich so helfen, daß man je einen einzinkigen starken Knochenhaken auf der dorsalen Seite durch die Haut hindurch — natürlich unter aseptischen Vorsichtsmaßregeln — in die Bruchstücke nahe der Bruchstelle einsetzt, mit ihnen die Bruchenden nach ulnar herauszieht und sie so in die richtige Lage bringt.

Bei anderen Brüchen schließlich ist die notwendige Einwirkung nur an der operativ freigelegten Bruchstelle durch besondere Maßnahmen möglich. So ist z. B. bei den weit klaffenden Querbrüchen der Patella und des Olekranon die Vereinigung der Bruchstücke nur durch operative Freilegung der Bruchstelle und Nahtvereinigung der Bruchstücke zu erzielen.

Die Stellungserhaltung nach der Einrichtung (Retention der Fragmente) erreichen wir in der Regel am besten durch den gut angelegten Gipsverband, der nicht „schnüren“ darf, aber andererseits so gut angepaßt werden muß, daß er die Wiederkehr der Verlagerung verhütet. Der Gipsverband muß bei den Brüchen der Knochenschäfte mindestens die beiden Nachbargelenke mit einschließen; er muß bei den Gelenkbrüchen mindestens bis zur Hälfte der beiden anstoßenden Glieder reichen. Die Aneignung einer guten Gipstechnik ist eine der wichtigsten Aufgaben für den jungen Chirurgen! Alle Einzelheiten müssen dem praktischen Verbandkurs vorbehalten bleiben. Am geringsten ist die Gefahr einer wiederkehrenden Verlagerung bei der Dislocatio ad axin, weil hier der Verband mit ganzer Fläche auf die Bruchstücke einwirkt. Größer ist sie bei der Seitenverlagerung und der Längsverlagerung mit Verkürzung. Am günstigsten sind hier noch die Querbrüche. Ist bei ihnen die Verlagerung durch die Einrichtung beseitigt, so liegen die Bruchflächen aufeinander; sie haben „Halt aneinander gefunden". Der nach Aufhören der Narkose wieder einsetzende Muskeltonus wird hier die Bruchflächen nur noch fester aufeinander pressen. Sehr schwierig ist dagegen die Stellungserhaltung bei den Schrägbrüchen und Spiralbrüchen, weil bei ihnen die Bruchflächen keinen guten Halt aneinander finden können, weil sie unter der Wirkung des Muskeltonus leicht, wie auf schiefer Ebene, aneinander vorbeigleiten. Um hier einer neuen Verkürzung entgegenarbeiten zu können, muß der Gipsverband oben und unten an vorspringenden Punkten ein festes Widerlager finden (distendierende Wirkung). Der Unterschenkelverband findet solche Gegenlager z. B. oben an den ausladenden Kondylen der Tibia, unten am Fußrücken. Nicht selten bedürfen wir aber in diesen schwierigen Fällen besonderer Maßnahmen (Streckverband s. später).

Die Wiederherstellung der ursprünglichen Knochenform durch gute Zusammenstellung der Bruchstücke ist gewiß unser Ziel; aber es darf nicht unser letztes und einziges Endziel sein. Wir haben daneben die nicht minder wichtige Aufgabe, Muskelkraft und Gelenkbeweglichkeit dem Glied zu erhalten. Schon der unvermeidliche Nichtgebrauch des gebrochenen Gliedes übt einen schädigenden Einfluß auf die Muskulatur aus, die dem Schwunde verfällt (Inaktivitäts-Atrophie), und die Ruhighaltung der Gelenke führt zu einer Beschränkung ihrer Beweglichkeit (Versteifung). Je länger der ruhigstellende Verband wirkt, um so größer die Schädigungen auf Muskelkraft und Gelenkbeweglichkeit. Nur allzu leicht nehmen, besonders bei alten Leuten, die Schädigungen solche Grade an, daß sie auch durch langdauernde und energische Nachbehandlung (Bäder, Massage, Bewegungen) nicht wieder gutgemacht werden können. Blickt man nur einseitig auf die Bruchstelle, so würde eine lange dauernde, bis zum Schluß der Knochenheilung fortgeführte Retention der richtiggestellten Bruchstücke im feststellenden Verbande vielleicht ein sehr gutes anatomisches Resultat ergeben; infolge der langen Ruhigstellung würde aber der Zustand der Muskeln und Gelenke und damit das Gebrauchsergebnis unbefriedigend ausfallen. Das gute anatomische Heilergebnis wäre mit der Versteifung und Kraftlosigkeit des Gliedes zu teuer bezahlt. Es gab daher eine Zeit in der Chirurgie, in der Gelenkbeweglichkeit und Muskelkraft als Ziel durchaus vorangestellt und die anatomische Stellung der Bruchstücke darüber bewußt vernachlässigt wurde. Die heutige Bruchbehandlung wählt zwischen einseitigen anatomischen und funktionellen Gesichtspunkten die Mittellinie, indem sie die funktionelle Behandlung so frühzeitig und so energisch einsetzen läßt, als dies mit der Erhaltung der guten anatomischen Stellung vereinbar ist.

Hieraus ergibt sich, daß die funktionelle Behandlung bei den nichtverlagerten Brüchen früher einsetzen kann als bei den verlagerten und richtig gestellten Brüchen, bei denen erst eine größere Festigkeit des Kallus die Gefahr neuer Verlagerungen beseitigen muß.

Hieraus ergibt sich weiter die wichtige Tatsache, daß bei den „gesicherten“ Brüchen ohne Verlagerung, die von vornherein einen festen Zusammenhalt in guter Stellung haben und bei denen wir, wie wir sahen, oft jeden feststellenden Verband entbehren können, mit der funktionellen Behandlung sehr bald nach der Verletzung begonnen werden kann, sobald die Verletzungsblutung zum Stehen gekommen ist (2—3 Tage). Dies gilt für alle Knochenfissuren und unvollkommenen Brüche; sie können in der Tat genau so behandelt werden wie die einfachen Kontusionen und Distorsionen. Haben wir es mit einer unvollkommenen Radiusfraktur, mit einer suprakondylären Oberarmfraktur ohne Verlagerung oder mit einer Klavikularfraktur ohne Verlagerung zu tun, so ist zweifellos die beste Behandlung, unter Verzicht auf jeden feststellenden Verband schon am 2. oder 3. Tage mit der funktionellen Behandlung zu beginnen. Das gleiche gilt auch mit vollem Recht für die gut stehende und fest eingekeilte Fractura colli humeri und für die typische Malleolarfraktur ohne Dislokation; nur ist im letzteren Falle aus den oben besprochenen Gründen für längere Zeit die Belastung auszuschalten. Zu den „gesicherten“ Frakturen sind auch die operativ vereinigten Patellar- und Olecranonfrakturen zu rechnen, bei denen die funktionelle Behandlung einsetzen sollte, sobald die glatte Wundheilung sicher gestellt ist, also etwa nach dem dritten Tage p. op. Nach meinen Erfahrungen kann der Anfänger sich mit diesem an sich klaren Gedankengang nicht recht befreunden; er ist zu leicht geneigt, ganz zu Unrecht, in dem langliegenden Gipsverband das A und O der Knochenbruchbehandlung zu erblicken.

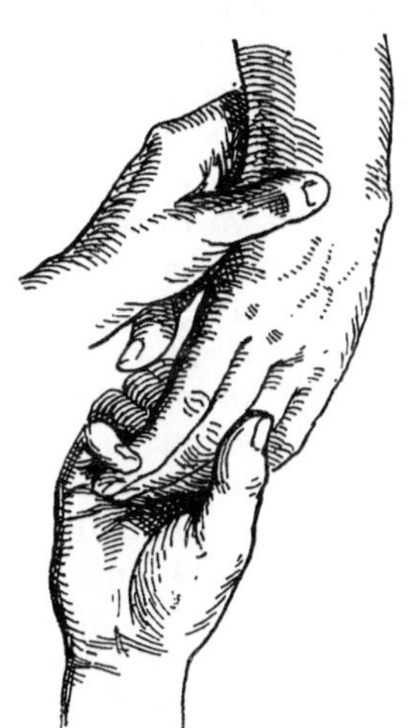

Abb. 70. Nachbehandlung der typischen Radiusfraktur.

Passive Bewegungen des Handgelenks, während die linke Hand die Bruchstelle fixiert.

Besteht bei volkommenen Brüchen mit Verlagerung nach der Einrichtung nach Art des Bruches und dem Verlauf der Bruchlinien keine Neigung zur Wiederherstellung der Verlagerung (Querbrüche, Kompressionsbrüche), so wird in der Regel nach 8—12 Tagen mit der funktionellen Behandlung begonnen werden können. Am zweckmäßigsten ist es hierbei, den umschließenden Gipsverband durch seitliches Aufschneiden mit guter Gipsschere (Stillesche Gipsschere) in zwei Hälften zu teilen, das Glied vorsichtig herauszunehmen und dann, während die linke Hand die Stellung der Bruchstelle sichert (vgl. Abb. 70), mit der rechten Hand mit Bewegungen und leichter Massage zu beginnen. Nach der Beendigung wird dann das Glied wieder in die Hälften zurückgelegt und der Gipsverband durch eine fest umgelegte Mullbinde geschlossen. Dies wird täglich wiederholt. Wenn nach weiteren 8 Tagen der Halt der Bruchstücke fester geworden ist, können auch die Gipshüllen fortgelassen werden. Diese Vereinigung der Ruhigstellung mit funktioneller Behandlung ist das beste Behandlungsverfahren bei den wichtigsten gelenknahen Frakturen mit Verlagerung nach ihrer Einrichtung (Fractura colli humeri, Fractura supracondylica humeri, typische Radiusfraktur, typische Malleolarfraktur). Handelt es sich jedoch um vollkommene Brüche mit großer Neigung zur Wiederkehr der Verlagerung (z. B. Schrägbrüche des Unterschenkels), so kann die funktionelle Behandlung erst begonnen werden, wenn die Festigkeit des Kallus den Bruchstücken genügend Halt gibt (etwa nach 3 Wochen). In der Regel jedoch gelingt in diesen Fällen die Erhaltung der richtigen Einstellung der Bruchstücke nur so unvollkommen, daß wir diese Brüche von vornherein der gleich zu besprechenden Streckbehandlung zuführen.

Nicht immer nämlich ist es möglich, bei der Einrichtung in Narkose die zur Überwindung des Muskeltonus nötige Kraft zu entfalten und nicht immer kann der Gipsverband die eingerichteten Bruchstücke in ihrer Stellung erhalten. Bei einem muskelstarken Oberschenkel z. B. ist durch Zug ein völliger Ausgleich der Verkürzung nicht zu erreichen, und selbst wenn es gelänge, würde auch im sorgfältig angelegten Gipsverband noch immer so viel Spielraum sein, daß sich die Verkürzung, wenigstens zum großen Teil, wieder einstellt — ganz besonders dann, wenn, wie so häufig, die Bruchlinien schräg oder spiralig verlaufen. Der gleiche Verlauf der Bruchlinien macht auch bei den Unterschenkelfrakturen den Wiedereintritt der Verlagerung häufig unvermeidlich. In diesem Falle ist es notwendig, die Kräfte, die wir bei der Einrichtung in Narkose in wenigen Minuten zusammengedrängt anwenden, auf längere Zeit wirken zu lassen, also sozusagen eine „verlängerte" Einrichtung in Anwendung zu bringen. Das ist der Sinn der Streckbehandlung mit dem Extensionsverband.

Die Kraft des Längszuges greift von der Bruchstelle aus abwärts an. Sie kann an der Haut angreifen: hierzu legt man längsgerichtete Pflasterstreifen oder mit Harzlösung (Mastisol) angeklebte Tuchstreifen an, vereinigt diese unterhalb des Gliedes und leitet von der Vereinigungsstelle einen Bindfaden über ein Rollensystem, das die vertikale Druckwirkung eines angelegten Gewichtes in einen horizontalen Zug verwandelt. Oder sie greift am Knochensystem selber an: hierzu schlägt man durch einen peripher gelegenen Knochen — am häufigsten den Kalkaneus — einen Metallnagel hindurch, an dem dann die Zugvorrichtung angebracht wird. Es liegt auf der Hand, daß der unmittelbare Zug am Knochen bei gleichem Gewicht wirksamer ist als der, der erst von der Haut aus auf den Knochen übertragen wird — allerdings auf Kosten einer Haut-Knochenwunde. Wir werden den Zug am Knochen daher da anwenden, wo ein besonders starker Zug nötig ist oder wo bei tiefsitzender Fraktur das abgelegene Stück so kurz ist, daß das angelegte Heftpflaster keine genügende Haftfläche besitzt. Und genau so, wie wir bei der Einrichtung in Narkose bei vorhandener Seitenverlagerung dem Längszug einen quer gerichteten Druck oder Zug auf die Bruchstücke anfügen, werden wir bei dem Streckverband unter gleichen Verhältnissen quergerichtete Dauerzüge hinzufügen.

Die Streckbehandlung bewirkt eine allmähliche Einrichtung des Bruches, die wir mit dem Röntgenverfahren von Schritt zu Schritt nachprüfen können. Der Zug kann je nach Bedarf gesteigert oder, bei übermäßiger Wirkung, verringert werden; er bewirkt gleichzeitig die zur Heilung nötige Erhaltung der Bruchstellung. Die Streckbehandlung hat dabei weiter den großen Vorteil, daß die funktionelle Behandlung bald nach der Verletzung einsetzen kann: die Muskulatur kann nicht nur mit Klopfmassage behandelt werden, sondern sie kann auch dadurch ganz besonders kräftig gehalten werden, daß bei liegendem Verband und dadurch bewirkter Stellungserhaltung der Bruchstücke leichte aktive Bewegungen in den benachbarten Gelenken ausgeführt werden. In den aktiven Bewegungen besitzen wir das beste Mittel zur Bekämpfung des Muskelschwundes; sie sind auch das beste Mittel zur Verhütung der Gelenkversteifung

Die Streckbehandlung stellt also die ideale Verbindung der anatomischen und der funktionellen Bruchbehandlung dar. Dem steht ein allerdings oft schwerwiegender Nachteil gegenüber: das ist die Notwendigkeit der Bettruhe. Bedeutet sie für alle Menschen eine große Belästigung, so ist sie für alte Leute eine große Gefahr; denn wir wissen, daß bei ihnen die Bettruhe das Gespenst der hypostatischen Lungenentzündung heraufbeschwört. Diese Gefahr ist so groß, daß wir von der Streckbehandlung bei diesen Verletzten grundsätzlich Abstand nehmen müssen. Aber auch bei jungen Menschen werden wir sie nur dann anwenden, wenn auf anderem Wege ein guter Behandlungserfolg nicht zu erzielen ist. Bei den verlagerten Brüchen des Ober- und Unterschenkels — ausgenommen bei Greisen — ist die Streckbehandlung, bei allen anderen verlagerten Brüchen die Einrichtung in Ätherrausch oder in Narkose und die nachfolgende Retention im feststellenden Verbande bei frühzeitiger funktioneller Behandlung das Verfahren der Wahl. —

Ein kurzes Wort noch über die komplizierten Frakturen.

Daß das Schicksal dieser Brüche in erster Linie von der Wundinfektion abhängig ist, wurde bereits erwähnt. Die Wundinfektion steht in Abhängigkeit von dem Grade der bakteriellen Verunreinigung. Diese ist meist nur gering, wenn bei indirekter Gewaltwirkung eines der stark verlagerten Bruchstücke die Haut von innen her durchspießt (Durchspießungsbruch) und wenn die Rücklagerung des Bruchstückes bald vorgenommen wird. Mit der geringen Zahl der hereingeratenen pyogenen Kokken werden dann die Schutzstoffe des Körpers meist fertig. In diesem Falle unterscheidet sich der Heilungsverlauf kaum wesentlich von dem eines einfachen subkutanen Bruches.

Die Gefahr der Infektion ist dagegen groß bei den direkten Brüchen, bei denen die Gewalt gleichzeitig eine Quetsch- oder Trümmerwunde der Haut und der Weichteile setzt, deren hohe Infektionsgefahr vordem besprochen wurde. Die stürmischen Erscheinungen der akuten eitrigen

Wundentzündung werden durch die Beteiligung des Knochens noch gesteigert: hohes Fieber, mächtige Schwellung und äußerste Schmerzhaftigkeit des verletzten Gliedes treten auf. Besonders das geöffnete Knochenmark ist ein gefährlicher Aufnahmeort für Bakterien und ihre Toxine; daher besteht neben der eitrigen Wundentzündung die Möglichkeit einer pyogenen Allgemeininfektion. Aber auch in den leichten Fällen der abszedierend-eitrigen Wundentzündung bedeutet der Knochenbruch eine Erschwerung des Heilungsvorganges. Während ohne ihn nach Ablassen und Ableiten des Eiters die Wundhöhle sich reinigt, zusammenfällt und sich schließt, ist dies bei Anwesenheit der Bruchstücke in der Wundtiefe nicht möglich. Die vollständig gelösten nekrotischen Knochenstücke (Bruchtrümmer) können nicht, wie tote Weichteile von den peptischen Fermenten der Leukozyten aufgelöst werden; sie bleiben als infizierte Fremdkörper in der Tiefe liegen und sind die Quelle weiter dauernder Eiterung. Die Wundheilung erfolgt nur bis zu einer Restfistel, die nicht heilen kann, bis auf operativem Wege die toten Knochenstücke entfernt worden sind. Und ist die traumatische Randnekrose der Bruchenden umfangreicher, werden die nekrotischen Randbezirke längere Zeit vom Eiter umspült, von dessen Giften sie durchtränkt werden, so können sie nicht mehr vom Körper, wie bei den einfachen Brüchen auf dem Wege der aufeinanderfolgenden Resorption und Apposition zu lebendem Knochen umgebaut werden, sondern sie gelangen als infizierte Knochennekrosen zur Abgrenzung und Abstoßung. Auf dem später zu beschreibenden Wege trennt sich der tote Anteil von dem lebenden Knochen: die Randnekrose wird zum Randsequester, der nun ebenfalls die Eiterung unterhält, bis die operative Entfernung erfolgt. Auch in den günstigsten Fällen wird zum mindesten der Heilverlauf des Bruches durch diese Vorgänge ganz bedeutend verlängert und die Wiederherstellungsvorgänge an der Bruchstelle wesentlich erschwert. —

b) Die Verrenkungen.

Erst die Einschaltung gelenkiger Verbindungen zwischen den zusammengeordneten starren Knochen ermöglicht den Antrieb durch die überbrückenden Muskeln, macht aus den Gliedmaßen Bewegungsapparate. Wie bei der Maschine durch Anbringung besonderen Baumaterials an den Gelenkflächen der Abnutzung entgegengearbeitet wird, wie die Schädigung der Reibung durch Einbringung von Schmieröl auf ein Mindestmaß herabgesetzt wird, so finden wir an den Gleitflächen der menschlichen Gelenke den Knochen von einer besonderen Schicht, dem glatten, elastischen Knorpel bedeckt, der sich gegen mechanische Inanspruchnahme als widerstandsfähiger erweist als der Knochen. Und wie in einem „Öllager" laufen die Gelenkenden in dem durch die Synovia schlüpfrig gehaltenen Spaltraum der Gelenkhöhle. Nur um einen Spaltraum handelt es sich hierbei in der Tat, um einen Spaltraum, der nur von wenigen Tropfen der dickflüssigen, fadenziehenden, muzinhaltigen Synovia ausgefüllt ist. Denn die übrigen durch die Inkongruenz der Gelenkflächen gegebenen

Zwischenräume werden durch die weiche Synovialmembran und durch Synovialfalten, die zuweilen Fett einschließen (z. B. die Ligg. alaria des Kniegelenkes) ausgefüllt.

Nicht aber die ungebundene Beweglichkeit der Gelenkbindungen würde den Aufgaben der Gliedmaßen entsprechen. Die Gliedmaßen sollen nicht nur Bewegungen ausführen, sie sollen auch — untere Gliedmaßen — den Körper tragen oder — obere Gliedmaßen — gegen Widerstand Arbeit leisten. Hierzu müssen die Gelenke in einer bestimmten Stellung feststellbar sein. Es wäre eine unsinnige Kraftvergeudung, sollte diese Feststellung nach allen Richtungen hin ausschließlich durch Muskelkraft vor sich gehen, und die Ermüdbarkeit der Muskeln würde der Feststellung bald ein Ziel setzen. Die hier einsetzende zweckmäßige Vorrichtung ist die Einengung der Beweglichkeit auf bestimmte, für den Gliedgebrauch wichtige Bewegungsrichtungen.

Wie wir bei der Maschine besondere Vorrichtungen zur Einengung der Beweglichkeit auf bestimmte Richtungen wahrnehmen, so bemerken wir das gleiche bei den menschlichen Gelenken. Zu diesen Vorrichtungen gehören:

1. Die Form der Gelenkenden und ihr Verhältnis zueinander.

Nur das Kugelgelenk, wie es sich im Schultergelenk findet, ermöglicht Bewegungen nach allen Richtungen hin. Das Scharniergelenk, wie wir es im Humero-ulnar-Gelenk antreffen — mit Nute und Führungsleiste — gestattet nur Bewegungen in einer Richtung.

2. Besondere Hemmungsvorrichtungen.

Sie können bindegewebiger oder knöcherner Art sein. Besonders häufig verwendet finden wir die starken bindegewebigen Bänder an den Seitenteilen der Gelenke, die Ligg. collateralia, die seitliche Bewegungen im Gelenk verhindern und dadurch dem Gelenk seitliche Festigkeit verleihen. Bei dem für die Tragfähigkeit der unteren Gliedmaßen so wichtigen Kniegelenk finden wir darüber hinaus und dem gleichen Zwecke dienend noch besondere, die Gelenkenden verbindende Bindegewebsstränge in den Ligg. cruciata.

Aber auch die nach Gelenkform und Bänderanordnung zulässigen Bewegungen werden durch Hemmungsvorrichtungen begrenzt. Wenn z. B. das Ellenbogengelenk gestreckt wird, so ist dies nur bis zu einem Winkel von 180° oder wenig darüber möglich; bei dem Versuch einer passiven Fortführung der Streckbewegung (Überstreckung) stößt die Olekranonspitze gegen den Knochen der Fossa olecrani an (Knochenhemmung); gleichzeitig spannen sich die vorderen Kapselbänder bis zur äußersten Grenze an (Bänderhemmung). Ebenso legt sich bei stärkster Abduktion-Elevation des Oberarmes die Gegend des Collum humeri gegen das Akromion an (Knochenhemmung). Nur grobe Gewalten vermögen diese Knochenhemmung zu überwinden.

In der gewöhnlichen Form ist aber die weitere Bewegung unmöglich — es sei denn, daß das hemmende Knochenstück abbricht. In der Regel geschieht dies nicht. Es stellt sich vielmehr unter Erhaltung der Knochenteile ein neuer Bewegungsmechanismus ein, der als Hebelwirkung in die Erscheinung tritt; der Anschlagspunkt der Knochenhemmung wird zum Unterstützungspunkt (Hypomochlion) der Hebelbewegung. Die an dem langen Hebelarm des Gliedes angreifende Gewalt führt zu einer kraftvollen Bewegung des kurzen Hebelarmes, des Gelenkendes, die dann die Kapsel sprengt und das Gelenk aus der Pfanne gleiten läßt: es kommt zur Verrenkung (Luxation). Die endgültige Stellung des Gelenkendes ist dann von der Gewaltwirkung, dem Muskeltonus und der Schwere des Gliedes abhängig.

Gewiß können Verrenkungen auch auf anderem Wege zustande kommen. Es kann eine in der Gelenkgegend selber angreifende grobe Gewalt das eine Gelenkende gegen das andere unter Zerreißung von Teilen der Gelenkbänder verschieben. Diese direkten Luxationen sind jedoch selten. Viel häufiger verdanken die Luxationen dem eben erwähnten Mechanismus der Hebelwirkung ihre Entstehung, wobei die Gewalt abseits der Gelenkgegend an dem Gliede als langen Hebelarm angreift (indirekte Luxation).

Wird der abgespreizte Arm — z. B. beim Durchfallen durch eine Dachluke — mit Gewalt nach oben und hinten gerissen, so stemmt sich die Gegend des Tuberculum majus und des Collum humeri gegen das Akromion an (Knochenhemmung). Wirkt die Gewalt weiter, so wird dieser Anlagerungspunkt zum Hypomochlion einer Hebelwirkung; je höher hinauf der Arm noch tritt, um so mehr wird der Kopf nach unten gedrängt, bis er — mit oder ohne Sprengung der gespannten Gelenkkapsel — die Pfanne verläßt und nach der Achselhöhle zu hinaustritt. Nur selten bleibt er hier liegen (Luxatio humeri axillaris); gewöhnlich erfolgt eine weitere Verlagerung. Steht nämlich der Verletzte auf, so sinkt der Arm der Schwere nach herunter; hierdurch wird der Kopf um den Bänderansatz als Drehpunkt herum etwas nach obeninnen verlagert und kommt dicht unterhalb des Proc. coracoideus zu liegen. So kommt die häufigste Form der Schulterverrenkung, die Luxatio subcoracoidea, zustande.

Fällt ein Mensch auf den gestreckten Arm auf, so erfolgt im Ellenbogengelenk eine Bewegung im Sinne der Überstreckung — besonders stark dann, wenn, wie so häufig bei Kindern und beim weiblichen Geschlecht, das Gelenk normalerweise schon eine gewisse Überstreckung zuläßt. Die Knochenhemmung wird dadurch gegeben, daß sich die Olekranonspitze gegen die Rückfläche des Humerus in der Fossa olecrani anstemmt, während gleichzeitig die vorderen Gelenkbänder straff angespannt sind. Wirkt die Gewalt auf den so eingestellten Knochen stärker, so erfolgt, wie vordem ausgeführt, bei den dünnen kindlichen Knochen in der Regel ein Biegungsbruch an der dünnsten Stelle, im Bereich der Fossa olecrani (Fractura supracondylica humeri). Ist jedoch der Knochen, wie besonders beim Erwachsenen, dicker und fester, so entwickelt sich die Hebelwirkung. Die Olekranonspitze, die der Hinterfläche des Humerus in der Fossa olecrani fest anliegt, wird zum Drehpunkt eines einarmigen Hebels: des Vorderarms. Die auf dem langen Ende wirkende Kraft wird verstärkt auf den

Proc. coronoideus übertragen. Je mehr der Vorderarm nach hinten tritt, um so mehr muß die Gelenkfläche des Proc. coronoideus von der Berührungsfläche des Humerus (Trochlea) entfernt, abgehebelt werden, während gleichzeitig die überspannten vorderen Kapselteile einreißen. Ist die Abhebelung so weit gediehen, daß der Haken der Proc. coronoideus an der Trochlea keinen Gegenhalt mehr findet, dann tritt die Gelenkfläche der Ulna samt dem Olekranon unter der Belastung nach hintenoben heraus, wobei gewöhnlich der Proc. coronoideus in der Fossa olecrani Platz findet. Eine rasch einsetzende instinktive Zusammenziehung der kräftigen Vorderarmbeuger stellt dann eine stumpfwinklige Beugung des Ellenbogengelenkes her.

Das Beispiel dieser beiden häufigsten Luxationen mag zum Verständnis des Verrenkungsvorganges genügen. Nach dem beschriebenen Mechanismus ist es folgerichtig, wenn wir bei der Bezeichnung der Luxationsform von dem abgelegenen Glied ausgehen, an dem die Kraft wirkt. So nennen wir die Verrenkung im Schultergelenk die Luxatio humeri. Wir sprechen bei den Verrenkungen im Ellenbogengelenk von der Luxatio antebrachii, wenn sowohl die Ulna als auch der Radius gegen den Humerus verlagert ist; von der Luxatio ulnae, wenn nur das Humero-ulnargelenk, von der Luxatio radii, wenn nur das Humero-radialgelenk verrenkt ist. Die einzelnen Abarten der Luxationen benennen wir nach der Lage des verrenkten Gelenkendes, indem wir entweder Raumbezeichnungen heranziehen (z. B. Luxatio antebrachii posterior, anterior, lateralis) oder indem wir die Lage des verrenkten Gelenkendes zu den umgebenden topographischen Gebilden zum Ausdruck bringen (z. B. Luxatio humeri subcoracoidea, axillaris). Bleibt die Verlagerung des Gelenkendes durch frühes Nachlassen der Gewaltwirkung unvollständig, tritt z. B. der Kopf nur auf den Pfannenrand, nicht über ihn hinweg, so sprechen wir von einer unvollständigen Luxation oder Subluxation.

In der erlangten Stellung werden die Knochen durch die angespannten unverletzten Kapselteile und die gedehnten Muskeln erhalten. Wohl gelingt es, die Stellung durch passive Gewalteinwirkung etwas nach der einen oder anderen Richtung zu ändern; bei Nachlaß der Gewalt tritt aber das Gelenk wieder in die frühere Stellung zurück. Wir nennen dies die federnde Feststellung (Fixation) des Gliedes in einer bestimmten, der Verrenkungsform eigenen Stellung. —

Die Diagnose der Luxation baut sich auf den Verrenkungszeichen auf. Sie sind: die besondere Stellung des Gelenkes, die sichtbare und tastbare Gestaltsveränderung des Gelenkes, die federnde Feststellung. Wer Mechanismus und Anatomie der Verrenkungen kennt, kann sich auch die Zeichen leicht ableiten; er kann bei der Diagnostik nicht so leicht in Verlegenheit kommen.

Über die besondere Stellung der verrenkten Gelenke, die den verschiedenen Verrenkungen eigen ist, muß man unterrichtet sein; nur so ist es möglich, im entscheidenden Augenblick das Verletzungsbild „wiederzuerkennen". Wir werden hierauf bei der Untersuchung der einzelnen Körpergelenke zurückkommen.

Zu der sichtbaren Mißstaltung gehört die Achsenverlagerung der Glieder, die sich nicht mehr in der Gelenkgegend schneiden, die Änderung der Umrisse, die Längenveränderung; zu der tastbaren Mißstaltung das Fehlen des normalen Knochenwiderstandes an der Stelle des Gelenkes und das Auffinden von sonst nicht fühlbaren Gelenkteilen an abnormer Stelle.

Die federnde Feststellung ist kein so sicheres Zeichen, weil auch bei den gelenknahen Brüchen der Verletzte passiven Bewegungsversuchen durch Muskelspannung entgegentritt.

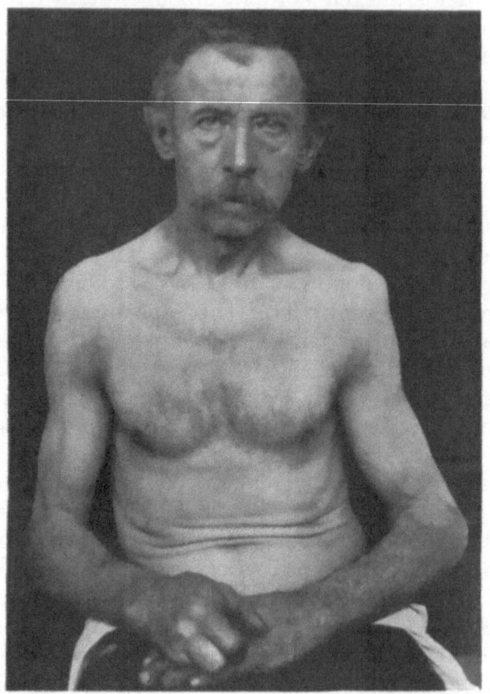

Abb. 71. Luxatio humeri subcoracoidea.

Die sichtbaren und tastbaren Zeichen sind leicht zu erheben, wenn es sich um eine frische Verrenkung handelt. Ist die Verrenkung etwas älter, so verdeckt die Weichteilschwellung die sichtbaren Zeichen; sie erschwert gleichzeitig die Betastung sehr erheblich. Hier heißt es scharf hinsehen und sorgfältig tasten, um nicht die Verrenkung zu übersehen. Am schwierigsten ist die Aufgabe bei den unvollkommenen Luxationen (Subluxationen), bei denen die Zeichen schon an sich weniger ausgeprägt sind. Hier ist doppelte Aufmerksamkeit nötig. Mit besonderer Sorgfalt ist die differentialdiagnostische Trennung der Luxationen von den häufigen gelenknahen Frakturen vorzunehmen, bei denen die Form der Mißstaltung oft fast die gleiche ist.

Die Durchführung dieser Aufgabe wollen wir an dem Beispiel der beiden häufigsten Luxationen (L. humeri subcoracoidea, L. antebrachii posterior) besprechen.

Bei der *Luxatio humeri* (Abb. 71 u. 72) steht der Arm in leichter Abduktion; er ist in dieser Stellung federnd festgestellt. Die Achse des Oberarmes ist nach oben nicht gegen das Gelenk (unterhalb des Akromion) gerichtet, sondern weicht nach innen davon ab. Der Oberarm erscheint gleich lang wie der gesunde, oder aber etwas verlängert, jedenfalls nicht verkürzt (Nachprüfung durch Messung). Bei der Betrachtung der äußeren Umrisse springt das Akromion scharfeckig nach außen vor; unterhalb desselben fehlt die normale schöne Schulterwölbung, die durch den hier gelegenen Humeruskopf bewirkt wird.

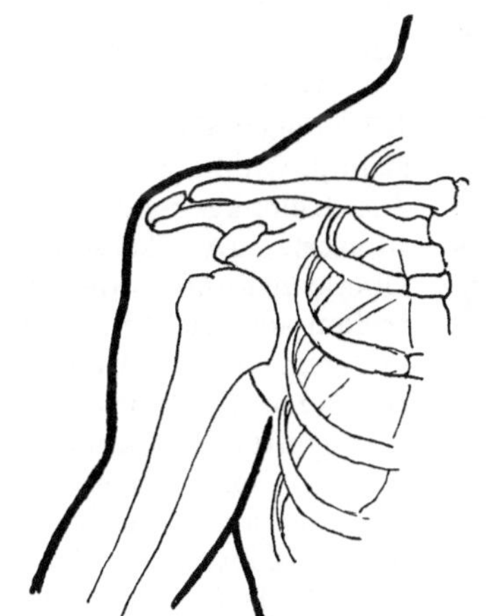

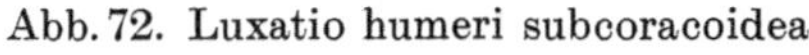

Abb. 72. Luxatio humeri subcoracoidea.

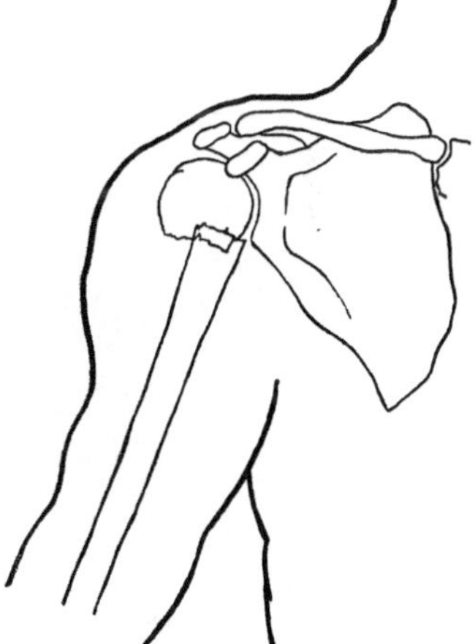

Abb. 73. Fractura colli humeri (Abduktionsform).

Die Deltoideus- und Trizepskontur auf der Außenseite bildet einen nach außen offenen stumpfen Winkel. Unterhalb des Proc. coracoideus wird bei der Flächenbesichtigung eine flache rundliche Vorwölbung sichtbar (Humeruskopf). Bei der Betastung fehlt unterhalb des Akromions die normale Resistenz des Humeruskopfes; dagegen wird unterhalb des Proc. coracoideus ein harter, rundlicher Körper, der Gelenkkopf tastbar.

Bei der häufigen *Fractura colli humeri* mit Achsenverlagerung im Sinne der Abduktion und mit seitlicher Verlagerung des unteren Bruchstückes nach innen (Abb. 73) finden wir genau ebenso die Abduktionsstellung des Oberarmes; Bewegungsversuchen wird ebenfalls wegen der Schmerzhaftigkeit ein elastischer Widerstand entgegengesetzt (scheinbare federnde Feststellung). Die Achse des Oberarmes weicht ebenfalls nach innen vom Gelenk ab. Die Deltoideus- und Trizepskontur bildet gleichfalls einen stumpfen Winkel. Die Übereinstimmung kann sich auch auf die Länge erstrecken: der Oberarm *kann* gleich lang erscheinen wie der gesunde. Soweit ist das Bild durchaus das gleiche. Nun aber die Unterschiede: Ist durch gleichzeitige Längsverlagerung eine Verkürzung des Oberarmes vorhanden, so beweist dies die Fraktur. Doch sind leichte Verkürzungen schwer erkennbar. Sicherer sind die folgenden Unterscheidungsmerkmale. Bei der Besichtigung die Erhaltung der normalen Schulterwölbung, das Fehlen des scharfeckigen Vorspringens der Akromions; bei der Betastung vor allem das Vorhandensein des normalen Widerstandes des Humeruskopfes unterhalb des Akromions; bei Bewegungsursachen manchmal Knochenreiben.

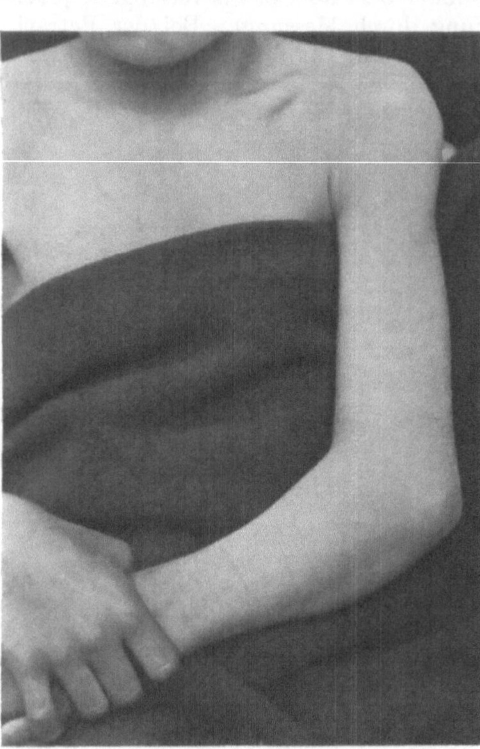

Abb. 74. Luxatio antebrachii posterior.

Die Zeichen der Luxatio antebrachii posterior (Abb. 74 und 75a) sind die folgenden.

Besichtigung: Das Ellenbogengelenk steht in stumpfwinkliger Beugung. Die Gelenkgegend ist verbreitert. Die Achsen des Oberarmes und Vorderarmes treffen sich nicht in der Gelenkgegend. Der Außenumriß zeigt ein starkes Vorspringen des Olekranons und darüber eine seichte Einsenkung an Stelle der normalen Konvexität, der Innenumriß dicht oberhalb der Gelenkbeuge eine manchmal sanfte Vorwölbung (unteres Gelenkende des Humerus).

Alle diese Zeichen finden wir genau so bei der häufigen Fractura supracondylica humeri mit Verlagerung des unteren Bruchstückes nach hinten oben (Abb. 75b). Es kann für die Besichtigung nichts ausmachen, ob die Trennung und Verlagerung im Gelenk selber oder dicht oberhalb in der Fossa olecrani erfolgt ist. Die Vorwölbung auf der Beugeseite dicht über der Gelenkbeuge wird bei der Fraktur von dem unteren Ende des oberen Bruchstückes hervorgerufen.

Entscheidend ist allein die Betastung, die in diesen Fällen grundsätzlich in Narkose vorgenommen werden sollte, da die durch Besichtigung festgestellte Gestaltsveränderung eine Einrichtung in jedem Falle notwendig macht.

Finden wir auf der Außenseite eine knöcherne Resistenz, die sich der ganzen Form nach als das tellerförmige Radiusköpfchen erweist, so ist die Diagnose der Luxatio antebrachii posterior gesichert. Aber nicht immer erlaubt die Schwellung eine solche Feststellung. In jedem Falle entscheidend ist die folgende Prüfung. Nehmen wir den Humerusschaft in die eine volle Hand und die beiden Epicondylen in die Fingerspitzen der anderen Hand und bewegen wir die beiden Hände energisch gegeneinander, so werden wir bei der Fractura supracondylica humeri cum dislocatione ausnahmslos abnorme Beweglichkeit, zuweilen verbunden mit Knochenreiben feststellen können, während der feste Zusammenhang beider Teile die Luxatio antebrachii posterior erweist.

Von den Erscheinungen einiger anderer Luxationsformen werden wir bei der Untersuchung der Körpergelenke Kenntnis nehmen. —

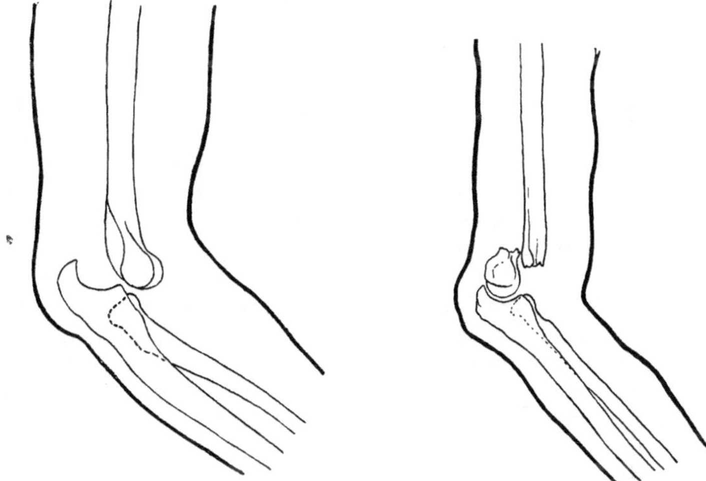

Abb. 75a und b. a) Luxatio antebrachii posterior. b) Fractura supracondylica humeri mit Dislokation nach hinten.

Eine vorhandene Luxation **muß** festgestellt werden. Ihre Nichterkennung muß in der heutigen Zeit, in der bei zweifelhaften Fällen das Röntgenverfahren zur Verfügung steht, als ein ärztlicher Kunstfehler bezeichnet werden. Die Nichteinrichtung hat stets eine schwere und unvermeidbare Gebrauchstörung des verletzten Armes zur Folge. Wenn auch die falsch zusammenstehenden Knochen sich mit der Zeit gegeneinander anpassen und abschleifen, so daß eine Art neuen Gelenkes entsteht, so ist eine solche **Nearthrose** doch nur ein kümmerlicher Notbehelf, der nur bescheidene Gelenkbewegungen und auch diese oft nicht schmerzlos zuläßt. Und doch kommen noch immer nicht selten Verletzte zu uns, die wochen- und monatelang als Verstauchungen oder Frakturen unsachgemäß behandelt worden sind. Zuweilen hat der Verletzte nach Abschwellung des Gliedes die Diagnose selber gestellt, die der Arzt nicht glauben wollte. Das sollte heutzutage nicht mehr vorkommen! Jeder Fall dieser Art erschüttert das Vertrauen zum Arzt, das der heutigen Zeit so bitter nottut.

Der Diagnose hat die richtige Behandlung, d. h. die Einrenkung auf dem Fuße zu folgen. Nichts ist falscher, als sich die hierfür nötigen Maßnahmen auswendig lernen zu wollen — im entscheidenden Augenblicke hat man alles vergessen. Wer den Mechanismus der Verrenkung einmal sich klar gemacht hat, kann auch die therapeutischen Gegenwirkungen der Einrenkung kaum wieder aus dem Gedächtnis verlieren.

Man kann die Einrenkungsmaßnahmen, wie die Verrenkungen selber, in zwei Gruppen, in direkte und indirekte teilen. Wenn bei der direkten Luxation das eine Gelenkende gegen das andere durch seitliche Gewaltwirkung verschoben wird, so wird die direkte Einrenkung den Gelenkteil durch entgegengerichtete Gewaltwirkung wieder zurückschieben. Dies gelingt am besten bei flacher Gelenkpfanne (z. B. beim Schultergelenk); nicht aber, wenn eine Verhakung der Gelenkenden, wie z. B. am Ellenbogengelenk, erfolgt ist. Wenn andererseits die indirekte Luxation durch Einwirkung an den Gliedern und Hebelwirkung entsteht, so werden wir bei der indirekten Einrenkung durch entsprechende Bewegungen der Glieder, ebenfalls unter Hebelwirkung, die Gelenkenden wieder zusammenführen. Hierbei ist es das Natürliche, die Bewegungen, die die Verrenkung hervorgerufen haben, in umgekehrter Reihenfolge wieder zur Anwendung zu bringen. In beiden Fällen wird nach der Verrenkung die fehlerhafte Stellung durch den Muskeltonus festgehalten; in beiden Fällen ist also bei der Einrenkung der Muskeltonus zu überwinden. Hierzu dient die vollständige Muskelerschlaffung, die nur sehr willensstarke Menschen selber hervorbringen können. Am leichtesten wird sie erreicht durch die allgemeine Betäubung, am einfachsten, raschesten und unschädlichsten in der Form des Ätherrausches. Darüber hinaus aber werden wir der Muskelspannung durch den Längszug entgegenwirken.

Als Beispiel des direkten Verfahrens mag die einfachste Einrenkung der Schulterverrenkung dienen.

Rückenlage auf feststehendem Tisch. Ätherrausch. Ein kräftiger Helfer zieht mit voller Kraft an dem mäßig abgespreizten Arm, während er mit dem Fuß am Tischbein Gegenhalt gewinnt. Es ist zweckmäßig, den Zug langsam anschwellen und abschwellen zu lassen. Ein anderer Helfer übt an einem Handtuch, das um die Brust des Verletzten geschlungen ist, einen Gegenzug aus. Der Arzt drückt auf der Höhe des Zuges mit der Faust von der Achselhöhle aus die Gegend des Collum humeri mit voller Kraft nach oben (kopfwärts). Oft wird man dann bei frischen Verrenkungen das Einschnappen des Kopfes in das Gelenk mit wahrnehmbarem Ruck feststellen können. Gelingt es nicht gleich, so kann man den Grad der Abspreizung abwechselnd verringern und vergrößern.

Auch das indirekte Verfahren ist am Schultergelenk anwendbar:

Der Verletzte wird mit überstehender Schulter auf den Tisch gelagert. Der Arm wird soweit nach hinten oben geführt, bis die

Gegend des Collum gegen das Akromion anstößt. Treibt man jetzt diese Bewegung noch etwas weiter und übt man gleichzeitig einen starken Zug aus, so kann auch jetzt der Kopf in die Pfanne einschnappen.

Häufiger aber gelangt eine andere Reihe von Bewegungen zur Anwendung, durch die der Kopf noch glatter und ohne Ruck in die Pfanne hereinbefördert wird (Verfahren von Kocher).

1. Bewegung. Der Oberarm wird bei rechtwinklig gebeugtem Ellenbogengelenk fest an den Rumpf herangeführt (Adduktion). Hierbei wird der Oberarmkopf etwas nach außen geführt und am Pfannenrand festgestellt.

2. Bewegung. Der Arm wird nach außen rotiert fast bis zur Horizontalstellung des Vorderarmes (Rotation). Hierbei dreht sich der Kopf nicht um sich selber, sondern um den Pfannenrand, gegen den er durch die Adduktion angestellt wurde; er wird der Pfanne genähert und über ihren Rand hinweggerollt. Bei den brüchigen Knochen alter Leute muß diese Bewegung mit Vorsicht ausgeführt werden, um nicht eine Fraktur zu erzeugen.

3. Bewegung. Der Oberarm wird in dieser Stellung bis zur Senkrechten erhoben (Elevation). Hierdurch wird die vordere Gelenkkapsel, insbesondere das Lig. coraco-humerale erschlafft und dadurch das Zurückgleiten des Kopfes ermöglicht.

4. Bewegung. Aus dieser Stellung wird der Oberarm unter gleichzeitiger starker Innendrehung an den Brustkorb herangeführt (Innenrotation). Hierbei gleitet der Kopf glatt und ohne Ruck vollständig in die Pfanne herein.

Ein besonders lehrreiches Beispiel der indirekten Einrenkung ist die Einrenkung der Luxatio antebrachii posterior. Das direkte Verfahren ist hier nicht angängig; denn der Wirkung des Längszuges steht die Verhakung des Proc. coronoideus in der Fossa olecrani entgegen. Das indirekte Verfahren hebelt den Proc. coronoideus aus der Fossa olecrani heraus, genau wie er bei der Luxation hereingehebelt worden ist. Das geschieht durch die gleiche Überstreckung. Hierbei legt sich die Olecranonspitze gegen die Hinterfläche des Humerus (oberhalb der Fossa olecrani) an. Bei weiterer Überstreckung tritt wieder die Wirkung eines einarmigen Hebels auf. Je mehr der Vorderarm nach hinten geführt wird, je weiter die Überstreckung getrieben wird, um so mehr tritt der Proc. coronoideus aus der Fossa olecrani heraus, wodurch die Verhakung beseitigt wird und der Längszug wirken kann.

Mit der einen Hand faßt der Arzt die Gegend des Ellenbogens von hinten und stützt den eigenen Ellenbogen dieses Armes auf einen etwas niedrigen Tisch; mit der anderen Hand faßt er den Vorderarm oberhalb des Handgelenkes. Der kräftigen Überstreckung, wobei die am Ellenbogen liegende Hand als Unterstützungspunkt dient, läßt er einen Zug und darauf eine Beugung folgen: die richtige Stellung ist wieder hergestellt. Gelingt die Einrenkung nicht, so liegt es fast stets an der mangelhaften Überstreckung, zu der sich der Anfänger gewöhnlich schlecht entschließen kann, da ihm die Stellung zu unnatürlich erscheint. —

Jedem Einrenkungsversuch muß die Prüfung der Gelenkstellung folgen. Erst wenn alle Zeichen der Verrenkung, insbesondere die Gestaltsveränderung vollkommen, aber auch wirklich vollkommen verschwunden sind und über die richtige Stellung der Gelenkenden nicht mehr der leiseste Zweifel obwalten kann, ist die Einrichtung gelungen.

Da eine Wiederverlagerung der eingerichteten Verrenkung nur durch neue Gewaltwirkungen erfolgen kann, ist eine längere Feststellung des Gliedes nicht notwendig. Sie ist als unzweckmäßig zu betrachten, weil hier, wie bei den gelenknahen Knochenbrüchen, die frühzeitig einsetzende funktionelle Nachbehandlung die wichtigste Forderung ist. Man mag den verletzten Arm für einige Tage in einem Tragetuch ruhigstellen, man wird bei Verrenkungen an den unteren Gliedmaßen den Verletzten für einige Tage ins Bett legen — dann aber hat die Nachbehandlung mit Massage und Bewegungen einzusetzen.

Über die Einrenkungsverfahren der anderen Luxationen, ebenso wie über das Verhalten bei hartnäckigen und bei veralteten Verrenkungen wird Sie die Klinik unterrichten. —

Machen Sie es sich zur ernsten Pflicht, bevor Sie in die Praxis treten, sich genaue Kenntnisse in der Erkennung und Behandlung der Knochenbrüche und Verrenkungen zu verschaffen. Nur so werden Sie sich die Achtung und Anerkennung Ihrer Kranken erwerben; nur so werden Ihnen herbe Enttäuschungen erspart bleiben. Ist es nicht beschämend, daß so vielfach auf dem Lande die Verletzten sich nicht dem Arzt, sondern dem Schäfer als dem „Gliedsetzer" anvertrauen? Glauben Sie nicht etwa, daß diese Leute ihr Handwerk nicht verstünden, trösten Sie sich nicht mit der Einfalt und Torheit der Landbevölkerung! Nirgends ist der Behandlungserfolg so leicht zu beurteilen als bei den Brüchen und Verrenkungen. Familienüberlieferung, praktischer Sinn und Eigenerfahrung läßt solche Leute oft recht Tüchtiges leisten. Sorgen Sie durch gründliche Ausbildung, durch besondere Sorgfalt und gediegene Leistung im Einzelfall dafür, daß auch bei diesen Verletzungen der Arzt der Vertrauensmann seines Bezirkes wird.

7. Von den Erkrankungen der Knochen.

Im Bau der chirurgischen Wissenschaft bildet die Lehre von den Erkrankungen des Bewegungsapparates, insbesondere der Knochen und Gelenke einen Hauptpfeiler. Bei der systematischen Untersuchung der Gliedmaßen, mit der wir uns bald zu beschäftigen haben werden, werden wir immer wieder auf die Erkrankung der Knochen und Gelenke zurückzugreifen haben. Es ist daher unerläßlich, daß Sie einige Kenntnis von den grundlegenden Tatsachen auf diesem Gebiete besitzen, bevor Sie an die Untersuchung der Gliedmaßen herantreten. Wir beginnen mit den Knochen und beschränken uns auf die für das erste Verständnis wichtigsten Röhrenknochen der Gliedmaßen.

Die anatomischen Grundlagen des Knochenbaues muß ich als bekannt voraussetzen. Ich werde nur noch einmal kurz die Tatsachen in Ihr Gedächtnis zurückrufen, die für das Verständnis der Krankheitsvorgänge besonders wichtig sind.

Zunächst müssen Sie freikommen von der Vorstellung des Skelettsystems, die Sie durch die Betrachtung der mazerierten Knochen in der anatomischen Vorlesung gewonnen haben. Der durchblutete, saftreiche, biegsame und elastische Röhrenknochen des lebenden Menschen, insbesondere im jugendlichen Alter, ist durchaus verschieden von dem trockenen, harten und spröden mazerierten Leichenknochen. Der Unterschied liegt nicht zum wenigsten in der verschiedenen Beschaffenheit des organischen Bestandteils der Knochen, der kollagenen Fibrillen, die den kollagenen Fibrillen des gewöhnlichen Bindegewebes gleich sind. Die saftreichen, weichen Fibrillen des lebenden Knochens müssen diesem ganz andere physikalische und funktionelle Eigenschaften verleihen, als die vertrockneten starren Fibrillen im mazerierten Knochen. Diese kollagenen Fibrillen, die in dichten Bündeln in die verkalkte Grundsubstanz des Knochens eingebettet sind, sind auch maßgebend für den feineren Bau des Knochens.

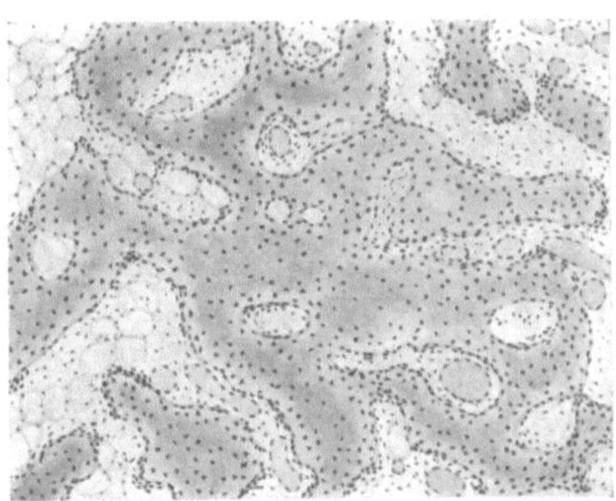

Abb. 76. Geflechtartig oder unregelmäßig geordnetes Knochengewebe. (Aus einem Bruchkallus.)

Sind die Bündel in wirrem Durcheinander durchflochten, etwa wie im derben Bindegewebe, so haben wir das unregelmäßige, geflechtartig geordnete Knochengewebe vor uns, das z. B. vom Periost bei der Frakturheilung im Kallus als dichtes Maschenwerk neugebildet wird. Es zeichnet sich durch seinen großen Reichtum an Zellen aus und, da die Zellen sich dem Verlauf der Fibrillen anpassen, ist auch die Anordnung und Form der Knochenzellen im geflechtartig geordneten Knochengewebe unregelmäßig (Abb. 76). In der Regel hat der geflechtartig geordnete Knochen nur eine vorübergehende Rolle im Körperhaushalt. Er wird, wo er entsteht, im Laufe der Zeit durch das lamellös geordnete oder lamelläre Knochengewebe ersetzt, das die gesamte Knochenmasse des normalen erwachsenen Menschen ausmacht.

Im lamellären Knochen sind die Bündel der kollagenen Fibrillen mit größter Regelmäßigkeit angeordnet: sie liegen flächenhaft nebeneinander und bilden so zusammen mit der verkalkten Zwischensubstanz eine Lamelle. Durch die flächenhafte Zusammenlagerung solcher Lamellen, wobei sich die Verlaufsrichtung der kollagenen Fibrillen in den einzelnen Lamellen kreuzen, entsteht das lamellös geordnete Knochengewebe, in dem nun auch die Knochenzellen eine regelmäßige Lage und Form gewinnen müssen. Solche Lamellensysteme, die konzentrisch um ein zentrales, in der Achse des Röhren-

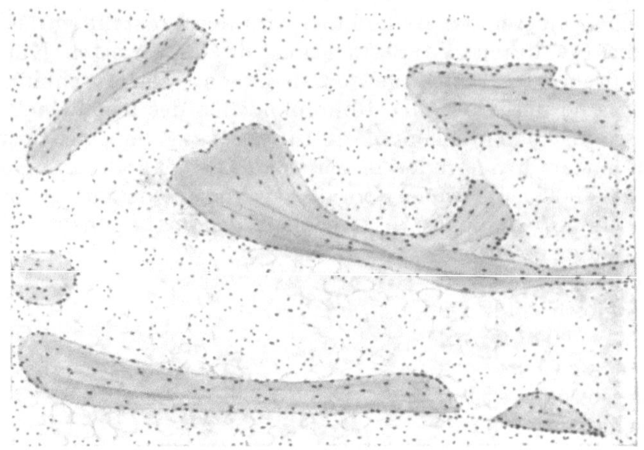

Abb. 77. Lamellöses Knochengewebe der Spongiosa.

knochens verlaufendes Gefäß herum angeordnet sind, bilden die Hauptmasse des kompakten Röhrenknochens (H a v e r s s c h e s S y s t e m, Abb. 78 *H.S.*). Die zwischen ihnen liegenden Lücken werden von

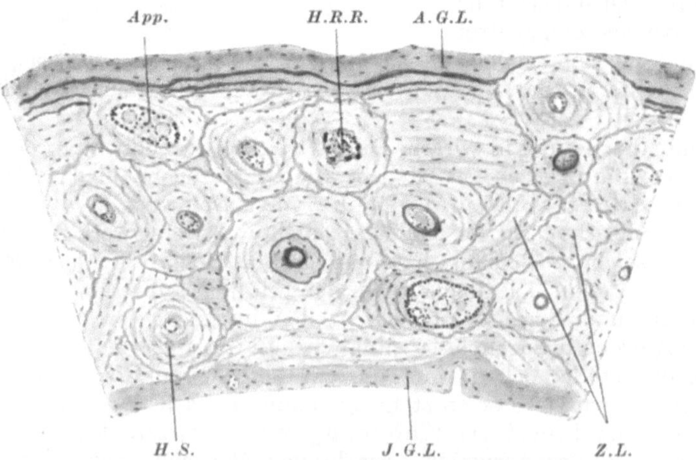

Abb. 78. Compacta eines Röhrenknochens mit den Zeichen des inneren Knochenumbaus. (Halbschematisch.)
Erklärung siehe Text.

Resten früher hier gelegener Haversscher Systeme eingenommen, die bei dem gleich zu besprechenden „inneren Umbau" des Knochens übrig geblieben sind (Zwischenlamellen oder Schaltlamellen, Abb. 78 *Z.L.*).

Auf der Außenfläche und oft auch auf der Innenfläche des Röhrenknochens legen sich die Lamellen parallel der Knochenoberfläche an und bilden hierbei die äußeren (Abb. 78 *A.G.L.*) oder inneren (Abb. 78 *I.G.L.*) Grundlamellen (Generallamellen). Aus paralleler Lamellenanordnung bestehen auch die Spongiosabalken (Abb. 77), die ja überall durch den aus dem Wachstum sich ergebenden Umbau des kompakten Knochens entstanden sind und daher auch hier und da kleine Reste ursprünglicher Haversscher Systeme einschließen können.

Die zweite Vorstellung, die sich beim Studium des mazerierten Knochens so leicht einstellt und die Sie fallen lassen müssen, ergibt sich aus der starren Härte des einzelnen Knochens. Der fertige Röhrenknochen erscheint als starres unveränderliches Gebilde; das Knochengewebe als ein Dauergewebe. Ganz das Gegenteil ist der Fall: der Knochen ist ein äußerst lebendiges und dauernd in Veränderung begriffenes Gebilde; er ist bei physikalischer Härte biologisch ein ausgesprochen plastisches Gebilde. An jedem Knochen vollzieht sich das ganze Leben hindurch ein dauernder, niemals ruhender innerer Umbau. Der stete Umbau bringt es mit sich, daß der Knochen jederzeit auf Änderungen der Inanspruchnahme mit äußeren und inneren Formänderungen zu antworten vermag. Er gibt uns auch die Möglichkeit in die Hand, durch Änderung der Inanspruchnahme Formänderungen herbeizuführen oder Formfehler zu bekämpfen.

Der Knochenumbau ist durchaus verständlich beim wachsenden Menschen. Wenn aus dem kleinen Femurknochen des Neugeborenen der große Femurknochen des Erwachsenen wird, der in seiner Markhöhle den Kinderknochen bequem aufnehmen kann, so ist dies nur dadurch möglich, daß der alte Bestand mit der Zeit vollkommen verschwindet und der neue Bestand vollständig neugebildet wird. Aber auch der fertige Knochen unterliegt durch steten Umbau einer langsam sich vollziehenden Erneuerung seines Bestandes.

Der Umbau erfolgt auf dem Wege des parallel gehenden Knochenabbaues (Resorption) und Knochenanbaues (Apposition). Einige der Gefäßkanäle der Haversschen Systeme werden durch die resorptive Tätigkeit von Riesenzellen (Osteoklasten) zu größeren Räumen umgewandelt (Haverssche Räume, Abb. 78 *H.R.R.*), deren Innenwand die die Knochenresorption kennzeichnenden grübchenartigen Vertiefungen aufweist (Howshipsche Lakunen); die Ausweitung der Räume erfolgt auch auf Kosten anstoßender Systeme. Nach einigem Andauern des Vorganges findet auf den Wandungen der Räume durch die Tätigkeit einzelliger Knochenbildner (Osteoblasten) die Neuablagerung konzentrischer Lamellen (Abb. 78 *App.*) bis zur Einengung des Raumes auf den kleinen zentralen Kanal des Haversschen Gefäßes statt: das neue Haverssche System ist fertig. Die Reste der früheren Systeme bilden die vorher erwähnten Zwischenlamellen. In entsprechender Weise erfolgt die Erneuerung der Grundlamellen durch aufeinanderfolgenden Abbau und Anbau. Ebenso geht auch der vorher erwähnte Umbau des geflechtartig geordneten Knochengewebes des vorläufigen Kallus in den lamellären Knochen des endgültigen Kallus vor sich.

Der neugebildete Knochen wird zunächst stets kalklos abgelagert; doch folgt die Verkalkung der Ablagerung fast unmittelbar, so daß das unverkalkte Vorstadium des Knochens nur als allerschmalster, kalkloser (osteoider) Randsaum eben wahrnehmbar wird.

Beim wachsenden Knochen führt der innere Umbau gleichzeitig zu einer Formveränderung im Sinne der Dickenzunahme, indem, um nur die gröbsten Veränderungen zu berücksichtigen, auf der Außenseite der Anbau den Abbau an Masse überwiegt, während auf der Innenseite die Neubildung mit dem Abbau nicht gleichen Schritt hält. Werden hier die Haversschen Räume nacheinander nur unvollkommen ausgefüllt, so muß sich allmählich der kompakte Knochen in dickmaschigen spongiösen umwandeln; die Resorption ohne jeden Anbau führt die Umbildung zur Markhöhle herbei.

Aber diese Vorgänge vermögen nur die Dickenzunahme der kindlichen Knochen zu erklären, nicht das meist noch augenfälligere Längenwachstum derselben. Wie Ihnen bekannt sein wird, ist das Längenwachstum der Röhrenknochen nicht eine Tätigkeit des Knochens selber, nicht eine Leistung der Knochenhaut oder des Markgewebes, sondern eine ausschließliche Wirkung des Knorpels, der ursprünglich an der Stelle des ganzen Röhrenknochens gelegen ist, der zur Zeit der Geburt nur noch an den Gelenkenden der Röhrenknochen vorhanden ist und der auch in den späteren Kinderjahren, wenn die Gelenkenden selber bereits in Knochen umgewandelt sind, als Knorpelscheibe (Intermediärknorpel, Epiphysenknorpel) zwischen den knöchernen Gelenkenden (Epiphysen) und dem knöchernen Schaft (Diaphyse) eingeschaltet ist. Die Wucherung der Knorpelzellen nebst der Neuausscheidung von Knorpelgrundsubstanz führt eine geringe Längenzunahme herbei, die sofort durch das Einsprossen von Markgefäßen, die Auflösung des Knorpels und die Abscheidung von Knochengewebe auf der Wandung der erschlossenen und erweiterten Knorpelhöhlen gesichert wird (enchondrale Ossifikation). Auch hier erfolgt normalerweise die unmittelbare Verkalkung des neugebildeten Knochens. Die Andauer dieser Knorpelzellwucherung durch lange Jahre hindurch bewirkt das makroskopisch wahrnehmbare Längenwachstum. Knorpelzellwucherung und enchondrale Ossifikation erfolgen in größter Regelmäßigkeit: in gerader Linie rücken die Markgefäße gegen den wuchernden Knorpel vor, der in der zunächstgelegenen Schicht bereits Kalksalze in sich aufgenommen hat (provisorische Verkalkungszone). Die lebhafte Gewebsarbeit erfordert naturgemäß eine reiche Zufuhr strömenden Blutes: daher die Massenhaftigkeit und starke Füllung der Markgefäße in unmittelbarer Nachbarschaft des Intermediärknorpels.

Die erwähnten physikalischen Eigenschaften des lebenden Knochens sind wichtig für die Mechanik und Morphologie der Knochenbrüche; hiervon haben wir bereits gesprochen. Der geschilderte Vorgang des inneren Umbaus eröffnet das Verständnis für wichtige krankhafte Veränderungen der Knochen.

Es ist klar, daß die Vorgänge des Abbaus und Anbaus nicht blindlings walten, sondern, daß sie, wie alle andern Betätigungen in dem verwickelten menschlichen Körperganzen in Abhängigkeit von anderen Einflüssen stehen, die von der Ernährung, der Funktion, von der Absonderung innerer Drüsen (insbesondere der Geschlechtsdrüsen) und vielleicht von anderen, noch unbekannten Vorgängen ausgehen. Abweichungen von dem regelmäßigen Spiel dieser Kräfte werden auch Störungen in dem Abbau und Anbau im Gefolge haben. Diese Störungen, deren innere Zusammenhänge wir im einzelnen nicht immer kennen, lassen zwei Richtungen ihres Wirkens erkennen: sie können mengenmäßiger (quantitativer) oder artmäßiger (qualitativer) Natur sein.

Ist der innere Umbau in der Richtung gestört, daß der Abbau zwar in regelmäßiger Form vor sich geht, der Anbau aber, bei regelrechter unmittelbarer Verkalkung des neugebildeten Knochens, den Abbau nur unvollkommen deckt, so muß mit der Zeit eine erhebliche Veränderung des Knochens sich ergeben. Im Inneren führt die Knochenanlagerung innerhalb der Haversschen Räume nicht zu ihrer Ausfüllung, nicht zur Bildung neuer geschlossener Haversscher Systeme; sondern die Haversschen Räume bleiben als solche bestehen und werden nur durch Ablagerung einiger Knochenlamellen auf den lakunären Wandungen ein wenig verengt. Das Endergebnis ist, daß an die Stelle der Kompakta ein poröser, von zahlreichen größeren Markräumen durchsetzter Knochen tritt (Knochenatrophie, Osteoporose). Der gleiche Vorgang auf der Außenfläche des Knochens muß zu einer Verminderung des Knochendurchmessers führen (konzentrische Atrophie); spielen sich dagegen die Vorgänge auf der Markfläche der Knochenröhre ab, so wird die Kompakta auf Kosten des Markgewebes verdünnt, während der Knochendurchmesser als Ganzes unverändert bleibt (exzentrische Atrophie). Gewöhnlich verlaufen alle diese Vorgänge nebeneinander. Es liegt auf der Hand, daß die gleichen Bilder eintreten müssen, wenn der Knochenabbau krankhaft gesteigert ist, während der Anbau unverändert ist. Die schwersten Zustände dieser Art müssen sich einstellen, wenn bei verstärktem Abbau der Anbau verringert ist. Dann können dicke kompakte Knochenröhren in dünne Schalen weitmaschiger Spongiosa verwandelt werden.

Von den Ursachen solcher Atrophien kennen wir vor allem das Aufhören des funktionellen Reizes, insbesondere der Belastung. Bei lange Monate mit Gipsverband behandelten und bettlägerigen Kindern mit tuberkulöser Hüft- oder Kniegelenksentzündung treffen wir manchmal eine so hochgradige Atrophie an, daß der Knochen für ein kräftiges Messer schneidbar wird. Auch von den entzündlichen Erkrankungen der Gelenke können solche Störungen des Knochenumbaus in den benachbarten Knochen ausgehen; weitere Ursachen sind erschöpfende Krankheiten und das Greisenalter.

Seltener ist die umgekehrte Störung: bei normalem oder sogar verringertem Abbau gesteigerter Knochenanbau. Dieser Vorgang kann sich am normalen Röhrenknochen naturgemäß nur an den Oberflächen entfalten; er führt zu einer Verdickung der Knochen und einer Einengung der Knochenmarkhöhle (Hyperostose). Im spongiösen Knochen ist der gleiche Vorgang auch im Inneren möglich und führt hier zu einer Verdickung der Knochenbalken und einer Einengung der Markräume (Knochensklerose).

Die artmäßigen (qualitativen) Störungen bestehen in der verspäteten Verkalkung des neugebildeten Knochengewebes (Knochendystrophie). In reiner Form würde die Gesamtmasse des Knochens die gleiche bleiben, nur würde eine Anzahl der Haversschen Systeme in ihren zentralen Abschnitten aus lamellösem, aber unverkalktem Knochengewebe (lamellärem osteoidem Gewebe) bestehen. Dieser Störung gesellen sich aber wohl stets mengenmäßige (quantitative) Störungen hinzu. Der atrophische Knochen zeigt an seiner Oberfläche und an der Innenfläche der weiten Markräume breite Säume kalklosen Knochens (Abb. 79 *K. L. K.*). Die artmäßige

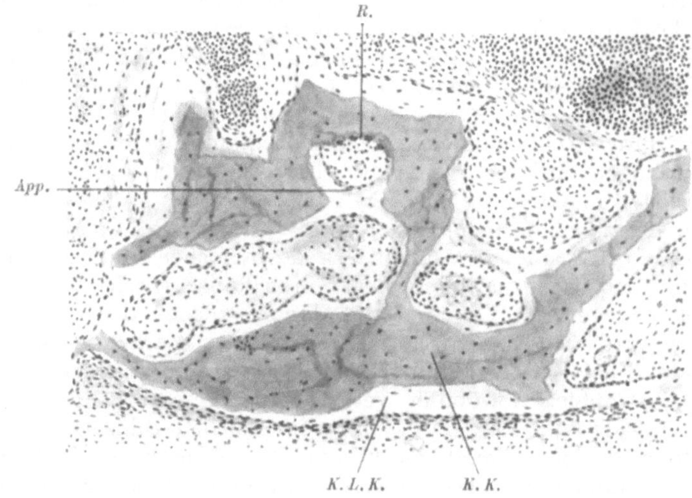

Abb. 79. Compacta eines osteomalazischen Knochens.
K. K. = kalkhaltiger lamellöser Knochen. *K. L. K.* = kalkloser lamellöser Knochen. *R.* = Resorption durch Osteoklasten in einem Haversschen Raum. *App.* = Anlagerung kalklosen Knochens durch Osteoblasten.

(qualitative) Störung spricht sich aber auch in der anderen Richtung aus, daß der neugebildete Knochen oft nicht mehr den regelrechten Bau des lamellären Knochens annimmt, sondern den Bau des geflechtartig geordneten Knochens. Züge und Maschen solchen geflechtartig geordneten, zum großen Teil ebenfalls unverkalkten Knochens finden wir in diesen Fällen sowohl in den weiten Markräumen, als auch auf der äußeren und inneren Oberfläche des schwer veränderten Knochens.

Es liegt auf der Hand, daß ein solcher Knochen die normale Standhaftigkeit gegen funktionelle Inanspruchnahme und äußere Gewalten verliert: er wird brüchig und biegsam. Gerade die Biegsamkeit solcher Knochen hat immer wieder zu der Vorstellung geführt, daß Entkalkungsvorgänge an den Knochen sich abgespielt haben müßten (Halisterese). Die naheliegende Annahme hat aber der wissenschaftlichen Nachprüfung nicht standgehalten. Der grobe mechanische Endausgang ist auf dem geschilderten Wege der quantitativen und qualitativen Störung des normalen Knochenumbaus vollauf erklärt.

Die hochgradigsten Veränderungen dieser Art finden wir bei den krankhaften Störungen der innersekretorischen Lebensäußerung der Eierstöcke (Osteomalazie, Abb. 79). In den schwersten Fällen dieser zum Glück seltenen Erkrankung sind die Gliedmaßen in Hautschläuche von gummiartiger Biegsamkeit umgewandelt. Bei einer Abart dieser Erkrankung ist die Knochenneubildung nicht unerheblich gesteigert, so daß die Knochen an Dicke zunehmen und auch im Inneren ein dichtes Gefüge zeigen, das aber den normalen Bau vollkommen vermissen läßt und zum großen Teil aus kalklosem Knochen besteht. Wegen der gleichzeitigen Umwandlung des Knochenmarkes in faseriges Bindegewebe wird die Erkrankung als Ostitis fibrosa bezeichnet. Nicht selten kommt es hierbei unter örtlicher Verstärkung der Resorption zur Ausbildung größerer zystischer Hohlräume (Knochenzysten). Die Erkrankung hat namentlich im jugendlichen Alter eine praktische Bedeutung, weil sie nicht selten auf einzelne Abschnitte der Röhrenknochen (z. B. auf das obere Femurende) beschränkt bleibt und die Ursache von Spontanfrakturen abgibt.

Am häufigsten finden wir die dystrophischen Zustände des Knochensystems im kindlichen Alter bei der verbreiteten englischen Krankheit (Rachitis). Die letzten Ursachen der Störung sind hier trotz unermüdlicher Arbeit noch nicht aufgedeckt. Solche Kinder mit den stark gekrümmten unteren Gliedmaßen werden Sie schon oft zu sehen bekommen haben. Auch hier besteht nicht selten eine Verdickung der Knochen durch gesteigerte Anbildung; doch ist der Knochen in seiner Leistungsfähigkeit minderwertig, weil er zumeist den Bau des geflechtartig geordneten Knochens aufweist und zum weitaus größten Teil unverkalkt bleibt.

Die Störungen im Knochenanbau werden naturgemäß besonders stark an den Stellen kenntlich sein, an denen schon normalerweise die Knochenbildungsvorgänge am lebhaftesten sind: an der Ossifikationszone am Epiphysenknorpel. Die normale Regelmäßigkeit der Ossifikationsvorgänge ist in schwere Unordnung versetzt: die Grenze zwischen ruhenden und wuchernden Knorpelzellen ist verwischt, die Knorpelzellwucherung ist gesteigert, die Kalkablagerung in der dem Knochen zunächst gelegenen Knorpelschicht vermindert, die Grenzschicht zwischen Knochen und Knorpel vollständig unregelmäßig. Hier ziehen Züge neugebildeten Knochens tief in den Knorpel herein; dort sind noch Knorpelreste weit innerhalb des metaphysären Knochens eingeschlossen. Der gesamte oder ein großer Teil des neugebildeten Knochens ist noch unverkalkt. Die gesteigerte Wucherung der Knorpelzellen ist äußerlich kenntlich an einer Verdickung der Epiphysenknorpelgegend; z. B. an der Knorpelknochengrenze der Rippen (rachitischer Rosenkranz).

Manche Umstände sprechen dafür, daß auch die Entwicklung der Geschlechtsdrüsen zur Zeit der Geschlechtsreife qualitative Störungen im Knochenumbau im Gefolge hat (Pubertätsdystrophie).

Naturgemäß wird die mechanische und funktionelle Beeinflussung des Knochens am ehesten und am stärksten da bemerkbar werden, wo das Verhältnis zwischen neugebildetem unverkalktem und altem verkalktem Knochenbestand besonders ungünstig ist, d. h. wo der alte Knochenbestand nur gering ist. Das ist insbesondere in der Gegend der Metaphysen, also in unmittelbarer Nachbarschaft des Epiphysenknorpels der Fall. Während nämlich am Röhrenknochenschaft

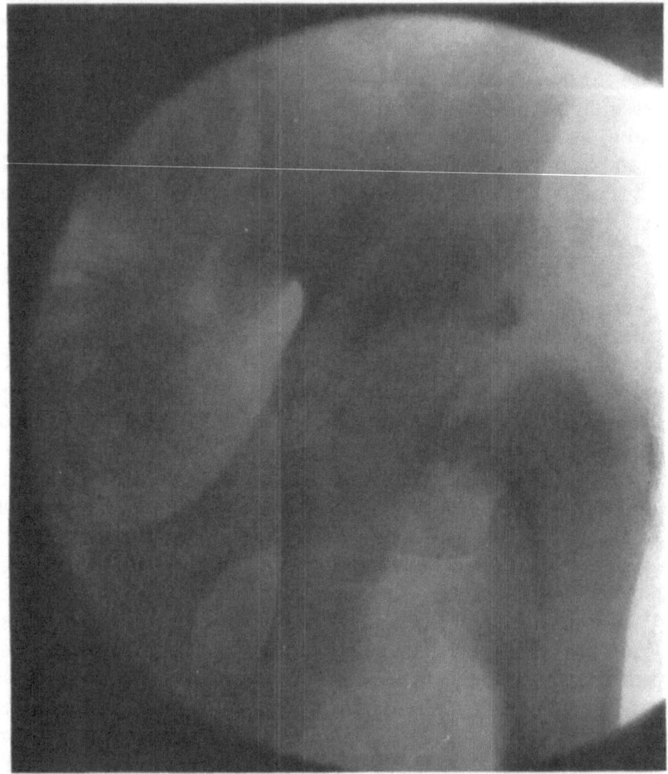

Abb. 80. Entstehung einer Coxa vara durch Abrutschen der Kopfkappe (Epiphyseolyse) bei Pubertätsdystrophie der Knochen.

beim Einsetzen der Störungen noch ein starker Bestand alten verkalkten Knochens vorhanden ist, der erst allmählich abgebaut wird und der für lange Zeit dem Knochen noch eine gewisse Festigkeit verleiht, ist in der epiphysenknorpelnahen Metaphyse bis auf die dünne Kortikalis der gesamte Spongiosabestand durchweg neugebildeter Knochen. Es ist daher begreiflich, daß in der Metaphyse am ehesten und stärksten die Weichheit und Biegsamkeit der Knochen in die Erscheinung tritt. So werden Sie bei den rachitischen Kindern, wenn Sie genau beobachten, als Sitz der Krümmungen (Kurvaturen) sehr häufig die Metaphyse erkennen.

Das gleiche gilt noch in stärkerem Maße für die späte Rachitis und die Pubertätsdystrophie, bei denen die Störung fast immer wesentlich geringere Grade annimmt. Hier wird der übrige Knochen überhaupt keine wahrnehmbaren Zeichen der Weichheit bieten; nur im Bereich der Metaphyse wird die Knochenweichheit durch Nachgiebigkeit gegen die Belastung kenntlich werden — um so stärker, je größer die Belastung ist, der die Gliedmaßen beruflich ausgesetzt sind. So erklären sich die Belastungsdeformitäten im Pubertätsalter, von denen Sie noch viel zu hören bekommen werden, insbesondere das X-Bein (Genu valgum) und das O-Bein (Genu varum).

An der oberen Epiphyse des Oberschenkels muß die Einwirkung der Belastung nach der Lage der Knorpelscheibe und der Richtung des Druckes zu anderen Veränderungen führen. Wie ein Blick auf Abb. 80 verständlich macht, wird hier eine Verlagerung des Halses und Schaftes innerhalb der epiphysennahen Metaphyse nach oben erfolgen müssen; die Kopfkappe wird gegen den Hals nach unten „abrutschen". Diese Verlagerung kann so hohe Grade erreichen, daß die Kopfkappe fast ganz vom Hals gelöst erscheint (Epiphyseolyse). Erfolgt dann, beim Aufhören der Störung, die Verkalkung des weichen Knochens, so muß die Verlagerung in der einmal vorhandenen Form erhalten bleiben: Kopf und Hals bilden mit dem Schaft nicht mehr den normalen stumpfen Winkel, sondern einen mehr rechten, einen rechten oder gar einen spitzen Winkel. Wir nennen diesen Zustand die Coxa vara und unterscheiden die Coxa vara adolescentium (Pubertätsdystrophie) von der Coxa vara rachitica.

Soviel von den wichtigsten Allgemeinstörungen des Knochensystems, deren inneres Wesen uns noch wenig bekannt ist. Klarer sehen wir in der Pathologie der örtlichen Erkrankungen, insbesondere der akuten und chronischen Entzündungen des Knochens.

Sprechen wir von der akuten pyogenen Entzündung des Knochens (akute Osteomyelitis), so meinen wir den Knochen als Organ, nicht etwa das Knochengewebe. Der Knochen als Organ umfaßt neben dem Knochengewebe selber das leistungsfähige Periost und das blut- und zellreiche Markgewebe. Der Knochen als Organ ist durch Periost und Mark äußerst leistungsfähig; das Knochengewebe selber ist biologisch untätig: es kann leben oder sterben (im letzteren Falle verschwinden die Knochenzellen in den Knochenhöhlen), zu irgendwelcher Betätigung ist es nicht fähig. Wenn es abgebaut oder an Bestand vermehrt wird, erfolgt dies durch die Tätigkeit der knochenbildungsfähigen Teile (Periost und Mark). Wenn der gebrochene Knochen heilt, wenn der abgestorbene Knochen durch neuen lebenden Knochen ersetzt oder — bei infizierter Nekrose — von dem umgebenden lebenden Knochen abgegrenzt wird, so bleibt das Knochengewebe selber bei allen diesen Umwandlungen untätig; alle Tätigkeit geht vom Periost und Mark aus. So ist die akute Entzündung des Knochens nicht eine akute Entzündung des Knochengewebes, sondern eine akute Entzündung der Knochenhaut und des Knochenmarkes; der Ausdruck akute Osteomyelitis, der für die akute Entzündung des Knochens als

Organ in Gebrauch ist, bezeichnet dem Worte nach nur einen Teil der Erkrankung.

Die Erreger der pyogenen Infektion, ganz vorzugsweise der Staphylokokkus, können von außen an den Knochen herantreten; dies ist vor allem der Fall bei den mit Hautöffnung verbundenen Knochenbrüchen (komplizierten Frakturen). Die sich hierbei abspielenden Vorgänge haben wir bereits besprochen (vgl. S. 129). Die Erreger können auch von der Umgebung auf den Knochen fortgeleitet werden; diesen Vorgang lernten wir bei dem ossalen Panaritium kennen. Wenn wir von der „akuten Osteomyelitis" schlechthin sprechen, so meinen wir damit die Form der pyogenen Knocheninfektion, bei der die Erreger von einem anderweitigen Infektionsherd her durch das Blut an den Knochen herangetragen werden (metastatische Infektion).

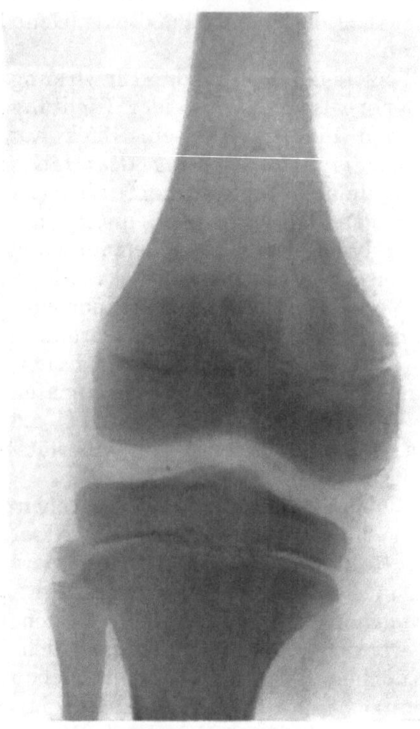

Abb. 81. Frischer osteomyelitischer Knochenherd am unteren Epiphysenknorpel des Femur im Bereich des inneren Condylus.

Wenn im Bereich einer örtlichen pyogenen Infektion (infizierte Wunde, Furunkel, Tonsillitis usw.) die Bakterien in ein thrombosiertes Gefäß eindringen und wenn unter ihrer Wirkung der Thrombus eitrig zerfällt, so können eitrige, bakterienbeladene Bröckel in die allgemeine Blutbahn gelangen. Wir wissen nun, daß solche Bröckel, wie auch sonst fremde körperliche Bestandteile im Blut an bestimmten Stellen abgelagert werden, an allererster Stelle in den feinen Gefäßbahnen des Knochens und, beim wachsenden Menschen, ganz vorzugsweise in dem reichen Gefäßnetz der Wachstumszone, d. h. des metaphysären Markes in unmittelbarer Nachbarschaft des Epiphysenknorpels. Diese „Ablagerung" kokkenbeladener Bröckel im metaphysären Mark wachsender Knochen ist die Ursache der klassischen Form der akuten Osteomyelitis des jugendlichen Alters.

Handelt es sich um kleinste Bröckelchen, sind die anhaftenden Bakterien wenig virulent, so kann sehr rasch eine Abtötung der Bakterien durch die Schutzstoffe des Blutes erfolgen. Sicherlich kommen solche kleinen Aussaaten häufiger vor, ohne daß wir die geringsten Zeichen der Entzündung bemerken können. In anderen Fällen bedarf der Körper zur

Abwehr der sich entwickelnden Kokken des Hilfsmittels der akuten Entzündung. Manchmal genügt schon, wie bei der akuten Lymphangitis, die vermehrte Blutfülle und seröse Ausscheidung der einfachen serösen Entzündung, um die Bakterien zu vernichten: eine leichte Schwellung der Weichteile in der Gegend des Epiphysenknorpels und der Metaphyse mit geringer Druckempfindlichkeit wird für einige Zeit bemerkbar. Ohne irgendwelchen Eingriff geht sie nach einiger Zeit wieder zurück und läßt dann eine leichte oberflächliche Knochenverdickung als Wirkung der serösen Periostitis zurück, die nach längerer Zeit ebenfalls verschwindet. Das ist die leichteste, oft gar nicht erkannte Form der akuten Osteomyelitis, die Osteomyelitis serosa oder albuminosa.

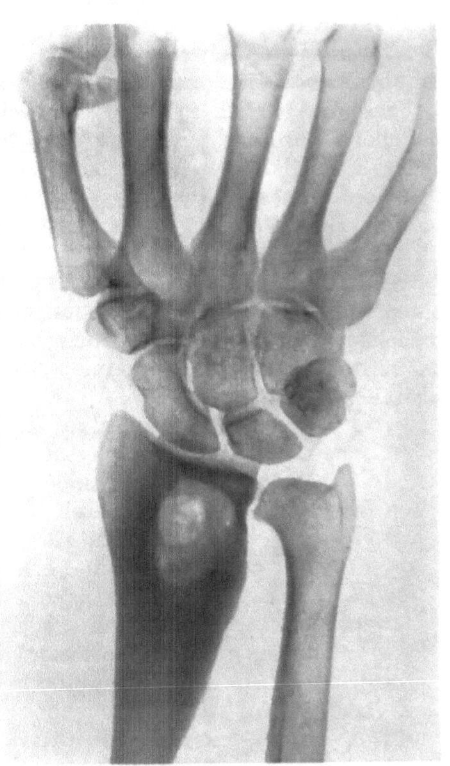

Abb. 82. Chronischer Knochenabszeß am unteren Radiusende.

Sind die Bröckel umfangreicher, die anhaftenden Kokken zahlreicher und virulenter, so sind die Schutzstoffe des Blutes ohnmächtig. Die Bakterien beginnen sich rasch zu vermehren und ihre nekrotisierende und eitrige Entzündung erregende Wirkung am Ablagerungsorte zu entfalten (akut osteomyelitischer Knochenherd, Abb. 81). Im Bereich der Kokkenausbreitung, in einem rundlichen Bezirk der knorpelnahen Metaphyse stirbt Knochen und Mark unter der Toxinwirkung ab und die Markräume füllen sich mit den aus den benachbarten Gefäßen massenhaft austretenden Eiterkörperchen. Ist die Virulenz der Kokken nicht groß, so kann die mobilisierte Schutzwehr der Eiterkörperchen zusammen mit der verstärkten Absonderung der flüssigen Blutbestandteile noch jetzt der Kokken Herr werden, wenigstens ihr Weiterschreiten verhindern und den Ort der ersten Ausbreitung durch einen Wall von Granulationsgewebe gegen die Umgebung abschließen. In den eitrig gefüllten Bezirk selber eindringendes Granulationsgewebe bringt dann den Knochenbestand des Bezirkes durch lakunäre Resorption ganz oder zum größten Teil zum Verschwinden. So entsteht in der Metaphyse ein Hohlraum verschiedener Größe, der mit

Eiter und Granulationsgewebe, zuweilen auch noch mit kleinsten Knochenteilchen gefüllt ist und dessen knöcherne Umgebung sich allmählich verdichtet. Das ist der chronische Knochenabszeß (Abb. 82) — eine keineswegs seltene, in der Praxis oft verkannte Erkrankung, die sich am häufigsten am unteren Ende der Tibia findet.

Nach Abklingen der milden akuten Entzündungserscheinungen bleibt nur eine gleichmäßige Verdickung des Knochenendes zurück. Beschwerdefreie Zeiten werden von milden akut-entzündlichen Nachschüben abgelöst. So kann das Spiel jahrzehntelang, ja bis ans Lebensende fortgehen, wenn nicht ein operativer Eingriff den Krankheitsherd beseitigt. Mit der Zeit pflegen dann die Eiterkörperchen sich an den tiefsten Punkten abzusetzen, so daß der flüssige Inhalt des Hohlraumes sich klärt. Gleichzeitig gehen auch in der Regel die letzten Bakterien zugrunde. Es entsteht die entzündliche Knochenzyste.

Diese milden Formen der akuten Osteomyelitis bilden aber nur einen kleinen Teil der Erkankungsfälle. In der Regel vermögen die örtlichen Schutzkräfte die Ausbreitung der eitrigen Infektion nicht zu verhindern. Damit kommen wir zu dem gewöhnlichen Bild der akuten Osteomyelitis.

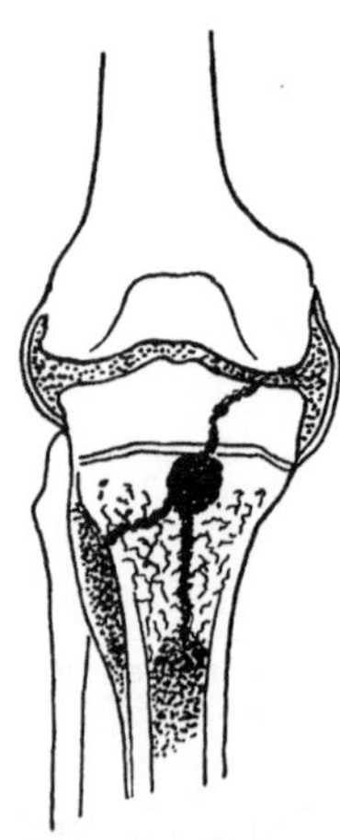
Abb. 83. Schema der Ausbreitung eines osteomyelitischen Knochenherdes.

Nach drei Richtungen hin kann die Ausbreitung des metaphysären Infektionsherdes vor sich gehen (vgl. Abb. 83); sie kann sich auf eine derselben beschränken, sie kann auch nach zwei oder nach allen drei Richtungen hin erfolgen. Die erste und häufigste Ausbreitung erfolgt durch die Gefäßkanäle des Knochens nach außen unter das Periost. Hier breitet sich der Eiter, das Periost von der Knochenoberfläche lösend, flächenhaft aus, um es bald unter der Wirkung der peptischen Fermente des Eiters zu durchbrechen: es entsteht der intramuskuläre und der subkutane osteomyelitische Abszeß. Wenn nicht die operative Eröffnung vorgenommen wird, erfolgt schließlich der Durchbruch nach außen, die Entleerung des Eiters, der Nachlaß der schwersten akut-entzündlichen Erscheinungen. Die zweite Ausbreitung ist die nach dem Knochenmark. Die Entzündung durchsetzt den Metaphysenrest und dringt in den Raum der Markhöhle ein, in dem sie sich rasch verbreitet (Markphlegmone). Die dritte, zum Glück seltene Ausbreitung ist der Durchbruch der eitrigen Entzündung durch den Epiphysenknorpel und durch die Epiphyse in das Gelenk mit dem Ausgang in die akute eitrige Gelenkentzündung. Doch glaube man nicht, daß das Auftreten eines Gelenkergusses bei akuter Osteomyelitis eines der anstoßenden Knochenenden stets das Auftreten einer Perforationsarthritis beweise. Es gibt noch eine wichtige Form des Gelenkergusses aus anderer Ursache. Wir wissen, daß bei jeder akuten Entzündung in der Umgebung des Infektionsherdes ein entzündliches kollaterales Ödem durch Austritt von Blutflüssigkeit auftritt. Ist ein gelenknaher, akut entzündlicher Knochenherd vorhanden, so wird das kollaterale Ödem in der Synovialmembran sich in einer Ausscheidung von Flüssigkeit in die Gelenkhöhle geltend machen: es entsteht ein seröser oder auch leicht getrübter Erguß. Das ist der „sympathische“ Gelenkerguß bei der akuten Osteomyelitis, der grundverschieden ist von der Perforationsarthritis. Er zeigt nicht die schweren Entzündungserscheinungen dieser Erkrankung. Er verschwindet beim Zurückgehen der eitrigen Knochenentzündung von selbst oder bedarf höchstens der Entleerung durch Punktion. Im Zweifelsfalle entscheidet die Probepunktion, die in dem einen Falle klare oder leicht getrübte, aber stets keimfreie Flüssigkeit zutage fördert, im anderen Falle kokkenreichen Eiter.

Während der Ausbreitung kommt es nicht selten vor, daß die Infektion an dem Epiphysenknorpel zunächst einen gewissen Halt findet und sich entlang dem Epiphysenknorpel nach beiden Seiten hin ausdehnt; die Einschmelzung der metaphysären Spongiosa auf diesem Wege führt dann eine Lockerung des Gefüges zwischen Epiphysenknorpel und Metaphyse herbei, die in einer Lösung jeder Verbindung endigen kann (Epiphysenlösung, vgl. Abb. 94, S. 196).

Mit der Entleerung des subkutanen Abszesses und der Möglichkeit freien Sekretablaufes (durch Tamponade und Drainage) geht die akute Entzündung in den Zustand der chronischen Entzündung über (chronische Osteomyelitis), bei der die reparatorischen Vorgänge in den Vordergrund treten.

Wird ein einfacher Weichteilabszeß eröffnet und drainiert, so werden mit dem Verschwinden der akuten Entzündungserscheinungen die in der Abszeßhöhle enthaltenen nekrotischen Gewebsfetzen teils von den Eiterkörperchen aufgelöst, teils wird ihr Zusammenhang mit dem lebenden Gewebe durch die Eiterkörperchen gelöst, so daß die Fetzen frei werden und mit dem Tampon entfernt werden: die Abszeßhöhle „reinigt sich“ von den Nekrosen, bis schließlich überall die Abszeßwand von guten Granulationen bedeckt ist. Dann können die Wandungen zusammenfallen, verkleben und zusammenwachsen. So einfach kann sich die Heilung der osteomyelitischen Abszesse nicht vollziehen. Im Bereich der Infektion verfällt der Knochen der Nekrose; der Umfang der Nekrose steht in Abhängigkeit von der Ausbreitung der Infektion; er ist abhängig auch von der Zeitdauer der Eiterumspülung. Der tote kompakte Knochen liegt als großer infizierter Fremdkörper in der Tiefe des Abszesses. Zu ihm führt das sekretableitende Rohr, das nicht einfach entfernt werden darf. Geschieht dies fehlerhafterweise, so verklebt die Abszeßöffnung, in der sich stauenden Wundabsonderung vermehren sich die Bakterien mit großer Geschwindigkeit und es kommt zu neuen akut entzündlichen Erscheinungen, zu einem neuen Abszeß. Der tote Knochen kann nicht, wie nekrotische Weichteilfetzen von Eiterkörperchen aufgelöst werden. Der Körper kann sich dieser infizierten Fremdkörper nur dadurch entledigen, daß er den toten vom lebenden Knochen abgrenzt und löst (demarkierende Entzündung).

An der Grenze des toten und des lebenden Knochens füllen sich die Haversschen Kanäle und die Spongiosaräume mit zellreichem

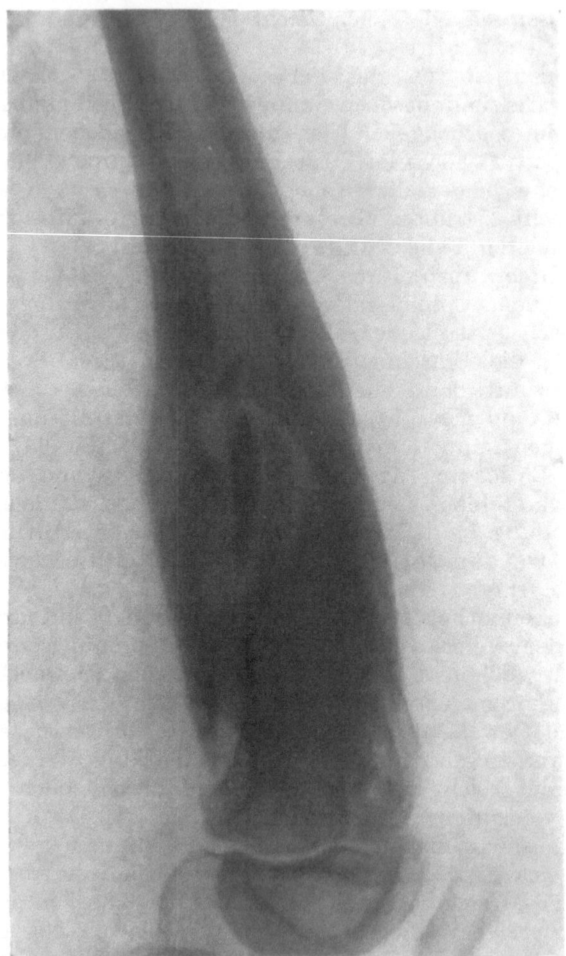

Abb. 84. Kortikaler osteomyelitischer Sequester des Femur.
Vom unteren Ende des Knochenherdes führt die „Kloake" fast senkrecht nach unten.

Granulationsgewebe, das reichlich Riesenzellen (Osteoklasten) einschließt. Unter der Wirkung der Osteoklasten erweitern sich die Hohlräume auf dem Wege der lakunären Resorption. Die weiten Räume fließen schließlich unter Resorption der noch vorhandenen Knochenbrücken zu einem großen Spaltraum (Demarkationsgraben) zusammen, der das tote Knochenstück ringsum umgibt und von der lebenden knöchernen Umgebung trennt: aus der infizierten Knochennekrose ist ein Sequester geworden. Je nach der Ausbreitung der Eiterung kann ein solcher Sequester den äußeren subperiostalen Knochenteilen angehören (kortikaler Sequester, Abb. 84), oder der Innenauskleidung der Markräume (zentraler Sequester); er kann auch aus der gesamten Knochendicke bestehen (Totalsequester).

Gleichzeitig mit den Demarkationsvorgängen spielen sich energische reparatorische Vorgänge am abgelösten Periost ab, das widerstandsfähiger gegen die Eiterschädigung ist, als das Knochengewebe selber, und an den erhaltenen Markteilen. Sie führen zur Bildung einer dicken Schicht geflechtartig geordneten Knochens, die den Sequester umgibt. Die Schädigung der infizierten Knochennekrose ist aber so groß, daß der neugebildete Knochen sich nicht etwa dem toten auflegen oder ihn gar, ersetzend, durchwachsen kann; der neugebildete Knochen bleibt vielmehr immer in einiger Entfernung von dem Sequester, von dem er durch Eiter und Granulationen getrennt ist. Er bildet eine „Totenlade" um den Sequester, der in ihm liegt, wie die Leiche im Leichenschrein (Abb. 84). Nur an der Drainstelle weist die Totenlade eine Lücke auf, durch die mittels des Drains das Sekret aus der Granulationshöhle abgeleitet wird (Kloake, Abb. 84). Aus diesen räumlichen Verhältnissen ergibt sich, daß der Körper zwar zur Trennung des toten vom lebenden Knochen, nicht aber — von kleinen und kleinsten Sequestern abgesehen — zur spontanen Ausstoßung der Sequester befähigt ist. Die Totenlade hält jeden größeren Sequester für alle Zeit zurück, wenn er nicht durch operativen Eingriff zutage gefördert wird (Sequestrotomie).

Hierbei müssen die deckenden Weichteile und die deckende Totenlade soweit eröffnet werden, daß der ganze Sequester in genügender Ausdehnung freigelegt ist, um sein Herausziehen zu bewerkstelligen und die Ausheilung der restierenden Mulde auf dem Wege der Granulation zu ermöglichen. Mit der Wundheilung geht dann die Umbildung des geflechtartig geordneten Knochens der Totenlade zu einem, der Norm sich nähernden lamellären Knochen Hand in Hand. Doch bleiben röntgenologisch nachweisbare Strukturabweichungen so gut wie ausnahmslos zurück.

Wird der Sequester nicht entfernt, so bleiben Fistelöffnung und Eiterung für alle Lebenszeit erhalten und jede Verlegung des Ausführungsganges führt neue Anfälle akuter Entzündung herbei. Zwar versucht der Körper, durch die Arbeit des umgebenden Granulationsgewebes eine Verkleinerung des Sequesters herbeizuführen; doch geht die Arbeit nur sehr langsam vor sich und führt nur selten (bei kleinen Sequestern) und dann erst nach sehr langer Zeit zum Ziel.

In seltenen Fällen ist die Virulenz der Kokken so stark, daß auch das Periost geschädigt wird. Dann bleibt die Knochenbildung unvollkommen; die Totenlade ist nur schwach. Wird dann der Knochenbestand durch die Sequestrotomie noch weiter verringert, so kann es leicht bei geringfügigen Veranlassungen zu Zusammenhangstrennungen des Knochens kommen (osteomyelitische Spontanfraktur). Ist die tiefe, knochenbildende Zellschicht des Periostes durch die Schwere der

Infektion ebenfalls abgetötet, so muß jede Knochenbildung ausbleiben; der Totalsequester liegt ohne Totenlade in den Weichteilen und wird nur oben und unten vom anstoßenden Knochen abgegrenzt. Nach Entfernung des Sequesters haben wir es dann mit einem Knochendefekt zu tun. Dann bedarf es komplizierter plastischer Maßnahmen (Osteoplastik s. unten), um den Defekt zu decken und das Glied gebrauchsfähig zu erhalten.

Die akute Osteomyelitis ist eine sehr häufige Infektionskrankheit des kindlichen Alters. Die vorwiegend interne Schulung der praktischen Ärzte bringt es wohl mit sich, daß sie viel häufiger als andere akute Infektionskrankheiten (Angina, Masern, Scharlach, Diphtherie) zunächst nicht erkannt wird. Man mache es sich zur Pflicht, bei den akut, mit Fieber einsetzenden Erkrankungen der Kinder stets auch die akute Osteomyelitis in den Bereich der diagnostischen Erwägungen zu ziehen. Man untersuche ebenso wie die Lungen, die Haut und den Rachen stets auch die Gelenkenden der langen Röhrenknochen. Eine vorhandene druckempfindliche Schwellung an dieser Stelle ist von ausschlaggebender diagnostischer Bedeutung.

Die einfache, akute Osteomyelitis, so wie sie soeben beschrieben wurde, macht etwa die Allgemeinerscheinungen einer Angina (rasche hohe Temperatursteigerung mit Frösteln und zuweilen Erbrechen im Beginn, belegte Zunge, Abgeschlagenheit, Appetitlosigkeit). Ist die Aussaat reichlicher, treten osteomyelitische Herde an mehreren Knochen auf, dann gleichen die Allgemeinerscheinungen etwa dem Bilde einer schweren Scharlachinfektion: Temperatur- und Pulsfrequenz ist sehr hoch; es besteht leichte Benommenheit, Apathie, filziger Zungenbelag, völlige Appetitlosigkeit. Ist die Aussaat überreichlich, so entsteht das traurige, rasch zum Tode führende Krankheitsbild der allgemeinen Blutvergiftung mit mehrfachen Metastasen in zahlreichen Knochen. Noch ehe es an den Stellen der Ablagerungen zu den klinischen Erscheinungen der akuten Osteomyelitis kommt, ist der Kranke schon der vergiftenden Einwirkung der Bakteriengifte auf den Herzmuskel erlegen.

Die spezifischen chronischen Entzündungen der Knochen (Tuberkulose und Lues) haben bereits in der Vorlesung über die chronischen Entzündungen Besprechung gefunden. Die echten Geschwülste der Knochen wurden in dem Kapitel über die Geschwülste kurz erwähnt. —

Bei der akuten Osteomyelitis ebenso wie bei der operativen Behandlung der Knochengeschwülste können Defekte der Knochen entstehen, die das Glied gebrauchsunfähig machen, wenn es nicht gelingt, den Zusammenhang des Knochens wiederherzustellen. Hierzu steht uns das Verfahren der freien Knochenüberpflanzung zur Verfügung, mit dessen Grundlagen Sie zum Schluß noch kurz vertraut gemacht werden sollen.

Nimmt man unter aseptischen Vorsichtsmaßregeln von einem Knochen des Menschen mit Säge oder Meißel ein Stück samt Knochenhaut und anhaftendem Mark heraus und versenkt es an einer anderen

Stelle des Körpers in die Weichteile, die darüber vernäht werden, so stirbt das Knochengewebe selber zwar ab, Teile der Knochenhaut und Teile des Markgewebes, die an der Einpflanzungsstelle in naher Berührung mit den lebenden Weichteilen stehen, bleiben jedoch am Leben. Ich erinnere Sie an das, was ich bei einer früheren Gelegenheit über die Selbständigkeit der Zellen und ihre Fähigkeit des „Überlebens“ gesagt habe. Die überlebenden Zellen werden zunächst von dem Wundserum erhalten, bis nach einiger Zeit neugebildete Gefäße heransprossen und das Weiterleben der Zellen sichern. Mit dem Weiterleben ist auch die Wucherungsfähigkeit von Periost und Mark erhalten. Sie betätigt sich in der Bildung neuen Knochens, der sich dem abgestorbenen Knochengewebe selber in zunehmender Schicht auflagert. Aber nicht nur das! Das junge Bindegewebe der Umgebung, dem Teile der wuchernden knochenbildungsfähigen Organe beigemischt sind, dringt in die Haversschen Kanäle des abgestorbenen eingepflanzten Knochengewebes ein, bringt sie — genau wie bei dem gewöhnlichen Umbau des lebenden Knochens — zur lakunären Erweiterung und lagert auf die Wandungen der erweiterten Haversschen Räume neugebildeten lamellären Knochen ab. Genau also, wie der lebende Knochen des Menschen in langsamer Arbeit allmählich durch Resorption und Apposition umgebaut wird, wird auch das überpflanzte abgestorbene Knochenstück vom erhaltenen Periost und Mark aus allmählich umgebaut: der tote Knochen wandelt sich in lamellären lebenden Knochen um. Dieser Vorgang ermöglicht die Deckung auch der größten Knochendefekte auf dem Wege der freien Knochenüberpflanzung.

Sie sehen hier von Neuem den wichtigen Unterschied zwischen einem keimfreien und einem infizierten toten Knochen, auf den ich schon bei der Frakturheilung hinwies. Der infizierte tote Knochen wird dem Körper nicht erhalten; er wird von Eiter und Granulationsgewebe umgeben; er ist die Ursache fortdauernder Eiterung und gelangt nicht zur Einheilung. Steht er noch in organischem Zusammenhang mit lebendem Knochen, so wird er von diesem unter Eiterung als Sequester abgetrennt. Ganz anders der keimfreie tote Knochen! Er heilt anstandslos ein, ebenso wie keimfreie Seidennähte, Silberdrahtnähte und ähnliches, d. h. die umgebenden Weichteile legen sich allseitig dem Fremdkörper unmittelbar an. Ist Periost und Mark mit überpflanzt, so legt sich auch das von diesem neugebildete Knochengewebe dem absterbenden überpflanzten Knochen in inniger organischer Verbindung auf.

Ist z. B. ein Metatarsalschaft wegen eines Enchondroms operativ entfernt worden und legt man in den Defekt ein der Tibiakante entnommenes Stück samt Periost und Mark von gleicher Größe herein, so wandelt sich der überpflanzte tote Knochen allmählich in lebenden Knochen um, und die periostale und myelogene Knochenneubildung an den beiden Enden fließt mit dem Kallus der erhaltenen Epiphysen zu knöcherner Vereinigung zusammen. Damit ist aber die wunderbare Fähigkeit des Knochens noch nicht beendigt. Unter fortgesetztem

Umbau gewinnt der Tibiaspahn mehr und mehr die Dicke und Form des hier ursprünglich gelegenen Metatarsalschaftes wieder, ja selbst die Ausbildung einer regelrechten Markhöhle läßt nicht lange auf sich warten. Nach Jahr und Tag ist selbst im Röntgenbild nicht immer mehr zu sagen, welcher von den fünf tadellosen Metatarsalknochen der aus dem Tibiaspahn entstandene ist. Vorbedingung aber für alle diese wichtigen und dankbaren operativen Maßnahmen ist der Ausschluß jeder Infektion. Gelangen pyogene Kokken von genügender Zahl und Virulenz mit in die Tiefe und breiten sie sich im Wundbereich unter Erzeugung einer akuten Eiterung aus, so wird das überpflanzte absterbende Knochengewebe zu einer infizierten Knochennekrose, der die vordem beschriebenen Folgeerscheinungen einer solchen auslöst. Die Anlegung der umgebenden Weichteile wird unmöglich. Der überpflanzte Knochen wird zu einem sequesterähnlichen Gebilde, das im Eiterherd gelegen ist und entfernt werden muß. Das überpflanzte Periost und Mark geht unter der Wirkung der bakteriellen Giftstoffe ebenfalls in der Regel zugrunde, so daß auch jede Knochenneubildung ausbleibt und die Bildung einer knöchernen Totenlade unmöglich wird. Der Zweck der Knochenüberpflanzung wird nicht erreicht.

Von den mannigfachen Anwendungen dieses wichtigen operativen Verfahrens werden Sie noch in der Klinik viel zu hören bekommen.

8. Von den Erkrankungen der Gelenke.

Bei der großen Bedeutung, die die Gelenke in der chirurgischen Krankheitslehre besitzen, müssen wir bei ihnen etwas länger verweilen. Es ist von Wichtigkeit, daß Sie auf diesem etwas schwierigen Gebiete von Anfang an klare und wohlgeordnete Vorstellungen gewinnen.

Von den Verletzungen der Gelenke haben wir in einer früheren Vorlesung gesprochen. Den Weg hinüber zu den Erkrankungen der Gelenke führen uns einige Gelenkzustände, die mit Verletzungen ursächlich zu tun haben, aber durch ihre besonderen Erscheinungen und Folgewirkungen den Gelenkkrankheiten zugehören.

Hat sich infolge einer Verletzung das Gelenk mit Blut gefüllt (Haemarthros), so gelangt der blutige Gelenkinhalt allmählich zur Aufsaugung. Ist der Bluterguß reichlich, wie dies besonders häufig in dem geräumigen Kniegelenk der Fall ist, und wird das Blut nicht durch Gelenkstich (Punktion) mit dicker Hohlnadel entfernt, so dauert diese Aufsaugung nicht nur sehr lange, sondern es werden auch Blutteile in Form von Gerinnseln und Membranen auf die Innenfläche der Gelenkhaut niedergeschlagen. Die Organisation solcher Niederschläge durch Granulationsgewebe bewirkt eine Verdickung der Synovialhaut und führt einen chronischen Reizzustand des Gelenkes herbei, der sich in der Neigung zu wiederkehrenden Ergüssen, in leichten Einschränkungen der Beweglichkeit und schmerzhaften Empfindungen äußert. Das ist die traumatische Gelenkentzündung (Arthritis traumatica). Die Bewegungsstörungen werden um so erheblicher werden, je ruhiger die Gelenke während des Heilverlaufes gehalten werden;

dann kann es sich ereignen, daß das organisierende Granulationsgewebe an zusammenliegenden Synovialflächen zusammenfließt und verwächst (Gelenksynechien). Auf diesem Wege können nicht nur die Randbezirke des Gelenkraumes veröden, sondern es können auch innerhalb des Gelenkes Bindegewebsbrücken von der einen Seite der Synovialhaut zur anderen hinüberziehen. Daß solche Vorgänge gröbere Störungen der Gelenkbeweglichkeit zur Folge haben müssen, ist leicht verständlich. Am störendsten werden die Folgeerscheinungen werden, wenn die lange Ruhigstellung solcher Gelenke in einer für den Gebrauch ungünstigen Stellung erfolgt ist. Wenn z. B. bei einer schweren Schulterquetschung mit Blutung ins Gelenk der Oberarm in Anspreizung am Brustkorb für längere Zeit festgestellt wird, so ist nicht selten eine vollständige Versteifung des Gelenkes in dieser für den Gebrauch ungünstigen Stellung die Folge. Oft gelingt auch der sorgfältigsten Nachbehandlung nicht die Lösung der im Gelenk liegenden Fesseln.

Hieraus ergibt sich die Forderung, bei umfangreichen Blutungen ins Gelenk, ganz besonders am Kniegelenk, den Bluterguß nicht sich selbst zu überlassen, sondern ihn etwa am 2. bis 3. Tage durch Punktion zu entfernen und Nachblutungen durch einen wirksamen Druckverband zu verhüten. Und ferner: wenn eine längere Ruhigstellung unvermeidlich ist (z. B. bei den eingerichteten Gelenkbrüchen), so darf sie nicht in einer für den Gelenkgebrauch ungünstigen Stellung erfolgen. Eine solche ungünstige Stellung ist z. B. am Schultergelenk die Anspreizung. Deshalb ist bei der eingerichteten Fractura colli humeri die Feststellung des Schultergelenkes in Abspreizung das Richtige.

Die direkten Verletzungen der Gelenkgegend können an manchen Gelenken (Kniegelenk, Ellenbogengelenk) noch weitere Wirkungen haben, die späterhin zu Krankheitserscheinungen an den Gelenken führen. Werden die überknorpelten Gelenkflächen durch die Gewaltwirkung stark gegeneinander gestaucht, wird z. B. durch einen Schlag, der die Kniescheibe von vorn trifft, der Patellarknorpel mit dem Knorpel der vorderen Femurfläche hart zusammengestoßen, so können an der Trefffläche Zusammenhangstrennungen der Knorpeldecke auftreten (sternförmige und netzförmige Knorpelrisse, Abschälungen des Knorpels vom Knochen), die zuweilen auch in die oberflächliche Spongiosaschicht der Epiphyse übergehen. Die traumatische Schädigung führt oft auch zu stärkeren Ernährungsstörungen der verletzten Knorpelbezirke. Auch durch solche Schädigungen können lange dauernde Reizzustände des Gelenkes hervorgerufen werden, die sich besonders durch rückfällige Ergüsse kenntlich machen. Die Erfahrung hat gezeigt, daß die Zusammenhangstrennungen des Knorpels sehr lange Zeit unverändert fortbestehen. Dann kommt es nicht selten vor, daß die von Sprüngen umgebenen Knorpelteile unter den Gelenkbewegungen oder durch neue kleine Verletzungen ihr Lager verlassen und als freie Körper in das Gelenk treten (Gelenkmaus). Auch noch fester haftende geschädigte Gelenkbezirke werden durch das vom subchondralen Mark her resorbierend andrängende Granulationsgewebe gelockert, bis sie dem gleichen Schicksal verfallen. Auf diesem Wege können selbst größere Knorpelknochenstücke als freie Gelenkkörper (Abb. 85) sich loslösen. Neben den allgemeinen Reizerscheinungen können solche Gelenkmäuse bei gewissen Bewegungen zwischen die Gelenkflächen geraten und sich einklemmen, was durch blitzartige Schmerzanfälle und plötzliche Bewegungshemmung kenntlich wird. Umfangreichere Verletzungen dieser Art können schließlich leichte Grade des später zu besprechenden, als „Arthritis deformans" bezeichneten Krankheitsbildes herbeiführen.

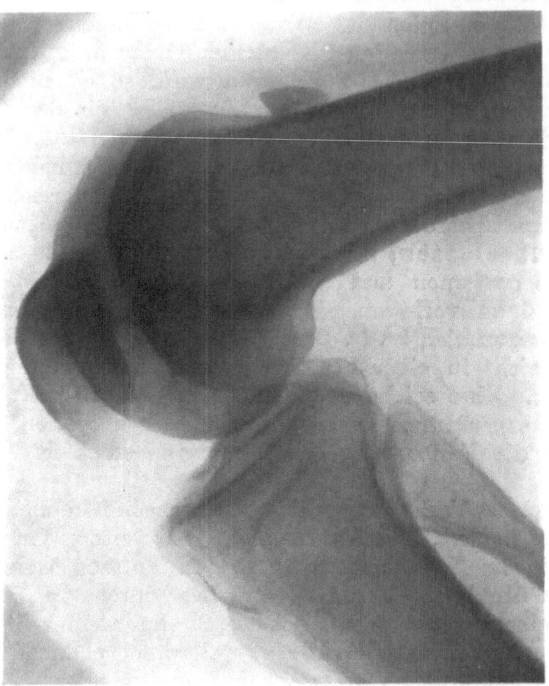

Abb. 85. Freier Knorpelknochenkörper (Gelenkmaus) im oberen Recessus des Kniegelenks; am inneren Condylus femoris ist der Entstehungsort des Körpers deutlich erkennbar.

Die Reizwirkung der sich selbst überlassenen Blutergüsse wird um so stärker sein, je häufiger die Blutergüsse im Gelenk auftreten. Solche wiederholten, bei kleinsten Anlässen auftretenden Blutergüsse finden wir nun bei manchen Kranken als Kennzeichen einer eigenartigen, zum Glück seltenen, in ihrem Wesen noch ungeklärten Allgemeinerkrankung, die wir als die Bluterkrankheit oder Hämophilie bezeichnen. Die Erkrankung ist ausgesprochen erblich und familiär; wir kennen ausgedehnte „Stammbäume" solcher Bluterfamilien. Die Krankheit selbst befällt nur das männliche Geschlecht, wird aber von den weiblichen Mitgliedern, die selbst frei davon sind, auf ihre männlichen Nachkommen wiederum übertragen. Solche

Knaben, die meist infolge häufiger Blutverluste blaß aussehen, zeigen vielfach an den verschiedensten Stellen der Haut blaue Flecke, da oft schon leiser Druck Blutungen in das Unterhautzellgewebe zur Folge hat. Blutungen aus kleinen Wunden, z. B. nach dem Zahnziehen, die bei normalen Kindern schon nach kurzer Zeit von selbst zum Stehen kommen, bluten unaufhörlich weiter; ja, es können die Kranken aus solchen Stellen sich verbluten. Das normale „Selbstaufhören" der Blutung, von dem wir in der 1. Vorlesung sprachen, läßt im Stich. Bei solchen Kranken können nun auch geringe Gewaltwirkungen zu Gelenkblutungen führen, am häufigsten am Kniegelenk (Bluterknie). Die immer wiederkehrende Ablagerung der Blutgerinnsel auf der Synovialmembran und die Organisation der Niederschläge bewirkt eine gewaltige Steigerung der vordem besprochenen Vorgänge: Granulationsbildung, Verwachsung, Verödung. Sie endigen in der Feststellung des Gelenkes (kontraktes Bluterknie).

Damit haben wir schon das Gebiet der Gelenkerkrankungen betreten.

Das Gelenk als Ganzes besteht aus den überknorpelten Gelenkenden und der verbindenden Synovialmembran (samt äußerer Kapsel). Wir haben daher zwischen den von den Knochenenden (Knochen und Knorpel) ausgehenden und den von der Synovialmembran ausgehenden Erkrankungen zu unterscheiden; wir sprechen von der ossalen, synovialen und chondralen Form der Gelenkerkrankungen. Da aber in der Regel die Erkrankung des einen Teiles sehr bald Veränderungen in dem anderen zur Folge hat, ist die Trennung aller Gelenkerkrankungen nach diesem Gesichtspunkt nicht durchführbar. Wir folgen daher der klinischen und ätiologischen Einteilung und werden die verschiedenen anatomischen Formen in bestimmten Einzelfällen berücksichtigen.

I. Die akuten Gelenkentzündungen.

Der Entzündung erregende Reiz, über dessen Formen und Zutrittswege noch gesprochen werden wird, übt seine Wirkungen zuerst ausschließlich auf die Gelenkkapsel, insbesondere auf die weiche Synovialmembran aus, während die überknorpelten Gelenkenden sich zunächst untätig verhalten. Die aus zartem, saftreichem Bindegewebe und äußerst zahlreichen Gefäßen bestehende Synovialmembran bietet die klassischen Zeichen der akuten Entzündung: makroskopisch samtige Schwellung und hochrote Färbung, mikroskopisch hochgradige Erweiterung der Kapillaren, Austritt von Blutflüssigkeit und Leukozyten. Auch hier kann je nach der Stärke des Reizes die Leukozytenausscheidung gering (seröse Gelenkentzündung) oder erheblich sein (eitrige Gelenkentzündung). Die anatomische Besonderheit der Synovialmembran, die die Auskleidung eines abgeschlossenen Raumes darstellt, bringt es mit sich, daß die ausgeschiedene Flüssigkeit und die zelligen Bestandteile zum größten Teil in den freien Raum gelangen. Es entsteht dadurch die Ausfüllung des Gelenkspaltraumes mit seröser oder eitriger Flüssigkeit (seröser oder eitriger entzündlicher Gelenkerguß). Diese Ergüsse sind die Ursache der stärkeren Grade der akut entzündlichen Gelenkschwellung, da sie die wandständigen Kapselabschnitte nach außen vorbauchen. Die Vorwölbungen werden am stärksten da wahrnehmbar werden, wo die Kapsel nicht von Muskeln, Sehnen oder derben Bändern gedeckt ist, so z. B. am Kniegelenk zu beiden Seiten der Patella, am Fußgelenk im Bereich der sogenannten vorderen und hinteren Malleolargruben (vgl. S. 277). Es ist begreiflich, daß der Umfang des Ergusses von der Ausdehnungsfähigkeit des Gelenkraumes und damit vom anatomischen Bau des Gelenkes abhängig ist. Der geräumige Hohlraum des Kniegelenkes hat mühelos Platz für mächtige Ergüsse; die engen und straffen Fingergelenke geben nur Raum für wenig Flüssigkeit. Erfolgt auch die Ausscheidung vorzugsweise in den Gelenkhohlraum, so ist sie jedoch keineswegs darauf beschränkt. Sie erfolgt auch, wie bei jeder akuten Entzündung, innerhalb des entzündeten Gewebes selber und greift bei stärkeren Entzündungen als kollaterales entzündliches Ödem auf die Nachbarschaft über. So entsteht bei der akuten Gelenkentzündung die entzündliche Schwellung der äußeren Kapsel, die Schwellung und Rötung des periartikulären Gewebes und der deckenden Haut. Hier an der Haut werden die akut entzündlichen Erscheinungen der Schwellung und Rötung, denen sich noch die Schmerzhaftigkeit und die örtliche Wärmesteigerung anschließen, am leichtesten bemerkbar. Die heiße schmerzhafte Schwellung und Rötung der ganzen Gelenkgegend mit dem Mittelpunkt im Gelenkspalt — das sind die Kennzeichen der akuten Gelenkentzündung. Von diesen Zeichen kann am ehesten die Rötung fehlen, die anderen werden kaum jemals abwesend sein. Nur an dem ringsum von dicken Muskelmassen umgebenen, tief gelegenen Hüftgelenk treten die sichtbaren Erscheinungen zurück.

Die eitrige Entzündung der Gelenke zeigt verschiedene Stärkegrade. Während bei der milden Form der eitrigen Entzündung die Vorgänge auf die Synovialmembran beschränkt sind und die Eiterfüllung des Gelenkraumes im Vordergrund der Erkrankung steht (katarrhalische eitrige Gelenkentzündung — dieser Ausdruck stammt noch aus der Zeit, als die Synovialmembran den Schleimhäuten gleichgestellt wurde), greift die eitrige Entzündung in schweren Fällen auch auf die äußere Kapsel und auf das periartikuläre Gewebe über (tiefgreifende, phlegmonös-eitrige Gelenkentzündung, periartikuläre Abszesse).

Die Füllung der Gelenkhöhle ruft ein schmerzhaftes Gefühl der Spannung hervor. Um die Schmerzhaftigkeit auf ein Mindestmaß zurückzuführen, bringen die Kranken instinktiv die befallenen Gelenke in eine bestimmte Stellung, die wir in allen Fällen wiederfinden. Es ist die Stellung, in der durch die Knochenstellung und den Muskel- und Bänderverlauf der Gelenkraum die größtmöglichste Fassungskraft (Kapazität) hat. So sehen wir, daß bei den akuten Entzündungen des Kniegelenkes der Kranke durch untergeschobene Kissen das Kniegelenk in eine stumpfwinklige Beugung bringt. Wird das Gelenk längere Zeit in einer solchen Stellung erhalten, so passen sich die Weichteile dieser Gelenkstellung an, insbesondere schrumpfen sie auf der verkürzten Seite; am Kniegelenk also in der Kniekehlengegend. Die Folge ist, daß auch nach dem Nachlaß der akuten Entzündung die zunächst willkürlich eingenommene Stellung erhalten bleibt und nicht mehr willkürlich geändert werden kann. Aus der willkürlichen Gelenkstellung ist eine Zwangsstellung, eine Gelenkkontraktur geworden (arthrogene Kontraktur). Da solche Kontrakturen den späteren Gelenkgebrauch empfindlich beeinträchtigen, muß bei der Behandlung erkrankter Gelenke darauf Bedacht genommen werden, daß die Einnahme für den Gebrauch ungünstiger Gelenkstellungen nach Möglichkeit vermieden wird.

Die Ansammlung der entzündlichen Abscheidung in der abgeschlossenen Gelenkhöhle und die starke Aufsaugungsfähigkeit der blut- und lymphgefäßreichen Synovialmembran bewirkt einen umfangreichen Übergang der schädigenden Stoffe in die allgemeine Blutbahn. Dies findet seinen Ausdruck in den erheblichen allgemeinen Krankheitserscheinungen, insbesondere dem Fieber, dessen Höhe im allgemeinen der Schwere der Gelenkentzündung parallel geht. Bei besonders schwerer pyogener Gelenkentzündung kann der Umfang der aufgesaugten Bakterien und Bakteriengiftmassen so groß sein, daß das schwere, zum Tode führende Krankheitsbild der pyogenen Allgemeininfektion sich entwickelt.

Der Ablauf der akuten Gelenkentzündung gestaltet sich durchaus verschieden nach der Art der Entzündung. Bei den serösen Entzündungen sehen wir häufig, insbesondere bei entsprechender Bekämpfung der Krankheitsursache, eine vollständige Rückbildung auftreten: Rötung, Schwellung und Druckempfindlichkeit verschwindet, Gelenkform und Gelenkleistung wird wieder völlig regelrecht. In anderen Fällen sehen wir die seröse Entzündung bei Fortdauer der Entzündungsursache in die eitrige Entzündung übergehen. Aber noch eine dritte Möglichkeit ist vorhanden. Es kann sich ereignen, daß die Entzündungsursache durch die Schutzstoffe des Körpers, unterstützt durch entsprechende Behandlung wohl in ihrer Wirkungskraft herabgesetzt, nicht aber vollständig beseitigt wird. Dann sehen wir wohl die Hauptzeichen der akuten Entzündung zurückgehen: die heiße Rötung verschwindet, die Schmerzen lassen nach und auch die pralle Schwellung, insbesondere im periartikulären Gebiet, bildet sich zurück. Aber der regelrechte Zustand tritt nicht ein. Die Synovialmembran nimmt nicht wieder ihre regelrechte Beschaffenheit an: sie bleibt verdickt durch Granulationsbildung und auch ein geringer Erguß bleibt nicht selten bestehen. Das ist der Übergang der akuten serösen Gelenkentzündung in die chronische Gelenkentzündung, bei der die Wucherungsvorgänge an der Synovialmembran im Vordergrund stehen.

Auch die milde Form der eitrigen Gelenkentzündung ist durch Kunsthilfe der Rückbildung fähig. Wird der eitrige Inhalt durch Absaugung entfernt und durch Einspritzung stark wirkender bakterienfeindlicher Stoffe (Antiseptika) die Entwicklung der Bakterien hintangehalten, so vermag in günstigen Fällen der Körper mit seinen Hilfsmitteln der Bakterien Herr zu werden: der eitrige Erguß wandelt sich in einen serösen Erguß, die eitrige Entzündung in eine seröse Entzündung um und die seröse Entzündung klingt allmählich ab.

In schweren Fällen, insbesondere in Fällen der phlegmonös-eitrigen Gelenkentzündung reicht die Kraft des Körpers zur Überwindung der Bakterien nicht aus. Trotz der Absaugung des eitrigen Inhaltes bestehen die schweren Allgemeinerscheinungen fort; die Schwellung nimmt zu; periartikuläre Abszesse treten auf und dehnen sich, besonders in den Muskelzwischenräumen, aus; die Eiterung wird durch Übergang der eitrigen Entzündung auf die Knochenenden immer massenhafter. Hier kann nur die breite Eröffnung des ganzen eitrig infizierten Gebietes, der Gelenkhöhle ebenso wie der periartikulären und intramuskulären Eiterungen die Macht der Infektion brechen. Die Schwierigkeit der dauernden Ableitung des Eiters aus der buchtenreichen Gelenkhöhle oder — wie bei der Hand- und Fußwurzel — aus den zahlreichen engen, miteinander zusammenhängenden Gelenksspalten zwingt hier manchmal zu größeren Eingriffen. Sie haben den Sinn, die mannigfaltigen Buchten und Spalten des Gelenkraumes zu einem großen Gesamtraum zu vereinigen, aus dem sich eine wirksame Eiterableitung leichter bewerkstelligen läßt, und dem Körper die Überwindung der Erkrankung und die Heilung durch Fortnahme bakteriendurchsetzten und abgestorbenen Knorpels und Knochens zu erleichtern. Sie bestehen in der breiten Eröffnung des Gelenkes, Entfernung des überknorpelten Gelenkendes oder — bei der Handwurzel — Entfernung der ganzen kleinen Knochen und breiter Offenhaltung der großen neugeschaffenen Wundhöhle durch Mullfüllung. Das sind die als Gelenkresektion bezeichneten Eingriffe, von denen Sie noch in der Klinik Weiteres zu hören bekommen werden. Wird danach die Infektion überwunden, so kann die Ausheilung nur durch feste knöcherne Vereinigung der Gelenkenden erfolgen (Ankylosis ossea), wobei ihnen die für den Gebrauch günstigste Stellung zu geben ist.

In diesen schwersten Fällen nehmen zuletzt auch die knöchernen Gelenkenden am eitrigen Entzündungsvorgang teil. Das ist aber keineswegs immer der Fall. Die überknorpelten Gelenkenden beteiligen sich zunächst überhaupt nicht am Entzündungsprozeß. Wohl aber unterliegt bei stärkeren bakteriellen Einwirkungen, insbesondere bei der eitrigen Entzündung, der empfindliche Gelenkknorpel den von den Bakteriengiften ausgehenden Schädigungen. Gerade am Gelenkknorpel macht sich die nekrotisierende Wirkung der Bakteriengifte besonders bemerkbar. Nimmt die Nekrose des Gelenkknorpels größeren Umfang an, ist vielleicht die ganze Knorpeldecke abgestorben, so spielen sich an dem unterliegenden subchondralen Knochen ähnliche Vorgänge ab, wie in der Umgebung infizierter Knochennekrosen: es erfolgt die Umwandlung subchondralen Markgewebes in gefäßreiches Granulationsgewebe, das resorbierend unter starker Eiterabsonderung gegen die tote Knorpeldecke andrängt. Nicht aber kommt es hier zur Sequester- und Totenladenbildung, weil die dünne Schicht des Knorpels rasch durch das Granulationsgewebe und — im Gegensatz zum Knochen — auch durch die peptischen Fermente der Eiterkörperchen aufgelöst wird und weil im Bereich des Gelenkraumes ein periostaler Überzug fehlt. Nach der Auflösung der nekrotischen Knorpeldecke stößt das granulierende Knochenende der einen Seite mit dem granulierenden Knochenende der anderen Seite zusammen; bei Überwindung der Infektion führt der Zusammenfluß des beidseitigen Granulationsgewebes zur Verwachsung, zur fibrösen Ankylose, der später die knöcherne Vereinigung der Gelenkenden (Ankylose ossea) folgen kann. Der Ausgang der schweren eitrigen Gelenkentzündung ist die Ankylose und damit der endgültige Verlust des Gelenkes.

Ist bei minder schwerer Entzündung die Wirkung der Bakteriengifte nur auf Teile des Knorpels, insbesondere auf die oberflächlichen Schichten beschränkt, so bleibt, wenn die Gelenkentzündung als solche zurückgegangen ist, diese Knorpelschädigung zurück. Die hieraus sich ergebenden Folgeerscheinungen sind durchaus andere. Da Gelenkspalt und Knorpeldecke erhalten ist, kehrt die Beweglichkeit des Gelenkes zurück. Das nekrotische Knorpelgewebe ist aber, wie wir später sehen werden, der funktionellen Inanspruchnahme nicht gewachsen: unter der dauernden Reibung wird es aufgefasert, abgenutzt, abgeschlissen (Knorpelusur). An Stellen tiefer greifender Knorpelnekrosen kann die Abschleißung bis zur Freilegung des Knochens gehen; es entstehen knöcherne „Schleifstellen“, in deren Bereich der freigelegte Knochen sklerosiert. Auf der anderen Seite bemüht sich der Körper das tote Knorpelgewebe zu beseitigen, ebenso wie er totes Knochengewebe auszumerzen bestrebt ist. Diese regeneratorischen Vorgänge zusammen mit den Abnutzungserscheinungen erzeugen einen eigenartigen Gelenkzustand, der als Arthritis deformans bezeichnet wird. Der Ausgang der minder schweren akuten Gelenkentzündung ist häufig die Arthritis deformans (siehe S. 178).

Die klinischen Formen der akuten Gelenkentzündung sind:

1. Die akute Polyarthritis rheumatica (der akute Gelenkrheumatismus).

Der akute Gelenkrheumatismus ist eine schon dem Laien wohlbekannte Erkrankung. Die plötzlich auftretende heiße, schmerzhafte Schwellung mehrerer Gelenke bei gleichzeitigem Fieberanstieg wirft den bislang gesunden und kräftigen jungen Menschen aufs Krankenlager. Der Mittelpunkt der meist bemerkbaren Hautrötung und der nie fehlenden Schwellung und Druckempfindlichkeit liegt durchaus im Gelenkspalt; hierin liegt das wichtigste Unterscheidungsmerkmal gegenüber der beginnenden akuten Osteomyelitis. Es handelt sich hierbei um akute seröse Gelenkentzündungen, die unter infektiösem Reiz entstehen, wenn auch die ursächlichen Erreger noch nicht einwandfrei festgestellt werden konnten. Unter der Wirkung bestimmter innerlicher Heilmittel (Salizylpräparate, Antipyretica) gehen in der Mehrzahl der Fälle die akut entzündlichen Erscheinungen rasch zurück. In anderen, selteneren Fällen wird, wie schon vorher erwähnt, der

Übergang in die chronische Gelenkentzündung beobachtet (sekundäre chronische Polyarthritis rheumatica).

Von dieser häufigen und wichtigen Erkrankung, ihren Begleiterscheinungen (Herzklappenentzündungen!) und ihren Ausgängen werden Sie in der inneren Klinik noch viel zu hören bekommen.

2. Die akute Arthritis gonorrhoica (der Tripperrheumatismus).

Die akute gonorrhöische Gelenkentzündung ist eine häufige Begleiterscheinung der weit verbreiteten Trippererkrankung. In ihrem plötzlichen Auftreten und in dem örtlichen Befunde gleicht sie dem Bilde des akuten Gelenkrheumatismus. Vielleicht kann man sagen, daß die Schmerzhaftigkeit der Gelenke bei der gonorrhöischen Arthritis noch größer ist, als bei dem akuten Gelenkrheumatismus. Doch ist so gut wie immer nur ein Gelenk ergriffen — und bleibt auch allein befallen, so schwer auch die Erkrankung ist und so lange sie auch dauert. Hierin liegt das wichtigste und oft — abgesehen von dem Genitalbefund — einzige Unterscheidungsmerkmal gegenüber dem akuten Gelenkrheumatismus. Eine akute Monarthritis zwingt stets zur Untersuchung der Geschlechtsteile auf Trippererkrankung.

In vielen Fällen handelt es sich hier um eine akute seröse Entzündung. Im geräumigen Kniegelenk pflegt ein mächtiger seröser Erguß von eigenartiger grünlich-gelber Farbe zu entstehen, während in den engen Gelenken der Erguß gering bleibt und von den akuten Entzündungserscheinungen des periartikulären Gewebes und der Haut überdeckt wird. In anderen Fällen kommt es zur eitrigen Gelenkentzündung. Auch hier finden wir eine stärkere Eiteransammlung im Gelenk fast nur im Knie; meist handelt es sich um die gutartige „katarrhalische“ Eiterung. In den anderen Gelenken und insbesondere in den engen Gelenken (Handwurzel, Finger, Fußwurzel) ist die Eiterung nur sehr gering; sehr häufig trägt aber die eitrige Entzündung die Züge der tiefgreifenden eitrigen Entzündung. Dies erkennen wir an dem Auftreten periartikulärer Abszesse und an der raschen und ausgedehnten Zerstörung der Kapselbänder und des Knorpels, wie dies z. B. an den Fingergelenken durch die Lockerung des Gelenkes (bei passiver seitlicher Verschiebung) und an dem fühlbaren Zusammenreiben der knorpelentblößten Knochenenden kenntlich ist. Dies Zeichen der Zerstörungswirkung der gonorrhöischen Infektion ist ein weiteres wichtiges differentialdiagnostisches Merkmal gegenüber der akuten rheumatischen Gelenkentzündung. Sich selbst überlassen oder unsachgemäß behandelt, nimmt die Erkrankung häufig ihren Ausgang in Ankylose. Nicht minder häufig ist der Ausgang der milderen Entzündungsformen in sekundäre Arthritis deformans.

Es würde den Rahmen dieser Einführung überschreiten, wollte ich auch auf die wichtige Behandlung der gonorrhöischen Arthritis eingehen. Nur soviel soll gesagt sein, daß wir in den neuzeitlichen Behandlungsverfahren (Stauungsbehandlung, Heißluftbehandlung), die wir dem glücklichen Findergeist Biers verdanken, gewaltige Waffen in die Hand bekommen haben. Die Behandlung der gonorrhöischen

Gelenke, früher eine Qual für den Kranken und den Arzt, ist hierdurch ein dankbares und erfolgreiches Gebiet der praktischen Chirurgie geworden. Mit den Einzelheiten dieser Behandlung müssen Sie sich durch die Klinik vertraut machen.

3. Die pyogene Gelenkentzündung (Arthritis suppurativa s. purulenta).

Hier handelt es sich um die Infektion der Gelenke mit den uns wohlbekannten Erregern der pyogenen Infektion (Staphylokokken und Streptokokken). Der Zutrittsmöglichkeiten gibt es verschiedene.

Am klarsten ist der Verlauf bei den offenen Gelenkverletzungen (Arthrit. purul. traumatica). Sticht der Schuster bei der Arbeit sich eine schmutzige Ahle ins Kniegelenk oder reißt sich der Gärtner einen Dorn in das Zwischenfingergelenk, so gelangen anhaftende pyogene Kokken in den Gelenkspalt. Sie finden im Gelenk sehr günstige Bedingungen zu ihrer Entwicklung, weil die Synovia einen ausgezeichneten Nährboden abgibt und weil die Kokken in ihr den Schutzstoffen des strömenden Blutes entzogen sind. In anderen Fällen sind es die breiten Eröffnungen der Gelenke durch grobe Gewalten, mit und ohne Bruch der Gelenkenden, die zur pyogenen Gelenkinfektion Veranlassung geben.

Bei einer zweiten Gruppe erfolgt der Eintritt in das Gelenk durch den Durchbruch eines eitrigen Knochenherdes. Hiervon wurde bereits bei der akuten Osteomyelitis gesprochen (osteomyelitische Perforationsarthritis, S. 152).

Drittens können mit pyogenen Kokken beladene thrombotische Bröckel von einem anderen Infektionsherd her auch unmittelbar in die Synovialmembran gelangen (einfache metastatische eitrige Arthritis); oder es können bei der pyogenen Allgemeininfektion von den im Blute kreisenden Kokken Ablagerungen in der Synovialmembran erfolgen (metastatische eitrige Arthritis bei pyogener Allgemeininfektion).

Die pyogene Arthritis ist an den großen Körpergelenken als schwere, lebensbedrohende Erkrankung anzusehen; nicht so an den kleinen Gelenken, wo sie unter langdauernder Eiterung fast stets ihren Ausgang in Gelenkverödung und Ankylose nimmt. Die metastatische Gelenkentzündung bei pyogener Allgemeininfektion ist nur eine Begleiterscheinung der an sich schweren, meist hoffnungslosen Allgemeinerkrankung.

Eine Sonderstellung nimmt nur die eitrige Arthritis des Säuglings- und frühesten Kindesalters ein, die als einfach metastatische oder als Perforationsarthritis von einem kleinen osteomyelitischen Herd aus entsteht. Im letzteren Falle kann, besonders am Hüftgelenk, der osteomyelitische Herd selber unbemerkt bleiben, so daß die eitrige Gelenkentzündung im Vordergrunde des klinischen Bildes steht; erst das Röntgenbild zeigt den wahren Zusammenhang. Hierbei sind nicht die eigentlichen pyogenen Kokken, sondern die Pneumokokken, die Erreger der Lungenentzündung, die Ursache der Erkrankung (Pneumokokkenarthritis der Säuglinge, „Säuglingsarthritis"). Die eitrige

Säuglingsarthritis zeichnet sich im allgemeinen durch mildere örtliche und allgemeine Krankheitserscheinungen aus. In der Regel gelangt sie von selbst oder durch einfache Hilfsmittel (Punktion) zur Ausheilung. Jedoch kann es am Hüftgelenk vorkommen, daß unter der Ausweitung der gefüllten Gelenkkapsel die Gelenkenden ihren engen Zusammenhalt verlieren und — ohne größere Gewaltwirkungen — in Luxationsstellung treten (Spontanluxation, Distensionsluxation).

Die Behandlung der pyogenen Gelenkentzündung ist eine schwierige und verantwortungsvolle Aufgabe, deren Einzelheiten Ihnen erst die Klinik vermitteln kann.

4. Die akuten infektiösen Arthritiden anderer Ätiologie.

Nicht selten stoßen wir auf eine heftige akute Monarthritis, die in allen Erscheinungen dem Bilde der gonorrhöischen Arthritis entspricht, ohne daß aber der Nachweis einer gonorrhöischen Infektion zu erbringen ist, ja unter Umständen, unter denen eine gonorrhöische Infektion mit Sicherheit auszuschließen ist. Man kann hier von einer „pseudogonorrhöischen Monarthritis" sprechen. Vielleicht handelt es sich um milde Formen der pyogenen Infektion. Dafür spricht, daß sie manchmal im Gefolge der Grippe auftreten, in deren Ätiologie die pyogenen Kokken eine Rolle spielen. In anderen Fällen aber ist jede ätiologische Deutung unmöglich. Unsere Unkenntnis von der Natur dieser Erkrankungsform wird praktisch dadurch wettgemacht, daß auch bei ihr die gegen die gonorrhöische Arthritis gerichtete Behandlung voll wirksam ist.

Schließlich beobachten wir milde akute Arthritiden im Verlauf uns wohlbekannter, aber ätiologisch noch ungeklärter Kinderkrankheiten (Scharlach, Masern). Wenn sie auch den Verlauf dieser Erkrankungen nicht nennenswert beeinflussen und sich nach der Entfieberung rasch zurückbilden, so können sie bedeutungsvoll werden durch ihre späteren Folgeerscheinungen, die sich auf der infektiösen Schädigung des Knorpels aufbauen (Arthritis deformans).

5. Die gichtische Gelenkentzündung (Arthritis urica).

Im Gegensatz zu den bisher besprochenen Entzündungsformen, bei denen es sich um infektiöse Reize handelt, wird die akute Gichterkrankung der Gelenke durch einen chemischen Reiz hervorgerufen. Wir wollen hier die schwierige Frage nach dem Wesen der Gicht nicht aufrollen; hiervon werden Sie noch in der medizinischen Klinik genug hören. Wir merken uns zunächst nur, daß bei dieser Stoffwechselerkrankung Ablagerungen eines unvollständig abgebauten Stoffwechselerzeugnisses, der Harnsäure, in die Gelenkgegend erfolgt; und zwar in das periartikuläre Gewebe, weiter auch in die Gefäßkanäle des epiphysären Knochens und in den Gelenkknorpel. Auf den Reiz der Einlagerung der Harnsäurekristalle antwortet das Gelenk mit einem akuten Entzündungszustand.

Die akute gichtische Gelenkentzündung ist stets eine seröse Entzündung. Sie wiederholt sich in Schüben. Der einzelne Entzündungsanfall klingt in wenigen Tagen ab. In der entzündungsfreien Zeit sind die Harnsäureablagerungen, die von riesenzellhaltigem Granulationsgewebe umgeben sind, oft im periartikulären Gewebe als kleine harte Knoten (Tophi) tastbar. Liegen sie in der Nähe des Knochens, so rufen sie eine Druckusur der Knochenoberfläche hervor, die im Röntgenbild als kleine, halbkreisförmige, scharfrandige Grube zu erkennen ist.

Das vorgerückte Alter der Kranken, der Sitz an Vorzugsstellen (Zehen-, Fingergelenke), die Wiederholung der Anfälle und der rasche Nachlaß der akuten Entzündungserscheinungen, die stets seröse Natur der Entzündung — alle diese Zeichen führen auf die Erkennung des Leidens. Tastbare Tophi und der Röntgenbefund sichern die Diagnose.

Die Behandlung des akuten Gichtanfalls, ebenso wie die Behandlung der ganzen Stoffwechselerkrankung gehört zu dem Lehrbereich der inneren Klinik.

II. Die chronischen Gelenkentzündungen.

1. Die chronische Polyarthritis rheumatica (der chronische Gelenkrheumatismus).

Die chronische Polyarthritis rheumatica ist eine langsam verlaufende, chronisch entzündliche Erkrankung der Gelenkkapsel, der Synovialhaut ebenso wie der äußeren Kapselteile. Veränderungen der überknorpelten Gelenkenden treten erst später als Folgeerscheinungen auf; sie bleiben geringfügig und haben mit dem Wesen der Erkrankung nichts zu tun. Die entzündliche Natur der Erkrankung wird am deutlichsten bei der Form, die sich aus der akuten Polyarthritis rheumatica entwickelt. Rötung und pralles Ödem der Gelenkgegend verschwindet; die Blutfülle und Flüssigkeitsausscheidung der Synovialmembran läßt nach. Dagegen bleibt das Synovialgewebe durch umfangreiche Zellneubildung von der Art jungen Bindegewebes verdickt; eine leichte Schwellung der Gelenkgegend ebenso wie eine meist nur geringe Schmerzhaftigkeit bleiben bestehen; die sorgfältig tastende Hand vermag manchmal einen allerdings nur sehr geringen Wärmeunterschied des befallenen Gelenkes gegen die freien Gelenke festzustellen. Man muß annehmen, daß in diesen Fällen die gleiche infektiöse Schädigung in milderer Form fortwirkt (sekundäre chronische Polyarthritis rheumatica).

In einer zweiten wichtigen Gruppe der Erkrankung tragen die Erscheinungen von Anfang an das Zeichen der chronischen Entzündung. Ganz langsam und zu verschiedenen Zeiten beginnt das eine und dann das andere Gelenk leicht zu schwellen und schmerzhaft zu werden; die Schwellung nimmt nur ganz allmählich über Jahr und Tag zu; von Zeit zu Zeit wird ein neues Gelenk befallen. Vorübergehende Besserungen werden von neuer stärkerer Schwellung abgelöst. Niemals aber, weder im Beginn, noch im Verlauf der Erkrankung werden die ausgesprochenen Zeichen der akuten Entzündung, wie bei der akuten Polyarthritis rheumatica, bemerkbar. Das ist die primär chronische Polyarthritis rheumatica, ein nicht seltenes und ein recht trauriges Leiden, ganz besonders des weiblichen Geschlechts, das hier seinen Anfang häufig schon in den Kinderjahren nimmt. Es ist anzunehmen, daß hier ein milder infektiöser Reiz tätig ist, der von einer bestimmten Quelle her fortdauernd dem Körper vermittelt wird. Sitz und Natur der Infektionsquelle ist noch nicht klargestellt. Die Bemühungen durch Beseitigung chronisch entzündeter Tonsillen oder chronischer Zahneiterungen die Quelle zu verstopfen, haben bisher nicht den regelmäßigen und durchgreifenden Erfolg gehabt, der zur Sicherung des ursächlichen Zusammenhanges nötig wäre.

Weit mehr als die sekundäre Form zeigt die primäre Polyarthritis rheumatica chronica ein unaufhaltsames, über Jahrzehnte hinweg andauerndes Fortschreiten. Mit der Dauer des Leidens treten die Folgeerscheinungen der Kapselerkrankung mehr in den Vordergrund. Das Älterwerden des Granulationsgewebes der Kapsel, sein Übergang in reifes Bindegewebe ist hier wie überall mit einer Schrumpfung verbunden. Bewirken schon vorher Kapselschwellung und kleine Ergüsse zusammen mit der Schmerzhaftigkeit Bewegungsbeschränkungen der Gelenke, so werden diese durch die Schrumpfungsvorgänge in der Kapsel weiter verstärkt. Mit der Schrumpfung wird die äußerlich sichtbare Schwellung in der Regel geringer. Mit der unwiderstehlichen Gewalt, die der Narbenschrumpfung eigen ist, zieht die schrumpfende Kapsel das Gelenk in gewisse Zwangsstellungen und hält es in dieser Stellung gefesselt bis zur völligen Versteifung. Hat schon die Ruhigstellung der Gelenke einen schweren Knochenschwund des epiphysären Maschenwerkes und einen Schwund der Knorpeldecke zur Folge, so kann der Knorpel schließlich an den Stellen, die völlig außer Gebrauch gesetzt sind, sowie an den Stellen, an denen die Gelenkenden durch den Zug der schrumpfenden Kapsel dauernd fest zusammengepreßt werden, fast vollständig oder vollständig verschwinden. Selbst die grobe Gestalt des Gelenkes, die durch die Stellung der Gelenkenden zueinander gegeben ist, kann der Schrumpfung zum Opfer fallen. Der regelrechte Zusammenhalt der Gelenkenden kann verloren gehen und unvollständige oder vollständige Verrenkungsstellungen entstehen; ja, es können Stellungen erzwungen werden, die nicht in dem Bereich der regelrechten Gelenkstellungen liegen (z. B. Überstreckung oder seitliche Abweichung in den Fingergelenken). Am häufigsten finden sich diese Gelenkverstellungen an der Hand, wo die Finger oft geradezu seltsame Stellungen annehmen (vgl. Abb. 118 S. 234).

Betrachtet man ein einzelnes Gelenk, z. B. das Kniegelenk (vgl. Abb. 161 S. 272) auf der Höhe der Erkrankung, so ist das klinische Bild oft von dem einer anderen schweren chronischen Gelenkentzündung, der Gelenktuberkulose, kaum oder gar nicht zu unterscheiden. Lenkt man aber den Blick auf die anderen Gelenke und berücksichtigt man den ganzen Verlauf, so ist die Erkennung der Natur des Leidens nicht schwierig.

Der Ausgang der Erkrankung ist die vollständige Versteifung der Mehrzahl der Gelenke, die den Kranken hilflos im Bett liegen läßt, sich selbst und anderen zur Last, bis eine zwischentretende Krankheit das oft ersehnte Ende herbeiführt.

Wenn von manchen Seiten die schweren Formen der Erkrankung wegen der grob-anatomischen Gelenkverunstaltung als „Arthritis deformans" bezeichnet wird, so ist dies vom Standpunkt der sprachlichen Einigkeit aus zu beklagen. Die Arthritis deformans ist, wie wir gleich sehen werden, ein von der chronischen Polyarthritis rheumatica durchaus verschiedener Gelenkzustand.

2. Die tuberkulöse Gelenkentzündung.

Eine der Hauptaufgaben des klinischen Unterrichts wird es sein, Sie mit den Krankheitsäußerungen und der Behandlung dieser wichtigsten chirurgischen Gelenkerkrankung wohl vertraut zu machen. Der Zweck dieser vorbereitenden Ausführungen kann es nur sein, Ihnen den Eintritt in das Studium der Erkrankung zu erleichtern.

Von den allgemeinen Erscheinungen der tuberkulösen Entzündung haben wir schon gesprochen (S. 58 ff). Wir stellten fest, daß die Tuberkulose das Gelenk unmittelbar oder mittelbar befallen kann: unmittelbar dann, wenn die erste Ansiedelung und Ausbreitung der Tuberkelbazillen in der Synovialmembran vor sich geht, mittelbar dann, wenn ein primärer epiphysärer Knochenherd in das Gelenk durchbricht. Wir unterschieden zwischen der synovialen und der ossalen Form der Gelenktuberkulose.

Wie bei der ossalen Form mittelbar auch das Gelenk erkrankt, so wird bei der vorgeschrittenen synovialen Form der Gelenktuberkulose mittelbar auch der Knochen ergriffen, indem das tuberkulöse Granulationsgewebe vom Synovialansatz aus den Knorpel zerstört und in den subchondralen Knochen hereinwächst. Doch ist hier die Knochenzerstörung in der Regel flächenhaft und oberflächlich. Mit beiden Formen der Gelenktuberkulose haben wir uns jetzt noch etwas näher zu befassen.

a) Die synoviale Form der Gelenktuberkulose. Die Synovialhaut verdickt sich durch Umwandlung in tuberkulöses Granulationsgewebe, das den Gelenkraum zunehmend erfüllt und die äußere Kapsel und mit ihr die Haut vorbaucht. Auch hier ist die stärkste Gelenkschwellung an der Stelle der ungedeckten Kapselteile bemerkbar. Die tuberkulös entzündete Synovialmembran kann wie die einfach entzündete Synovialhaut vermehrte Flüssigkeit in den Gelenkraum ausscheiden. Durch die vordem beschriebenen Rückbildungs- und Zerfallsvorgänge innerhalb des tuberkulösen Gewebes (Nekrose, Verkäsung, Verflüssigung des Käses) kann der Gelenkraum mit verflüssigtem Käse, mit tuberkulösem Eiter angefüllt werden.

Überwiegt, wie dies am häufigsten am Kniegelenk der Fall ist, die seröse Ausscheidung, so haben wir es mit dem Hydrops tuberculosus zu tun, der mildesten Form der Synovialtuberkulose. Die Flüssigkeit ist gelblich, getrübt und schließt häufig Fibrinflocken, gelegentlich auch reiskornartige Fibringebilde (Corpora oryzoidea) ein. Wird der Erguß durch Punktion entleert, so ist leicht festzustellen, daß daneben auch eine Kapselverdickung, wenn auch mäßigen Grades, vorhanden ist.

Ist die Flüssigkeitsausscheidung gering oder fehlt sie ganz, ist die Granulationsbildung reichlich, besteht keine Neigung zum käsigen Zerfall („trockene“ Form der tuberkulösen Granulation), so wird der Gelenkraum durch die massigen, blaßgelben oder graugelben Granulationen mächtig aufgetrieben. Das ist der tuberkulöse Gelenkschwamm, der Fungus tuberculosus. Die hieraus sich ergebende spindlige Gelenkschwellung, die noch durch den schweren Schwund der angrenzenden Muskulatur äußerlich verstärkt wird, nennen wir den Tumor albus, im Gegensatz zu der roten Schwellung des akut entzündeten Gelenkes.

Hierzu im Gegensatz sehen wir in anderen Krankheitsfällen das tuberkulöse Granulationsgewebe rasch verkäsen und zerfallen. Die Granulationen sind zerfließlich und zeigen überall weiße käsige Einsprengungen; sie sind auf der Oberfläche geschwürig zerfallen. Der Gelenkraum ist mit verflüssigten Käsemassen (tuberkulösem Eiter) erfüllt. Der Übergang der Tuberkulose auf die überknorpelten Gelenkenden erfolgt frühzeitig; er bewirkt ausgedehnte, wenn auch meist nur oberflächliche Zerstörungen der Gelenkflächen. Das ist die schwerste Form der synovialen Tuberkulose, die eitrige tuberkulöse Gelenkentzündung, der kalte Abszeß des Gelenkes (Arthritis suppurativa tuberculosa).

Nimmt die Synovialtuberkulose ihren Fortgang, so können sich aus den milden die schwereren Formen entwickeln; der tuberkulöse Eiter kann die Kapsel durchbrechen, wodurch periartikuläre oder intramuskuläre kalte Abszesse entstehen können, von denen die letzten sich oft erst weit in den Zwischenmuskelräumen verbreiten, ehe sie in dem Unterhautfettgewebe als kalte Abszesse erscheinen. Nach Durchbrechung der Haut kommt es zur Bildung tuberkulöser Fisteln, von denen aus sich eine aufpfropfende pyogene Infektion des Gelenkinnern entwickeln kann. Unter langdauerndem Fieber, erschöpfender Eiterung, oft auch durch tuberkulöse Erkrankung anderer Körperteile können die Kranken zugrunde gehen. Doch ist dieser Ausgang zum Glück heutzutage selten. In der Regel erfolgt unter sachgemäßer Behandlung, die darauf hinzielt, die Körperkräfte im Kampf gegen die bakteriellen Eindringlinge zu unterstützen, die allmähliche Ausheilung der Erkrankung. Seröse und eitrige Flüssigkeiten werden aufgesaugt; die tuberkulösen Beimischungen des Granulationsgewebes verschwinden; das Granulationsgewebe selber geht unter Schrumpfung in Bindegewebe über; die Kapsel zeigt narbige Schrumpfung und bindegewebige Verdickung. Die knorpelentblößten Stellen werden geglättet und überziehen sich mit Bindegewebe. In den schwereren Fällen ist eine knöcherne Vereinigung der zerstörten Gelenkenden unausbleiblich. Aus der Kapselschrumpfung und der Verknöcherung ergeben sich die verschiedenen Grade der Bewegungsstörungen, die wir nach Ausheilung der synovialen Gelenktuberkulose antreffen.

Die Hauptzüge des klinischen Bildes lassen sich aus den beschriebenen Vorgängen leicht ableiten. Auch hier, wie bei den akuten

Entzündungen nehmen die Gelenke bestimmte Stellungen ein, in die sie von den Kranken zunächst willkürlich gebracht werden, in denen sie aber dann durch Schrumpfung der Weichteile und der Kapsel erstarren (arthrogene Kontrakturen). Auch hier ist die Aufgabe der Behandlung, eine Ausheilung in brauchbarer Gliedstellung zu erzwingen. Ist dies versäumt worden, oder hat es sich in der Behandlung nicht durchführen lassen, so treten Nachoperationen zur Stellungsbesserung in ihr Recht (Osteotomien). Alle diese wichtigen Dinge gehören in den Rahmen des klinischen Unterrichts.

b) Die ossale Form der Gelenktuberkulose. Die Ablagerung des tuberkulösen Materials erfolgt meist im subchondralen Gebiet der Epiphyse, seltener in ihren tiefen Abschnitten oder in der Metaphyse. Die Formen der tuberkulösen Herde haben wir bereits kurz besprochen. Wir unterschieden zwischen dem einfachen, Granulationen, Käse und Knochensand einschließenden tuberkulösen Knochenherd und dem tuberkulösen Keilsequester bzw. epiphysären Totalsequester. Die Ausbreitung der ersten Ansiedlung erfolgt sehr viel langsamer, als die Ausbreitung der pyogenen Knochenherde. In den Ausbreitungswegen ist jedoch eine Übereinstimmung nicht zu verkennen.

Auch bei der Tuberkulose kann, besonders bei den tiefer gelegenen Herden, der Durchbruch nach außen unter das Periost und von da unter die Haut erfolgen; es entsteht dann der subkutane kalte Abszeß. Jedoch ist dieses Vorkommnis nicht häufig, und streng genommen haben wir es dann nicht mit der ossalen Form der Gelenktuberkulose, sondern mit der Knochentuberkulose schlechthin zu tun. Noch seltener ist der Durchbruch in die Markhöhle, an den sich das schwere Krankheitsbild der „infiltrierenden Schafttuberkulose“ anschließt. Die Regel ist der bei der pyogenen Infektion nicht gerade häufige Durchbruch in das Gelenk, was nach der oberflächlichen Lage der epiphysären Herde verständlich ist. Die hieraus sich ergebende Gelenktuberkulose ist fast stets eine schwere; meist entsteht eine eitrige tuberkulöse Entzündung. Wir müssen daher in der ossalen Form der Gelenktuberkulose die schwerere Form der Gelenktuberkulose erblicken. Der Hauptunterschied gegen die Synovialtuberkulose ergibt sich aus der Anwesenheit toter Knochenteile. Man kann ihn zusammenfassen in den Worten: stärkere Eiterbildung, stärkere Knochenzerstörung, geringere Heilneigung, schwerere Funktionsstörung. Die Knochenzerstörung kann sehr hohe Grade erreichen, so daß z. B. vom oberen Femurende Kopf und Hals fast ganz verloren gehen kann. Sitzt der Knochenherd am oberen Pfannenrande, so kann die Knochenzerstörung die Pfanne nach oben beträchtlich erweitern; in die erweiterte Pfanne rückt der Femurkopf nach (Pfannenwanderung). Aber auch in den Fällen schwerster Zerstörung ist die langsame vollständige Ausheilung durchaus möglich.

Die Ausheilung der ossalen Gelenktuberkulose wird durch die vorhandene Knochennekrose erschwert und ist besonders bei den großen Sequestern vor eine schwierige Aufgabe gestellt; denn von einer Ausheilung kann nur gesprochen werden, wenn neben allen tuberkulösen Granulationsmassen auch der tote Knochen restlos verschwunden ist. Wollen Sie aber bedenken, daß der tuberkulöse Keilsequester, solange nicht von einer Fistel aus eine pyogene Mischinfektion entstanden ist, etwas ganz anderes ist, als ein Knochensequester bei der pyogenen Infektion. Bei der geschlossenen Tuberkulose ist der Sequester frei von den schädigenden Einwirkungen der pyogenen Kokken und ihrer Toxine, die aus der einfachen Knochennekrose erst die infizierte Knochennekrose machen. Er ist im Sinne der pyogenen Infektion ein uninfizierter Fremdkörper und daher dem Ersatz durch neugebildeten Knochen ebenso zugänglich wie abgestorbener frei überpflanzter Knochen. Nach der Überwindung der tuberkulösen Infektion steht nichts dem Einwachsen des umgebenden Gewebes und dem inneren knöchernen Umbau des toten Knochens im Wege. Die Schwierigkeiten der Ausheilung beruhen auf der Überwindung der schweren Knochentuberkulose, nicht aber auf der Beseitigung des toten Knochens nach ausgeheilter Infektion. So sehen wir in der Tat nicht selten unter entsprechender Allgemeinbehandlung, allerdings im Laufe recht langer Zeit, tuberkulöse Keilsequester völlig verschwinden, was wir heutzutage durch vergleichende Röntgenbilder unschwer feststellen können. Aus der ganzen Art der Erkrankung ergibt sich aber, daß die Ausheilung fast stets unter knöcherner Vereinigung der Gelenkenden und Aufhebung der Gelenkfunktion erfolgt. —

Über die wichtige Behandlung der Gelenktuberkulose wird Sie der klinische Unterricht belehren. Wie fast jeder gebildete Laie werden Sie aber schon von den Schlagworten gehört haben, die über die beiden wichtigsten Behandlungsmöglichkeiten umgehen. Hie konservative Behandlung — hie operative Behandlung der Gelenktuberkulose! Dabei wird unter der konservativen Behandlung die Kräftigung des Körpers zum Kampf gegen die Tuberkelbazillen durch Besonnung, Freilufteinwirkung, Schmierseifenkur, gute Ernährung, Entlastung oder auch Ruhigstellung der kranken Gelenke, verbunden mit Stauungsbehandlung verstanden; unter der operativen Behandlung die blutige Entfernung der kranken Gelenkabschnitte und Knochenteile. Diese Schlagworte teilen das Schicksal mancher anderen Schlagworte, nämlich — falsch zu sein. Wer eine operative Behandlung in der Form übt, daß er mit dem operativen Eingriff alles getan zu haben glaubt, daß er die Kranken nach der Operation im stickigen Krankenraum liegen läßt und sich um ihren Allgemeinzustand nicht kümmert, der sollte sich nicht Arzt und Chirurg, sondern höchstens „Operateur“ nennen. Der hat von dem Wesen der Gelenktuberkulose und den Ausheilungsvorgängen keine Vorstellung. Ganz im Gegenteil ist es notwendig, dem operierten Kranken erst recht alle die allgemeinen Unterstützungsmittel im Kampf gegen die Tuberkulose ungeschmälert zuteil werden zu lassen, die als das Rüstzeug der „konservativen“ Behandlung betrachtet werden. Nicht „konservative oder operative Behandlung?“ darf die Fragestellung lauten, sondern: „Allgemeinbehandlung ohne oder mit operativer Hilfe?“ Das ist ein ganz gewaltiger Unterschied.

Auch hier, wie in anderen Fällen, kann ein einseitiges Verfahren nicht am Platze sein. So glänzend die Erfolge der Behandlung mancher Gelenktuberkulosen bei Allgemeinbehandlung ohne operative Hilfe sind — dies gilt besonders für die Synovialtuberkulose der Kinder —, so überlegen ist die Allgemeinbehandlung mit operativer Hilfe in anderen schwereren Fällen, z. B. bei der schweren ossalen Kniegelenkstuberkulose der Erwachsenen. Nicht ein einseitiger Behandlungsweg, sondern eine auf den Einzelfall angepaßte Beurteilung ist das Richtige. Hierbei ist zu berücksichtigen: das Alter des Kranken, das jeweilig befallene Gelenk, die Form der Tuberkulose, die Dauer der Erkrankung und die äußere Lage des Kranken und seiner Familie.

Wir wissen, daß die kindliche Gelenktuberkulose weit größere Neigung zur Ausheilung hat, als die Gelenktuberkulose der Erwachsenen; operative Hilfe wird daher bei Kindern nur in seltenen Ausnahmefällen nötig sein. Wir wissen, daß die Aussichten der operationslosen Behandlung ebenso wie die Aussichten der operativen Behandlung an manchen Gelenken besser sind, als an anderen, daß z. B. die operative Behandlung bei der Kniegelenkstuberkulose bessere Erfolge verspricht, als am Hüftgelenk. Wir wissen, daß die schweren Formen der ossalen eitrigen Gelenkentzündung der Ausheilung ohne Operation einen stärkeren Widerstand bieten, als der tuberkulöse Hydrops und der tuberkulöse Fungus. Wir werden in den Fällen, in denen nach der Schwere des Befundes eine Ausheilung auch ohne Operation nur mit Versteifung erfolgen kann, leichter zur Operation raten. Wir werden uns in Fällen, die schon lange Zeit ohne sichtbaren Erfolg behandelt worden sind, viel eher zur Operation entschließen, als in Fällen frischer Erkrankung, wenn sie auch schwer sein mag.

Nicht alle Kranken wollen und können es möglich machen, viele Monate, ja vielleicht einige Jahre ihrer Gesundheit zu leben. Die Sorge um die Familie ist in der heutigen Zeit schrecklicher Not ein außerordentlich wichtiger Punkt für die Entscheidung. Viele werden der rascheren Wiederherstellung zuliebe gern die Unannehmlichkeiten eines operativen Eingriffes mit in Kauf nehmen. Vergessen Sie bei der Beurteilung ein Letztes nicht: ein über Jahr und Tag ausgedehntes untätiges Liegenlassen der Kranken, insbesondere in den Entwicklungsjahren ist keineswegs ohne alle Nachteile und Gefahren. Von manchen tätigen und willensstarken Menschen habe ich gehört, wie unsäglich schwer ihnen nach der langen Zeit körperlichen und geistigen Sichgehenlassens der Wiedereintritt in geordnete Tätigkeit geworden ist.

Entnehmen Sie hieraus, daß die Entscheidung über den richtigen Behandlungsweg bei der Gelenktuberkulose stets das Ergebnis sorgfältiger Erwägungen sein muß, die alle Umstände des Einzelfalles berücksichtigen müssen.

3. Die luetische Gelenkentzündung.

Die luetische Gelenkentzündung ist, insbesondere in den durchseuchten Großstädten, eine häufige, gleichzeitig aber auch eine häufig verkannte Gelenkerkrankung. Der Eintritt der Erreger, der Spirochäten, erfolgt entweder durch die luetische Wundinfektion, den Primäraffekt (erworbene Syphilis) oder aber im Mutterleibe aus dem Blut des mütterlichen Körpers (angeborene Syphilis). Schon im Frühstadium der erworbenen Syphilis können luetische Gelenkentzündungen auftreten, die aber nur eine an sich wenig belangvolle Teilerscheinung des gesamten Krankheitsbildes ausmachen. Uns Chirurgen beschäftigt nur die luetische Späterkrankung der Gelenke.

Auch hier kann die Ablagerung der Erreger unmittelbar in der Synovialhaut (synoviale Form der Gelenklues) erfolgen oder zunächst in dem epiphysären Knochen (ossale Form der Gelenklues), von dem die Erkrankung erst später auf die Synovialhaut übergeht. Die synoviale Form ist die weitaus häufigere; sie ist die nahezu ausschließliche Form der angeborenen Gelenklues.

Unter dem Reiz der Spirochäten geht die Umwandlung der Synovialhaut in Granulationsgewebe vor sich, das jedoch vollständig frei ist von den kennzeichnenden Beimischungen der Tuberkulose und das sich von dem gewöhnlichen Granulationsgewebe nur durch die vordem beschriebenen Veränderungen der Kapselgefäße unterscheidet (Endarteriitis obliterans). Bemerkenswerterweise werden die weiteren vordem erwähnten Kennzeichen des luetischen Granulationsgewebes, die ausgedehnten Nekrotisierungen, in der luetischen Kapselgranulation recht häufig vollständig vermißt, ebenso wie die umschriebene geschwulstartige Zusammenordnung der Granulationen zu gummösen Knoten innerhalb der Synovialhaut nur äußerst selten beobachtet wird. Als Begleiterscheinung der Kapselgranulationen tritt auch hier häufig ein seröser oder leicht getrübter Erguß auf. Auch hier kann der Erguß oder aber die Kapselgranulationen überwiegen.

Die Knochenveränderungen der ossalen Gelenklues unterscheiden sich durchaus von denen der ossalen Gelenktuberkulose. Ist hier die Herdform ausgesprochen, so finden wir sie bei der ossalen Gelenklues ausgebreitet und ohne scharfe Abgrenzung; sie können einen großen Teil oder das ganze Gelenkende betreffen, ja sie können sich noch weiter auf den anstoßenden Knochenschaft ausdehnen. Die Veränderungen entsprechen durchaus den vordem beschriebenen Vorgängen bei der „diffusen Knochenlues" (S. 70). Ihr Kern ist die Umwandlung des Markgewebes in luetisches Granulationsgewebe, das Absterben ausgedehnter Knochenabschnitte, sowie der zunehmende Umbau des regelmäßigen Knochens in ungeordnete Knochenmassen, die in der äußeren Form und im inneren Aufbau jede Regelmäßigkeit, jede Beziehung zum normalen Knochen vermissen lassen. Der ganze Vorgang läßt sich heutzutage an unseren scharfen Röntgenbildern sehr schön erkennen; sie zeigen uns die Umwandlung der regelmäßigen Knochenzeichnung in formlose und wolkig getrübte Knochenschatten und den Verlust der regelrechten scharfen Grenzlinien (vgl. Abb. 24, S. 69).

Gelenkerguß und Kapselschwellung bei langsamem Krankheitsablauf — wie bei der Gelenktuberkulose — sind auch die Zeichen der Gelenklues. In der Regel ist — wie bei der Tuberkulose — nur ein

Gelenk, seltener zwei, noch seltener mehrere Gelenke befallen. In der Abgrenzung der Gelenklues gegen die Gelenktuberkulose liegt die wichtigste Aufgabe der Differentialdiagnostik. Sehr viel ist schon gewonnen, wenn man überhaupt an die Möglichkeit einer luetischen Gelenkerkrankung denkt. Vorgeschichte und Untersuchung auf andere luetische Erkrankungen können dann belangvoll werden.

Die ossale Gelenklues kann fast stets aus dem Röntgenbild erkannt werden; oft wird die Diagnose schon klinisch durch die kennzeichnenden Veränderungen der angrenzenden Knochenschäfte (diffuse Knochenlues) nahegelegt. Schwierig, oft unmöglich ist die Abgrenzung der Synoviallues gegen die Synovialtuberkulose. Man kann sagen: bei der synovialen Gelenklues ist die Schmerzhaftigkeit, die Bewegungsbeschränkung, die Neigung zur Kontraktur, die Muskelatrophie meist wesentlich geringer als bei der synovialen Tuberkulose. Bei Kindern ist der doppelseitige schlaffe Erguß des Kniegelenks mit mäßiger Kapselverdickung und fehlender Bewegungsstörung ein nahezu sicheres Kennzeichen der angeboren-luetischen Kniegelenksentzündung. Eine sichere Diagnose in jedem Einzelfall läßt sich aber auf den klinischer Zeichen nicht aufbauen. Dann hilft oft die auf Erkennung vorhandener Syphilis gerichtete Blutuntersuchung (Wassermannsche Reaktion), deren stark positiver Ausfall beweisend für die luetische Natur der Erkrankung ist. Doch beweist der negative Ausfall der Reaktion nichts Sicheres gegen die Lues. Gelegentlich läßt es sich nicht umgehen, eine Probebehandlung mit den gegen Syphilis gerichteten Mitteln zu versuchen.

Bei rechtzeitiger spezifischer Behandlung ist die luetische Arthritis einer weitgehenden Wiederherstellung fähig; auch das knöcherne Gelenkende kann durch inneren Umbau seine ursprüngliche Form nahezu vollständig wiedergewinnen (vgl. Abb. 25, S. 70). Bei verspätet einsetzender Behandlung ist das einmal angerichtete Unheil nicht immer wieder gut zu machen. Ist die Synovialgranulation bereits zum Teil zu Narbengewebe geschrumpft, so ist die Bewegungsbeschränkung nicht immer wieder zu beseitigen. Ist der Gelenkknorpel bei der schweren ossalen Gelenklues zum größten Teil abgestorben, so unterliegt er der Resorption und die granulierenden Knochenflächen gelangen zur knöchernen Vereinigung: das ist der nicht seltene Ausgang in Ankylose. Sind in minder schweren Fällen nur kleine Teile des Knorpels der Nekrose verfallen, so stellt sich im Anschluß hieran im Laufe der Zeit der als Arthritis deformans bezeichnete Gelenkzustand her; das ist der Ausgang in Arthritis deformans. Nicht selten sieht man bei mehrortiger schwerer Gelenklues unter der Behandlung das eine Gelenk in knöcherne Ankylose übergehen, während sich an dem anderen über Jahr und Tag eine ausgesprochene Arthritis deformans entwickelt.

Machen Sie es sich zur Pflicht, bei jeder Gelenkerkrankung auch die Gelenklues in den Kreis der diagnostischen Erwägungen zu ziehen und in jedem nicht ganz klaren Falle die darauf gerichteten Untersuchungsmittel anzuwenden. Dann werden Sie der Forderung der frühzeitigen Erkennung der Gelenklues am ehesten entsprechen.

III. Andere krankhafte Gelenkzustände.

1. Die Arthritis deformans.

Von den bisher besprochenen Gelenkerkrankungen unterscheidet sich der als Arthritis deformans bezeichnete Gelenkzustand nach zwei Richtungen hin. Während bei jenen der Sitz der Erkrankung in der Synovialhaut bzw. im epiphysären Knochen gelegen ist, ist Ursprung und Sitz des als Arthritis deformans bekannten Krankheitsbildes im Gelenkknorpel. Und während bei jenen die entzündliche Natur der Erkrankung außer jedem Zweifel steht, kann bei der Arthritis deformans trotz des Namens nicht eigentlich von Entzündungsvorgängen gesprochen werden.

Bei der Häufigkeit der Arthritis deformans ist es notwendig, eine klare Vorstellung von diesem Gelenkzustand zu gewinnen. Die Grundlage des als Arthritis deformans zusammengefaßten Krankheitsustandes sind Schädigungen des deckenden Knorpels.

Machen Sie sich einmal klar, welche ungeheure Leistung der Gelenkknorpel, z. B. am Hüft- und Kniegelenk zu vollbringen hat. Ein ganzes Leben lang, tagaus, tagein, reiben stundenlang die Gelenkenden unter dem gewaltigen Druck der ganzen Körperlast gegeneinander. Und welche mächtige Steigerung erfährt die Inanspruchnahme bei allen turnerischen und sportlichen Leibesübungen! Diesen Anforderungen hat der Körper durch die Einschaltung eines besonders gearteten Gewebes, eben des Knorpelgewebes, Rechnung getragen. Aber nur ein unversehrtes Knorpelgewebe ist einer solchen Aufgabe gewachsen. Das wissen wir aus dem Tierversuch. Ist der Knorpel durch Knorpelzelluntergang geschädigt, so unterliegt die Knorpeldecke unter dem weiteren Gebrauch des Gelenkes der Abnutzung (Zerfaserung) und der Abschleißung. Nun wissen wir, daß im Greisenalter unter dem Nachlaß der Gewebsernährung Störungen im Knorpelzelleben auftreten, die sich in eigenartiger glasiger Umwandlung der Knorpelkapsel und der Knorpelzellen selber (amyloide Degeneration) äußern und im Knorpelzelluntergang endigen. Es ist verständlich, daß diese geschädigten Knorpelteile unter der Inanspruchnahme den inneren festen Zusammenhang nicht mehr zu bewahren vermögen: sie unterliegen der Auffaserung und der allmählichen Zerreibung. Das sind die Abnutzungserscheinungen der Greisengelenke, die sich aber in bescheidenen Grenzen halten; sie können noch zu den physiologischen Alterserscheinungen gerechnet werden.

Sind die Ernährungsstörungen des Knorpels, abhängig von krankhaften Allgemeinzuständen des Körpers, insbesondere des Blutgefäßsystems, ausgedehnter, tiefer greifend, so muß auch die Knorpelabnutzung stärker werden und tiefer in den Knorpelbelag eindringen. Wir sprechen dann von Knorpelabscheuerungsstellen (Knorpelusuren). Wird bei der Vertiefung der Abnutzungsstelle der Knochen freigelegt und unter den Gelenkbewegungen abgeschliffen, so sprechen wir von einer Knochenschleifstelle (Abb. 86, innerer Femurcondylus). Damit ist der Gelenkzustand schon als der einer „Arthritis deformans“ gekennzeichnet. Diese senile Arthritis deformans ist nichts als eine Steigerung der physiologischen Abnutzungserscheinungen des Greisengelenks.

Aber es bleibt nicht bei den beschriebenen Zuständen. Jede Knochenschleifstelle führt unter der Funktion auf der Gegenseite eine

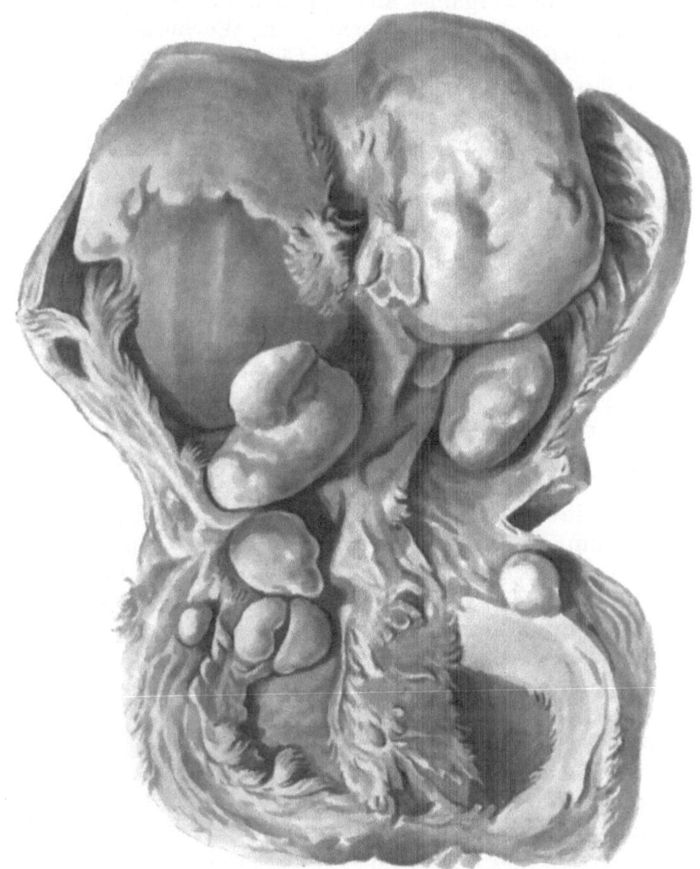

Abb. 86. Schwere Arthritis deformans des Kniegelenkes (Kniegelenk aufgeklappt; oben Femur-, unten Tibiagelenkfläche.)

Knochenschleifstelle am inneren Femurkondylus, Unregelmäßigkeiten des Knorpels am äußeren Femurkondylus, Auffaserung des inneren Seminularknorpels, gestielte und freie Knorpelknochenkörper, Zottenhyperplasie der Synovialis, besonders in der Gegend der Eminentia intercondyloidea tibiae.

fortschreitende Knorpelabnutzung herbei; es entsteht hier die sekundäre Schleifstelle. Knochen reibt auf Knochen. Immer mehr Knochenlagen fallen der Abreibung zum Opfer, immer tiefer graben sich die Knochenflächen ineinander; Erhabenheiten auf der einen Seite stehen rinnenartige Vertiefungen auf der anderen Seite gegenüber.

Diesen funktionellen Folgeerscheinungen der Knorpelschädigung laufen aber auch noch andere wichtige Veränderungen parallel.

Der Körper ist hier wie überall bestrebt, beschädigtes und totes Gewebe aus seinem Bestande auszumerzen und durch lebendes Gewebe zu ersetzen. Das sahen wir bei der Heilung der Weichteilwunden und der Knochenbrüche; das sahen wir ferner bei der freien Knochenüberpflanzung. Ebenso lösen auch die außer Ernährung gesetzten Knorpelteile regeneratorische Vorgänge aus, die den zweiten wichtigen Anteil am Bilde der Arthritis deformans ausmachen. Wucherungen der benachbarten lebengebliebenen Knorpelzellen, Einwanderung der wuchernden Zellen in die Grundsubstanz des toten Knorpels zur Wiederherstellung desselben, Wucherungen des unterliegenden Markgewebes unter starker Erweiterung der Markräume und Eindringen in die tiefen Knorpellagen — das sind solche regeneratorischen Folgeerscheinungen. Sie schaffen Unregelmäßigkeiten der ganzen Knorpeloberfläche (Abb. 86, äußerer Femurcondylus).

Alle diese gesteigerten Lebensvorgänge üben eine besondere Einwirkung auf den Gelenkbezirk aus, der schon normalerweise dem Ersatz abgenutzter Knorpelzellen und der Herbeiführung der hierzu nötigen Ernährungsstoffe dient. Das ist das Knorpelzellbildungsgebiet (Proliferationszone) am Knorpelknochenrande und die dort einstrahlende, das Blut heranführende Synovialhaut. Hier beobachten wir, den erhöhten Anforderungen entsprechend, eine besonders gesteigerte Zellbildung. Sie führt am Knorpelknochenrand zu mächtiger Knorpelzellwucherung, die als knorpelige Wülste in die Erscheinung treten. Die Verknöcherung dieser Gebilde vom unterliegenden Markgewebe (enchondrale Ossifikation) stellt die knöchernen Randwülste her, die ein ganz besonders wichtiges Kennzeichen der Arthritis deformans ausmachen. Die reichliche Zellwucherung der Synovialhaut führt ihre samtige Verdickung und die Vergrößerung ihrer zottigen Anhänge herbei (Zottenhyperplasie der Synovialhaut, Abb. 86). Aus Knorpelzellbeimischungen der Synovialmembran bilden sich unter der Wucherung nicht selten gestielte Knorpelknochenkörper, die zu freien Körpern werden können (Abb. 86).

Damit sind die wichtigsten Kennzeichen des als Arthritis deformans bezeichneten Gelenkzustandes erschöpft. Fassen wir sie noch einmal zusammen: Unregelmäßigkeiten an der Knorpeloberfläche, Auffaserung und Abnutzung des Gelenkknorpels an den Hauptreibungsstellen, Knorpelusuren, knöcherne Schleifstellen, Randwulstbildung und Zottenhyperplasie der Synovialmembran.

Sie sehen, daß es sich bei der Arthritis deformans um einen wohlumgrenzten krankhaften Gelenkzustand handelt, der mit anderen Erkrankungen unmöglich zusammengeworfen werden kann. Sie sehen aber weiter, daß keineswegs ein durch irgendeinen Reiz hervorgerufener Entzündungszustand vorliegt und daß der Name, der älteren Vorstellungen entsprungen ist, das Wesen des Zustandes nicht trifft. Trotzdem wird er beibehalten werden müssen, bis ein anderer, treffenderer Ausdruck gefunden und allgemein angenommen worden ist.

Die Arthritis deformans ist kein ätiologisch einheitliches Krankheitsbild, sondern ein Gelenkzustand, der sich aus den funktionellen und regeneratorischen Folgeerscheinungen jeder stärkeren Knorpelschädigung entwickelt. So viel Ursachen der Knorpelschädigung, so viel Ursachen der Arthritis deformans! Mit diesen Ursachen haben wir uns noch mit einigen Worten zu beschäftigen.

Jede stärkere Steigerung der dem Greisenalter eigenen Ernährungsstörungen des Gelenkknorpels muß die Grundlage der Arthritis deformans abgeben. So sehen wir von den Greisengelenken zu der ausgesprochenen senilen Arthritis deformans fließende Übergänge. Das „Greisentum" ist aber nicht an ein bestimmtes Lebensalter gebunden. Der Verbrauch des Körpers, abhängig von der Lebensarbeit und von Allgemeinerkrankungen, von denen die Syphilis und die Arterienverkalkung obenan stehen, kann sich bei vielen Menschen jahrzehntelang früher als bei anderen einstellen. So finden wir nicht selten das Bild der senilen Arthritis deformans in den vorgerückten, aber noch vor dem eigentlichen Greisenalter liegenden Jahren (präsenile Arthritis deformans). In jedem Lebensalter aber können schwere Schädigungen den Gelenkknorpel treffen, die aus ganz anderen Quellen fließen. Bei der Besprechung der akuten und chronischen Gelenkentzündungen erwähnte ich die Häufigkeit leichter und schwerer Knorpelschädigungen. Ist bei letzteren die knöcherne Ankylose der unabwendliche Endausgang, so ist im ersten Falle die Vorbedingung zur Entwicklung der Arthritis deformans gegeben. So finden wir im jugendlichen Alter die Arthritis deformans als Nachkrankheit insbesondere der gonorrhoischen Gelenkentzündungen und der Gelenklues; wir beobachten sie auch im Anschluß an die milde eitrige Pneumokokkenarthritis des Kindesalters und an die akut serösen Scharlacharthritiden (juvenile postinfektiöse Arthritis deformans). Auch bei der akuten Polyarthritis rheumatica kann gelegentlich eine Schädigung des Knorpels erfolgen, die die Ursache für eine sich anschließende Arthritis deformans abgibt. Weiter können traumatische Einwirkungen die Ursache von Knorpelschädigungen selbst allerstärksten Grades und damit die Ursache einer Arthritis deformans sein (traumatische Arthritis deformans). Bei der Schenkelhalsfraktur z. B. unterliegt nicht selten das ganze proximale Bruchstück (Kopf und angrenzender Hals) der schwersten Ernährungsstörung, da es nur noch durch das gefäßarme Lig. teres mit dem Körper in organischem Zusammenhange steht. Die sekundäre Arthritis deformans nach beendigter Knochenheilung ist daher in solchen Fällen unausbleiblich. Intraartikuläre Frakturen größerer Ausdehnung erzeugen nicht nur in der traumatischen Randnekrose des Knorpels eine Vorbedingung zur Arthritis deformans, sondern auch dadurch, daß verlagerte Knochenstücke unter der Funktion auf der Knorpelgegenseite Knorpelschädigung und -abnutzung hervorrufen. Selbst die wenig umfangreichen traumatischen Knorpelläsionen des Ellenbogen- und Kniegelenkes, die so häufig Veranlassung zur Bildung freier Gelenkkörper geben, können leichte Allgemeinveränderungen des Gelenkes im Sinne einer Arthritis deformans zur Folge haben. Wenn schließlich bei der angeborenen Hüftverrenkung Jahr und Tag der Knorpel des Femurkopfes statt gegen den Knorpel der Pfanne sich gegen die Außenfläche des Beckens zu bewegen gezwungen ist, so muß mit der Zeit eine Schädigung der Knorpelzellen des Femurkopfes eintreten, die die Ursache für die in späteren Jahren selten ausbleibende Arthritis deformans abgibt.

Diese Beispiele mögen genügen. Sie werden Ihnen ein Beweis für die ätiologische Vielgestaltigkeit dieses häufigen Krankheitsbildes sein.

Die Erkennung der Arthritis deformans war früher auf die Zeichen des „Knorpelreibens" bei Gelenkbewegungen und, z. B. beim Hüftgelenk auf die Feststellung gewisser Bewegungsbeschränkungen angewiesen. In der heutigen Zeit der Röntgenuntersuchung ist die Diagnose leichter. Im Beginn sind es die Auswüchse am Knorpelknochenrande („Randzacken") als Zeichen der Bildung knöcherner Randwülste, die die Diagnose sichern. Wir finden von der eben wahrnehmbaren Zuschärfung oder Zuspitzung bis zu schnabelartigen Knochenfortsätzen alle Grade der Entwicklung. In den schwereren Fällen finden wir besonders die Verrengerung des Gelenkspaltes als Zeichen der Abschleifung des deckenden Knorpels, der als solcher im Röntgenbild unsichtbar ist, aber durch seine Dicke den Abstand der angrenzenden Knochenflächen bestimmt. In den schwersten Fällen schließlich bemerken wir Formveränderungen des ganzen Gelenkendes.

Nach den Ausführungen über das Wesen der Arthritis deformans ist es verständlich, daß wir ein Heilmittel gegen diese langsame, aber stetig fortschreitende Gelenkumbildung nicht besitzen. Wir müssen uns darauf beschränken, den Abnutzungsvorgang zu verlangsamen und die Beschwerden zu lindern. Zu dem ersten Zweck müssen die Gelenke vor jeder übermäßigen Inanspruchnahme bewahrt werden. Dem zweiten Ziel dient die Wärmeanwendung in jeder Form. In therapeutische Einzelheiten können wir uns hier nicht verlieren. Wenn es gelingt, den Kranken über Jahre hin ganz oder fast ganz beschwerdefrei zu erhalten, müssen wir zufrieden sein.

2. Die neuropathischen Gelenke.

Zu den mannigfaltigen Krankheitserscheinungen, die auf der Grundlage schwerer Nervenkrankheiten, besonders der Rückenmarkschwindsucht (Tabes dorsalis) im übrigen Körper sich entwickeln, gehören eigenartige Gelenkveränderungen, die wir als die neuropathischen Gelenke zusammenfassen. Sie stehen der Arthritis deformans nahe. Auffaserung des Knorpels, Schleifstellenbildung, Randwulstbildung und Zottenhyperplasie der Synovialhaut sind vorhanden; nur sind diese Veränderungen ins Ungemessene gesteigert. „Die neuropathischen Gelenke sind eine Karrikatur der Arthritis deformans". Darüber hinaus aber finden wir Zeichen, die der Arthritis deformans fehlen. Vor allem die Schlotterigkeit der Gelenke, die in vorgeschrittenen Fällen, besonders am Kniegelenk augenfällig wird. Das Bein knickt im Kniegelenk bei der Belastung stumpfwinklig nach einer Seite ab; der seitliche Halt ist verloren gegangen. Das kann so weit gehen, daß die Gelenkenden in Verrenkungsstellung zueinander treten. Hochgradige, selbst vollständige Abschleifungen der Gelenkenden oder auch Abbrüche von Gelenkteilen, die bei solchen Kranken ohne nennenswerte Ursache entstehen (Spontanfrakturen) können die Ursache hierfür abgeben. Daneben finden sich oft umfangreiche Knochenneubildungen an den Gelenkrändern und in den umgebenden Weichteilen außerhalb des Gelenkes. Diese ganze wüste Unordnung im anatomischen Bau des Gelenkes entwickelt sich ohne nennenswerte, oft ohne irgendwelche Schmerzen für den Kranken, so daß die Kranken, wenn die Schlottrigkeit nicht zu hochgradig ist, munter und ohne Beschwerden mit dem dick geschwollenen, mißstalteten Gelenk herumstampfen. Einesteils wird die durch die Schmerzlosigkeit bedingte übermäßige Inanspruchnahme und rücksichtslose Mißhandlung des Gelenkes als Ursache der aufs höchste gesteigerten Abnutzungserscheinungen in Anspruch genommen; andererseits wird die Annahme vertreten, daß bei diesen Nervenkranken gewisse Nervenbahnen, die die innere Ordnung der Gewebe regeln (trophische Nerven), zugrunde gegangen sind.

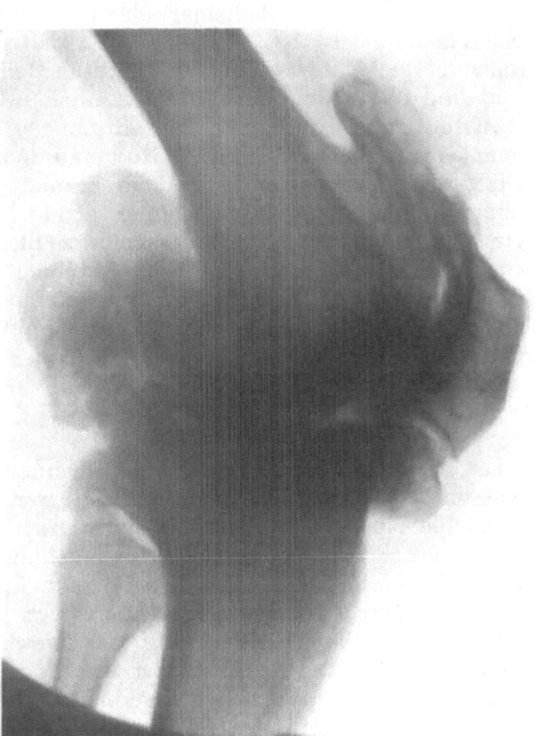

Abb. 87. Neuropathisches (tabisches) Kniegelenk bei seitlicher Aufnahme.

Mag im Beginn der Erkrankung die Abgrenzung der neuropathischen Gelenke gegen die Arthritis deformans schwierig oder unmöglich sein — ist doch manchmal die Gelenkerkrankung das erste sichtbare Zeichen der Nervenkrankheit überhaupt —, bald wird der Verlauf das Bild klären. Von diagnostischer Bedeutung sind vor allem: die Schmerzlosigkeit der Gelenke, die zu dem objektiven Befund in grellem Widerspruch zu stehen scheint, die Hochgradigkeit der Mißstaltung, die die Befunde bei der Arthritis deformans bei weitem übertrifft, und der zunehmende Verlust des Gelenkhaltes.

Mit der Unheilbarkeit des Nervenleidens ist die Unheilbarkeit des krankhaften Gelenkzustandes verbunden. Über die Möglichkeiten dem schlottrigen Gelenk Halt zu geben, werden sie in der chirurgischen und orthopädischen Klinik Näheres erfahren.

II. Die systematische chirurgische Untersuchung.

9. Die Untersuchung des Schultergelenkes.

Wenn ein junger Mediziner einen innerlich Kranken zu untersuchen bekommt, so weiß er sehr bald, daß nach der Erhebung der Krankenvorgeschichte in einer bestimmten Reihenfolge der allgemeine Befund und der Befund der einzelnen inneren Organe festzustellen ist. Er weiß mit dem Kranken etwas anzufangen und die Untersuchung gewinnt ein ärztliches Gepräge. Gibt man dem gleichen Anfänger ein verletztes Ellenbogengelenk oder ein krankes Hüftgelenk zur Untersuchung, so zeigt sich ein ganz anderes Bild. Soweit die chirurgische Untersuchung mit der inneren zusammenfällt, geht es noch. Die Erhebung der Vorgeschichte und die Feststellung der allgemeinen Körperbeschaffenheit gelingt noch; dann aber steht der junge Kollege dem Gelenk ziemlich hilflos gegenüber. Er beginnt meist die Krankheitsgegend zu betasten und zu kneten und dann ist seine Kunst zu Ende. Es fehlt ihm eben das, was ihm für die innere Untersuchung mit den ersten Kursstunden geläufig wird: der Weg der systematischen Untersuchung.

Die chirurgische Diagnostik baut ebenfalls auf der Untersuchung des Gesamtkörpers auf; darüber hinaus aber richtet sie sich fast stets auf einzelne Körperteile (spezielle chirurgische Untersuchung). Auch bei der speziellen chirurgischen Untersuchung tut ein System dem Anfänger bitter not, um ihm über die ersten Schwierigkeiten hinwegzuhelfen. Wenn auch der Gegenstand der Untersuchung vielseitig ist, wenn auch die Untersuchung im einzelnen manche Besonderheiten bietet, so werden Sie doch sehen, daß der Weg der Untersuchung im allgemeinen sich gleich bleibt, ebenso wie die einfachen, von uns benutzten Hilfsmittel. Den Gang der speziellen chirurgischen Untersuchung sich anzueignen ist eine der ersten Aufgaben des werdenden Chirurgen.

Wir beginnen mit der systematischen Untersuchung der großen Körpergelenke. Besichtigung und Betastung sind unsere einfachen Untersuchungsmittel. Kunstgerecht angewandt, vermögen sie uns diagnostisch weit zu führen; das gilt ganz besonders für die Diagnostik der chirurgisch so wichtigen Frakturen und Luxationen.

Obenan steht die Besichtigung. Jede Abweichung von den regelrechten Körperformen hierbei mit dem Auge zu erfassen, sie genau anatomisch zu begrenzen und diagnostisch zu verwerten, das muß unsere nächste und wichtigste Aufgabe sein. Die Kenntnis der normalen Körperformen und ihrer anatomischen Unterlagen ist dazu eine unerläßliche Vorbedingung. Sie zu gewinnen und zu befestigen, werden Sie bei der systematischen Untersuchung Gelegenheit haben, steht uns doch in der überwiegenden Mehrzahl der Fälle die gesunde Gegenseite zum Vergleich zur Verfügung.

Die Besichtigung erstreckt sich auf:

1. die Gelenkstellung,
2. die Gliedlänge,
3. die Außenumrisse,
4. das Flächenbild, von zwei Seiten gesehen,
5. die passiven Gelenkausschläge,
6. die aktive Bewegungsmöglichkeit.

Es empfiehlt sich, von Anfang an diese Reihenfolge bei der Besichtigung innezuhalten. Die Feststellung der Gliedlänge wird in manchen Fällen durch Messung zu vervollständigen sein. Die durch die Besichtigung festgestellten verschiedenen Stellungsmöglichkeiten (passive Beweglichkeit) geben ein Bild von dem Zustand der Gelenkverbindung. Die durch die Besichtigung festgestellten willkürlichen Gelenkausschläge (aktive Bewegungen) lassen auf die Wirkung der die Bewegung beherrschenden Muskeln schließen, vorausgesetzt, daß der Gelenkzustand die Bewegungen zuläßt. Beide Prüfungen sind nicht grundsätzlich vorzunehmen, sondern nur dann, wenn ein krankhafter Gelenkzustand oder Muskelzustand (Lähmung) in Frage steht und nur soweit, als sie ohne Schmerzen für den Kranken ausführbar sind. Sie sind daher bei den frischen Verletzungen in der Regel zu unterlassen.

Wir werden uns bemühen, in jedem Falle die diagnostische Einengung durch die Besichtigung soweit zu treiben, wie nur irgend möglich. Sie werden sehen, daß sie bei manchen Verletzungen schon zu einer sicheren Diagnose ausreicht. Wir ersparen dann dem Kranken die schmerzhafte Betastung.

Die Betastung, die auch zweckmäßig in einer gewissen Reihenfolge vorzunehmen ist, bestätigt und erweitert die Ergebnisse der Besichtigung; sie entscheidet diagnostische Fragen, die nach der Besichtigung noch offen stehen. In Fällen besonders schmerzhafter Betastung scheuen wir uns nicht, die diagnostisch notwendige Betastung in kurzem Ätherrausch vorzunehmen; denn nur die Schmerzlosigkeit ermöglicht eine genaue Betastung.

Aber auch die sorgfältigste Untersuchung genügt nicht immer, den betreffenden Krankheitszustand zu erkennen, wenn wir nicht noch eine gewisse Kenntnis der an dem betreffenden Körperteil vorkommenden Verletzungsformen und Krankheitsbilder besitzen. Wir müssen nicht aus dem Befund allein das Verletzungs- oder Krankheitsbild neu erkennen, sondern wir müssen nach dem Befunde das uns bekannte Verletzungs- oder Krankheitsbild wiedererkennen: das gibt eine größere diagnostische Sicherheit. Den Anfang solcher Kenntnis zu erwerben, werden wir auch bei den folgenden Besprechungen Gelegenheit haben.

Gewiß werden wir auch bei unseren diagnostischen Erwägungen das Röntgenbild nicht verschmähen. Aber der praktische Arzt hat das Röntgenbild nicht gleich in der Tasche. Auch ist die Deutung von Röntgenbildern ein Gebiet voll gefährlicher Klippen. Wir, die wir hier dem ersten diagnostischen Bedürfnis des einfachen Praktikers dienen wollen, müssen mit der Verwendung des Röntgenbildes zurückhaltend sein. Wir werden es nur benutzen, um unsere diagnostischen Feststellungen nachzuprüfen oder um Klarheit in solchen Fällen zu bekommen, in denen die einfachen Untersuchungsmethoden zur diagnostischen Aufklärung nicht hinreichen. —

Zur Untersuchung des Schultergelenkes nehmen wir auf einem Stuhle Platz und lassen den Kranken, bis zum Gürtel entblößt, uns gegenüber sich ebenfalls hinsetzen. Nur bei bettlägerigen Kranken weichen wir von dieser Untersuchungsart ab.

I. Die Besichtigung. Sie hat zum Gegenstand:

1. die Gelenkstellung. In der genannten Haltung liegt der Arm dem Brustkorb seitlich locker an; er ist soweit nach innen gedreht, daß die Hände im Schoß zusammenliegen. Von dieser Grundstellung gehen wir aus. Hat der Kranke sie nicht gleich inne, so fordern wir ihn auf, sie einzunehmen. Stellungsabweichungen werden nach den Bewegungsrichtungen: Abspreizung-Anspreizung (Abduktion-Adduktion), Hebung (Elevation) nach vorn und nach hinten, Einwärtsdrehung und Auswärtsdrehung (Rotation) bestimmt und schätzungsweise nach Winkelgraden festgelegt. Von vornherein müssen wir uns aber darüber klar sein, daß das einfache Ablesen der Armstellung zum Brustkorb nicht immer sichere Auskunft über die Schultergelenkstellung gibt. Es sind hier Täuschungen möglich, die, wie wir sehen werden, am Hüftgelenk noch eine größere Rolle spielen, als an der Schulter.

Etwas Sicheres kann über die Stellung eines Gelenkes nur dann ausgesagt werden, wenn wir beide Knochenteile, die das Gelenk zusammensetzen, vor Augen haben und den zwischen beiden Knochenteilen erscheinenden Stellungswinkel sehen. So leicht dies nun an den Zwischengelenken der Gliedmaßen möglich ist, wo die Glieder, die das Gelenk bilden, frei vor uns liegen, so schwierig ist es bei den rumpfnahen Gelenken (Hüft- und Schultergelenk); denn die Stellung des Beckens oder des Schulterblattes entzieht sich zunächst unseren Augen. Die abgelesene Stellung des Armes zum Rumpf ist nur dann gleichbedeutend mit der Stellung des Schultergelenkes, wenn der rumpfnahe Knochen, das Schulterblatt, die normale Stellung einnimmt. Eine fehlerhafte Stellung des Schulterblattes kann einesteils eine fehlerhafte Gelenkstellung vortäuschen, andernteils eine fehlerhafte Stellung verdecken.

In der Abb. 88a sehen wir bei dem in Ruhestellung dem Rumpf locker anliegenden Oberarm das Schultergelenk in der Normalstellung, bei der der Humerus dem Innenrand der Skapula annähernd parallel läuft. Nehmen wir jetzt an, daß das Schultergelenk in Abduktion versteift ist (Abb. 88b), so legt sich erfahrungsgemäß der Arm infolge seiner Schwere dem Rumpf gleichwohl an. Dies ist dadurch möglich, daß die auf dem Thorax bewegliche Skapula sich schräg stellt (Abb. 88c).

Würde man jetzt aus der regelrechten Stellung des Armes zum Rumpf auf eine normale Stellung des Schultergelenks schließen, so würde man einen großen Fehler begehen. In Wahrheit wird die Abduktionsstellung des Schultergelenks nur durch die fehlerhafte Stellung der Skapula verdeckt.

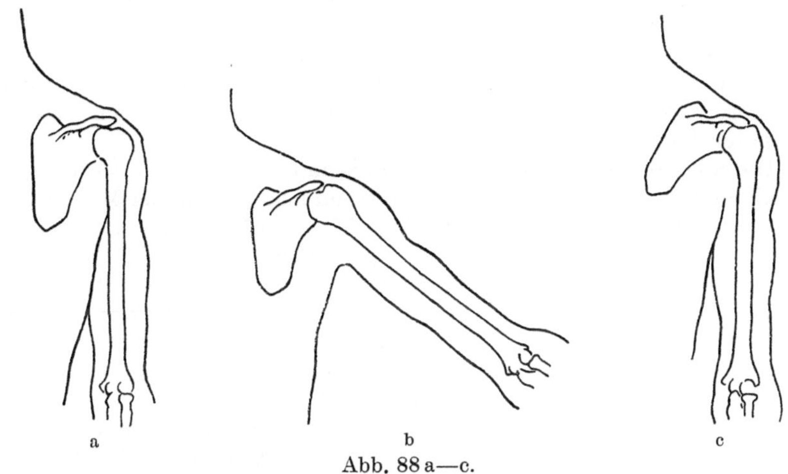

Abb. 88 a—c.

Aus dieser Betrachtung, auf die wir bei der Untersuchung des Hüftgelenkes zurückgreifen müssen, ergibt sich, daß eine Aussage über die Stellung des Schultergelenkes im Sinne der Abduktion und Adduktion nur gemacht werden kann nach Bestimmung der Stellung des Schulterblattes. Wir müssen also, bevor wir unser Urteil abgeben, den Kranken herumdrehen und durch Besichtigung und Betastung die Stellung des Schulterblattes bestimmen. Erst unter Berücksichtigung der Schulterblattstellung können wir die Armstellung für die Beurteilung der Schultergelenkstellung verwerten.

Da die Lageveränderung der Skapula fast nur um eine sagittale Achse möglich ist, beschränkt sich die Täuschungsmöglichkeit auf die seitliche Stellung des Schultergelenkes. Zur Bestimmung der Schultergelenkstellung im Sinne der Erhebung nach vorn und nach hinten und im Sinne der Drehung können wir die Armstellung unmittelbar ablesen und auf das Schultergelenk übertragen.

Zur Gelenkstellung gehört auch die Achsenrichtung des Oberarmes (vgl. S. 134, Abb. 71, gesunde Seite). Bei regelrechtem Gelenkzustand findet die Achse des Humerus, der wir mit den Augen vom Ellenbogengelenk über die Mitte des Oberarmes nach oben folgen, ihr Ende im Schultergelenk, also in dem Raum unterhalb des weit überhängenden Akromions. Eine Abweichung hiervon ist nach vier Richtungen möglich. Bei Betrachtung von vorn kann die Humerusachse oben nach innen oder nach außen vom Gelenk abweichen; bei der Betrachtung von der Seite nach vorn oder nach hinten. Alles dies sind, wie wir sehen werden, diagnostisch wichtige Befunde.

2. die Gliedlänge. Die Oberarmlänge im Verhältnis zum gesunden Oberarm stellen wir fest, indem wir bei gleichem Hochstand der Schulter und gleicher Winkelstellung des Oberarmes die Höhenstellung des Ellenbogens prüfen. Bei gutem Augenmaß kann man schon kleine Längenunterschiede erkennen. Will man den Eindruck durch Messung nachprüfen, so vergleicht man mit dem Bandmaß unter den gleichen Vorbedingungen der Stellung die Entfernung des äußeren Akromialrandes zum äußeren Epicondylus humeri. Der verletzte Oberarm kann gleich lang sein, wie der gesunde; er kann verkürzt oder verlängert sein. Den diagnostischen Wert dieser Feststellungen werden wir später kennen lernen.

Hieran schließt sich die Prüfung der „Schulterbreite". Wir vergleichen auf beiden Seiten die Entfernung der Akromionspitze von der Mittellinie.

3. die Außenumrisse (vgl. Abb. 71, S. 134). Wir lassen die Augen vergleichend zunächst über die Außenseite beider Schultergelenke gleiten. Nachdem wir die Höhenstellung beider Schultern verglichen haben, betrachten wir die Halskontur, die nach unten beiderseits auseinanderweichend, zur Schulter herunterzieht (Halsschulterlinie). Sie ist bedingt durch die Muskelmasse des oberen Trapezius. Die Grenzlinie geht allmählich in die Wagerechte über, die den Anfangsteil der eigentlichen Schulterwölbung bildet, jenes gleichmäßig schönen, rundlichen Bogens, der dadurch zustande kommt, daß der dicke M. deltoideus die hier gelegenen Knochenteile (Akromion und Oberarmkopf) bedeckt und die Unregelmäßigkeiten der vorspringenden Knochenumrisse ausgleicht. Richtige Lage der Knochenteile und guter Zustand des deckenden Muskels sind die Voraussetzungen für das Zustandekommen der normalen Form. Nicht selten sieht man da, wo die Trapeziusgrenzlinie in die Schulterwölbung übergeht, einen kleinen, eng umgrenzten Vorsprung; er ist bedingt durch den aufgewulsteten Rand des akromialen Endes der Klavikula, bezeichnet also die Gegend der Articulatio acromio-clavicularis. Das untere Ende der Schulterwölbung liegt entsprechend dem Ansatz des M. deltoideus schon am Oberarm: etwa an der Grenze des oberen und mittleren Drittels. Dadurch, daß der M. deltoideus an Masse allmählich abnimmt und von seiner Ansatzstelle aus nach unten die Grenzlinie des M. triceps zunehmend heraustritt, entsteht hier an der Außenseite eine ganz seichte Einziehung oder ein nach außen offener, sehr stumpfer Winkel (Deltoideus-Tricepswinkel).

Bei der Besichtigung der inneren Umrisse, die bei leicht abgespreizt gehaltenem Oberarm vorgenommen wird, gleiten die Augen von der Seitenfläche des Brustkorbes über die vordere Achselfalte, die von dem kräftigen M. pectoralis major gebildet wird, zum Oberarm hinüber, der hier die gleichmäßig sanfte Wölbung des M. bizeps erkennen läßt.

4. das Flächenbild. Bei der Besichtigung des vorderen Flächenbildes gehen wir von der Einsenkung des Jugulum in der Mitte des oberen Brustbeinrandes aus und lassen die Augen über die Articulatio sterno-clavicularis, die durch das nach oben vorspringende

sternale Ende der Klavikula gekennzeichnet wird, entlang der leicht S-förmig geschwungenen Klavikula bis zum Schultergelenk wandern, wo wir die schöne, nach vorn gleichmäßig gewölbte Vorderfläche besichtigen. Wir wissen: vorn-innen am Humeruskopfe liegt hier das Tuberculum minus, vorn-außen das Tuberculum majus, dazwischen der Sulcus intertubercularis, innen angrenzend der Proc. coracoideus. Doch sind alle diese Einzelheiten von der Muskulatur verdeckt. Wir wenden uns nun der Fossa supraclavicularis mit ihrer flachen gleichmäßigen Aushöhlung zu, in der sich bei mageren Menschen manchmal die nach unten ziehenden Nn. supraclaviculares unter der Haut abzeichnen; von hier zu der noch flacheren, mit der größten Tiefe mehr nach außen gelegenen Fossa infraclavicularis; die größte Tiefe entspricht dem Spatium deltoideo-pectorale (Mohrenheimsche Grube).

Zur Betrachtung des hinteren Flächenbildes wenden wir den Kranken herum und besichtigen die Hinterfläche der Schultergegend. Wir prüfen die Stellung und Form der Skapula und lassen die Augen von der Wirbelsäule über die Fossa supra- und infraspinata nach außen zur hinteren Schulterwölbung gleiten.

Jede Abweichung von der Gegenseite wird als wichtiges Zeichen festgehalten; etwaige Schwellungen nach Ausdehnung und Mittelpunkt zu den anatomischen Unterlagen in Beziehung gesetzt.

5. die passiven Gelenkausschläge. Voraussetzung für diese Untersuchung ist, daß der Kranke seine Muskeln zu erschlaffen und eigene Muskelzusammenziehungen zu unterdrücken vermag. Es erfordert dies eine gewisse Intelligenz und guten Willen. Man muß sich nicht verdrießen lassen, immer wieder dem Kranken den Sinn der Sache klar zu machen, bis er dazu kommt, eigene Muskelbetätigung auszuschalten. Gelingt dies z. B. bei Kindern nicht in genügendem Maße, so bleibt die Untersuchung entweder unvollkommen oder aber man muß, wenn von der Prüfung sehr viel abhängt, zur Narkose greifen. Es liegt auf der Hand, daß auch Intelligenz und guter Willen nicht hinreichen, wenn die Untersuchung schmerzhaft ist; es treten dann unwillkürliche Gegenspannungen auf, die nicht unterdrückt werden können. Man verzichtet daher bei schmerzhaften Zuständen in der Regel auf diese Untersuchung; von einigen Ausnahmefällen wird später gesprochen werden. Ihr Hauptanwendungsgebiet findet sie bei der Untersuchung älterer Verletzungen, wo sie für die Beurteilung der Erwerbsfähigkeit von hohem Wert ist, und bei der Untersuchung der chronischen Gelenkerkrankungen. Oft erfolgt sie, um das Gelenk als Sitz der Erkrankung auszuschließen.

Zur Technik der Prüfung ist zu beachten, daß auch hier Bewegungen des Schulterblattes eine Beweglichkeit des Schultergelenkes vortäuschen können, die gar nicht vorhanden ist. Um dies zu verhindern, um täuschende Mitbewegungen des Schulterblattes auszuschließen, legen wir bei der Prüfung die eine Hand von oben auf die Schulter und stellen das Schulterblatt fest, während die andere Hand, die die Ellenbogengegend von der Streckseite her umfaßt, die Bewegungen ausführt. In zweifelhaften Fällen empfiehlt es sich, die

Bewegungen, hinter dem Kranken stehend, auszuführen und das Verhalten der Skapula bei den Bewegungen zu beobachten.

Wir beginnen die Prüfung mit der Abspreizung, die normalerweise ohne Mitbeteiligung der Skapula etwa bis zur Wagerechten ausgeführt werden kann. Wir beginnen mit zarten Ausschlägen, die allmählich gesteigert werden. Wir bestimmen das Maß der möglichen Abduktion oder das Maß des Abduktionsausfalles schätzungsweise nach Winkelgraden.

In gleicher Weise prüfen wir die Erhebung nach vorn, die normalerweise ohne Mitbeteiligung der Skapula ebenfalls bis zur Wagerechten möglich ist und die Erhebung nach hinten, die nur bis zu einem Winkel von etwa 45° ausführbar ist. Hieran schließt sich bei leicht nach vorn-außen gehaltenem Oberarm die Prüfung der Drehungsmöglichkeit. Normalerweise ist die Außenrotation so weit möglich, daß in der genannten Haltung der im Ellenbogen rechtwinklig gebeugte Vorderarm noch etwas über die Lotrechte hinaus geht; die Innenrotation so weit, daß der Vorderarm die Lotrechte nahezu erreicht. Der Ausschlag des Vorderarmes beträgt also etwa 180°.

6. die aktive Bewegungsmöglichkeit. Auch bei dieser Prüfung sind bei unvorsichtiger Ausführung grobe Täuschungen möglich. Wir erinnern uns daran, daß die Abspreizung und seitliche Erhebung des Armes bis zur Senkrechten nur im ersten Teil (Abspreizung bis zur Wagerechten) im Schultergelenk selber ausgeführt wird (durch die Wirkung des M. deltoideus), daß die weitere Erhebung bis zur Senkrechten nur dadurch möglich wird, daß unter Feststellung des Armes in der genannten Stellung des Schultergelenkes das Schulterblatt stark in dem Sinne gedreht wird, daß der untere Winkel durch die Wirkung des hier ansetzenden M. serratus anticus weiter nach außen rückt. Nur diese Drehung der Skapula bringt den wagerechten Arm ohne Haltungsänderung im Schultergelenk selber zur senkrechten Erhebung. Dementsprechend ist auch der Vorgang bei der Erhebung nach vorn, während die Erhebung nach hinten ebenso wie die Drehbewegungen fast nur im Schultergelenk selber erfolgen. Auch der knöchern im Schultergelenk in Mittelstellung versteifte Arm kann daher aktiv erheblich, manchmal bis nahe zur Wagerechten abgespreizt werden; dies geschieht dann ausschließlich durch die Drehung der Skapula mittels des M. serratus anticus. Es wäre ein grober Fehler, wollte man aus einer aktiven Abspreizung des Armes auf eine Abduktionsbewegung im Schultergelenk und damit auf die Leistungsfähigkeit des Abspreizers des Oberarmes, des M. deltoideus schließen. Dies kann man nur, wenn die aktive Abspreizung des Armes bei feststehender Skapula erfolgt. Wir haben daher bei der Prüfung der zum Oberarm ziehenden Muskeln die Skapula mit unseren Händen festzustellen, bei der Prüfung der zur Skapula ziehenden Muskeln (M. serratus anticus!) sie wieder loszulassen.

Aber auch bei versteiftem Schultergelenk können wir, wenigstens bei oberflächlich liegenden Muskeln, ihre aktive Zusammenziehung erkennen und zwar durch die eintretende Spannung der Muskeln, die mit der aufgelegten Hand zu erkennen ist. Wo dies nicht möglich ist, muß die elektrische Untersuchung vorgenommen werden, von der Sie in der Nervenklinik weiteres hören werden. —

II. Die Betastung.

Die systematische Betastung beginnen wir so, daß wir bei dem vor uns sitzenden Kranken die Fingerspitzen beider Hände ins Jugulum legen, um hier nach Widerständen oder Schwellungen zu fühlen. Dann führen wir sie, immer vergleichend tastend, nach außen, über das Sternoklavikulargelenk und die ganze Länge der Klavikula hinweg bis zum Akromion. Von hier führen wir die Hände seitlich nach unten, um zu prüfen, ob wir unterhalb des Akromions die normale Resistenz des Humeruskopfes fühlen. Um (bei der Frakturdiagnostik) festzustellen, ob der Zusammenhang zwischen Humeruskopf und -schaft erhalten ist, legen wir die linke Hand auf die Gegend des Humeruskopfes und führen mit der rechten Hand, die in der Ellenbogengegend liegt, Drehbewegungen am Oberarmschaft aus. Wir fühlen dann mit der linken Hand, ob der Humeruskopf sich mitdreht oder nicht. Dann gleiten wir mit den Händen, die den Oberarm zwischen Daumen und den übrigen Fingern halten, tastend am Oberarm herunter. Es folgt die Betastung der Achselhöhle. Die vier Wandungen werden nacheinander abgetastet: ihre vordere Wand ist die Hinterfläche der vorderen Achselfalte mit dem M. pectoralis major; ihre hintere Wand die Vorderfläche der hinteren Achselfalte mit dem M. latissimus dorsi; ihre innere Wand der Brustkorb, dem hoch oben die Achsellymphdrüsen anliegen; ihre äußere Wand der Humerus mit dem Humeruskopf am höchsten Punkt. Dann tasten wir die Fossa infraclavicularis von innen nach außen ab; danach die Fossa supraclavicularis, die wir am besten von oben, hinter dem sitzenden Patienten stehend, abfühlen. Schließlich tasten wir auf der Hinterfläche die beiden Fossae spinatae und längs der Spina scapulae bis zum Akromion, von wo die Hände noch einmal nach unten gleiten, um die Kopfresistenz zu fühlen.

Jede Abweichung von der Gegenseite wird als wichtiges diagnostisches Zeichen festgehalten. Jede Schwellung und jede Geschwulstbildung wird nach den vorher geschilderten Grundsätzen der Geschwulstdiagnostik (s. S. 100) genau untersucht. Bei vorhandener Druckempfindlichkeit wird durch Betastung genau der Mittelpunkt festgestellt und seine Lage anatomisch bestimmt. —

Lassen Sie uns einige besonders wichtige Ergebnisse solcher Untersuchung und ihre diagnostische Verwertung besprechen.

Wir beginnen mit den Verletzungen.

Werden wir zu einem Schwerverletzten gerufen und finden wir bei dem bettlägerigen Kranken den verletzten Arm in starker Abduktion, ja vielleicht in seitlicher Elevation stehen, so ist uns von vorn herein eine besondere Form der Luxatio humeri wahrscheinlich. Der Mechanismus dieser Luxationen im allgemeinen wurde bereits besprochen (s. S. 132). Wir sahen, daß der Kopf unter der Hebelwirkung nach unten in die Achselhöhle heraustritt. Es kann nun vorkommen, daß er in dieser Stellung verbleibt (L. hum. axillaris), meist weil der Verletzte nicht erst aufzustehen versuchte, sondern gleich liegend ins Krankenhaus gebracht wurde; denn erst beim Aufstehen sinkt sonst der Arm infolge seiner Schwere nach unten und der Gelenkkopf wird aus der Achselgegend in die Gegend unterhalb des Proc. coracoideus gehebelt (Luxatio subcoracoidea). Je tiefer der Kopf in der Achselhöhle steht, um so stärker abgespreizt steht der Arm; ja es kann vorkommen, daß er der senkrechten Erhebung nahe steht (L. erecta). Unsere Annahme wird durch den Tastbefund der Achselhöhle bestätigt. Die rundliche harte Geschwulst des Kopfes ist hier durch die Haut der Achselhöhle leicht durchzutasten.

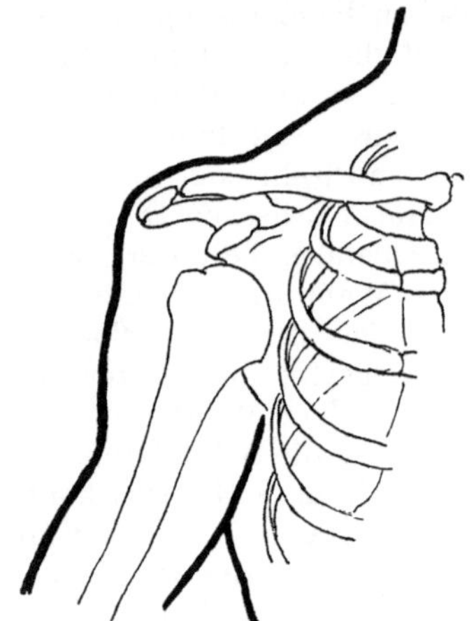

Abb. 89. Luxatio humeri subcoracoidea.

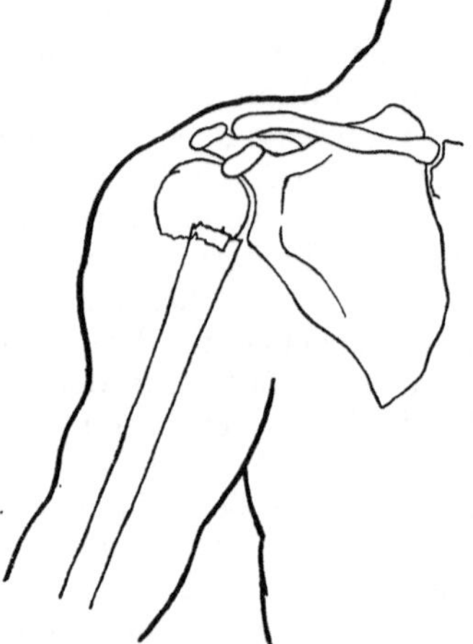

Abb. 90. Fractura colli humeri (Abduktionsform).

Das sind seltene Vorkommnisse. Viel häufiger sind die Verletzungen, bei denen der Arm in leichter Abduktion steht; gleichzeitig besteht eine Achsenverlagerung des Armes derart, daß die Achse aufwärts nach innen vom Schultergelenk abweicht; der Deltoideus-Trizepswinkel ist verkleinert. Es kann sich in diesem Falle nur um eine Luxatio humeri subcoracoidea (Abb. 89) oder um die Abduktionsform der Fractura colli humeri (Abb. 90) handeln.

Wir drücken auf den abduzierten Arm im Sinne der Adduktion. Gelingt dies ohne stärkere Schmerzen für den Verletzten und schnellt der Arm danach wieder in die ursprüngliche Lage zurück, so spricht dies für die Luxation. Ist schon die Adduktion wegen der Schmerzen kaum ausführbar, so spricht dies für die Fraktur. Wir prüfen die Gliedlänge. Verlängerung beweist die Luxation, Verkürzung die Fraktur; gleiche Länge läßt die Diagnose unentschieden. Wir vergleichen die Außenumrisse. Eckiges Vorspringen des Akromion und Delle unterhalb desselben beweist die Luxation. Erhaltung der regelrechten Form der Schulter die Fraktur.

Wir schließen die Betastung an. Fühlen wir unterhalb des Akromion die normale Kopfresistenz, so kann nur eine Fractura colli humeri vorliegen; fehlt sie, so kann es sich nur um eine Luxatio humeri subcoracoidea handeln. Wir führen nun eine vorsichtige Drehbewegung aus und tasten dabei den Humeruskopf. Geht bei sicher diagnostizierter Fraktur der Humeruskopf mit, so erkennen wir daraus die Einkeilung der Bruchstücke (Fract. colli humeri impacta). Geht bei sicheren Zeichen der Luxation der tastbare Kopf nicht mit und bemerken wir Krepitation, so liegt eine Verbindung der Luxatio humeri mit der Fractura colli humeri vor: der verrenkte Kopf ist am Hals abgebrochen. Geht der luxierte Kopf mit und fühlen wir gleichwohl Krepitation, so ist ein Abriß des Tuberculum majus als Nebenverletzung einer Luxatio humeri wahrscheinlich.

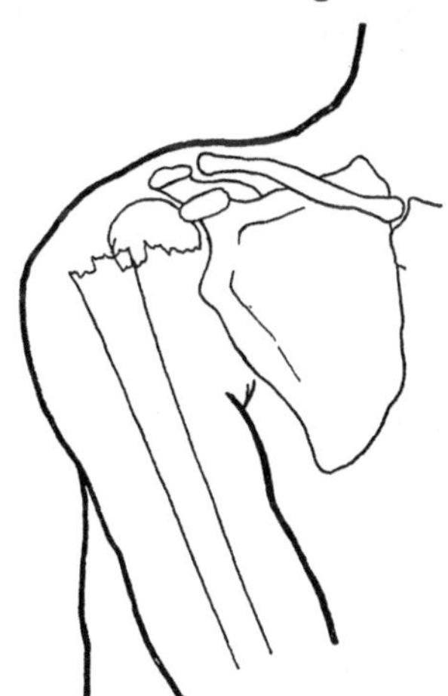
Abb. 91. Fractura colli humeri (Adduktionsform).

Finden wir den Arm in Adduktionsstellung, weicht die Achse des Humerus aufwärts nach außen vom Gelenk ab, ist der Mittelpunkt der sichtbaren Schwellung auf der Außenseite dicht unterhalb des Schultergelenkes gelegen, ist hier vielleicht sogar ein Knochenvorsprung tastbar, so diagnostizieren wir die Adduktionsform der Fractura colli humeri, bei der das obere Ende des Schaftes nach außen abgewichen ist (Abb. 91).

Steht der Arm in Mittelstellung, hängt aber die ganze Schulter etwas nach unten und vorn herab, ist die Schulterbreite verringert, sehen wir eine Schwellung in der Schlüsselbeingegend und fühlen wir in ihrer Mitte spitzige Knochenfragmente, so handelt es sich um eine Fractura claviculae mit typischer Verlagerung (s. Abb. 61 S. 112).

Finden wir bei Mittelstellung des Armes eine Schwellung namentlich im vorderen Bereich der Schultergegend mit dem Mittelpunkt dicht unterhalb des Gelenkspaltes, ist bei seitlicher Betrachtung die Achse des Oberarmes aufwärts nach vorn abgewichen, sehen wir bei der Betrachtung von hinten-oben die Schultergegend nach vorn verbreitert, fühlen wir sogar vielleicht inmitten der Schwellung einen harten Knochenteil, so liegt eine Fractura colli humeri, bzw. — bei Kindern und jungen Menschen — eine traumatische Epiphysenlösung am oberen Humerusende mit Verlagerung des unteren Bruchstückes nach vorn vor.

Ist bei Mittelstellung des Armes das Akromion ein wenig stärker vorspringend sichtbar und erscheint die Deltoideuskontur leicht abgeflacht, fühlt man aber bei der Betastung deutlich die Kopfresistenz unterhalb des Akromions, so müssen wir an eine Fractura colli scapulae (Abb. 92) denken. Hier sinkt der Arm mit dem an ihm hängenden distalen Bruchstück der Skapula (Pfanne und Proc. coracoideus) der Schwere nach herunter, woraus sich das genannte Bild ergibt. Wird bei starkem Hochdrücken des adduzierten Armes die vorher gesehene Abweichung aufgehoben, so ist die Diagnose der Fraktur gesichert.

Zeigt die Humerusachse eine Knickung im Bereiche des Schaftes, so ist bei Vorhandensein einer Schwellung in der Gegend des Knickungswinkels eine Fractura humeri mit dislocatio ad axin anzunehmen. Der Beweis wird erbracht durch die Prüfung auf abnorme Beweglichkeit.

Sehen wir bei der Besichtigung der Außenumrisse am äußeren Ende der Klavikula inmitten leichter Schwellung einen deutlichen treppenförmigen Absatz, so handelt es sich um eine Luxation des akromialen Klavikulaendes, wobei dieses nach oben heraustritt (Abb. 93).

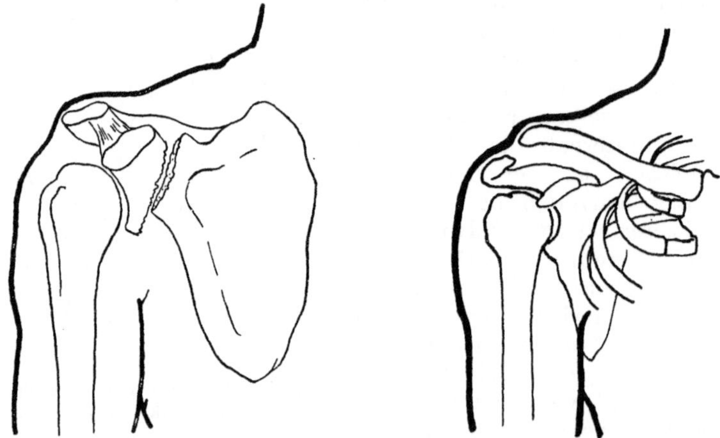

Abb. 92. Fractura colli scapulae Abb. 93. Luxatio claviculae acromialis.

Sehen wir am inneren Ende der Klavikula inmitten leichter Schwellung die regelmäßige Form des Gelenkendes deutlich unter der gespannten Haut hervortreten, so liegt eine Luxation des sternalen Klavikularandes nach vorn vor. Fehlen indessen die normalen Umrisse dieses Gelenkendes, ist es auch durch Betastung nicht nachweisbar, so handelt es sich um eine Luxation nach hinten.

Sehen wir am Innenumriß des Oberarmes in der Mitte oder im unteren Bereich der Bizepsvorwölbung inmitten einer Schwellung eine Eindellung, die, wenn der Kranke aufgefordert wird, den vom Untersucher festgehaltenen Vorderarm zu beugen, deutlicher wird, so diagnostizieren wir einen Riß des M. biceps. Ist der Kranke nach einer Verletzung nicht mehr imstande, den Arm seitlich zu erheben (abzuspreizen), findet sich Schwellung und Druckempfindlichkeit am Ansatz des M. deltoideus am Oberarm, so diagnostizieren wir einen Abriß des Muskels am Oberarmansatz. Hier ist bei Abduktionsversuchen das Auftreten einer Delle erkennbar.

Können wir außer einer Schwellung keine Abweichung der Form erkennen, so schließen wir aus der Lage der Schwellung auf den Ort der Verletzung; wir haben dann zwischen der Kontusion und dem Bruch ohne Verlagerung zu entscheiden. Liegt die Schwellung am oberen Ende des Oberarmes, so führen wir eine leichte passive Drehbewegung aus. Krepitation beweist das Vorhandensein einer Fractura colli humeri ohne Verlagerung; dreht sich gleichzeitig der Kopf mit, so ist die Fraktur verhakt. Fehlt die Krepitation, geht der Kopf mit, besteht aber deutlich umschriebener Bruchschmerz in der Gegend des Kollum, so werden wir eine unvollkommene, oder eine vollkommene, aber fest eingekeilte Fractura colli humeri ohne Dislokation annehmen. Ebenso entscheiden auch an anderen Stellen (z. B. am Humerusschaft) bei sichtbarer Schwellung die Prüfung auf abnorme Beweglichkeit, die Krepitation und der Bruchschmerz über die Frage Kontusion oder Fraktur ohne Verlagerung, bzw. Infraktion. —

Bei den akut entzündlichen Erkrankungen der Schultergegend, die sich durch ihre allgemeinen Zeichen als solche unschwer erkennen lassen, legen wir das Hauptgewicht auf die Lage und Ausdehnung der Schwellung, sowie ganz besonders auf die Lage des Mittelpunktes der Schwellung und der Druckempfindlichkeit. Von den einfachen Erkrankungen der Haut (Folliculitis, Furunkel, furunkulöser Abszeß) sehen wir hier ab.

Liegt der Mittelpunkt der Schwellung in der Gegend des Schultergelenkes selber, finden wir die Schwellung sowohl im vorderen, als auch in dem hinteren Bereich des Gelenkes, also ebenso am vorderen, wie am hinteren Deltoideusrande, ist der Druck auf alle Abschnitte des Gelenkspaltes schmerzhaft, lösen schon vorsichtige Drehbewegungen Schmerzen aus, so kann es sich nur um eine akute Entzündung des Schultergelenkes (Omarthritis) handeln.

Liegt der Mittelpunkt der Schwellung und die stärkste Druckempfindlichkeit etwas unterhalb des Gelenkspaltes, ist der Druck auf die Gegend des Gelenkspaltes selber wenig oder gar nicht druckempfindlich, lassen sich vorsichtige Drehbewegungen ohne Schmerzen ausführen, so müssen wir eine akute Osteomyelitis am oberen Humerusende (Abb. 94) annehmen. Erleichtert wird die Diagnose durch einen in gleicher Gegend gelegenen heißen Abszeß. Weiche Krepitation bei Drehbewegungen beweist eine Epiphysenlösung.

Finden wir die Schwellung und Druckempfindlichkeit begrenzt auf nur einen Teil der Schultergelenksgegend, so kann nicht das Gelenk, sondern nur die gelenknahen Schleimbeutel den Sitz der akuten Entzündung abgeben. Ist die Schwellung auf die Gegend des Deltoideus beschränkt, besteht nur hier Druckempfindlichkeit, nicht aber im vorderen und hinteren Bereich des Gelenkes, lassen sich mäßige passive Bewegungen ohne Schmerzen ausführen, so liegt eine akute Entzündung des subdeltoidealen Schleimbeutels vor (akute Bursitis subdeltoidea). Finden wir eine flache Schwellung von meist geringer

Ausdehnung begrenzt allein auf die Vorderseite des Gelenkes, liegt der Mittelpunkt der Druckempfindlichkeit etwas nach innen von der Mitte des Humeruskopfes, während das übrige Gelenk frei von Schwellung und Druckempfindlichkeit ist, so liegt eine akute Entzündung des im Sulcus intertubercularis gelegenen, die lange Bizepssehne einhüllenden Schleimbeutels vor (akute Bursitis intertubercularis) — eine häufige und oft verkannte Erkrankung.

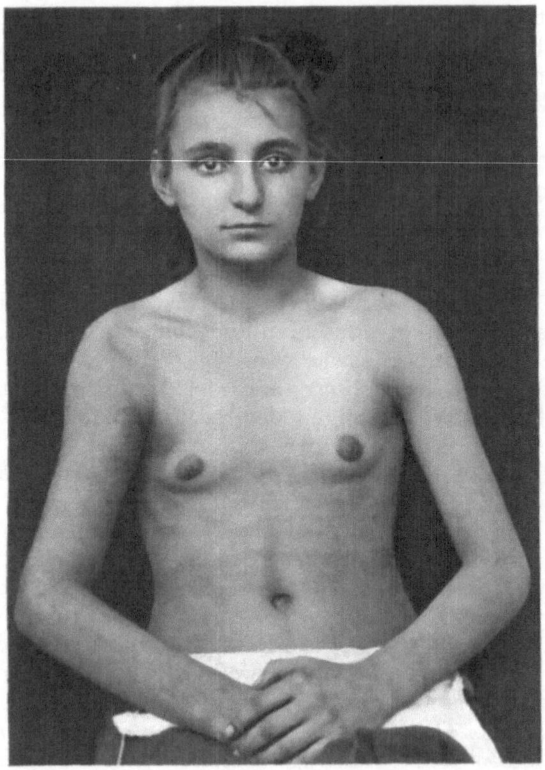

Abb. 94. Akute Osteomyelitis des rechten oberen Humerusendes mit Epiphysenlösung.

Der Humerusschaft ist oben nach medial verlagert; daher weicht die Humerusachse nach innen vom Schultergelenk ab und der Deltoideus-Trizepswinkel ist verkleinert.

Liegt die entzündliche Schwellung auf der Innenfläche der Achselhöhle und können wir einzelne mäßig vergrößerte und druckempfindliche Lymphdrüsen bei der Betastung durchfühlen, so nehmen wir eine akute seröse Lymphadenitis axillaris an und suchen nach der Eintrittspforte. Ist die Schwellung stärker, Spannung und Druckempfindlichkeit größer, sind einzelne Drüsenknoten nicht mehr tastbar, bestehen Fiebererscheinungen, so erkennen wir daran die eitrig-abszedierende Lymphadenitis axillaris. Wölbt eine starke

Schwellung die vordere Achselfalte vor, die bei Betastung gespannt und druckempfindlich ist, so handelt es sich um einen subpectoralen Abszeß (ausgehend von einer eitrig abszedierenden Lymphadenitis). Mächtige, brettharte, äußerst druckempfindliche Schwellung der Achselhöhlengegend und schwere Allgemeinerscheinungen (hohes Fieber, Benommenheit) lassen uns die phlegmonös-eitrige Lymphadenitis axillaris erkennen.

Sehen wir an einer oder mehreren Stellen der behaarten Achselhöhle eine kleine rote oder rot-bläuliche, derbe oder weiche und dann fluktuierende Vorwölbung, die druckempfindlich ist, zeigt die Betastung, daß die Schwellung oberflächlich unter der Haut, nicht in der Tiefe der Achselhöhle im Bereich der Lymphdrüsen gelegen ist, fehlen demgemäß alle Allgemeinerscheinungen, so liegt eine akute oder auch chronische pyogene Infektion der Sehweißdrüsen vor (Schweißdrüsenentzündung, Schweißdrüsenabszeß [Abb. 12 S. 33]). Nicht selten findet die tastende Hand neben der Vorwölbung noch kleine, in der Ebene der Haut gelegene, derbe Verhärtungen, die das Anfangsstadium der Erkrankung darstellen. —

Sehr mannigfach tritt uns das Ergebnis der systematischen Untersuchung bei den anderen Erkrankungen der Schultergegend entgegen.

Fehlerhafte Gelenkstellungen werden nicht gerade häufig beobachtet. Leichte Abduktions- oder Adduktionsstellung mit vollständiger Gelenkversteifung finden wir als Ausgang schwerer akuter oder chronischer (meist tuberkulöser) Entzündungen des Schultergelenkes — mit und ohne Operation. In der Regel wird die fehlerhafte Stellung durch Änderung der Schulterblattstellung verdeckt. Wir merken uns bei dieser Gelegenheit, daß die Abduktionsstellung die für den Gebrauch günstigere, daher bei nicht abzuwendender Versteifung zu erstrebende Stellung ist.

Vielgestaltig sind die Abweichungen in den Umrissen und im Flächenbild. Hiervon sei nur das wichtigste erwähnt.

Schon die Halsschulterlinie (Trapeziuskontur) kann auf der einen Seite verändert sein. Erscheint sie abgeflacht, manchmal auch durch leichten Tiefstand der Schulter in die Länge gezogen, ist in ihrem Verlauf ein kleiner winkliger Vorsprung sichtbar, der dem oberen inneren Winkel des Schulterblattes entspricht, ist die Supraklavikulargrube ein wenig vertieft, so werden wir eine Lähmung des M. trapezius annehmen (Abb. 95). Die weitere Untersuchung bestätigt die Diagnose: der Trapeziuswulst erweist sich bei der Betastung als dünner als auf der anderen Seite; aktive Hochhebung der Schulter kann nur unvollkommen oder mit verminderter Kraft (durch die Wirkung des M. levator scapulae) ausgeführt werden. Finden wir gleichzeitig eine Narbe im seitlichen Halsdreieck, so ist der Zusammenhang klar: die Lähmung ist die Folge einer operativen Durchtrennung des im seitlichen Halsdreieck verlaufenden N. accessorius (am häufigsten bei der operativen Entfernung tuberkulöser Lymphdrüsen). Fehlt jede Narbenbildung, so muß die Lähmung anderer Natur sein. Über die Möglichkeiten solcher Lähmungen werden Sie in der Nervenklinik näheres hören.

Steht die eine Schulter höher als die andere, so muß unser erster Gedanke sein, daß eine seitliche Verkrümmung der Wirbelsäule (Skoliose) vorliegt. Durch die seitliche Neigung der Wirbelkörper im oberen Bereich der Dorsalkonvexität gewinnen die Rippen einen schrägen Verlauf, wodurch auf der nach oben strebenden Seite die Skapula und mit ihr der ganze Schultergürtel gehoben werden muß. Wir wenden uns sofort der Wirbelsäule zu. Die wichtige Untersuchung derselben wird uns in einer besonderen Vorlesung beschäftigen (s. S. 380 ff.). Ergibt die Untersuchung, daß die Wirbelsäule ohne seitliche Krümmung

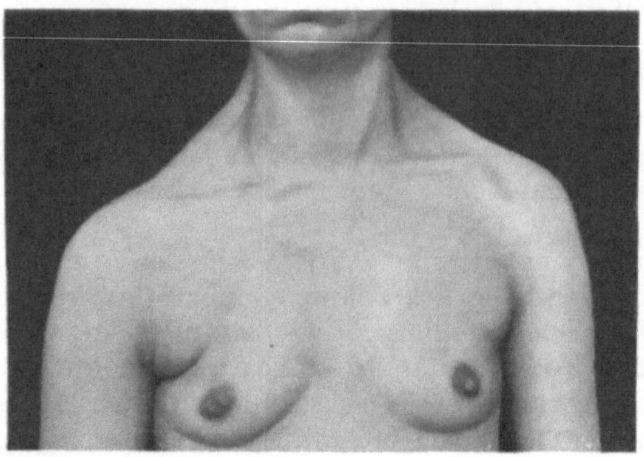

Abb. 95. Rechtsseitige Trapeziuslähmung infolge operativer Durchtrennung des N. accessorius bei Halsdrüsenentfernung.

ist, so handelt es sich um eine eigenartige angeborene Mißbildung, die wir als angeborenen Schulterhochstand bezeichnen (Abb. 96). Verschiedene Umstände können die Ursache für die Lageveränderung der Skapula abgeben; ich erwähne hiervon nur die narbige Verkürzung von Teilen des M. rhomboideus. Bei diesem Zustand ist der eckige Vorsprung des oberen inneren Winkels der Skapula im Verlauf der Halsschulterlinie stets besonders deutlich (Abb. 96).

Bemerken wir am äußeren Ende der Halsschulterlinie im Bereich des Akromions eine leichte umschriebene Vorwölbung, die sich bei der Betastung als kissenartige, fluktuierende Geschwulst erweist, so handelt es sich um einen chronisch entzündeten Schleimbeutel über dem Akromion. Unsere Annahme, daß der Untersuchte durch seinen Beruf (z. B. Zimmermann) gezwungen ist, Lasten auf der Schulter zu tragen, wird in der Vorgeschichte ihre Bestätigung finden.

Vermissen wir bei der Betrachtung des Umrisses die normale Schulterwölbung, ist die Außenlinie eckig dadurch, daß sie von dem stark vorspringenden Akromion sofort steil abfällt, so kann der Humeruskopf nicht mehr an der richtigen Stelle liegen. Es muß sich entweder um eine veraltete Luxatio humeri handeln — dann werden auch die anderen Zeichen der Luxation nicht fehlen; oder aber es ist der Kopf des Humerus durch Verletzung oder Operation (Resektion) verloren gegangen. Im letzteren Falle führt die Narbenbildung sofort auf den richtigen Weg.

Ist die Wölbung zwar vorhanden, der Humeruskopf also an richtiger Stelle, ist sie aber abgeflacht, so erkennen wir hierin einen Schwund des Deltamuskels, der sich infolge herabgesetzter oder

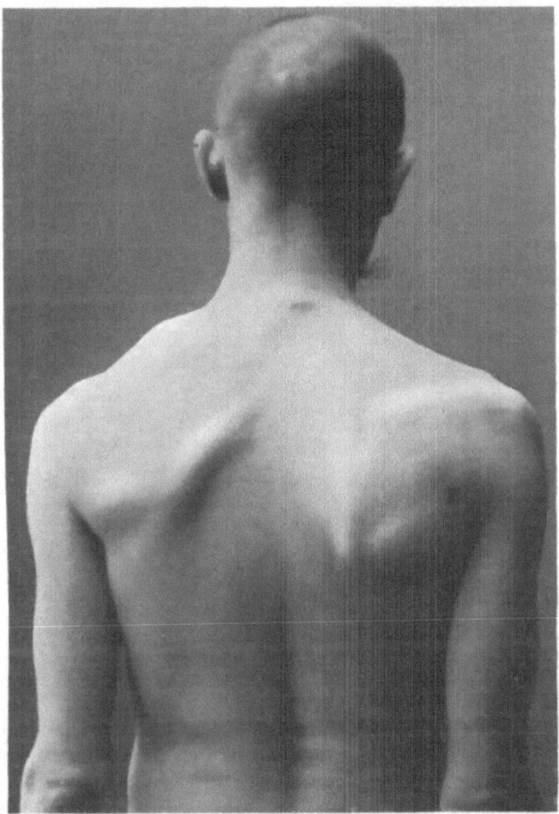

Abb. 96. Angeborener Hochstand der linken Skapula.

fehlender Tätigkeit des Muskels (Inaktivitätsatrophie) bei vielen krankhaften Zuständen des Armes und des Schultergelenkes einstellt. Ist die Abflachung stark, treten innerhalb der flachen Schulterwölbung die Umrisse des Akromions und des darunter liegenden Oberarmkopfes als besondere Vorsprünge heraus, so muß es sich entweder um eine hochgradige Inaktivitätsatrophie handeln, wie sie eintritt, wenn der Deltamuskel infolge knöcherner Versteifung des Schultergelenkes zu dauernder Untätigkeit verdammt ist, oder um eine durch Lähmung des Muskels bedingte Atrophie. Solche Lähmungen können die Folgezustände einer Luxatio humeri sein, wenn der verlagerte Oberarmkopf zu lange auf den N. axillaris, den motorischen Nerven des Deltamuskels gedrückt hat; sie können aber auch zentral bedingt sein, vor allem durch die häufige kindliche Infektionskrankheit, die sich an den Nervenzellen des Vorderhorns des Rückenmarkes abspielt und hier die Zentren der Motilität vernichtet (Poliomyelitis acuta oder spinale Kinderlähmung, Abb. 97).

Über den jeweilig vorliegenden Zustand unterrichtet die Prüfung der passiven und aktiven Beweglichkeit. Ist die passive Beweglichkeit im Schultergelenk vollständig aufgehoben, geht bei jedem

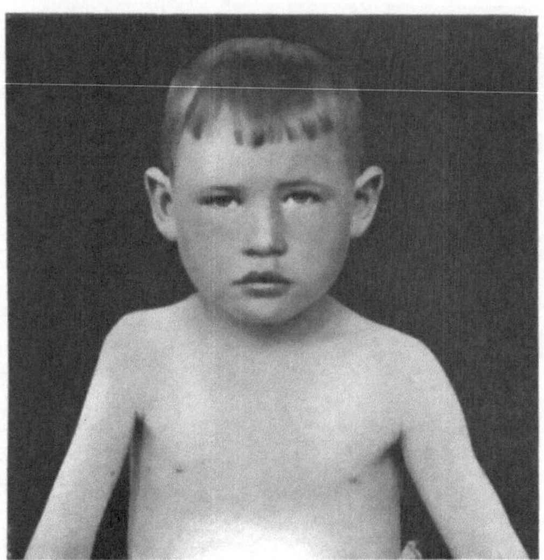

Abb. 97. Völliger Schwund des rechten Deltamuskels durch vollständige Lähmung infolge Poliomyelitis acuta.

Versuch sofort das Schulterblatt mit, besteht aber Schmerzlosigkeit, so liegt eine bindegewebige oder knöcherne Ankylose als Ausgang schwerster Gelenkentzündung vor. Besteht bei Unbeweglichkeit des Gelenkes Druckempfindlichkeit und Schmerzhaftigkeit bei Bewegungsversuchen, so ist die Gelenkentzündung noch vorhanden, deren Natur nicht einfach abzulesen ist, sondern das Ergebnis weiterer diagnostischer Erwägungen sein muß. Besondere Schmerzhaftigkeit und starke Deltoideusatrophie bei Kranken jüngeren oder mittleren Alters führt zur Annahme einer tuberkulösen Gelenkentzündung. Wir wissen, daß gerade am Schultergelenk die Zeichen, die Schwellung verursachen (Erguß und Kapselgranulation) ganz zurücktreten gegenüber der tuberkulösen Einschmelzung des Knochens (Caries sicca). Die Zerstörung der Gelenkfläche im Röntgenbild bestätigt die Diagnose.

Finden wir bei älteren Leuten neben Deltoideusatrophie und neben geringer Druckempfindlichkeit des Gelenkes eine Einschränkung der Abduktion und Rotation, so liegt eine einfache chronische Omarthritis des Alters vor.

Ist dagegen die schwere Deltoideusatrophie mit freier Beweglichkeit des Schultergelenkes und mit dem vollständigen Unvermögen aktiver seitlicher Elevation (Abspreizung) verbunden, hängt der Arm unbeweglich und kraftlos herab, so kann es sich nur um eine Lähmung des M. deltoideus handeln. Der M. serratus, der normalerweise die zweite Hälfte der Abduktion (bis zu seitlicher Elevation) besorgt, kann hier nicht stellvertretend eintreten; denn zu seiner Wirkung ist die Feststellung des Humerus gegen die Skapula unerläßliche Vorbedingung. Nur dann kann die durch den Serratus bedingte Drehung der Skapula auf den Oberarm übertragen werden. Die Feststellung erfolgt bei der Ankylose durch die knöcherne oder bindegewebige Verbindung beider Knochen; bei beweglichem Schultergelenk kann sie nur durch die Deltoideuswirkung erzielt werden. Ist eine solche nicht vorhanden, so dreht sich wohl die Skapula unter der Serratuswirkung, die Drehung kann aber nicht auf den Oberarm übertragen werden; sie führt nur zu stärkerer Adduktionsstellung des beweglichen Schultergelenkes: der Arm selbst hängt kraftlos herab.

Die Abweichung von Umrißlinie und Flächenbild kann aber auch in entgegengesetztem Sinne beobachtet werden, d. h. es können in der Schultergelenksgegend regelwidrige Vorwölbungen und Schwellungen vorhanden sein. In diesem Falle ist die Aufgabe der Besichtigung und Betastung, Lage, Ausdehnung und Mittelpunkt der Schwellung sowie einer etwaigen Druckempfindlichkeit festzustellen. Bei der Beurteilung sind die bei der akuten Entzündung aufgeführten Gesichtspunkte zu beobachten.

Ist danach das Gelenk selber der Sitz der Erkrankung, so handelt es sich fast stets um eine chronische Gelenkentzündung mit Erguß oder Kapselverdickung (chronische Polyarthritis rheumatica, Arthritis deformans, neuropathische Arthritis, Tuberkulose). Daß die Tuberkulose in dieser Form selten ist, daß sie gewöhnlich in der Form der Caries sicca auftritt, wurde bereits erwähnt. Starke Ergüsse, die zu mächtigen Auftreibungen des Schultergelenkes führen, sind selten; sie finden sich am ehesten bei der neuropathischen Gelenkerkrankung. In diesem Falle ist es auch häufig möglich, das Fluktuationsgefühl vom vorderen zum hinteren Deltoideusrande festzustellen. Starke Einengung oder Aufhebung der Rotation und Knorpelreiben bei Bewegungen spricht für Arthritis deformans. Nur in Ausnahmefällen ist die Schwellung der Gelenkgegend durch eine Tumorbildung im Humeruskopf (myelogenes Sarkom, Karzinommetastase) bedingt. Schon die Betastung ergibt in diesen Fällen, daß die Massenzunahme auf eine Verdickung des knöchernen Humerusendes zurückzuführen ist. Die passive und aktive Beweglichkeit des Gelenkes ist in diesem Falle auf längere Zeit unbeeinträchtigt. Das Röntgenbild kann bei der Differentialdiagnostik aller dieser Zustände kaum entbehrt werden.

Beschränkt sich dagegen die Lage der Schwellung auf die Gegend der gelenknahen Schleimbeutel, so ist eine chronische, meist tuberkulöse

Entzündung der Schleimbeutel anzunehmen. Bestätigt wird diese Annahme durch die freie oder wenig beschränkte Beweglichkeit des Schultergelenkes (Abb. 98).

Liegt die sichtbare Schwellung umschrieben an einer Stelle des oberen Humerusendes, erweist sie sich bei der Betastung als knochenhart, vollständig abgegrenzt und unempfindlich, ist sie mit dem Humerus fest verbunden, so handelt es sich um eine kartilaginäre Exostose.

An den inneren Umrissen ist es besonders die vordere Achselfalte, die nicht selten Abweichungen erkennen läßt. Zurücktreten und Abflachung der Grenzlinie finden wir vor allem bei dem angeborenen Fehlen des M. pectoralis: der Inhalt der kümmerlichen Achselfalte

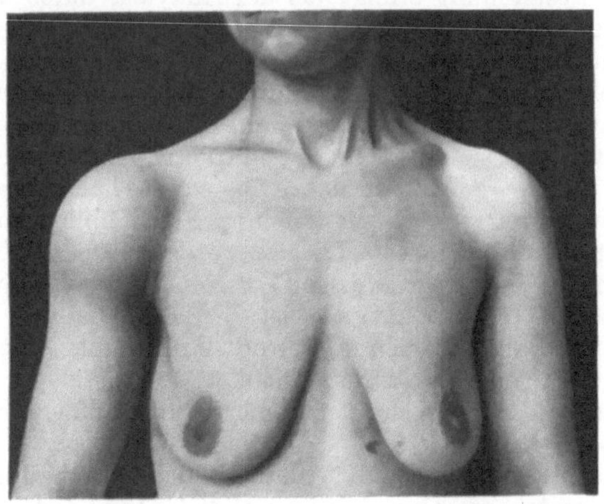

Abb. 98. Chronische tuberkulöse Bursitis subdeltoidea.

ist dann nur der M. pectoralis minor. In anderen Fällen sehen wir eine stärkere Vorwölbung der vorderen Achselfalte oder wir erkennen die Umrisse von Schwellungen, die, von der Achselhöhle ausgehend, die Achselfalte selber überlagern. Das ist der Fall z. B. bei dem großen zystischen Lymphangiom der Achselhöhle, das durch seine scharfen Grenzen, die weiche, manchmal schwappende Konsistenz und die ausgesprochene Fluktuation sofort zu erkennen ist. Aber auch Lymphdrüsenschwellungen der verschiedenen Ätiologie (vgl. S. 309) können einmal solche Ausmaße annehmen, daß sie die vordere Achselfalte überragen.

Bei der Feststellung des Flächenbildes kann das Jugulum von Schwellungen ausgefüllt sein, sei es, daß eine Geschwulst des Thoraxinneren (sackförmige Erweiterung der Aorta [Aortenaneurysma] oder Mediastinaltumor) nach oben herausdrängt, sei es, daß Halsgeschwülste (einfacher oder zystischer Kropf, bösartiger Kropf, vorgeschrittenes Kehlkopfkarzinom oder ausgedehnte karzinomatöse Lymphdrüsen) sich in die obere Brustkorböffnung einsenken. Die Differentialdiagnostik dieser Schwellungen kann uns hier nicht beschäftigen. Auch tuberkulöse Lymphdrüsen mit sekundärer Skrophuloderma können an dieser Stelle gelegen sein.

Finden wir eine Schwellung in der Gegend eines Sternoklavikulargelenkes, so handelt es sich, wenn eine frische oder alte Verletzung (Fraktur oder Luxation) auszuschließen ist, um eine chronische Entzündung dieses Gelenkes tuberkulöser oder luetischer Natur. Bemerken wir auf dem Boden der allgemeinen Schwellung, meist im oberen Bereich, eine mehr umschriebene stärkere Vorwölbung, die sich bei der Betastung durch die Fluktuation als kalter Abszeß enthüllt, so ist die tuberkulöse Natur der Erkrankung erwiesen. Stellen wir dagegen eine sicht- und tastbare Verdickung des ansetzenden M. sternocleidomastoideus fest, so können wir auf eine luetische Gelenkerkrankung neben einer luetischen Myositis schließen. Fehlen diese Zeichen, so sind wir — neben dem Allgemeinbefund — auf das Röntgenbild angewiesen. Die flaschenförmige Auftreibung des sternalen Klavikulaendes mit Aufhebung der Struktur und gleichmäßig verwaschenem Knochenbild beweist die luetische, die Arrosion der Gelenkflächen oder Sequesterbildung die tuberkulöse Natur der Erkrankung. Besteht eine sicht- oder tastbare gleichmäßige Verdickung der ganzen Klavikula, so kann es sich nur um eine diffuse Knochenlues handeln.

In der Fossa supraclavicularis sehen wir eine Einziehung insbesonders bei der schrumpfenden Lungenspitzentuberkulose. Die flache Einsenkung bei der Trapeziuslähmung erwähnten wir bereits. Viel häufiger sehen wir Vorwölbungen in dieser Gegend.

Finden wir eine leichte umgrenzte Vorwölbung gerade in der Mitte der Fossa, stellen wir durch die Betastung fest, daß sie wohlumschrieben und knochenhart ist und daß sie mit der Wirbelsäule fest zusammenhängt, so schließen wir auf das Vorhandensein einer überschüssigen, vom siebenten Halswirbel ausgehenden Rippe (Halsrippe), sei es, daß sie an der Stelle der Vorwölbung endigt, sei es, daß sie sich hier von ihrem seitlichen Verlauf nach vorn wendet, um an die erste Rippe anzusetzen.

Mehrfache umschriebene Vorwölbungen, oft kettenartig zusammenliegend, beobachten wir bei der Lymphdrüsentuberkulose; doch auch andere Lymphome können hier sichtbar werden. Harte Knoten gerade oberhalb des oberen Klavikelrandes sehen wir bei den karzinomatösen Lymphdrüsenmetastasen des vorgeschrittenen Mammakarzinoms und — auf der linken Seite — auch des Magen- und Speiseröhrenkarzinoms, größere Tumormassen insbesondere bei vorgeschrittenen Mediastinalgeschwülsten, die hier herauswachsen. Auch starke Venenerweiterungen werden in der Fossa supraclavicularis gelegentlich sichtbar; sie zeigen an, daß der Blutabfluß in die Vena subclavia erschwert ist. Dies finden wir bei den bösartigen Mediastinaltumoren, aber auch bei großen, insbesondere bei intrathorakalen Kröpfen.

In der Fossa infraclavicularis bemerken wir nicht selten eine allgemeine Ausfüllung, die sich bis zu leichter Vorwölbung steigert. Nicht selten wird irrtümlicherweise eine Geschwulstbildung angenommen. Die genaue Besichtigung und Betastung zeigt jedoch an, daß es sich nicht um einen Tumor der Brustwand, sondern um eine leichte Vorwölbung der unveränderten Brustwand handelt. Ergibt die Beklopfung an dieser Stelle normalen Lungenschall, so ist eine Vorwölbung durch einen intrathorakalen Tumor auszuschließen. Die Untersuchung der Wirbelsäule (S. 370 ff.) zeigt in diesen Fällen die Zeichen der beginnenden Skoliose. Beim Vorwärtsneigen des Kranken erkennt man bei der Betrachtung von hinten an der Grenzlinie des Rückens die leichte Vorwölbung der Rippen der anderen Seite nach hinten, die eine Folge der gleichzeitigen Drehung der skoliotischen Wirbel ist (hinterer Rippenbuckel vgl. S. 392). Die genannte Vorwölbung der Infraklavikulargrube ist dann nichts weiter als ein beginnender vorderer Rippenbuckel. Das schließt nicht aus, daß in Ausnahmefällen auch einmal die Vorwölbung durch einen intrathorakalen Tumor bedingt sein kann; dann finden wir aber auch gleichzeitig eine Dämpfung des Klopfschalles und meist eine Ausfüllung des unteren Teiles der Supraklavikulargrube und hier gelegene Venenerweiterungen.

Bei der Besichtigung von hinten bemerken wir etwaige Verlagerungen der Skapula (zum Ausgleich fehlerhafter Stellungen des Schultergelenkes; beim angeborenen Schulterhochstand). Man sieht die leichte Abflachung der Fossae supra- und infraspinatae im Falle von Inaktivitätsatrophie, die tiefere Aushöhlung bei Lähmungszuständen der dort gelegenen Muskeln.

Bemerkt man, daß der innere Skapularand vom Körper flügelartig absteht, so schließen wir auf eine Lähmung des M. serratus anticus, da dieser Muskel bei regelrechtem Tonus seinem Verlauf nach die Skapula gegen die Brustwand andrückt. Zur Bestätigung lassen wir beide Arme seitlich erheben. Ist bei passiv beweglichem Gelenk die aktive Abduktion im Schultergelenk bis zur Wagerechten möglich, die weitere seitliche Erhebung aber nicht, so muß eine Lähmung des M. serratus anticus vorhanden sein. Gleichzeitig sehen wir, daß das flügelförmige Abstehen der Skapula bei der Abduktion bis zur Wagerechten durch die Wirkung des Deltoideus auf die Skapula noch verstärkt wird, so daß eine tiefe, kahnförmige Einziehung der Haut auf der Innenseite der Skapula sichtbar wird.

Außer Geschwülsten, die der Haut angehören (besonders Lipomen) und kalten Abszessen, die von tuberkulösen Rippen ausgehen und ihren Sitz nicht selten unterhalb des unteren Skapulawinkels haben, sieht man nur selten Geschwulstbildungen in dieser Gegend. Über den hinteren Rippenbuckel werden wir bei der Untersuchung der Wirbelsäule sprechen.

Auf die Ergebnisse der Beweglichkeitsprüfung wurde schon mehrfach zurückgegriffen. Wir merken uns, daß die Beeinträchtigung der Abduktion eine frühzeitig einsetzende und hartnäckige Folgeerscheinung bei allen Verletzungen und Erkrankungen des Schultergelenkes ist; ja, selbst bei gesunden Gelenken genügt schon, insbesondere bei älteren Leuten, eine mehrwöchige Ruhigstellung des Oberarmes am Brustkorb, um langdauernde Störungen der Abduktion hervorzurufen. Das ist der Grund, warum wir bei Verletzungen und Erkrankungen des Schultergelenkes zur Ruhigstellung die Abduktionsstellung bevorzugen. Eine Beschränkung der Adduktion erfolgt erfahrungsgemäß nicht; ihr arbeitet später die Schwere des Armes erfolgreich entgegen.

Eine Beschränkung der aktiven Erhebung nach vorn bei guter seitlicher Abduktion beobachten wir selten; sie ist nur möglich, wenn die Lähmung sich auf den vorderen Abschnitt des Muskels beschränkt oder wenn nur die vordere Portion des M. deltoideus an der Ansatzstelle abgerissen ist, was in der Tat gelegentlich vorkommt.

Unmöglichkeit aktiver rotatorischer Bewegungen bei freier passiver Beweglichkeit des Gelenkes zeigt eine Lähmung der Rotatoren an, wie sie nicht selten im Gefolge der spinalen Kinderlähmung auftritt. Bei der Besichtigung ist schon vorher der Muskelschwund in der hinteren Schulterblattgrube aufgefallen.

Schon dieser kurze Überblick, der nur das Wichtigste flüchtig berührt, bringt Ihnen eine anfänglich verwirrend erscheinende Fülle von Krankheitszeichen und Krankheitsbildern. Lassen Sie sich hierdurch nicht beirren! Was Ihnen zunächst schwer übersehbar erscheint, wird sich durch den klinischen Unterricht und durch Eigenarbeit entwirren; die flüchtigen Eindrücke werden sich vertiefen und ordnen, bis das für die Praxis notwendige Ihr geistiger Besitz geworden ist.

10. Die Untersuchung des Ellenbogengelenkes.

Wir beginnen die Besichtigung mit der seitlichen Betrachtung. Der Kranke sitzt uns gegenüber, die Hände nebeneinander im Schoß, die Ellenbogen soweit nach vorn gedrückt, daß die beiden Vorderarme etwa in der Frontalebene liegen.

Die Gelenkstellung im Sinne der Beugung und Streckung kann unmittelbar abgelesen werden, weil wir die beiden, das Gelenk zusammensetzenden Knochen in ganzer Ausdehnung vor Augen haben. Die natürliche Stellung bei dieser Körperhaltung ist die nahezu rechtwinklige Beugung. Über die Stellung im Sinne der Rotation gibt uns ein Blick auf die Hand Auskunft. Die mittlere Pronationsstellung, bei der die Handflächen auf dem Oberschenkel aufruhen, ist die natürliche Haltung. Gegebenenfalls fordern wir den Kranken auf, diese Handstellung einzunehmen.

Wir betrachten den Achsenverlauf des Vorderarmes zum Oberarm und stellen fest, ob beide Glieder sich im Ellenbogengelenk treffen oder ob und in welchem Sinne sie gegeneinander verlagert sind. Die Verlagerung kann so sein, daß der Unterarm gegen den Oberarm nach vorn oder nach hinten verschoben erscheint.

Die Feststellung der Gliedlänge ist an dieser Stelle minder wichtig. Erscheint sie zur Diagnostik wünschenswert, so mißt man den Oberarm vom Akromion zum Epicondyl. hum. lat., den Vorderarm von der Olekranonspitze zum Proc. styl. ulnae (Ulna) oder von dem Capitulum radii zum Processus styl. radii (Radius).

Weit wichtiger ist die Prüfung der Umrißlinien.

Normalerweise verläuft der Außenumriß des Musculus triceps in sanftem, nach außen konvexem Bogen bis zur Olekranonspitze; hier schlägt sich die Linie scharfwinklig auf die ziemlich gerade Ulnakontur des Vorderarmes um (vgl. Abb. 99). Auf der Innenseite verläuft die meist stärker gewölbte Bizepsgrenzlinie in regelmäßigem Bogen bis zur Ellenbogenfalte, die dem Olekranon gegenüberliegt, und geht ebenfalls in scharfem Winkel auf die nach außen leicht gewölbte Grenzlinie der Supinatoren des Vorderarmes über. Jede Abweichung von diesen normalen Umrißlinien, die durch Schwellungen oder Knochenverlagerungen gegeben sein kann, ist, wie wir sehen werden, von der größten diagnostischen Bedeutung.

Die Flächenbesichtigung beginnt mit der Betrachtung der vorderen Seitenfläche, die bei der bisher eingenommenen Stellung des Armes vor uns liegt.

Bei einigermaßen mageren Menschen ist der Epicondylus lat. hum. als kleiner Vorsprung sichtbar. Unmittelbar distal von ihm liegt das Radiusköpfchen, daß bei mageren Menschen als zweite leichte Vorwölbung nicht selten wahrnehmbar ist. Zwischen beiden Punkten ist das Radio-Humeralgelenk gelegen. Hinter dem Epicondyl. lat. hum., zwischen ihm und dem Olekranon findet sich eine leichte Einsenkung (vordere Ellenbogenrinne). An dieser Stelle liegt das Gelenk am oberflächlichsten; die Gelenkkapsel ist hier nur von der Faszie bedeckt. Füllungen des Gelenkes werden an dieser Stelle zuerst zur Ausfüllung der Einsenkung, dann zu leichter Vorwölbung führen.

Zur Besichtigung der hinteren Seitenfläche wird der bis zur Wagerechten gespreizte Oberarm stark im Schultergelenk nach außen gedreht.

Auf dieser Fläche ist fast bei allen Menschen der stark vorspringende Epicondylus hum. medialis sichtbar. Zwischen ihm und dem Olekranon findet sich ebenfalls eine leichte Einsenkung (hintere Ellenbogenrinne), in der der N. ulnaris verläuft. An dieser Stelle liegt das Gelenk ebenfalls oberflächlich, da die Kapsel nur von der Faszie bedeckt ist. Hier werden, wie an der vorderen Ellenbogenrinne, Gelenkfüllungen frühzeitig sichtbar werden.

Wir beschließen die Besichtigung mit der Betrachtung des nach Möglichkeit gestreckten Armes von vorn.

Wir achten bei der Betrachtung von vorn zunächst auf die Gelenkstellung. Normalerweise bilden beide Glieder in Streckstellung einen gestreckten Winkel. Doch sind Abweichungen in der Richtung nicht selten, daß beide Glieder einen nach außen offenen, ganz stumpfen Winkel bilden. Besonders dem weiblichen Geschlecht ist dieser Cubitus valgus häufig eigen, ohne daß — bei geringfügiger Ausbildung — hierin ein krankhafter Befund zu erblicken wäre.

Dann prüfen wir die Achsenstellung beider Glieder zueinander; wir stellen fest, ob sich die Achsen im Ellenbogengelenk treffen oder ob sie aneinander vorbeigehen.

Schließlich verfolgen wir die Außenumrisse. Auf der Außenseite geht die annähernd gerade Grenzlinie des Oberarms in Höhe der Ellenbeuge in die stark gewölbte Grenzlinie der Supinatorengegend des Vorderarmes über. Die Innenseite bildet eine flach-konvexe Wölbung, deren Scheitel der Spitze des Epicondylus hum. med. entspricht. Auf der Vorderfläche sehen wir gerade in der Mitte die kleine, längs rautenförmige, flache Mulde der Ellenbogengrube.

Zur Betastung fassen wir den zu untersuchenden Arm am Unterarm dicht oberhalb des Handgelenks mit der gleichnamigen Hand (vergl. Abb. 99). Die andere Hand faßt den Oberarm hoch oben, wobei der Daumen auf der Vorderseite, die anderen Finger auf der Rückseite liegen, und gleitet in dieser Stellung tastend nach unten bis zu den Epikondylen. Jede Abweichung von der Norm wird festgestellt und Schwellungen für sich in der bei der Geschwulstdiagnostik besprochenen Weise genau untersucht. Bei vorhandener Druckempfindlichkeit wird der Mittelpunkt nach den anatomischen Unterlagen genau

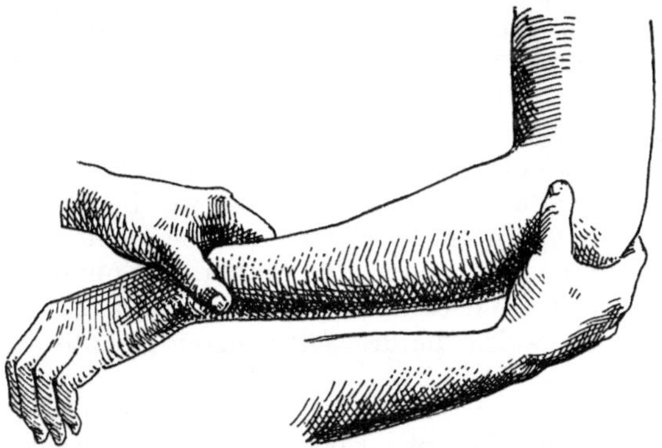

Abb. 99. Aufsuchen des Radiusköpfchens.

festgelegt. Hierbei berücksichtigen wir auch die Lage der Stammnerven in dieser Gegend; wir tasten nach dem N. medianus im Sulc. bicipit. int., nach dem N. radialis auf der Außenseite in der tastbaren Grube zwischen Trizeps und M. brachio-radialis (M. supinator longus); nach dem N. ulnaris in der hinteren Ellenbogenrinne dicht hinter dem Epicondyl. med. humeri.

Bei Verdacht auf Knochenbruch oder Verrenkung nimmt jetzt die eine Hand den Humerusschaft fest in die ganze Hand, die andere Hand faßt das Gelenkende an den Epikondylen (Daumen auf den äußeren, Mittelfinger auf den inneren Epikondylus). Man versucht nun mit ziemlicher Kraft, die beiden Knochenteile seitlich gegeneinander zu verschieben — in allen schwierigen Fällen in Narkose. Dies ist, wie wir sehen werden, in der Frakturdiagnostik oft die entscheidende Untersuchung.

Nunmehr gleiten die tastenden Finger nach dem Olekranon, dessen Umrisse und Oberfläche abgetastet und dessen fester Zusammenhang mit der übrigen Ulna durch seitliche Bewegungsversuche geprüft wird. Gleitet die Fingerspitze von der Olekranonspitze nach oben herab, so ist der Absatz nur gering; sehr rasch kommt der Finger auf die Resistenz der hinteren Humerusfläche. Seitlich vom Olekranon werden die beiden (vordere und hintere) Ellenbogenrinnen abgetastet und mit der Gegenseite verglichen. Nach unten fühlt man die glatte Oberfläche des Ulnaschaftes.

Es folgt das Aufsuchen und die Betastung des Radiusköpfchens. Der Untersucher faßt das Ellenbogengelenk mit dem auf Abb. 99 abgebildeten Griff. Der Daumen ruht hierbei auf dem Spalt zwischen Epicondylus lateralis und dem Radiusköpfchen. Beim Verschieben des Daumens von oben nach unten ist oben die knöcherne Resistenz des Epicondylus lat., unten die knöcherne Resistenz des Radiusköpfchens deutlich zu fühlen — auch dann, wenn die Knochenteile vorher nicht sichtbar waren. Durch Drehung (Pronation und Supination) des Vorderarmes überzeugt man sich mit dem tastenden Daumen, daß das Radiusköpfchen mitgeht und seine regelmäßige Form behält.

Jetzt schreiten die Finger zur Abtastung des Epicondylus medialis. Bei Verletzungen prüfen wir seinen Zusammenhang mit dem Humerus: er wird mit den Fingerspitzen fest umfaßt und gegen den Knochenschaft bewegt.

Zum Schluß wendet man sich bei möglichster Streckung des Armes der Streckseite des Gelenkes zu, wo bei Verletzungen die Huetersche Linie geprüft wird. Legt man die Daumenspitze auf den einen, die Mittelfingerspitze auf den anderen Epikondylus und die Zeigefingerspitze auf die Olekranonspitze, so liegen bei Streckstellung des Gelenks normalerweise die drei festgelegten Punkte in einer Linie (Huetersche Linie).

Die Prüfung der passiven Gelenkbeweglichkeit ist der Hauptsache nach nur für die Diagnostik der Erkrankungen des Ellenbogengelenkes von Bedeutung. Wir prüfen die passive Beugung und Streckung; wir prüfen durch Drehung an der fest umfaßten Hand die Supination und Pronation; wir prüfen durch Abduktions- und Adduktionsversuche am gestreckten Arm die seitliche Festigkeit des Ellenbogengelenks.

Normalerweise ist die Beugung soweit ausführbar, daß bei stark gebeugtem Handgelenk die Fingerspitzen die vordere Schultergegend berühren, die Streckung bis zu einem gestreckten Winkel. Doch ist gerade das Ausmaß der Streckung bei verschiedenen Menschen wechselnd: bei manchen Menschen wird der gestreckte Winkel nicht ganz erreicht, bei anderen, namentlich Frauen, wird er etwas überschritten (Überstreckung, Hyperextension). Entscheidend ist hier der Vergleich mit der gesunden Seite. Beschränkungen der Beweglichkeit werden schätzungsweise in Winkelgraden angegeben. Die Drehung ist normalerweise von der vollen Supination, bei der sich der Kranke in die Hohlhand sehen kann, um etwa 180° bis zur vollen Pronation möglich. Gegenüber passiven seitlichen Bewegungsversuchen muß sich das gestreckt gehaltene Ellenbogengelenk als fest erweisen.

Die Prüfung der aktiven Bewegungsfähigkeit wird im allgemeinen nur bei Verdacht auf Lähmungen notwendig. Doch hüte man sich hierbei vor Täuschungen. Läßt man bei nach vorn gerichtetem Arm eine aktive Beugung ausführen, so beweist deren Zustandekommen eine Wirkung der Beugemuskeln; nicht aber beweist am stumpfwinklig bis rechtwinklig gebeugten Arm das Zustandekommen der nachfolgenden Streckung die Wirksamkeit der Streckmuskeln. Denn auch bei deren Lähmung würde in der genannten Stellung der Vorderarm bei Nachlaß der aktiven Zusammenziehung der Beuger der Schwere nach in die Streckstellung sinken müssen. Wir müssen daher die Streckfähigkeit gegen die Schwere prüfen. Hierzu bringen wir den Arm in rechtwinklige Abspreizung und stärkste Innendrehung, so daß der Olekranon gerade nach oben sieht. Eine jetzt vorhandene aktive Streckung beweist die Wirksamkeit der Streckmuskeln, nicht aber eine Beugung die Wirksamkeit der Beugemuskeln. Denn in dieser Stellung muß der Vorderarm beim Nachlaß der Zusammenziehung der Strecker der Schwere nach in die Beugestellung sinken. Wir müssen also die beiden Bewegungen nacheinander in verschiedener Stellung des Armes prüfen. Die Feststellung aktiver Drehbewegungen ist einfach. Zur Feststellung von Schwächezuständen der Muskulatur versucht man, die durch aktive Muskelwirkung der Kranken erzeugte Stellung durch eigene Muskelkraft in ihr Gegenteil zu verwandeln; man versucht also z. B. den vom Kranken in Beugestellung festgehaltenen Arm mit Gewalt zu strecken. Ein Vergleich beider Seiten gibt ein Bild von der Abschwächung der aktiven Muskelwirkung. —

Wir besprechen die wichtigsten wiederkehrenden Untersuchungsbefunde und ihre diagnostische Bedeutung. Wir beginnen mit den Verletzungen.

So gut wie ausnahmslos finden wir das verletzte Ellenbogengelenk in rechtwinkliger oder stumpfwinkliger Beugestellung. Der Verletzte hält den Arm in dieser Stellung, indem er ihn mit der gesunden Hand unterstützt. Aus der Stellung des Ellenbogengelenkes lassen sich also in der Regel diagnostische Schlüsse nicht ziehen.

Finden wir dagegen eine Achsenverlagerung zwischen beiden Gliedern dergestalt, daß bei seitlicher Betrachtung der Unterarm gegen den Oberarm nach hinten oder nach vorn verschoben erscheint, so beweist dies eine schwere Zusammenhangstrennung der Knochen in der Gelenksgegend.

Nehmen wir zunächst den Fall, daß der Vorderarm nach hinten verschoben erscheint! Gleichzeitig sehen wir dann bei seitlicher Besichtigung der Grenzlinien, daß auf der Außenseite die Olekranonspitze stark nach außen vorspringt, und wir bemerken, daß die normale Konvexität dicht oberhalb des Olekranons einer Geraden oder sogar einer Konkavität Platz gemacht hat (vgl. Abb. 74 S. 136 und Abb. 101). Nicht selten nehmen wir gleichzeitig auf der Innenseite einen Vorsprung dicht oberhalb der Ellenbeuge wahr; manchmal bemerken wir daneben an der uns zugekehrten vorderen Seitenfläche eine umschriebene Vorwölbung in der Gegend des Radiusköpfchens. Das wichtigste Zeichen ist jedoch die Änderung der äußeren

Grenzlinie — namentlich beim Vergleich mit der gesunden Seite —; sie wird auch durch stärkere Schwellung nicht ganz verdeckt, die manchmal die Erkennung der fehlerhaften Gliedachsenstellung recht erschwert.

Stellen wir einen solchen Befund fest, so kann es sich nur um eine suprakondyläre Fraktur des Humerus mit Verlagerung des unteren Bruchstückes nach hinten (Extensionsfraktur, Abb. 100) oder um eine Luxatio antebrachii post. (Abb. 101) handeln; die isolierte Luxation der Ulna können wir wegen ihrer großen Seltenheit außer acht lassen. Zur Entscheidung fassen wir den Oberarm am Schaft und an den Epikondylen und prüfen auf abnorme

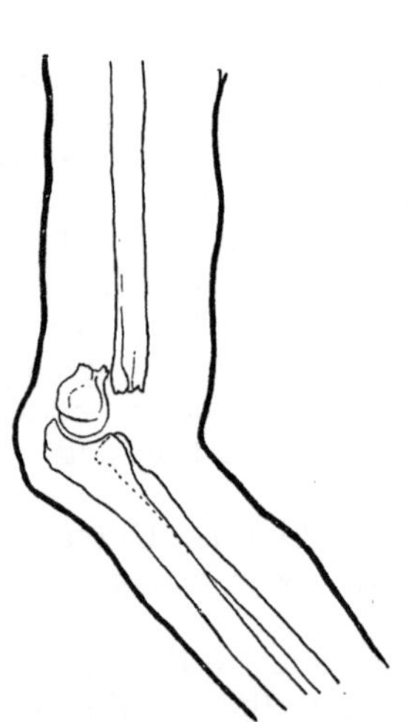

Abb. 100. Fractura supracondylica humeri mit Dislokation nach hinten.

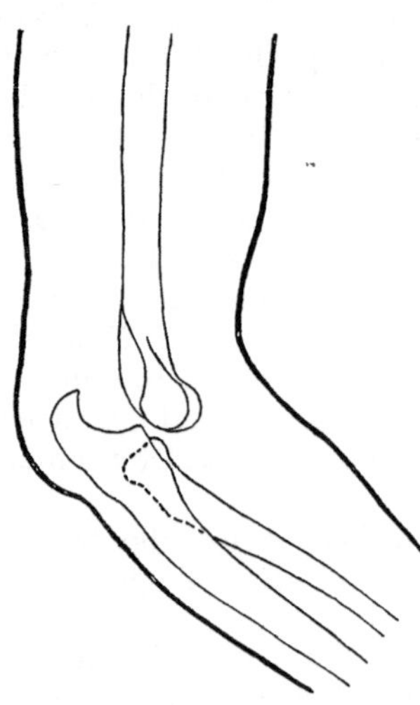

Abb. 101. Luxatio antebrachii posterior.

Beweglichkeit (am besten gleich in Narkose). Ist sie vorhanden, so liegt eine suprakondyläre Fraktur, fehlt sie, so liegt eine Luxatio antebrachii post. vor. Zur Bestätigung kann man den Arm in möglichste Streckung bringen und die Huetersche Linie feststellen. Liegt die Olekranonspitze über derselben, so ist die Diagnose Luxat. antebrachii post. gesichert; liegt sie in derselben, so kann nur eine Fractura supracondylica vorliegen. Erkennen wir bei der Betastung in der umschriebenen Vorwölbung auf der vorderen Seitenfläche das Radiusköpfchen, fühlen wir nicht nur seinen äußeren Rand, sondern noch ein Stück der überknorpelten Fläche des Radiustellers, so ist die Diagnose der Luxation ebenfalls gesichert.

Sind bei der seitlichen Betrachtung die Verlagerungszeichen zwar vorhanden, aber nur gering, ergibt aber die Betrachtung des nach Möglichkeit gestreckten Armes von vorn eine Verbreiterung der Ellenbogengegend durch seitliche Verlagerung des Vorderarmes, so ist eine vorwiegend seitliche Luxatio antebrachii (mit geringer Verlagerung nach hinten) oder eine Fractura supracondyl. hum. mit vorwiegend seitlicher Verlagerung anzunehmen. Sind die oberen Knochenenden des Unterarmes unter der Haut mit besonderer Deutlichkeit und in abnormer Ausdehnung zu tasten, so kann nur eine Luxat. antebrach. lateralis vorliegen. Im übrigen entscheidet die Prüfung auf abnorme Beweglichkeit.

Ist bei der seitlichen Betrachtung eine sichtbare Verlagerung nicht wahrnehmbar, erscheint die Außenkontur nur wenig im vorher genannten Sinne verändert, steht die Olekranonspitze in Gleichstellung nicht sicher über der Hueterschen Linie, ist das Gelenkende des Humerus unverschieblich gegen den Schaft, so ist eine Subluxatio antebrachii post. wahrscheinlich. Beweisend ist dann der Tastbefund an der vorderen Seitenfläche. Der in größerer Ausdehnung tastbare Teller des Radiusköpfchens beweist die Subluxation. Fehlt dagegen

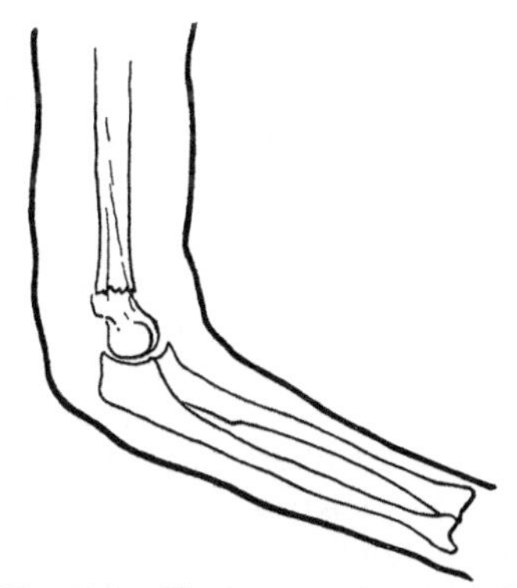

Abb. 102. Fractura supracondylica humeri ohne Dislokation.

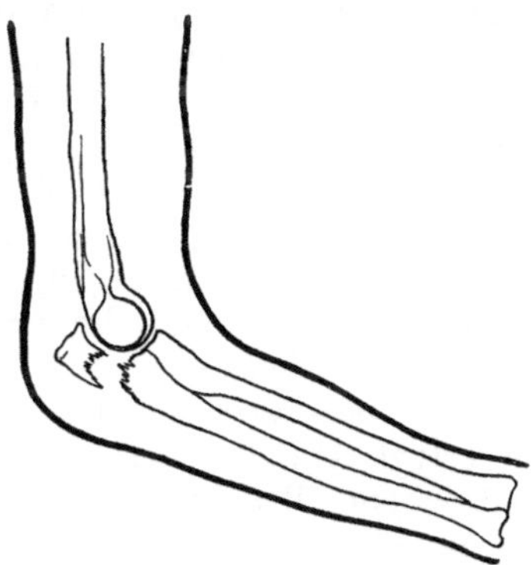

Abb. 103. Fractura olecrani mit Dislokation.

dieser Befund und ist bei sonst gleichem Verletzungsbilde abnorme Beweglichkeit vorhanden, so liegt eine suprakondyläre Fraktur mit geringer Verlagerung nach hinten vor.

Ist bei der seitlichen Besichtigung eine fehlerhafte Achsenstellung in dem Sinne wahrnehmbar, daß der Vorderarm gegen den Oberarm nach vorn verlagert ist, ist die hintere Konvexität eher erhöht, die Ellenbeuge ausgefüllt, so nehmen wir eine Fractura supracondylica humeri mit Verlagerung des distalen Fragmentes nach vorn-oben an (Flexionsfraktur), da die Luxatio antebrachii anterior so selten ist, daß sie praktisch kaum zu berücksichtigen ist.

Finden wir bei seitlicher Besichtigung eine normale Achsenstellung von Ober- und Unterarm und einen im übrigen normalen Verlauf der äußeren Umrisse, bemerken wir aber eine Schwellung, deren Mittelpunkt dicht oberhalb des Gelenkspaltes gelegen ist, und ergibt die sofort vorgenommene Prüfung auf abnorme Beweglichkeit (Schaft-Epikondylen) das Vorhandensein einer solchen mit oder ohne Krepitation, so liegt eine Fract. supracond. hum. ohne Dislokation vor (Abb. 102). Fehlt die abnorme Beweglichkeit bei gleicher Lage der meist geringen Schwellung, besteht aber umschriebene Druckempfindlichkeit oberhalb der Epikondylen, so ist eine unvollkommene Fract. supracond. hum. wahrscheinlich — eine recht häufige Verletzung des kindlichen Alters.

Ist — immer bei seitlicher Betrachtung — an der Außenkontur eine gleichmäßige flache Anschwellung wahrnehmbar, die ihren Mittelpunkt im Olekranon hat, während die Innenkontur unverändert erscheint, so ist die Annahme einer Fractura olecrani naheliegend. Ist eine Delle zwischen Olekranon und Ulnaschaft tastbar oder ist das Olekranon gegen den Ulnaschaft seitlich zu verschieben, so ist eine Fractura olecrani mit Verlagerung im Sinne einer dislocatio ad longitudinem cum distractione erwiesen (Abb. 103). Fehlen diese Zeichen, findet sich aber umschriebene Druckempfindlichkeit an einer Stelle unterhalb der Olekranonspitze, so spricht dies für eine Fractura olecrani ohne Verlagerung.

Bemerken wir auf der vorderen Seitenfläche eine flache Schwellung mit dem Mittelpunkt in der Gegend des Radiusköpfchens, so ist sofort an eine Fractura capituli radii zu denken. Ist bei der Betastung der knöcherne Widerstand des Radiusköpfchens an normaler Stelle wahrnehmbar, besteht gleichzeitig „Bruchschmerz", so führt man mit der anderen Hand starke Supinations- und Pronationsbewegungen des Vorderarmes aus. Sind die Bewegungen sehr schmerzhaft und dreht das Köpfchen sich unter dem tastenden Daumen nicht mit, so ist die Diagnose eines vollständigen Abbruches des Radiusköpfchens gesichert (vgl. Abb. 105). Dreht es sich mit, besteht aber ausgesprochener umschriebener Bruchschmerz, so ist eine unvollkommene Fraktur oder ein Abbruch vom Rande des Radius anzunehmen. Manchmal ist auch das abgebrochene und verlagerte Stück unmittelbar tastbar. Fehlt der normale Knochenwiderstand des Radiusköpfchens unterhalb des Epicondylus lateralis und ist inmitten der flachen Schwellung eine mehr umschriebene Vorwölbung abseits der normalen Stelle des Radiusköpfchens sichtbar oder tastbar, so spricht dies — bei normaler Achsenstellung von Olekranon und Vorderarm und regelrechtem Außenumriß — für eine isolierte Luxation des Radiusköpfchens, die meist nach vorn erfolgt. Zuweilen ist diese Luxation mit einer Fraktur im oberen Drittel der Ulna verquickt (vgl. Abb. 107).

Finden wir, insbesondere im kindlichen Alter, eine Schwellung auf der hinteren Seitenfläche mit dem Mittelpunkt an der Stelle des Epicondylus medialis, so handelt es sich meist um einen Abbruch dieses Epikondylus, bzw. um eine Trennung des Apophysenknorpels zwischen dem Knochenkern des Epicondylus medialis und dem Humerus (Abb. 104). Umfassen wir mit den Fingerspitzen den Epikondylus und erweist er sich als abnorm beweglich, oder fühlen wir Krepitation, so ist die Diagnose gesichert. Nicht selten fühlen wir das kleine rundliche Knochenstück an abnormer Stelle (Fract. epicondyli med. cum dislocatione).

Stellen wir nach einer Verletzung eine deutliche Vorwölbung im Bereiche der vorderen und der hinteren Ellenbogenrinne fest, finden wir bei seitlicher Besichtigung an dem Außenumriß eine ganz flache Eindellung, die aber — ganz zum Unterschied gegen das Luxationsbild — erst 2—3 Querfinger oberhalb der Olekranonspitze beginnt, so handelt es sich um eine Blutfüllung des Gelenks (Hämarthros). Der Bluterguß wölbt die oberflächlich gelegenen Kapselteile in den beiden Ellenbogenrinnen vor und treibt auch den hinteren Gelenkabschnitt (dicht oberhalb des Olekranon) nach hinten vor, so daß der Außenumriß nach oben davon leicht eingesunken erscheint. Häufig jedoch — besonders bei nicht ganz frischen Verletzungen — wird der Befund durch die allgemeine Schwellung der Ellenbogengegend verdeckt. In diesen Fällen kann man nur feststellen, daß der Mittelpunkt der

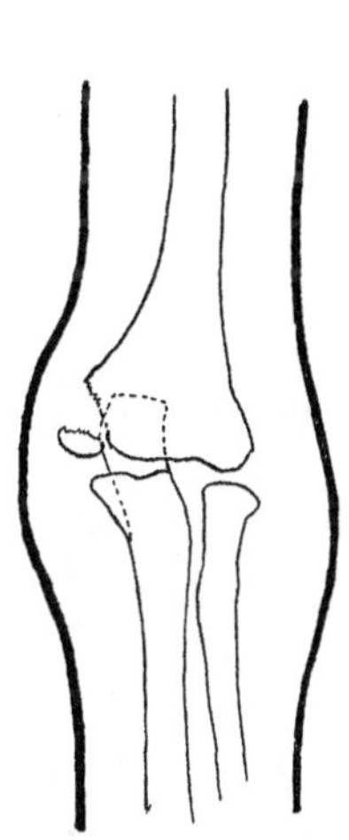

Abb. 104. Fractura epicondyli medialis humeri mit Dislokation.

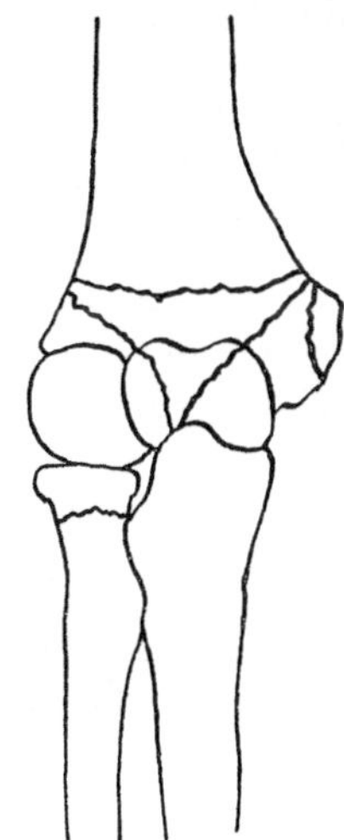

Abb. 105. Schema der wichtigsten Bruchlinien am Ellenbogengelenk.

a) Suprakondylärer Bruch. b) Innerer kondylärer Schrägbruch. c) Äußerer kondylärer Schrägbruch. b u. c) V-Bruch. d) Abbruch des Epikondylus medialis. e) Bruch des Radiusköpfchens.

Schwellung dem Gelenkspalt selber entspricht. In beiden Fällen ist zu entscheiden, ob ein einfacher Hämarthros vorliegt oder ob er nur Teilerscheinung einer intraartikulären Fraktur ist (kondylärer Schrägbruch, kondylärer V-Bruch, T-Bruch, kondylärer Abschälungsbruch, vgl. Abb. 105).

Zur Feststellung bringt man das Gelenk — im Ätherrausch — in Streckstellung und versucht in dieser Stellung Abduktions- und Adduktionsbewegungen auszuführen. Ist abnorme Abduktion ausführbar, Adduktion dagegen nicht, so diagnostizieren wir einen inneren kondylären Schrägbruch; im umgekehrten Falle einen äußeren kondylären Schrägbruch. Ist sowohl Abduktion als Adduktion ausführbar, so müssen wir einen doppelten kondylären Schrägbruch (V-Bruch, T-Bruch) annehmen. Ist nämlich ein kondylärer Schrägbruch z. B. am inneren Kondylus vorhanden (Abb. 106a), so zieht beim Versuch seitlicher Bewegung im Sinne der Abduktion das innere Seitenband das anhängende Bruchstück nach; die Abduktionsbewegung ist unter Klaffen des Bruchspaltes möglich (Abb. 106b). Versucht man dagegen eine Adduktionsbewegung, so wird diese durch das am ungebrochenen äußeren Kondylus festhaftende äußere Seitenband unmöglich gemacht. Und ebenso umgekehrt. Es ist also auf diesem Wege nicht nur die Diagnose des kondylären Schrägbruches möglich, sondern auch die diagnostische Erkennung der Seite des Schrägbruches. Aus dem gleichen Grunde wird die abnorme Beweglichkeit nach beiden Seiten bei den Brüchen beider Kondylen verständlich.

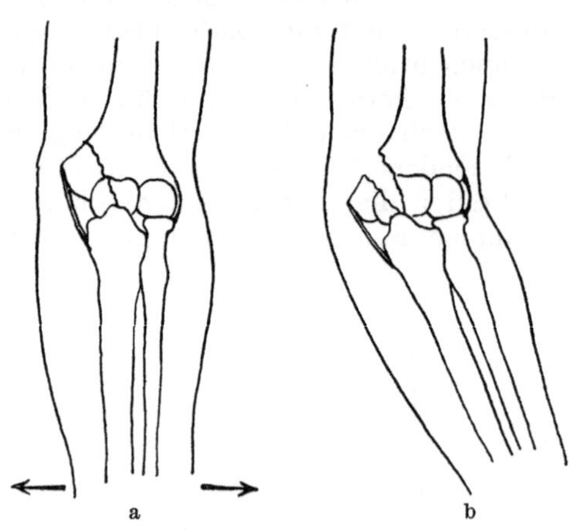

Abb. 106 a und b. Diagnostik des inneren kondylären Schrägbruches des Humerus.

Die Entscheidung zwischen dem kondylären Flachbruch (Abschälungsbruch) und dem einfachen Hämarthros ist nur auf röntgenologischem Wege möglich.

Zeigt die Außenkontur der Ulna unterhalb des Ellenbogengelenkes bei gleichzeitiger Weichteilschwellung eine leicht nach innen gerichtete

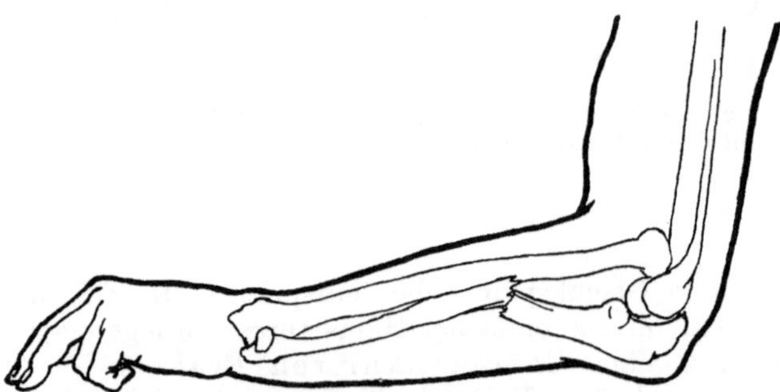
Abb. 107. Fraktur der Ulna im oberen Drittel mit Luxation des Radiusköpfchens nach vorn.

winklige Knickung, so ist eine Fractura ulnae im oberen Drittel mit typischer Dislokation ad axin wahrscheinlich; die Betastung (abnorme Beweglichkeit, Krepitation, Bruchschmerz) sichert die Diagnose. Die direkt wirkende Gewalt hat einen Biegungsbruch der Ulna erzeugt und die Bruchstücke nach radialwärts vorgetrieben. Wirkt die Gewalt noch weiter, so drückt sie auch den Radius nach vorn; häufig findet man daher diese Bruchform mit der schon besprochenen Luxat. capituli radii nach vorn verbunden (Abb. 107). —

Bei den akut entzündlichen Schwellungen ist Sitz und Ausdehnung der Schwellung, sowie die Lage des Mittelpunktes von Schwellung und Druckempfindlichkeit von entscheidender diagnostischer Bedeutung.

Liegt der Mittelpunkt der Schwellung und der Druckempfindlichkeit in der Gegend des Gelenkspaltes selber, ist vielleicht sogar die Haut der beiden Ellenbogenrinnen gerötet, sind die Bewegungen schmerzhaft, so handelt es sich um eine akute Ellenbogengelenksentzündung. Liegt der Mittelpunkt oberhalb des Gelenkspaltes im Bereich des unteren Humerusendes, so haben wir zu entscheiden, ob eine akute Osteomyelitis des unteren Humerusendes oder aber eine akute Lymphadenitis cubitalis vorliegt; denn die kubitalen Lymphdrüsen liegen auf der Innenseite des unteren Humerusendes, dicht oberhalb des Epicondylus medialis. Ist die entzündliche Schwellung auf die Innenfläche des Humerus beschränkt, ist der entsprechende Bezirk der Außenfläche ganz oder nahezu ganz frei von jeder Schwellung, hören wir, daß eine streifenförmige Rötung am Vorderarm vorausgegangen ist oder finden wir eine Schrunde, die den Keimen als Eintrittspforte gedient haben kann, im Bereiche der Hand oder des Vorderarmes, so können wir nicht zweifeln, daß eine Lymphadenitis cubitalis vorliegt. Ist eine Eintrittspforte nicht vorhanden, ist die Rötung und Schwellung am unteren Ende des Humerus als erstes Krankheitszeichen plötzlich mit Fieber aufgetreten, sind beide Seiten des Armes — wenn auch die eine stärker als die andere — betroffen, so müssen wir eine akute Osteomyelitis des unteren Humerusendes annehmen. Wir merken uns aber gleich, daß die akute Lymphadenitis cubitalis ungleich häufiger zur Beobachtung gelangt, als die Osteomyelitis des unteren Humerusendes.

Liegt die entzündliche Schwellung fast ausschließlich auf der Streckseite der Ellenbogengegend und hat sie ihren Mittelpunkt in der Gegend des Olekranon, so handelt es sich um eine akute Entzündung des auf dem Olekranon gelegenen Schleimbeutels (akute Bursitis olecrani). Sie ist in der Regel eine seröse Entzündung; erst wenn die Entzündungszeichen länger fortdauern, wenn in der Mitte eine stärkere Schwellung auftritt, die das Zeichen der Fluktuation erkennen läßt, werden wir eine akute eitrige Bursitis olecrani annehmen. Die akute Osteomyelitis am oberen Ende der Ulna ist so selten, daß sie gegenüber der Bursitis olecrani vollständig zurücktritt.

Eine entzündliche Schwellung nur auf der Beugeseite mit dem Mittelpunkt gerade in der Ellenbogenfalte beobachten wir heutzutage nicht gar so selten als Folge einer unglücklich verlaufenen intravenösen Salvarsaninjektion. Gelangt das Mittel versehentlich nicht in die V. mediana cubiti, sondern ganz oder zum Teil in das perivaskuläre Bindegewebe, so breitet sich das Salvarsan durch Diffusion in der Umgebung aus und entfaltet hier überall eine nekrotisierende Wirkung. Unter der Wirkung mithereingerissener pyogener Kokken entsteht dann eine infizierte Gewebsnekrose (Salvarsannekrose), die Veranlassung zu den akuten Entzündungserscheinungen gibt.

Zum Schluß noch einige Worte über die langsam verlaufenden Krankheitszustände der Ellenbogengegend.

Finden wir bei seitlicher Besichtigung an dem Außenumriß eine umschriebene, kissenartige oder fast kugelige Vorwölbung genau in der Gegend des Olekranon, ergibt die Betastung prallelastische oder weiche Konsistenz mit deutlicher Fluktuation, ist die Geschwulst mit dem Knochen in naher Verbindung, während die Haut über ihr verschieblich ist, so handelt es sich um eine chronische Bursitis olecrani (Abb. 108).

Sehen wir bei gleicher Betrachtung an dem Außenumriß eine leichte Vorwölbung dicht oberhalb der Olekranonspitze, der 2—3 Querfinger breit weiter nach oben manchmal eine flache Einsenkung folgt, bemerken wir eine flache Vorwölbung im Bereich der vorderen und

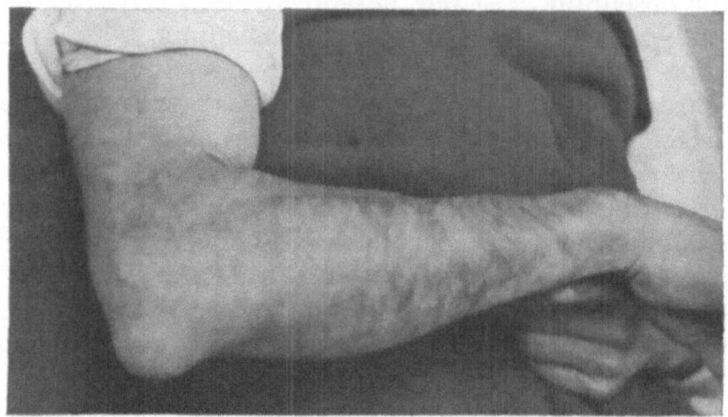

Abb. 108. Chronische Bursitis olecrani.

hinteren Ellenbogenrinne, so wissen wir, daß eine abnorme Gelenkfüllung vorliegen muß — sei es durch Flüssigkeit, sei es durch Dickenzunahme der Synovialmembran. Nur bei den seltenen starken Ergüssen gelingt am Ellenbogengelenk der Nachweis der Flüssigkeit durch das Fluktuationsgefühl. Hierzu legt man die linke Hand auf die Hinterfläche des Gelenkes dicht oberhalb des Olekranons und den Daumen und Zeigefinger der anderen Hand auf die vordere, bzw. hintere Ellenbogenrinne. Abwechselnder Druck und Nachlaß beider Hände entscheidet über das Vorhandensein des Fluktuationsgefühls. Bei stärkeren Schwellungen ohne Fluktuationsgefühl muß zum mindesten ein Teil der Schwellung auf Gewebsvermehrung innerhalb der Synovialmembran beruhen. Oft wird jedoch die eigentliche Gelenkschwellung verdeckt durch eine allgemeine Weichteilschwellung der ganzen Gelenkgegend, die aber auch dann ihren Mittelpunkt durchaus im Gelenkspalt hat.

In allen diesen Fällen liegt eine chronische Entzündung des Ellenbogengelenkes vor, die verschiedener Natur sein kann (chronische Polyarthritis rheumatica, Tuberkulose oder luetische Arthritis, Arthritis deformans, neuropathisches Gelenk). Für die differentialdiagnostische Trennung sei auf die Ausführungen der achten Vorlesung verwiesen. Nur soviel sei hier gesagt: Versteifung oder schwere Bewegungshemmung und große Schmerzhaftigkeit bei Bewegungsversuchen spricht für tuberkulöse Entzündung; ein vorhandener kalter Abszeß sichert die Diagnose. Starkes Knorpelkrachen und Knorpelreiben bei mäßiger Beschränkung der Beweglichkeit und mäßiger Schmerzhaftigkeit finden wir bei der Arthritis deformans. Grobe Mißstaltung des Gelenkes und seitliche Schlottrigkeit bei vollständiger Schmerzlosigkeit ist ein Zeichen des neuropathischen Gelenkes. Kennzeichnend für die chronische Polyarthritis rheumatica ist die Mitbeteiligung anderer Gelenke.

Finden wir die Zeichen der Gelenkfüllung auf die radiale Seite des Gelenkes beschränkt (Vorwölbung nur an der vorderen Ellenbogenrinne), besteht gleichzeitig eine geringe Einschränkung der Streckung und eine stärkere Einschränkung der Supination, so müssen wir in erster Linie an das Vorhandensein einer in Bildung begriffenen oder bereits fertig gebildeten Gelenkmaus denken, die ganz vorzugsweise von der Eminentia capitata hum., zumeist als Folge einer Abschälungsfraktur, ihren Ursprung nimmt und daher auf der radialen Seite des Gelenkes gelegen ist. Entscheidend ist in diesen Fällen das Röntgenbild.

Stellen wir eine flache teigige Schwellung im Bereich des oberen Ulnaabschnittes fest mit Druckempfindlichkeit bei Druck auf den Knochen, so ist eine diffuse Knochenlues wahrscheinlich und die weitere Untersuchung ist hierauf einzustellen. Auch hier entscheidet das Röntgenbild.

Auf die Zeichen der kartilaginären Exostosen, die am unteren Humerusende häufig gefunden werden, brauchen wir nach den vorausgegangenen Ausführungen nicht weiter einzugehen. Seltenere Krankheitszustände (Knochenzysten, myelogene Sarkome) können wir in dieser Einführung nicht berücksichtigen.

Stellen wir bei guter Beweglichkeit im Sinne der Beugung und Streckung ein vollständiges Fehlen jeder Rotationsmöglichkeit fest, so muß zwischen Radius und Ulna eine feste knöcherne Verbindung sein. Dies kann als angeborener Zustand vorkommen (angeborene Synostose zwischen Radius und Ulna) oder als erworbener Zustand bei dem beide Knochen verbindenden »Brückenkallus«, der bei der Verheilung schlecht stehender Vorderarmbrüche entstehen kann. Auch das ausgesprochene Bild einer isolierten Luxation des Radiusköpfchens nach vorn kann als angeborene Mißbildung beobachtet werden.

Ist bei einem Kranken, der über Schmerzen in der Ellenbogengegend bei bestimmten Bewegungen klagt, bei sonst völlig regelrechtem Befund nichts als eine ausgesprochene umschriebene Druckempfindlichkeit am unteren Umfang des Epicondylus lateralis feststellbar, treten Schmerzen bei starker Anspannung der Streckmuskeln auf (passive Beugung der kräftig aktiv dorsal flektierten Hand), so liegt das eigenartige Krankheitsbild der Epikondylitis vor, das wahrscheinlich durch kleine Abrisse von Muskelfasern an ihrem Knochenansatz am Epikondylus hervorgerufen wird. Viel seltener bestehen die gleichen Erscheinungen am inneren Epikondylus; schmerzhaft ist dann außer dem Druck auf den unteren Umfang des inneren Epikondylus die passive Streckung der aktiv kräftig gebeugten Hand.

11. Die Untersuchung des Handgelenkes und der Hand.

Wir fordern den sitzenden Kranken auf, beide Hände in Pronationsstellung bei Streckstellung des Handgelenkes und der Finger vor sich hinzuhalten oder, wenn dies infolge Schmerzhaftigkeit nicht möglich ist, auf die Oberschenkel locker aufzulegen. Eine etwaige willkürliche seitliche Abweichung der Hand wird beseitigt.

Die Betrachtung richten wir zunächst auf die Stellung des Handgelenkes und der Finger. Normalerweise steht das Handgelenk, dem Geheiß entsprechend, in voller Streckstellung. Die Hand bildet, von oben gesehen, die Fortsetzung des Vorderarmes; die Vorderarmachse, über die Hand verlängert, trifft die Basis des Mittelfingers. Der 2. bis 5. Finger liegen geschlossen nebeneinander; der Daumen ist leicht abgespreizt. Auch bei seitlicher Betrachtung findet die Achse des Vorderarmes ihre natürliche Verlängerung in der Achse der Hand und der Finger.

Die Besichtigung der Außenumrisse wird von oben und von der Seite vorgenommen. Am gesunden wohlgebildeten Arm sehen wir beim Blick von oben auf der Ulnarseite die Konvexität des oberen Vorderarmabschnittes etwa am Beginn des distalen Drittels in eine Gerade übergehen, die kurz vor dem Handgelenk von der rundlichen Vorwölbung des unteren Ulnaendes unterbrochen wird. Unterhalb dieser Vorwölbung bildet die Grenzlinie eine konkave Einsenkung, die der Gegend des Karpus entspricht. Von hier steigt die Grenzlinie rasch zu der sanften Konvexität des Kleinfingerballens an. Auf der Radialseite liegt der Übergang der Vorderarmkonvexität zur Geraden schon etwas höher; die dem unteren Radiusende entsprechende Vorwölbung ist viel flacher, oft kaum wahrnehmbar und die Einsenkung in der Gegend des Karpus infolgedessen viel weniger ausgesprochen.

Bei der Besichtigung von der radialen Seite fällt auf der Dorsalseite die Grenzlinie der oberen Vorderarmkonvexität ganz allmählich und stetig zur Geraden ab, die sich bis zum Handrücken fortsetzt. Sie wird nur in der Gegend dicht oberhalb des Handgelenkspaltes von einer leichten Vorwölbung unterbrochen, die durch die längsgerichteten, die Sehnenfächer abteilenden Knochenfirste am Dorsum des unteren Radiusendes hervorgerufen wird. Genau am unteren Ende dieser Vorwölbung liegt das Radiokarpalgelenk. Auf der Beugeseite wird die Grenzlinie durch die tiefe Konkavität beherrscht, die genau in der Gegend des Karpus gelegen ist. Von ihr steigt die Grenzlinie sanft und langsam nach oben zur Vorderarmkonvexität an, während der untere Schenkel der Konkavität kurz und scharf in die Konvexität des Daumenballens übergeht.

Bei der Betrachtung von der ulnaren Seite ist es die kurze und kräftige Vorwölbung des unteren Ulnaendes, die auf der Streckseite die sonst gerade Grenzlinie des unteren Vorderarmes dicht über dem Radiokarpalgelenk unterbricht.

Bei der Flächenbesichtigung sieht man auf der Streckseite die stark gewölbte Fläche des oberen Vorderarmes nach unten allmählich flacher werden. Die Umrisse der einzelnen Muskeln oder Muskelgruppen sind nicht zu erkennen. Nur sieht man nach dem unteren Ende des Vorderarmes zu einen flachen Wulst schräg von ulnar-oben nach radial-unten verlaufen; er entspricht dem Muskelsehnenwulst des Abductor poll. long. und Extensor poll. brev. Zwischen ihm und der Vorwölbung des unteren Ulnaendes ist eine leichte Konkavität wahrnehmbar. Im Bereich des Karpus ist die Fläche wieder stärker gewölbt, um dann in den flacheren Handrücken überzugehen. Hier sind zahlreiche Hautvenen und die Umrisse der Strecksehnen sichtbar. Am Radialrande des Karpus sieht man bei Abspreizung und Überstreckung des Daumens, ganz am Außenrand die Sehnen des M. ext. poll. brev. und M. abduct. poll. longus vorspringen; ulnar davon zeichnet sich die Sehne des M. ext. pollic. long. unter der Haut ab. Zwischen beiden Sehnen liegt eine sanfte Grube (die sogenannte Tabatière), in der man manchmal die A. radialis pulsieren fühlen kann.

Auch auf der Beugeseite sind Muskelumrisse nicht zu erkennen. Dagegen sieht man nach dem Handgelenk zu die Sehne des M. palmaris long. meist deutlich vorspringen. Radial daneben zeichnet sich oft die Sehne des M. flexor carpi rad. ab. Kurz vor dem Übergang der Vorderarmfläche in den stets stärker vorgewölbten Daumen- und Kleinfingerballen liegt eine kleine Einsenkung, die der Gegend des Karpus entspricht. Zwischen dem Daumen- und dem Kleinfingerballen liegt die Konkavität der Hohlhand mit ihrer charakteristischen Furchenzeichnung.

Bei der Betastung führen wir zunächst die tastende Hand vom Olekranon auf der Außenseite des Vorderarmes an der stets fühlbaren Ulna entlang bis zur Vorwölbung des unteren Endes und bis zum Proc. styloideus ulnae; dann vom Radiusköpfchen schräg über die Mitte des Vorderarmes, dem Radius folgend, zur Innenseite bis zum Proc. styloideus radii. Es folgt die Abtastung der Vorder- und Hinterfläche von der weichen Muskulatur herunter zu den derben Sehnen; dann die Abtastung des Handgelenkes und des Karpus von volar nach dorsal und seitlich in der Gegend unmittelbar unter den Proc. styl. Von der proximalen Handwurzelreihe ist nur auf der Volarseite am ulnaren Rande das etwas vorgelagerte Os pisiforme entsprechend der Basis des Kleinfingerballens tastbar; von der distalen Reihe undeutlicher der Hamulus ossis hamati im Bereich des Kleinfingerballens. Die Abtastung des Daumen- und Kleinfingerballens selber, der Hohlhand, der Fingergelenke und der Finger beschließt die Betastung.

Zur Prüfung der Gelenkbeweglichkeit führen wir passive Bewegungen im Handgelenk sowohl im Sinne einer volaren und dorsalen

Flexion als auch im Sinne einer Abduktion und Adduktion aus. Normalerweise ist die Dorsalflexion etwa bis zu einem Winkel von 45°, die Volarflexion etwa bis zu einem Winkel von 60° möglich. Die ulnare Abduktion ist ergiebiger als die radiale; der Gesamtbetrag der seitlichen Bewegungen beträgt etwa 60°. Dann prüfen wir die Beweglichkeit der Fingergelenke, und überzeugen uns von der seitlichen Festigkeit der Zwischenfingergelenke.

Bei der Feststellung der aktiven Beweglichkeit, die bei der Beurteilung von Sehnen- und Nervenverletzungen von entscheidender Bedeutung ist, beschränken wir uns auf die grobe Prüfung, die mit den einfachsten Mitteln auszuführen ist und uns über das Wichtigste unterrichtet; die feinere Prüfung, insbesondere durch die elektrische Untersuchung, überlassen wir den Neurologen.

Wir lassen zunächst die Faust kräftig volar und dorsal flektieren; wir prüfen die Kraft dieser Bewegungen, indem wir die Hand entgegen der Bewegung festhalten. Die Beugung erfolgt durch den M. flexor carpi rad. (N. medianus) und den M. flexor carpi ulnar. (N. ulnaris); die Streckung durch den M. ext. carpi rad. long. et brevis und den M. ext. carp. ulnar. (N. radialis). Durch Flexion bzw. Extension in ulnarer oder radialer Richtung läßt sich die Wirksamkeit der einzelnen Muskeln feststellen. Dann lassen wir die geschlossene Faust kräftig öffnen unter Abspreizung des Daumens und wieder schließen; wir prüfen die Kraft dieser Bewegungen. Die Öffnung erfolgt in der Hauptsache durch die Fingerstrecker einerseits und den M. ext. poll. longus et brevis und M. abductor poll. longus (N. radialis) andererseits; der Schluß durch die Mm. flexor dig. subl. et prof. (N. medianus und ulnaris) und den Flexor poll. long. et brev. (N. medianus). Dann bringen wir die Grundglieder des 2.—4. Fingers passiv in Überstreckung und lassen die Streckung der Endglieder ausführen; dies geschieht durch die Mm. lumbricales (N. ulnaris). Schließlich prüfen wir die Opposition des Daumens, indem wir die Spitze des abgespreizten Daumens an die Basis des 5. Fingers führen lassen. Hierbei führt der Daumen normalerweise eine halbkreisförmige Bewegung aus; der vorher radial gewandte Daumennagel zeigt am Schluß der Bewegung nach volar. Diese Drehbewegung ist eine Wirkung des vom N. medianus versorgten M. opponens.

Beim Verdacht auf Nervenleitungsstörung beschließt die Feststellung der Tastempfindung die Untersuchung. Wir berühren die Haut an den verschiedenen Stellen der Hand und der Finger mit einem weichen Pinsel und fordern den Kranken, dessen Augen geschlossen sind, auf, bei jeder gefühlten Berührung „jetzt“ zu sagen. Wir erinnern uns der klassischen Nervenanordnung, nach der der N. medianus die Tastfläche des 1., 2., 3. und die angrenzende Hälfte des 4. Fingers, ferner die dorsale Fläche der Endglieder des 2. und 3. Fingers, der N. ulnaris die Tastfläche des 5. und der angrenzenden Hälfte des 4. Fingers sowie die Dorsalfläche des 5. und 4. und der angrenzenden Hälfte des Grundgliedes des 3. Fingers versorgt, während der N. radialis die Dorsalfläche des Daumens sowie des Grundgliedes des 2. Fingers und der an grenzenden Hälfte des Grundgliedes des 3. Fingers mit sensiblen Fasern versieht. —

Wir beginnen die Besprechung der häufigsten Untersuchungsergebnisse mit den Verletzungen. Auf die Bedeutung sorgfältigster Betrachtung für die Diagnose der Verletzungen in der Handgelenksgegend kann gar nicht genug hingewiesen werden.

Finden wir bei seitlicher Betrachtung eine Knickung der Vorderarmachse 2—3 Querfinger oberhalb des Handgelenkes, bemerken wir eine entsprechende Verlaufsänderung der dorsalen und volaren Grenzlinie, so handelt es sich um die im kindlichen Alter überaus häufige Fractura supracondylica antebrachii cum dislocatione ad

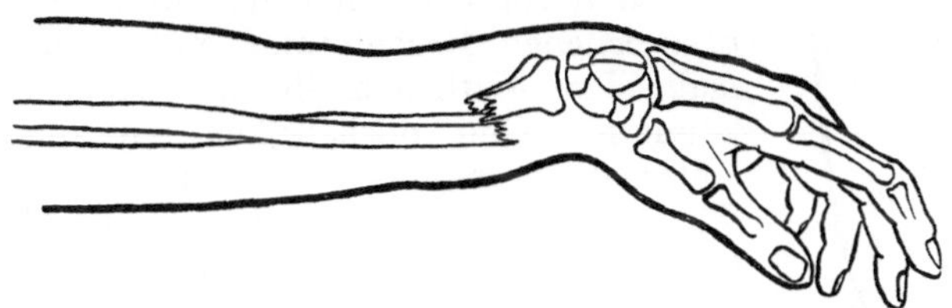

Abb. 109. Fractura supracondylica antebrachii cum dislocatione.

axin (Abb. 109). Dabei kann der Knickungswinkel nach oben oder nach unten offen sein. Im kindlichen Alter sind es in der Regel unvollkommene Brüche (Grünholzbrüche), wie schon daraus hervorgeht, daß der Verletzte die Hand ohne nennenswerte Schmerzen frei in der Luft halten kann; die Bruchstücke müssen also noch guten Zusammenhalt aneinander haben. Viel seltener beobachten wir bei der Betrachtung von oben eine seitliche Knickung der Vorderachse an gleicher Stelle.

Stellen wir bei einem Verletzten bei Sturz auf die vorgestreckte Hand bei der

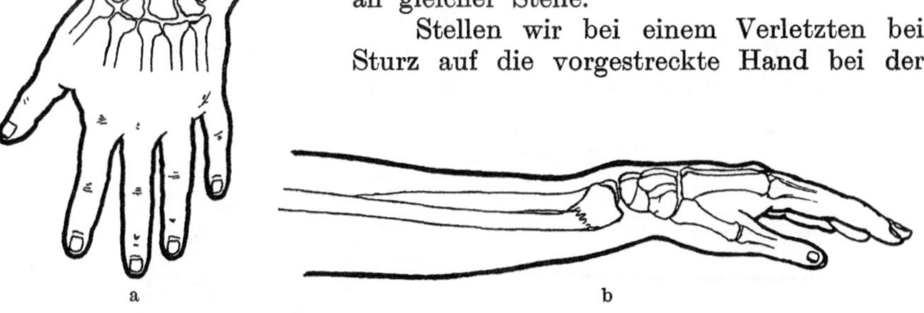

Abb. 110 a und b. Fractura radii typica cum dislocatione.
a) Betrachtung von oben. b) Betrachtung von der radialen Seite.

Betrachtung von oben eine Verlagerung der ganzen Hand — anscheinend im Handgelenk — nach der radialen Seite fest, springt infolgedessen auf der ulnaren Seite das untere Ulnaende stärker vor, bemerken wir bei der Betrachtung von der radialen Seite eine gleichzeitige Verlagerung der Hand in dorsaler Richtung, bemerken wir schließlich, daß die normale tiefe Konkavität der volaren Grenzlinie in der Gegend des Handgelenkes durch eine starke Vorwölbung ganz oder teilweise ausgefüllt ist, so stellen wir die Diagnose auf eine typische Radiusfraktur mit Verlagerung, d. h. auf einen Kompressionsbruch der unteren Radiusepiphyse mit typischer Verlagerung des unteren Bruchstückes nach radial und dorsal (Abb. 110 a und b). Es versteht sich von selbst, daß im Einzelfalle eine der beiden Verlagerungen vorwiegen kann, ja, daß nur eine der beiden Verlagerungen vorhanden zu sein braucht.

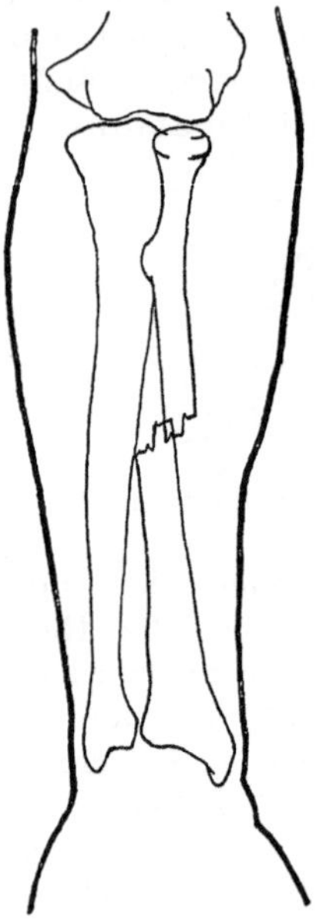

Man sollte meinen, daß diese beiden, bisher besprochenen Bruchformen mit Verlagerung niemals den ärztlichen Blicken verborgen bleiben könnten. Und doch sehen wir immer wieder fehlerhaft verheilte Brüche dieser Art, weil die Verletzung entweder nicht erkannt oder die Verlagerung nicht beseitigt wurde.

Etwas schwieriger ist die Erkennung der Brüche beim Fehlen jeder auffälligen Gestaltveränderung. Bemerken wir bei der Betrachtung der äußeren Grenzlinie von oben auf der Radialseite nahe der Mitte des Vorderarms eine leichte Einsenkung, so daß die Breite des Vorderarmes an dieser Stelle verringert erscheint, so liegt eine Fraktur des Radiusschaftes mit typischer Verlagerung des unteren Fragmentes nach ulnar vor (Abb. 111). Die flächenhafte Schwellung mit dem Zentrum an gleicher Stelle vermag diese Konturabweichung in der Regel nicht ganz zu verdecken. Die Betastung bestätigt die Diagnose; man stellt manchmal den Knochenabsatz, stets den Bruchschmerz fest; auch abnorme Beweglichkeit in der Richtung volar-dorsal ist nicht selten nachweisbar.

Abb. 111. Fraktur des Radiusschaftes mit Dislokation.

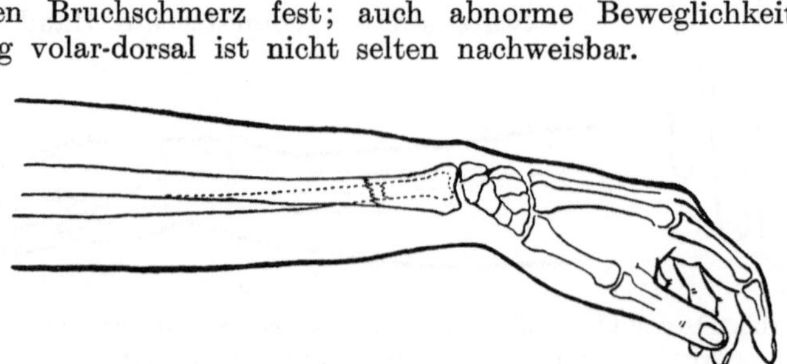

Abb. 112. Fractura supracondylica antebrachii sine dislocatione.

Sehen wir, insbesondere bei Kindern, bei der Betrachtung von oben und von der Seite eine leichte und begrenzte Vorwölbung der

Grenzlinie mit dem Mittelpunkt 2—3 Querfinger oberhalb des Handgelenkes, entspricht der Vorwölbung eine leichte flächenhafte Schwellung in gleicher Höhe, so ist mit Sicherheit eine suprakondyläre Fraktura antebrachii ohne Verlagerung (Abb. 112) anzunehmen. Bestätigung durch den Bruchschmerz; Prüfung auf abnorme Beweglichkeit ergibt meist nur ein leichtes „Federn" der Fragmente (unvollkommene Fraktur). Erweisen sich die Knochen als fest, besteht aber neben der umschriebenen Schwellung ausgesprochener Bruchschmerz, so zweifeln wir gleichwohl nicht an dem Vorhandensein einer Zusammenhangstrennung der Knochen in der Form der suprakondylären Fissur.

Finden wir bei vollständig regelrechter Handstellung und regelrechtem Achsenverlauf eine flächenhafte Schwellung der Handgelenksgegend, deren Mittelpunkt auf der radialen Seite dicht oberhalb des Handgelenkes gelegen ist, so wird man in der Annahme einer typischen Radiusfraktur ohne Verlagerung (Abb. 113) kaum je fehlgehen; der Bruchschmerz an typischer Stelle (dicht oberhalb des Gelenkspaltes) bestätigt die Diagnose. Bei älteren Frakturen verwischt sich das kennzeichnende Bild der Schwellung häufig. Hier ist die Prüfung auf Bruchschmerz allein entscheidend. Umschriebene Druckempfindlichkeit an der unteren Radiusepiphyse dicht oberhalb des Handgelenkes sichert die Diagnose dieses häufigen Bruches.

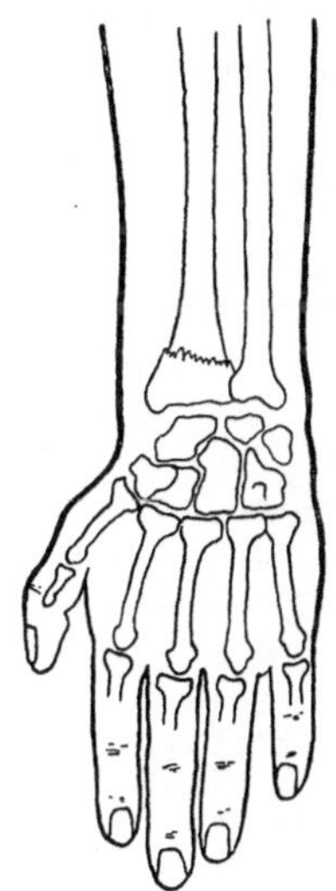

Abb. 113. Fractura radii typica sine dislocatione.

Liegt bei der Besichtigung des verletzten Handgelenkes der Mittelpunkt der sichtbaren Schwellung in der Gegend des Radiokarpalgelenkes und des Karpus, so ist gleichwohl eine typische Radiusfraktur, besonders ein intraartikulärer Bruch (T-Bruch) möglich, weil dann die Blutfüllung des Handgelenkes die Lage der Schwellung beeinflußt. Hier ist die differentialdiagnostische Trennung gegen die typischen Verletzungen der Karpalknochen und gegen die einfache Distorsion des Handgelenkes notwendig. Zu den typischen Karpalverletzungen rechnen wir die Querbrüche des Kahnbeins (Os naviculare) und die Luxation des Mondbeins (Os lunatum) nach der Volarseite. In diesen Fällen ist die Erkennung der typischen Radiusfraktur ohne Dislokation durch die Lage des Bruchschmerzes am unteren Radiusende stets möglich. Finden wir dagegen das untere Radiusende frei von Druckempfindlichkeit, liegt der umschriebene Bruchschmerz dicht ulnar und distal vom Proc. styl. radii, so müssen wir eine Fraktur des Os naviculare annehmen. Finden wir den Mittelpunkt der Druckempfindlichkeit auf der Beugeseite gerade am tiefsten Punkt der Konkavität zwischen Vorderarm und Hand, läßt sich hier bei sorgfältiger Betastung genau in der Mitte des Karpus unter den Beugesehnen eine abnorme Knochenresistenz feststellen, die an der gesunden Hand fehlt, so stellen wir die Diagnose auf eine volare Luxation des Os lunatum. Leichter ist die Luxation bei älteren Verletzungen zu erkennen, wenn der Bluterguß schon zum größten Teil resorbiert ist. Man sieht dann meist bei der seitlichen Betrachtung an der Grenzlinie der Beugeseite, genau am tiefsten Punkt der Konkavität des Handgelenkes eine leichte und begrenzte Vorwölbung; zum mindesten aber fällt die abnorme Verbreiterung des Karpus an dieser Stelle auf. Bei der Betastung ist die abnorme Knochenresistenz an der genannten Stelle leicht festzustellen.

Nur wenn der Mittelpunkt der Schwellung und der Druckempfindlichkeit im Handgelenk selbst gelegen ist und wenn alle die eben genannten Zeichen einer Knochenverletzung fehlen, darf man eine einfache Distorsion des Handgelenkes annehmen; aber auch dann tut man gut, diese Annahme durch das Röntgenbild nachzuprüfen.

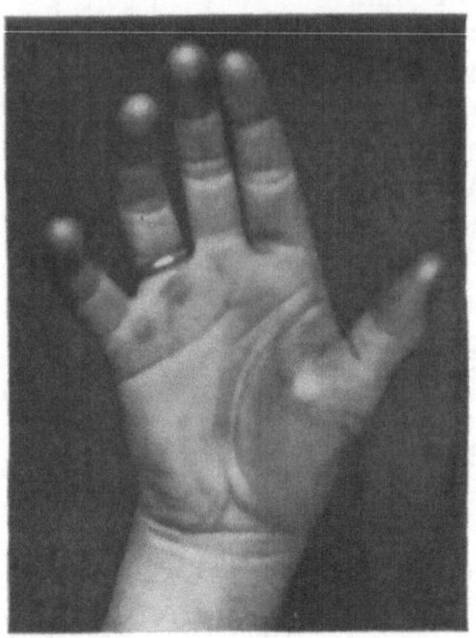

Abb. 114. Luxatio pollicis typica. Das volar abgewichene, stark vorspringende Köpfchen des 1. Metakarpus ist gut erkennbar.

Finden wir bei der Betrachtung von oben an der äußeren Grenzlinie des Daumenballens in der Höhe der Basis der Grundphalanx einen treppenförmigen Absatz, bemerken wir bei der Betrachtung der Handfläche auf der Volarseite des Daumenballens gerade in Höhe des ersten Metatarsalköpfchens eine rundliche Vorwölbung, über der die Haut oft straff gespannt ist, erscheint der ganze Daumen nach dorsal verlagert, so liegt eine typische Dorsalluxation des Daumens (Abb. 114) im Grundgelenk vor. Die Betastung stellt dann auf der Volarseite die knöcherne Resistenz des oberflächlich gelegenen Köpfchens des 1. Metatarsus fest, das zwischen dem Spalt der Daumenmuskeln hindurchgetreten ist. Ähnlich ist auch das Bild bei der dorsalen Luxation der Endglieder des Daumens und der anderen Finger. Nur glaube man nicht, daß die Gestaltveränderung bei diesen Luxationen immer gleich in die Augen springend sein muß; die vorhandene Weichteilschwellung vermag die Verlagerung der Knochenenden oft in überraschendem Umfange zu verdecken.

An den Metakarpen ist die Frakturerkennung nach Lage der Schwellung und des Bruchschmerzes leicht; leicht auch ist die Erkennung der vollkommenen Fingerfrakturen durch Prüfung der abnormen Beweglichkeit. Schwieriger ist die Entscheidung, ob eine Distorsion der Fingergelenke oder eine Gelenkfraktur vorliegt, um so mehr, als an diesen Gelenken auch die einfache Distorsion starke und lange dauernde Schwellungen hervorruft. An den Zwischengelenken der Finger ermöglicht zuweilen die abnorme seitliche Beweglichkeit die Diagnose; hier ebenso wie auch an den Grundgelenken in manchen Fällen die zarte Krepitation. Manchmal ist die Entscheidung nur durch das Röntgenbild möglich. —

Aber in den Frakturen und Luxationen erschöpfen sich nicht die Verletzungsmöglichkeiten.

Von großer praktischer Wichtigkeit ist bei allen Weichteilwunden im Bereich der Hand und des anstoßenden Vorderarmes die Frage der Mitbeteiligung von Sehnen und Nerven. Die daraufhin gerichtete Prüfung der aktiven Beweglichkeit muß selbstverständlich vor Beginn der allgemeinen Betäubung, die zur Wundversorgung notwendig ist, vorgenommen werden. Bei den offenen Verletzungen gibt die Lage der Hautwunde einen Anhaltspunkt für die Beurteilung. Bei genügender anatomischer Kenntnis ist nach der Lage der Verletzung und nach dem Bewegungsausfall stets leicht zu entscheiden, welche Sehnen oder welcher Nerv durchtrennt ist. Wenn z. B. bei einer tiefen Schnittwunde auf der radialen Beugeseite des Vorderarmes dicht oberhalb des Handgelenkes (Selbstmordversuch) die Hand bei der aktiven Beugung nur nach der ulnaren Seite gebeugt wird, wenn beim Einschlagen des Daumens der Daumen nicht den normalen Kreisbogen beschreibt, sondern an der Handfläche entlang gleitet, während der Nagel stets nach radial gerichtet bleibt, wenn schließlich die Tastfläche des 1., 2., 3. und der zugekehrten Hälfte des 4. Fingers gefühllos ist, so werden wir daraus erkennen, daß die Sehne des M. flexor carpi radialis und der N. medianus (Lähmung des M. opponens und Sensibilitätsstörung) durchschnitten ist.

Wenn bei einer entsprechenden Schnittverletzung auf der ulnaren Seite der 4. und 5. Finger im Grundgelenk leicht überstreckt, in den übrigen Gelenken leicht gebeugt ist und leicht abgespreizt steht, wenn die Haut des 5. Fingers und der zugekehrten Hälfte des 4. Fingers gefühllos ist, wenn bei aktiver Beugung des Handgelenkes die Hand mehr nach der radialen Seite geht, so schließen wir auf eine Durchtrennung der Sehne des M. flex. carp. uln. und des N. ulnaris. Die Stellung des 4. und 5. Fingers ist dadurch bedingt, daß durch den Ausfall der vom N. ulnaris versorgten Mm. lumbricales IV. und V., die die Beugung des Grundgelenkes bewirken, der Tonus der Antagonisten, die die Streckung des Grundgelenkes herbeiführen, nämlich des M. ext. digit. IV. und V., sich stärker bemerkbar macht, so daß das Grundgelenk in leichte Überstreckung tritt und daß andererseits, da die Lumbricales gleichzeitig die Streckung der Endglieder bewirken, durch ihren Ausfall die antagonistischen Fingerbeuger das Übergewicht bekommen, wodurch das Mittelgelenk und Endgelenk in leichte Beugung tritt. Die leichte Abspreizung der beiden Finger ist eine Nebenwirkung der langen Strecker infolge ihrer radiären Anordnung am Handrücken.

Wenn schließlich bei einer Schnittverletzung auf der Beugeseite des Grundgliedes des 2. Fingers weder das Mittelglied noch das Endglied aktiv gebeugt werden kann, so ist mit Sicherheit sowohl die Sehne des Flexor sublimis als auch die des Flexor profundus durchtrennt.

Aber auch ohne Weichteildurchtrennung kann es durch verschiedene Gewaltwirkungen zu Durchreißungen oder Durchquetschungen bestimmter Sehnen kommen. Auch können subkutane Brüche schwere Schädigungen benachbarter Nerven herbeiführen, sei es, daß scharfe Knochenränder den Nerven durchschneiden oder daß der sich entwickelnde Kallus den Nervenstamm sozusagen „erdrückt". Es liegt auf der Hand, daß bei den Nervenverletzungen im ersten Falle die Leitungsstörungen sofort mit der Verletzung einsetzen, während sie sich im zweiten Fall erst nach einiger Zeit und allmählich zunehmend entwickeln. Nehmen wir einige Beispiele solcher Verletzungen.

Sehen wir bei einem Kranken, der mit dem gestreckten Finger gegen einen harten Gegenstand gestoßen ist, das Endglied des sonst gestreckten Fingers in Beugestellung stehen und ist eine aktive Streckung unmöglich, so liegt ein Abriß der äußerst dünnen Strecksehne an der Basis des Endgliedes vor. Das Verletzungsbild ist um so auffälliger, als die isolierte Beugung des Endgliedes nur von wenigen Menschen — und dann nur für kurze Zeit ausgeführt werden kann. Und doch wird die Verletzung so häufig nicht erkannt!

Finden wir eine Schwellung des Fingermittelgelenkes, besonders auf der Streckseite, steht der Finger im Mittelgelenk gebeugt, im Grundgelenk und im Endgelenk leicht überstreckt, so handelt es sich um einen Abriß des Mittelteiles der Strecksehne vom Ansatz an der Basis der Mittelphalanx. Die Erklärung dieser Stellung, die auf der eigenartigen anatomischen Anordnung der Strecksehne beruht, würde uns hier zu weit führen. Bei den einfachen, vielleicht häufigeren Distorsionen des Mittelgelenkes fehlt diese Überstreckung des Endgliedes jedenfalls vollkommen.

Vermag schließlich ein Kranker nach einer Verletzung, die die Handgelenksgegend getroffen hat, bei Abspreizung des Daumens das Endglied nicht mehr aktiv zu strecken, bzw. zu überstrecken, so müssen wir eine Ruptur der Sehne des M. flexor poll. longus diagnostizieren. Tasten wir bei stark abgespreiztem Daumen nach der normalerweise gespannten Sehne an der Tabatière, so bemerken wir, daß die Sehne hier nicht tastbar ist; meist besteht Druckempfindlichkeit nach dem Karpus zu, da hier die Stelle der Ruptur gelegen ist. Wenn solche Verletzten bei eingeschlagenem Daumen eine leichte Streckung gleichwohl ausführen können, so ist dies darauf zurückzuführen, daß in dieser Stellung die Daumenballenmuskeln ähnlich wie die Lumbrikales an den übrigen Fingern wirken, d. h. eine Streckung des Endgliedes herbeizuführen vermögen. Diese Streckfähigkeit darf an der Diagnose der Ruptur nicht irremachen.

Hängt bei einer suprakondylären Humerusfraktur mit Verlagerung die Hand und die Finger schlaff herab, können die Finger nicht aktiv gestreckt, das Handgelenk nicht dorsalflektiert und der Daumen nicht abgespreizt werden, so wissen wir, daß eine Verletzung des N. radialis an der Bruchstelle vorliegt, sei es, daß er durchrissen wurde, sei es, daß er nur so stark gequetscht wurde, daß seine Leitungsfähigkeit unterbrochen ist (Radialislähmung). —

Mit der Besprechung der akut entzündlichen Erkrankungen der Hand und der Finger betreten wir eins der wichtigsten Gebiete der Chirurgie. So zahlreich sie sind, so mannigfach die Erscheinungsformen uns entgegentreten, so leicht sind sie im allgemeinen der Erkennung zugänglich, wenn man nur die einzelnen Krankheitsbilder kennt und wenn man die einfachen Mittel der Besichtigung und Betastung richtig anzuwenden und zu verwerten versteht.

Auch hier ist die genaue Feststellung der Ausdehnung und des Mittelpunktes der Erkrankung von entscheidender Bedeutung. Und doch ist gerade hier eine Einschränkung geboten. Ausdehnung und Lage der entzündlichen Schwellung kann hier irreführen. Der Grad der entzündlichen Schwellung ist nicht ausschließlich von der Wirkung der Bakterien abhängig, sondern daneben auch von der Beschaffenheit der betroffenen Gewebe. Die derbe, harte, straff angeordnete Haut der Tastfläche von Hand und Finger, unter der das Fettgewebe ebenfalls in feste Bindegewebssepten eingeordnet ist, ist der entzündlichen Schwellung bei weitem nicht so zugänglich, wie die dünne, verschiebliche, lockeres und lymphbahnenreiches Unterhautzellgewebe deckende Haut des Handrückens. Wir beobachten daher immer wieder, daß eine auf der Tastseite der Hand gelegene akute eitrige Entzündung hier nur eine mäßige Schwellung, dagegen ein mächtiges, pralles kollaterales entzündliches Ödem des Handrückens hervorruft. Es wäre durchaus irrig, in einem solchen Falle aus Sitz und Ausdehnung der entzündlichen Schwellung auf den Mittelpunkt der Erkrankung schließen zu wollen. Wie oft aber wird unnötigerweise in dieses harmlose entzündliche Ödem unter der Annahme einer Phlegmone eingeschnitten! Der Mittelpunkt der entzündlichen Schwellung ist an der Hand nicht gleichbedeutend mit dem Sitz der Erkrankung. Diese wichtige Tatsache muß bei der Bewertung der Betrachtungsergebnisse berücksichtigt werden. Im allgemeinen können wir sagen, daß bei dem entzündlichen Ödem der Dorsalseite der Entzündungsherd in der Regel — gewiß nicht immer — auf der Tastseite gelegen ist.

Zur Feststellung des Hauptsitzes der Erkrankung stehen uns manchmal schon sichtbare Zeichen zur Verfügung. Eine umschriebene, kleine, noch stärkere Vorwölbung innerhalb der allgemeinen Schwellung, nicht selten zusammen mit einer dunklen roten, rot-bläulichen oder auch gelblichen (durchschimmernder Eiter!) Färbung, ist in diesem Sinne zu verwerten. Von entscheidender Bedeutung in allen Fällen ist aber die Lage der stärksten Druckempfindlichkeit, nach der mit der größten Sorgfalt zu fahnden ist. Wir üben hierzu mit dem tastenden Finger, bei feinerem Suchen mit einer geschlossenen Pinzette oder mit einem Sondenknopf einen sanften Druck auf die verschiedenen Stellen der entzündlichen Schwellung aus und fordern den Kranken zu genauen Angaben über die Stärke der Druckempfindlichkeit auf. Diese »Zentralisierung« der Druckempfindlichkeit ist das wichtigste diagnostische Mittel; und selbst das Fehlen einer solchen Zentralisierung ist, wie wir sehen werden, diagnostisch von hohem Wert.

Bemerken wir bei einem Kranken, der plötzlich mit heftigsten

Schmerzen in der Hand erkrankt ist, eine mächtige entzündliche Schwellung, die sich von dem unteren Ende des Vorderarmes über die Handwurzel bis zum Handrücken und den Fingerrücken erstreckt, die am Handrücken am stärksten ist, die aber auch, wenn auch viel schwächer, auf der Beugeseite, namentlich im Bereich der tiefen Konkavität der Handwurzel wahrnehmbar ist, so stellen wir als das Wichtigste den Mittelpunkt der Druckempfindlichkeit fest. Finden wir diesen, wie so häufig, bei seitlichem Druck unmittelbar unterhalb der beiden Proc. styl. (radii et ulnae), bei Druck von volar nach dorsal im Bereich des Handgelenkes und des Karpus, so ist der Sitz der akuten Entzündung das Handgelenk und die Interkarpalgelenke, wenn

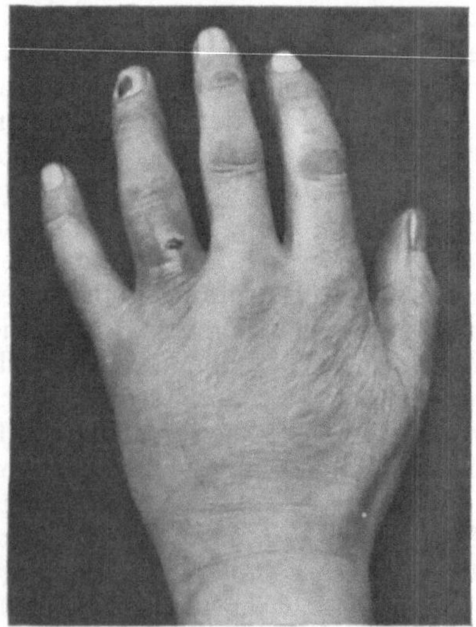

Abb. 115. Furunkel am Fingerrücken.

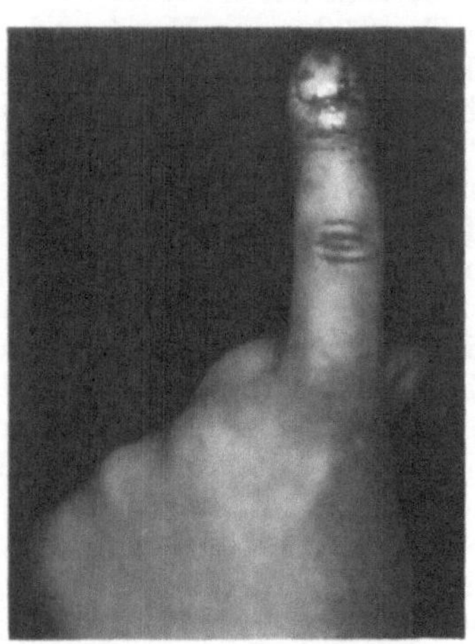

Abb. 116. Paronychie.

auch die Schwellung des Handrückens zunächst am stärksten in die Erscheinung tritt. In der Mehrzahl der Fälle ist die akute Entzündung des Handgelenks gonorrhoischen Ursprungs.

Liegt der Mittelpunkt der Druckempfindlichkeit am unteren Ende des Radius oder der Ulna, so liegt eine akute Osteomyelitis des betreffenden Knochens vor; in der Regel wird sich hier, wenn nicht gleich, so doch sehr bald ein Abszeß nachweisen lassen.

Ist die entzündliche Schwellung auf die Beugeseite beschränkt oder hier weitaus am stärksten, liegt sie im Bereich des Karpus, des distalen Vorderarmendes und des proximalen Handtellerabschnittes, besteht an diesen Stellen starke Druckempfindlichkeit, ist dagegen seitlicher Druck unterhalb des Proc. styl. und Druck auf den Karpus vom Dorsum her nicht nennenswert empfindlich, so liegt eine akute Entzündung der Beugesehnenscheiden vor, die, wenn sie nicht von einer pyogenen Infektion der Beugesehnenscheide des 1. oder

5. Fingers fortgeleitet ist (V-Phlegmone S. 28), fast stets gonorrhoischen Ursprungs ist. Die Schwellung auf der Beugeseite ist hierbei am stärksten in der Höhe des Handgelenkes, weil weiter distal, an der Basis des Daumen- und Kleinfingerballens, das starke Lig. carpi transversum die Schwellung zurückhält; stärker wird sie dann wieder distal vom Ligament, im Bereich des anstoßenden Abschnittes der Hohlhand, wo der Sehnenscheidensack blind endigt.

Ist die entzündliche Schwellung auf den Handrücken und einen oder einige Fingerrücken beschränkt, finden wir aber auf dem am stärksten geschwollenen Fingerrücken eine kleine, stärker vorspringende Erhebung mit bläulicher oder gelblicher Färbung im Mittelpunkt oder liegt hier wenigstens, ganz umschrieben, der Mittelpunkt der Druckempfindlichkeit, so kann es sich nur um einen Furunkel des Fingerrückens (Abb. 115) handeln. Ginge man bei der Betrachtung nur von der Schwellung aus, so würde man einem diagnostischen Irrtum verfallen.

Finden wir bei einem Kranken, der mit Schlachtvieh zu tun hat, am Vorderarm oder am Handrücken inmitten einer entzündlichen Schwellung eine oder einige bläuliche Hautblasen oder im Mittelpunkt einer ausgedehnten, prallen, hochroten Schwellung einen braunschwarzen, nekrotischen Hautbezirk, so erkennen wir hierin die Milzbrandinfektion einer kleinen Hautverletzung durch Berührung mit Teilen milzbrandkranken Viehes. Die Blasenbildung (Pustula maligna) stellt das erste Stadium, der nekrotisierende Karbunkel das zweite Stadium der Erkrankung dar.

Ist eine geringe entzündliche Schwellung fast ganz auf den Nagelfalz beschränkt, der dick, blank, rot und heiß erscheint, so liegt eine beginnende (seröse) Entzündung des Nagelfalzes, ausgehend von einer kleinen Schrunde (Nietnagel), eine Nagelfalzentzündung (Paronychie) vor. Liegt der Mittelpunkt einer etwas stärkeren Schwellung an der gleichen Stelle und ist unmittelbar am Nagelfalz eine Gelbfärbung sichtbar, so handelt es sich um eine eitrige Paronychie (Abb. 116).

Sehen wir bei einer meist starken entzündlichen Schwellung des ganzen Handrückens eine flachere Schwellung der Hohlhand mit deutlicher, oft gelb verfärbter Vorwölbung in der Mitte, so diagnostizieren wir einen Abszeß der Hohlhand, ausgehend von rissigen Schwielen an dieser Stelle, einen Schwielenabszeß. Finden wir jedoch die stärkere Vorwölbung mit dem Mittelpunkt der Druckempfindlichkeit im Bereich der interdigitalen Hautfalten, so wissen wir, daß ein interdigitaler Abszeß, ausgehend von einer hier nicht seltenen Hautschrunde, vorliegt.

Bemerken wir an einer Stelle des Fingers oder der Hohlhand bei sehr geringer entzündlicher Schwellung der Umgebung eine ganz leichte gelblich gefärbte Hauterhebung, so liegt eine verklebte infizierte Epithelwunde (Eiterbläschen) vor. Finden wir eine ausgedehnte Gelbverfärbung bei äußerst geringer Schwellung und nicht nennenswerten Entzündungserscheinungen der Umgebung, so handelt es sich um eine subepidermoidale Eiterausbreitung, ausgehend von einer kleinen Epithelverletzung, eine Pyodermie, die zu unrecht auch als »subepidermoidales« Panaritium bezeichnet wird.

Stellen wir dagegen als Mittelpunkt einer stärkeren Fingerschwellung eine Stelle der Tastfläche oder Seitenfläche fest, die manchmal etwas stärker vorgewölbt, zuweilen bläulich oder gelblich gefärbt, immer aber weitaus am druckempfindlichsten ist, so liegt ein subkutanes Panaritium vor (s. Abb. 9 S. 27). Ohne eine solche Zentralisierung soll man sich scheuen, ein Panaritium anzunehmen. Die Ausdehnung der Schwellung und der Druckempfindlichkeit zeigt die Ausbreitung des Panaritiums an. Eine stärkere, oft dunkler rot gefärbte Vorwölbung an einer Stelle des Fingerrückens oder in der Interdigitalgegend läßt eine Ausbreitung des Panaritiums nach hierher annehmen.

Von besonderer Wichtigkeit ist die Entscheidung, ob beim subkutanen Panaritium die Sehnenscheide oder der Knochen oder das Gelenk von der Erkrankung mit ergriffen sind. Zunächst die Sehnenscheide.

Es wäre grundfalsch, mit der Diagnose „Sehnenscheidenentzündung" zu warten, bis Schwellung und Rötung an der Haut im Bereich der Sehnenscheide aufgetreten ist. Bei der Dicke und Straffheit der deckenden Haut werden hier die entzündlichen Erscheinungen nicht so rasch bemerkbar. Wollten wir so lange warten, so würden wir die kostbarste Zeit ungenutzt verstreichen lassen. Je rascher die Sehne von der umgebenden bakterien- und toxinreichen Flüssigkeit befreit ist, um so größer sind die Aussichten, sie am Leben und in Tätigkeit zu erhalten. Das Frühsymptom der Sehnenscheidenentzündung ist die ausgesprochene Druckempfindlichkeit im Bereich der Sehnenscheide bei der Betastung von volar nach dorsal. Daraufhin müssen wir prüfen.

Besteht z. B. bei einem subkutanen Panaritium in der Gegend der distalen Querfurche des Zeigefingers bei volar-dorsaler Betastung ausgesprochene Druckempfindlichkeit im Bereiche des Grundgliedes und der benachbarten Hohlhand, so zweifle man nicht an dem Vorhandensein einer frischen Sehnenscheidenentzündung (Panaritium tendinosum), auch wenn Schwellung und Rötung noch vollkommen fehlen.

Schwieriger ist die Erkennung der Sehnenscheidenentzündung nur bei dem ausgebreiteten subkutanen Panaritium, weil dann die hiervon ausgehende Druckempfindlichkeit schon weiter nach unten reicht; in der Regel steht aber der in der Handfläche gelegene Anteil der Sehnenscheide zur Prüfung zur Verfügung. Außerdem gestattet hier die notwendige operative Freilegung des subkutanen Panaritiums die Besichtigung der Sehnenscheide, der im Zweifelfall die probatorische Eröffnung zugefügt werden kann.

Nicht unerwähnt soll bleiben, daß manchmal bei vorhandener eitriger Sehnenscheidenentzündung die eitrige Infektion des Subkutangewebes an der Verletzungsstelle nur sehr gering sein oder auch fehlen kann. Es ist dann die Stichverletzung unmittelbar bis in die Sehnenscheide gedrungen und hat die pyogenen Kokken hineingetragen. Aber auch in diesen Fällen ist die Druckempfindlichkeit in der Gegend der Verletzung am stärksten, weil sich die Sehnenscheidenentzündung von hier aus ausbreitet; fast stets ist auch die Verletzungsstelle selber noch erkennbar, so daß die Abgrenzung gegen die gonorrhoische Tendovaginitis (s. später) möglich ist.

Für die wichtige Frage nach der Mitbeteiligung der Sehnenscheiden beim subkutanen Panaritium des 1. und 5. Fingers ist ebenfalls die Druckempfindlichkeit maßgebend, während Rötung und Schwellung erst später bemerkbar wird. Soweit die ausgesprochene Druckempfindlichkeit hinaufreicht, soweit müssen wir auch die Sehnenscheiden als erkrankt annehmen. Ist sie schon auf der Beugeseite des Handgelenkes vorhanden, so ist auch die gemeinsame Sehnenscheide der Beuger am Handgelenk mit ergriffen; Rötung und Schwellung läßt hier im übrigen nicht lange auf sich warten. Ist hier Rötung und Schwellung allein, ohne Druckempfindlichkeit der übrigen Sehnenscheide vorhanden, so liegt eine konfluierende Lymphangitis vor. Gehen Schwellung und Druckempfindlichkeit bei schweren Allgemeinerscheinungen noch weiter am Unterarm herauf, so handelt es sich um die gefürchtete intermuskuläre Phlegmone antebrachii. Finden wir eine Rötung in Höhe des Handgelenkes auch auf der dorsalen Seite, so ist der Durchbruch der Eiterung in das Handgelenk bzw. in die Interkarpalgelenke erfolgt, es besteht die lebensbedrohende eitrige Entzündung des Handgelenkes und der Karpalgelenke.

Die Beteiligung des Knochens ist weitaus am häufigsten am Endglied, ausgehend vom subkutanen Panaritium der Fingerkuppe. Besteht am Endglied eine ausgesprochene Druckempfindlichkeit bei seitlichem Druck auf die Endphalanx, so ist ein Panaritium ossale anzunehmen. In vielen älteren Fällen zeigt schon die starke keulenförmige Schwellung des Endgliedes an, daß hier die Endphalanx ringsum von Eiter umgeben ist. An den anderen Stellen der Finger ist die Beteiligung des Knochens viel seltener; hier wird sie meist erst durch die operative Freilegung des subkutanen Panaritiums festgestellt.

Stellen wir beim subkutanen Panaritium eine besondere Empfindlichkeit bei seitlichem Druck gerade auf die Gegend eines Fingergelenkes fest, können wir in Streckstellung abnorme seitliche Bewegungen ausführen oder können wir die eine Phalanx gegen die andere im Gelenkspalt seitlich verschieben, wobei oft ein eigentümliches Knochenreiben (infolge des Knorpelverlustes) bemerkbar wird, so ist die eitrige Infektion auch in das Fingergelenk eingebrochen (Panaritium articulare).

Soviel von der Erkennung der verschiedenen Formen des Panaritiums!

Finden wir bei der Untersuchung am Finger eine entzündliche Schwellung, die auf die Gegend eines Interphalangealgelenkes beschränkt ist, die den Finger ringsum umgibt und mit ausgesprochener Druckempfindlichkeit des Gelenkspaltes einhergeht, so liegt eine akute Entzündung des Fingergelenkes vor. Nicht selten gibt der Kranke an, daß er sich an dieser Stelle am Fingerrücken gestochen oder gerissen habe; oft sieht man auch noch den kleinen Stichpunkt oder die schon in Heilung begriffene Rißwunde; manchmal quillt aber auch aus der noch unverheilten Wunde bei Druck auf das Gelenk trübe Synovia oder selbst Eiter. Es handelt sich dann um eine pyogene Infektion des Interphalangealgelenkes nach traumatischer Eröffnung (Arthritis acuta supp. interphalang.) — eine häufig verkannte Erkrankung! Das Unterhautfettgewebe ist in diesen Fällen nicht eitrig infiltriert. Man sollte deshalb diese Fälle nicht als Panaritium artikulare bezeichnen. Wenn in anderen Fällen jede Verletzung geleugnet wird und auch jede Spur einer Wunde oder Narbe fehlt, so muß man in erster Linie (besonders bei jungen Leuten) an eine gonorrhoische Arthritis denken. Bei älteren Leuten besteht die Möglichkeit eines akuten Gichtanfalls (Arthritis urica).

Finden wir an einem Finger die Symptome einer ausgebreiteten akuten Sehnenscheidenentzündung, ist aber bestimmt keine Verletzung vorausgegangen, fehlen alle Anzeichen einer solchen, fehlen auch die Zeichen eines gleichzeitigen subkutanen Panaritiums, fehlt insbesondere jede Zentralisation der Druckempfindlichkeit im Bereich der erkrankten Beugefläche, so wird man selten in der Annahme einer akuten gonorrhoischen Tendovaginitis fehlgehen.

Stellen Sie eine ausgedehnte, aber geringe bis mäßige Rötung eines Fingers bei leichter, offenkundig oberflächlicher Schwellung ohne stärkere Schmerzen und ohne zentralisierbare Druckempfindlichkeit fest, ist die Grenze der Rötung nach oben scharf, schreitet die Rötung langsam und mit scharfer Grenze auf den Handrücken fort, so haben Sie es mit jener eigentümlichen, dem Erysipel äußerlich ähnlichen infektiösen Hauterkrankung zu tun, die beim Hantieren mit animalischen Stoffen (Fische, Fleisch, insbesondere Wildbret) durch das Eindringen der an ihnen haftenden Bakterien bzw. Bakteriengifte in kleine Epidermisrisse hervorgerufen wird. In einem Teil der Fälle handelt es sich sicher um die Übertragung der Rotlaufinfektion des Schweines. Wir nennen diese recht häufige Erkrankung das Erysipeloid. Auf Ihre Frage wird Ihnen die Kranke — in der Mehrzahl der Fälle handelt es sich um Frauen — erzählen, daß sie sich einige Zeit zuvor beim Arbeiten in der Küche mit Fleisch oder Fischen am Finger leicht verletzt habe. Die Kenntnis dieser durchaus harmlosen Erkrankung ist praktisch wichtig. Fast alle Kranken mit Erysipeloid kommen unter der eigenen Annahme oder mit der ärztlichen Diagnose eines Panaritiums in die Poliklinik. Bewahren Sie solche Kranken vor unnötigen operativen Einschnitten! Einpudern und Ruhigstellung für einige Tage führt die Heilung herbei. —

Zum Schluß haben wir noch kurz einiger Befunde zu gedenken, die bei anderen krankhaften Veränderungen der Hand und der Finger erhoben werden.

Hier ist zunächst zu bemerken, daß es vorkommen kann, daß der Untersuchte der kranken Hand die gewünschte mittlere Pronationsstellung gar nicht zu geben vermag. So kann es vorkommen, daß infolge Versteifung des Ellenbogengelenkes oder des oberen Radio-Ulnargelenkes in der funktionell ungünstigen Supinationsstellung oder infolge einer knöchernen Verwachsung (Synostose) von Radius und Ulna (angeboren oder durch Frakturheilung entstanden) die vorhandene Supinationsstellung der Hand gar nicht oder nur durch Heben des Ellenbogens unvollkommen zu beseitigen ist. Andererseits kann auch eine äußerste Pronationsstellung bestehen, die durch Spasmus der Pronatoren bei zerebralen Störungen (zerebrale Kinderlähmung) hervorgerufen ist; in diesem Falle sind die Handflächen nach außen gerichtet und können nicht zu der gewünschten mittleren Pronationsstellung zurückgeführt werden. Doch sind dies immerhin nicht häufige Vorkommnisse.

Finden wir eine starke, daumenwärts gerichtete Abknickung der Handachse (Manus vara, Klumphand), so handelt es sich in der Regel um ein angeborenes oder erworbenes (Osteomyelitis, Tuberkulose), vollständiges oder unvollständiges Fehlen des Radius; im letzteren Falle fehlt das untere Gelenkende. Eine gleiche oder auch eine anderweitige schwere Verlagerung der Hand oder der Finger kann durch schrumpfende Verbrennungsnarben bedingt sein, die als solche sofort

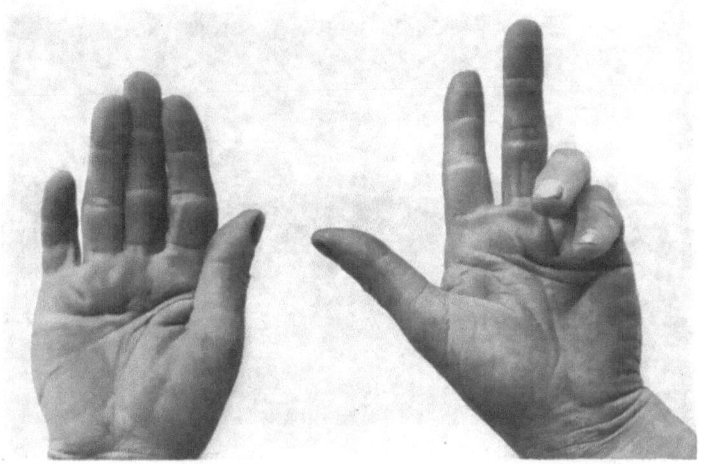

Abb. 117. Dupuytrensche Kontraktur an beiden Händen.

auf der Hautseite der Konkavität wahrnehmbar sind (dermatogene Kontraktur). Eine Volarflexion der Hand bei Unbeweglichkeit des Handgelenkes finden wir bei versteift ausgeheilter schwerer akuter oder chronischer Entzündung des Handgelenkes, wenn sie allzusehr sich selbst überlassen wurde; eine leichte Dorsalflexion, die für den Fingergebrauch viel günstiger ist, bei den sorgfältig behandelten Erkrankungen gleicher Art, bei denen die Versteifung selbst nicht mehr abzuwenden war.

Zahlreich und wichtig sind die Stellungsabweichungen der Finger. Nicht die zahllosen atypischen Stellungen, die durch besonders schwere Erkrankungen im Bereich der Finger hervorgerufen werden, können hier Erwähnung finden, sondern nur gewisse regelmäßige Stellungen, die bei bestimmten Verletzungen oder Erkrankungen immer wiederkehren.

Eine zwangsweise Beugestellung der Finger bei gestrecktem Handgelenk vom zweiten zum fünften Finger an Stärke zunehmend, sehen wir bei den vorgeschrittenen Fällen jener eigenartigen chronisch entzündlichen und zur Schrumpfung führenden Erkrankung der Palmaraponeurose und der Haut der Hohlhand, deren Kenntnis wir Dupuytren verdanken und deren letzte Ursache uns auch jetzt noch unbekannt ist. Die harten Stränge und Wülste sind in der Hohlhand sofort tastbar. Es ist diese Erkrankung das Beispiel einer vom Fasziengewebe ausgehenden, einer desmogenen Kontraktur (Dupuytrensche Kontraktur Abb. 117).

Fehlerhafte Stellungen des Handgelenkes und der Fingergelenke sehen wir nicht selten bei der chronischen Polyarthritis rheumatica der armen und schwer arbeitenden Bevölkerung (Arthritis pauperum). Sie geben uns das Beispiel einer arthrogenen Kontraktur (Abb. 118).

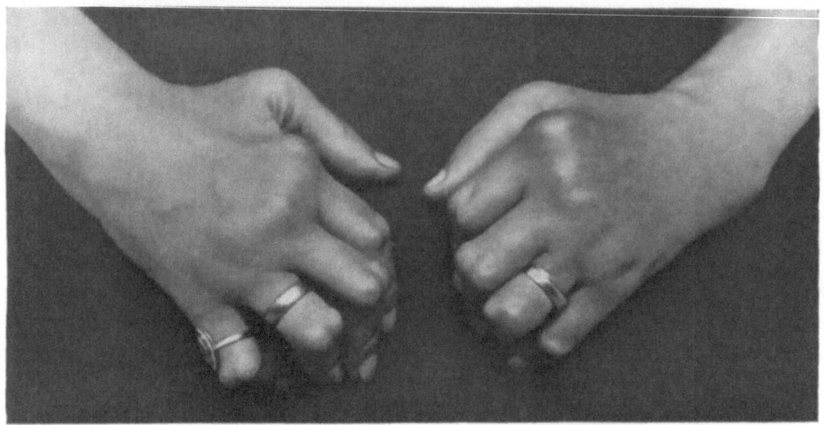

Abb. 118. Arthrogene Kontrakturen der Fingergelenke bei chronischer Polyarthritis rheumatica.

Starke zwangsmäßige Beugestellung eines einzelnen Fingers ist zumeist der traurige Endausgang einer eitrigen Sehnenscheidenentzündung, wenn bei zu spätem oder unrichtigem operativem Eingriff Teile der Beugesehne oder die ganze Beugesehne der Nekrose und der Ausstoßung verfallen ist.

Eine leichte Beugestellung beider 5. Finger in den Zwischengelenken beobachten wir nicht selten doppelseitig als angeborene, im übrigen völlig belanglose Mißbildung, die zumeist familiär und erblich vorkommt. Grundverschieden hiervon ist eine andere Beugestellung des kleinen Fingers, die mit Überstreckung im Grundgelenk verquickt und mit einer gleichen, aber nicht so starken Stellungsabweichung des 4. Fingers bei gleichzeitiger leichter Spreizstellung beider Finger vergesellschaftet ist; diese Stellung ist der sichtbare Ausdruck einer tiefen Ulnarislähmung (vgl. S. 225).

Zeigen alle vier Finger diese Stellung in ausgesprochenem Maße, besteht eine richtige, nahezu unbewegliche Krallenstellung des 2. bis 5. Fingers, so liegt entweder eine Medianus-Ulnaris-Lähmung vor (häufige Kriegsschußverletzung) oder aber es handelt sich um eine starke Verkürzung sowohl der Fingerstrecker, als auch der Fingerbeuger, wie wir sie dann beobachten, wenn infolge Zirkulationsstörungen am Vorderarm (Zerreißung der Stammgefäße bei Humerusfraktur, Wirkung zu fest angelegter Gipsverbände, vergessene Blutleerebinde!) ausgedehnte Nekrosen in der Vorderarmmuskulatur auftreten, die dann durch Granulationsgewebe und schrumpfendes Narbengewebe ersetzt werden (ischaemische Muskelkontraktur).

Finden wir bei Kindern bei sonst regelrechtem Befunde eine starke Beugekontraktur des Endgliedes des Daumens, stellen wir bei der Betastung eine kleine knotige Verdickung der Beugesehne in Höhe des Grundgelenkes fest, so handelt es sich um den Endausgang einer eigenartigen Veränderung, die wir als den „schnellenden Daumen" bezeichnen. Bei diesem Krankheitszustand bemerken wir, daß bei aktiver Beugung und Streckung des Daumens an einer bestimmten Stelle des Bewegungsablaufes eine plötzliche Hemmung auftritt. Wird sie durch stärkere Anspannung der Muskeln überwunden, so tritt der Finger mit einem Ruck in die erstrebte Stellung. Es handelt sich in diesen Fällen um eine Verengerung der Beugesehnenscheide in Höhe des Grundgelenkes mit einer knötchenförmigen Verdickung der Sehne an entsprechender Stelle. Nur bei stärkerer Gewaltanwendung rutscht das Knötchen durch die enge Stelle hindurch. Wird das Mißverhältnis zwischen Sehnenknoten und Scheidenverengerung mit der Zeit stärker, so vermögen zuletzt wohl noch die stärkeren Beugemuskeln den Knoten hindurchzuführen, nicht aber die schwächeren Streckmuskeln ihn wieder zurückzubringen: der Daumen bleibt in Beugekontraktur stehen (tendogene Kontraktur). Das ist der oben erwähnte Endausgang, den wir bei Kindern oft unmittelbar zu sehen bekommen.

Finden wir bei der Betrachtung von oben eine leichte flächenhafte Schwellung im Bereich der Ulna oder des Radius, stellen wir bei der Betastung eine flache Schwellung von teigiger Konsistenz und mäßiger Druckempfindlichkeit fest, so ist eine diffus-luetische Erkrankung des Knochens wahrscheinlich. Das Röntgenbild gibt uns die Entscheidung.

Bemerken wir eine leichte, etwas druckempfindliche Verdickung auf der Streckseite des Unterarmes im Bereich des schräg herüberverlaufenden Muskelwulstes des M. ext. poll. brev. und M. abduct. poll. long., fühlen wir mit der zart aufgelegten Hand bei aktiven Bewegungen der Hand und des Daumens ein leises Knirschen und Reiben, so erkennen wir hieraus die akute, mit Fibrinausscheidung verquickte Entzündung der Sehnenscheide dieser Muskeln (Tendovaginitis crepitans).

Eine leichte Vorwölbung in der Gegend des Epiphysenknorpels (bei kleinen Kindern) dicht oberhalb des Handgelenkes finden wir als Kennzeichen bestehender oder überstandener Rachitis. Umschriebene, knollige, knochenharte, dem Knochen fest aufsitzende Vorsprünge bilden die hier nicht seltenen kartilaginären Exostosen (vgl. Abb. 36 u. 37, S. 86).

Stellen wir eine kolbige Anschwellung im Bereiche des unteren Radiusendes fest, die bei der Betastung sich als Auftreibung des gesamten Knochens erweist, so kann es sich um eine chronische Osteomyelitis (chronischer Knochenabszeß, Abb. 82, S. 151) oder um ein myelogenes Sarkom handeln. Die Druckempfindlichkeit und namentlich gelegentliche akut entzündliche Nachschübe sprechen für die Osteomyelitis. Entscheidend ist das Röntgenbild.

Bemerken wir bei einer Kranken, die über störende Schmerzen bei bestimmten Handverrichtungen klagt, eine ganz leichte Schwellung, die eng auf die Gegend des Proc. styl. radii begrenzt ist, stellen wir eine ausgesprochene umschriebene Druckempfindlichkeit, nicht so des Proc. styl. selber, als der dicht unter ihm gelegenen Sehnenscheiden des M. extens. poll. brev. und M. abduct. poll. long. fest, so handelt es sich um eine chronische, zur Verdickung und Verengerung führende, einfache Entzündung dieser Sehnenscheiden (stenosierende Tendovaginitis) — ein häufiges, meist nicht erkanntes Leiden.

Von den häufigen und wichtigen Hauterkrankungen an Hand und Fingern können wir in dieser Einführung nicht sprechen; ich erwähne nur den Lupus, das Papillom, den Hautkrebs, die Röntgenverbrennung. Nur eines praktisch wichtigen Krankheitsbildes sei noch gedacht. Nicht selten werden uns Kranke ärztlich zugeschickt mit der Angabe, daß eine Paronychie nicht zur Ausheilung gelangen wolle. Finden wir dann am Nagelfalz ein rundliches oder regelmäßig ovales Geschwür mit verdicktem Rand und schmierigem Grund, tasten wir in der Ellenbogengegend oder in der Achselhöhle vergrößerte unempfindliche Drüsen, so können wir mit hoher Wahrscheinlichkeit einen syphilitischen Primäraffekt annehmen. Der Nachweis der Spirochäten sichert die Diagnose.

Finden wir bei der Betrachtung von der Seite eine Ausfüllung der beiderseitigen Konkavität in der Gegend des Handgelenkes und Karpus, besteht hier Druckempfindlichkeit bei volar-dorsalem und seitlichem Druck, sind die Bewegungen im Handgelenk eingeschränkt und schmerzhaft, so nehmen wir eine chronische Entzündung des Handgelenkes an (Tuberkulose, chronische Polyarthritis rheumatica, sehr selten Lues). Auch hier darf man sich durch das Ödem des Handrückens nicht täuschen lassen. Starke Schmerzhaftigkeit bei Bewegungen, rasche Versteifung, starke Druckempfindlichkeit, sowie das Auftreten kleiner kalter Abszesse beweist mit Sicherheit die tuberkulöse Natur der Erkrankung. Die Diagnose der chronischen Polyarthritis wird durch die gleichartige Erkrankung an anderen Gelenken und durch den Verlauf nahegelegt.

Eine Abflachung der Konvexität des Daumenballens und Kleinfingerballens als Zeichen schwerer Muskelatrophie zeigt uns den Lähmungszustand der kleinen Handmuskeln an: Atrophie am Kleinfingerballen die Ulnarislähmung, Atrophie am Daumenballen die Medianuslähmung. Die vorher besprochene Prüfung der aktiven Beweglichkeit verschafft uns darüber weitere Sicherheit.

Eine Schwellung im Grundgelenk des Daumens im Anschluß an Frakturen oder Distorsionen läßt uns eine traumatische Arthritis deformans annehmen.

Finden wir bei älteren Leuten kleine harte, knotige Verdickungen in der Gegend der Fingergelenke, sind Anfälle akuter Entzündung an dieser Stelle vorausgegangen, so werden wir mit Recht eine chronische Gicht vermuten. Stellen wir dagegen Gelenkverdickungen fest, die langsam und allmählich ohne akut entzündliche Anfälle entstanden sind, besteht Neigung zu fehlerhaften Gelenkstellungen, bemerken wir umschriebene, durchscheinende Vorwölbungen (Gelenkkapselausstülpungen), so handelt es sich um eine chronische Polyarthritis rheumatica.

Bemerken wir bei der Betrachtung von der Seite eine umschriebene rundliche Vorwölbung auf der dorsalen Seite des Handgelenkes, die sich bei der Betastung als prall elastisch, unempfindlich, und der Unterlage fest anhaftend erweist, so ist dies ein »Überbein«, ein Ganglion, d. h. eine mit klarer schleimiger Flüssigkeit (Synovia) gefüllte

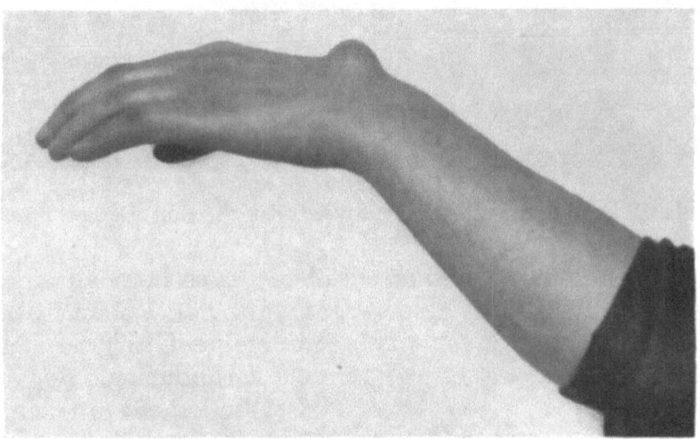

Abb. 119. Ganglion am Handrücken.

Zyste, die durch schleimige Degeneration der Gelenkkapsel entsteht und zwischen den Strecksehnen hautwärts vordringt (Abb. 119). Finden wir bei seitlicher Betrachtung eine längere, flachere Vorwölbung an gleicher Stelle, die bei Betrachtung von oben als kissenartiges Gebilde auf dem Mittelteil des Dorsum — der Lage der Strecksehnen entsprechend — gelegen ist, stellen wir weiche Konsistenz und Fluktuation fest, so handelt es sich um eine chronische Sehnenscheidenentzündung der Strecksehnen, die chronisch-rheumatischer, tuberkulöser oder (selten) luetischer Natur sein kann.

Erkennen wir eine entsprechende flache Vorwölbung auf der Beugeseite, oberhalb des Handgelenkes beginnend und bis in den Anfangsteil der Hohlhand reichend, mit einer Einziehung im Bereich des Lig. carp. transversum, bei Fehlen jeder Schwellung auf dem Dorsum, so liegt mit Sicherheit eine chronische Tendovaginitis der Beuger vor, die weitaus am häufigsten auf Tuberkulose beruht. Bei Zerfall der tuberkulösen Granulationen unter Bildung reichlichen tuberkulösen Eiters kommt es zuweilen zur Bildung stark vorspringender Schwellungen (Abb. 120). Auch die Beugeseite des Handgelenkes ist ein häufiger Sitz kleiner Ganglien, die radial und ulnar an der Basis des Daumen- bzw. Kleinfingerballens gelegen sind. Tasten wir kleine, bis

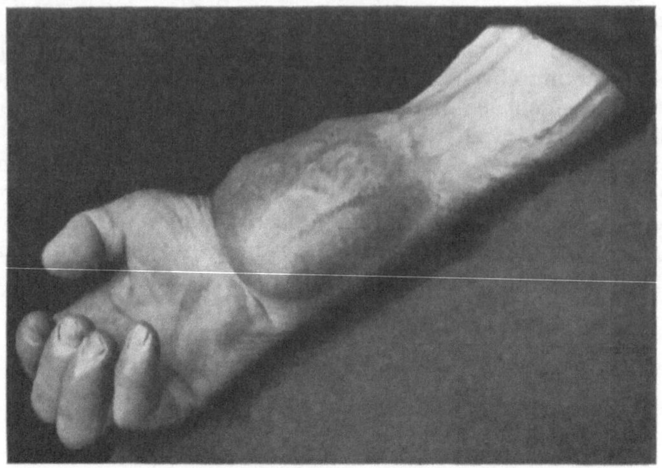

Abb. 120. Tuberkulöse Tendovaginitis an den Beugesehnen.

erbsengroße, rundliche, wohlumschriebene, anscheinend knochenharte Geschwülstchen dicht am Fingeransatz auf der Volarseite der Handfläche, so handelt es sich ebenfalls um kleine Ganglien, ausgehend vom Grundgelenk der Finger.

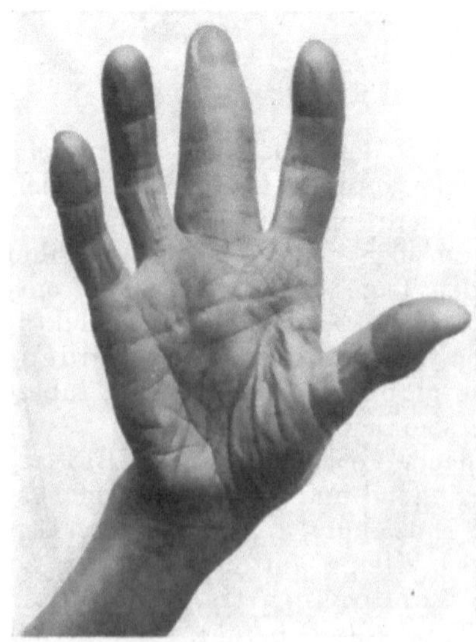

Abb. 121. Tuberkulöse Tendovaginitis an der Beugesehne des Mittelfingers.

Finden wir an der Tastfläche eines Fingers eine gleichmäßige flache Schwellung, die noch in den Anfangsteil der Hohlhand hineinreicht, ohne Entzündungserscheinungen an der deckenden Haut, besteht nur geringe Druckempfindlichkeit und Beeinträchtigung der aktiven Fingerbewegungen, so können wir mit Recht eine chronische, fast stets tuberkulöse Entzündung der Beugesehnenscheide des Fingers annehmen (Abb. 120).

Bemerken wir an den Fingern mit dem Knochen in Zusammenhang stehende, umschriebene, mehr oder weniger vorgewölbte Schwellungen von knochenartiger oder knorpeliger Konsistenz, so diagnostizieren wir ein einfaches oder auch mehrfache Enchondrome (vgl. Abb. 34 und 35, S. 84 und 85), deren Lieblingssitz die Finger sind. Finden wir bei Säuglingen flache, spindelige Auftreibungen zahlreicher Phalangen, so erkennen wir daran ein Zeichen kongenitaler Lues (Dactylitis syphilitica). Stellen wir dagegen bei Kindern jenseits des Säuglingsalters stärkere flaschenförmige Auftreibungen einer oder einiger Phalangen fest, die zuweilen an einer Stelle erweicht und fluktuierend, oft von bläulichroter, blanker, verdünnter, gelegentlich auch fisteltragender Haut bedeckt sind, so handelt es sich um eine tuberkulöse Knochenerkrankung (Spina ventosa, vgl. Abb. 18, S. 64).

12. Die Untersuchung des Hüftgelenkes.

Nirgends ist die Notwendigkeit einer sorgfältigen systematischen Untersuchung größer, als am Hüftgelenk, dem Sitz so überaus zahlreicher krankhafter Zustände. Da das Gelenk, fast überall von dicken Muskelmassen umgeben, den Augen und dem tastenden Finger nur wenig zugänglich ist, sind wir in der Hauptsache auf die Erhebung und Verwertung der mittelbaren Krankheitszeichen angewiesen. Ihrer müssen wir durch unsere Untersuchung habhaft werden.

Wir beginnen die Untersuchung mit der Prüfung des Ganges.

Es ist nicht möglich und nicht nötig, hier alle Abarten des normalen Ganges zu besprechen. Wir beschränken uns auf die wichtigste Störung: das einseitige Hinken und das doppelseitige Hinken (Watscheln). Der Anfänger ist immer geneigt, als Ursache einseitigen Hinkens eine Verkürzung des Beines anzunehmen, so daß der Kranke beim Gehen jedesmal sozusagen auf das kürzere Bein herunterfällt. Diese Vorstellung ist nur bedingt richtig; sie gilt nur für die stärkeren Verkürzungen. Leichte Verkürzungen (bis etwa 3 cm) brauchen überhaupt kein Hinken zu verursachen, weil der Mensch die Fähigkeit hat, leichte Verkürzungen durch Senkung der betreffenden Beckenseite auszugleichen. Da das untere Ende der Wirbelsäule im rechten Winkel vom Becken nach oben strebt, kann hierbei die gerade Haltung des Körpers, die zur Gleichgewichtserhaltung notwendig ist, nur dadurch erzielt werden, daß die Wirbelsäule sich seitlich krümmt. Die seitliche Krümmung der Lendenwirbelsäule hat eine gegenteilige seitliche Krümmung der höher gelegenen Wirbelsäule im Gefolge, so daß die gesamte Wirbelsäule eine S-förmige Krümmung aufweist (vgl. S. 382). Da die seitliche Beckenneigung und die leichte S-förmige Krümmung der Wirbelsäule äußerlich kaum in die Erscheinung tritt, ist dem Gange nichts Abnormes anzusehen. Gleichwohl kann aber auch bei leichten Ver kürzungen und selbst ohne jede Verkürzung ein ausgesprochenes Hinken vorhanden sein. Um dies zu verstehen, müssen Sie sich klarmachen, worauf denn der gleichmäßige Gang des Menschen beruht.

Gehen Sie einmal ruhig im Zimmer umher und legen Sie dabei die beiden Hände flach auf die hintere Glutaealgegend. Sie fühlen dann, daß, so lange das rechte Bein auf der Erde steht und das linke in der Luft schwingt, die Muskulatur rechtsseitig straff angespannt ist, daß sie aber sofort erschlafft und die linksseitige Muskulatur sich anspannt, sobald das linke Bein auf die Erde aufgesetzt und das rechte erhoben wird. Was ist der Sinn dieser Muskeltätigkeit? Beachten Sie die Abb. 122, die schematisch das von beiden Beinen unterstützte Becken darstellt.

Sobald das linke Bein erhoben wird (Abb. 123), ist das Becken nicht mehr im Schwerpunkt unterstützt. Becken und übriger Körper müßten der Schwere folgend nach links herunterfallen. Dies zu verhindern, ist die Hauptaufgabe der pelvotrochanteren Muskeln,

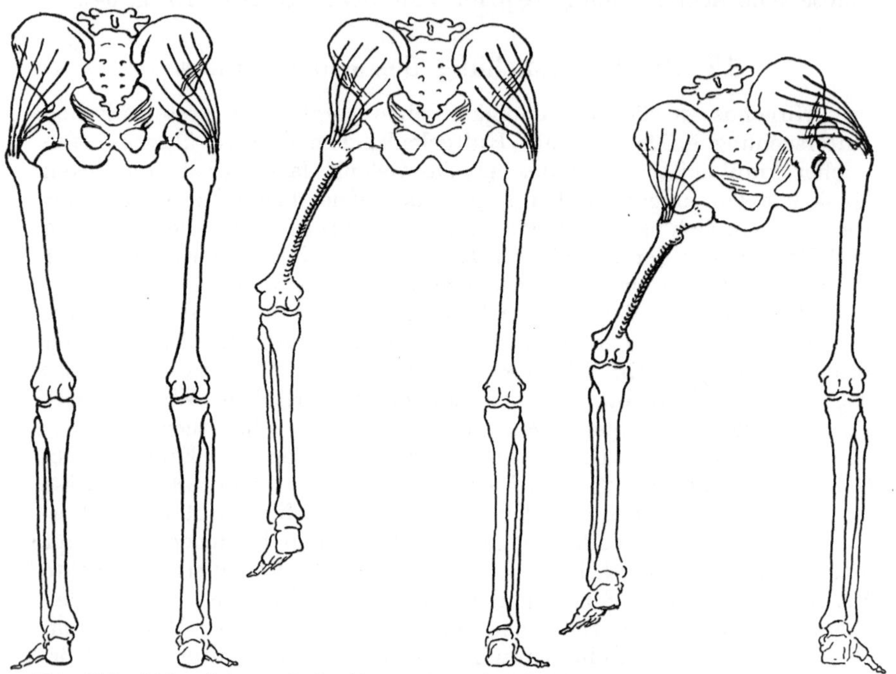

Abb. 122—124. Schematische Darstellung der Wirkung der pelvo-trochanteren Muskeln. (Erläuterung s. Text.)

insbesondere der starken Glutaealmuskulatur. Durch mächtige Anspannung halten sie die rechte Beckenseite fest nach unten und verhindern so das Herabsinken der linken Beckenseite — das Becken bleibt wagerecht stehen (Abb. 123) und die Wirbelsäule behält ihre aufrechte gerade Stellung. Die abwechselnde Anspannung der beiderseitigen pelvotrochanteren Muskeln, die Sie mit der Hand festgestellt haben, ist also der Grund für die gleichmäßige Haltung der Wirbelsäule beim Gehen und damit für den gleichmäßigen Gang.

Sind nun die pelvotrochanteren Muskeln z. B. auf der rechten Seite (Abb. 124), aus irgend einem Grunde (s. später) nicht leistungsfähig, so wird zwar beim Erheben des rechten Beines das Becken durch die Anspannung der linken, normalen Glutaealmuskulatur festgehalten und bleibt in wagerechter Stellung. Wenn dagegen das linke Bein erhoben wird und der Körper auf dem rechten Bein ruht, so entsteht ein ganz anderes Bild (Abb. 124). Infolge der Leistungsunfähigkeit oder der Leistungsschwäche der rechten Glutäalmuskulatur kann das Becken nicht in der Wagerechten festgehalten werden, die linke Seite sinkt mehr oder weniger stark nach unten (Trendelenburgsches Zeichen, Abb. 124). Die Lendenwirbelsäule muß der seitlichen Neigung des Beckens folgen und schräg nach oben streben. Um die Erhaltung des Gleichgewichtes zu ermöglichen, muß daher der Kranke den Oberkörper stark nach der anderen, d. h. nach der rechten, kranken Seite herüberwerfen; die Wirbelsäule nimmt eine skoliotische Stellung ein. Bei dem nun folgenden Aufsetzen des gesunden linken Beines nimmt das Becken unter der Wirkung der normalen linksseitigen Glutäalmuskulatur seine wagerechte Lage wieder ein und die Wirbelsäule richtet sich auf. Diese regelmäßige seitliche Verlagerung des Oberkörpers, verbunden mit Auf- und Abwärtssinken, tritt als Hinken in die Erscheinung. Ist die Schädigung der Glutäalmuskulatur doppelseitig, so müssen diese Bewegungen, insbesondere das Herüberwerfen des Körpers bei jedem Schritt nach der jedesmal auftretenden Seite erfolgen — damit ist die Erscheinung des „watschelnden“ Ganges erklärt.

Die Gründe für die Leistungsunfähigkeit der Glutäalmuskulatur können zweierlei Art sein. Entweder liegen sie im Muskel selber oder in seiner Verlaufsrichtung, d. h. in der Lage des knöchernen Ursprungs und Ansatzes zueinander. Ist die Muskulatur gelähmt (z. B. bei der spinalen Kinderlähmung) oder geschwächt (z. B. durch fettige Umwandlung bei der eigenartigen Erkrankung der „progressiven Muskeldystrophie“), so ist ihre Leistungsunfähigkeit und damit das Hinken verständlich. In diesem Falle ist das Hinken vollständig unabhängig von der Länge des Beines. Ist die Verlaufsrichtung geändert, nähert sie sich aus der längs-schrägen Richtung mehr der Horizontalen, so muß die beschriebene Wirkung auf das Becken zunehmend geringer werden, da die wirkende Kraft in immer unzweckmäßigerer Richtung angreift. Da nun die Glutäalmuskulatur am Trochanter major ansetzt, muß jedes Höherrücken des Trochanters die Richtung der Muskelfasern mehr der Horizontalen nähern. (In Abb. 124 ist eine angeborene Hüftverrenkung als Ursache des Trochanterhochstandes zugrunde gelegt). Mit zunehmendem Trochanterhochstand muß also das Trendelenburgsche Zeichen stärker wahrnehmbar werden. Da der Trochanterhochstand mit der Verkürzung des Beines einhergeht, steht in diesem Fall das Hinken mit der Verkürzung — aber nur mittelbar — in Zusammenhang.

Nachdem wir uns über die Art des Ganges, über Vorhandensein, Stärke und Seite des Hinkens unterrichtet haben, prüfen wir das Trendelenburgsche Zeichen für sich, indem wir den Kranken von hinten betrachten und unter Beachtung der Verbindungslinie der beiden Hüftkämme abwechselnd das rechte und das linke Bein heben lassen. Normalerweise bemerken wir dann, daß bei der Hebung eines Beines das Becken seine Lage unverändert behält oder sogar auf der gleichen Seite eine Spur höher tritt (Abb. 123), niemals aber nach unten sinkt. Sinkt beim Heben des linken Beines und beim Stehen auf dem rechten Bein die linke Seite nach unten, so sagen wir, das Trendelenburgsche Zeichen ist rechts vorhanden, d. h. es besteht eine Leistungsschwäche der rechten pelvotrochanteren Muskeln (Abb. 124).

Nun legen wir den Kranken auf einen flachen Tisch und beginnen die Besichtigung mit der Bestimmung der Hüftgelenksstellung.

Beim normalen Menschen ruht das Becken mit dem Kreuzbein auf. Das Becken ist so geneigt, daß die Verbindungslinie zwischen Symphyse und Promontorium (Conjugata vera) mit der Horizontalen einen Winkel von 60° bildet. Die Lendenwirbelsäule zeigt eine leichte, tischwärts gerichtete Konkavität (Lendenlordose), so zwar, daß der Untersucher gerade noch die Fingerspitzen zwischen Tisch und Lendengegend einlegen kann. Die Verbindungslinie beider Spinae ant. sup. steht lotrecht auf der Mittellinie. Die Beine liegen in der Längsachse des Körpers und im Kniegelenk gestreckt der Unterlage auf. Die Kniescheiben und die Fußspitzen sind nach vorn oder ein wenig nach vorn außen gerichtet. Von dieser Normalstellung oder Mittelstellung des Hüftgelenkes gehen wir aus und bestimmen jede sichtbare Abweichung im Sinne der Flexion, Abduktion, Adduktion, Außenrotation und Innenrotation.

Niemals aber darf der Untersucher die Hüftgelenksstellung nur nach der Stellung des Beines selber bestimmen wollen; hierdurch erhalten wir nur die scheinbare Stellung des Hüftgelenkes. Am Hüftgelenk mehr noch als am Schultergelenk sind Täuschungen möglich, da fehlerhafte Stellungen des Hüftgelenkes durch Änderungen der Beckenstellung verdeckt werden können. Grundsätzlich ist bei Bestimmung der Hüftgelenksstellung der zweite das Hüftgelenk zusammensetzende Knochen, nämlich das Becken, genau so zu berücksichtigen, wie der Oberschenkelknochen selber; nur dann erhalten wir die wirkliche Stellung des Hüftgelenkes.

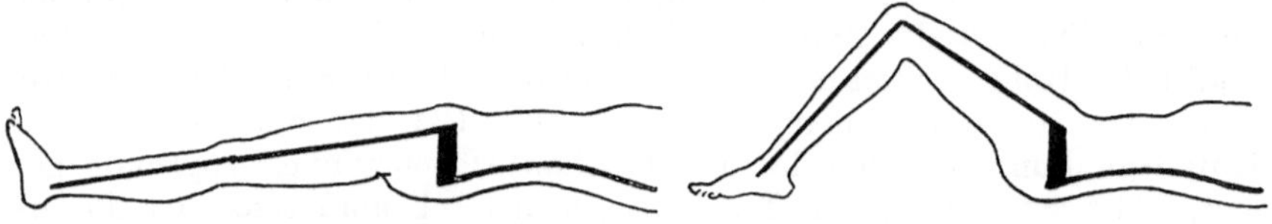

Abb. 125. Normalstellung des Hüftgelenkes (schematisch).

Abb. 126. Beugekontraktur des Hüftgelenkes (schematisch).

Bei der Beurteilung der Hüftgelenkstellung im Sinne der Flexionextension berücksichtigen wir, daß die Stellung des Beckens selber nicht leicht zu erkennen ist. Wir benutzen daher zur Bestimmung der Beckenstellung die Lage der mit dem Becken bzw. mit dem Kreuzbein fest verbundenen Lendenwirbelsäule. Wenn z. B. das Hüftgelenk in Beugestellung fest steht (Abb. 126), so wird der Kranke das Bestreben haben, in Ruhelage gleichwohl das Bein gestreckt dem Lager aufliegen zu lassen; er vermag dies durch eine stärkere Neigung des Beckens (Abb. 127). Da nun aber der 5. Lendenwirbel fest mit dem Kreuzbein verbunden ist, muß er der stärkeren Beckenneigung folgen; die fehlerhafte Lage dieses Lendenwirbels wird im Verlauf der übrigen Lendenwirbelsäule kraft ihrer Beweglichkeit allmählich ausgeglichen: die Lendenwirbelsäule tritt in stärkere Lordose. Der Grad der Lordose ist unser Maßstab für die Beckenstellung. Die in Abb. 127 sichtbare Normalstellung des Beins (vgl. Abb. 125) ist also nur eine scheinbare, nur durch stärkere Beckenneigung vorgetäuscht, während in Wahrheit eine Flexionsstellung besteht (vgl. Abb. 126 und 129).

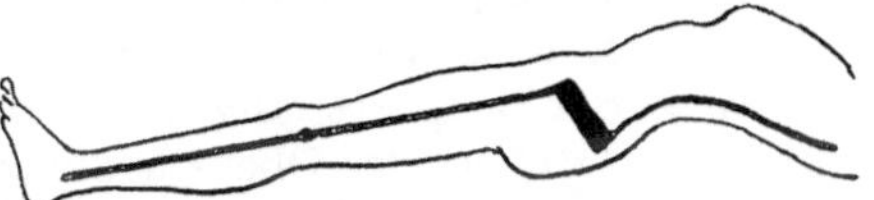

Abb. 127. Beugekontraktur des Hüftgelenkes, durch stärkere Beckenneigung und Lordose verdeckt.

Ebenso kann auch eine seitliche Normalstellung vorgetäuscht sein. Eine Abduktionskontraktur wie in Abb. 128a kann dadurch ausgeglichen werden, daß das Becken auf der betreffenden Seite gesenkt und das andere, frei bewegliche Bein in Adduktionsstellung gebracht wird (Abb. 128 b). Eine scheinbare seitliche Mittelstellung ist nur dann auch eine wirkliche, wenn die Verbindungslinie der beiden Spin. ant. sup. wagerecht, d. h. lotrecht zur Mittellinie des Körpers steht. Im anderen Fall muß der Winkel zwischen der Femurachse und der Verbindungslinie der Spin. ant. sup. als Grundlage der wahren seitlichen Stellung des Hüftgelenkes genommen werden.

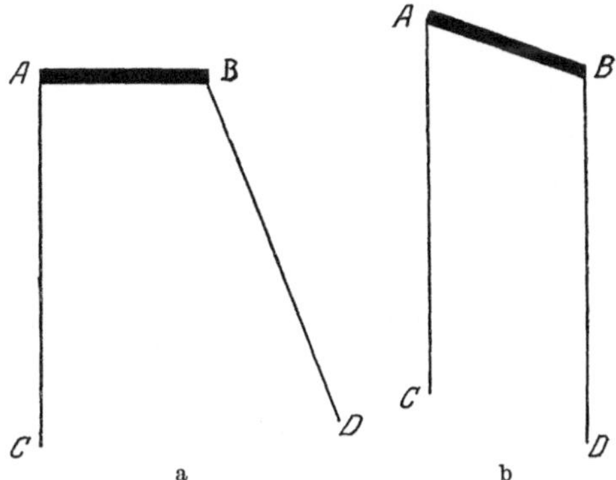

Abb. 128 a und b. a) Abduktionskontraktur des linken Hüftgelenks. b) Abduktionskontraktur des linken Hüftgelenks, durch Beckenverlagerung verdeckt.
(Winkel *ABD* ist in beiden Fällen gleich.)

Nicht dagegen können Vortäuschungen bei der Bestimmung der Drehungsstellung vorkommen. Eine rotatorische Verlagerung könnte nur durch gegenrotatorische Stellung des Beckens verdeckt werden, die der Kranke in Ruhelage nicht beibehalten kann. Die rotatorische Stellung des Beines kann also unmittelbar als wirkliche Stellung abgelesen werden. —

Nachdem wir den flach auf dem Tisch liegenden Kranken aufgefordert haben, die Beine auszustrecken, beginnen wir die Bestimmung der Hüftgelenksstellung damit, daß wir die Fingerspitzen zwischen Tisch und Lendengegend einführen. Liegt die Lendengegend auf oder gestattet der Zwischenraum nur eben die Einführung der Fingerspitzen, so ist die sichtbare Stellung des Hüftgelenkes bezüglich Flexion-Extension auch die wirkliche. Ist der Zwischenraum größer, die Wirbelsäule also lordotisch, so kann diese Stellung vom Hüftgelenk abhängig sein; sie muß es aber nicht unbedingt, denn es gibt auch Lordosen aus anderen Gründen. Um dies zu entscheiden, bringen wir das kranke Bein in Beugestellung. Gleicht sich unter der Beugung die Lordose aus, so ist sie durch die Hüftgelenksstellung bedingt und wir können nach Herstellung der normalen Stellung der Wirbelsäule den Grad der Beugestellung des Hüftgelenkes ablesen. Ist die Lordose durch das Heben des Oberschenkels unbeeinflußt, so hängt sie nicht vom Hüftgelenk ab. Um jetzt die Möglichkeit normaler Streckstellung zu prüfen, bringt man das andere Bein in hochgradigste Beugung, so stark, daß hierdurch die Lordose ausgeglichen wird. Dann können wir wiederum die sichtbare Stellung des kranken Hüftgelenkes als die wirkliche ablesen.

Nun verbinden wir die beiden Spin. ant. sup. durch eine Linie. Steht sie lotrecht auf der Mittellinie, wird die vorhandene seitliche

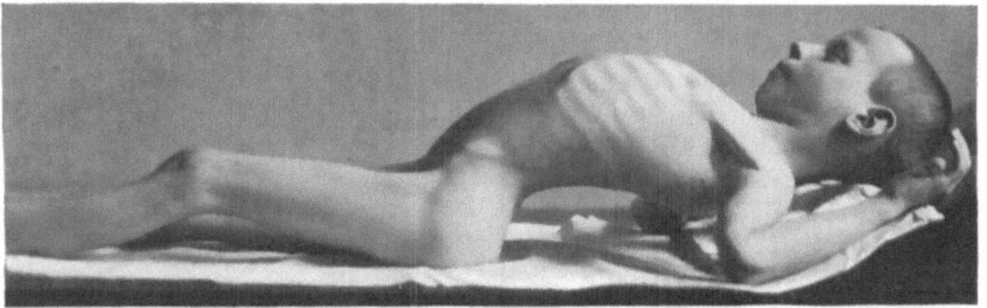

Abb. 129. Rechtwinklige Flexiuskontraktur des linken Hüftgelenkes, durch Steilstellung des Beckens und mächtige Lordose fast vollständig verdeckt.

Stellung des Hüftgelenkes abgelesen; sie entspricht der wirklichen Stellung. Steht sie schräg, so wird die Stellung der verlängerten Femurachse zu dieser Verbindungslinie abgelesen und in Winkelgraden bestimmt; der Winkel gibt die wirkliche seitliche Stellung an.

Die rotatorische Stellung wird nach dem Stand der Kniescheibe und der Fußspitze festgestellt.

Wir fahren fort mit der Bestimmung der Beinlänge.

Wir bezeichnen die Spitzen der beiden inneren Knöchel mit einem Blaustift (Fettstift) und vergleichen die Höhe beider Merkpunkte. Stehen sie in gleicher Höhe, so sagen wir: die Beine erscheinen gleich lang (Abb. 130, 131). Im anderen Falle sagen wir: das eine Bein erscheint verkürzt (Abb. 132, 133 rechts). Ob wirklich gleiche Länge oder eine wirkliche Verkürzung vorhanden ist, hängt von der Stellung des Beckens ab. Wir bezeichnen beide Spinae ant. sup. mit einem Merkpunkt und sehen, ob die Verbindungslinie lotrecht zur Mittellinie verläuft. Ist dies der Fall, so steht das Becken richtig (Abb. 130, 133), die Beine sind bei Gleichstand der inneren Knöchel auch wirklich gleich lang (Abb. 130), eine abgelesene scheinbare Verkürzung ist auch eine wirkliche Verkürzung (Abb. 133). Steht die Verbindungslinie der Spinae nicht lotrecht, so fällt man von der höher stehenden Spina ein Lot zur Mittellinie und verlängert dies darüber hinaus bis zur anderen Seite (Abb. 131, 132). Die Entfernung des Endpunktes dieses Lotes zu der anderen Spina zeigt an, um wieviel Zentimeter die zugehörige Beckenseite zu tief steht. Stehen trotzdem die Malleolenspitzen gleich hoch (Abb. 131), so gibt die Entfernung des Lotendpunktes zur Spina gleichzeitig das Maß der wirklichen Beinverkürzung an. Stehen auch die Malleolenspitzen verschieden hoch, so ist die Bestimmung der Beinlänge das Ergebnis einer Berechnung.

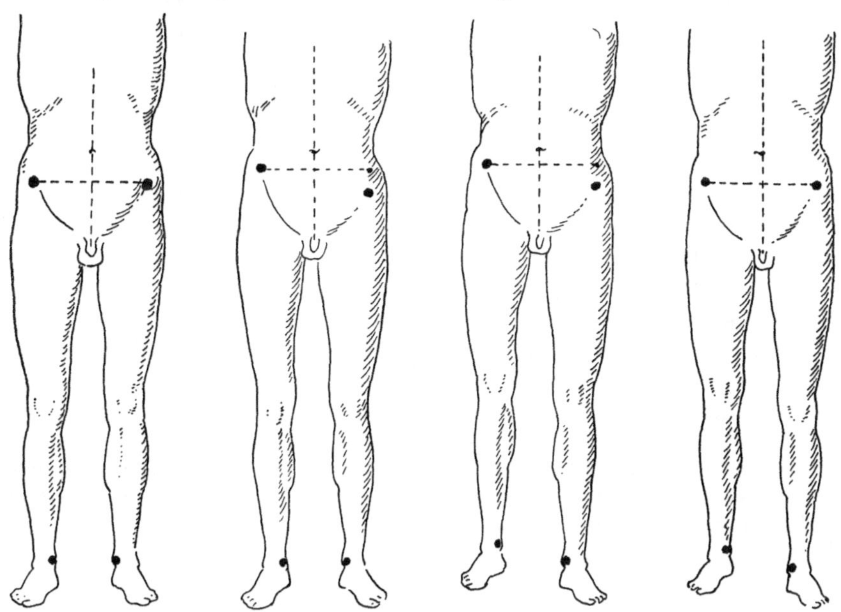

Abb. 130—133. Schemata zur Bestimmung der wirklichen Beinlänge. (Erläuterung s. Text.)

Hierzu überträgt man den höher stehenden Malleolus *c* durch eine Wagerechte auf die andere Seite bis *e* (Abb. 134a—c). Die Entfernung *ed* gibt den Grad der scheinbaren Verkürzung an. Den Grad der wirklichen Verkürzung stellt man dann unter Berücksichtigung der Beckenstellung fest. Steht z. B. (Abb. 134a) der rechte innere Malleolus 4 cm höher als der linke, und die rechte Spina ant. sup. 4 cm höher als die linke, so ist das rechte Bein bei scheinbarer Verkürzung um 4 cm in Wahrheit gleich lang wie das linke (Abb. 134a, $ed - fb = 0$). Ist der rechte Malleolus 4 cm höher als der linke, die rechte Spina ant. sup. aber 2 cm tiefer als die linke, so besteht bei einer scheinbaren Verkürzung von 4 cm eine wirkliche Verkürzung von 6 cm (Abb. 134b, $ed + af = 6$ cm). Steht der rechte Malleolus 4 cm höher, die rechte Spina ant. sup. aber nur 2 cm höher, so besteht bei scheinbarer Verkürzung von 4 cm, eine wirkliche Verkürzung von nur 2 cm (Abb. 134c, $ed - fb = 2$ cm).

Die genaue Feststellung geringer Verkürzungen erfordert Sorgfalt und Übung; sie ist aber diagnostisch in vielen Fällen von größter Wichtigkeit. Ebenso wichtig ist die Feststellung, wo der Sitz der Verkürzung gelegen ist. Hierzu vergleicht man zunächst den Stand der inneren Malleolen mit dem Stand der oberen Patellarränder. Stimmt der Höhenunterschied der Malleolen mit dem Höhenunterschied der Patellarränder überein, so kann die Verkürzung nicht im Bereich

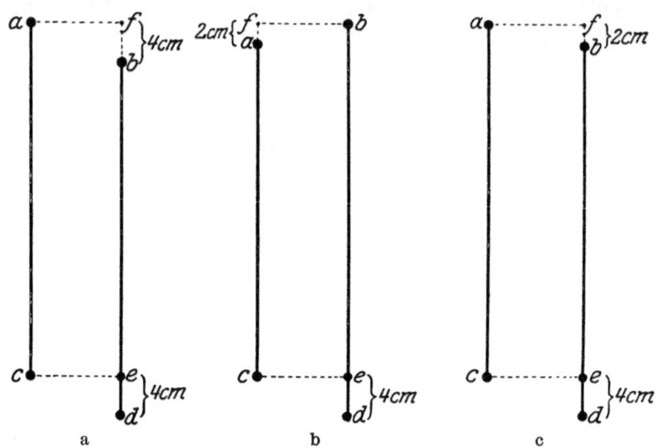

Abb. 134 a—c. Schemata zur Bestimmung der wirklichen Beinlänge.

des Unterschenkels liegen. Haben wir bei Höherstand des einen Malleolus Gleichstand der oberen Patellarränder, so muß der Sitz der Verkürzung im Unterschenkel sein (z. B. alte, mit Verkürzung geheilte Fraktur).

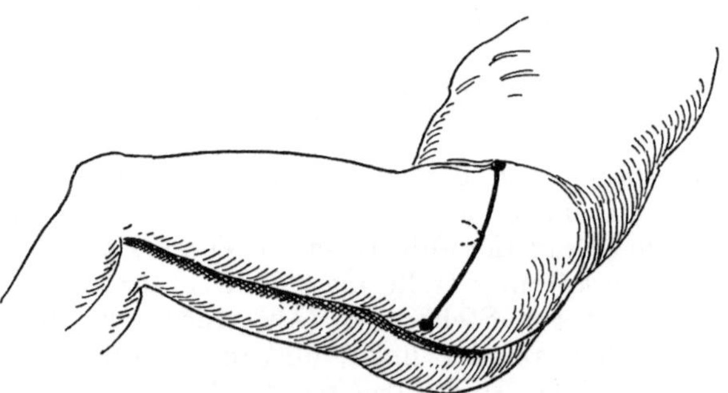

Abb. 135. Bestimmung der Roser-Nelatonschen Linie.

Liegt die Verkürzung nicht im Unterschenkel, so kann sie entweder im Oberschenkelschaft (unterhalb der Trochanterspitze) oder im Gebiet des oberen Femurendes und Hüftgelenkes (oberhalb der Trochanterspitze) gelegen sein. Im ersten Fall muß die Stellung der Trochanterspitze unverändert sein; im zweiten Fall muß sie entsprechend höher stehen. Zur Bestimmung des Trochanterstandes dient die Roser-Nelatonsche Linie (Abb. 135).

Wir prüfen zunächst die gesunde Seite.

Dies ist notwendig, weil nicht selten doppelseitiger Trochanterhochstand vorkommt. Wir legen den Kranken auf die kranke Seite und bringen auf der gesunden Seite Hüft- und Kniegelenk in rechtwinklige Beugestellung. Wir tasten die Spina ant. sup. und das Tuber ischii, verbinden beide Punkte durch ein Bandmaß und tasten nun nach der Trochanterspitze. Sie liegt genau in der Verbindungslinie. Nun legen wir den Kranken auf die gesunde Seite und prüfen das Gleiche auf der kranken Seite. Ist hierbei die Lage der Trochanterspitze regelrecht, so muß die Ursache der Verkürzung im Femurschaft liegen (z. B. alte Femurfraktur). Steht die Trochanterspitze entsprechend der Verkürzung des Beines höher, so muß die Verkürzung im oberen Femurende oder im Hüftgelenk liegen.

Hat man mit der Feststellung der Roser-Nelatonschen Linie Schwierigkeiten, so kann man sich auch so helfen, daß man die Entfernung von der Trochanterspitze zur äußeren Knöchelspitze mißt. Ist diese beiderseits gleich lang, so muß der Sitz einer etwaigen wirklichen Beinverkürzung oberhalb des Trochanters, also im Schenkelhals oder Hüftgelenk gelegen sein.

Benutzen Sie jede Gelegenheit zur Vornahme dieser wichtigen Prüfungen und lassen Sie im Einzelfalle nicht eher Ruhe, bis Sie durch wiederholte Messungen zu übereinstimmenden und sicheren Ergebnissen gelangt sind!

Bei der folgenden Umriß- und Flächenbesichtigung berücksichtigen wir nur das Hüftgelenk. Die Befunde an der übrigen Hüftgegend werden bei der Untersuchung der Leistengegend besprochen werden (s. Vorlesung 18).

Die Betrachtung der Umrisse und der Flächen läßt uns bei der tiefen Lage des Hüftgelenkes und der Massigkeit der deckenden Muskeln nur wenig Einzelheiten erkennen.

Auf der Außenseite geht die Einsenkung der Lende (die „Taille") allmählich in eine kräftige Wölbung über, auf deren Höhe der Trochanter major gelegen ist. Auf der Innenseite sehen wir die sanfte Wölbung der Adduktorengegend scharf am Genitale endigen.

Auf der Vorderfläche bemerken wir die schräge Einsenkung des Poupartschen Bandes. Wir erinnern uns daran, daß etwas nach innen von seiner Mitte die A. femoralis verläuft, deren Pulsation bei mageren Kranken zuweilen sichtbar, bei allen Kranken tastbar ist. Wir merken uns, daß unmittelbar unter dem Poupartschen Bande in der Gegend der Arterie der Schenkelkopf gelegen ist, über dessen Mitte die Arterie hinwegzieht. Die Verbindung des Schenkelkopfes mit dem Trochanter gibt uns die Lage des Schenkelhalses an.

Bei der Betrachtung der Hinterfläche sehen wir die ebene Fläche des Kreuzbeines, zu dessen Seiten sich die Wölbung der Glutäalmuskulatur emporhebt. Der Beginn der Wölbung entspricht etwa der Lage der Synchondrosis sacro-iliaca. Wir sehen unten die annähernd quer verlaufenden Glutäalfalten, die aber nicht dem Verlauf der Glutäalmuskulatur entsprechen, sondern von ihm schräg gekreuzt werden.

Es folgt die wichtige Prüfung der passiven Beweglichkeit. Auch hier ist stets die Prüfung beider Hüftgelenke nötig. Dies ermöglicht den Vergleich; denn wir müssen berücksichtigen, daß die Beweglichkeit im Hüftgelenk mit den Jahren sich einschränkt, ebenso wie sie auch individuellen Schwankungen unterworfen ist. Auf der andern Seite dürfen wir aber auch nicht vergessen, daß krankhafte Bewegungsbeschränkungen an beiden Hüftgelenken möglich sind, auch wenn nur die eine Seite als krank bezeichnet wird. Wir prüfen die Bewegungen erst an dem gesunden, dann am kranken Bein.

Während das Becken von einem Helfer mit beiden Händen von oben her am Hüftkamm unverrückt festgehalten wird, fassen wir das Bein am Unterschenkel, beugen es bis zu deutlichem Widerstand und bestimmen den Grad der Beugung, bzw. den Beugungsausfall. Normalerweise ist die Beugung soweit möglich, daß der größte Teil des Oberschenkels dem Rumpf anliegt. Dann legen wir die andere Hand ans Knie und führen bei rechtwinkliger Beugung des Hüft- und Kniegelenkes Drehungen nach innen und außen aus. Bei Jugendlichen ist in dieser Stellung die Innenrotation soweit möglich, daß der Unterschenkel in der Mitte zwischen der Vertikalen und der Horizontalen steht, die Außenrotation soweit, daß der Unterschenkel nahezu horizontal steht. Bei der Abduktionsfeststellung prüfen wir beiderseits gleichzeitig, weil so am besten das Becken am Mitgehen verhindert wird. Wir prüfen zunächst in Streckstellung. Eine Abduktion von 45°, eine Adduktion von 35° stellen mittlere Werte dar. Wir fügen die Spreizung in Beugestellung hinzu. Schließlich prüfen wir auch die Hyperextension, wobei der Kranke auf den Bauch gelegt wird: 10—15° entsprechen mittleren Werten.

Die aktive Bewegungsfähigkeit prüfen wir der Hauptsache nach zur Feststellung von Lähmungszuständen, auf die wir manchmal durch die sichtbare Atrophie hingewiesen werden. Wir prüfen die aktive Beugung (M. ileopsoas), Abspreizung (Mm. glutaei), Anspreizung (M. adductores) und die rotatorischen Bewegungen (tiefe pelvofemorale Muskeln: M. quadratus femoris, obturat. ext. und int., M. gemelli).

Nun folgt die Betastung. Wir gehen vom Kreuzbein über die Symphysis sacro-iliaca und die Glutäalgegend zum Hüftkamm herauf und folgen ihm nach vorn. Bei unklaren Verletzungen versäumen wir nicht, die beiden Hüftkämme mit beiden Händen gleichzeitig fest zu umfassen und kräftige Bewegungen gegeneinander und auseinander auszuführen. Normalerweise ist das Becken hierbei unverrückbar fest. Dann tasten wir die Innenfläche der Beckenschaufel sorgfältig ab, wobei der Kranke die Bauchmuskeln entspannen muß, gleiten über das Poupartsche Band zur Gegend des Schenkelkopfes, prüfen, ob hier die normale Kopfresistenz vorhanden ist oder fehlt, führen die Hand herunter zur Gegend der Adduktoren und dann noch einmal zurück zur Gegend des Trochanter major und zur Außenfläche der Oberschenkel. Die Betastung erstreckt sich nicht nur auf abnorme Schwellungen, sondern auch auf Druckempfindlichkeit. Jede Schwellung wird nach den vorher besprochenen Gesichtspunkten sorgfältig für sich untersucht.

Hieran schließen wir in besonderen Fällen die Prüfung der Festigkeit des Hüftgelenkes. Wir fassen den gebeugten Unterschenkel in der Kniekehle fest an und legen die Brust gegen das Knie des Kranken. Während jetzt die andere Hand fest am Becken liegt, drückt man abwechselnd den Oberschenkel mit der Brust in die Höhe und zieht ihn am Unterschenkel herunter. Normalerweise ist jede Bewegung des Oberschenkels von oben nach unten ausgeschlossen. Um den Zusammenhang zwischen Kopf und Schaft zu prüfen, legen wir die eine Hand an den Trochanter major und führen mit der anderen Hand rotatorische Bewegungen am gestreckten Bein aus. Hierbei macht der Trochanter normalerweise kleine Bewegungen im Sinne eines Kreisbogens mit dem Mittelpunkt im Hüftgelenk. —

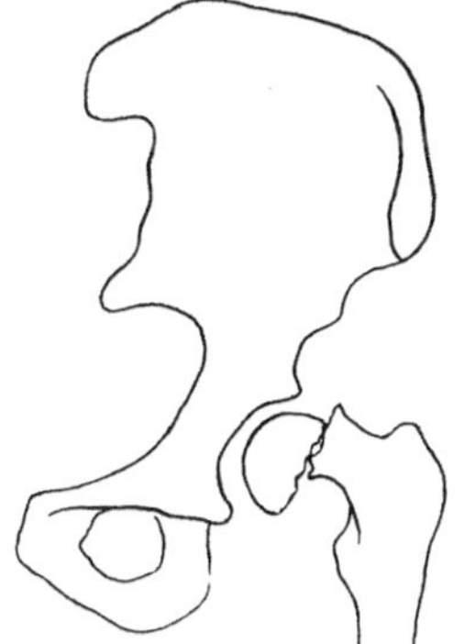

Abb. 136. Fractura colli femoris medialis.

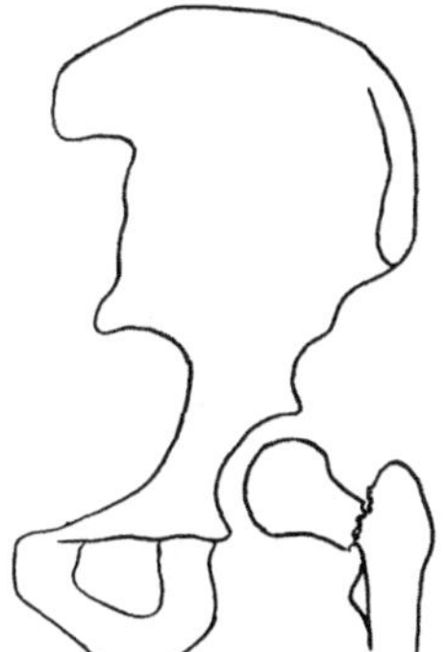

Abb. 137. Fractura colli femoris lateralis.

Wir beginnen die Besprechung der Untersuchungsergebnisse mit den Verletzungen.

Werden wir zu einem älteren Kranken gerufen, der auf der Straße gefallen ist, stellen wir fest, daß das verletzte Bein in Streckstellung und seitlicher Mittelstellung, aber in Außenrotation liegt, besteht eine wirkliche Verkürzung des Beines, wenn auch nur um einige Zentimeter, so kann es sich nur um eine Schenkelhalsfraktur (Fractura colli femoris, Abb. 136, 137) mit dislocatio ad longitudinem oder ad axin und ad peripheriam handeln. Außenrotation und Verkürzung genügen zur Diagnose; wir können dem Verletzten andere schmerzhafte Untersuchungen ersparen. In der Regel sehen wir auch auf der Vorderfläche eine Schwellung mit dem Mittelpunkt in der Gegend des Schenkelhalses; ebenso ist eine Druckempfindlichkeit in gleicher Gegend vorhanden. Doch merken wir uns, daß Schwellung und Druckempfindlichkeit auffällig gering sein kann, insbesondere bei den kopfnahen Schenkelhalsbrüchen (medialer Schenkelhalsbruch, Abb. 136). Führen wir vorsichtig eine passive Drehung des Beines aus und fühlen wir am Trochanter, daß er sich, zuweilen unter Krepitation, um sich selbst dreht, so muß der Bruch vollständig und trochanternahe sein (lateraler Schenkelhalsbruch, Abb. 137). Ist die Art der Bewegung des Trochanters regelrecht, kann man — bei mageren Kranken — bei der Betastung des Schenkelkopfes von vorn fühlen, daß er sich mitdreht, kann der Verletzte das Bein selber ohne stärkere Schmerzen erheben und abspreizen, so müssen wir eine Einkeilung der Bruchstücke annehmen.

Stellen wir unter gleichen Umständen eine dauernde Stellung des Beines in Außenrotation fest, ohne daß irgendeine Verkürzung nachweisbar ist, so können wir gleichwohl mit Sicherheit eine Fractura colli femoris diagnostizieren; es besteht dann nur eine Dislocatio ad peripheriam. In der Regel sind diese Brüche, die nicht selten übersehen werden, unvollkommen oder fest eingekeilt, wie schon aus der Leichtigkeit aktiver Bewegungen hervorgeht. Besteht bei Verkürzung

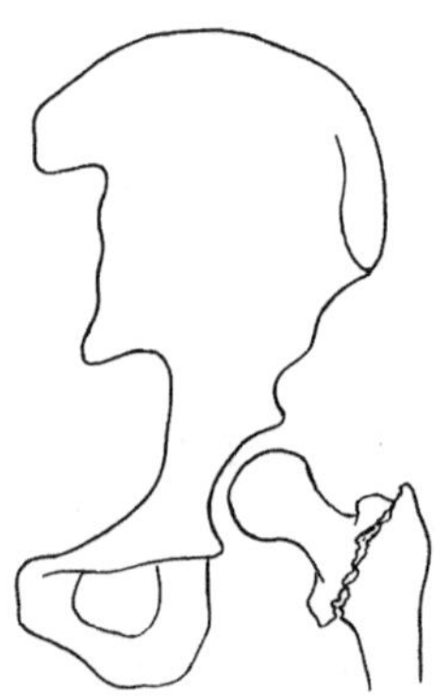

Abb. 138. Fractura femoris pertrochanterica.

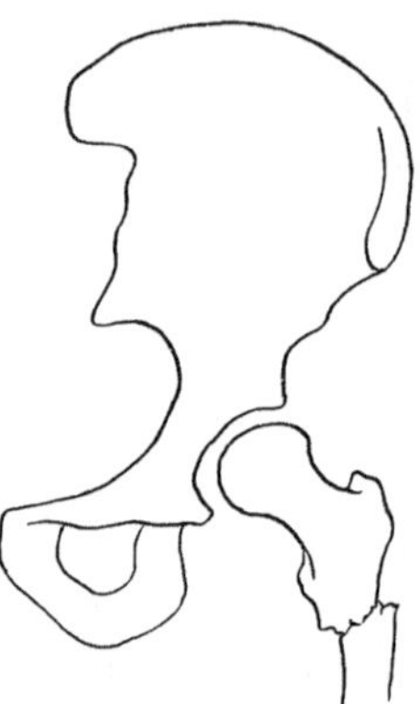

Abb. 139. Fractura femoris subtrochanterica.

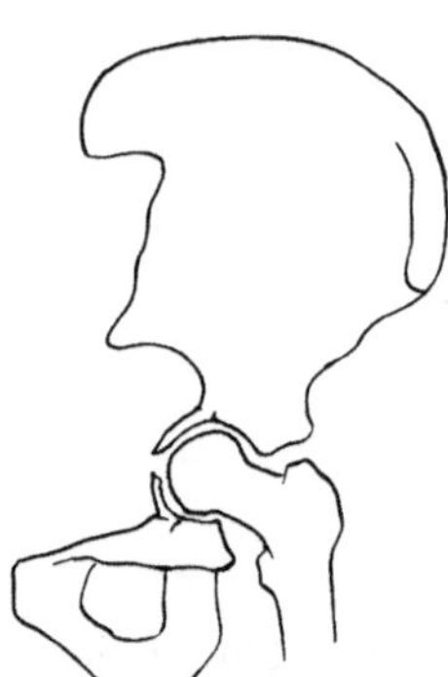

Abb. 140. Fractura acetabuli mit Luxatio femoris centralis.

und Außendrehung des Beines eine starke Schwellung mit dem Mittelpunkt in der Gegend des Trochanter major, ist dort Bruchschmerz nachweisbar, so handelt es sich um einen pertrochanteren Bruch mit Verlagerung (Abb. 138); sehr häufig ist dieser Bruch eingekeilt.

Nimmt bei gleichem Zustand des Beines die starke Schwellung das obere Drittel oder die obere Hälfte des Oberschenkels ein, stellen wir bei passiven seitlichen Bewegungen des Beines mit der anderen am Trochanter liegenden Hand fest, daß der Trochanter stille steht und die abnormen seitlichen Bewegungen ihren Drehpunkt unterhalb des Trochanters haben, so kann nur ein subtrochanterer Bruch des Femur (Abb. 139) vorliegen.

Steht das Bein in leichter Außenrotation und Abduktion, bestehen bei stärkerer Schwellung der Hüftgelenksgegend bei allen Bewegungsversuchen heftige Schmerzen, ist der Trochanter etwas in die Weichteile zurückgetreten und erweist sich das Bein bei Bewegungsversuchen als festgestellt, so haben wir es mit einer Fractura acetabuli mit Luxatio centralis (Abb. 140) zu tun: der Schenkelkopf hat den Pfannengrund zertrümmert und ist durch die Trümmer in das Beckeninnere vorgetrieben.

Steht das Bein in Mittelstellung, fehlt jede Verkürzung und sind gleichwohl die Erscheinungen einer schwereren Verletzung, insbesondere lebhafte Schmerzen bei Bewegungsversuchen, vorhanden, so versäume man nicht, die Prüfung des Beckens auf Festigkeit vorzunehmen. Sind die beiden Beckenhälften gegeneinander verschieblich, so liegt bestimmt eine Beckenringfraktur vor.

Die Stellung des Beines ist nahezu allein maßgebend für die Erkennung der verschiedenen Formen der Hüftgelenksverrenkungen. Wir merken uns, daß bei den typischen Luxationen, die wir allein diagnostisch zu erfassen haben, das starke Lig. ileo-femorale s. Bertini, das von der Spina ant. inf. dicht oberhalb des oberen Pfannenrandes als vorderes Verstärkungsband nach unten zieht und sich an die Linea intertrochanterica ant. ansetzt, erhalten ist und den Drehpunkt für die Verlagerung bildet: je tiefer der Kopf nach unten steht, um so mehr muß der Schenkelschaft in Beugung treten; ist der Kopf nach außen verlagert, so muß der Schaft in Adduktion kommen; tritt er nach innen, so muß der Femurschaft sich in Abduktion stellen. Wir können daher aus der Stellung des Femurschaftes nicht nur die Tatsache einer Luxation festellen, sondern wir können auch die Stellung des Kopfes ablesen, d. h. wir können die Form der Luxation bestimmen.

Steht der Oberschenkel in leichter Beugung, in Adduktion und Innenrotation, ist er in dieser Stellung federnd festgestellt, so besteht die Luxationsform, bei der der Kopf, nach außen und leicht nach unten verlagert, der Außenfläche des Hüftbeins aufruht (Luxatio iliaca, Abb. 141).

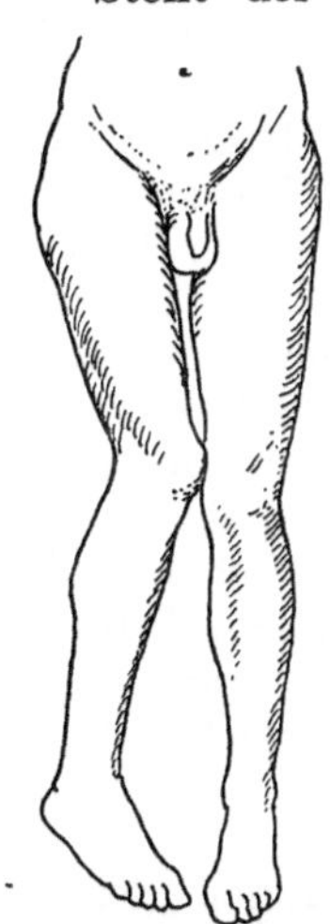

Abb. 141. Luxatio femoris iliaca.

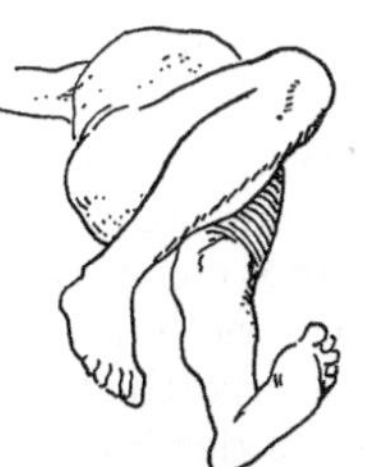

Abb. 142. Luxatio femoris ischiatica.

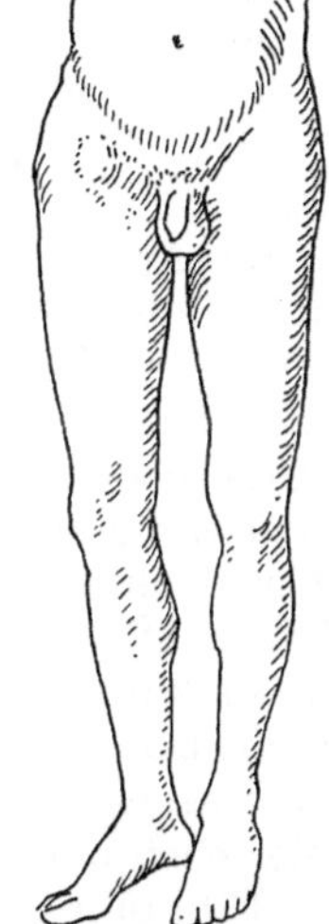

Abb. 143. Luxatio femoris suprapubica.

Finden wir dagegen den Oberschenkel bei Adduktion und Innenrotation in starker Beugestellung, so schließen wir daraus, daß der Kopf weit nach unten getreten ist, bis in die Gegend des aufsteigenden Sitzbeinastes; dies ist die Luxatio ischiatica (Abb. 142).

Steht der Oberschenkel in Streckstellung, leichter Abduktion und deutlicher Außenrotation festgestellt, so erkennen wir darin die Luxatio suprapubica (Abb. 143), d. h. der Kopf ist nach vorn-innen in die Gegend des Pecten ossis pubis verlagert. Bei dieser Luxationsform ist die Verlagerung des Gelenkes selber nachweisbar: wir sehen und tasten die abnorme rundliche Schwellung des Kopfes in der Gegend des Schambeins. Dieser Befund klärt sofort das Bild, wenn man zunächst wegen der Streckstellung und Außenrotation an eine Fract. colli femoris denken sollte.

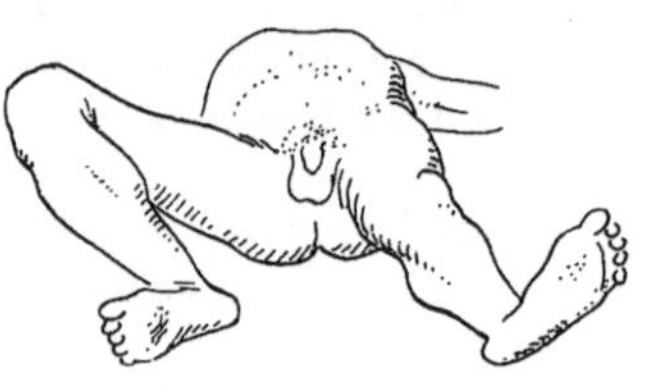

Abb. 144. Luxatio femoris obturatoria.

Steht der abduzierte und außenrotierte Oberschenkel in Beugestellung, so muß der nach innen herausgetretene Kopf gleichzeitig nach unten verlagert sein; er muß in der Gegend des Foramen obturatorium stehen. Das ist die Luxatio obturatoria (Abb. 144). —

Bei den akut entzündlichen Erkrankungen der Hüftgelenksgegend steht der plötzliche Beginn der Erkrankung, der heftige Schmerz, oft auch die Fieberbewegungen im Vordergrund der klinischen Erscheinungen; dagegen tritt die Schwellung und ganz besonders die Rötung infolge der tiefen Lage des Hüftgelenkes und der Bedeckung mit dicken Muskellagen ganz zurück. Die entzündlichen Erkrankungen der oberflächlich gelegenen Gebilde der Leistenbeuge lassen wir außer Acht; ihrer wird später gedacht werden (Vorlesung 18).

Klagt ein plötzlich erkrankter, sofort bettlägeriger Kranker über heftige Schmerzen in der Hüftgegend, wird das Bein in Streckstellung, leichter Abduktion und Außenrotation, oder auch in leichter Flexion (durch untergelegtes Kissen) unverrückbar festgehalten, ist jeder Bewegungsversuch äußerst schmerzhaft, besteht vielleicht auch eine leichte Schwellung in der Gegend des Hüftkopfes, immer jedenfalls hier eine ausgesprochene Druckempfindlichkeit, so handelt es sich um eine akute Entzündung des Hüftgelenkes, eine akute Coxitis. Ist ein jugendlicher Mensch betroffen, besteht kein oder nur geringes Fieber, fehlen schwere Allgemeinerscheinungen, sind die anderen Gelenke vollständig frei, so können wir mit einer großen Wahrscheinlichkeit eine akute gonorrhoische Coxitis annehmen; die Untersuchung der Genitalien wird uns Gewißheit bringen. Selten nur ist eine akute Coxitis eine Teilerscheinung der akuten Polyarthritis rheumatica.

Erkrankt ein Kind jenseits des Säuglingsalters unter den gleichen örtlichen Erscheinungen, besteht aber hohes Fieber und ein schwerer Allgemeinzustand, so werden wir eine pyogene Infektion des Hüftgelenkes, eine eitrige Coxitis annehmen, sei es als Perforationsarthritis, ausgehend von einem osteomyelitischen Herd am oberen Femurende, oder als metastatische pyogene Arthritis, ausgehend von einem anderswo gelegenen Infektionsherd.

Klagt ein plötzlich mit Fieber erkranktes Kind über Schmerzen in der Hüftgegend, liegt der Mittelpunkt einer sichtbaren und tastbaren Schwellung außerhalb der Gelenkgegend (z. B. am Schambein oder in der Adduktorengegend), ist die Gegend des Schenkelkopfes bei Betastung von vorn nicht nennenswert druckempfindlich, sind vorsichtige passive Bewegungen im Hüftgelenk ohne wesentliche Schmerzen ausführbar, so kann es sich nur um eine Beckenosteomyelitis handeln; das Auftreten eines extraartikulären Abszesses wird die Diagnose bestätigen.

Bringt uns die Mutter ihr Kind, das im Säuglingsalter oder in der Nähe desselben steht, mit der Angabe, daß das bislang gesunde Kind plötzlich das eine Bein nicht mehr bewege oder bei Gehversuchen nicht mehr aufsetze, und daß es bei Berührung des Beines offenbar Schmerzen verspüre, finden wir die Angaben der Druckempfindlichkeit bestätigt, bestehen geringe bis mäßige Temperatursteigerungen und fehlt jede stärkere Beeinträchtigung des Allgemeinbefindens, so werden wir uns zu der Annahme einer „Säuglingsarthritis" der Hüfte (vgl. S. 67) entschließen. Eine leichte Schwellung in der Gegend des Schenkelkopfes kann vorhanden sein, aber auch fehlen. Über die Frage des Vorhandenseins eines primären Knochenherdes (Pneumokokken-Osteomyelitis) vermag allein das Röntgenbild zu entscheiden. Ziemlich häufig bemerken wir in diesen Fällen bei passiven Drehbewegungen ein feines Knorpelreiben, aus dem wir auf eine Lockerung der Epiphysenfuge schließen.

Finden wir die geschilderten Zeichen der akuten Hüftentzündung bei einem an einer akuten Infektionskrankheit leidenden Kinde (Masern, Scharlach, Diphtherie), so nehmen wir eine metastatische, fast stets seröse Entzündung des Hüftgelenkes an.

Nicht übersehen dürfen wir weiter, daß noch andere, in der Umgebung des Hüftgelenkes gelegene akute Entzündungsvorgänge die Stellung des Hüftgelenkes zu beeinflussen vermögen. Besteht bei Fiebererscheinungen eine Flexionskontraktur des Hüftgelenkes, sind vorsichtige rotatorische Bewegungen in dieser Stellung ohne Schmerzen ausführbar, ist das Gelenk selber bei der Betastung von vorn unempfindlich, ergibt aber die systematische Betastung eine schmerzhafte Schwellung, die die Beckenschaufel ausfüllt, so diagnostizieren wir einen intraperitonealen (appendizitischen oder perimetritischen) Abszeß. Die Flexionsstellung der Hüfte ist eine sekundäre Erscheinung; ursprünglich aktiv zur Entspannung der Weichteile und zur Schmerzlinderung eingenommen, kann sie im Laufe der Zeit durch Verkürzung der entspannten Weichteile zu einer Zwangsstellung werden. —

Eine besonders sorgfältige Erhebung und Abwägung der Krankheitszeichen erfordert die Beurteilung der nicht akut entzündlichen Veränderungen des Hüftgelenkes. Schmerzen beim Gehen oder Hinken oder auch beides — das sind die immer wiederkehrenden Angaben in diesen Fällen; ihre Ursache aufzudecken, ist die Aufgabe der Untersuchung, die durch die Mannigfaltigkeit der zugrundeliegenden Krankheitszustände erschwert wird.

Die systematische Untersuchung beginnt mit der Stellung des Gelenkes; von ihr wollen wir auch bei der Besprechung der diagnostischen Beurteilung ausgehen.

1. Die Stellung des Hüftgelenkes ist regelrecht.

Die nächste Feststellung ist die Länge des Beines. Ist eine wirkliche Verkürzung vorhanden, so ist, wie vorher besprochen, zunächst zu entscheiden, wo der Sitz der Verkürzung liegt. Steht die eine Knöchelspitze bei Gleichstand der oberen Patellarränder höher als die andere, so liegt die Verkürzung im Unterschenkel. Entspricht der Höhenunterschied der oberen Patellarränder dem der Malleolenspitzen, liegt aber die Trochanterspitze in der Roser-Nelatonschen Linie, so liegt die Verkürzung im Oberschenkelschaft. In beiden Fällen ist fast stets die Ursache eine mit Verkürzung geheilte Fraktur; andere Ursachen sind selten. Es soll jedoch bei dieser Gelegenheit nicht unerwähnt bleiben, daß manchmal eine Verkürzung des Unter- oder Oberschenkels dadurch vorgetäuscht wird, daß auf der anderen Seite eine abnorme Verlängerung vorhanden ist. Dies ereignet sich manchmal dann, wenn durch eine milde Osteomyelitis die benachbarte Knorpelfuge durch entzündliche Reizung zur Mehrarbeit veranlaßt wird.

Steht die Trochanterspitze um ebensoviel über der Roser-Nelatonschen Linie, wie die Malleolarspitze der gleichen Seite oberhalb der anderen, so liegt der Sitz der Verkürzung oberhalb des Trochanters im Bereich des Hüftgelenkes. Einen solchen Befund (einseitiges Hinken, Normalstellung des Beines, wirkliche Verkürzung mit entsprechendem Trochanterhochstand) erheben wir häufig bei Kindern.

Wir prüfen die passive Beweglichkeit. Finden wir, was bei Normalstellung des Hüftgelenkes nur selten der Fall sein wird, eine völlige Unbeweglichkeit, so kann es sich nur um eine ausgeheilte, mit Knochenzerstörung verbundene, schwere Gelenkentzündung handeln (tuberkulöse Coxitis, pyogene Coxitis), wobei die Ausheilung in regelrechter Stellung des Gelenkes erfolgt ist. Dies ist sehr selten, weil erfahrungsgemäß die Ausheilung solcher Krankheitszustände fast stets in regelwidriger Stellung erfolgt, wenn auch die Stellungsabweichung — bei sorgfältiger Behandlung — nicht hochgradig zu sein braucht.

In der überwiegenden Mehrzahl der Fälle ist die passive Beweglichkeit erhalten. Bei Kindern kann es dann sich nur um eine einseitige angeborene Hüftverrenkung (Abb. 145) oder aber um eine rachitische Coxa vara (Abb. 146) handeln — von den seltenen Vorkommnissen (Distensionsluxation im Gefolge von Säuglingsarthritis, Coxa vara congenita) wollen wir hier absehen. Ist bei kleinen Kindern die passive Beweglichkeit noch ergiebiger, als auf der gesunden Seite, so spricht dies für die angeborene Hüftverrenkung; ist die Abduktion eingeschränkt, so spricht dies für die Coxa vara. Entscheidend ist aber nur die Betastung des Hüftgelenkes von vorn. Ist im Scarpaschen Dreieck, dicht unterhalb des Poupartschen Bandes, an der Stelle der pulsierenden Arterie, die normale Schenkelkopfresistenz fühlbar, so kann nur eine Coxa vara vorhanden sein; fehlt sie, so muß eine Luxatio coxae congenita vorliegen. Viel schwerer, ja bei kräftigen und gut genährten Kindern oft unmöglich ist die Feststellung des Schenkelkopfes an der Stelle der Verlagerung durch Betastung von hinten.

Im Jünglingsalter und bei Erwachsenen tritt noch die Möglichkeit einer Coxa vara adolescentium hinzu. Die Entscheidung wird hier schon durch die Vorgeschichte erleichtert. Außerdem ist in diesem Alter die Entscheidung über das Vorhandensein oder Fehlen der Kopfresistenz durch die Betastung leichter zu geben; und es kommt hinzu,

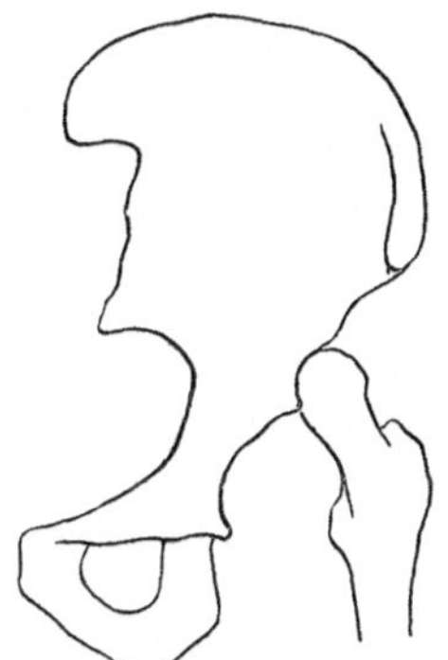

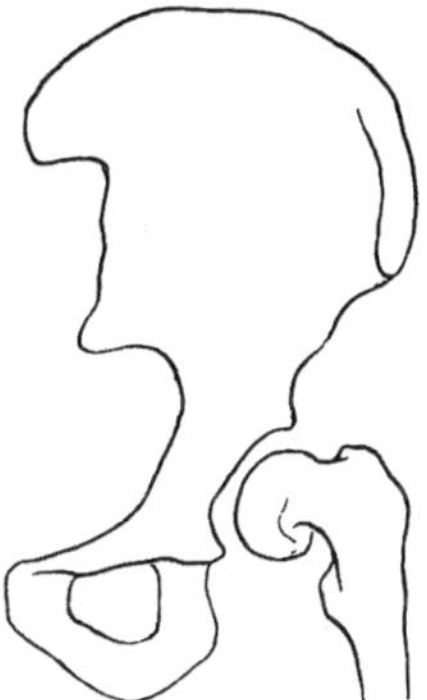

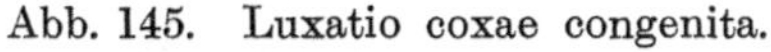

Abb. 145. Luxatio coxae congenita. Abb. 146. Coxa vara.

daß in diesem Alter bei einer angeborenen Hüftverrenkung der Kopf — infolge seiner stärkeren Verlagerung — der Betastung von hinten leichter zugänglich ist.

Stellen wir unter gleichen Umständen (Hinken, Normalstellung des Beines) fest, daß *keine Verkürzung vorhanden ist*, so nehmen wir ebenfalls die Prüfung der passiven Beweglichkeit und die Betastung vor.

Besteht — am häufigsten bei Kindern — eine *Einschränkung aller Bewegungen*, ist die Hyperextension aufgehoben, ist der letzte Teil der Bewegungen schmerzhaft, besteht Druckempfindlichkeit des Gelenkes von vorn, so ist der Verdacht einer *eben beginnenden tuberkulösen Coxitis* gegeben. Doch kann es sich bei älteren Kindern auch, besonders wenn Schmerzen und Hinken *mehrfach* und *vorübergehend* nach stärkeren Anstrengungen beobachtet wurden und wenn die Bewegungsbeschränkungen gering sind, um verstärkte „*Wachstumsbeschwerden*“ handeln. Es liegen hierbei wohl die leichtesten Formen der dystrophischen Knochenveränderung vor, die — bei stärkerer Ausbildung — die Entstehung einer Coxa vara verursacht. In dieser leichtesten Form ruft die Knochenveränderung wohl eine Empfindlichkeit und Schwäche des metaphysären Knochens bei übermäßiger Belastung hervor, nicht aber ein mechanisches Nachgeben gegenüber der Belastung. Die Schmerzhaftigkeit bewirkt dann eine reflektorische Feststellung des Gelenkes. In diesem Falle bringen einige Tage Bettruhe die Entscheidung. Sind dann alle krankhaften Erscheinungen verschwunden, so kann nur der zuletzt genannte Zustand vorgelegen haben. Bestehen die Bewegungseinschränkungen und die Schmerzhaftigkeit fort, so werden wir dem Verdacht einer tuberkulösen Koxitis in darauf gerichteter Behandlung Raum geben müssen.

Ergibt die Prüfung der passiven Beweglichkeit dagegen im wesentlichen nur eine Beschränkung der Abduktion, ist insbesondere Beugung und Hyperextension frei, ist das Trendelenburgsche Zeichen vorhanden, so müssen wir bei älteren Kindern jene eigenartige Erkrankung des Hüftgelenkes vermuten, die wir die Osteochondritis coxae deformans (Perthessche Krankheit) nennen und bei der herdförmige Verdichtungen und Strukturveränderungen in der knöchernen Epiphyse auftreten, die allmählich, aber unter erheblicher Formänderung (insbesondere Abflachung und Verbreiterung) des Kopfes wieder ausgeglichen werden. Hierüber werden Sie in der Klinik noch Genaueres zu hören bekommen.

Ergibt die Prüfung der passiven Beweglichkeit, daß alle Bewegungen ausführbar sind, besteht sogar eine übermäßige Beweglichkeit, ist an den Außenumrissen und an dem Flächenbild ein deutlicher Schwund der Glutäalmuskulatur bemerkbar, ist dementsprechend das Trendelenburgsche Zeichen sehr ausgesprochen vorhanden, so müssen wir eine Lähmung der Glutäalmuskulatur — meist infolge spinaler Kinderlähmung — annehmen. Die Bestätigung ergibt die neurologische Untersuchung.

Ist die passive Beweglichkeit, Umrisse und Flächenbild vollständig regelrecht, so müssen wir bei neuropathischen Kindern an die Möglichkeit einer funktionellen, „hysterischen" Schwäche der Glutäalmuskulatur als Ursache vorhandenen Hinkens denken; doch sei man mit dieser Annahme aufs Äußerste zurückhaltend und befrage vorher die Ansicht eines Nervenarztes.

Kommt ein Erwachsener mit Klagen über lange dauernde, zunehmende, an Heftigkeit wechselnde Schmerzen in der Gegend des einen Hüftgelenkes und Oberschenkels zu uns, finden wir bei Normalstellung des Gelenkes, daß jede Verkürzung fehlt, ergibt aber die Prüfung der passiven Beweglichkeit, daß zwar die Beugung frei ist, daß aber die Abduktion leicht beschränkt und vor allem die rotatorischen Bewegungen, insbesondere die Innenrotation stark beschränkt oder nahezu oder völlig aufgehoben sind, so können wir mit Sicherheit die Diagnose auf eine beginnende Arthritis deformans stellen. Es ist bemerkenswert, daß in diesen Fällen die Schmerzen oft in den Oberschenkel und in das ganze Bein verlegt werden. Demzufolge wird die Erkrankung oft verkannt und als eine Ischias gedeutet. Eine rasche Prüfung der passiven Beweglichkeit schützt vor diesem diagnostischen Irrtum.

Finden wir bei einem hinkenden Kranken bei Normalstellung des Gelenkes eine starke Schwellung der Hüftgelenksgegend, besteht Verkürzung, sind passive Bewegungen unter Reiben und Krachen in leidlichem Ausmaße möglich, besteht Schlotterigkeit des Gelenkes bei Prüfung auf Druck und Zug, fehlt dabei jede Schmerzhaftigkeit trotz des objektiv schweren Befundes, so kann nur eine neuropathische Erkrankung des Hüftgelenkes vorliegen.

Stellen wir bei einem Kinde oder einem Erwachsenen watschelnden Gang fest, finden wir die Beine in Normalstellung und gleich lang oder nur wenig verschieden, stehen beide Trochanterspitzen oberhalb der Roser-Nelatonschen Linie, so haben wir in gleicher Weise, wie vordem beschrieben, zwischen der doppelseitigen angeborenen Hüftverrenkung und der doppelseitigen Coxa vara zu entscheiden. Eine kleine Verschiedenheit der Beinlänge ist hierbei möglich durch verschiedenen Hochstand der Schenkelköpfe (kongenitale Luxation) oder des Trochanters (Coxa vara).

Finden wir bei watschelndem Gang die Trochanterspitzen in der Roser-Nelatonschen Linie, findet der tastende Finger die normale Kopfresistenz unterhalb des Poupartschen Bandes, so kann nur eine Muskelschwäche der beiderseitigen Glutäalmuskulatur vorliegen, wie wir sie bei der progressiven Muskeldystrophie beobachten. Das durch Fetteinlagerung bedingte stärkere Hervortreten der Muskelumrisse steht in auffälligem Gegensatz zu der herabgesetzten Muskelleistung.

2. Die Stellung des Hüftgelenkes ist verändert.

Steht bei einem Kinde, das über Schmerzen beim Gehen klagt und deutlich hinkt, das Hüftgelenk in leichter Außenrotation und Abduktion, sind die Beine — in gleicher Abduktionsstellung gemessen — gleich lang, ist die Beweglichkeit stark beschränkt oder fast ganz aufgehoben, sind die Bewegungsversuche schmerzhaft, ist die Gelenkbetastung von vorn druckempfindlich, so handelt es sich um das zweite Stadium der tuberkulösen Coxitis.

Steht dagegen das Hüftgelenk in Außenrotation und Adduktion, ist das Bein verkürzt, springt die Trochantergegend nach außen vor, ist die passive Beugung frei oder nahezu frei, die Abduktion und die Innenrotation aber aufgehoben oder stark beschränkt, so liegt eine vorgeschrittene Coxa vara vor (Abb. 147).

In ausgesprochenen Fällen ist die Unterscheidung beider Zustände leicht, insbesondere durch die Bestimmung der Beinlänge; sie kann aber bei weniger ausgeprägten Fällen und besonders dann schwierig werden, wenn bei der Coxa vara die Verkürzung noch nicht erheblich ist und wenn infolge der Schmerzhaftigkeit das Gelenk reflektorisch festgestellt wird (kontrakte Coxa vara). In solchen Fällen läßt man, wenn man nicht auf das Röntgenbild zurückgreifen will, die Kranken einige Tage im Bett liegen. Sind dann die reflektorischen Muskelspannungen zurückgegangen, so treten die bezeichnenden Bewegungsbeschränkungen der Coxa vara wieder klar hervor und die Abgrenzung gegenüber der tuberkulösen Coxitis ist unschwer zu geben.

Finden wir das Hüftgelenk bei sekundärer Lordose der Lendenwirbelsäule in Flexionsstellung festgestellt — mit oder ohne gleichzeitige Adduktion —, geht bei passiven Bewegungen sofort das Becken mit, sind solche Bewegungsversuche schmerzhaft, besteht Druckempfindlichkeit des Gelenkes bei der Betastung von vorn, so handelt es sich um das dritte Stadium der tuberkulösen Coxitis. Nicht selten finden wir gleichzeitig kalte Abszesse, Fisteln oder Narben. Ist gleichzeitig eine Verkürzung vorhanden, so muß eine Destruktionscoxitis vorliegen (Abb. 148, 149) — sei es, daß der Kopf oder das Pfannendach oder beide Teile zerstört sind. Fehlt bei gleicher Stellung und Versteifung des Hüftgelenkes jede Schmerzhaftigkeit beim Gehen, bei Bewegungsversuchen und bei der Betastung, so liegt entweder eine ausgeheilte tuberkulöse Koxitis oder eine mit Versteifung ausgeheilte

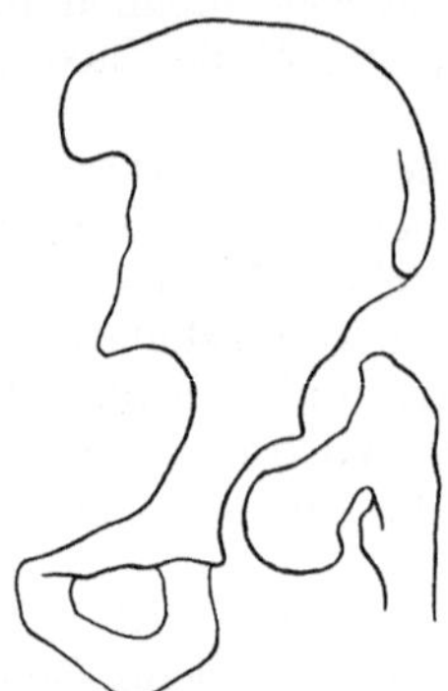

Abb. 147. Hochgradige Coxa vara.

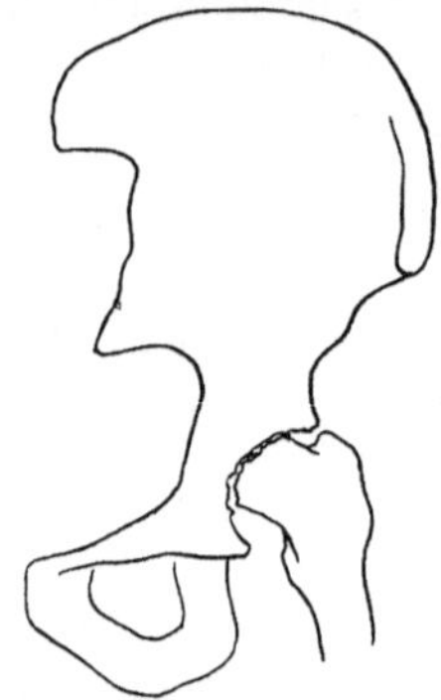

Abb. 148. Tuberkulöse Destruktionscoxitis.

schwere akute Entzündung des Hüftgelenkes vor (bindegewebige oder knöcherne Ankylose).

Stellen wir bei Erwachsenen, insbesondere bei älteren Kranken, bei denen eine Verletzung vorausgegangen ist, eine Außenrotation des

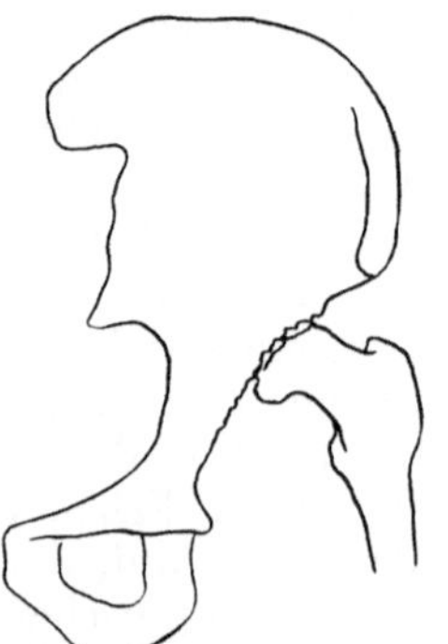

Abb. 149. Tuberkulöse Destruktionscoxitis. Der kranke Kopf ist aus der zerstörten und erweiterten Pfanne nach oben herausgetreten (Pfannenwanderung).

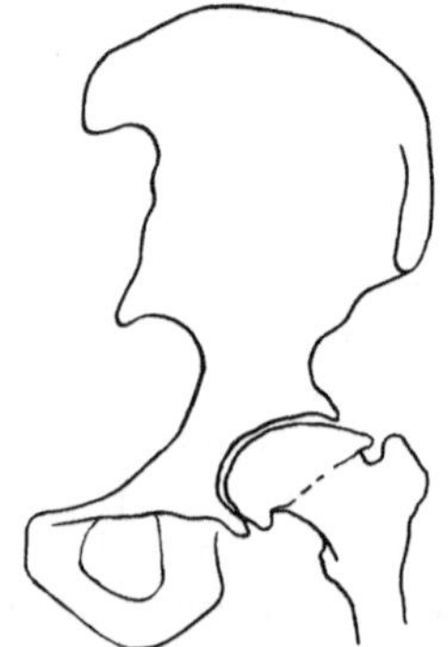

Abb. 150. Arthritis deformans coxae.

gestreckten und seitlich nicht verlagerten Beines fest, kann der Kranke schmerzfrei laufen, ergibt die Prüfung auf Gelenkfestigkeit, daß der Schaft gegen das Becken nicht zu verschieben ist, so liegt eine geheilte Schenkelhalsfraktur vor. Eine gleichzeitige Einschränkung der passiven Bewegungen ist zum Teil eine unmittelbare Frakturfolge, zum andern Teil der Ausdruck der so häufigen sekundären Arthritis deformans. Geht der Kranke noch am Stock, ist das Gehen behindert und schmerzhaft, kann man bei der Prüfung auf Gelenkfestigkeit den Femurschaft gegen das Becken auf- und abwärtsschieben, so liegt eine nichtverheilte Schenkelhalsfraktur, eine Schenkelhalspseudarthrose vor. In zweifelhaften Fällen nimmt man je ein Röntgenbild bei starkem Druck nach oben und bei starkem Zug nach unten auf. Nur wenn in beiden Fällen die Form des Halses vollständig gleich ist, kann die Fraktur verheilt sein.

Finden wir mit oder ohne vorausgegangene Verletzung das in normaler Streckstellung liegende Bein in leichter Außenrotation bei seitlicher Normalstellung oder auch leichter Abduktion, geht bei passiver Flexion, die meist nicht vollständig ausführbar ist, das Bein von selbst in leichte oder stärkere Abduktion, ist eine weitere Abduktion ebenso wie jede Adduktion passiv nicht zu erzielen und sind die rotatorischen Bewegungen vollständig aufgehoben, so besteht eine vorgeschrittene Arthritis deformans des Hüftgelenkes (Abb. 150). —

Nur wenig ist mehr über anderweitige auffällige Befunde in der Hüftgelenksgegend zu sagen.

Sieht man bei der Betrachtung eine umschriebene, kissenartige Vorwölbung gerade in der Gegend des Trochanter major, erweist sie sich bei der Betastung von prall-elastischer Konsistenz, fluktuierend und unempfindlich, so handelt es sich um eine chronische Entzündung des über dem Trochanter major liegenden Schleimbeutels (Bursitis trochanterica).

Besteht eine flachere, weiche und fluktuierende Schwellung in gleicher Gegend ohne scharfe Grenzen, ist der unterliegende Knochen druckempfindlich, so werden wir einen von einem tuberkulösen Knochenherd des Trochanters ausgehenden kalten Abszeß annehmen. Auch wenn eine solche Schwellung weiter unten an der Außenfläche des Oberschenkels gelegen ist, werden wir, wenn das Hüftgelenk selbst nicht verändert ist, eine Trochantertuberkulose diagnostizieren; denn wir wissen, daß die kalten Abszesse die Neigung haben, sich nach unten zu senken.

Stellen wir bei Betrachtung von hinten eine druckempfindliche Schwellung mit dem Mittelpunkt in der Gegend der Synchondrosis sacro-iliaca fest, so können wir mit Sicherheit eine Tuberkulose dieses großen Gelenkspaltes diagnostizieren, gleich ob die Schwellung fluktuiert (kalter Abszeß) oder nicht (granulierende Form).

Von anderen wichtigen Krankheitsbildern der Hüft- und Leistengegend wird bei der Untersuchung der Leistenbeuge gesprochen werden. —

Sie sehen, einfach ist die Diagnostik der Hüftgelenksleiden nicht. Man muß mit Kenntnis der krankhaften Zustände wohl versehen und mit der Technik der Untersuchung wohl vertraut sein. Wer aber diese Vorbedingungen erfüllt, dem wird sich der eigenartige diagnostische Reiz jeder Hüftgelenksuntersuchung im Einzelfalle offenbaren.

13. Die Untersuchung des Kniegelenkes.

Bei der Untersuchung des Kniegelenkes liegt der Kranke mit entblößten Beinen auf dem Tisch und wird aufgefordert, beide Beine im Kniegelenk gestreckt und mit den Füßen gerade nach vorn gerichtet zu halten.

Die Besichtigung beginnt mit der Bestimmung der Stellung des Kniegelenkes. Dies ist leicht, da beide Glieder, die das Gelenk bilden, frei vor unseren Augen liegen. Normalerweise bildet Unter- und Oberschenkel bei der Betrachtung von vorn und von der Seite einen Winkel von 180 Grad: der Unterschenkel bildet die unmittelbare Verlängerung des Oberschenkels. Doch darf nicht vergessen werden, daß leichte Abweichungen hiervon sehr häufig sind und noch im Rahmen der physiologischen Grenzen liegen. So finden wir bei jugendlichen Personen, insbesondere bei starker Anspannung des Streckmuskels, nicht selten eine ganz leichte Überstreckung. Ebenso bemerken wir bei der Betrachtung von vorn häufig, besonders beim weiblichen Geschlecht, eine ganz leichte Abweichung der Gliedachse im Sinne eines X-Beines. Doch dürfen diese Abweichungen, um nicht als krankhaft bezeichnet zu werden, nicht über ein ganz geringes Maß hinausgehen.

Zur Feststellung der Umrißlinien betrachten wir zunächst das Bein von oben (Außenumriß und Innenumriß), Auf der Außenseite liegt am muskulösen Bein zwischen der Konvexität des Oberschenkels und der Konvexität des Unterschenkels — beides bedingt durch die Muskulatur — eine flache konkave Einsenkung (Abb. 153 a, gesunde Seite), die etwa der Gegend des Kniegelenkes entspricht. Von ihr aus steigt die Konvexität des Unterschenkels ziemlich rasch an; ein hier manchmal wahrnehmbarer kleiner umschriebener Vorsprung beruht auf dem hier gelegenen Fibulaköpfchen. Auf der Innenseite verlaufen die Umrisse am Ober- und Unterschenkel etwas gestreckter; nur in der Mitte zeigt sich eine begrenzte stärkere Konvexität, die dem stärker vorspringenden inneren Femurkondylus entspricht. Am unteren Ende dieser Konvexität liegt der Gelenkspalt.

Bei seitlicher Betrachtung (Vorderumriß, Hinterumriß) fällt vorn die Oberschenkelmuskulatur sanft nach dem Kniegelenk zu ab, da die den Knochen deckende Muskulatur zunehmend an Masse verliert. Dicht oberhalb der plateauartig vorspringenden Patella sind die den Knochen deckenden Weichteile am dünnsten — Strecksehne und Synovialmembran —, so daß die Grenzlinie hier eine leichte Einsenkung bildet, die nach dem oberen Patellarrande zu steil ansteigt. Diese Einsenkung entspricht dem oberen Rezessus des Kniegelenkes. Unterhalb der Patella fällt die Grenzlinie mit dem Patellarband flacher zum Unterschenkel ab; am unteren Ende ist zumeist die Tuberositas tibiae als kleine umschriebene Vorwölbung wahrnehmbar; dann geht die Grenzlinie in die gerade Linie der vorderen Tibiakante über. Auf der Unterfläche ist nur die sanfte flache Einsenkung der Kniekehlengegend zwischen den konvexen Umrißlinien des Oberschenkels und der Wade erkennbar.

Bei der Flächenbesichtigung des Kniegelenkes von vorn bemerken wir zunächst die flache Vorwölbung der Patella mit ihrer bezeichnenden Form. Oberhalb der Patella sehen wir die schon vorher erwähnte flache Einsenkung an der Stelle des oberen Rezessus. Ferner bemerken wir zwei flache Mulden zu beiden Seiten der Patella (seitliche Patellargruben); sie kommen dadurch zustande, daß hier das Gelenk ganz oberflächlich ist, da außer der Haut nur die dünnen Lamellen des seitlichen Streckapparates und die zarten Synovialblätter die Knochenvorsprünge der Patella und der Kondylen überbrücken. Unterhalb der Kniescheibe sieht man die bandartigen Umrisse des Lig. patellae durch die Haut sich abzeichnen. Zu beiden Seiten desselben liegen bei den meisten Menschen ebenfalls zwei ganz seichte Einsenkungen, die der unteren Gelenkhöhle entsprechen; bei manchen Menschen allerdings fehlen dieselben infolge stärkerer Entwicklung der Fettkörper des unteren Kniegelenkes oder es bestehen sogar ganz leichte Vorwölbungen.

Zu der Betrachtung von hinten muß der Kranke sich auf den Bauch herumlegen. Die Kniekehle mit ihrer eigenartigen Rautenform, die bei leichter Beugung des Kniegelenkes noch deutlicher hervortritt, liegt dann vor unseren Augen. Die beiden unteren Schenkel der Raute werden von den beiden Gastrocnemiusköpfen gebildet; der innere obere aus den Sehnen des M. semimembran. und semitendin.; der äußere obere vom langen Bizepskopf. Durch die Mitte der Raute von oben nach unten verlaufen in der Tiefe die Gefäße und die Nerven; etwa in der Mitte ihres Verlaufes liegen die poplitealen Lymphdrüsen. Ganz in der Tiefe liegt die hier wenig umfangreiche hintere Gelenkkapsel.

Zur Prüfung der passiven Beweglichkeit fassen wir den Unterschenkel an der Streckseite oberhalb des Fußgelenkes und führen, während die linke Hand auf der Patella ruht, Beugung und Streckung aus. Zur Prüfung der seitlichen Festigkeit halten wir bei Streckstellung des Kniegelenkes mit der linken Hand den Oberschenkel oberhalb des Kniegelenkes fest und versuchen mit der rechten Hand seitliche Bewegungen des Unterschenkels auszuführen.

Normalerweise ist das Kniegelenk passiv aus voller Streckung soweit beugbar, daß die Wadenfläche mit der Hinterfläche des Oberschenkels zusammenstößt. Die Bewegungen müssen, wie die linke Hand feststellt, glatt und weich, ohne Knirschen oder Reiben sein; ein gelegentliches ganz leichtes Knacken am Ende der Bewegung ist ohne Belang. Seitlich ist das gestreckte Kniegelenk vollständig fest.

Die aktive Beweglichkeit prüfen wir zur Feststellung der Muskelleistung. Wir lassen das gestreckte Bein von der Unterlage erheben. Bei beweglichen Gelenken ist dies eine Leistung des M. ileopsoas (Hüftbeuger) und des M. quadriceps femoris (N. cruralis), der den Unterschenkel gegen die Schwere in Streckstellung erhält. Dann lassen wir an dem gestreckten erhobenen Bein eine aktive Beugung des Unterschenkels ausführen und prüfen die Kraft dieser Bewegung (M. biceps, M. semimembran., semitendin. — N. tibialis). Ein kraftloses Herunterfallen des Unterschenkels in die Beugestellung beweist nichts, weil hierzu schon beim Nachlaß der Quadrizepszusammenziehung die Schwere des Unterschenkels genügt. Im Zweifelsfall legen wir den Kranken auf den Bauch und prüfen die aktive Beugung, die nunmehr gegen die Schwere erfolgen muß. Aus der Beugung lassen wir eine aktive Streckung ausführen und prüfen die Kraft dieser Bewegung. Bei versteiftem Knie können wir uns von der Tätigkeit der Muskeln durch die aufgelegte Hand überzeugen, die die Anspannung der Muskeln bei den entsprechenden aktiven Bewegungsversuchen wahrnimmt.

Bei der Betastung gleiten die flachen Hände vom Oberschenkel herab zum Kniegelenk. Am Kniegelenk angelangt, fühlen die Fingerspitzen beider Hände nach dem Gelenkspalt, tasten ihn ab und prüfen auf Druckempfindlichkeit. Dann wird die Patella auf Form, Verschieblichkeit und Druckempfindlichkeit geprüft. Bei Frakturverdacht faßt man den oberen Teil der Patella mit der linken, den unteren mit der rechten Hand und prüft durch seitliche Verschiebungen auf abnorme Beweglichkeit. Es folgen bei vorhandenen Gelenkschwellungen die wichtigen Untersuchungen auf Flüssigkeitsansammlung und Kapselverdickung. Die erstere wird erwiesen durch das Fluktuationsgefühl und das „Tanzen der Patella“.

Zur Fluktuationsprüfung legt man (Abb. 151) die gespreizte linke Hand auf die Gegend des oberen Rezessus; von der rechten Hand kommen der Daumen auf die eine, die Spitzen des 2. und 3. Fingers auf die andere Seite des Patellarligamentes. Bei Druck der

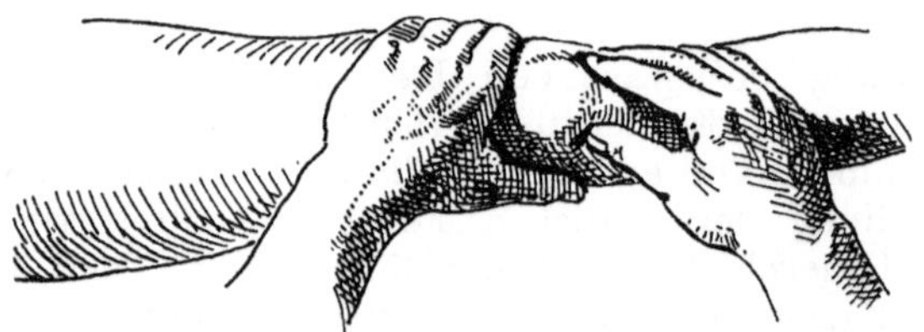

Abb. 151. Fluktuationsprüfung am Kniegelenk.

einen Hand fühlt man die Flüssigkeitswelle gegen die andere Hand anschlagen. Bei einiger Übung kann man deutlich erkennen, ob viel oder wenig Flüssigkeit im Gelenk vorhanden ist. Das ist praktisch wichtig. Hat man z. B. eine starke Schwellung des Gelenkes festgestellt, ergibt die Fluktuationsprüfung aber, daß nur eine geringe Flüssigkeitsmenge im Gelenk ist, so ist mit Sicherheit anzunehmen, daß ein Teil der Schwellung auf Gewebsvermehrung in der Synovialmembran zurückzuführen ist (Kapselschwellung).

Das Patellartanzen ist bei stärkeren Ergüssen leicht nachzuweisen: man legt die geschlossenen Fingerspitzen der rechten Hand auf die Patella und führt kurze Stöße in der Richtung auf den Femur aus. Man fühlt dann deutlich das Anprallen der vorher durch die Flüssigkeit von der Femurvorderfläche getrennten Patella an die vordere Femurgelenkfläche. Bei geringen Ergüssen ist das Symptom nur dadurch zu erzielen, daß man die Flüssigkeit unter die Patella zusammendrängt. Dies geschieht dadurch, daß man die linke Hand wie bei der Fluktuationsprüfung auf den oberen Rezessus legt und ihn ausdrückt. Führt man jetzt mit der rechten Hand den Stoß auf die Patella aus, während gleichzeitig die linke Hand etwas gelockert wird, so ist das Anprallen wahrnehmbar.

Die Prüfung auf Synovialverdickung erfordert ebenfalls eine gewisse Technik. Auch geringe Verdickungen sind am leichtesten am oberen Rand des oberen Rezessus festzustellen, da, wo die Umschlagstelle der Synovialmembran gegen die übrigen Weichteile angrenzt. Die Umschlagstelle ist normalerweise bei der Zartheit der Synovialblätter nicht der Betastung zugänglich; sie wird es aber bei Dickenzunahme der Synovialis. Am besten setzt man (Abb. 152) die geschlossenen vier Finger der in der Längsachse des Beines gehaltenen rechten Hand mit den Fingerspitzen oberhalb der Patella auf und schiebt sie in der Längsrichtung nach oben vor. Gelangt man hierbei an die Umschlagstelle der Synovialmembran und führt man die Finger darüber hinaus, so gleiten sie bei vorhandener Synovialverdickung wie von einem Absatz von der Umschlagstelle herunter, zum mindesten ist ein Höhenunterschied wahrnehmbar. Bei gleichzeitigen Ergüssen ist die Prüfung viel schwieriger; bei stärkeren Ergüssen ist sie mit Sicherheit nur dann ausführbar, wenn der Erguß erst vorher durch Punktion entleert ist.

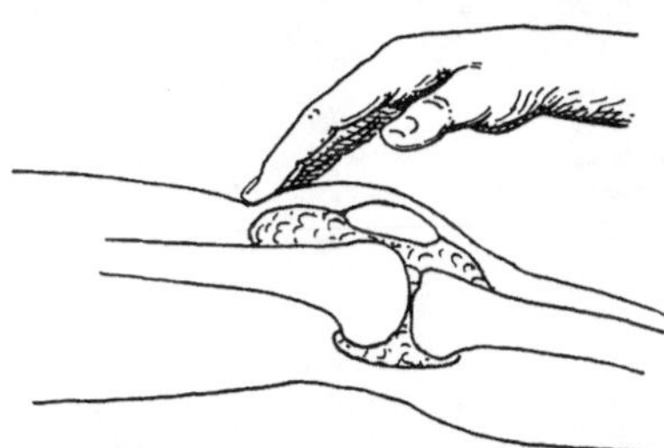

Abb. 152. Abtasten der oberen Umschlagstelle der Synovialmembran.

Zur weiteren Betastung gleiten die beiden Hände zu beiden Seiten des Patellarligamentes nach unten bis zur Tuberositas tibiae und zum Fibulaköpfchen. Die Abtastung der Rautengrube der Kniekehle bildet den Schluß. —

Wir besprechen auch hier zunächst die Befunde bei den frischen Verletzungen und ihre Deutung.

Werden wir zu einem Kranken gerufen, der nach einer Verletzung mit starker Schwellung der Kniegelenksgegend bei gestrecktem oder leicht gebeugtem Gelenk (untergeschobenes Kissen) im Bett liegt, unfähig sein Bein zu gebrauchen, so werden wir zunächst die Lage der Schwellung genau bestimmen. Finden wir das Gelenk selber als Mittelpunkt der Schwellung, ist bei seitlicher Betrachtung der Außenumrisse (Abb. 153 b) eine deutliche Vorwölbung dicht oberhalb der Patella im Bereich des oberen Rezessus vorhanden, ist bei vorderer Flächenbesichtigung (Abb. 153 a) zu beiden Seiten der Patella eine wulstartige Vorwölbung bemerkbar, eine gleiche, wenn auch geringere, zu beiden Seiten des Patellarligamentes, so wissen wir, daß eine abnorme

Gelenkfüllung vorliegen muß, die in diesem Falle nur aus Blut bestehen kann (Haemarthros genu). Die Fluktuationsprüfung und das Tanzen der Patella bestätigen die Annahme des Blutergusses im Gelenk. Es bleibt nun die Frage zu entscheiden, ob ein einfaches Haemarthros genu durch Distorsion oder ein Haemarthros genu als Begleiterscheinung einer intraartikulären Fraktur (Fractura patellae, Fractura femoris supracondylica, Fractura femoris condylica, Fractur der oberen Tibiaepiphyse) vorliegt.

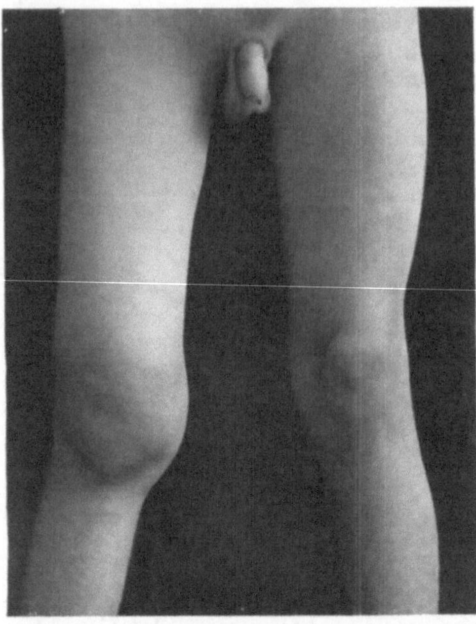

a

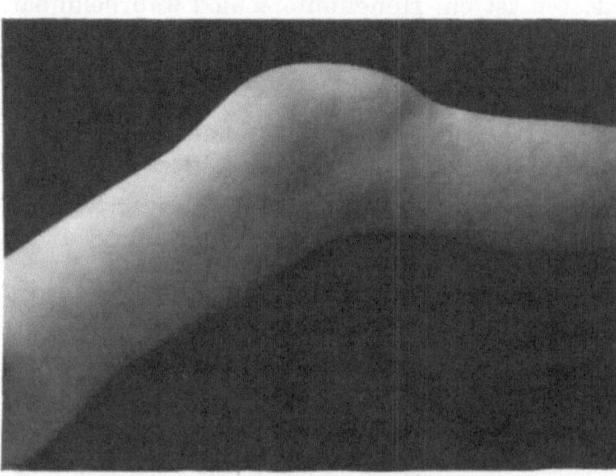

b

Abb. 153a und b. Haemarthros genu bei Distorsion des Kniegelenkes. a) von oben. b) seitlich.

Finden wir außer der starken Schwellung des Kniegelenkes selber eine weitere, sich nach oben anschließende Schwellung, so daß der Mittelpunkt der Gesamtschwellung dicht oberhalb der Femurkondylen gelegen ist, so nehmen wir den Unterschenkel vorsichtig auf und prüfen auf abnorme Beweglichkeit. Läßt sich das Bein seitlich leicht im Sinne einer Achsenknickung verlagern, liegt der Drehpunkt dicht oberhalb der Femurkondylen, so kann es sich nur um eine vollkommene suprakondyläre Fractura femoris handeln. Da der obere Rezessus sich weit auf die Vorderfläche des unteren Femurschaftes erstreckt, liegt hier die Bruchstelle noch im Gelenkinnern; die suprakondyläre Femurfraktur vermag also durchaus das Bild des Haemarthros genu hervorzurufen. Doch kann die Blutfüllung des Gelenkes gering sein oder auch fehlen; dann ist die suprakondyläre Lage der Schwellung noch ausgesprochener. Sehen wir bei gleicher Schwellung den Oberschenkel oberhalb des Kniegelenkes bei seitlicher Betrachtung verbreitert, ist der Oberschenkel verkürzt (Messung von der Trochanterspitze zum Fibulaköpfchen), ist bei der Betastung von unten auf der Hinterfläche im oberen Bereich der Rautengrube eine knöcherne Resistenz wahrnehmbar, so muß eine suprakondyläre Fraktur mit typischer Dislokation angenommen werden. Hierbei wird das untere Fragment durch die Wirkung der Mm. gastrocnemii in Beugestellung zum Unterschenkel gebracht; die Bruchfläche tritt hinter die Bruchfläche des Femurschaftes und wölbt sich gegen die Kniekehle vor (Abb. 154).

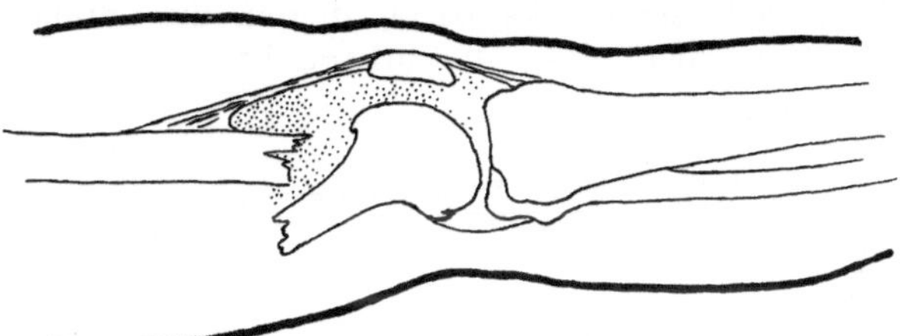

Abb. 154. Fractura supracondylica femoris cum dislocatione.

Finden wir außer der Blutfüllung des Kniegelenks eine Schwellung, deren Mittelpunkt in der Gegend des Tibiakopfes gelegen ist, besteht deutlich Bruchschmerz an dieser Stelle, ist bei passiver Seitenbewegung des gestreckten Unterschenkels abnorme Beweglichkeit mit dem Drehpunkt am gleichen Orte vorhanden, so liegt ein vollständiger Bruch des oberen Tibiaendes vor. Ist das Ausmaß der abnormen Beweglichkeit nur gering, kaum mehr als ein deutliches „Federn" bei gleichzeitiger Schmerzhaftigkeit, so können wir eine Einkeilung der Bruchstücke annehmen. Fast immer werden wir hören, daß der Verletzte aus großer Höhe auf das gestreckte Bein gefallen ist (Kompressionsbruch, vgl. Abb. 56, S. 108).

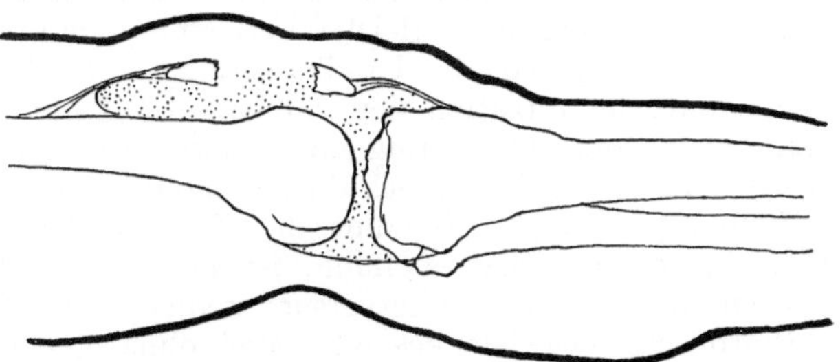

Abb. 155. Querfraktur der Patella mit Dislokation, Haemarthros genu.

Ist die Schwellung auf die Gegend des Gelenkes im Sinne eines Haemarthros genu beschränkt, sehen wir auf der Höhe der Schwellung bei Seitenbetrachtung zwei kleine Vorwölbungen zwischen denen eine Delle gelegen ist, erkennen wir bei der Betastung in diesen beiden

Vorwölbungen die Bruchstücke der Kniescheibe, die sich bei seitlicher Verschiebung als gegeneinander verschieblich erweisen, können die Verletzten das im Kniegelenk gestreckte Bein nicht von der Unterlage erheben, so liegt unzweifelhaft eine Fractura patellae mit Dislokation (Abb. 155) vor; der seitliche Streckapparat ist in diesen Fällen mit zerrissen. Fehlt die Unterbrechung des Außenumrisses der Patella bei seitlicher Betrachtung, ist kein Bruchspalt tastbar, können wir aber bei kräftiger seitlicher Verschiebung der beiden Patellarhälften eine Nachgiebigkeit oder gar eine Beweglichkeit gegeneinander feststellen, so liegt eine vollständige Patellarfraktur ohne Dislokation (Abb. 156) vor. Erheben des gestreckten Beines ist in diesen Fällen möglich, weil der Streckapparat, in den die Patella als Sesambein eingelagert ist, nicht ganz durchrissen ist.

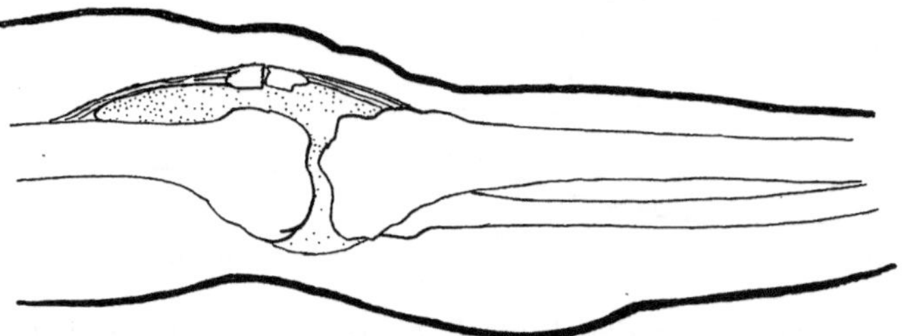

Abb. 156. Querfraktur der Patella ohne Dislokation, Haemarthros genu.

Ist bei vorhandenem Haemarthros genu die Patella fest, können wir aber in einer bestimmten Höhe eine umschriebene Druckempfindlichkeit des Knochens wahrnehmen, so werden wir in der Annahme einer unvollkommenen Querfraktur der Patella kaum je fehlgehen. Die letzte Entscheidung gehört dem Röntgenbild.

Finden wir bei einem leichten Haemarthros genu bei Besichtigung und Betastung die Patella nicht an richtiger Stelle, sondern abnorm nach außen (häufiger) oder nach innen verlagert, so kann es sich nur um eine Luxatio patellae nach außen oder nach innen handeln. Manchmal ist schon häufig eine gleiche Verletzung vorausgegangen; sehr geringfügige Stöße gegen die Patella vermögen die Verlagerung hervorzurufen (habituelle Luxation der Patella). In diesen Fällen ist die Gelenkfüllung oft nur sehr gering oder kann selbst fehlen.

Steht bei einem Kranken, der sich durch eine drehende Bewegung (z. B. beim Fußballspiel) eine Verletzung des Kniegelenkes zugezogen hat, das Bein in leichter Beugestellung, ist passiv volle Streckung nicht zu erzielen und der Streckungsversuch schmerzhaft, finden wir bei leichter Blutfüllung des Gelenkes oder auch ohne eine solche eine flache Weichteilschwellung auf der Innenseite des Kniegelenkes mit dem Mittelpunkt im Gelenkspalt, besteht ausgesprochene umschriebene Druckempfindlichkeit gerade am inneren Gelenkspalt selber, so diagnostizieren wir eine Verletzung des inneren Meniskus (Seminularknorpels), sei es, daß er zerquetscht oder zerrissen, oder daß die vordere Anhaftungsstelle an der Tibia abgerissen ist. Sehen wir bei einer älteren Verletzung bei passiven Beugungen und Streckungen, daß eine umschriebene Vorwölbung an der gleichen Stelle auftritt (Streckung) und wieder verschwindet (Beugung) so schließen wir daraus, daß der gelöste Meniskus oder Teile von ihm abwechselnd luxieren und wieder zurücktreten.

Besteht für Besichtigung und Betastung nichts anderes als ein Haemarthros genu, so prüfen wir die seitliche Festigkeit des Kniegelenkes. Sind passive seitliche Bewegungen möglich, die ihren Mittelpunkt im Kniegelenk selber zu haben scheinen, so müssen wir nach den bei den Ellenbogenverletzungen besprochenen Gesichtspunkten (s. S. 214) auf einseitigen oder doppelseitigen kondylären Schrägbruch des unteren Femurendes schließen (Abb. 157).

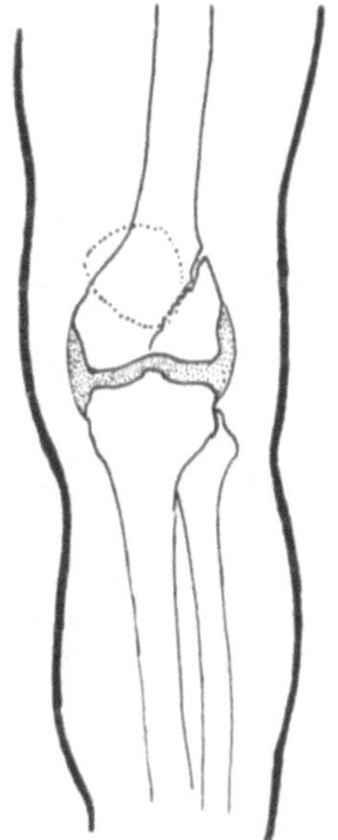

Abb. 157. Äußerer kondylärer Schrägbruch des Femur.

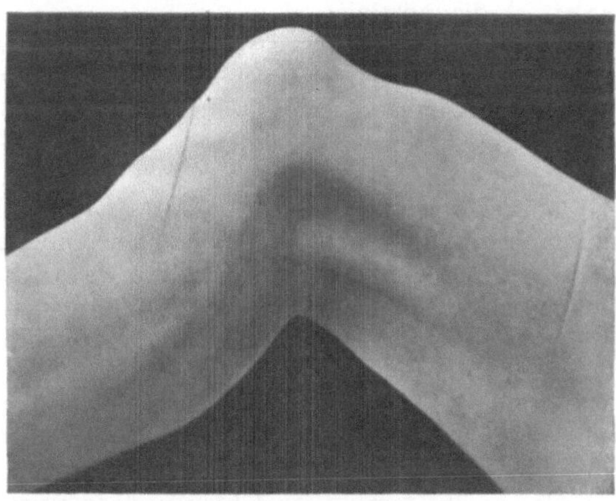

Abb. 158. Abriß der Quadrizepssehne an der Patella (beim Versuch der Erhebung des Beines).

Erweist sich das Kniegelenk als seitlich fest, so lassen wir das Bein in Streckstellung erheben. Ist dies nicht möglich und sehen wir, daß der untere Ansatz der Strecksehne bei dem Versuch der Erhebung nach oben rutscht und sich von der Patella trennt, können wir in der Lücke die Kondylen des Femur mit abnormer Deutlichkeit abtasten, so liegt ein Abriß der Strecksehne an der Patella vor (Abb. 158). Sehen wir dagegen, daß bei dem Bewegungsversuch die Strecksehne samt der Patella nach oben rutscht, so muß ein Abriß des Lig. patellae oder ein Abbruch der Tuberositas tibiae vorhanden sein.

Fehlen auch diese Verletzungszeichen, so wird es sich in der Regel um ein einfaches Haemarthros genu durch Distorsion oder Kontusion handeln. Wollen wir auch die Möglichkeit seltener intraartikulärer Frakturen (umschriebene Knorpel-Knochenimpression der Gelenkfläche, Abrißfraktur der Eminentia intercondyloidea tibiae) ausschließen, so bedürfen wir hierzu des Röntgenbildes. Praktisch ist ihre Erkennung zunächst nicht allzuwichtig, da die Behandlung dieser Verletzungen mit der Behandlung des einfachen Haemarthros genu zusammenfällt.

Finden wir nach einer Verletzung das Kniegelenk regelrecht, besteht aber eine Schwellung auf der Innenseite mit dem Mittelpunkt am inneren Condylus femoris, besonders in seinem oberen Bereich, besteht hier umschriebene Druckempfindlichkeit, so handelt es sich fast stets um Periosteinrisse und -abrisse an dieser Stelle, die im Röntgenbild erst später durch die von den Perioststücken ausgehende Knochenneubildung erkennbar werden.

Besteht eine Schwellung auf der Außenseite der unteren Kniegelenksgegend mit dem Mittelpunkt unterhalb des Fibulaköpfchens, ist hier umschriebene Druckempfindlichkeit vorhanden, so werden wir eine Fraktur im oberen dünnsten Teil der Fibula (hohe Fibulafraktur) diagnostizieren.

Ist bei vorhandener Weichteilschwellung irgendein Zeichen, das in der Richtung der Fraktur zu verwerten wäre, nicht vorhanden, so müssen wir eine einfache Kontusion der betreffenden Kniegelenksgegend annehmen. —

Für die Diagnostik der akut entzündlichen Erkrankungen ist wiederum die Feststellung der Lage und des Mittelpunktes von entscheidender Bedeutung. Die Stellung des Kniegelenkes pflegt in allen diesen Fällen eine leichte Beugestellung zu sein, da diese Stellung von den Kranken zur Linderung der Schmerzen instinktiv eingenommen wird.

Ist die entzündliche Weichteilschwellung auf die Streckseite des Kniegelenkes beschränkt, finden wir den Mittelpunkt der Rötung, der Schwellung und Druckempfindlichkeit genau im Bereich der Patella, die selber nicht tastbar ist, fehlen nennenswerte Allgemeinerscheinungen, so wissen wir, daß es sich um eine akute Bursitis praepatellaris handelt. Bleibt die entzündliche Schwellung länger bestehen, bildet sich an einer Stelle eine stärkere Rötung und Vorwölbung heraus, die späterhin Fluktuation erkennen läßt, so diagnostizieren wir eine eitrige Bursitis praepatellaris.

Liegt dagegen die entzündliche Schwellung auf der Beugeseite, füllt sie die Kniekehle aus, liegt der Mittelpunkt der Rötung und der Druckempfindlichkeit genau in der Mitte der Kniekehlenraute, so liegt eine akute Lymphadenitis der tiefgelegenen Lymphdrüsen der Kniekehle vor; bei Untersuchung des Unterschenkels und des Fußes wird die Eintrittspforte in Form infizierter Schrunden, Eiterblasen, Geschwüren oder auch frischer Narben leicht feststellbar sein. Sind die Entzündungserscheinungen stärker, besteht Fieber, so können wir mit Recht eine eitrige Lymphadenitis poplitealis annehmen. Liegt jedoch der Mittelpunkt der entzündlichen Schwellung im oberen Bereich der Kniekehlenraute, fehlt jede Eintrittspforte an Unterschenkel und Fuß, besteht gleichzeitig eine entzündliche Schwellung auf der Streckseite und insbesondere auf der Innenseite des unteren Femurendes, so schließen wir auf einen osteomyelitischen Abszeß, der vom Planum popliteum her gegen die Kniekehle vordrängt.

Finden wir eine plötzlich entstandene schmerzhafte Schwellung des Kniegelenkes selber — kenntlich an der Vorwölbung des oberen Rezessus und der Patellargruben zu beiden Seiten der Patella —, die aber durch die gleichzeitige Weichteilschwellung etwas abgedämpft sein kann, ist auch die Haut seitlich der Patella leicht gerötet, so liegt eine akute Gonitis vor. Fluktuation kann hierbei nachweisbar sein (akut entzündlicher Erguß); sie kann aber auch fehlen oder wenigstens dem Nachweis entgehen. Ausschlaggebend ist die Lage des Mittelpunktes der Schwellung und der Druckempfindlichkeit an den mehrfach genannten Stellen des oberflächlich liegenden Gelenkes. Sind noch andere Gelenke mit erkrankt, so ist an der Diagnose einer Polyarthritis rheumatica kaum mehr Zweifel. Ist allein das Kniegelenk erkrankt, so ist die Wahrscheinlichkeit einer gonorrhoischen Gonitis groß; doch bestehen die anderen vordem besprochenen Möglichkeiten akuter Gelenkentzündung, auf die hier nicht nochmals eingegangen werden soll. Bestehen bei plötzlichem Beginn und hohen Temperaturen die Zeichen eines prallen Gelenkergusses, fühlt sich die Haut im Bereich der Schwellung heiß an, so ist eine akute eitrige Gonitis wahrscheinlich; es ist bemerkenswert, daß hierbei die deckende Haut frei von Schwellung und Rötung sein kann. Entscheidend ist das Ergebnis der Probepunktion. Zur Beurteilung der Form der eitrigen Gonitis muß ich auf die früheren Ausführungen verweisen (S. 162).

Werden wir zu einem fiebernden Kinde gerufen und stellen wir eine schmerzhafte Schwellung der Kniegelenksgegend fest — gleich ob sie stark oder sehr leicht ist —, die ihren Mittelpunkt oberhalb oder unterhalb des Gelenkspaltes hat, so wissen wir, daß nur eine Osteomyelitis des unteren Femurendes oder des oberen Tibiaendes vorliegen kann. Ein etwa vorhandener fluktuierender Abszeß erleichtert die Diagnose, die aber von seinem Vorhandensein keineswegs abhängig ist. Wir merken uns, daß das untere Femurende der häufigste Sitz der akuten Osteomyelitis ist. Finden wir gleichzeitig die Zeichen einer fluktuierenden Gelenkfüllung, so kann nur die Punktion mit Sicherheit entscheiden, ob es sich um einen sympathischen Erguß (s. S. 153) oder um eine eitrige Perforationsarthritis handelt. Im ersten Falle ergibt die Punktion einen leicht oder stärker getrübten serösen Erguß, der sich im gefärbten Ausstrichpräparat oder in der Aggarkultur als keimfrei erweist; im zweiten Falle Eiter, in dem sich die Erreger im Ausstrichpräparat oder in der Kultur leicht nachweisen lassen. Erscheint gleichzeitig die ganze Form des Kniegelenkes verändert, so prüfen wir vorsichtig auf seitliche Beweglichkeit an der Stelle der Epiphysenfuge; ist sie vorhanden, bemerken wir zartes Knorpelreiben, so ist eine Epiphysenlösung vorhanden.

Liegt die entzündliche Schwellung auf der Außenseite, stellen wir ihren Mittelpunkt in der Gegend des Fibulaköpfchens fest, so müssen wir eine akute Entzündung des Tibiofibulargelenkes (polyarthritisch, gonorrhoisch, metastatisch) annehmen, die gelegentlich ohne Beteiligung des Kniegelenkes auftreten kann. —

Mancherlei andere wichtige Veränderungen können wir in der Kniegelenksgegend bei chronischen Krankheitszuständen beobachten.

Finden wir das Kniegelenk bei seitlicher Betrachtung in leichter Beugestellung oder auch in Streckstellung, bemerken wir eine Vorwölbung im Bereich des oberen Rezessus und des unteren Gelenkes, so daß die Konturen der Patella etwas zurücktreten, sind die Mulden seitlich der Patella ausgefüllt oder besteht hier sogar eine Vorwölbung, so muß eine abnorme Gelenkfüllung vorliegen. Um die Art der Gelenkfüllung zu erkennen, prüfen wir auf Fluktuation und Patellartanzen. Sind diese Zeichen vorhanden, so muß ein Kniegelenkerguß vorliegen.

Der Grad der Schwellung unterrichtet uns über die Stärke der Gelenkfüllung. Die Prallheit oder Weichheit der Schwellung, die Stärke des Fluktuationsgefühls und die Entfernung, die die Patella durchmißt, bevor sie an der überknorpelten Femurfläche anprallt, unterrichten uns über die Menge der vorhandenen Flüssigkeit — hierzu ist allerdings Übung und Erfahrung nötig. Entspricht die nach diesen Zeichen zu vermutende Flüssigkeitsmenge dem Grade der Schwellung, so werden wir die Gesamtschwellung als durch Flüssigkeitsansammlung hervorgerufen annehmen und einen einfachen Erguß annehmen, dessen mannigfache Ursachen schon vorher besprochen wurden (traumatische Arthritis, Mausgelenk u. a.). Ist sie geringer, als den Graden der Schwellung entspricht, so werden wir schließen, daß nur ein Teil der Schwellung auf Flüssigkeit, ein anderer auf Synovialverdickung zurückzuführen ist. Die Bestätigung ergibt sich aus der vorher beschriebenen Prüfung der oberen Umschlagsfalte der Synovialmembran.

Bei vorhandener Kapselschwellung ist der festgestellte Erguß nur die Begleiterscheinung einer krankhaften Gelenkkapselveränderung (Tuberkulose, Lues, Polyarthritis rheumatica, Arthritis deformans). Schmerzhaftigkeit, Neigung zu Kontrakturen und Versteifungen, Muskelatrophie spricht für Tuberkulose, fehlende oder geringe Leistungsstörung für Lues. Der doppelseitige schmerzlose, schlaffe Kniegelenkserguß mit leichter Kapselschwellung bei Kindern ist, wie bereits erwähnt, fast pathognomonisch für die hereditäre Lues. Die chronische Polyarthritis rheumatica tritt gegenüber diesen Erkrankungen an Häufigkeit zurück; sie ist durch die Untersuchung der anderen Gelenke genügend gekennzeichnet. Der schlaffe Kniegelenkserguß der älteren Leute mit geringer Kapselverdickung ist ein Zeichen der Arthritis deformans; die Bestätigung erhalten wir durch das Reiben und Knarren bei passiven Bewegungen und durch das Röntgenbild. Ist der Kniegelenkserguß verbunden mit Mißstaltung des Gelenkes, mit Schlotterigkeit — abnorme seitliche Beweglichkeit bei passiver Abduktion und Adduktion —, können die Kranken trotz dieses Gelenkzustandes ohne Schmerzen herumgehen, so kann es sich nur um ein neuropathisches, meist tabisches Gelenk handeln.

Fehlt bei vorhandener Gelenkfüllung das Fluktuationsgefühl, so beruht die Füllung ausschließlich auf der chronisch entzündlichen Verdickung der Synovialmembran. Steht bei einem Kinde oder einem Jugendlichen das Kniegelenk in stärkerer Beugestellung, ist es ganz oder nahezu versteift, sind Bewegungsversuche schmerzhaft, sind bei seitlicher Betrachtung die Muskelkonturen am Ober- und Unterschenkel abgeflacht, erscheint durch die starke Synovialverdickung im Gegensatz hierzu die Gelenkgegend spindlig verdickt, so können wir mit Sicherheit die Diagnose auf die granulierende Form der Gelenktuberkulose, den Fungus genu (Abb. 159), stellen. Nicht selten laufen auch die Gelenkachsen des Ober- und Unterschenkels aneinander vorbei, der Unterschenkel erscheint gegen den Oberschenkel nach hinten subluxiert (Abb. 160). Nur die chronische Polyarthritis rheumatica (Abb. 161) ist nach dem Befunde an den übrigen Gelenken und nach dem Gesamtverlauf des Leidens auszuschließen. Bei geringer Schwellung und geringer Leistungsstörung besteht die Möglichkeit einer luetischen Gonitis. Leichte Kapselverdickung bei älteren Leuten an knarrenden, in der Beugefähigkeit beschränkten Gelenken, weist uns auf die Diagnose der vorgeschrittenen Arthritis deformans.

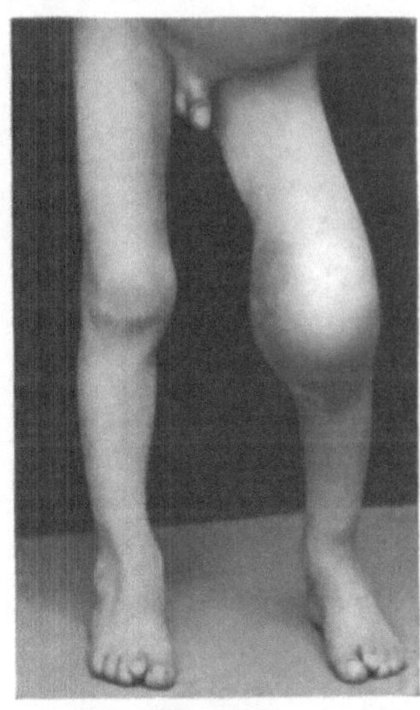

Abb. 159. Fungus genu. Granulierende Form der tuberkulösen Gonitis.

Steht das Kniegelenk in Beugestellung vollständig unbeweglich fest, ist es aber frei von Schwellung und Druckempfindlichkeit, so handelt es sich um den Endausgang schwerer akuter und chronischer

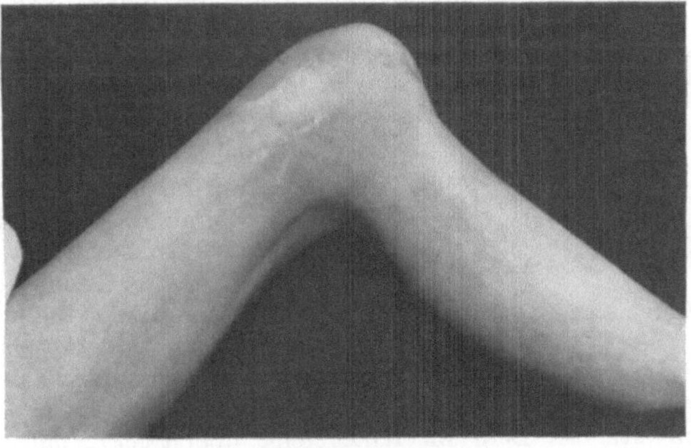

Abb. 160. Subluxationsstellung des Unterschenkels bei destruktiver tuberkulöser Gonitis.

Kniegelenkserkrankungen (Ankylosis fibrosa oder ossea), bei denen während der Behandlung nicht hinreichend für die wünschenswerte Streckstellung gesorgt worden ist.

Ist bei Betrachtung von der Seite eine abgesetzte, flache oder auch halbkugelige Vorwölbung gerade im Bereich der Patella bemerkbar, die sich bei der Betastung als deutlich oder wenigstens leidlich umschrieben, von prall elastischer oder weicher Konsistenz und gegen den Knochen unverschieblich erweist, während die deckende Haut über ihr verschieblich ist, ist außerdem Fluktuation vorhanden, so handelt es sich um eine chronische Bursitis praepatellaris (Abb. 162). Ist eine stärkere Vorwölbung gerade in der Gegend der Tuberositas tibiae vorhanden, beruht nach der Betastung die Vorwölbung auf einer Knochenverdickung an dieser Stelle, so liegt eine Störung der Ossifikation im Bereich der Tuberositas vor, die als selbständiger Knochenkern (Apophyse) angelegt wird (Schlattersche Krankheit).

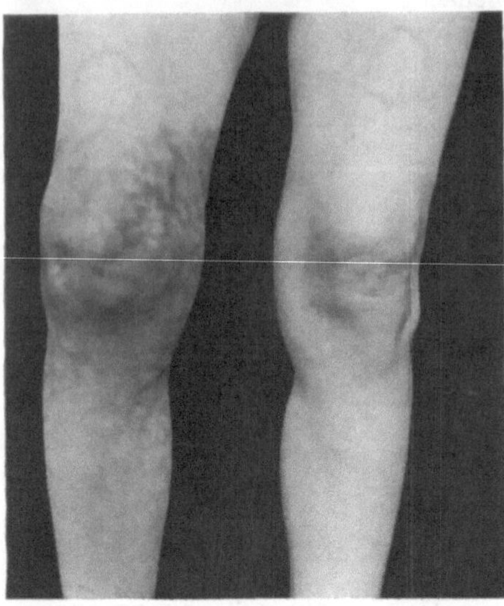

Abb. 161. Chronische Gonitis bei Polyarthritis rheumatica chronica. (Marmorierung der Haut durch heiße Sandbäder.) Abb. 118 gibt die Hände der gleichen Kranken wieder.

Finden wir eine umschriebene Schwellung im unteren Bereich der Kniekehle, die bei der Streckung des Kniegelenkes deutlicher hervortritt, erweist sie sich bei der Betastung als umgrenzte, weiche, fluktuierende und vollständig unempfindliche Geschwulst, die mehr der Innenseite der Kniekehlenraute angehört, so nehmen wir eine Bursitis semimembranacea (Abb. 163) an, da andere Tumoren der Kniekehle (Nervengeschwülste, Aneurysmen, zystische Lymphangiome) recht selten sind und sich teils durch ihre Lage in der Mitte der Kniekehle, teils durch den Tastbefund von jenen zystischen Geschwülsten unterscheiden.

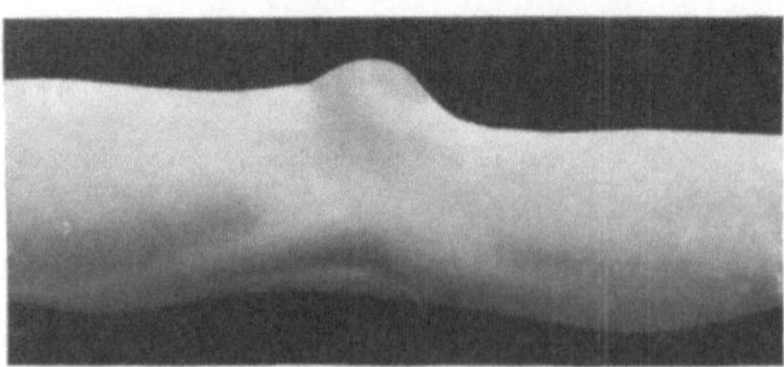

Abb. 162. Chronische Bursitis praepatellaris.

Finden wir das Bein im Kniegelenk überstreckt, läßt sich die Überstreckung passiv noch verstärken, hat die seitliche Festigkeit des Kniegelenkes in Streckstellung gelitten, so erkennen wir hierin eine

Lockerung des Bandapparates (Ligg. lateralia, Ligg. cruciata), wie sie in leichteren Graden bei lange andauernden oder öfter wiederkehrenden Ergüssen oder auch bei schweren Lähmungszuständen der umgebenden Muskeln (Kinderlähmung) auftreten. Stellen wir — zusammen mit starker Schlottrigkeit — eine schwere Gestaltsveränderung des Kniegelenkes fest, wird das Gelenk gleichwohl ohne Schmerzen gebraucht, so kann es sich nur um ein neuropathisches, meist tabisches Gelenk handeln. Ankylose in Überstreckung ist das Ergebnis mangelhafter Vorsicht in der Nachbehandlung vereiterter oder resezierter Gelenke.

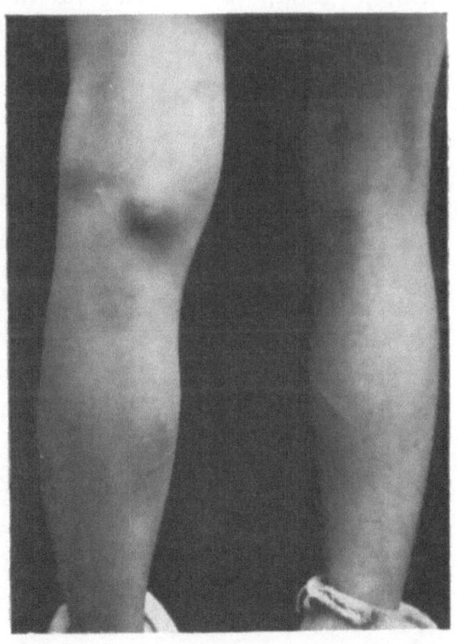

Abb. 163. Chronische Bursitis semimembranacea. (Hygrom der Kniekehle.)

Finden wir bei der Betrachtung von oben eine über das physiologische Mindestmaß hinausgehende seitliche Winkelstellung im Sinne eines X-Beins (Genu valgum) oder aber eine Knickung der Beinachse im umgekehrten Sinne (O-Bein, Genu varum, Abb. 164), so erkennen wir hierin den Ausdruck eines Mißverhältnisses zwischen der Festigkeit des wachsenden Knochens im Gebiete der Metaphyse und der Körperlast, die auf den Knochen der unteren Extremität ruht (Belastungsdeformität, vgl. S. 147). Der Mittelpunkt der Knickung kann sowohl in der unteren Metaphyse des Femurs, als auch in der oberen Metaphyse der Tibia und schließlich auch in beiden Metaphysen gelegen sein. Bei passiver Beugung stellen wir fest, daß die seitliche Abknickung geringer wird oder verschwindet. Stellen wir bei passiven Bewegungen Knorpelreiben fest, so schließen wir auf eine sekundäre Arthritis deformans. Nur in Ausnahmefällen ist die Valgus- oder Varusstellung (bei gleichzeitiger Bewegungsbeschränkung und Versteifung) durch disloziert geheilte, gelenknahe Frakturen oder durch Knochenzerstörung der Gelenkenden bedingt.

Bemerken wir bei der Betrachtung von oben umschriebene Vorwölbungen oberhalb oder unterhalb des Gelenkspaltes, die sich bei der Betastung als knochenhart erweisen und mit dem Knochen fest zusammenhängen, so erkennen wir diese Bildungen als cartilaginäre Exostosen.

Finden wir eine flache Schwellung auf der Innenseite, dicht unterhalb des Gelenkspaltes, die von prall elastischer Konsistenz und unempfindlich ist und deutlich fluktuiert, so liegt eine chronische Entzündung im Bereiche der Sehnenscheiden des Pes anserinus vor. Gehört eine ähnliche flache Schwellung an dieser Stelle der

Oberfläche der Tibia an, ist sie von teigiger Konsistenz, manchmal eindrückbar (ödematös) und ausgesprochen druckempfindlich, so können wir eine luetische Periostitis tibiae annehmen.

Können wir bei einem älteren Kranken, der über Schmerzen im Kniegelenk klagt, bei sonst regelrechtem Befunde eine Druckempfindlichkeit genau in der Gegend des inneren Gelenkspaltes nachweisen, ist bei passiven Bewegungen des Kniegelenkes ein leises Knorpelreiben bemerkbar, besteht vielleicht noch eine ganz leichte Schwellung zu beiden Seiten des Patellarligamentes, so müssen wir mit einer beginnenden Arthritis deformans rechnen. Ist das Reiben stärker, ist die Beugung leicht eingeschränkt, die Streckmuskulatur etwas atrophisch, sind am inneren Gelenkrand knöcherne Vorsprünge tastbar, so handelt es sich um eine vorgeschrittene Arthritis deformans.

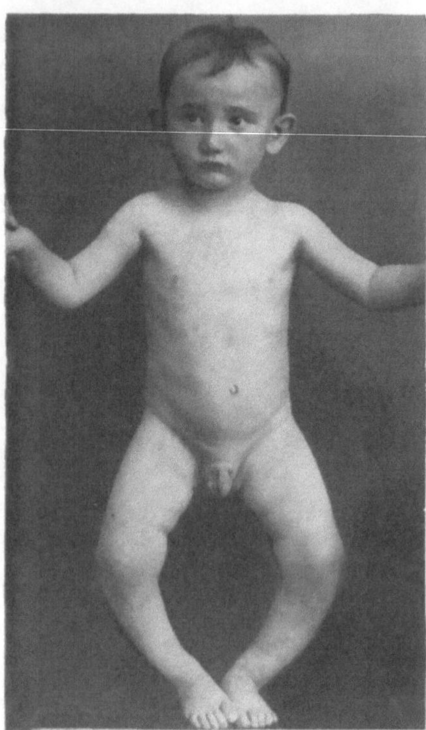

Abb. 164. Genua vara rachitica.

Stellen wir bei einem jugendlichen Kranken als einziges Krankheitszeichen eine stärkere Schwellung zu beiden Seiten des Patellarligamentes fest, ist von der einen zur anderen Schwellung Fluktuation nachweisbar, so kann nur eine chronische Entzündung des tiefen infraligamentären Schleimbeutels vorliegen.

Finden wir bei einem Kinde oder jugendlichen Kranken, bei dem wiederkehrende Ergüsse beobachtet wurden, bei der Betastung seitlich von der Patella oder im Bereich des oberen Rezessus einen kleinen, umschriebenen, knochen- oder knorpelharten Körper, der unter unseren Fingern fortspringt, so wissen wir, daß ein freier Gelenkkörper, eine Gelenkmaus vorhanden ist. Wird über gelegentliche blitzartige Schmerzanfälle mit Feststellung des Gelenkes geklagt, so wissen wir, daß diese Zustände durch die Einklemmung solcher Gelenkkörper zwischen den Gelenkflächen hervorgerufen wird. Liegt der gefühlte bewegliche Körper immer an gleicher Stelle des Gelenkes, z. B. zu einer Seite der Patella, so schließen wir daraus, daß er noch an einem Stiel festhaftet. Ist bei wiederkehrenden Ergüssen Jugendlicher eine Gelenkmaus auch bei häufiger Untersuchung niemals tastbar, so besteht der Verdacht auf das Vorhandensein einer in Bildung begriffenen Gelenkmaus. Die Erkennung kann hier nur durch das Röntgenbild erfolgen. Rückfällige Ergüsse neben Druckempfindlichkeit und leichter Verdickung am inneren Gelenkspalt machen eine alte Meniscusverletzung wahrscheinlich.

Kann ein Kind, ohne daß eine Verletzung im Spiele wäre, bei passiv beweglichem Kniegelenk das Bein in Streckstellung nicht erheben, ist bei passiv erhobenem Oberschenkel die aktive Streckung des Unterschenkels unmöglich, so diagnostizieren wir eine Quadrizepslähmung, die in der Regel durch spinale Kinderlähmung bedingt ist. Erfolgt die Streckung unvollkommen und wird das Bein gleichzeitig nach außen rotiert, so erkennen wir hierin eine Hilfswirkung des M. sartorius für den gelähmten Quadrizeps. Ebenso ist die Lähmung der Beugemuskulatur durch die vorher besprochene Prüfung leicht zu erkennen. —

14. Die Untersuchung des Fußgelenkes und des Fußes.

Wir stellen die Untersuchung bei dem auf dem Tisch liegenden Kranken an und fügen die Untersuchung im Stehen nur in besonderen Fällen (siehe später) hinzu.

Wir beginnen die Betrachtung mit der Bestimmung der Stellung des Fußgelenkes. Die Stellung, die der normale Mensch in dieser Lage innehält, nennen wir die Mittelstellung; sie bildet die Mitte der verschiedenen, im Fußgelenk möglichen Bewegungen. Mit diesen Bewegungen haben wir uns zunächst zu beschäftigen, da sie gleichzeitig zum Verständnis der etwa vorhandenen Stellungsabweichungen dienen.

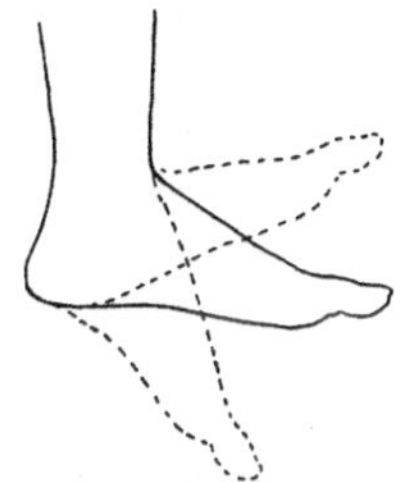

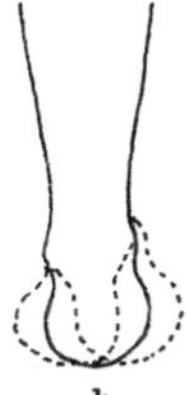

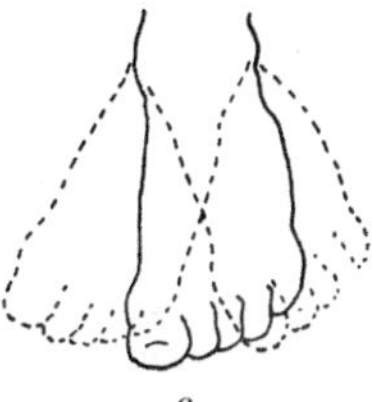

Abb. 165. Die Hauptbewegungsrichtungen des Fußes. a) Dorsal- und Plantarflexion. b) Pronation und Supination. c) Adduktion und Abduktion.

Die Bewegungen im Fußgelenk sind recht verwickelt; sie lassen sich aber für praktische Zwecke vollkommen ausreichend auf die drei folgenden Grundformen zurückbringen: 1. Plantar- und Dorsalflexion, d. h. Heben und Senken der Fußspitze (Abb. 165a).

2. Pronation und Supination; die Pronation ist die Drehung des Fußes, bei der Ferse und Fußsohle nach außen gekehrt und der äußere Fußrand erhoben wird, während umgekehrt bei der Supination Ferse und Fußsohle nach innen gekehrt und der innere Fußrand erhoben wird (Abb. 165b).

3. Adduktion und Abduktion; bei der Adduktion wird die Fußspitze nach innen, bei der Abduktion nach außen geführt (Abb. 165c). Diese Bewegungen erfolgen mit dem ganzen Fuß; bei krankhaften

Stellungsabweichungen kann sich jedoch die Adduktion und Abduktion auf den vorderen Fußabschnitt (Vorderfuß) beschränken, während der hintere Abschnitt (Hinterfuß) seine regelrechte Stellung behält; wir sprechen dann von der Adduktion und Abduktion des „Vorderfußes“.

Normalerweise hält das Fußgelenk beim liegenden Kranken die Mitte dieser Bewegungen ein: die Fußachse steht in etwa rechtem Winkel zur Unterschenkelachse bei seitlicher Betrachtung (Mitte zwischen Plantar- und Dorsalflexion); die Fußsohle ist gerade nach vorn gerichtet (Mitte zwischen Pronation und Supination); die Fußspitze ist deckenwärts gerichtet (Mitte zwischen Abduktion und Adduktion).

Wir prüfen dann die Achsenstellung von Fuß und Unterschenkel zueinander sowie den Achsenverlauf im Fuß selber. Bei der normalen Lage des Fußes trifft die Verlängerung der vorderen Tibiakante nach vorn den Raum zwischen der 1. und 2. Zehe; bei seitlicher Betrachtung trifft die Achse des Unterschenkels gerade die Mitte des Calcaneus, dessen Lage leicht zu bestimmen ist, da das hintere Ende unmittelbar tastbar ist und das vordere Ende, die Articulatio calcaneocuboidea, genau in gleicher Höhe wie die Articulatio talo-navicularis liegt, die der hinter dem stets tastbaren Tuber naviculare gelegenen Rinne (hintere Navikularrinne) entspricht.

Die Anordnung der Fußwurzelgelenke ist so, daß bei Betrachtung von oben die Achse des Fußes eine gerade Linie bildet. Bei Betrachtung von der medialen Seite bemerkt man den normalen flachen Bogen des Fußgewölbes, der sich zwischen der Ferse und dem Großzehengrundgelenk ausspannt. Die Zehen stehen in Streckstellung nebeneinander, so daß die große Zehe die natürliche Verlängerung des inneren, die kleine Zehe die des äußeren Fußrandes bildet.

Bei der Prüfung der Fußstellung im Stehen lassen wir den Kranken die Zehen beider Füße zusammen- und die Fersen leicht auseinanderbringen und betrachten zunächst den Fuß von hinten. Die deutlich sichtbare Achillessehne bildet von der Wade bis zu dem Ansatz an den Calcaneus eine gerade Linie; die Wölbung des inneren Fußabschnittes bleibt auch jetzt noch erhalten; zwischen Fußboden und innerem Fußrand besteht ein Abstand, der das Einlegen der Fingerspitzen gestattet.

Hieran schließen wir die Besichtigung der Außenumrisse (am liegenden Kranken).

Bei der Betrachtung von oben sieht man beiderseits die konvexen Grenzlinien, die durch die Wadenmuskulatur gebildet werden, oberhalb des Fußgelenkes durch den Übergang des Wadenmuskels in die Achillessehne ganz allmählich in eine Konkavität übergehen, deren unteres Ende durch die deutliche halbkugelige Vorwölbung der Knöchel gebildet wird. Die Tiefe der Konkavität hängt von der Stärke der Unterschenkelknochen ab, da hier beiderseits nur die Haut dem Knochen aufliegt; daher die „schlanken Fesseln“ zartknochiger Frauen. Beim Vergleich bemerkt man, daß die Vorwölbung des äußeren Knöchels etwas tiefer steht als die des inneren. Unterhalb der Malleolen fällt die Grenzlinie beiderseits rasch ab, da die Breite des Talus und oberen

Calcaneus geringer ist, als die Knöchelbreite; die abfallende Linie rundet sich nach unten beiderseits zu einer Konkavität ab, da der untere Calcaneus wieder etwas breiter und die deckende Haut dicker ist.

Die innere Grenzlinie des Fußes zeigt in der Mitte, entsprechend der normalen Fußwölbung, eine seichte Einsenkung, an deren vorderem Ende der nur mäßig vorgewölbte Großzehenballen gelegen ist. Etwas hinter der Mitte dieser Konkavität sieht man bei mageren Füßen die Vorwölbung des Tuber naviculare. Der Rand der Großzehe liegt in der Verlängerung des inneren Fußrandes. Der Außenrand des Fußes hat einen ziemlich geraden Verlauf; in der Mitte sieht man bei mageren Füßen das Tuberculum ossis metatarsi V. als leichte Vorwölbung sich abzeichnen.

Bei seitlicher Betrachtung sieht man die annähernd gerade Grenzlinie der vorderen Tibiakante in lang gestrecktem, nach oben konkavem Bogen in die Kontur des Fußrückens übergehen; hier steigt die Grenzlinie stärker an. Der tiefste Punkt dieses Bogens entspricht ziemlich genau der Lage des Fußgelenkes. Auch auf der Hinterseite sieht man die Wölbung des Wadenmuskels weiter unten durch den Übergang in die Achillessehne in eine tiefe Konkavität übergehen, deren unterer Bogen durch den Ansatz der Achillessehne an das nach hinten stark vorspringende Tuber calcanei gebildet wird. Der tiefste Punkt dieser Konkavität liegt 2—3 Querfinger oberhalb des Fußgelenkes. Die Grenzlinie der Sohle läßt bei Betrachtung von innen das Fußgewölbe als Konkavität erkennen.

Bei der Flächenbesichtigung von vorn bemerkt man fast stets den Verlauf der vorderen Tibiakante, die sich oberhalb des Fußgelenkes allmählich verliert. Vor den beiden Knöcheln werden zwei seichte Mulden wahrnehmbar (vordere Malleolargruben), zwischen denen vorn eine glattere Fläche gelegen ist. Die letztere entspricht den hier gelegenen Strecksehnen, von denen man innen nicht selten in leicht schrägem Verlauf die Sehne des M. tibial. ant., dicht daneben nicht selten auch die mehr gerade verlaufende Sehne des Ext. hall. long. unter der Haut sich abheben sieht. Die Mulden kommen dadurch zustande, daß hier nur die Haut und die Faszie die Gelenkkapsel bedeckt. An der gewölbten Fläche des Fußrückens ist außer den manchmal sich abhebenden Strecksehnen nichts besonderes wahrnehmbar.

Bei der Flächenbesichtigung von hinten ist der auffälligste Befund das nach unten zu immer stärker vorspringende Band der Achillessehne, das unten in die Wölbung des Tuber calcanei übergeht. Zu beiden Seiten der Achillessehne, zwischen ihr und den Malleolen liegen ebenfalls zwei ziemlich tiefe Gruben (hintere Malleolargruben), in denen wiederum die Gelenkkapsel nur von Haut und Faszie gedeckt ist. In der äußeren Grube entspricht ein zarter flacher Wulst, unmittelbar an der Hinterfläche des äußeren Knöchels gelegen, den Peroneussehnen.

Bei der Betastung gleiten beide Hände am Unterschenkel nach unten. Am Fußgelenk umfassen die Fingerspitzen die Knöchel, während die Daumen auf der Vorderfläche des Fußgelenkes tastend ruhen. Hier sind die Sehnen des M. tibial. ant. und des M. ext. hall. long. besonders dann gut fühlbar, wenn man die betreffenden Bewegungen aktiv ausführen läßt. Von den Malleolen gleiten die Finger zu den vorderen Malleolargruben, in deren unterem Bereich bei mageren Füßen nicht selten Teile des Talusrandes tastbar sind; dann zu den hinteren Malleolargruben, wo auf der Innenseite dicht am Knöchel das Band der Sehnen des M. flex. digit. longus und des M. tibialis post. und in der Mitte zwischen Knöchel und Achillessehne die A. tib. post. tastbar ist, während auf der Außenseite der flache Wulst der Peronealsehnen fühlbar wird. Nach der Betastung der Achillessehne bis herab zum Ansatz an das Tuber calcanei folgt die Betastung des Fußes. Hier ist auf der Innenseite stets das Tuber oss. navicul., auf der Außenseite stets das Tuberculum oss. metatarsi V. tastbar. Von diesen beiden Punkten aus kann man sich die Lage der übrigen Tarsalknochen zurechtlegen. Die hinter dem Tuber oss. navicul. gelegene Rinne (hintere Navikularrinne) entspricht dem inneren Ende des Chopartschen Gelenkes, das den Fuß quer durchsetzt. Nach hinten von ihm liegen Calcaneus und Talus; nach vorn die übrigen Fußwurzelknochen. Der Talus liegt oben, sein vorderes Ende (Caput) erstreckt sich nach dem Innenrande des Fußes, wo es mit dem Os navicul. in Verbindung steht. Der Calcaneus liegt unten, sein vorderes Ende erstreckt sich nach dem Außenrande des Fußes, wo es mit dem Cuboid zusammenstößt. Das Tub. oss. metatarsi V. gibt die Lage des äußeren Endes des Lisfrancschen Gelenkes an, das ebenfalls den Fuß annähernd quer durchsetzt; nach hinten von ihm liegen alle Fußwurzelknochen, nach vorn die Metatarsen. Jede festgestellte Schwellung oder Druckempfindlichkeit im Bereich des Fußes ist in Ausdehnung und Lage des Mittelpunktes nach diesen anatomischen Unterlagen genau zu bestimmen.

Bei der Prüfung der passiven Beweglichkeit im Fußgelenk faßt man den Fuß nicht an der Spitze, weil sonst eine etwaige Beweglichkeit in den Fußwurzelgelenken eine Bewegung des Fußgelenkes vortäuschen kann, sondern man umfaßt mit der ganzen Hand die Fußsohle und führt nun, während die Augen das Fußgelenk selber scharf beobachten, die Bewegungen nach den verschiedenen, vorher angegebenen Richtungen aus. Will man sich über die Bewegungsfähigkeit in den Fußwurzelgelenken unterrichten, so hält die eine Hand von der Ferse aus Talus und Calcaneus fest gegen den Unterschenkel, während die andere Hand am Vorderfuß dorsoplantare und seitliche Bewegungen ausführt. Die Beweglichkeit des Fußgelenkes zeigt nach Alter, Geschlecht und Individuum nicht unerhebliche Verschiedenheiten, so daß zahlenmäßige Angaben schwer zu machen sind. In der Regel steht zum Vergleich der andere Fuß zur Verfügung. Die Fußwurzelgelenke zeigen bei Kindern eine geringe, bei Erwachsenen keine nennenswerte Beweglichkeit.

Die Prüfung der aktiven Beweglichkeit führen wir bei Verdacht auf Sehnenverletzungen und bei den Lähmungszuständen im Bereich der Unterschenkel- und Fußmuskulatur aus, sei es, daß diese durch Verletzungen der Stammnerven (N. tibialis, N. peroneus), sei es, daß sie, wie so häufig, durch die Schädigung der motorischen Zentren im Vorderhorn des Rückenmarkes bei der spinalen Kinderlähmung (Poliomyelitis acuta) entstanden sind.

Hier gilt das Gleiche, was bei der Untersuchung des Handgelenkes und der Finger gesagt wurde. Bei aller Anerkennung der Notwendigkeit einer sorgfältigen neurologischen, insbesondere elektrischen Untersuchung muß der Chirurg doch in der Lage sein, sich im Groben von den vorhandenen Schädigungen ein Bild zu machen. Hierzu gehört als unerläßliche Vorbedingung die Kenntnis der Lage und Bewegungsleistung der einzelnen Sehnen und die Kenntnis der Lage und der Verteilung der beiden großen Stammnerven. Dies muß als vorhanden angenommen werden.

Die Untersuchung gestaltet sich dann so, daß wir am Fuß bestimmte Bewegungen ausführen lassen, die der Bewegungsleistung der einzelnen Muskeln oder Muskelgruppen entsprechen. Wir lassen die Fußspitze heben bei gleichzeitiger Adduktion und Supination (M. tibialis anticus, N. peroneus prof.); der tastende Finger fühlt hierbei die Anspannung der Sehne an der Vorderfläche des Fußgelenkes. Dann lassen wir die Fußspitze heben bei gleichzeitiger Abduktion und Pronation (Mm. peronei, N. peroneus superfic.); der tastende Finger fühlt hinter dem äußeren Knöchel die sich spannende Sehne des M. peroneus brev. und ihre Einstrahlung auf der Außenseite des Fußrückens. Wir lassen die Fußspitze kräftig senken (M. gastrocnemius und M. soleus, N. tibialis); der tastende Finger fühlt die Anspannung der Achillessehne. Wir lassen den Fuß pronieren bei gleichzeitiger Senkung der Fußspitze (M. tibialis post., N. tibialis). Wir lassen die Zehen im Grundgelenk dorsal flektieren (M. extensor digit. comm. long. et brev., N. peroneus prof.). Wir lassen die Zehen im Grundgelenk plantar flektieren (Mm. interossei, N. tibialis). Wir lassen schließlich die Endglieder der Zehen beugen (Flex. digit. comm. long. et brev. und Flex. hall. long., N. tibialis).

Die Prüfung der Tastempfindung vermag den Ergebnissen der Bewegungsprüfung in der Regel nicht viel hinzuzufügen. Der Hauptsache nach wird der Fußrücken vom N. peroneus, die Fußsohle vom N. tibialis versorgt. Bemerkenswert ist nur der Sensibilitätsausfall im Bereich der Fußsohle bei den tiefen Verletzungen des N. tibialis, da der motorische Ausfall bei dieser Verletzung (Lähmung der kurzen Fußmuskeln) nur gering zu sein pflegt. —

Von den Untersuchungsbefunden und den diagnostischen Schlüssen können wir nur das Hauptsächlichste besprechen. Wir beginnen mit den frischen Verletzungen.

Sehen wir nach einer Verletzung die Achse des Unterschenkels an einer Stelle, die sich durch Schwellung von der Umgebung abhebt, geknickt oder liegt der Fuß samt den Knöcheln bei nach vorn gerichteter Patella nach außen rotiert vor uns, so liegt eine vollständige Fractura cruris cum dislocatione vor. Die Prüfung auf abnorme Beweglichkeit sichert die Diagnose. Faßt man das Bein am

Fußgelenk, so kann man mühelos den unteren Unterschenkel seitlich hin und her bewegen.

Ist die Achse des Unterschenkels unverändert, zeichnen sich aber im Bereich der Tibia inmitten einer Schwellung spitze Knochenvorsprünge unter der Haut ab, so liegt zunächst einmal sicher eine Fractura tibiae cum dislocatione vor. Über die Mitbeteiligung der Fibula an der Fraktur entscheidet die Prüfung der abnormen Beweglichkeit, zu der man den Fuß fest faßt und gegen die oberen festgehaltenen Tibiakondylen seitlich bewegt. Bei ausgesprochener abnormer Beweglichkeit muß die Fibula mitgebrochen sein; die Lage des Bruches wird durch Bestimmung des Bruchschmerzes festgestellt. Die meßbare Verkürzung gibt den Grad der Längenverlagerung an. In seltenen Fällen zeigt ein starkes Vorspringen des Fibulaköpfchens nach oben-außen an, daß die Fibula nicht mitgebrochen, sondern im oberen Tibio-Fibulargelenk luxiert ist. Ist dagegen keine freie abnorme Beweglichkeit, sondern nur eine elastische „federnde" Nachgiebigkeit nachweisbar, so ist die Fibula als unversehrt anzunehmen. Bei isolierter Fraktur der Tibia dient nämlich die Fibula sozusagen als „innere Schiene" der gebrochenen Tibia. Sie macht eine freie Beweglichkeit des Tibiabruchstückes unmöglich; sie läßt aber infolge ihrer Dünne und Biegsamkeit ein elastisches Federn der Tibiabruchstelle zu.

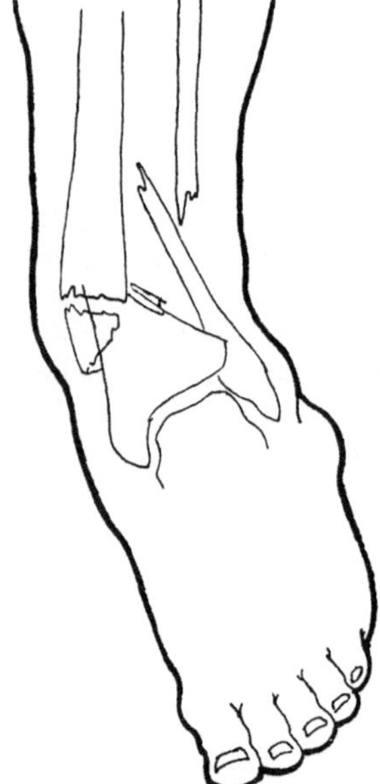

Abb. 166. Fractura cruris supramalleolaris cum dislocatione ad axin.

Ist außer der Schwellung nichts Regelwidriges am Unterschenkel zu sehen, so ist zwischen einer einfachen Kontusion und einer vollständigen, nicht verlagerten oder einer unvollständigen Fraktur eines oder beider Knochen zu entscheiden. Das beweisende Kennzeichen der vollständigen Fraktur ist auch hier die abnorme Beweglichkeit, die bei sorgfältiger Untersuchung fast immer, auch bei Bruch nur eines Knochens, zu erheben ist. In diesen Fällen ist jedoch die abnorme Beweglichkeit so zu prüfen, daß der betreffende Knochen unter- und oberhalb der Schwellung gefaßt und seitlich verschoben wird. Das entscheidende Zeichen der unvollständigen Fraktur, das die Abgrenzung gegen die Kontusion ermöglicht, ist der Bruchschmerz. Die unvollständige Fraktur oder Fissur der Tibia ist eine häufige Verletzung des Kindesalters; sie wird oft nicht erkannt.

Die gleichen Erwägungen müssen uns auch bei der tiefen, dicht oberhalb des Fußgelenkes gelegenen Fraktur des Unterschenkels, der supramalleolaren Fractura cruris, leiten. Hier ist die häufigste Dislokation die Abknickung des distalen Gliedabschnittes nach außen

(Abb. 166), so daß das Verletzungsbild der dislozierten typischen Malleolarfraktur nahe kommt, von der es aber durch die Betastung und den Sitz der abnormen Beweglichkeit nicht schwer zu unterscheiden ist.

Von den Fußverletzungen selber sind gerade die schwersten durch die Verlagerung der Bruchstücke, die sich in der Formänderung kenntlich macht, schon mit der einfachen Betrachtung zu erkennen, wenn man nur, unbeirrt durch die vorhandene Schwellung, jeder Abweichung von der normalen Form sorgfältig nachgeht.

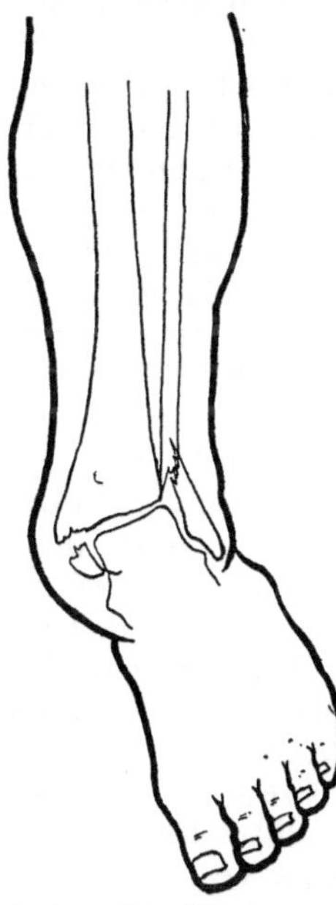

Abb. 167. Fractura malleolaris typica cum dislocatione.

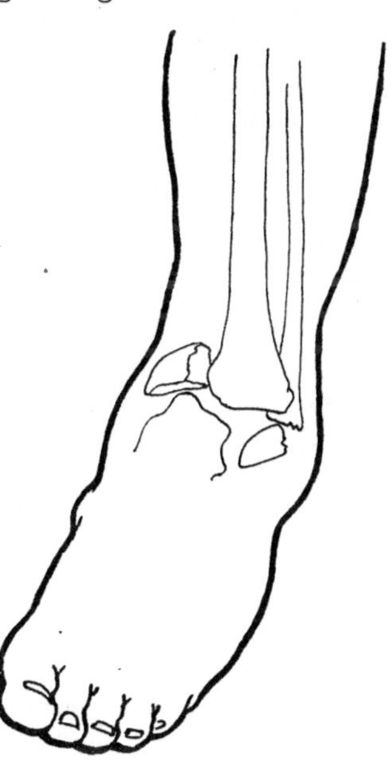

Abb. 168. Fractura malleolorum mit Luxation des Fußes nach innen.

Erste Möglichkeit: Es besteht eine Veränderung in Stellung oder Form des Fußes.

Steht der Fuß nach der Verletzung bei starker Schwellung im Bereich des Fußgelenkes in abnormer Pronation (Valgusstellung), fällt die Verlängerung der vorderen Tibiakante nach innen vom Spatium interosseum I, so ist eine Fractura malleolaris typica (Fract. malleolar. tibiae et supramalleolaris fibulae) cum dislocatione anzunehmen (Abb. 167, vgl. Abb. 68 a, S. 121). Gesichert wird die Diagnose durch die Feststellung der abnormen Beweglichkeit. Faßt man den Fuß zu beiden Seiten der Fußsohle und bewegt man ihn im Sinne der Supination, so läßt er sich leicht in die normale Mittelstellung bringen. Man bemerkt, daß die Drehung im Bereich der Malleolen vor sich geht. Ist die Valgusstellung stark, fällt die Verlängerung der vorderen Tibiakante weit nach innen vom Spatium interosseum I, bemerkt man eine winklige Knickung dicht oberhalb des äußeren Knöchels und sieht man das untere Ende des oberen Tibiabruchstückes auf der Innenseite unter der Haut vorspringen, ja sie vielleicht anspießen, so muß nach dem Bruch der haltenden Malleolengabel die Talusrolle die normale Stellung zum Gelenkende des Unterschenkels verloren haben und nach außen herausgetreten sein; es handelt sich um eine Fractura malleolaris typica dislocata mit seitlicher Luxation des Fußes nach außen.

Steht nach einer Verletzung der Fuß im Sinne einer abnormen

Supinationsstellung (Varusstellung), so handelt es sich um eine Fractura malleolorum (Fractura malleolaris tibiae et fibulae). Ist die Abweichung des Fußes nach innen besonders stark, trifft die Verlängerung der vorderen Tibiakante die Fußspitze nahe dem äußeren Fußrande, so muß entsprechend der vorausgegangenen Ausführungen eine Fractura malleolorum mit seitlicher Luxation des Fußes nach innen angenommen werden (Abb. 168).

Finden wir nach der Verletzung bei starker Schwellung des Fußgelenkes den Fuß bei Betrachtung von vorn seitlich nicht abgewichen, sehen wir aber bei der Betrachtung von der Seite den ganzen Fuß nach hinten verlagert, so daß die Verlängerung der Unterschenkelachse nicht die Mitte des Calcaneus, sondern sein vorderes Ende trifft (vgl. Abb. 169), sehen wir an der tiefsten Stelle der dorsalen Konkavität eine rundliche Vorwölbung (vgl. Abb. 169), die sich bei der Betastung als das untere Ende der Tibia erweist, so schließen wir daraus, daß der Talus mit dem Fuß gegen die Tibia nach hinten luxiert ist, was erfahrungsgemäß sich nur nach Frakturierung der Malleolengabel ereignet. Es handelt sich also um eine dislozierte Malleolarfraktur mit Luxation des Fußes nach hinten (Abb. 169). Das gegenteilige Vorkommnis, die Luxation des Fußes nach vorn ist selten; die Zeichen lassen sich aus der anatomischen Verlagerung leicht ableiten. Wir merken uns aber, daß die die Malleolarfraktur komplizierenden Luxationen des Fußes in reiner Form (nach der Seite oder nach hinten oder nach vorn) selten sind; weitaus häufiger sind die gemischten Formen, am häufigsten — bei der typischen Malleolarfraktur — die Verlagerung nach außen und hinten.

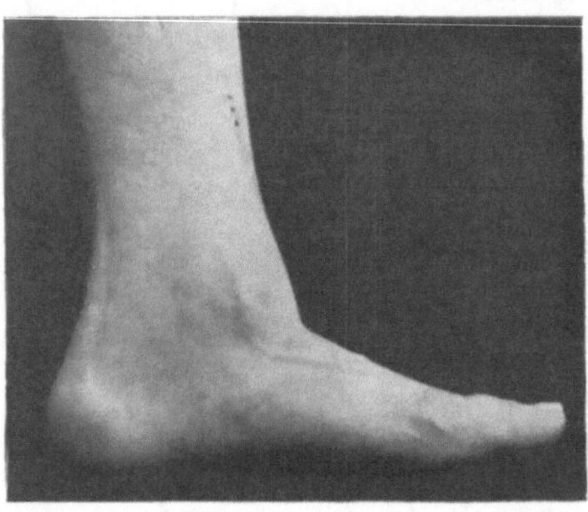

Abb. 169. Alte difform geheilte Fractura malleolaris typica mit Luxation des Fußes nach hinten.

Die genaue Feststellung der Verlagerung ist unbedingt zu erstreben, weil nur dann eine sinnvolle und erfolgreiche Rücklagerung (Reposition) der verlagerten Bruckstücke möglich ist. Durch die Reposition muß in jedem Fall die Verlagerung der Bruchstücke ebenso wie die Verrenkung des Fußes vollständig beseitigt werden. Man ruhe nicht eher, als bis die normale Stellung des Fußes wiederhergestellt ist.

Findet man den Fuß deutlich nach innen oder außen verlagert, während Besichtigung und Betastung zeigen, daß eine Zusammenhangstrennung der Malleolen nicht vorhanden ist, so kann eine Luxation im Fußgelenk nicht vorliegen; denn eine solche ohne Fraktur der seitlich festhaltenden Malleolengabel ist schlechterdings undenkbar. Es kann sich in einem solchen Falle nur um die seltene Luxatio pedis sub talo (Abb. 170) handeln; d. h. es hängt zwar Malleolengabel und Talus in regelrechter Weise zusammen, es sind aber die Verbindungen des Talus mit dem übrigen Fuß (Articulatio talo-calcanea und Art. talonavicularis) gesprengt und der Fuß ist gegen den Talus seitlich verrenkt.

Liegt eine augenfällige Abweichung der Fußstellung nicht vor, sind die Knöchel unverletzt, springt aber auf der Innen- oder Außenseite unmittelbar vor dem betreffenden Knöchel eine kugelige, umschriebene Vorwölbung von knochenharter Tastbeschaffenheit vor, über der die Haut zum Platzen straff gespannt ist, so diagnostizieren wir eine totale Luxation des Talus, der nach Sprengung aller seiner Gelenkverbindungen aus dem Gefüge der Fußwurzelknochen seitlich herausgetreten ist. Die Reposition einer solchen Luxation ist eine schwere Aufgabe, die die Kenntnisse eines erfahrenen Chirurgen erfordert und oft einen operativen Eingriff notwendig macht.

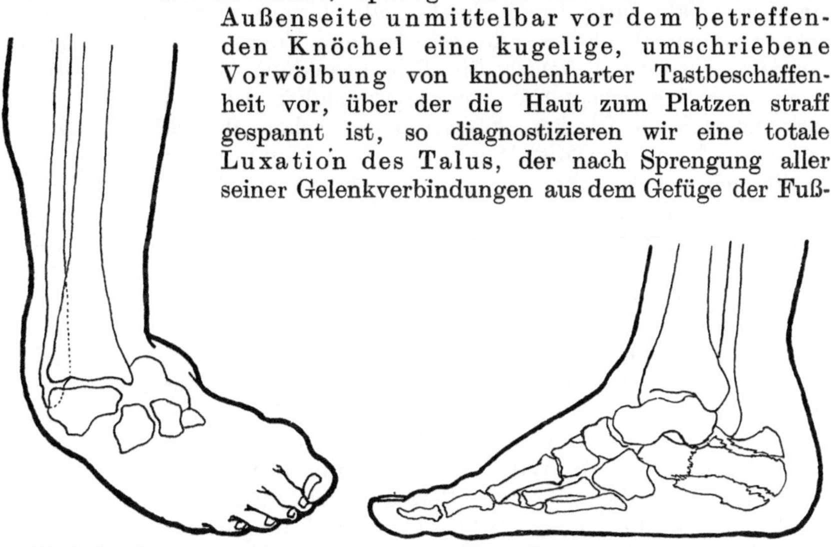

Abb. 170. Luxatio pedis sub talo.

Abb. 171. Kompressionsfraktur des Calcaneus mit Dislokation.

Erkennen wir, daß bei regelrechter Stellung des Fußgelenkes die Knöchel unversehrt sind, findet sich das Zentrum der Schwellung unterhalb der Knöchelspitzen im Bereich des Calcaneus, erscheint die Knochenmasse des Calcaneus verbreitert, das Fußgewölbe abgeflacht oder aufgehoben, sind die Knöchelspitzen der Fußsohle genähert, so stellen wir die Diagnose auf eine Calcaneusfraktur mit typischer Verlagerung (Abb. 171 und Abb. 57, S. 109). Eine von oben nach unten wirkende Kraft (z. B. Fall aus großer Höhe, Auffallen auf die Fußsohle bei gestrecktem Bein) zerdrückt den Calcaneus zwischen Talus und Fußboden, wie die Gewalt eines Schlages den Zylinderhut „eintreibt". Dabei wird die Höhe des Calcaneus verringert, die Breite vergrößert. —

Zweite Möglichkeit: Es besteht **keine** Abweichung der Fußstellung und — außer der Schwellung — keine Abweichung der Fußform.

Mit diesem Befund scheiden alle vorher besprochenen Verletzungen aus. Die diagnostischen Erwägungen haben zu entscheiden zwischen den verschiedenen Knöchelbrüchen ohne Verlagerung (Fract. malleol. typica, Fract. malleolorum, Fract. malleoli interni oder externi), der Fractura tali, der Fractura calcanei sine dislocatione und der einfachen Distorsio pedis.

Ist die Schwellung erheblich und auf beiden Seiten annähernd gleich, so haben wir zunächst zwischen dem beidseitigen Knöchelbruch (Fractura malleolaris typ.; Fract. malleolorum) und der Calcaneusfraktur zu entscheiden — die sehr seltene Fract. tali (S. 286) lassen wir zunächst außer Acht. Die Unterscheidung ist nicht schwierig, wenn auch Verwechslungen erfahrungsgemäß in der Praxis nicht selten vorkommen. In frischen Fällen deutet schon die Schwellung den Unterschied an: der Mittelpunkt der Schwellung ist in einem Falle im Bereich der Knöchel, im anderen Falle unterhalb der Knöchelspitzen, im Bereich des Calcaneus. Und selbst wenn — in älteren Fällen — das Schwellungsbild sich verwischt hat, entscheidet sofort die Betastung: der Mittelpunkt der Druckempfindlichkeit, der „Bruchschmerz" liegt bei der Malleolarfraktur oberhalb der Knöchelspitzen, bei der Calcaneusfraktur unterhalb derselben, innerhalb des Calcaneus.

Besonders wichtig ist die Unterscheidung des beidseitigen Knöchelbruches ohne Verlagerung von der einfachen Verstauchung (Distorsion). Das äußere Bild ist vollständig gleich; man hat aus diesem Grunde diese Frakturen als Distorsionsfrakturen den Luxationsfrakturen gegenübergestellt. Die Entscheidung ist nur sehr selten möglich durch die Feststellung der abnormen Beweglichkeit; denn wenn die Fraktur wirklich so vollständig ist, daß sie abnorme Beweglichkeit zuläßt, dann stellt sich auch fast immer von vornherein eine Verlagerung des Fußes ein. Auch aus der Beeinträchtigung der Funktion ist nichts zu entnehmen; häufig sind die Beschwerden bei einer erheblichen Distorsio pedis infolge der Blutfüllung des Gelenkes stärker, als bei der unvollständigen Malleolarfraktur, bei der die Verletzten manchmal ohne Stock und ohne größere Schmerzen laufen können. Entscheidend ist nur das Ergebnis der systematischen Betastung.

Besteht ein deutlicher Bruchschmerz dicht oberhalb der Spitze des inneren Knöchels und 2 bis 3 Querfinger oberhalb der Spitze des äußeren Knöchels, ist der Verletzte mit dem Fuß nach außen umgeknickt, so diagnostizieren wir eine Fract. malleolaris typica ohne Dislokation (Abb. 172a und Abb. 67a, S. 120). Besteht der deutliche Bruchschmerz dicht oberhalb beider Knöchelspitzen und ist der Verletzte nach innen umgeknickt, so diagnostizieren wir eine Fractura malleolorum ohne Dislokation (Abb. 172b). Besteht der Bruchschmerz nur dicht oberhalb der einen Knöchelspitze, so diagnostizieren wir eine Fract. malleoli int. bzw. externi. Auch beim einseitigen Knöchelbruch kann durch gleichzeitige Bänderzerrung auf der anderen Seite oder durch Blutfüllung des Gelenkes die Schwellung beiderseits annähernd gleich sein.

Betrifft die Schwellung ganz vorzugsweise die eine Seite, so haben wir zur Entscheidung zwischen einseitigem Knöchelbruch und Verstauchung auf das Genaueste nach dem „Bruchschmerz“ zu suchen. Bruchschmerz dicht oberhalb der Knöchelspitze beweist die Fraktur. Fehlt er, ist nur eine mäßige, verbreitete Druckempfindlichkeit in der Umgebung des Knöchels vorhanden, so müssen wir eine Verstauchung als vorhanden annehmen.

Die Nichterkennung des einseitigen Knöchelbruches ist kein so großes Unglück, weil der erhaltene Knöchel dem Fußgelenk eine genügende Festigkeit verleiht; doch pflegen die Kranken es dem Arzt

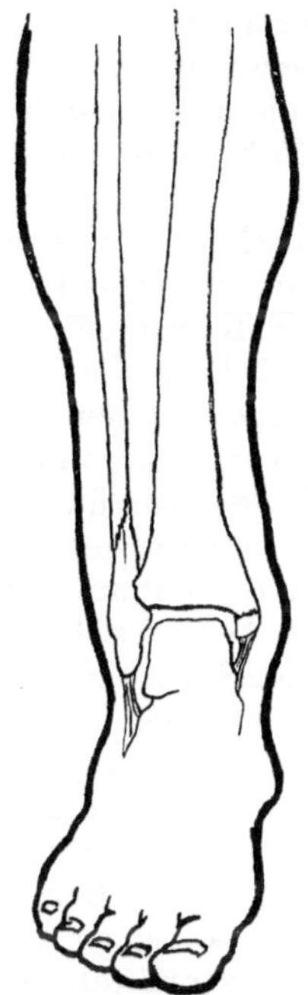

Abb. 172 a. Fractura malleolaris typica sine dislocatione.

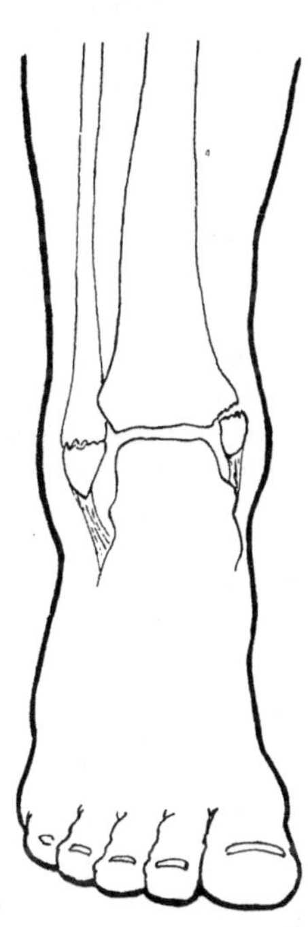

Abb. 172 b. Fractura malleolorum sine dislocatione.

schwer zu verzeihen, wenn das anderswo hergestellte Röntgenbild den in Abrede gestellten Bruch anzeigt. Die Nichterkennung eines beidseitigen Knöchelbruches kann schlimme Folgen haben, weil bei zu frühzeitigem Gebrauch des Fußes sich unter dem Druck der Körperlast nachträglich das einstellen kann, was unmittelbar nach der Verletzung nicht vorhanden war: die Verlagerung. Ganz allmählich, noch nach Wochen weicht der Fuß an den Bruchstellen nach außen ab und tritt in Valgusstellung, in der schließlich der Abschluß der festen knöchernen Verheilung erfolgt. Das ist der „sekundäre“ Pes valgus traumaticus — ein dauernder Vorwurf für den behandelnden Arzt.

Klagt ein Verletzter, der im übrigen die Zeichen einer schweren Distorsio pedis bietet, daß das Gehen ganz besonders schmerzhaft sei, treten bei Stauchung stärkere Schmerzen auf als dies bei den Distorsionen der Fall zu sein pflegt, ist Druck auf den Taluskopf (hinter dem Navikulare) besonders schmerzhaft, dann kann man wohl vermuten, daß eine Fraktur des Talus (durch Zusammenstauchen zwischen Tibia und Calcaneus) vorliegt; eine sichere Diagnose ist nur durch das Röntgenbild möglich.

Die Frakturen an den Metatarsen und an der Phalangen bedürfen keiner besonderen Besprechung; ich kann auf das bei den Verletzungen der Hand Gesagte verweisen. Bemerkenswert ist nur, daß die klinisch nachweislichen Schaftfrakturen der mittleren Metatarsen (Schwellung, Bruchschmerz, zuweilen Krepitation und abnorme Beweglichkeit) nicht selten ohne nachweisliche einmalige starke Gewaltwirkung beobachtet werden. Bekannt sind in dieser Hinsicht die Metatarsalbrüche der Infanteristen zur Zeit des Fußexerzierens („Fußgeschwulst"). —

Bei der Beurteilung der akut entzündlichen Veränderungen hängt alles an der Feststellung der Ausdehnung und des Mittelpunktes der Veränderungen. Doch besteht auch am Fußrücken ähnlich, wenn auch nicht in gleichem Maße wie am Handrücken, die Neigung zu verstärktem kollateralem Ödem. Dies muß bei der Beurteilung der entzündlichen Schwellung berücksichtigt werden. Besonders wichtig sind auch hier die besonderen Kennzeichen des Entzündungsmittelpunktes (stärkere umschriebene Vorwölbung, dunklere Rotfärbung oder Gelbfärbung), sowie die Lage der größten Druckempfindlichkeit.

Manche Formen der akuten Entzündung bedürfen keiner besonderen Besprechung. Die langen, streifenförmigen Rötungen der akuten Lymphangitis, die mehr diffusen Rötungen mit den einstrahlenden Streifen am oberen Rande bei der konfluierenden Lymphangitis am Fußrücken, die flächenhafte, scharf begrenzte Rötung und scharf begrenzte, oberflächliche Schwellung des Erysipels, die starke, äußerst druckempfindliche, prall gespannte und nach oben unscharf begrenzte Rötung und Schwellung der Phlegmone — diese Bilder entsprechen durchaus den gleichen Bildern an der oberen Extremität und an anderen Stellen des Körpers.

Finden wir bei der konfluierenden Lymphangitis des Fußrückens an einer Stelle eine mehr umschriebene stärkere Vorwölbung von dunklerem Rot und mit den Zeichen der Fluktuation, so handelt es sich um einen lymphangitischen Abszeß.

Sieht man an einem mit Krampfadern (Varizen) behafteten Unterschenkel einen oder mehrere flache, gerötete Wülste und Knoten, die mit den erweiterten Hautvenen sichtlich in Zusammenhang stehen, so handelt es sich um eine akute Entzündung an den betreffenden thrombosierten Hautvenen (Thrombophlebitis acuta). Ist die Schwellung teigig, die Druckempfindlichkeit gering, so liegt nur eine seröse Entzündung vor, die nach Überwindung der Infektion bald wieder abklingen kann. Ist die Schwellung weich und fluktuierend, besteht stärkere Druckempfindlichkeit und Fieber, so liegt eine eitrig-abszedierende Entzündung vor (Thrombophlebitis purulenta abscedens). Gegen die einfache Thermophlebitis abzugrenzen sind jene eigenartigen flachen Hauterhebungen mit geröteter Oberfläche, die mehrfach und in verschiedener Größe an den Unterschenkeln, zusammen mit Gelenkschmerzen und Gelenkschwellungen auftreten (Erythema nodosum). Das meist jugendliche Alter, das Fehlen jedes Zusammenhangs mit den subkutanen Venen, die Gelenkschwellungen, ermöglichen die Abtrennung. Lymphangitische Abszesse sind durch ihre Entstehung leicht zu erkennen.

Finden wir bei einer plötzlich aufgetretenen Schwellung der Fußgelenksgegend die Schwellung besonders ausgesprochen im Bereich der vier Malleolargruben, wo das Gelenk am oberflächlichsten gelegen ist, besteht an dieser Stelle besondere Druckempfindlichkeit, so müssen wir eine akute Entzündung des Fußgelenkes annehmen. Ist bei starker praller, hochroter Schwellung der Fußgelenksgegend und des Fußrückens der Sitz der stärksten Druckempfindlichkeit eben in diesen Malleolargruben, so werden wir auf eine schwere Form der akuten Fußgelenksentzündung schließen.

Liegt dagegen der Mittelpunkt der Druckempfindlichkeit am unteren Ende eines der Unterschenkelknochen oberhalb des Gelenkspaltes oder im Bereich des Calcaneus unterhalb des Gelenkspaltes, so werden wir eine akute Osteomyelitis des betreffenden Knochens diagnostizieren. Der Nachweis eines Abszesses am Orte der stärksten Druckempfindlichkeit wird in der Regel bald gelingen.

Liegt bei dem gleichen Bilde schwerer akuter Entzündung der Mittelpunkt der Druckempfindlichkeit in einem oder einigen der Fußwurzelgelenke, so erkennen wir hierin die akute (meist gonorrhoische) Entzündung dieser Fußwurzelgelenke. Betrifft die Schwellung ganz vorzugsweise die Mitte der Streckseite des Fußgelenkes zwischen den beiden vorderen Malleolargruben, besteht Druckempfindlichkeit in ganzer Ausdehnung dieser Schwellung, sind die hinteren beiden Malleolargruben ganz oder fast ganz frei von Schwellung und Druckempfindlichkeit, so liegt eine akute (meist gonorrhoische) Entzündung der Strecksehnenscheiden vor. Liegt der Mittelpunkt einer meist leichteren entzündlichen Schwellung hinter dem inneren oder hinter dem äußeren Knöchel, ist die übrige Gelenkgegend frei von Schwellung und Druckempfindlichkeit, so nehmen wir eine akute Sehnenscheidenentzündung der hier gelegenen Sehnen an. Weisen wir den Mittelpunkt der Schwellung im Bereich der Achillessehne nach, besteht hier Druckempfindlichkeit, so handelt es sich um eine akute Sehnenscheidenentzündung der Achillessehne, die zuweilen durch Überanstrengung entsteht und dann nicht selten bei Betastung unter den Bewegungen ein feines Reiben wahrnehmen läßt (Tendovaginitis achillea crepitans), die in anderen Fällen aber auch gonorrhoischen Ursprungs ist. Liegt der Mittelpunkt der Schwellung und Schmerzhaftigkeit an der hinteren Calcaneusfläche, gerade am Ansatz der Achillessehne, so diagnostizieren wir eine akute Bursitis subachillea (Achillodynie), die fast immer gonorrhoischen Ursprungs ist.

Liegt bei erheblicher entzündlicher Schwellung des Fußrückens der Mittelpunkt der Druckempfindlichkeit, oft bei gleichzeitiger stärkerer Vorwölbung, in der Gegend der Interdigitalfalten, so liegt, genau wie an der Hand, ein Interdigitalabszeß vor.

Liegt der Mittelpunkt einer auf der Innenseite des Fußes gelegenen Rötung und Schwellung am Köpfchen des 1. Metatarsus bei gleichzeitigem Hallux valgus (vgl. Abb. 177) so handelt es sich um eine akute Entzündung des hier gelegenen Schleimbeutels.

Liegt der Mittelpunkt von Rötung, Schwellung und Druckempfindlichkeit im Gelenkspalt der Zehengelenke, so liegt, wenn eine traumatische Gelenkinfektion auszuschließen ist, eine akute Gelenkentzündung vor, die sehr häufig gonorrhoischen Ursprungs ist. Bei älteren Leuten ist, insbesondere am Großzehengrundgelenk, in erster Linie an die Möglichkeit eines akuten Gichtanfalls (Arthritis urica) zu denken.

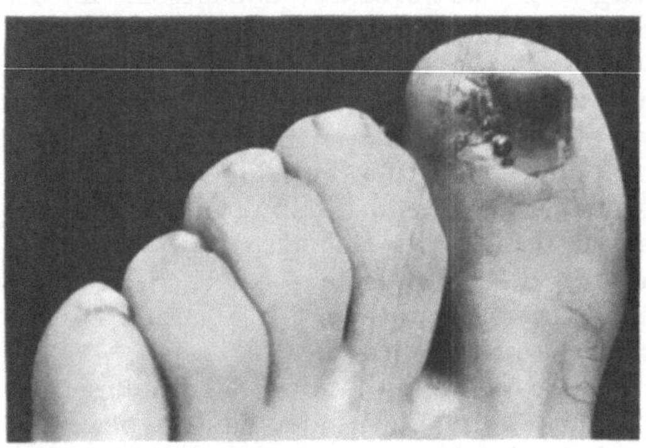

Abb. 173. Eingewachsener Nagel (Unguis incarnatus).

Finden wir an der Fußsohle, an den Seitenrändern des Fußes oder an der Ferse im Mittelpunkt einer mäßigen Entzündung eine gelb gefärbte Abhebung der oberen Epidermisschicht, so weiß schon der Laie, daß es sich um eine Eiterblase (Pyodermie) handelt. Die Infektion ist hier in kleine Epidermisdefekte eingedrungen und ist zwischen den Schichten der Epidermis weitergekrochen. Bei stärkeren Entzündungserscheinungen bemerkt man jedoch gelegentlich auch nach Entfernung der Eiterblase, daß die Infektion an einer Stelle nach Art eines Panaritiums in die Tiefe gedrungen ist. Bekannt sind die Eiterblasen unter den krankhaften Epidermisverdickungen z. B. unter den Fußschwielen oder unter den Hühneraugen („entzündeter Clavus").

Liegt der Mittelpunkt einer akuten Entzündung am Nagelfalz der Großzehe, so handelt es sich um eine Paronychie, die aber in der Regel nicht, wie an den Fingern, von Epidermisschrunden (Nietnägeln) ausgeht, sondern fast immer von kleinen Epidermiswunden im Innern des Nagelfalzes selber. Diese kommen dadurch zustande, daß der im seitlichen Nagelfalz steckende Nagelrand durch den Druck des engen Stiefels gegen die innere Epithelbekleidung des Nagelfalzes angepreßt wird und sie verletzt. Die wiederholte Entzündung des Nagelfalzes führt zu Verdickungen und Geschwürsbildung, während sich der Nagelrand immer tiefer in den Falz eingräbt (eingewachsener Nagel, Unguis incarnatus, Abb. 173).

Mit dem Krankheitsbild des eingewachsenen Nagels haben wir schon die akut entzündlichen Erkrankungen verlassen und uns den chronisch entzündlichen Erkrankungen zugewendet.

Das scharfrandige, flache, oft sehr ausgedehnte Unterschenkelgeschwür (Ulcus cruris), das bei älteren Personen, insbesondere Frauen, aus geplatzten Varixknoten entsteht und bei den schlechten Blutumlaufverhältnissen der von Krampfadern durchsetzten Haut keine Neigung zur Heilung hat, sondern sich langsam weiter ausbreitet, ist schon den Laien bekannt. Der Zusammenhang solcher Geschwüre mit den varikös erweiterten Hautvenen ist fast stets erkenntlich (Ulcus varicosum). Sehen wir auf dem Boden eines solchen Geschwürs eine geschwulstartige, wiederum zerfallene Vorwölbung entstehen, so handelt es sich um ein Ulkuskarzinom. Finden wir mehrere Ulzerationen von kreisrunder Form, scharfen Rändern und schmierigem Grunde und ohne Zusammenhang mit Venenerweiterungen, so besteht der Verdacht, daß es sich um zerfallene Gummen, um tertiär syphilitische Geschwüre handelt.

Bemerken wir bei der Betastung, daß die sonst flache und ebene vordere Tibiafläche unregelmäßig höckrig, durch periostale Knochenbildung hier und da verdickt und dabei druckempfindlich ist, so ist dies ein fast beweisendes Zeichen für vorhandene Lues III (Periostitis tibiae luetica). Unregelmäßigkeiten der Tibiafläche können gewiß auch bei der chronischen Osteomyelitis vorhanden sein. Dann aber besteht meist eine allgemeine Verdickung des Knochens und fast stets sind Fisteln oder Narben vorhanden.

Finden wir eine gleichmäßige Verdickung des unteren Tibiaendes mit nur geringer Druckempfindlichkeit, hören wir, daß von Zeit zu Zeit stärkere Schmerzen und stärkere Entzündungserscheinungen auftreten, so können wir mit ziemlicher Sicherheit einen chronischen Knochenabszeß annehmen; das Röntgenbild sichert die Diagnose.

Die chronischen Entzündungen des Fußgelenkes unterscheidet man durch die Lage und den Mittelpunkt der Schwellung und durch den Sitz der stärksten Druckempfindlichkeit von den chronischen Entzündungen der Sehnenscheiden und der Fußwurzelgelenke und Fußwurzelknochen genau in der gleichen Weise, wie dies bei den akuten Entzündungen besprochen wurde. Das gleichmäßige Befallensein beider Seiten und die Ausfüllung der vorderen und hinteren Malleolargruben ist neben der Bewegungsbeschränkung das Hauptkennzeichen der chronischen Entzündungen des Fußgelenkes selber (Tuberkulose, chronische Polyarthritis, sehr selten Lues und Arthritis deformans). Die Unterscheidung der einzelnen Formen erfolgt nach den früher ausgeführten Gesichtspunkten. Finden wir das Fußgelenk schwer deformiert, dabei aber leidlich beweglich und unter der Funktion schmerzlos, so liegt ein neuropathisches, in der Regel tabisches Gelenk vor.

Die räumliche Begrenzung von Schwellung und Druckempfindlichkeit auf das Gebiet bestimmter Sehnenscheiden führt uns zur Erkennung der chronischen Sehnenscheidenentzündungen, die rheumatischer, tuberkulöser oder luetischer Natur sein können.

Beobachten wir eine langsam entstandene und langsam zunehmende Schwellung im Bereich der Fußwurzel, besteht an einer umschriebenen Stelle deutliche Druckempfindlichkeit, so werden wir den Verdacht auf eine *tuberkulöse Erkrankung im Bereich der Fußwurzelknochen- oder -gelenke* hegen. Ist ein kalter Abszeß vorhanden, so ist die Diagnose gesichert; im anderen Falle entscheidet das Röntgenbild.

Finden wir, insbesondere bei Kindern, den Mittelpunkt chronisch entzündlicher Veränderungen im Bereiche des Calcaneus, läßt sich gar auf der Höhe der Schwellung Fluktuation nachweisen, so handelt es sich um die häufige *Tuberkulose des Calcaneus* (vgl. Abb. 16, S. 62). —

Abb. 174. *R* Pes equinus (Spitzfuß). *L* Pes valgus (Knickfuß).

Von den übrigen krankhaften Veränderungen des Fußes stehen die *Deformitäten* ihrer Häufigkeit und praktischen Wichtigkeit nach an erster Stelle.

Steht der Fuß plantar flektiert und kann er nicht in die Mittelstellung gebracht werden, so sprechen wir von einem *Spitzfuß* (Pes equinus, Abb. 174 *R*). Steht umgekehrt der Fuß dorsal flektiert, so nennen wir dies einen *Hackenfuß* (Pes calcaneus). Ist der Fuß in Supinationsstellung festgestellt, wobei fast immer gleichzeitig der Fuß und insbesondere der Vorderfuß stark adduziert ist, so haben wir es mit dem *Klumpfuß* (Pes varus, Abb. 175 a und b) zu tun; bei gleichzeitiger Spitzfußstellung haben wir das häufige Bild des *Spitzfußklumpfußes* (Pes equino-varus) vor uns. Steht der Fuß in Pronationsstellung, kenntlich daran, daß der Calcaneus nach außen abgeknickt ist, so

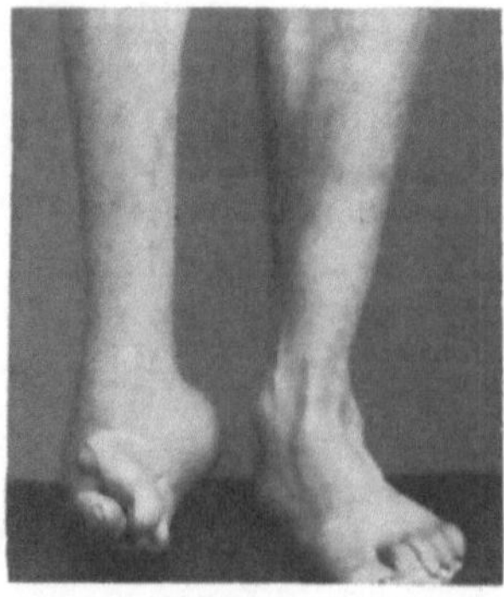

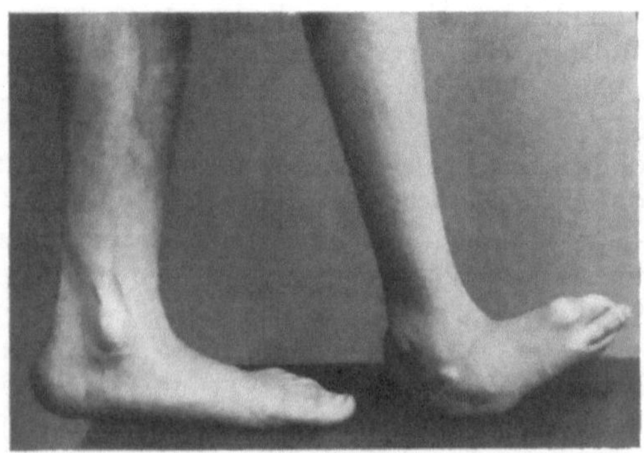

Abb. 175 a und b. Pes varus (Klumpfuß).

a) zeigt deutlich die Supinationsstellung des Fußes, b) die Adduktion des Vorderfußes.

besteht ein Knickfuß (Pes valgus, Abb. 174 *L*). Gerade hierfür ist die Prüfung beim Stehen notwendig; denn bei leichten Graden des Knickfußes macht sich die Abweichung erst unter der Belastung geltend. Man sieht dann, daß der unterste, dem Fuß entsprechende

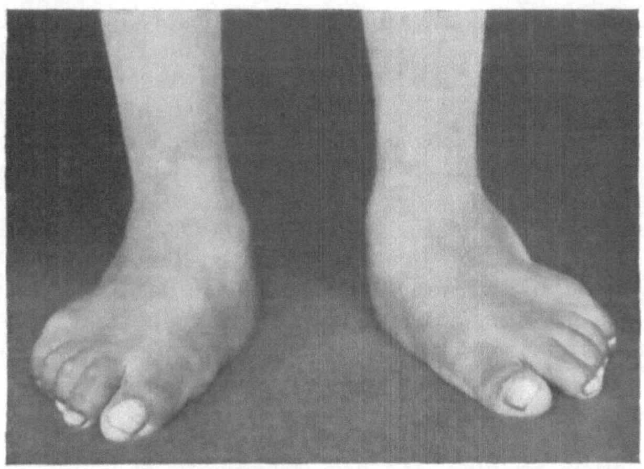

Abb. 176. Pedes plani (Plattfüße).

Abschnitt der Achillessehne mit der oberen Achillessehne einen nach außen offenen Winkel bildet (Abb. 174 *L*).

Die Stellung der Fußwurzelknochen zueinander kann in dem Sinne geändert sein, daß das normale Fußgewölbe abgeflacht oder vollständig aufgehoben ist. Auch hier ist vor allem die Prüfung beim Stehen maßgebend. Bei Aufhebung der Fußwölbung ruht der innere Fußrand in ganzer Ausdehnung der Unterlage auf; gleichzeitig ist zumeist der Vorderfuß im Sinne der Abduktion abgewichen. Wir nennen diese Mißstaltung den Plattfuß (Pes planus, Abb. 176). Der Pes planus ist sehr häufig — aber nicht notwendigerweise — mit der Valgusstellung des Fußes verquickt (Pes plano-valgus). Aber auch der entgegengesetzte Zustand wird beobachtet: das Fußgewölbe ist abnorm stark entwickelt; das ist der Hohlfuß (Pes excavatus). Sehr häufig sieht man eine gleichzeitige Regelwidrigkeit der Zehenstellung. Die Zehen sind krallenartig im Grundgelenk überstreckt und in den übrigen Gelenken gebeugt; die Zehenballen treten dadurch als starke Vorwölbung auf der Plantarfläche hervor; wir nennen diesen Zustand den Klauenhohlfuß. In seltenen Fällen besteht nur eine Knickung der Fußachse selber, indem der Vorderfuß

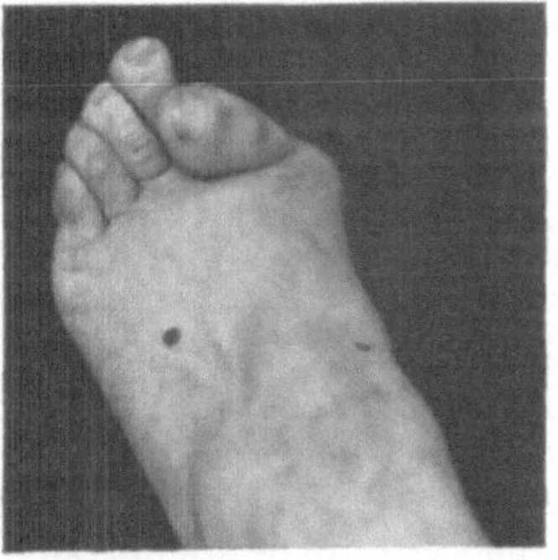

Abb. 177. Hallux valgus.

gegen den Hinterfuß im Sinne der Adduktion verlagert ist, wir nennen dies den Metatarsus varus.

Nicht selten beobachten wir Regelwidrigkeiten der Zehenstellung für sich. Ein sehr häufiger Befund ist die Abduktionsstellung der großen Zehe (Hallux valgus). Hierbei tritt das proximale Gelenkende der Grundphalanx ganz auf die äußere Hälfte des 1. Metatarsalköpfchens und der Innenabschnitt dieses Köpfchens steht stark nach innen heraus (der „Ballen" des Volksmundes). Als Folge dieser Verlagerung der großen Zehe werden die Endglieder der zweiten Zehe nicht selten rechtwinklig nach unten abgebogen und so aus der Zehenreihe herausgedrückt (Hammerzehe). Seltener als bei der großen Zehe sehen wir eine typische Abweichung der kleinen Zehe. Die Zehe ist stark adduziert und überdeckt hierbei den Rücken der Nachbarzehe.

Über alle diese wichtigen Krankheitszustände, ihre Entstehung und ihre Behandlung werden Sie noch Vieles in der Klinik zu hören bekommen. Hier sei nur vorbereitend und allgemein das Folgende gesagt.

Langdauernde Kräfteeinwirkungen müssen es sein, die den ursprünglich regelmäßig angelegten Fuß in die krankhafte Stellung zwingen. Besteht dieselbe erst längere Zeit, so passen sich die Weichteile (Haut, Faszie, Bänder) und selbst die Knochen und die Gelenke der veränderten Stellung an. Die fehlerhafte Stellung erstarrt zur Zwangsstellung, die auch dann bestehen bleibt, wenn die Wirkung der formgebenden Kräfte aufgehört hat. Die wirkenden Kräfte können durchaus verschiedener Natur sein.

Wenn z. B. bei geringem Fruchtwasser der Uterus die Frucht eng umschließt und die Füßchen dauernd in Supinations- und Adduktionsstellung erhält, wenn durch die normalen Bewegungen der Frucht die Lösung der Stellung nicht erfolgen kann, so müssen beim Wachsen des Kindes die Weichteile, Knochen und Gelenke unter dem Zwang der Lage ihre Wachstumsrichtung ändern: das Kind wird mit der Kontraktur der Füße in Equino-varus-Stellung geboren (angeborener Klumpfuß).

Im Gegensatz hierzu stehen die häufigen Fälle, in denen menschliche Torheit und Eitelkeit zur Ursache der verunstaltenden Kräfte wird. Wird der Fuß tagaus, tagein in einen engen, vorn spitzigen Stiefel gezwängt, so geben die Zehen allmählich den dauernd wirkenden Kräften nach; der Fuß paßt sich dem Stiefel an. Hierbei tritt die große Zehe in Abduktion (Hallux valgus), die kleine Zehe legt sich über die 4. Zehe hinüber und die 2. Zehe wird nach unten herausgepreßt (Hammerzehe). Solche Füße erscheinen, wenn sie nur noch vom Strumpf bekleidet sind, wie ein Gipsabguß des spitzigen Stiefels.

Wieder in einer großen Reihe anderer Fälle gehen die wirkenden Kräfte von den Muskeln aus. Hier können sie in einer krankhaften Dauerkontraktion (Spasmus) der Muskeln bestehen, wie wir sie am häufigsten bei zerebralen Krankheiten, insbesondere bei der zerebralen Kinderlähmung finden. Am Fuß äußert sich der Muskelspasmus dahin, daß die kräftigeren Plantarstrecker (M. gastrocnemius und M. soleus) den Fuß dauernd in Spitzfußstellung halten (spastischer Pes equinus). Wenn andererseits bestimmte Muskelgruppen gelähmt sind, wie so häufig bei den Schußverletzungen der Stammnerven oder bei der spinalen Kinderlähmung (Poliomyelitis), so muß die wirksam gebliebene, im Gegensinn wirkende Muskelgruppe bei ihrer alleinigen Wirkung den Fuß immer und immer wieder in die von ihr abhängige Stellung bringen, in der der Fuß schließlich erstarrt. So sehen wir bei der traumatischen Peroneuslähmung, bei der die Fuß- und Zehenstrecker gelähmt sind, durch die gegensinnige Wirkung der Plantarflektoren (M. gastrocnemius und M. soleus) und Zehenbeuger (Flexor dig. comm. longus et brevis) den Fuß in Spitzfußstellung mit herabhängenden Zehen kontrakt werden. So sehen wir bei der isolierten Lähmung der Mm. peronei (bei der spinalen Kinderlähmung) unter der gegensinnigen Wirkung der erhaltenen Mm. tibiales den Fuß in Spitzklumpfußstellung fest werden (Pes equinovarus paralyticus).

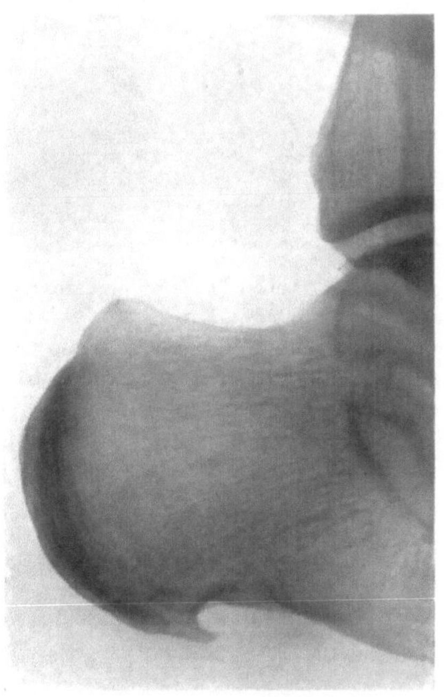

Abb. 178. Calcaneussporn.

Eine weitere umbildende Kraft stellt unter Umständen die Körperschwere dar. Wenn z. B. im jugendlichen Alter das Fußgewölbe durch andauernde schwere Arbeit und Belastung überlastet wird, so kann es, zumal bei der nicht seltenen angeborenen Schwäche des Bindegewebes und der Bänder, in zunehmendem Umfang einsinken bis zur vollständigen Aufhebung (Pes planus staticus).

Aber auch ärztliche Kunstfehler können solche fehlerhaft wirkenden Kräfte schaffen. Wenn z. B. nach einer Unterschenkelfraktur der Gipsverband so angelegt ist, daß der Fuß in Spitzfußstellung steht, so kann es, wenn der Verband lange Zeit unverändert liegen gelassen wird, vorkommen, daß nach Abnahme des Verbandes der Fuß in Spitzfußstellung kontrakt ist. Diese Beispiele mögen genügen. —

Das Vorkommen von kartilaginären Exostosen am unteren Ende des Unterschenkels braucht nur erwähnt zu werden.

Sieht man bei seitlicher Betrachtung eine kleine umschriebene Vorwölbung am Fußrücken, die bei der Betastung sich als prall-elastisch und fluktuierend erweist, so liegt ein G a n g l i o n d e s F u ß r ü c k e n s vor. Längs verlaufende, wulstförmige, weichere und deutlicher fluktuierende Schwellungen an gleicher Stelle finden wir bei der c h r o n i s c h e n S e h n e n s c h e i d e n e n t z ü n d u n g der Strecksehnen des Fußrückens.

Umschriebene Druckempfindlichkeit am Os naviculare und unterhalb des äußeren Malleolus finden wir häufig beim Knickfuß oder Knick-

Plattfuß. Eine umschriebene Druckempfindlichkeit am Os naviculare, zuweilen mit leichter Weichteilschwellung, beobachten wir aber auch gelegentlich an kindlichen, normal gebauten Füßen. Man hüte sich

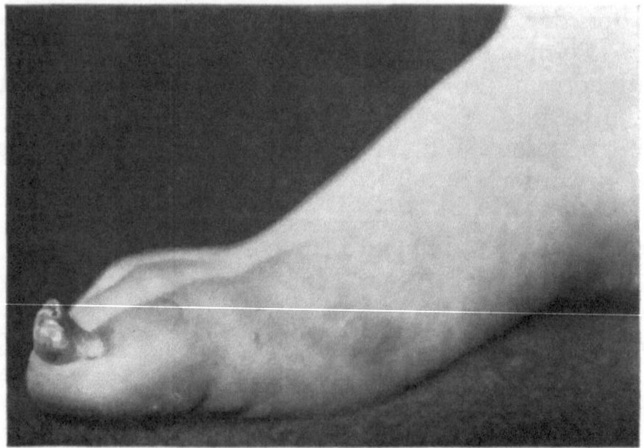

Abb. 179. Subunguale Exostose der rechten Großzehe.

vor der vorschnellen Diagnose einer Tuberkulose. Als Ursache derselben enthüllt das Röntgenbild Ossifikationsstörungen am Os naviculare: der Knochenkern ist kleiner, verdichtet, zuweilen von unregelmäßiger Form (Koehlersche Krankheit des Os naviculare).

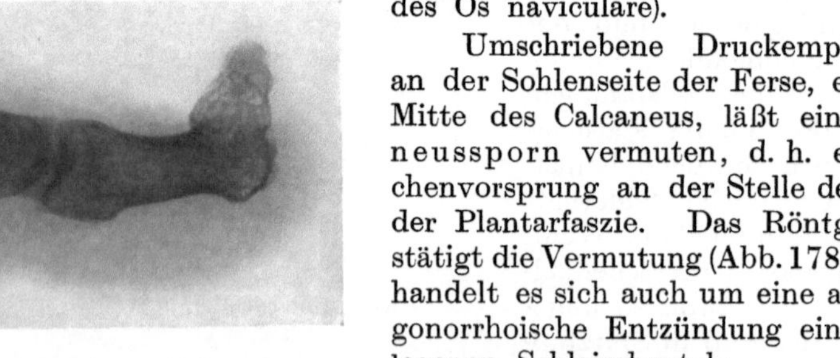

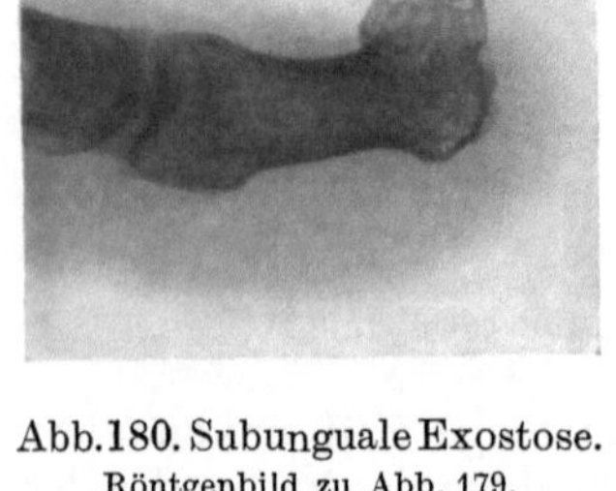

Abb. 180. Subunguale Exostose. Röntgenbild zu Abb. 179.

Umschriebene Druckempfindlichkeit an der Sohlenseite der Ferse, etwa in der Mitte des Calcaneus, läßt einen Calcaneussporn vermuten, d. h. einen Knochenvorsprung an der Stelle des Ansatzes der Plantarfaszie. Das Röntgenbild bestätigt die Vermutung (Abb. 178). Zuweilen handelt es sich auch um eine akute, meist gonorrhoische Entzündung eines hier gelegenen Schleimbeutels.

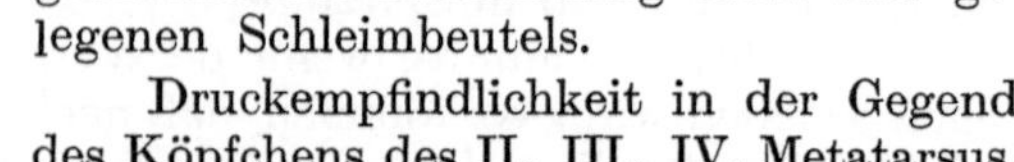

Druckempfindlichkeit in der Gegend des Köpfchens des II., III., IV. Metatarsus, bei gleichzeitigen Schmerzen an gleicher Stelle bei längerer Belastung des Fußes finden wir häufig bei älteren, stärker gewordenen Frauen als Zeichen eines Mißverhältnisses zwischen Körperlast und Tragfähigkeit des Fußes (Insufficientia pedis). Da die Metatarsalköpfchen in querer Richtung nicht gerade verlaufen, sondern in einem nach unten konkaven Bogen angeordnet sind, werden bei zu starker Belastung die mittleren Köpfchen nach unten durchgebogen. Kann dies allein schon als Ursache der Schmerzhaftigkeit angesprochen werden, so liegt weiterhin auch die Möglichkeit vor, daß durch die Verschiebung der Köpfchen die zwischen ihnen verlaufenden sensiblen Nerven gereizt werden.

Stellen wir jedoch eine umschriebene Druckempfindlichkeit im II. oder III. Metatarsophalangealgelenk bei Kindern und jüngeren Personen, insbesondere weiblichen Geschlechtes, fest, verbunden mit leichter Schwellung des Fußrückens mit dem Mittelpunkt an der Stelle des Gelenkes, finden wir im Röntgenbild eine auffällige Veränderung des Metatarsalköpfchens, die in herdförmigen Schattenverdichtungen, in Abflachungen und Mißstaltungen der Gelenkfläche bestehen, so handelt es sich um das eigenartige, in seinem Wesen noch nicht völlig geklärte Krankheitsbild, das nach seinem ersten Beschreiber den Namen der Koehlerschen Krankheit des II. und III. Metatarsalköpfchens erhalten hat. Sein Endausgang ist schwere Arthritis deformans.

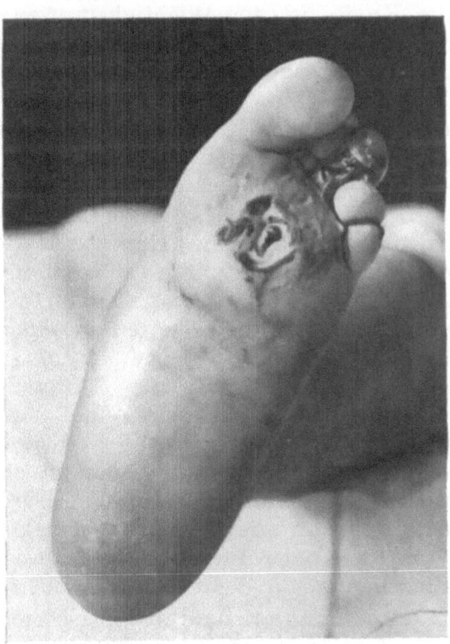

Abb. 181. Malum perforans pedis bei Tabes dorsalis.

Am Großzehennagel sieht man bei älteren Leuten nicht selten Mißstaltungen; der Nagel ist mächtig verdickt und krallenartig aufgebogen (Onychogryphosis). Findet man bei jüngeren Personen den Zehennagel am distalen Ende von der Unterlage abgehoben und sieht man unter ihm an dieser Stelle eine kleine, halbkugelige knochenharte Vorwölbung, so liegt das praktisch wichtige Krankheitsbild der subungualen Exostose vor (Abb. 179, 180). Das Röntgenbild bestätigt die Diagnose. Auch dieses Krankheitsbild wird oft verkannt, bis der Chirurg mit der Entfernung der Exostose die heftigen Schmerzen der Kranken beseitigt.

Sieht man an der Sohlenhaut, insbesondere am Großzehenballen, an der Großzehe selber oder am Kleinzehenballen ohne alle Entzündungserscheinungen in der Umgebung ein kreisrundes, tiefgreifendes Geschwür mit hühneraugenartiger Verdickung der umgebenden Haut, weist der Geschwürsgrund schmierige oder graugrüne nekrotische Massen auf, fehlt jede Schmerzhaftigkeit, so handelt es sich um ein sogenanntes „trophisches" Geschwür (Malum perforans pedis), wie es bei Nervenlähmungen, insbesondere aber bei Erkrankungen des Zentralnervensystems (Tabes) beobachtet wird.

Die echten Geschwülste der Fußgegend (Hämangiome, Fibrosarkome, Rund- und Spindelzellensarkome der Weichteile und der Knochen, Chromatophorome) sind nach ihren allgemein-diagnostischen Kennzeichen zu beurteilen.

15. Die Untersuchung des Halses.

Wenn wir von „Hals“ schlechthin sprechen, meinen wir den Vorderhals, d. h. das oben vom Unterkiefer, seitlich vom oberen Trapeziusrande und unten von den Schlüsselbeinen und dem Brustbein begrenzte Gebiet, während wir den hinteren Abschnitt des Halses als „Nacken“ bezeichnen.

Die Untersuchung beginnt mit der Besichtigung, die die Stellung des Kopfes, die äußeren Grenzlinien, das Flächenbild und die Beweglichkeit der Halswirbelsäule zu berücksichtigen hat. Die Stellung des Kopfes ist von Wichtigkeit, weil sie von der Halsmuskulatur und der Halswirbelsäule abhängig ist; fehlerhafte Kopfstellungen lassen daher Rückschlüsse auf Veränderungen an diesen Teilen zu.

Betrachten wir den entblößten Hals von vorn, so steht regelrechterweise der Kopf gerade vor uns, d. h. die Verbindungslinie von Stirnmitte, Nase und Kinn fällt mit der Mittellinie des Rumpfes zusammen. Die beiden Ohren stehen gleich hoch, das Kinn ist nach vorn gerichtet. Bei Betrachtung von der Seite bemerken wir die zarte lordotische Schwingung des Halses, die die natürliche Fortsetzung des Rückens bildet und am Kopf ihren Abschluß findet.

Die seitlichen Grenzlinien werden bei der Betrachtung von vorn durch die nach unten auseinanderweichenden Trapeziusumrisse bestimmt (vgl. S. 188). Die hintere Grenzlinie zeigt — bei Betrachtung von der Seite — infolge der Lordose der Halswirbelsäule und der Vorwölbung des Hinterkopfes eine wohl abgerundete und gleichmäßige konkave Einbuchtung. Die vordere Grenzlinie steigt vom Brustbein schräg nach oben-vorn auf, um im oberen Abschnitt annähernd rechtwinklig zum Kinn umzubiegen. Die Stelle der winkligen Umbiegung entspricht etwa der Lage des Zungenbeins. Außer einem gelegentlichen Vorspringen der Incisura thyreoidea (pomum Adami) sind besondere Einzelheiten an der Grenzlinie nicht wahrnehmbar.

Die Flächenbesichtigung dient besonders der Feststellung der Lage und Ausdehnung von krankhaften Schwellungen. Hierzu brauchen wir am Vorderhals eine gewisse Kenntnis der Halstopographie.

Wir gehen hierbei von den meist sichtbaren Kopfnickermuskeln aus; sind sie ausnahmsweise nicht sichtbar, so können wir ihren Verlauf durch die Verbindung zwischen Warzenfortsatz und Sternoklavikulargelenk leicht feststellen. Das bandförmige, dem Muskel entsprechende Gebiet nennen wir die Regio sternocleidomastoidea. Sein Mittelteil entspricht etwa der Lage der großen Halsgefäße mit den begleitenden Lymphdrüsen (Glandulae jugulares). Die beiden Kopfnicker teilen den gesamten Vorderhals in ein großes mittleres Halsdreieck (Abb. 182, *ABC*), das die Basis oben am Unterkiefer, seine seitlichen Schenkel am vorderen Kopfnickerrand und die Spitze am Brustbein hat und in zwei kleinere seitliche Halsdreiecke (Abb. 182, *ADC* und *BCE*), deren Basis unten das Schlüsselbein, deren Schenkel die einander zugekehrten Ränder des Sternokleidomastoideus und des Trapezius bilden und deren Spitze oben am Warzenfortsatz gelegen ist.

Das mittlere Halsdreieck wird durch eine annähernd wagerechte Linie, die von dem fast stets tastbaren Zungenbein und den beidseitig zum Warzenfortsatz verlaufenden hinteren Biventerbäuchen gebildet wird, in einen kleineren oberen Abschnitt (Regio suprahyoidea) und in einen größeren unteren Abschnitt (Regio infrahyoidea) zerlegt.

An dem oberen Abschnitt unterscheiden wir den Mittelteil, der zwischen Kinn und Zungenbein gelegen ist, die Regio submentalis (Abb. 182 *LGH*) und die beiden Seitenteile zwischen Unterkiefer und hinterem Biventerbauch, die Regiones submaxillares (Abb. 182 *ALG* und *BLH*). In der Regio submentalis liegen die submentalen Lymphdrüsen, die von der Unterlippe und der Haut des Kinns gespeist werden und unter ihnen die vorderen Biventerbäuche, zwischen denen man zum Mittelteil des Mundbodens gelangt. In der Regio submaxillaris liegt die submaxillare Speicheldrüse, umgeben von den wichtigen submaxillaren Lymphdrüsen, die den Lymphabfluß vor allem aus der Mund- und Rachenhöhle aufnehmen, unter der submaxillaren Speicheldrüse die Rachenmuskulatur, die Rachenschleimhaut mit den Tonsillen und — im vorderen Bereich — die seitlichen Abschnitte des Mundbodens.

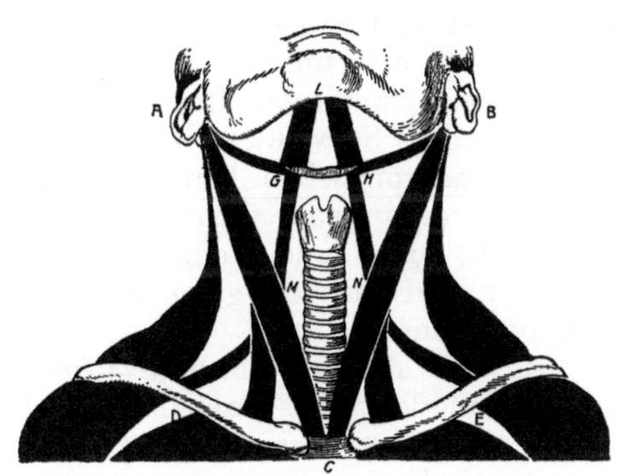

Abb. 182. Topographie des Halses.
Aus Axhausen, Operationsübungen.

Auch der untere Abschnitt des mittleren Halsdreiecks zerfällt in ein mittleres und zwei seitliche Felder; die Grenze wird durch die beiden aufsteigenden Mm. omohyoidei gegeben. Im mittleren Feld ist oben der Kehlkopf gelegen, dessen vorspringende obere Inzisur stets tastbar, oft auch sichtbar ist (Regio thyreoidea). Hieran schließt sich nach unten die stets tastbare quere Spange des Ringknorpels (Regio cricoidea) und unterhalb der Anfangsteil der Luftröhre (Regio trachealis), der von dem Isthmus der Schilddrüse bedeckt ist. Im seitlichen Felde (Trigonum caroticum oder Malgaignesche Grube) (Abb. 182 *AGM* und *BHN*) und noch herunterreichend unter den Kopfnicker selber, liegen die großen Halsgefäße (A. carotis communis und V. jugularis interna) mit den begleitenden Lymphdrüsen.

Auch die seitlichen Halsdreiecke zerfallen in ein oberes und ein unteres Feld; dies geschieht durch den Verlauf des schräg hindurchziehenden M. omohyoideus (Abb. 182. Im oberen Feld (Trig. omotrapezoidum) liegen zahlreiche Lymphdrüsen auf der Faszie, die die tiefe Muskelschicht bedeckt; in ihm steigt der N. accessorius Willisii schräg nach hinten-unten zum N. trapezius, den er versorgt. Im unteren Feld (Trigonum omoclaviculare) liegt der Plexus brachialis und unten, nahe der Klavikula, in der Tiefe die A. und V. subclavia mit den begleitenden Lymphknoten. —

Die Möglichkeit, alle diese Einzelheiten bei der einfachen Betrachtung zu erkennen, ist nicht immer die gleiche. An dem kurzen Hals eines fetten Säuglings ist wenig mehr als die Ansatzstelle der Kopfnicker am Brustbein zu erkennen. Dagegen sind an dem gestreckten mageren Hals des älteren Menschen nicht nur die beiden Kopfnicker in ganzer Ausdehnung zu sehen, sondern auch der Vorsprung der Incisura thyrioidea des Schildknorpels, der quere Wulst des Ringknorpels sowie ferner eine sanfte Einziehung in der Gegend des Zungenbeinkörpers zuweilen auch die leichte Vorwölbung der submaxillaren Speicheldrüse. Von solchen Hälsen kann man die topographische Einteilung sozusagen ablesen; wer erst hiermit Bescheid weiß, wird sich aber auch an den fetten Hälsen, unter Zuhilfenahme der Betastung, leicht zurecht finden. Jede sichtbare Schwellung oder Geschwulstbildung ist nach den topographisch-anatomischen Unterlagen zu bestimmen und zu begrenzen.

Bei vorhandener Schwellung fügen wir die Betrachtung beim Schluckakt hinzu und stellen fest, ob die Schwellung der hierbei auftretenden Aufwärtsbewegung der Halsorgane (Kehlkopf und Trachea) folgt oder nicht.

An der hinteren Fläche (Nackenfläche) sehen wir am oberen Ende der sich in der Mitte abzeichnenden Dornfortsatzlinie den kleinen Vorsprung der Protuberantia occipitalis externa des Schädeldaches, am unteren Ende den Vorsprung des Vertebra prominens (7. Halswirbel). Wir bemerken die Gleichmäßigkeit der Dornlinie, die plötzlicher Absätze entbehrt. Zu beiden Seiten der Dornlinie gewahren wir die regelmäßigen Wülste der Nackenmuskulatur bis heran zum Warzenfortsatz.

Bei der Betastung führen wir die Finger vom Ohr den Unterkieferrand entlang, ihn zwischen Daumen und den übrigen Fingern umgreifend. Wir stellen die Regelmäßigkeit dieses Randes und die Glattheit der Oberfläche fest. In der Mitte angelangt, tasten die Daumen die Regio submentalis ab, während die übrigen Finger über die Regio submaxillaris gleiten. Dann werden die Finger vom Warzenfortsatz längs der Kopfnicker entlang nach unten geführt und es wird das zwischengelegene untere Feld des mittleren Halsdreiecks abgetastet. Man fühlt hierbei den Widerstand des Kehlkopfes und des Ringknorpels. Die Abtastung der beiden seitlichen Halsdreiecke und des Nackens bilden den Abschluß. Jede Geschwulstbildung ist für sich nach den bei der Geschwulstdiagnostik gegebenen Gesichtspunkten genau zu untersuchen.

Zur Prüfung der Beweglichkeit der Halswirbelsäule benutzen wir in der Regel die aktiven Bewegungen, da Lähmungszustände der Kopf-Halsmuskeln, die bei freier passiver Beweglichkeit eine Unbeweglichkeit vortäuschen könnten, nur sehr selten beobachtet werden. Wir lassen den Kopf nach vorn und nach hinten beugen, nach beiden Seiten neigen und nach beiden Seiten drehen und vergleichen die Ausschläge gegebenenfalls mit den eigenen Bewegungen des Kopfes. Wollen wir ganz sicher gehen, so prüfen wir die passive Beweglichkeit für sich, indem wir die flache Hand auf den Scheitel legen und mit dem Kopf die verschiedenen Bewegungen ausführen, während wir den Kranken auffordern, den Kopf locker zu halten. Die Prüfung der aktiven Bewegungsfähigkeit wird dann angeschlossen. Zum Schluß prüfen wir bei Verdacht auf Wirbelerkrankung den „Stauchungsschmerz", indem wir die gefalteten Hände flach auf die Scheitelgegend des Kranken legen und ruckweise Stöße in der Längsrichtung ausführen.

In vielen Fällen haben wir die genaue Untersuchung des inneren Halses (Mundhöhle, Rachen, Kehlkopf) hinzuzufügen. Doch müssen die Einzelheiten dieser Untersuchung den Sonderkliniken vorbehalten bleiben. —

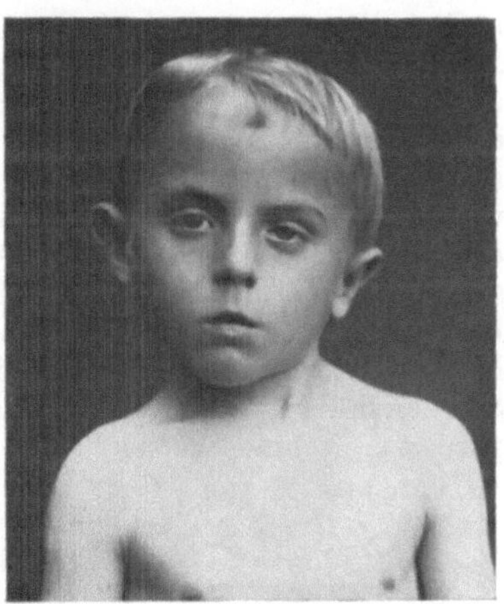

Abb. 183. Angeborener Schiefhals. Das Kinn steht rechts von der Mittellinie, das linke Ohr tiefer. Der linke Kopfnicker ist saitenartig gespannt. Der linke Gesichtsschädel ist in der Entwicklung zurückgeblieben.

Wir beginnen die Besprechung der Untersuchungsergebnisse mit den fehlerhaften Stellungen des Kopfes.

Finden wir bei der Besichtigung das Kinn außerhalb der Kopfmitte stehen, den Kopf also nach der einen Seite gedreht und gleichzeitig das Ohr der anderen Seite tiefer stehend, den Kopf also nach der anderen Seite geneigt, so sprechen wir von einem Schiefhals (Caput obstipum). Bei dieser Kopfstellung ist die Kopfnickergegend auf der Seite, nach der der Kopf seitlich geneigt ist, verkürzt, entspannt. Eine solche Stellung wird von den Kranken willkürlich bei schmerzhaften Erkrankungen der Kopfnickergegend eingenommen. Finden wir also in dieser Gegend gleichzeitig eine schmerzhafte Schwellung, so handelt es sich um eine zur Linderung der schmerzhaften Spannung eingenommene Stellung des Kopfes. Das ist der entzündliche Schiefhals. Bei längerem Bestehen kann die willkürliche Stellung infolge Schrumpfung der Weichteile in eine Zwangsstellung übergehen. Über die Ursachen solcher entzündlicher Schwellungen wird später gesprochen werden.

Fehlt jede schmerzhafte Schwellung, sehen wir aber, daß der Kopfnicker der Seite, zu der der Kopf geneigt ist, stark gespannt ist und besonders bei dem Versuch den Kopf in die entgegengesetzte Stellung zu bringen scharf, saitenartig vorspringt, so ist umgekehrt die organische Verkürzung des Kopfnickers die Ursache der Schiefhalsstellung (Myogene Kontraktur, muskulärer Schiefhals, Abb. 183). Solche Verkürzungen können angeboren vorkommen durch dauernd fehlerhafte Stellung des Kopfes im Uterus bei Mangel an Fruchtwasser oder durch Muskelzerreißung während der Geburt (angeborener muskulärer

Schiefhals Abb. 183). Oder aber sie sind erworben durch Schrumpfungsvorgänge, die im Gefolge der diffusen luetischen Entzündung des Kopfnickers entstehen (erworbener muskulärer Schiefhals). Fehlt jede schmerzhafte Schwellung und jede Verkürzung des Kopfnickers, so kann die Schiefhalsstellung nur auf Unregelmäßigkeiten der Wirbelsäule zurückzuführen sein. Hierzu gehört die angeborene Keilform eines Wirbelkörpers oder die Einschaltung von unvollkommenen Wirbelstücken (ossärer Schiefhals).

Erscheint die Schiefhalsstellung erstmalig nach einer schweren Verletzung, die die Wirbelsäule betroffen hat, scheitert jeder Versuch der Geradestellung an einem federnden Widerstand und an der Schmerzhaftigkeit, so ist eine einseitige Halswirbelluxation sehr wahrscheinlich, die durch übermäßige Drehung bei gleichzeitiger Beugung des Kopfes hervorgerufen wird (Rotationsluxation). Hierbei verliert der Gelenkfortsatz des einen Wirbels infolge übermäßigen Bewegungsausschlages seinen Zusammenhalt mit dem Gelenkfortsatz des nächstunteren Wirbels und rutscht nach vorn über die scharfe vordere Kante des unteren Gelenkfortsatzes herüber (vgl. Abb. 184). Die Schiefhalsstellung allein beweist bei solchen Verletzungen keineswegs das Vorhandensein einer Luxation. Auch bei Zerrungen der Bänder und Muskeln der einen Halsseite nehmen die Kranken regelmäßig zur Schmerzlinderung eine Schiefhalsstellung ein, die der Entspannung der gezerrten, schmerzhaften Teile dient. Bei vorsichtiger Untersuchung läßt sich jedoch in diesen Fällen die freie oder nur unwesentlich beschränkte passive Beweglichkeit des Kopfes, das Fehlen des federnden Widerstandes feststellen. In zweifelhaften Fällen entscheidet das Röntgenbild.

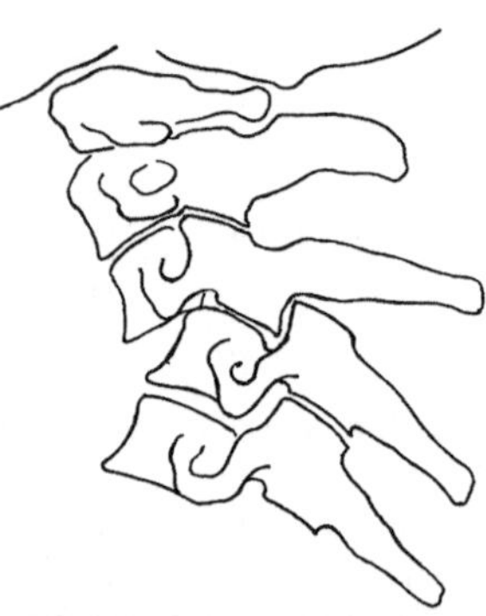

Abb. 184. Schema der Beugungsluxation der Halswirbelsäule.

Die untere Gelenkfläche des 3. Halswirbels ist gegen die obere Gelenkfläche des 4. Halswirbels nach vorn gerutscht; die Gelenkfortsätze sind verhakt.

Bemerken wir bei einem Schwerverletzten eine Verlagerung des ganzen Kopfes nach vorn, die am besten bei der Betrachtung von der Seite zu sehen ist, finden wir eine entsprechende Abweichung der vorderen und hinteren Grenzlinie, stellen wir gleichzeitig eine Aufhebung der Bewegungsfähigkeit der Halswirbelsäule fest und zeigt die Dornfortsatzlinie bei der Betastung an einer Stelle einen plötzlichen Absatz, so handelt es sich um die seltene typische beidseitige Luxation der Halswirbelsäule, wobei der obere Wirbel mit beiden Gelenkfortsätzen über die Gelenkfortsätze des nächstunteren Wirbels nach vorn tritt (Abb. 184). Sie erfolgt durch übermäßige Beugung der Wirbelsäule (Beugungsluxation). An den oberen Halswirbeln ist das scharfe Vorspringen des einen Wirbelkörpers über den nächstunteren durch Betastung der hinteren Rachenwand festzustellen, die einen deutlichen querverlaufenden Knochenabsatz erkennen läßt.

Wird dagegen der Kopf nach hinten verlagert gehalten, gleich als wollte der Kranke den schweren Kopf besser unter die unterstützende Wirbelsäule schieben, und wird er in dieser Stellung offenkundig ängstlich im Gleichgewicht erhalten, so ist die wahrscheinliche Ursache eine Lähmung der den Kopf tragenden Muskulatur des Nackens, wie sie bei schweren Fällen der spinalen Kinderlähmung gelegentlich beobachtet wird. Der durch Betrachtung und Betastung festgestellte Schwund der Nackenmuskulatur bestätigt die Diagnose.

Wird der Kopf unbeweglich und steif gehalten, vermeidet der Kranke ängstlich alle Bewegungen und Erschütterungen des Kopfes und des Rumpfes, so hat man in erster Linie an eine tuberkulöse Erkrankung der Halswirbelsäule (Spondylitis cervicalis tub.) zu denken, die jeden einzelnen Abschnitt ergreifen kann. Der deutliche Stauchschmerz und die ausgesprochene Druckempfindlichkeit eines bestimmten Wirbelsäulenabschnittes (bei seitlichem Druck oder bei Druck auf den Dorn) sichert die Diagnose. Findet sich gleichzeitig eine fluktuierende Schwellung im Bereich oder am hinteren Rande des Kopfnickers, so liegt ein Senkungsabszeß vor.

Finden wir den Kopf stark nach vorn gebeugt bei vollständiger Versteifung der gesamten Wirbelsäule, so erkennen wir hierin ein vorgeschrittenes Stadium jener eigenartigen chronischen, zur Versteifung führenden Erkrankung der Wirbelsäule, der Spondylitis ankylopoetica (S. 391).

Sehr häufig und vielgestaltig sind die Erkrankungen, bei denen wir durch Besichtigung und Betastung akutentzündliche Schwellungen als Krankheitsgrundlage feststellen. Bei ihrer diagnostischen Beurteilung gehen wir von der Lage und Ausdehnung der Schwellung und von der Feststellung des Mittelpunktes der Druckempfindlichkeit aus.

Liegt die akut entzündliche Schwellung im obersten Bereich des seitlichen Halses und im anstoßenden Bereich der Wange, ist die Druckempfindlichkeit am stärksten in der unmittelbaren Umgebung des Ohrläppchens, das selber durch die Schwellung emporgehoben wird, so handelt es sich um eine akute Entzündung der Ohrspeicheldrüse (akute Parotitis). Sie kann als epidemische ansteckende Erkrankung für sich auftreten (Ziegenpeter, Mumps). Sie entsteht in anderen Fällen bei Ablagerung von Kalkkonkrementen (Speichelsteinen) in den Ausführungsgängen durch Fortleitung der Infektion aus den Gängen in die Drüse und pflegt sich dann öfter zu wiederholen. Sie kann sich schließlich auch als metastatische Parotitis durch Ablagerung pyogener Bakterien aus dem Blut einstellen. Sie kann längere Zeit als einfache seröse Entzündung fortbestehen und bleibt rückbildungsfähig. Erst wenn an einer Stelle unter stärkerer Rötung und Vorwölbung eine Erweichung oder gar Fluktuation auftritt, werden wir auf eine eitrige Parotitis (Parotisabszeß) schließen.

Liegt eine mäßige oder geringe entzündliche Schwellung nur vor dem Ohr, ist der Mittelpunkt ganz umschrieben der Gelenkspalt des Kiefergelenkes, ist die Öffnung des Mundes sehr behindert und schmerzhaft, so müssen wir eine akute Kiefergelenksentzündung annehmen. Hiermit kann verwechselt werden eine fast genau an gleicher Stelle gelegene akut entzündliche Schwellung, die bei infizierten Schrunden oder eitrigen Entzündungen der Augenlider (z. B. beim Gerstenkorn) sich entwickeln kann. Es ist dies die akute Entzündung der präaurikulären Lymphdrüse. Außer der Feststellung der Eintrittspforte dient zur Erkennung die oberflächlichere Lage der meist stärkeren Schwellung (Vorwölbung durch die stark vergrößerte Lymphdrüse); im Beginn ist oft die geschwollene Lymphdrüse noch für sich zu tasten.

Liegt der Mittelpunkt der Schwellung und Druckempfindlichkeit am Warzenfortsatz, so kommt in erster Linie eine in die Zellen des Warzenfortsatzes fortgeleitete akute Entzündung der Paukenhöhle in Betracht (akute Mastoiditis bei Otitis media).

Liegt der Mittelpunkt der akuten Entzündung zwischen Warzenfortsatz und Nackenwulst, so ist eine akute Entzündung der hier gelegenen Nackenlymphdrüsen anzunehmen, die fast immer von infizierten Wunden der behaarten Kopfhaut (z. B. Kratzeffekten bei juckenden Ekzemen) ihren Ursprung nimmt. Ein Beispiel dieser Erkrankung ist bei Kindern die akute Lymphdrüsenentzündung des Nackens bei Läuseekzemen der Kopfhaut (Läuseabszeß des Nackens).

Genaueste Untersuchung ist bei den akut entzündlichen Schwellungen der vorderen Halsgegend notwendig. Befindet sich der Mittelpunkt der Schwellung und der Druckempfindlichkeit unmittelbar am Unterkieferrand, so müssen wir eine akute Entzündung des Unterkiefers annehmen, die weitaus am häufigsten von kariösen Zähnen aus auf den Knochen fortgeleitet ist (Parulis). Die ebenfalls mögliche, vom Blut aus in den Unterkieferknochen getragene akute Osteomyelitis mandibulae ist sehr viel seltener und macht stärkere örtliche und allgemeine Krankheitserscheinungen.

Liegt der Mittelpunkt unterhalb des Unterkieferrandes, so muß die akute Entzündung von den in der Regio submaxillaris gelegenen Gebilden ausgehen. Es kann sich hierbei um eine akute Entzündung der submaxillaren Lymphdrüsen oder um eine solche der submaxillaren Speicheldrüse handeln. Sind im Beginn der Erkrankung die vergrößerten Lymphknoten oder ist die flache gleichmäßige Schwellung der Speicheldrüse noch durchzutasten, dann ist die Unterscheidung nach dem Tastbefund möglich. Ist aber erst eine gleichmäßige pralle Schwellung der ganzen Gegend vorhanden, so läßt der örtliche Befund eine Unterscheidung kaum zu. Wir merken uns aber als Erfahrungstatsache, daß die akute Entzündung der submaxillaren Speicheldrüse viel seltener ist, als die der submaxillaren Lymphdrüsen. Als epidemische und als metastatische Form, entsprechend den gleichen Vorgängen an der Parotis, ist sie so selten, daß sie diagnostisch kaum in Betracht kommt. Wenn sie vorkommt, ist sie fast immer durch einen Speichelstein bedingt. Ihr Kennzeichen ist die häufige Wiederholung der akut entzündlichen Anfälle und eine bleibende Härte an der gleichen Stelle in der Zwischenzeit, ferner nicht selten ein bei der Betastung des Mundbodens nachweisbarer Stein im Ausführungsgang. Wenn diese Zeichen fehlen, tut man gut, eine akute Lymphdrüsenentzündung anzunehmen. Gesichert wird die Diagnose durch den Nachweis des Infektionsursprungs an den Tonsillen; doch sind hier die Erscheinungen oft schon abgeklungen.

Liegt bei einer akuten Entzündung der Kinngegend der Mittelpunkt am Kieferrand, so werden wir eine akute Kieferentzündung annehmen, ausgehend von Erkrankungen der unteren Schneidezähne. Liegt der Mittelpunkt unterhalb des Unterkiefers in der Submentalgegend, so schließen wir auf eine akute Entzündung der submentalen Lymphdrüsen. Bei der letzteren Erkrankung ist die Ein-

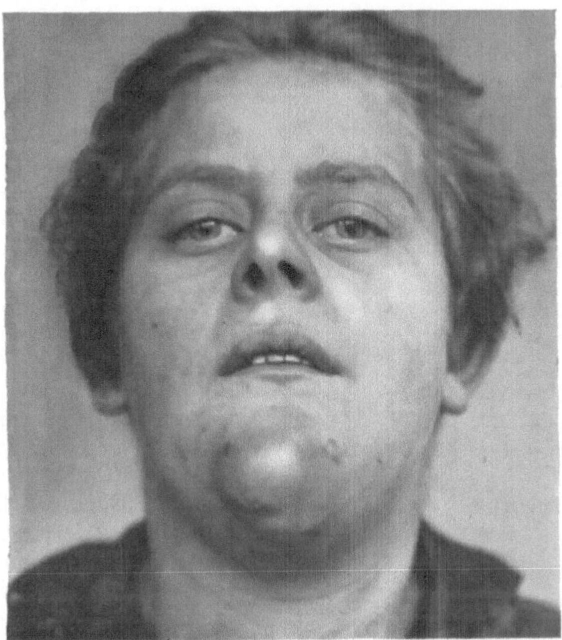

Abb. 185. Kieferabszeß, ausgehend von den unteren Schneidezähnen.

trittspforte im Bereich der Unterlippe oder der Kinnhaut leicht auffindbar. Daß selbstverständlich auch Furunkel und Karbunkel der Kinngegend selber die Ursache heftiger entzündlicher Schwellungen abgeben können, braucht nur erwähnt zu werden; ihre örtlichen Kennzeichen sind nicht zu verkennen.

Ist der Mittelpunkt der akuten Entzündung in und dicht oberhalb der Mitte des Kopfnickers gelegen, so handelt es sich um die akute Entzündung der jugularen Lymphdrüsen, die unter dem Kopfnicker in Begleitung der großen Gefäße gelegen sind. Bei eitriger Einschmelzung derselben breitet sich der Abszeß oft zwischen der hinteren Rachenwand und den tiefen Halsmuskeln bzw. den Wirbelkörpern aus und ist dann vom Munde aus an der hinteren Rachenwand als weiches fluktuierendes Kissen tastbar (retropharyngealer Abszeß).

Alle diese akuten Entzündungen des Unterkiefers und der Lymphdrüsen beginnen als seröse Entzündungen. Wenn jedoch die akuten Entzündungserscheinungen länger als 3 Tage bestehen, ohne Zeichen des Nachlassens erkennen zu lassen, wenn sie im Gegenteil immer noch stärker werden und höhere Abendtemperaturen auftreten, dann ist der Übergang in eitrig-abszedierende Entzündung in hohem Grade wahrscheinlich. Nur erwarte man nicht, den Abszeß durch das Fluktuationsgefühl nachweisen zu können. Die mächtige Verdickung und die pralle Spannung der deckenden Weichteile, bei der eitrigen Lymphadenitis manchmal dazu noch die tiefe Lage des Abszesses macht den Nachweis der Fluktuation oft auf lange Zeit unmöglich. Das Fluktuationsgefühl tritt in diesen Fällen erst auf, wenn der sich vergrößernde Abszeß bis dicht unter die Haut getreten und sie bereits verdünnt hat. Wer in solchen Fällen erst das Auftreten der Fluktuation abwarten, wer den Abszeß unter warmen Umschlägen erst „zur Reife bringen“ will, der bereitet seinen Kranken lange Tage unnötiger Qual und verzögert die Heilung um ein Beträchtliches. Bei der Parulis besteht dazu noch die Gefahr, daß bei lange dauernder Eiterumspülung des Knochens ausgedehnte und dem inneren Umbau nicht mehr zugängliche Knochennekrosen entstehen, die dann lästige Eiterung, Sequesterbildung und Nachoperationen zur Folge haben (Zahnfisteln).

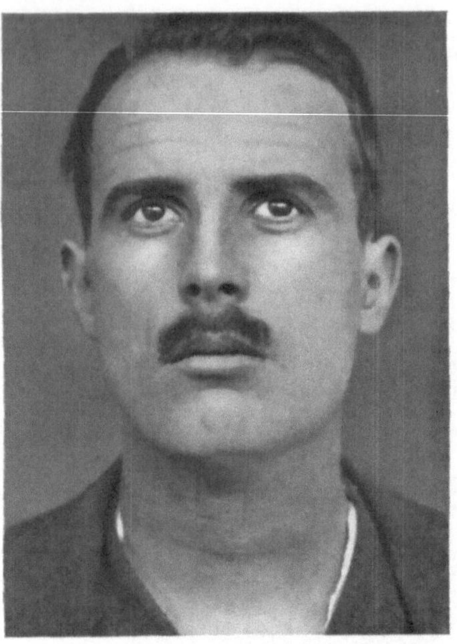

Abb. 186. Akute Thyreoiditis.

Ist der ganze obere Vorderhals von einer mächtigen hochroten, brettharten, äußerst druckempfindlichen Schwellung eingenommen, ist bei Betastung vom Munde aus der Mundboden stark geschwollen, ausgesprochen hart und druckempfindlich, besteht hohes Fieber und schwere Allgemeinerscheinungen, so kann es sich nur um eine Phlegmone handeln, die vom Mundboden oder von den Lymphdrüsen aus (phlegmonös eitrige Lymphadenitis) ihren Ursprung nehmen kann. Das ist das lebenbedrohende Krankheitsbild der Mundbodenphlegmone oder Angina Ludovici, das weiterhin zu plötzlichen Erstickungsanfällen infolge ödematöser Schwellung der ary-epiglottischen Falten des Kehlkopfes (Glottis-Ödem) führen kann. Energische operative Behandlung kann allein das Leben solcher Kranker erhalten.

Liegt der Mittelpunkt akuter Entzündungserscheinungen im unteren

Winkel des mittleren Halsdreiecks, bzw. in der anstoßenden Regio sternocleidomastoidea, also in der Gegend der Schilddrüse, so liegt eine akute Entzündung der Schilddrüse (akute Thyreoiditis, Abb. 186) oder, wenn die Schilddrüse gleichzeitig kropfig (strumös) entartet ist, eine akute Strumitis vor. Die Ablagerung der Bakterien erfolgt in diesen Fällen vom Blute aus.

Ist der Nacken der Sitz der akuten Entzündungserscheinungen, die sehr mächtig sein können, finden wir an einer oder mehreren Stellen stärkerer Vorwölbung gelbe oder gelbgrüne Stippchen, oder in kleinen Hautöffnungen schon sichtbare grüne nekrotische Pfröpfe, so handelt es sich um einen einfachen Furunkel oder einen konfluierenden Furunkel (Karbunkel). —

Die Schwellungen, die frei sind von den Zeichen der akuten Entzündung, können uns in flächenhafter Ausbildung mit unscharfen Grenzen oder in mehr umschriebener, geschwulstartiger Form entgegentreten.

Finden wir eine mächtige Schwellung der ersteren Art im Oberhals-Wangenbereich mit dem Mittelpunkt am Unterkiefer, ist die Schwellung ganz langsam und ohne nennenswerte Schmerzen entstanden, ist die Tastbeschaffenheit bretthart und finden sich mehrfache kleine, von bläulich verdünnter Haut bedeckte Abszeßchen oder mehrfache Fistelöffnungen, ist die dazwischen liegende Haut gefaltet und gewulstet, so ist an der Diagnose einer aktinomykotischen Entzündung (Kieferaktinomykose) nicht zu zweifeln (vgl. Abb. 27, S. 72). Ist die Schwellung geringer, die Lage nicht so kennzeichnend, so führt die Eröffnung der kleinen Abszeßchen und die Untersuchung des Eiters auf Beimischung von Aktinomyzesdrusen zum Ziel. Das Wichtigste ist in allen Fällen dieser und ähnlicher Art, an die Möglichkeit einer Aktinomykose zu denken.

Stellen wir bei einem elend aussehenden Kranken eine brettharte knollige Schwellung einseitig oder beidseitig am seitlichen Hals fest mit dem Mittelpunkt an der Stelle der submaxillaren oder jugularen Lymphdrüsen, findet sich blaurote Färbung oder gar geschwüriger Zerfall, so werden wir in der Annahme ausgedehnter karzinomatöser Lymphdrüsenmetastasen mit Einbruch des Karzinoms in die deckende Haut kaum je fehlgehen. Gesichert wird die Diagnose durch den Nachweis des Primärtumors in Mund, Rachenhöhle, Kehlkopf oder Speiseröhre, der in diesem vorgeschrittenen Stadium der Erkrankung nicht zu übersehen ist.

Ist der ganze Unterhals von brettharten, manchmal auch leichtknolligen Massen erfüllt, die die Luftröhre umschließen, ist die Atmung erschwert und sind die Halsvenen mächtig gefüllt, so kann es sich ebenfalls um vorgeschrittene Karzinommetastasen (ausgehend von einem Kehlkopf- oder Speiseröhrenkarzinom), in anderen Fällen aber auch um einen vorgeschrittenen bösartigen Kropf (Karzinom, Sarkom) oder um einen aus dem Thorax herauswachsenden Mediastinaltumor (Sarkom) handeln.

Finden wir eine harte, knollige Schwellung in der Gegend der

Nackendrüsen, so suchen wir die behaarte Kopfhaut ab; wir werden dort in der Regel als Primärtumor ein kleines Chromatophorom finden.

Ist die harte Schwellung auf die Gegend einer Schilddrüsenhälfte oder auf den größeren Teil der Schilddrüse beschränkt, so muß zunächst an eine bösartige (karzinomatöse oder sarkomatöse) Umwandlung der Schilddrüse selber (Struma maligna) gedacht werden. Gleichzeitige Drucklähmung des N. recurrens derselben Seite (Heiserkeit, Unbeweglichkeit des einen Stimmbandes bei der Stimmgebung) sichert die Diagnose.

Bemerken wir eine flache Schwellung in der Gegend des einen Kopfnickers, stellen wir bei Betastung eine Verdickung des Muskels mit derben Schwielen oder wulstartigen Verhärtungen fest, so kann nur eine luetische Entzündung dieses Muskels vorliegen (Abb. 189, S. 310).

Finden wir eine derbe Schwellung ohne scharfe Begrenzung in der Gegend der Parotis bei gleichzeitiger Lähmung des N. facialis, so können wir mit Sicherheit eine bösartige Parotisgeschwulst annehmen (Karzinom oder Sarkom).

Von den umschriebenen geschwulstartigen Schwellungen besprechen wir zunächst die zystischen Geschwülste, die bei vorhandener Fluktuation bald prall-elastisch, bald weich, bald durch unvollkommene Füllung schwappend erscheinen. Von ihnen sind die flachen, breitbasig aufsitzenden, auf der Unterlage unverschieblichen, nicht so scharf zu umgrenzenden weichen Schwellungen der subkutanen kalten Abszesse unschwer zu unterscheiden. Entsprechen diese in ihrer Lage den Lymphdrüsen des Halses, so pflegen sie auch von den Drüsen ihren Ursprung zu nehmen (Durchbruch der erweichten Käsemassen ins subkutane Fettgewebe). Ein tastbares Drüsenpaket in der Tiefe erleichtert die Diagnose, ebenso die Verdünnung und rotbläuliche Färbung der deckenden Haut (sekundäres Skrophuloderma). Finden wir einen kalten Abszeß in der oberen oder mittleren Regio sternocleidomastoidea oder am hinteren Rande des Kopfnickers, so besteht daneben die Möglichkeit einer von einem tuberkulösen Halswirbel ausgehenden Eitersenkung. Die Prüfung der Beweglichkeit und Klopfempfindlichkeit der Halswirbelsäule gibt die Entscheidung. Ist die Halswirbelsäule versteift, sind die Bewegungsversuche schmerzhaft, besteht Druckempfindlichkeit an einer Stelle der Wirbelsäule, ist Stauchungsschmerz vorhanden, so kann nur eine tuberkulöse Spondylitis cervicalis mit Senkungsabszeß vorliegen. Zuweilen ist an der hinteren Rachenwand ein kalter Retropharyngealabszeß nachweisbar.

Von den umschriebenen zystischen Geschwülsten sind manche durch ihre Eigenschaften und ihre Lage leicht zu erkennen.

Bemerken wir in der Gegend der submaxillaren oder jugularen Lymphdrüsen eine große, manchmal übergroße zystische Geschwulst, besteht sie schon, wenn auch von geringerer Größe, seit der Geburt oder wurde sie schon in früher Kindheit bemerkt, zeichnet sie sich vor allem durch außerordentliche Weichheit und „schwappende Konsistenz“ aus, so kann es sich nur um ein zystisches Lymphangiom

(Hygroma colli cysticum, Abb. 39, S. 88) handeln, das manchmal die deckende Haut stark verdünnen kann.

Finden wir eine kugelige, wohl umschriebene, prall-elastische, nicht zu große zystische Geschwulst gerade in der Mittellinie, in der Gegend oder in der Nachbarschaft des Zungenbeinkörpers, sitzt sie diesem fest auf oder steht sie durch einen Stiel mit ihm in enger Verbindung, so ist an der Diagnose einer angeborenen mittleren Halszyste (Abb. 187) (ausgehend vom unvollkommen obliterierten Ductus thyreoglossus) nicht zu zweifeln.

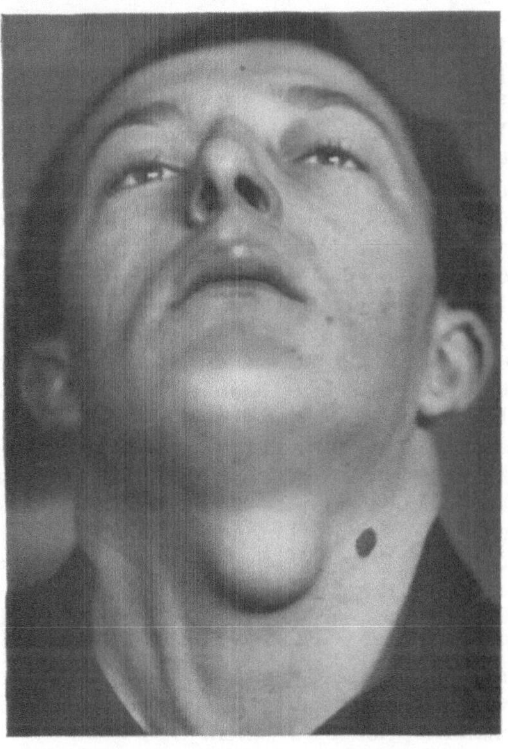
Abb. 187. Mediane Halszyste.

Stellen wir eine umschriebene, prall-elastische zystische Geschwulst im unteren Bereich des mittleren Halsdreiecks, also in der Gegend der Schilddrüse fest, rückt die Geschwulst beim Schluckakt mit Kehlkopf und Trachea in die Höhe, so handelt es sich um die zystische Umwandlung eines Schilddrüsenfollikels, um eine Strumazyste.

Sehen wir im oberen vorderen Bereich der Fossa submaxillaris eine leichte Vorwölbung, die sich durch Druck nach oben wegdrücken läßt, oder auch eine flache, weiche, fluktuierende Geschwulst, so lassen wir den Mund öffnen und werfen einen Blick auf den Mundboden. Stellt man hier an entsprechender Stelle eine weiche, zartwandige, bläulich durchschimmernde Geschwulst fest, so handelt es sich um eine Retentionszyste der sublingualen Speicheldrüse, um eine sogenannte Ranula (Abb. 29, S. 74), die infolge ihrer Größe sich auch nach außen zu entwickelt hat und in der Fossa submaxillaris sichtbar geworden ist.

Finden wir an der Stelle einer Lymphdrüsengruppe eine wohl umschriebene, rundliche oder eiförmige, ausgesprochen weich fluktuierende Geschwulst, sitzen der Geschwulst an einer oder der anderen Stelle noch andere vergrößerte, aber noch feste Drüsen auf, so handelt es sich um eine erweichte, mit Eiter gefüllte, aber noch nicht durchgebrochene tuberkulöse Lymphdrüse.

Diagnostische Schwierigkeiten aber können die umschriebenen prall-elastischen fluktuierenden Geschwülste im hinteren Bereich der Fossa submaxillaris bereiten. Auch hier kann es sich um eine tuberkulöse Drüse im Beginn der Erweichung handeln, daneben aber besteht die Möglichkeit einer seitlichen angeborenen Halszyste (Epithelzyste), ausgehend von einem unvollkommen obliterierten Kiemengang. Bestehen neben der zystischen Geschwulst noch andere vergrößerte Lymphdrüsen, haften der Geschwulst selbst noch kleinere Drüsen an, so ist die Annahme einer erweichten tuberkulösen Drüse naheliegend. Besteht die zystische Geschwulst ganz für sich, fehlen auch am übrigen Hals Lymphdrüsenschwellungen, geht die Geschwulst schon auf die frühe Kindheit zurück, so ist eine seitliche Halszyste sehr wahrscheinlich. Eine vollkommen sichere Entscheidung ist manchmal nicht möglich; sie kann erst am herausgenommenen Präparat gegeben werden. Nicht mit Sicherheit diagnostisch zu erfassen sind auch bei gleicher Lage die sogenannten Blutzysten, die aus einem mächtig erweiterten Maschenraum eines kavernösen Hämangiomes bestehen — es sei denn, daß bei oberflächlicher Lage der Geschwulst das Blut durch die Haut bläulich durchschimmert.

Von den nicht zystischen, nicht fluktuierenden Geschwülsten des Halses sind manche durch ihre Erscheinungsform sehr leicht erkennbar. Die deutliche Gefäßzeichnung und hochrote Farbe der kutanen Hämangiome ermöglichen die Diagnose auf den ersten Blick. Aber auch die im Unterhautfettgewebe gelegenen Hämangiome, die oft erhebliche Größe erreichen und die Haut durch ihre Schwere ausziehen können (Abb. 38, S. 87), lassen sich unschwer erkennen. Oft führt ein gleichzeitiges kutanes Hämangiom der deckenden Haut auf den richtigen Weg, oft das blaue Durchschimmern der bluthaltigen Geschwulst durch die deckende Haut. In anderen Fällen sichert die Größenzunahme der Geschwulst bei Erregungszuständen, z. B. beim Schreien der Kinder, die Diagnose; in anderen schließlich die Zusammendrückbarkeit der Geschwulst: bei gleichmäßigem allseitigem Druck wird die Geschwulst kleiner, um sich bei Nachlassen des Druckes allmählich wieder zu füllen.

Finden wir bei einem Kinde an der Stelle der Lymphdrüsen in Gruppen oder Ketten liegende, rundliche, wohl abgegrenzte feste Geschwülste von glatter Oberfläche oder finden wir, oft neben jenem Befunde, eine größere Geschwulst, die sich der Betastung nach aus solchen rundlichen, miteinander verbackenen Knoten zusammensetzt, so weiß schon der Laie, daß es sich um vergrößerte Lymphdrüsen, um Lymphome handelt. Hier ist für den Arzt nicht die Erkennung der Lymphombildung, sondern die Erkennung der Natur derselben das diagnostische Erfordernis.

Stellen wir bei einem älteren Kinde, das an einer häufig wieder auftretenden Schrunde der Unterlippe leidet, eine leichte Schwellung der submentalen Lymphdrüsen oder bei Kindern, die immer wieder akute Mandelentzündungen durchmachen, auch zwischen den Anfällen eine leichte Schwellung der regionären Lymphdrüsen fest, so werden wir in der Annahme nicht fehlgehen, daß eine einfache chronische Entzündung der Lymphdrüsen durch wiederholten Reiz milder pyogener Infektionen vorliegt.

Bemerken wir eine starke, unempfindliche Schwellung der submentalen oder submaxillaren Lymphdrüsen bei einer zum syphilitischen Primäraffekt umgewandelten Schrunde der Unterlippe (Abb. 20, S. 65) oder Schnittwunde des Kinns oder der unteren Wangengegend, so ist die Diagnose auf luetische Lymphadenitis (indolente Bubonen) unschwer zu stellen.

Finden wir eine stärkere Vergrößerung mehrerer Lymphdrüsengruppen ohne solche erkennbaren Ursachen, so wird, der Häufigkeit nach, zuerst an tuberkulöse Lymphadenitis (tuberkulöse Lymphome) gedacht werden müssen. Sicher wird diese Diagnose, wenn einzelne Drüsen erweicht sind, wenn sich kalte Abszesse nachweisen lassen, wenn Skrophuloderma oder tuberkulöse Fistelbildung vorhanden ist (Abb. 188). Diagnostische Schwierigkeiten können nur auftreten bei den nicht erweichten, von regelrechter Haut bedeckten Lymphomen. Von diesen Lymphonen werden Sie in den Kliniken und in der pathologischen Anatomie noch vieles zu hören bekommen. Hier, in unserer vorbereitenden Besprechung, müssen wir uns auf das Notwendigste beschränken.

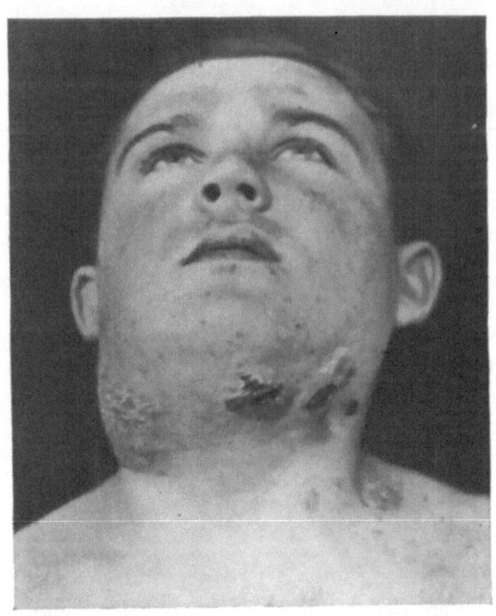

Abb. 188. Ausgebreitete tuberkulöse Lymphome des Halses mit Erweichung, sekundärer Skrophuloderma und Geschwürsbildung.

Wir merken uns neben den tuberkulösen Lymphomen noch die folgenden Formen der Lymphome: 1. die tertiär luetischen, gummösen Lymphome, 2. die leukämischen Lymphome, d. h. die Lymphdrüsenschwellungen bei der Leukämie, jener eigenartigen, ihrem Wesen nach noch unbekannten, stets tödlichen Allgemeinerkrankung, die ihr Hauptkennzeichen in der massenhaften Vermehrung der weißen Blutkörperchen im kreisenden Blut hat, 3. die aleukämischen Lymphome (maligne Lymphome, Lymphogranulome), d. h. die Lymphdrüsenvergrößerungen bei der als Pseudoleukämie oder Lympho-Granulomatose bezeichneten, ebenfalls noch unaufgeklärten und ebenfalls tödlichen Allgemeinerkrankung, die, bei normalem Blutbefund, mit unregelmäßigem Fieber, Schwellung des lymphatischen Gewebes auch an anderen Stellen des Körpers und Milzschwellung einhergeht. 4. das Lymphosarkom, d. h. das von einer Lymphdrüse ausgehende, rasch wachsende und in die Umgebung durchbrechende, bösartige Sarkom von lymphdrüsenähnlichem Bau. 5. die metastatischen Lymphome bei bösartigen Primärgeschwülsten (Karzinome, Sarkome, Chromatophorome).

Um einen ersten Überblick zu bekommen, merken wir uns zunächst, daß die Lymphome der ersten vier Gruppen ziemlich selten sind und daß alle fünf Gruppen bei Kindern so selten sind, daß sie praktisch kaum zu berücksichtigen sind. Bei Kindern werden wir daher auch bei jenen trockenen, nicht erweichenden Lymphomen unter normaler Haut stets die Tuberkulose als Ursache der Erkrankung ansehen. Nur bei Erwachsenen müssen wir auch jenen anderen Möglichkeiten Rechnung tragen.

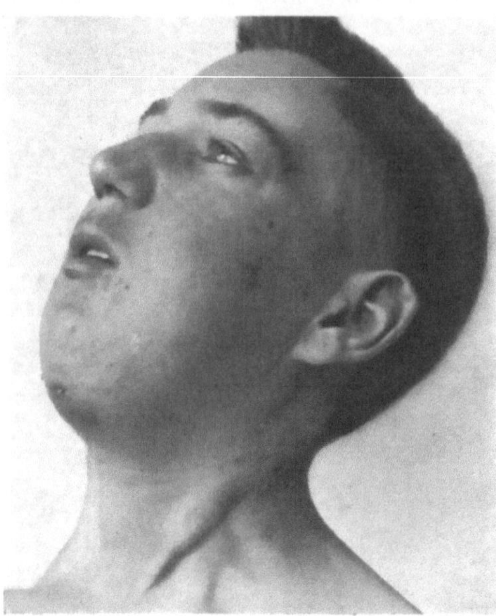

Abb. 189. Gummöse Lymphomata colli.
In der Submentalgegend beginnende Geschwürsbildung. Diffuse luetische Myositis des linken Kopfnickermuskels.

Hier erlaubt die ausgesprochene Härte der Lymphome die Abscheidung der metastatischen Lymphome neben der Feststellung des Primärtumors. Letzteres kann aber lange Zeit unmöglich sein. Es ist wichtig, zu wissen, daß oft sehr kleine, schwer auffindbare Primärtumoren der Rachenhöhle, des Nasenrachenraumes, der oberen Speiseröhre und der Nasenhöhle, die selber gar keine klinischen Erscheinungen zu machen brauchen, die Ursache ausgedehnter Lymphdrüsenmetastasen am Hals sein können. Wir können dann wohl nach der Härte der Drüsen eine Metastase vermuten, die Sicherung gelingt aber zuweilen erst nach längerer Beobachtung und nach wiederholter fachärztlicher Untersuchung.

Die tertiär luetischen, gummösen Lymphome sind selten. Ihre Abgrenzung gegen die tuberkulösen Lymphome ist im Beginn kaum möglich, wenn nicht andere luetische Symptome auf den Zusammenhang weisen (Abb. 189). Klargestellt aber wird die Sachlage durch den weiteren Verlauf, wenn durch Übergang auf die Haut und Zerfall das bekannte Bild des scharfrandigen und speckig belegten gummösen Geschwürs entsteht.

Der Verdacht auf leukämische Lymphome wird erweckt durch das blasse, leidende Aussehen der Kranken. Denkt man an die Möglichkeit, so ist die Sicherung der Diagnose durch eine rasch vorgenommene Blutuntersuchung sofort bewirkt.

Schwierig kann für lange Zeit die Erkennung der dritten Gruppe (aleukämische Lymphome, Lymphogranulome) sein. Der örtliche Befund an den Drüsen ist auf lange Zeit der gleiche, wie bei der trockenen Lymphdrüsentuberkulose. Dehnt sich aber die Lymphdrüsenschwellung unter der Beobachtung auf immer neue Gruppen aus, werden auch die axillaren, inguinalen und abdominalen Drüsen befallen, so muß die Möglichkeit der Lymphogranulomatose vor unseren Augen erscheinen. Genaue Kontrolle der Temperatur, Untersuchung auf Milzschwellung und der stetig fortschreitende Verlauf der Erkrankung bringt dann die diagnostische Klärung, wenn nicht schon vorher zum gleichen Zweck eine Drüse operativ entfernt und der mikroskopischen Untersuchung unterworfen wurde.

Die letzte, ebenfalls recht seltene Form der Lymphdrüsenerkrankung, das Lymphosarkom, ist nur im ersten Beginn schwer zu erkennen. Dann aber muß das rasche Wachstum der Schwellung und die Beschränkung auf die eine Lymphdrüsengruppe auffallen; das rasche Einwachsen und Durchwachsen der Haut, die Bildung des großen, unregelmäßigen, leicht blutenden Geschwürs, läßt keinen Zweifel mehr obwalten.

Wenn Sie sich auch bei den trockenen Lymphomen der Kinder mit der Differentialdiagnostik kaum den Kopf zu zerbrechen brauchen, so müssen Sie bei den Lymphomen der Erwachsenen mit der Beurteilung sehr vorsichtig sein und alle Untersuchungsmöglichkeiten heranziehen. Ein diagnostischer Irrtum, der durch den Verlauf und den Ausgang später dem Kranken und seinen Angehörigen offenbar wird, wird dem Arzt meist arg verdacht. —

Bei anderen festen Geschwülsten des Halses erlaubt uns der Sitz, auf Grund der ärztlichen Erfahrung eine sichere Diagnose zu stellen.

Finden wir eine umschriebene, glatte oder leicht knollige, derbe oder auch pralle, langsam wachsende Geschwulst im Bereich der Ohrspeicheldrüse ohne jede Störung des N. facialis, so können wir mit Sicherheit einen Mischtumor der Parotis diagnostizieren — ein häufiges und wichtiges Krankheitsbild. Nur selten erreichen diese Geschwülste im Verlauf langer Jahre die Größe der in Abb. 53, S. 99 wiedergegebenen Geschwulst. Nur bei ganz kleinen Geschwülsten dieser Art können Zweifel auftreten, ob es sich nicht um eine tuberkulöse Drüse handeln könnte. Man merke sich, daß die tuberkulösen Drüsen rundlich und glattwandig, nicht knollig sind, daß sie entweder vor dem Ohr (Glandula praeauricularis) oder am hinteren unteren Umfange der Ohrspeicheldrüse (Glandulae cervicalis profundae) sitzen, wo sie meist mehrfach auftreten, während die Mischtumoren sich fast stets in dem unterhalb des Ohrläppchens gelegenen Anteil und stets innerhalb der Drüse selber entwickeln.

Eine scharf umschriebene, stärker vorspringende, knollige, derbe Geschwulst in der Fossa submaxillaris, die aus der Glandula submaxillaris hervorgeht und neben der noch Teile der weichen Speicheldrüse zu fühlen sind, ist ein Mischtumor der Submaxillaris, der allerdings viel seltener ist, als der Mischtumor der Parotis. Ist die Geschwulst flacher und entspricht sie in ihrer Ausdehnung genau der Form der ganzen Speicheldrüse, hören wir, daß häufige akute Entzündungen dieser Gegend vorausgegangen sind, so liegt die chronische Entzündung der submaxillaren Speicheldrüse auf Grund eingeschlossener, von altem eingedicktem Eiter und Schwielen umgebener Speichelsteine vor.

Von großer praktischer Bedeutung sind die geschwulstartigen Bildungen im unteren Bereich des mittleren Halsdreiecks, im Gebiet der Schilddrüse. Wir können uns hier kurz fassen. Die Pathologie dieser wichtigen Drüse mit innerer Absonderung wird in Ihrem medizinischen und chirurgischen klinischen Unterricht ein großes Feld einnehmen. Wir beschränken uns hier auf die groben Erscheinungsänderungen der Drüse.

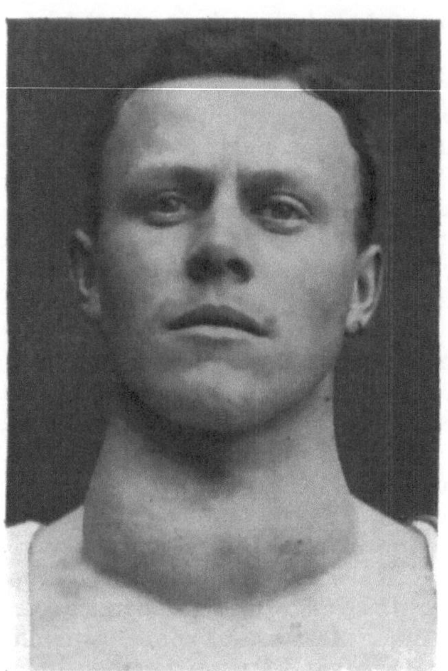

Abb. 190. Struma colloides.

Umgreift die geschwulstartige Vergrößerung die ganze Drüse, ist die Schmetterlingsform der normalen Schilddrüse erhalten, ist die Konsistenz gleichmäßig weich, so sprechen wir von einer parenchymatösen Struma. Solche weichen Schwellungen geringen Umfanges finden wir sehr häufig bei jungen Mädchen in den Entwicklungsjahren. Finden wir außer der parenchymatösen Struma bei der allgemeinen Untersuchung bestimmte Kennzeichen einer gestörten Nervenleistung, so erkennen wir, daß der Vergrößerung der Drüse krankhafte Absonderungen parallel gehen, die eine schädigende Einwirkung auf das Nervensystem ausüben. Dann ist der Kropf nur eine Teilerscheinung des gesamten Krankheitsbildes, das wir als die Basedowsche Krankheit bezeichnen. Steigerung der psychischen Reaktion (psychische Labilität), Aufgeregtheit, Ängstlichkeit, seelische und körperliche Unruhe gehen zusammen mit den körperlichen Erscheinungen, von denen die Steigerung der Pulsschlagfolge, das Zittern der ausgestreckten Hände und die Erweiterung der Lidspalte mit Vortreten der Augäpfel (Exophthalmus) obenan stehen; dazu treten Neigung zu Schweißausbrüchen, Blutwallungen zum Kopf, Durchfälle, Abmagerung. Sehr häufig bemerken wir beim Basedowkropf einen auffälligen Gefäßreichtum, insbesondere eine starke Erweiterung der arteriellen Gefäße; die aufgelegte Hand fühlt starke Pulsation, nicht selten auch Gefäßschwirren (Gefäßkropf, Struma vasculosa).

Ist bei gleichmäßiger Vergrößerung der Drüse die Tastbeschaffenheit derb, so schließen wir auf eine reichliche Beimischung von Bindegewebe (Struma fibrosa). Auch bei solchen derben Strumen können ausgesprochene Basedowzeichen vorhanden sein.

Finden wir eine starke oder sehr starke, wenn auch nicht überall gleichmäßige Vergrößerung der ganzen Schilddrüse, ist die Oberfläche grobkörnig oder leicht knollig, die Konsistenz weich, so nehmen wir eine Kolloidstruma (Abb. 190) an. Diese Kröpfe, die sich besonders als endemische Erscheinung in bestimmten gebirgigen Gegenden finden, können oft so riesige Größe erreichen, daß sie an Hautfalten lang am Halse herunterhängen. Sie erreichen diesen Umfang durch Erweiterung der Folikel infolge Austritt einer kolloidalen Substanz (Kolloidkropf).

Beobachten wir bei kropfigen Drüsen sichtbare Erweiterungen der Halsvenen, insbesondere der oberflächlich gelegenen Jugularis externa, so schließen wir daraus, daß Teile der Drüse sich auch nach unten hinter das Sternum und in den Brustkorb entwickelt haben und durch Druck auf die V. subclavia den Abfluß des venösen Blutes vom Halse hemmen. (Struma retrosternalis, Struma endothoracica.)

Manchmal befallen die diffusen Vergrößerungen der Schilddrüse nur einen Teil derselben, z. B. einen Seitenlappen oder den Mittellappen, während die anderen Teile gar nicht oder nur wenig verändert sind. Hiervon verschieden sind die Geschwülste der Schilddrüse, die sich als umschriebene knotige Geschwulst innerhalb eines Abschnittes der Drüsensubstanz entwickeln. In letzteren Fällen sprechen wir von einem Strumaknoten, der sich von den schon erwähnten Kropfzysten durch die feste Konsistenz unterscheidet. Die strumösen Knoten können in ihrem Bau der parenchymatösen Struma oder der Kolloidstruma oder auch der fibrösen Struma entsprechen; im letzteren Falle werden nicht selten bei lange bestehender Geschwulst Kalkablagerungen in den Knoten beobachtet. Ist ein solcher Strumaknoten des mittleren Drüsenabschnittes nach unten entwickelt und als umschriebene Geschwulst im Jugulum sichtbar, bemerken wir, daß er bei tiefer Einatmung vollkommen verschwindet dadurch, daß er in die obere Brustkorböffnung eintritt, so sprechen wir von einem Tauchkropf. Ein solcher Tauchkropf kann unter Umständen durch Einklemmung in der oberen Thoraxöffnung zu ernsten, ja tödlichen Erstickungsanfällen Veranlassung geben.

Finden wir bei einem Kranken ausgesprochene Venenerweiterung und gleichzeitig Zeichen von Luftröhrenverengerung (hörbare Atmung, die bei Anstrengungen geräuschvoll wird), ohne daß eine Geschwulst am Halse sichtbar ist, so muß, wenn das Innere des Kehlkopfes frei von Geschwulstbildung ist, die Erschwerung des Luftwechsels durch eine innerhalb des Brustkorbes gelegene Geschwulst hervorgerufen werden. Unter diesen Geschwülsten spielen die hinter dem Brustbein und im Thoraxraum gelegenen umschriebenen Strumaknoten eine praktisch wichtige Rolle. Die Abgrenzung gegenüber einer bösartigen Geschwulst des Mittelfells oder gegenüber der sackförmigen Erweiterung der Aorta (Aneurysma aortae) ist nicht immer leicht und erfordert eine genaue röntgenologische Untersuchung. —

Zum Schluß haben wir noch kurz der Fistelbildungen am Halse zu gedenken. Wenn fistulöse Öffnungen auf der Höhe von knolligen Lymphdrüsenschwellungen gelegen sind, wenn die umgebende Haut bläulich gefärbt und unterminiert ist, wenn die sichtbaren Granulationen blaß und zerfließlich sind, so unterliegt es keinem Zweifel, daß es sich um eine tuberkulöse Fistel als Ausgang einer Lmyphdrüsen- oder Knochentuberkulose handelt.

Wenn die Fistelöffnung in der Kinn- oder Unterkiefergegend, entsprechend der Außenfläche oder dem Unterrande des Unterkieferknochens gelegen ist, wenn sie mit dem Knochen in innigem Zusammenhang steht und die umgebende Haut leicht narbig eingezogen ist, so handelt es sich um eine Zahnfistel, d. h. um den Ausgang einer durchgebrochenen Parulis mit stärkerer Knochenschädigung.

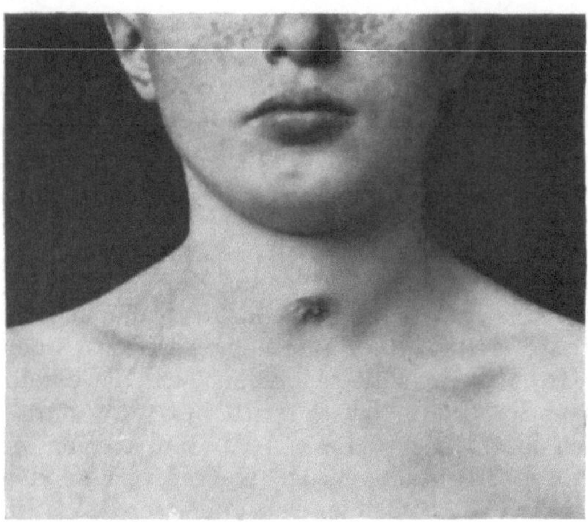

Abb. 191. Mediane Halsfistel mit ungewöhnlich tief gelegener Öffnung.

Bemerken wir eine Fistelöffnung in oder nahe der Mittellinie etwa in Höhe des Zungenbeinkörpers, sehen wir, daß sie auf Druck einen Tropfen eigenartiger schleimiger, weißlich getrübter Flüssigkeit entleert, fühlen wir, wenn wir den Fistelgang in einer Hautfalte betasten, daß er sich zum Zungenbeinkörper begibt, so kann es sich nur um eine sogenannte mediane Halsfistel (Abb. 191) handeln, die infolge des Durchbruchs einer angeborenen medianen Halszyste entsteht. Die Epithelauskleidung solcher Zysten macht die Ausheilung nach dem Durchbruch unmöglich.

Finden wir in der Gegend des vorderen Kopfnickerrandes in der unteren Hälfte des Muskels eine feine Fistelöffnung, die haarfein und von vollständig normaler Haut umgeben ist, so kann diese Öffnung nur das äußere Ende einer angeborenen seitlichen Halsfistel vorstellen (Abb. 192). Der Kiemengang ist zum mindesten in seinem äußeren Abschnitt, vielleicht auch in ganzer Ausdehnung der Verödung entgangen. Zur Bestätigung fassen wir die oberhalb gelegene Haut in einer dicken Falte auf und tasten sie sorgfältig ab. Wir fühlen dann neben dem weichen Widerstand des muskulären Kopfnickerrandes einen etwa notizbleistiftdicken derben Strang; das ist der Gang der seitlichen Halsfistel, der längs dem Kopfnickerrand in die Höhe führt. Ob die Fistel vollständig ist, d. h. im Rachen neben der Tonsille frei mündet oder nur unvollständig, kann nur durch die Sondierung festgestellt werden. Doch pflegen wir diese nicht ganz schmerzlose Untersuchung zu unterlassen, da sie für die Frage der Behandlungsnotwendigkeit ohne Belang ist: beide Formen bedürfen der operativen Entfernung.

Diagnostische Schwierigkeiten können nur die mehr unregelmäßigen Fistelöffnungen bereiten, die bei leichter Rötung und narbiger Veränderung der umgebenden Haut ihren Sitz in der Regio submaxillaris haben, ohne daß tuberkulöse Drüsen in der Tiefe nachweisbar sind. Fühlt man in der aufgehobenen Hautfalte den Fistelgang scharf nach innen zum Zungenbeinkörper verlaufen oder erweist die Sondierung diesen Verlauf, so liegt eine mediane Halsfistel mit ungewöhnlich seitlicher Lage der Fistelöffnung vor. Fühlt man den Fistelgang sich oberhalb des großen Zungenbeinhorns in die Tiefe verlieren, sind nirgends sonst Zeichen von Lymphdrüsentuberkulose vorhanden, weist die Beobachtung die Entleerung von jenem eigenartigen, bereits erwähnten weißlichen Schleim nach, so werden wir eine seitliche Halsfistel in dem Sinne annehmen, daß eine angeborene seitliche Halszyste zum Durchbruch gelangt ist. Wird bei ähnlichem Verlauf der Fistel nur Eiter entleert, sind an anderen Stellen des Halses tuberkulöse Lymphome vorhanden, ist am Ende der Fistel eine Verhärtung der Umgebung nachweisbar, so ist mit hoher Wahrscheinlichkeit eine tuberkulöse Restfistel anzunehmen, die dadurch zustande kommt, daß die verkästen und erweichten Lymphdrüsenmassen bereits entleert oder ausgestoßen worden sind und nur noch kleine tuberkulöse Kapselreste, vielleicht auch einige Kästereste in der Tiefe zurückgeblieben sind, die die fortdauernde geringe Eiterung unterhalten.

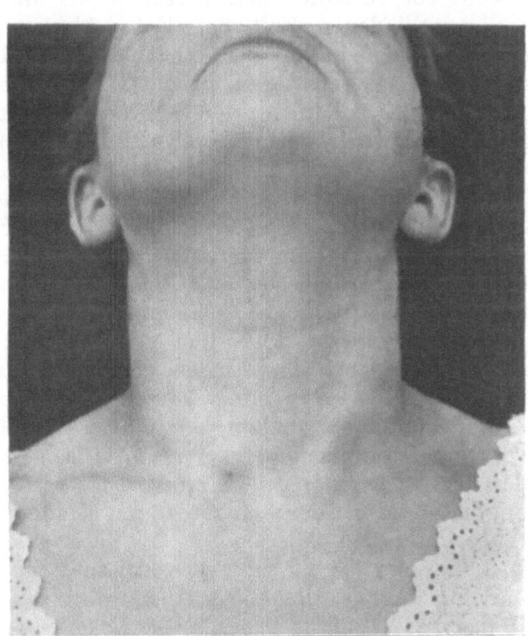

Abb. 192. Angeborene seitliche Halsfistel.
Man sieht die haarfeine Öffnung am rechten vorderen Kopfnickerrande nahe dem sternalen Ansatz des Muskels.

16. Die Untersuchung der Brustdrüse.

Die große praktische Bedeutung der Erkrankungen der weiblichen Brustdrüse gibt uns Veranlassung, uns mit der systematischen Untersuchung dieses Organs besonders eingehend zu beschäftigen.

Die Kranke — fast stets handelt es sich um eine Frau — sitzt dem Untersucher mit entblößtem Oberkörper gegenüber; die Hände liegen im Schoß.

Die Besichtigung, mit der wir beginnen, erstreckt sich auf die Größe der Mamma, auf die Form der Mamma und auf das Flächenbild (Mamma und Mammille).

Die Größe der Mamma ist großen Schwankungen unterworfen, sowohl bei verschiedenen Personen, als auch bei derselben Person in der verschiedenen Zeit der Entwicklung. Die noch schlummernde Mamma des Kindes, der die männliche Mamma gleicht, entwickelt sich in der Pubertätszeit zu der kleinen bis mittelgroßen Mamma der Jungfrau, um dann in der Schwangerschaft und Stillzeit sich ganz gewaltig zu vergrößern. Nach der Absetzung des Kindes beginnt die Rückbildung der Mamma, die nach dem Aufhören der Menstruation (Menopause) rasch weitere Fortschritte macht, bis zu der kleinen, kümmerlichen Mamma der Greisin. Der Entwicklungsgang ist normalerweise an beiden Mammen der gleiche. Und wenn es gelegentlich vorkommt, daß die eine Brust für das Stillen leistungsfähiger ist als die andere und sich demgemäß etwas kräftiger entwickelt, so sind diese Unterschiede doch nur unbedeutend. Alle sonstigen Größenunterschiede sind diagnostisch von Bedeutung.

Auch die Form der Mamma zeigt normalerweise mancherlei Verschiedenheiten. Schon bei jugendlichen Frauen gibt es neben der wohlgebildeten, halbkugeligen, breitbasig aufsitzenden und straffen Mamma abstehende, nach vorn zugespitze, „euterähnliche" Formen. Und während bei der wohlgebildeten straffen Mamma die Mammille nur wenig unter dem Mittelpunkt der Basis gelegen ist, sehen wir bei der Rückbildung nach der Stillzeit sehr häufig die Mammille viel tiefer treten und die Mamma sich unter Ausziehung der Haut nach unten kanten (Hängebrust, Mamma pendulans). Diagnostisch wichtig sind auch hier insbesondere die Formunterschiede der beiden Brüste der gleichen Person.

Unter scharfem Zusehen wird das Flächenbild betrachtet und zwischen beiden Seiten verglichen. Man vergleicht die Warzen samt dem Warzenhof; man vergleicht die Gegend der Drüsenkörper und vergißt nicht die Gegend nach der vorderen Achselfalte hin, wohin sich recht häufig ein langer Fortsatz der Drüse erstreckt, der sogar, von dem übrigen Drüsenkörper abgetrennt, als akzessorische Mamma dort gelegen sein kann.

Größe, Form und Vorwölbung der Warze, Größe und Pigmentierung des Warzenhofes ist individuell verschieden. Auch hier aber ist der Zustand in der Regel beiderseits gleich. Und in den Ausnahmefällen, in denen die eine Mammille infolge mangelnder Stillfähigkeit der Brust kleiner und weniger hervorragend ist, wird dieser Unterschied von der Kranken als lange bestehend angegeben. Die Mammillenspitze ist trocken, auch bei seitlichem Druck entleert sich nichts. Nur in der Schwangerschaft entleert sich bei Druck etwas milchig getrübte Flüssigkeit (Colostrum) und im Wochenbett bzw. während der Stillzeit die Milch.

Vom Drüsenkörper können wir normalerweise nur ungefähr die äußere Form, von der Haut bedeckt, sehen. Jede sichtbare Abweichung vom gewöhnlichen Bild ist von größter Wichtigkeit. Zur genauen Ortsbestimmung etwaiger Schwellungen zerlegen wir die Mamma durch eine Lotrechte und eine Wagerechte, die sich in der Mammille kreuzen, in vier Quadranten.

Die Betastung beginnen wir stets an der gesunden Mamma, um eine Vorstellung von der Beschaffenheit des normalen Brustdrüsengewebes bei der untersuchten Kranken zu bekommen. Danach gehen wir an die Betastung der kranken Seite.

Wir betasten zunächst mit den Fingerspitzen beider nebeneinander liegenden Hände die Brustdrüse von vorn auf der Unterlage, dem Brustkorb. Dies dient der Unterrichtung über die Tastbeschaffenheit der Mamma und über das Vorhandensein krankhafter Veränderungen überhaupt. Hieran schließen wir die sorgfältige beidhändige Durchtastung, indem die linke Hand die Mamma von unten umgreift und der rechten, von vorn oben tastenden Hand entgegenarbeitet. Bei vorhandenen Schwellungen oder Verhärtungen sind alle Einzelheiten nach den bei der Geschwulstdiagnostik besprochenen Gesichtspunkten zu prüfen. Das weitaus Wichtigste ist die Abgrenzung des veränderten Gewebsbezirkes gegen das umgebende Drüsengewebe. Diese Untersuchung kann nicht sorgfältig genug vorgenommen werden. Mit raschem Hinüberstreichen ist es nicht getan. Immer wieder und in allen Abschnitten der Geschwulst gehe man an den Rand und taste nach der Grenze zwischen krankem und normalem Drüsengewebe, bis man ein vollständig klares Bild der vorhandenen Beziehungen gewonnen hat. Man prüfe die Beweglichkeit der Geschwulst im Verhältnis zur umgebenden Drüse, die Konsistenz, die Oberfläche usf. Eine gute Tasttechnik ist die Vorbedingung zu guter Diagnostik der Brustgeschwülste.

Danach untersuchen wir die Beziehung der Mamma oder etwaiger Geschwülste derselben zur weiteren Umgebung. Die Haut läßt sich normalerweise in Falten über der Mamma hochheben. Im Bereich der äußerst dünnen und zarten Haut der Mammille sind die Falten nur äußerst fein. Um die Verschieblichkeit der Mamma auf dem unterliegenden M. pectoralis festzustellen, muß der Muskel kräftig angespannt sein. Wir fordern die Kranke auf, den vom Untersucher abgespreizt gehaltenen Arm kraftvoll gegen den Widerstand des Untersuchers an den Brustkorb heranzuführen und diese Bewegung einige Zeit wirken zu lassen. Dann können wir uns von der Verschieblichkeit der Brustdrüse leicht überzeugen. Die Beziehung zum knöchernen Brustkorb läßt sich sofort durch seitliche Verschiebung klarlegen.

Die Untersuchung der kranken Brustdrüse ist unvollkommen, wenn nicht die Betastung der zugehörigen Lymphdrüsen angeschlossen wird.

Zur Betastung der linken Achseldrüsen nimmt der Untersucher (Abb. 193) den linken Vorderarm der Kranken dicht oberhalb des Handgelenkes in seine eigene linke Hand, führt seine rechte Hand, die Tastfläche dem Thorax zugewandt, mit den Fingerspitzen so hoch wie möglich in die Kuppe der Achselhöhle hinein und läßt die Fingerspitzen an der seitlichen Thoraxwand nach unten gleiten. Denn nur hier, nicht in der Kuppe oder am Oberarmteil der Achselhöhle liegen die Achsellymphdrüsen. Bei der Prüfung der rechten Achselhöhle wird umgekehrt verfahren: die rechte Hand des Untersuchers nimmt die rechte Hand der Kranken usf. Mehrfach wiederholt gibt diese Betastung stets den gewünschten Aufschluß. Doch vergesse man nicht, beide Achselhöhlen zu untersuchen; nicht nur zum Vergleich, sondern auch deswegen, weil z. B. beim Sitz eines Karzinoms auf der inneren Seite der Mamma gelegentlich die Lymphdrüsen der andersseitigen Achselhöhle zuerst erkranken.

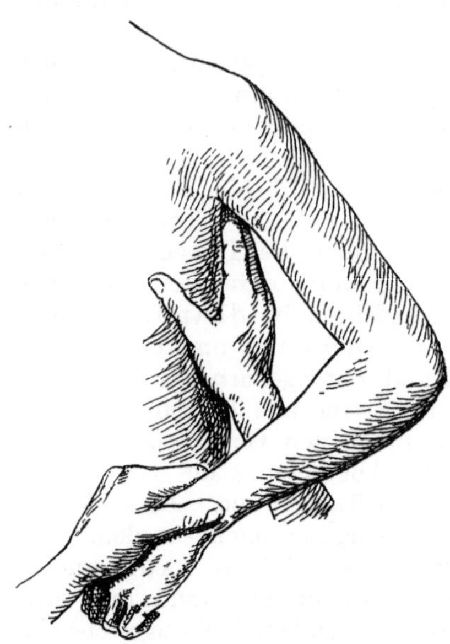

Abb. 193. Abtastung der linken Achselhöhle.

In der Regel, insbesondere bei Frauen mit einigem Fettpolster sind Drüsen nicht tastbar. Bei mageren Frauen, besonders wenn sie mehrfach gestillt haben, sind manchmal einige ganz kleine, verschiebliche, aber stets weiche Drüsen tastbar. Was darüber hinaus geht, muß als krankhaft angesehen werden.

Zur Abtastung der Supraklavikulardrüsen treten wir am besten hinter die Kranke und legen von oben her die beiden Hände in die beiden Supraklavikulargruben. Normalerweise sind supraklavikulare Lymphdrüsen nicht tastbar.

Im Falle eines nachgewiesenen Karzinoms prüfen wir schließlich mittels Beklopfung und Stauchung der Wirbelsäule (durch Stöße der auf den Kopf gelegten Hände in der Richtung der Wirbelsäule), ob Schmerzhaftigkeit vorhanden ist, um uns über die Frage der Mitbeteiligung des Knochensystems am Krankheitsprozeß (Knochenmetastasen!) zu vergewissern. —

Mancherlei Abweichungen von der Norm können wir schon bei der Feststellung der Größe und Form der Mamma wahrnehmen.

Den männlichen oder kindlichen Zustand der Mamma bei Frauen im geschlechtsreifen Alter beobachten wir bei mangelhafter Entwicklung der inneren Geschlechtsteile (Infantilismus, Hermaphroditismus) oder bei Störungen der Gesamtentwicklung (Kretinismus) oder schließlich bei Störungen in der Tätigkeit gewisser innerer Drüsen. Finden wir diesen Zustand zusammen mit Vergrößerungen der abgelegenen Körperabschnitte (Hände, Füße, Unterkiefer), so haben wir es mit dem als Akromegalie bezeichneten Krankheitsbild zu tun, der auf krankhafte Veränderungen (meist Geschwulstbildung) des Hirnanhangs (Hypophyse) zurückzuführen ist. Auch bei manchen Formen der bereits erwähnten Basedowschen Krankheit findet sich unter der Wirkung der fehlerhaften Absonderung der Schilddrüse zuweilen eine unentwickelte Form der Mamma. Auf der anderen Seite beobachten wir manchmal als ein merkwürdiges Spiel der Natur bei Männern einseitig oder doppelseitig eine vollentwickelte weibliche Mamma (Gynomastie, Abb. 194), ohne daß eine gleichzeitige Regelwidrigkeit der inneren oder äußeren Geschlechtsteile oder der geschlechtlichen Empfindung vorhanden sein müßte.

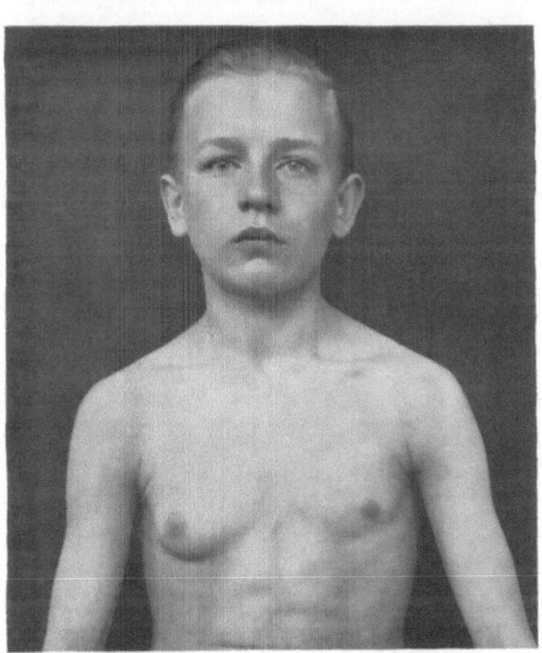

Abb. 194. Rechtsseitige Gynomastie.

Recht häufig bringen uns Mütter ihre Töchter, die im ersten Beginn der Entwicklungsjahre stehen, mit der Angabe, daß die eine Brust geschwollen sei. Finden wir dann die eine Brust nach Art der entwickelten Mamma vergrößert, so können wir die Mutter beruhigen: die Vergrößerung findet sehr einfach ihren Grund darin, daß die Entwicklung der einen Mamma der der anderen vorausgeeilt ist.

Doch kann es vorkommen, daß die eine Mamma auch späterhin die andere weitaus an Größe übertrifft. Bemerken wir, daß die eine erheblich vergrößerte Mamma die Haut beutelförmig herunterzieht, so betasten wir die Mamma: finden wir überall die gleichmäßige Konsistenz des Mammadrüsengewebes, so liegt eine einseitige Hängebrust vor, die auch bei jugendlichen Frauen zur Beobachtung gelangt (Abb. 195). Stellen wir dagegen in der Hauttasche eine große, allseitig gut abgegrenzte feste Geschwulst fest, so schließen wir, daß ein großes Fibroadenom (oder Adenosarkom) die Ursache der Vergrößerung der Mamma und der Stielung der Haut ist (Abb. 196). Der gleiche Zustand der einfachen Hängebrust kann sich auch aus uns unbekannten Gründen doppelseitig einstellen: die ungewöhnlich großen und schweren Mammen hängen dann wie pendulierende Fibrome oder Lipome an ihren Hautschläuchen, eine Quelle dauernder Qual für ihre Besitzerinnen.

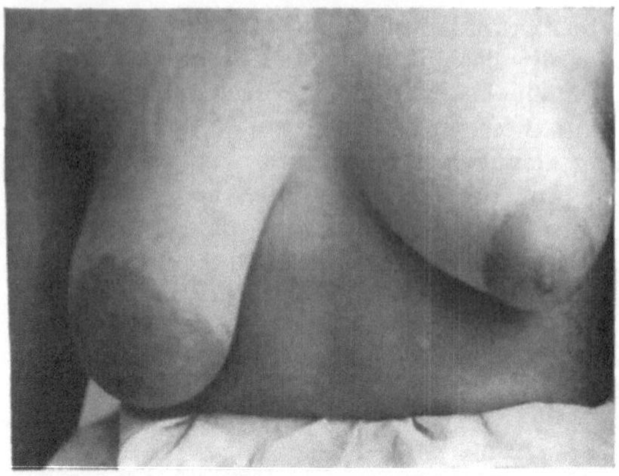

Abb. 195. Rechtsseitige Hängebrust bei einem 17jährigen Mädchen.

Man beachte die Vergrößerung des Warzenhofes.

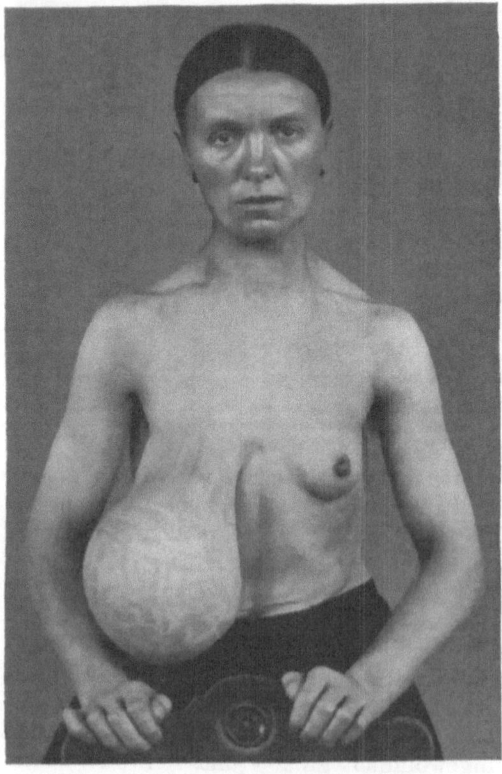

Abb. 196. Übergroßes Fibroadenom der rechten Mamma.

Finden wir dagegen bei einer Frau in vorgerückten Jahren die eine Mamma von regelrechter Größe, dem Alter entsprechend mehr oder weniger schlaff herunterhängend, die andere Mamma aber kleiner, straffer, dem jugendlichen oder kindlichen Typus sich nähernd, sozusagen an den Brustkorb herangezogen unter Verkürzung der deckenden Haut, steht demzufolge die Mammille höher als auf der anderen Seite, ist die Mammille vielleicht sogar verkürzt, in den Warzenhof eingezogen, hören wir, daß alle diese Veränderungen das Werk der letzten Monate oder Jahre sind, so schließen wir auf starke Schrumpfungsvorgänge innerhalb dieser Mamma, wie sie nur dem schrumpfenden Mammakarzinom, dem Scirrhus, eigen sind (vgl. Abb. 197). Der tastende Finger wird dann regelmäßig an einer Stelle der Mamma eine — allerdings oft nur kleine — Verhärtung der Drüsensubstanz mit allmählichem Übergang in das angrenzende normale Drüsengewebe feststellen: das schrumpfende Mammakarzinom selber.

Bildet sich bei einem Mann jenseits der Entwicklungsjahre eine zunehmende Vergrößerung der einen Mamma heraus, so werden wir auch dann die Wahrscheinlichkeit der Entwicklung einer bösartigen Geschwulst als sehr groß ansehen, wenn der gleichmäßige Tastbefund einer sich entwickelnden weiblichen Mamma entspricht. —

Mancherlei andere wichtige Befunde treten uns bei der Flächenbesichtigung entgegen.

Finden wir — am häufigsten bei Wöchnerinnen — einen breiteren oder schmaleren, zartroten, von der Mammille radiär ausstrahlenden Streifen mit unscharfen Grenzen und leichtester Schwellung, so haben wir eine von einer Mammillenschrunde ausgehende akute Lymphangitis oder eine seröse, noch rückbildungsfähige Entzündung der Brustdrüse (akute Mastitis) vor uns. Die Entscheidung zwischen beiden Zuständen ist meist nicht zu geben. Beide Veränderungen hängen auch auf das innigste zusammen; denn in der Regel geht die Aufnahme der pyogenen Bakterien in die Lymphbahnen ihrem Eintritt in die Drüsengänge parallel. Praktisch, d. h. für die Behandlung kommt beides auf das Gleiche heraus.

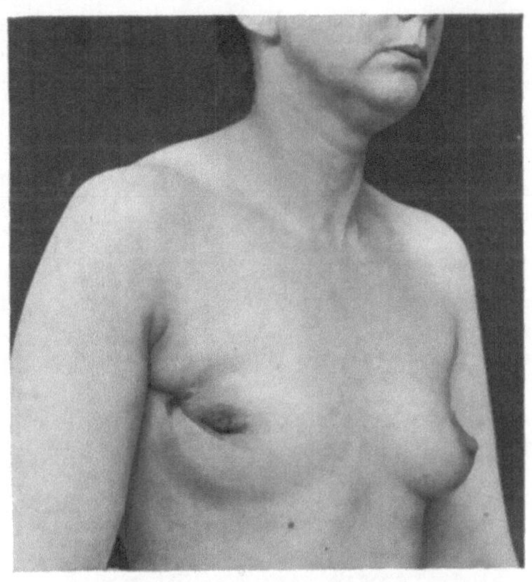

Abb. 197. Vorgeschrittener Scirrhus (schrumpfendes Karzinom) der rechten Mamma.

Beobachten wir eine flächenhafte, von der Mammille sich ausbreitende, lebhafte, heiße Rötung der leicht verdickten und gespannten Haut, die sich mit scharfer Grenze gegen die gesunde Haut absetzt, fehlt jede Schwellung und Verhärtung der Drüse selbst, bestehen dabei hohe Temperaturen und allgemeines Krankheitsgefühl, so schließen wir auf ein von einer Mammillenschrunde ausgehendes Erysipel.

Finden wir — zumeist bei Wöchnerinnen — einen Quadranten oder auch größere Abschnitte der Mamma geschwollen, ist die deckende Haut gerötet, besteht Druckempfindlichkeit, ist Fluktuation vorhanden und ist die Temperatur fieberhaft erhöht, so wird niemand an dem Vorhandensein einer akuten eitrigen Mastitis zweifeln. Man merke sich aber, daß die Krankheitszeichen häufig nicht diese klassische Form bieten. Sehr oft fehlt infolge der tiefen Lage der Abszesse die Rötung, oft auch aus dem gleichen Grunde und wegen der starken Spannung der deckenden Weichteile die Fluktuation. Man warte dann nicht, bis diese Zeichen auftreten; denn inzwischen breitet sich der Eiter zerstörend im Drüsengewebe weiter aus. Drüsenschwellung mit Verhärtung, Druckempfindlichkeit und Temperaturanstieg genügen zur Diagnose.

Auch versäume man nicht, bei allen Zuständen dieser Art die gesamte übrige Mamma abzutasten. Nicht selten zeigt eine zweite Verhärtung fernab von der zuerst festgestellten Schwellung eine Eiterausbreitung nach dieser Stelle an.

Beobachten wir die akute eitrige Mastitis außerhalb der Stillzeit, bemerken wir aber in der Umgebung der Mammille — ebenso wie auch an der vorderen Achselfalte, in der Ellen- und Leistenbeuge — kleine Risse und Gänge in der Epidermis neben Kratzwunden, wird über Jucken, besonders im warmen Bett geklagt, so schließen wir auf das Vorhandensein der ansteckenden Krätzeerkrankung der Haut (Skabies), wobei sich die Krätzmilben in Gängen der Epidermis fortbewegen. Die Skabies ist die zweite wichtige Ursache der akuten eitrigen Mastitis.

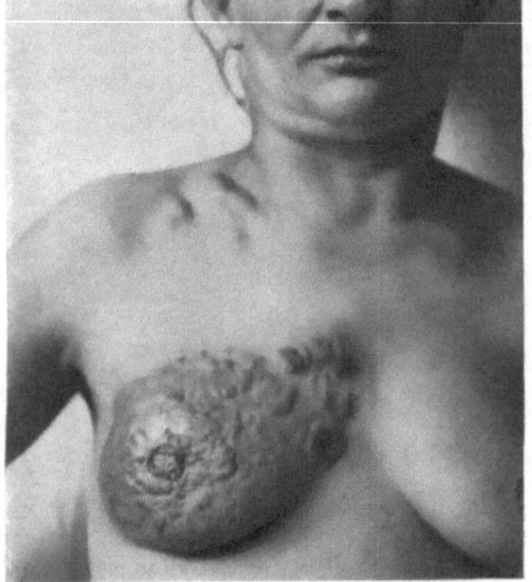

Abb. 198. Vorgeschrittener Panzerkrebs der rechten Mamma.

Bemerken wir eine rote, bis rotbläuliche Verfärbung der Haut in der Umgebung der Mammille und des Warzenhofes, erscheint die Haut verdickt und starr, stellt der tastende Finger hier und da eine feine „Körnelung“ der starren Haut fest, erscheint daher die Mamma gestrafft und an den Brustkorb herangezogen, die Mammille etwas verkürzt, fehlt Temperatursteigerung und Druckempfindlichkeit, so haben wir es mit der diffusen karzinomatösen Hautinfiltration (Abb. 198) beim Mammakarzinom zu tun. Der Mammatumor selber ist in diesen Fällen oft wegen der panzerartigen Starre der deckenden Haut (Panzerkrebs) schwer oder überhaupt nicht tastbar. Dieser Umstand und die Rötung der kranken Haut gibt nicht selten Veranlassung zu der irrigen Annahme einer ausgedehnten akuten Mastitis; oder aber es führt die oft ziemlich scharfe Grenze der kranken Haut gegen die gesunde zu der irrigen Diagnose eines Erysipels.

Sehen wir bei leichten entzündlichen Erscheinungen in der Umgebung den ganzen Warzenhof vorgewölbt, erscheint die Mammille dadurch verkürzt, ist die Schwellung weich und fluktuierend bei einer nur geringen Druckempfindlichkeit und geringer Temperatursteigerung, so liegt ein sogenannter „zirkulärer Abszeß des Warzenhofes“ vor, der ebenfalls von infizierten Schrunden der Mammille seinen Ausgang nimmt.

Finden wir das ähnliche Bild einer allgemeinen Vorwölbung des Warzenhofes und einer Verkürzung der Mammille, ergibt aber die Betastung eine derbe bis harte Konsistenz der Schwellung, geht die harte Schwellung allmählich in die umgebende Brustdrüse über, fehlt jede Druckempfindlichkeit, so handelt es sich um ein von den Drüsenausführungsgängen ausgehendes Karzinom, um das sogenannte zentrale Karzinom der Mamma.

Ist eine kleine Schwellung nur auf eine Stelle des Warzenhofes beschränkt, so kann es sich — bei Weichheit und Fluktuation — um einen kleinen Abszeß handeln. Ergibt dagegen die Betastung eine scharf umgrenzte, verschiebliche, kleine, derbe Geschwulst, so haben wir es mit einem kleinen Fibroadenom der Warzenhofgegend zu tun.

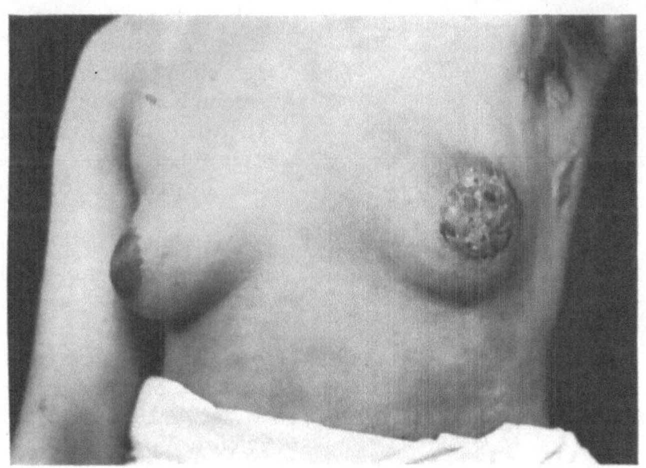

Abb. 199. Chronisches Ekzem der linken Mammille.

Sehen wir auf einer oder auf beiden Seiten eine gleichmäßige oberflächliche Veränderung der Mammille und des ganzen Warzenhofes, sieht der Warzenhof „wund“ aus, bemerkt man auf dem leuchtend roten und nässenden Grunde sich abschilferndes Epithel, fehlt aber jeder merkliche Substanzverlust, so handelt es sich um eine chronische Hautentzündung, um das chronische Ekzem der Mammille und des Warzenhofes (Abb. 199). Auch dieser Zustand ist häufig ein Begleitzeichen der Krätze. In anderen Fällen fehlt eine Skabies; schon die besondere Zartheit der Haut des Warzenhofes erklärt die Neigung zu Ekzemen.

Ist die „wunde“ Stelle tiefer greifend, hat sie die Form eines Geschwürs mit rötlichem feinkörnigem Grunde und hier und da zart aufgewulstetem Rande, ist ein Massenverlust der Mammille wahrnehmbar, oder ist sie sogar ganz zerstört, so handelt es sich um das Ulcus rodens der Mammille (Pagetsche Krankheit der Brustwarze).

Sehen wir eine bläuliche Färbung der anscheinend verdünnten, blanken Haut auf der Höhe einer vorspringenden Mammageschwulst oder zeigt die Höhe des Tumors ein tiefgreifendes Geschwür, ergibt die Betastung derbe bis knorpelharte Konsistenz der Geschwulst, ist die Achselhöhle oder gar die Supraklavikulargrube von harten knolligen Drüsenpaketen eingenommen, so liegt ein vorgeschrittenes, in die Haut eingewachsenes Mammakarzinom vor (Abb. 200). Häufig ist in diesen Fällen auch der feste Zusammenhang mit dem M. pectoralis oder mit dem Brustkorb nachweisbar. Die Erkennung des Brustkrebses in diesem Stadium ist schon dem Laien geläufig. In diesem Stadium ist aber der Kranken nicht mehr zu helfen; solche Karzinome sind inoperabel. Die Erkennung des operablen und insbesondere des beginnenden Mammakarzinoms ist ungleich schwieriger. Hier liegt eine der Hauptaufgaben des praktischen Arztes; wir kommen gleich hierauf zurück.

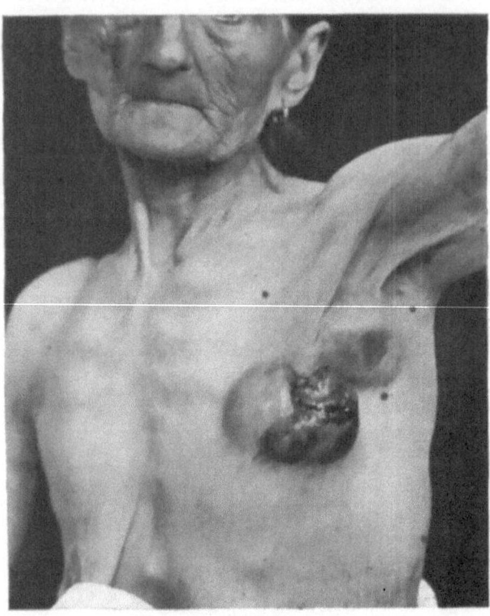

Abb. 200. Vorgeschrittenes, inoperables Karzinom der linken Mamma.

Sieht man in einem Bezirk der Mamma unter unveränderter Haut eine umgrenzte leichte Vorwölbung, der eine tastbare Geschwulst der Brustdrüse an gleicher Stelle entspricht, so kann es sich um eine gutartige oder um eine bösartige Geschwulst

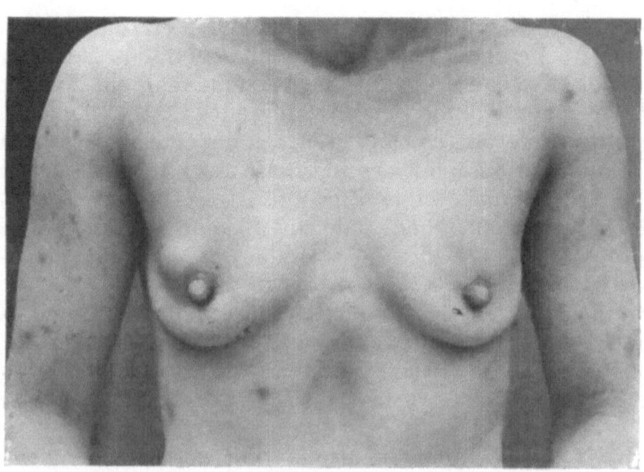

Abb. 201. Kleines Carcinoma simplex der rechten Mamma, für die Betrachtung umschrieben, einem Fibroadenom ähnlich.

handeln — die letzteren können für die Besichtigung abgegrenzt erscheinen (Abb. 201) — oder aber um eine mit Zystenbildung verbundene chronische Mastitis, oder schließlich — in seltenen Fällen — um einen chronischen Mammaabszeß.

Ergibt die sorgfältige Betastung, daß die Geschwulst sich allseitig scharf gegen die umgebende Mamma abgrenzt, ja gegen die Drüse verschieblich ist, so werden wir eine gutartige Geschwulst annehmen — bei derber Konsistenz und langsamem Wachstum ein Fibroadenom, bei weicherer Konsistenz und schnellerem Wachstum ein Adenosarkom (Abb. 202).

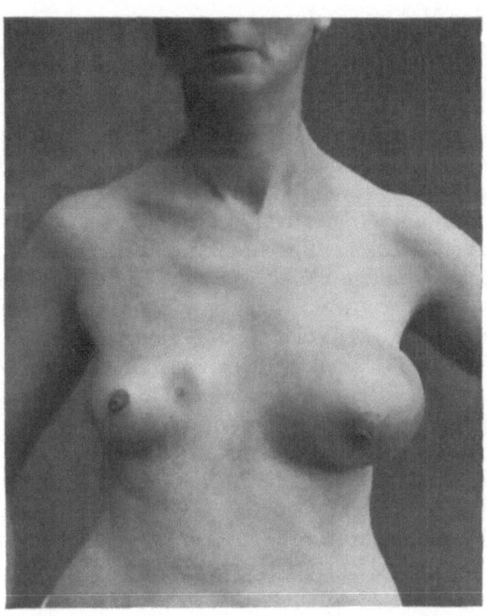

Abb. 202. Adenosarkom der linken Mamma.

Ist der Übergang der Geschwulst gegen die umgebende Mamma allmählich, hören wir, daß die Schwellung schon vor Jahren nach Entzündung (im Wochenbett) entstanden ist und nach Abklingen der entzündlichen Erscheinungen in der jetzigen Form unverändert fortbestanden hat, besteht vielleicht eine leichte Druckempfindlichkeit, so können wir einen chronischen Mammaabszeß vermuten; sicherstellen können wir diese Vermutung nur durch die Probepunktion oder den Probeeinschnitt.

Ist die Schwellung allmählich ohne alle Beschwerden entstanden, so haben wir beim Fehlen allseitig scharfer Abgrenzung gegen die Umgebung zwischen der Mastitis chron. cystica und dem Karzinom zu entscheiden. Erweist sich bei der Betastung der eine Teil der Schwellung als eine prallelastische und fluktuierende, gegen die Umgebung abgesetzte Geschwulst, die aus der übrigen Verhärtung hervortritt, so ist bei jungen Frauen die Mastitis chron. cystica im höchsten Grade wahrscheinlich. Stellen wir den gleichen Befund bei einer Frau jenseits der Menopause fest, hat die Schwellung sich erst nach der Menopause entwickelt, so ist gleichwohl ein Karzinom wahrscheinlich; denn auch bei Karzinomen können Zystenbildungen vorkommen und andererseits entwickelt sich die chronische Mastitis kaum mehr nach dem Ende der Geschlechtsreife. Entscheidend ist in diesen Fällen allein die mikroskopische Untersuchung der herausgenommenen Schwellung.

Ist jedoch die ganze Schwellung gleichmäßig derb oder hart mit höckriger oder leicht knolliger Oberfläche, ist vielleicht sogar die deckende Haut auf der Höhe der Schwellung leicht eingezogen oder, wie man beim Aufheben einer Hautfalte feststellt, mit der Schwellung in festerer Verbindung, so kann es sich nur um ein Karzinom handeln, gleich ob schon tastbare harte Drüsen in der Achselhöhle vorhanden sind oder nicht.

Bemerkt man eine flache Schwellung im Bereich der vorderen Achselfalte, ergibt die Betastung derbe Konsistenz und eine körnige oder leicht höckrige Oberfläche, so handelt es sich um ein Karzinom, das von einem nach der Achselhöhle zu lang ausgezogenen Fortsatz der Mamma oder von einer abgeschnürten akzessorischen Mamma ausgeht. Die Betastung der Achselhöhle ergibt fast stets harte Lymphdrüsen, da diese in solchen Fällen frühzeitig ergriffen werden.

Am verantwortungsvollsten ist die ärztliche Aufgabe in den Fällen, in denen eine Schwellung nicht sichtbar ist und nur durch die Betastung eine kleine derbe Geschwulst innerhalb der Brustdrüse festzustellen ist. Wir stehen dann vor der Entscheidung zwischen einem Fibroadenom, einer chronischen Mastitis oder einem beginnenden Karzinom. Die kleinen Fibroadenome sind durch ihre scharfe Abgrenzung und ihre Verschieblichkeit gegen die umgebende Mamma unschwer zu erkennen. Viel schwieriger ist die Entscheidung zwischen der chronischen Mastitis und dem eben beginnenden Karzinom. In beiden Fällen finden wir eine wenig umfangreiche Verhärtung eines Drüsenabschnittes, die allmählich in das normale Drüsengewebe übergeht. Beiden Erkrankungen ist das Fehlen krankhaft veränderter Achseldrüsen gemeinsam; beide Fälle sind häufig. Die chronische Mastitis ist jedoch ein harmloses Leiden und erfordert keine operative Behandlung, wogegen bei dem beginnenden Karzinom die sofortige Radikaloperation (Entfernung der ganzen Brustdrüse samt deckender Haut und unterliegendem M. pectoralis nebst Ausräumung der Achselhöhle) das einzige und in diesem Stadium der Erkrankung fast stets wirksame Mittel darstellt, die Kranken vor sicherem Untergang zu bewahren.

Bei der Entscheidung haben wir uns von folgenden Gesichtspunkten leiten zu lassen: Die chronische Mastitis ist eine Erkrankung der geschlechtsreifen Frau, besonders im jugendlichen Alter. Sie kann wohl bei älteren Frauen von früher noch bestehen, kaum aber sich neu bilden; ein Neuauftreten einer solchen Drüsenverhärtung jenseits der Menopause spricht dringend für Karzinom. Die chronische Mastitis bevorzugt die derben Mammen. Sie tritt häufig mehrfach — in einer oder in beiden Brüsten — auf, das Karzinom nicht. Die mastitische Schwellung verändert lange Zeit ihre Größe nicht, während das Karzinom, wenn auch zuweilen langsam, wächst. Die chronische Mastitis ruft zumeist schmerzhafte Empfindungen vor und während der Menstruation hervor, das Karzinom nicht. Die chronisch-mastitischen Verhärtungen gehen selten über ein geringes Maß, etwa Haselnußgröße hinaus, es sei denn, daß sie mit Zystenbildung verquickt sind; dann aber tritt die Zyste als rundlicher, glatter, prallelastischer Tumor aus der übrigen Schwellung heraus (s. vorher). Hören wir von

Entleerung wässeriger oder milchiger Flüssigkeit oder gar von Blut aus der Mammille, können wir vielleicht durch Druck eine solche Entleerung herbeiführen, so spricht dies dringend für die karzinomatöse Natur der Schwellung. Man tut gut, die Schwellung als Karzinom zu behandeln. Bei solchen Absonderungen ohne tastbaren Tumor ist die fortlaufende ärztliche Beobachtung der Kranken unerläßlich.

Ist nach diesen Gesichtspunkten eine sichere Entscheidung nicht zu geben, so ist grundsätzlich die Entfernung der Schwellung zur mikroskopischen Untersuchung vorzunehmen. Die Beobachtung des weiteren Verhaltens der Geschwulst ist nur in den Fällen zulässig, in denen ein Karzinom mit höchster Wahrscheinlichkeit auszuschließen ist.

Nicht genug kann Ihnen die größte Sorgfalt in der Untersuchung und Beurteilung der kleinen Brustgeschwülste ans Herz gelegt werden. Hier hängt das Schicksal der Kranken ausschließlich von der diagnostischen Fertigkeit und dem Verantwortungsgefühl des behandelnden Arztes ab. Während wir Kranke mit eben beginnendem Karzinom — ohne Beteiligung der Achseldrüsen — in der Mehrzahl der Fälle zu dauernder Heilung bringen können, sinkt die Heilungszahl bei den größeren Karzinomgeschwülsten mit tastbaren Achseldrüsen auf einen nur kleinen Prozentsatz herunter. Nur durch die Erkennung des beginnenden Mammakarzinoms können wir die weibliche Bevölkerung von dieser Geißel ihres Geschlechtes befreien. Nur auf diesem Wege ist die Resignation zu bannen, die sich in dem oft gehörten Ausspruch wiederspiegelt: „wozu erst die Brust abnehmen, der Krebs kommt ja doch wieder!“

17. Die Untersuchung des Bauches.

Bauchwand und Bauchinhalt sind der Sitz zahlreicher und wichtiger chirurgischer Krankheiten. Es wird längerer Studien in der inneren Medizin und in der Chirurgie bedürfen, bevor Sie einen einigermaßen vollständigen Überblick auf diesem Gebiete erworben haben werden. Eine Aufzählung auch nur der wichtigsten Vorkommnisse kann nicht die Aufgabe dieser Einführung sein. Wohl aber sollen Sie lernen, wie man an die sachgemäße Untersuchung des Bauches herangeht, welches der Gang der objektiven örtlichen Untersuchung ist und welche diagnostischen Erwägungen sich bei den wichtigsten Besichtigungs- und Betastungsbefunden ergeben.

Wir beginnen die Untersuchung mit der sorgfältigen Betrachtung und Beobachtung des von der Mammillarlinie bis zur Symphyse entblößt vor uns liegenden Bauches. Wir sehen die im Vereinigungswinkel der unteren Rippen liegende Herzgrube, in der gelegentlich eine kleine umschriebene, bei der Betastung knochenharte Schwellung sichtbar ist: die nach vorn gedrehte Spitze des Schwertfortsatzes. Wir sehen unterhalb der Rippenbogen selber die sanft abfallenden Unterknorpelgruben (Hypochondrien), unter ihnen die Gegend der Weichen, nach hinten bis zur Wirbelsäule die Gegend der Flanken, oberhalb der Symphyse seitlich von der Mittellinie die Gegend der Leisten. Wir sehen die Mittellinie durch Behaarung, durch die Haaranordnung und durch Pigmentierung mehr oder weniger aus der Umgebung herausgehoben. Man spricht von ihr als von der Linea alba, obwohl dieser Ausdruck streng genommen nur dem bindegewebigen Mittelstreifen der muskulären Bauchwand zukommt. Wir sehen in der Mitte die Nabelnarbe, teils flach in der Ebene der umgebenden Haut oder sie wulstig überragend, teils in der Tiefe einer grubigen Vertiefung. Wir sehen bei mageren und muskelstarken Personen die sich unter der Haut abzeichnenden Umrisse der beiden graden Bauchmuskeln, nicht selten sogar in ihrem Bereich die durch die eingeschalteten Arcus tendinei hervorgerufenen Querfurchen, zwischen denen die Muskelmasse wulstig heraustritt.

Wir achten auf die Form des Bauches als ganzes. Mannigfache Unterschiede werden schon unter regelrechten Verhältnissen bemerkbar. Der straffe Bauch des muskelstarken Jünglings, der schlaffe Leib der älteren, mageren, mehrfach entbundenen Frau und die gewaltige Fettmasse des ausgesprochenen Fettbauches — das sind gewiß verschiedene Bilder. Berücksichtigt man aber den Körpergesamtzustand, so ist die Abgrenzung krankhafter Formen des Bauches, wenn sie ein gewisses Mindestmaß überschreiten, auch ohne größere Übung möglich. Wir unterscheiden den aufgetriebenen Leib (bei krankhafter Füllung des Bauches), den schlaffen, eingesunkenen Leib (bei äußerster Abmagerung) und den starren, eingezogenen Leib, der gewöhnlich die krampfhafte Zusammenziehung der Bauchmuskulatur erkennen läßt. Von den möglichen Ursachen dieser Zustände sprechen wir später.

Diesen allgemeinen Formänderungen des Leibes stehen die auf einen Teil beschränkten Formänderungen, die zumeist in Schwellungen bestehen, gegenüber. Sehen wir eine solche Schwellung, so haben wir sofort ihre Ausdehnung und Lage zu bestimmen und mit den anatomischen Unterlagen in Beziehung zu bringen. Nicht jede solche Schwellung ist als Krankheitsbefund zu deuten. Finden wir z. B. eine halbkugelige Schwellung gerade über der Mitte der Symphyse, so werden wir mit Recht zunächst an eine stark gefüllte Harnblase denken und werden unsere Maßnahmen daraufhin einrichten (s. später). Finden wir bei einer jungen Frau an gleicher Stelle eine flachere, aber auch regelmäßige Schwellung von weicher Konsistenz, so dürfen wir nicht die Möglichkeit einer Schwangerschaft außer acht lassen.

Wichtig ist die Entscheidung, ob die Schwellung der Bauchwand oder dem Bauchinhalt angehört. Hierzu lassen wir zunächst den Kranken tief Luft holen und beobachten das Verhalten der Geschwulst. Geht sie mit der Atmung von oben (kopfwärts) nach unten (fußwärts), so liegt sie sicherlich im Bauchraum und ist mit der vorderen Bauchwand nicht verwachsen. Geht die Schwellung mit der Bauchwand auf und ab (deckenwärts-tischwärts), so gehört sie der Bauchwand an oder auch dem Bauchraum, muß dann aber mit der vorderen Bauchwand fest verwachsen sein.

Dann lassen wir den Kranken sich aufrichten — möglichst ohne

Mithilfe der Arme — und beobachten die Geschwulst. Bleibt sie hierbei unverändert, so muß sie oberflächlich im Unterhautfettgewebe oder in der vorderen Faszie ihren Sitz haben. Verschwindet sie, so muß sie unterhalb der Faszie, in den tiefen Bauchwandschichten oder in der Bauchhöhle gelegen sein. Bei diesem Aufrichten sehen wir, besonders bei mageren Frauen mit schlaffer Bauchwand oder auch bei schwächlichen Mädchen nicht selten eine wulstige Vorwölbung in der Mittellinie, oberhalb oder unterhalb des Nabels oder an beiden Stellen. Sie beweist eine Schwäche der Linea alba, meist verbunden mit einer Verbreiterung dadurch, daß die inneren Ränder der Mm. recti weiter auseinander stehen, als dies regelrecht ist (Diastase der Mm. recti). Die schwache Linea alba kann in diesen Fällen dem Bauchdruck nicht den gleichen Widerstand entgegensetzen, wie die daneben liegenden geraden Bauchmuskeln.

Es folgt die Betastung. Hierzu müssen die Bauchdecken möglichst weich und entspannt sein, da nur dann die tastende Hand in die tiefen Teile der Bauchhöhle vordringen kann. Wir lassen den Kranken, der mit leicht erhöhtem Oberkörper und Kopf auf dem Tisch oder im Bett liegt, die Beine leicht angezogen, d. h. im Hüft- und Kniegelenk gebeugt halten und ruhig mit geöffnetem Munde Luft holen. Bei mageren Frauen, deren Bauchdecken durch vorausgegangene Geburten gedehnt sind, läßt sich die tastende Hand spielend bis auf die Hinterfläche des Bauchraumes vordrängen, so daß in der Tat der ganze Bauchraum abgetastet werden kann. In anderen Fällen, z. B. bei jüngeren Frauen, bedarf es oft erst längeren Zuredens, den Leib locker zu lassen, bis es gelingt, eine einigermaßen genügende Erschlaffung der Bauchmuskeln zu erzielen. In manchen Fällen ist es unmöglich, eine genügende Muskelweichheit der Bauchdecken zu erzwingen; dann bleibt die Betastung naturgemäß unvollkommen. Hängen wichtige Entscheidungen von der Betastung ab, so wird man manchmal nicht umhin können, zur Tastuntersuchung die Narkose anzuwenden.

Wir setzen uns auf die rechte Seite des liegenden Kranken, dem wir das Gesicht zuwenden. Wir tasten mit den geschlossenen Fingerspitzen der beiden nebeneinander gelegten Hände und beginnen stets erst mit sanftem Druck, um den Kranken nicht zu erschrecken und nicht reflektorische Bauchdeckenspannung hervorzurufen. Unter zarten, kreisenden Bewegungen, bei denen die Fingerspitzen die Bauchhaut mitnehmen, wird der Druck langsam zunehmend gesteigert und die Bauchwand nach hinten vorgedrückt — möglichst so weit, bis der Widerstand der hinteren Bauchwand erreicht ist. Besteht keine Schmerzhaftigkeit im Bauch, so tasten wir zunächst die Oberbauchgegend, besonders die beiden Hypochondrien ab und gehen von hier aus allmählich nach unten, bis alle Teile des Bauches genau untersucht sind. Zur Betastung der unteren Abschnitte ist es manchmal zweckmäßig, sich umzudrehen, so daß der Rücken dem Gesicht des Kranken zugewendet ist und die Fingerspitzen fußwärts zeigen.

Bei mageren Kranken mit schlaffen Bauchdecken ist oft die Wirbelsäule fast in ganzer Ausdehnung des Bauchraumes bis zum

Promontorium deutlich fühlbar; auf ihr fühlt man dann mit überraschender Deutlichkeit den pulsierenden Schlauch der Aorta abdominalis. Da er infolge der Masse der dazwischen liegenden Weichteile stark verdickt erscheint, wird vom Anfänger nicht selten irrigerweise eine krankhafte Erweiterung der Aorta (Aneurysma) angenommen. Quer über der Wirbelsäule liegend, etwas oberhalb des Nabels wird in solchen Fällen häufig eine flache, bandartige Geschwulst tastbar, die zuweilen für den krankhaft verdickten Pylorus gehalten wird: es ist das Pankreas, das infolge seiner derben Konsistenz und der dichten Lage auf der Wirbelsäule sich aus dem übrigen weichen Bauchinhalt heraushebt. In der linken unteren Bauchgegend finden wir in der Tiefe auf der Beckenschaufel nicht selten einen elastischen runden Strang: das ist die Flexura sigmoidea. Zuweilen erscheint der Strang stark verdickt, auch knollig; doch sind die Knollen von formbarer, lehmartiger Beschaffenheit: wir erkennen dies als Kotfüllung der Flexur. Auch in der rechten Unterbauchgegend wird, wenn auch seltener, ein entsprechendes Gebilde getastet: das Cöcum. Läßt man dies Gebilde unter dem Finger rollen, so nimmt man nicht selten ein eigenartiges quucksendes oder gurrendes Geräusch wahr (Ileocöcal-Gurren). Es ist nicht als krankhaftes Zeichen zu bewerten. Auch hier können — insbesondere bei mageren Kindern — Kotballen eine krankhafte Schwellung vortäuschen. Ein Einlauf oder ein Abführmittel bringt diese Knollen rasch zum Verschwinden.

Wird über Schmerzhaftigkeit innerhalb der ganzen Bauchhöhle geklagt, so erweist sich manchmal die kunstgerechte Abtastung infolge der krankhaften Spannung der Bauchdecken als unmöglich. Aber schon die Feststellung der Spannung ist diagnostisch wichtig. Sie zeigt uns fast stets eine akute Entzündung der Bauchhöhle (Peritonitis) an. Wir tasten dann sorgfältig nach dem Ort der stärksten Spannung und der größten Druckempfindlichkeit, an dem wir mit Recht den Mittelpunkt der Erkrankung annehmen müssen. Werden die vorher geklagten Schmerzen auf einen Teil der Bauchhöhle beschränkt, so machen wir es uns zur Pflicht, niemals die Betastung in der Gegend der Schmerzhaftigkeit zu beginnen. Wir beginnen ganz im Gegenteil in möglichster Entfernung der schmerzhaften Stelle und gehen dann langsam konzentrisch auf den schmerzhaften Bezirk zu. Nur so vermeiden wir störende reflektorische Bauchdeckenspannung; nur so gelangen wir zu brauchbaren Untersuchungsbefunden. Im Bereich der Schmerzhaftigkeit prüfen wir sorgfältig den Spannungszustand der Bauchmuskeln und tasten nach etwaigen Schwellungen oder Verhärtungen.

An die allgemeine Abtastung schließen wir die Betastung einzelner, besonders wichtiger Bauchorgane.

Wir gleiten vom rechten Rippenbogenrand mit beiden Händen sanft nach unten und lassen hierbei den Kranken tief Luft holen. Ist die Leber vergrößert oder verhärtet, so werden wir den vorderen scharfen Rand unter den tastenden Fingerspitzen fühlen. Gleichzeitig können wir uns hierbei über die Beweglichkeit einer etwa vorhandenen

Geschwulst bei der Atmung unterrichten. Dann fassen wir mit der linken Hand von oben hinten den unteren Teil des linken Brustkorbes und drängen ihn etwas in die Höhe, während die rechte Hand in der gleichen Weise, wie für die Leberbetastung beschrieben, von dem linken Rippenbogen heruntergleitet. Ist die Milz vergrößert, so wird ihr konvexer, zuweilen eingekerbter vorderer Rand dem tastenden Finger bemerkbar. Zur Abtastung der rechten Niere fassen wir mit der linken Hand von hinten her die rechte Flankengegend des Kranken und drücken sie nach vorn. Gleichzeitig wird die rechte Hand etwas unterhalb des rechten Rippenbogens unter kreisenden Bewegungen immer mehr in die Tiefe gedrängt, bis die hintere Bauchwand erreicht ist. Sind die Bauchwandverhältnisse einigermaßen günstig, so kann man, bei einiger Übung, deutlich den unteren Nierenpol, durch seine Form unverkennbar, fühlen. Für die linke Niere setzen wir die rechte Hand hinten an und tasten mit der linken. Hier ist der untere Pol, der meist etwas höher liegt, nur selten zu erreichen. Manchmal ist es zweckmäßig, zu der Untersuchung der Niere den Kranken auf die entgegengesetzte Seite legen zu lassen.

Daß in vielen Fällen die Bauchbetastung noch durch die Tastung vom Mastdarm und von der Scheide aus vervollständigt werden muß, soll hier nur kurz erwähnt werden (vgl. Vorlesung 20).

Stellen wir bei der Betastung eine Geschwulst fest, so ist sie nach den allgemeinen Regeln der Geschwulstdiagnostik auf das genaueste abzutasten. Aus ihrer Größe, ihrer Form, ihrer Abgrenzung, aus der Beschaffenheit der Oberfläche, aus der Tastbeschaffenheit und etwaigem Fluktuationsgefühl, aus der Druckempfindlichkeit lassen sich wichtige diagnostische Schlüsse ableiten. Hierzu kommt gerade bei den Bauchgeschwülsten die Festsetzung der Tiefenlage und der Beweglichkeit.

Können wir die Geschwulst in einer dicken Hautfalte leicht umfassen, so kann sie nur in der Haut oder im subkutanen Gewebe gelegen sein. Auch die zur muskulären Bauchwand gehörigen Gebilde lassen sich meist, bei erschlaffter Bauchmuskulatur, ziemlich gut umfassen und von der Bauchhöhle abgrenzen. Die abwechselnde Betastung bei schlaffer und angespannter Muskulatur gibt über den Sitz innerhalb der Bauchwand guten Aufschluß. Aber auch an den intraperitonealen Geschwülsten läßt sich oft eine gewisse Tiefenlage feststellen. Es ist bei der Betastung eine durchaus andere Empfindung, ob man die Geschwulst gleich beim ersten Eindrücken hinter der Bauchwand fühlt, oder ob man, um nach der Geschwulst zu gelangen, die Bauchwand erst ein gutes Stück in die freie Bauchhöhle vordrängen muß. Finden wir z. B. eine Geschwulst der ersten Art im rechten Hypochondrium so werden wir zunächst an die Gallenblase, finden wir eine solche der zweiten Art, so werden wir zunächst an die Niere denken müssen.

Läßt sich die Geschwulst innerhalb der ganzen Bauchhöhle ganz frei bewegen, so kann sie nur einem sehr beweglichen Teil der Bauchhöhle, also dem Netz oder vielleicht dem Dünndarm angehören. Liegt die Geschwulst fest und unverrückbar der hinteren Bauchwand an, so werden wir auf die festliegenden Organe, also etwa auf das Pankreas hingewiesen. Ist die Geschwulst in Form eines Kreisbogens beweglich, hängt sie also sozusagen an einem Stiel, um dessen Haftpunkt sie sich dreht, so werden wir an diesem den Entstehungsort der Geschwulst suchen müssen. Läßt sich die Geschwulst in einem nach rechts oben konkaven Kreisbogen bewegen, so werden wir einen Zusammenhang mit der Leber vermuten (Schnürlappen, Gallenblase). Ist der Kreisbogen nach dem kleinen Becken zu konkav, so ist bei Frauen ein Zusammenhang mit den inneren Geschlechtsteilen wahrscheinlich.

In manchen Fällen werden wir der Betastung die Beklopfung (Perkussion) anfügen. Vor allem geschieht dies zum Nachweis, ob eine sichtbare Geschwulst lufthaltig ist (Bruchgeschwulst, Gasabszeß), dann auch zum Nachweis, ob freie Flüssigkeit in der Bauchhöhle vorhanden ist. Wir kommen darauf zurück.

Einen breiten Raum nimmt in der Untersuchung des Bauches zur Zeit das Röntgenverfahren ein, besonders in der Untersuchung des Magens und der Niere. Ist die Größe der Niere und die Anwesenheit von Nierensteinen schon durch die einfache Röntgenaufnahme festzustellen möglich, so müssen zur Kenntlichmachung des Magens und des Darmes diese Hohlorgane mit einem strahlenaufsaugenden Inhalt versehen werden. Hierzu sind vorzugsweise Bariumsalze im Gebrauch, die der Kranke entweder auf dem natürlichen Wege in den Magen aufnimmt, oder die ihm als Einlauf in den Dickdarm eingelassen werden. Die Besprechung dieser Untersuchungsmethoden und ihrer wichtigen Ergebnisse müssen der Klinik vorbehalten bleiben.

Von einem letzten diagnostischen Hilfsmittel, der Probepunktion, machen wir nur in den seltensten Ausnahmefällen Gebrauch. Die Punktion zystischer Geschwülste der Bauchhöhle ist verpönt wegen der Gefahren, die der Austritt des Zysteninhaltes in die freie Bauchhöhle in sich schließt (Peritonitis bei infizierten Zysten). Einer der Ausnahmefälle ist gegeben, wenn nach einer Bauchverletzung zu entscheiden ist, ob das Darniederliegen der Zirkulation, kenntlich an dem kleinen, flatternden Puls, auf eine nervös-reflektorische Wirkung (Schockwirkung) oder auf eine schwere innere Blutung zurückzuführen ist. Sticht man eine dünne Kanüle vorsichtig in die Weiche, etwas nach innen von der Spina ant. sup. ein, so wird man im letzteren Falle mit Leichtigkeit die Spritze voll Blut saugen können. Doch muß die Anwendung dieser Probepunktion dem geübten Chirurgen vorbehalten bleiben. —

Lassen Sie uns die Ergebnisse solcher Untersuchungen an einigen Beispielen erläutern.

Finden wir den Leib gleichmäßig aufgetrieben, so ist festzustellen, ob die Auftreibung auf abnormer Gasfüllung in den Därmen (Meteorismus) oder auf Flüssigkeitsansammlung innerhalb der Bauchhöhle (Bauchwassersucht, Ascites) oder schließlich auf einem übergroßen, die ganze Bauchhöhle ausfüllenden Tumor (Ovarialkystom) beruht. Hierzu benutzen wir zunächst die Beklopfung. Bei abnormer Gasfüllung wird überall der volle Darmschall zu hören sein. Bei der Flüssigkeitsansammlung wird der Darmschall nur auf der Höhe der Auftreibung festzustellen sein, weil hier die lufthaltigen Därme auf der Flüssigkeit schwimmen, während die seitlichen Abschnitte leeren Klopfschall (Dämpfung) ergeben. Bei dem übergroßen Ovarialkystom schließlich wird auch auf der Höhe leerer Klopfschall nachzuweisen sein, weil diese großen Geschwülste stets der vorderen Bauchwand anliegen. In diesem Falle ist die Auftreibung in der Regel kugeliger als beim Ascites, bei dem der Leib des liegenden Kranken noch immer etwas flacher bleibt.

Liegt eine abnorme Gasfüllung der Därme vor (Meteorismus), so kann es sich in leichten Fällen um eine durch schwere Verstopfung bedingte, vorübergehende Erscheinung handeln. Ein kunstgerechter Einlauf wird dann die Blähung bald beseitigen. Andauernde Darmblähung ist stets als ernstes Krankheitszeichen aufzufassen; in Übereinstimmung mit diesem Befund werden die Kranken angeben, daß der Abgang von Stuhl und Winden aufgehört hat. Es muß in diesen Fällen eine Passagestörung innerhalb des Darmes vorhanden sein, sei es, daß der Hohlraum des Darmrohres durch eine Geschwulst oder eine Abknickung verschlossen ist (Darmverschluß, mechanischer Ileus), sei es, daß die Darmmuskulatur durch schwere Entzündung seiner serösen Decke (Peritonitis) geschädigt ist und daher den Inhalt nicht fortbewegen kann (Darmlähmung, dynamischer Ileus). Die stärksten Grade der Darmlähmung beobachten wir bei dem allmählich eintretenden Darmverschluß, der durch langsam wachsende Geschwülste der unteren Darmteile bedingt ist (chronischer Ileus). So kann der chronische Ileus beim Mastdarmkrebs zu mächtigen Auftreibungen führen (Trommelbauch). Bei dem plötzlich einsetzenden Darmverschluß (akuter Ileus), z. B. bei eingeklemmten Brüchen oder bei Achsendrehung des Darmes (Volvulus), führt die plötzliche Ernährungsunterbrechung des betreffenden Darmabschnittes so rasch zu schweren Erscheinungen (verfallenes Aussehen, kühle, bläuliche Gliedmaßen, kleiner rascher Puls, Erbrechen, Kotbrechen), daß die Gasfüllung des Darmes in der Regel nicht so starke Grade erreicht. Der dynamische Ileus bei der Peritonitis kennzeichnet das zweite Stadium dieser schweren Erkrankung; ihm gehen die Anzeichen des ersten Stadiums (hart angespannte Bauchdecken, Druckempfindlichkeit, Temperatursteigerung) voraus. Der dynamische Ileus ist für die Beurteilung von großem Wert, weil dadurch ein längeres Bestehen der eitrigen Entzündung und ungünstige Aussichten für einen operativen Erfolg angezeigt werden.

Finden wir bei Kindern ohne akute Krankheitszeichen eine gashaltige Auftreibung des Leibes von wechselnder Stärke, so werden wir in erster Linie an die trockene Form der tuberkulösen Peritonitis denken müssen, bei der durch zahlreiche flächenhafte Verwachsungen der Durchgang des Darminhaltes erschwert und gleichzeitig die Muskulatur der Darmwand geschädigt ist. Doch dürfen wir in solchen Fällen auch nicht die Möglichkeit außer acht lassen, daß es sich um einen mächtig gefüllten Dickdarm bei angeborener Dickdarmvergrößerung und -erweiterung (Megakolon) handeln kann (Hirschsprungsche Krankheit). Der Nachweis dieses letzten Zustandes ist nicht schwer. Führt man ein Darmrohr in den Mastdarm ein, so erfolgt, gegebenenfalls unter Spülungen, eine massenhafte Entleerung von Winden und Stuhl und der aufgeblähte Leib sinkt zusammen.

Spricht der Beklopfungsbefund für Flüssigkeitsansammlung in der freien Bauchhöhle, so legen wir beide Hände flach auf die abhängigen Bezirke des Leibes und klopfen mit der einen Hand kurz auf den Leib: bei reichlicher Flüssigkeit fühlt man die Flüssigkeitswelle gegen die andere Hand anschlagen (Fluktuationsgefühl). Ist die Flüssigkeitsansammlung nicht sehr reichlich, so beschränkt sich die Dämpfung auf die untersten seitlichen Abschnitte. Der Nachweis, daß diese Dämpfung wirklich auf Flüssigkeitsansammlung in der freien Bauchhöhle zurückzuführen ist, wird durch die Beklopfung bei Lagerungswechsel erbracht. Nachdem man in Rückenlage des Kranken auf der einen Seite die Dämpfung bis zu ihrer oberen Grenze festgestellt hat, legt man den Kranken auf die andere Seite; die Flüssigkeit im freien Bauchraum fließt dann in die tiefer gelegenen Abschnitte und die jetzt oben gelegen, vordem gedämpften Abschnitte zeigen nunmehr Darmschall, da die lufthaltigen Därme nach oben gestiegen sind. Am klarsten ist dieser Befund bei den rein wässerigen Flüssigkeitsansammlungen (Ascites), wie sie am häufigsten bei Lebererkrankungen auftreten, bei denen der Abfluß des Pfortaderblutes erschwert ist (Stauungstranssudat). Die häufigste Ursache ist die Leberschrumpfung (Leberzirrhose) infolge Alkoholmißbrauchs.

Finden wir eine Flüssigkeitsansammlung, meist mäßigen Grades bei einem Kinde, so werden wir nicht hieran, sondern an eine gesteigerte Flüssigkeitsabsonderung des Bauchfells infolge einer chronischen tuberkulösen Entzündung desselben denken (exsudative Form der tuberkulösen Peritonitis). Der Nachweis der Flüssigkeit wird hier zuweilen erschwert durch die gleichzeitige Blähung der Därme und etwaige flächenhafte Verwachsungen zwischen den Darmschlingen.

Finden wir freie Flüssigkeit in der Bauchhöhle nach einer schweren Bauchverletzung, so werden wir eine intraperitoneale Blutung (z. B. bei Leberrissen oder Milzrissen) annehmen. Finden wir dasselbe bei einer Frau in den Geschlechtsjahren ohne äußere Verletzung, so wird der erste Gedanke sein, daß eine Schwangerschaftsunterbrechung bei abnorm gelegener Frucht (Tubenschwangerschaft) vorliegt, die häufig zu lebenbedrohenden Blutungen in die Bauchhöhle führt. Wir werden nach anderen Schwangerschaftszeichen (Ausbleiben der Menstruation) fahnden. Bei intraperitonealen Blutungen werden auch die allgemeinen Zeichen des Blutverlustes (Blässe, kleiner, rascher Puls usf.) nicht fehlen. In zweifelhaften Fällen kann die Probepunktion Klarheit bringen (s. S. 332).

Eiteransammlungen in der Bauchhöhle haben selten solchen Umfang, daß sie durch die Beklopfung mit Sicherheit nachgewiesen werden können, zumal die gleichzeitige Blähung der Därme die Untersuchung stört. Die Erkennung der eitrigen Bauchfellentzündung bedarf des Nachweises der eitrigen Flüssigkeit in der Bauchhöhle nicht.

Ist der Bauch tief eingesunken, so kann es sich um ein Zeichen äußerster Abmagerung und Entkräftung handeln (z. B. beim Speiseröhrenkrebs, Magenkrebs). Die Spannung der Bruchwand ist in diesen Fällen nicht verändert. Finden wir aber diesen Zustand bei einem Kranken, bei dem diese Vorbedingung nicht zutrifft, und sind dazu die abgeflachten, eingezogenen Bauchdecken bretthart gespannt, wird gleichzeitig über heftige Leibschmerzen geklagt, besteht Temperatursteigerung und erhöhte Pulsfolge, ist Erbrechen oder Brechneigung vorhanden, so können wir mit Sicherheit eine akute allgemeine eitrige Bauchfellentzündung annehmen, die am häufigsten durch den Durchbruch eines kranken Hohlorganes des Bauches und den Austritt infizierter Massen in die freie Bauchhöhle hervorgerufen wird (Perforationsperitonitis) — von der seltenen Bauchdeckenspannung bei der Bleivergiftung können wir hier absehen; hier fehlen alle Zeichen der bakteriellen Ausbreitung. Die sofortige Erkennung dieses lebenbedrohenden Zustandes ist Pflicht jedes Arztes, da nur durch unmittelbare Operation das Leben der Kranken erhalten werden kann.

Zur Feststellung, welches Organ die Quelle der Erkrankung ist, prüfen wir auf das Genaueste den Mittelpunkt der Druckempfindlichkeit. Liegt er im Oberbauch, so kann der Durchbruch von einem chronischen Magen- oder Zwölffingerdarmgeschwür oder von der steinkranken oder eitergefüllten Gallenblase ausgehen. Hier besitzen wir ein gutes Unterscheidungsmittel in der Beklopfung der Lebergegend. Ist die Leberdämpfung, die in der rechten Mammillarlinie vom oberen Rand der VII. Rippe bis zum Rippenbogen reicht, verschwunden, finden wir in diesem Bereich vollen Schall, so muß ein lufthaltiger Raum der vorderen Bauchwand anliegen. Es muß sich in diesem Fall um einen Magen- bzw. Zwölffingerdarmdurchbruch handeln; denn nur der Magen enthält regelmäßigerweise eine größere Menge Luft, die zusammen mit dem Speisebrei durch die Durchbruchsöffnung in die freie Bauchhöhle tritt und sich am höchsten Punkt — eben in der Gegend der Leberdämpfung — ansammelt. Fehlt dieses Zeichen und liegt der Mittelpunkt der Schmerzhaftigkeit mehr auf der rechten Seite am Rippenbogen, sind Gallensteinanfälle (Koliken) vorausgegangen, so können wir mit Recht auf einen Durchbruch der Gallenblase schließen.

Liegt der Mittelpunkt der Druckempfindlichkeit in der rechten Unterbauchgegend — etwa in der Mitte zwischen Nabel und Spina ant. sup. —, so werden wir beim männlichen Geschlecht eine Appendixperforation als Ursache annehmen; es ist dies beim männlichen Geschlecht weitaus die häufigste Ursache der diffusen eitrigen Peritonitis überhaupt. Beim weiblichen Geschlecht im geschlechtsreifen Alter, besonders bei jüngeren Mädchen und Frauen, steht mit dem Durchbruch des Blinddarmanhanges der Durchbruch einer eitergefüllten, meist gonorrhoisch kranken Tube oder auch der plötzliche Übergang der Gonorrhoe von der offenen Tube auf das Bauchfell (Peritonitis gonorrhoica) in diagnostischem Wettbewerb. Im letzten Falle liegt gewiß meist der Mittelpunkt der Druckempfindlichkeit tiefer unten, als der Lage des Blinddarmanhanges entspricht, unmittelbar über und seitlich über der Symphyse; auch sind meist beide Seiten druckempfindlich. Zur sicheren Unterscheidung genügt dies aber oft nicht; wir bedürfen hierzu der genauesten Anamnese und der Untersuchung der Harnröhre und der Geschlechtsteile. Die Entscheidung ist oft sehr schwierig und erfordert die ganze Sorgfalt des erfahrenen Facharztes. Sie ist deswegen so außerordentlich wichtig, weil bei dem Durchbruch des kranken Blinddarmanhanges die sofortige Operation unbedingt notwendig ist, während bei der gonorrhoischen Peritonitis die Operation zu unterbleiben hat, da die konservative Behandlung das bessere Verfahren ist.

Entwickelt sich nach dem Durchbruch in den folgenden Tagen die vorgeschrittene eitrige Peritonitis, so verschwindet der gespannte eingezogene Leib mehr und mehr und geht durch Darmlähmung in Auftreibung über, wie dies vorher erwähnt wurde. —

Von den umschriebenen sichtbaren Veränderungen beginnen wir zunächst mit den der Bauchwand angehörigen Formen.

Finden wir bei einem Neugeborenen in der Gegend des Nabels am Ansatz der Nabelschnur eine große dünnwandige Blase, durch die man Eingeweide durchschimmern sieht, so erkennen wir, daß hier der regelrechte muskulär-bindegewebige Verschluß der Bauchwand nicht zustande gekommen ist: es besteht ein Nabelschnurbruch. Zeigt er erhebliche Größe, etwa Mannsfaustgröße und mehr, so ist eine operative Heilung nicht möglich, weil die Eingeweide sich nicht mehr in die zu enge Bauchhöhle zurückverlagern lassen.

Sehen wir bei einem Säugling eine kleine, bis kirschgroße hochrote, zuweilen leicht gestielte Geschwulst an der jungen Nabelnarbe, so handelt es sich um eine übermäßige Granulationsbildung, um eine harmlose, aus Granulationsgewebe bestehende Geschwulst (Nabelgranulom), die nur geätzt oder abgetragen zu werden braucht.

Sehen wir bei einem Säugling oder bei einem älteren Kinde beim Schreien eine kugelige Geschwulst in der Gegend des Nabels auftreten, die im Ruhezustande verschwindet und dann die verbreiterte und verdünnte Nabelnarbe als Decke erkennen läßt, so wissen wir, daß es sich um einen einfachen Nabelbruch (Hernia umbilicalis) handelt. Auch bei Erwachsenen, insbesondere bei Frauen, finden wir solche Brüche, die aber meist in Ruhelage nicht vollständig verschwinden, sondern höchstens kleiner werden, während sie beim Pressen zunehmen. Gelingt es auch durch Drücken und Streichen nicht die Geschwulst zu beseitigen, so sind die im Bruchsack liegenden Teile (Netz, Darmschlingen) durch Verwachsung unter sich und mit der Bruchsackwand oder durch entzündliche Verdickungen (Netz) zu massig geworden, um durch die enge Bauchöffnung zurücktreten zu können (H. umbil. irreponibilis). Ist die Geschwulst prall gespannt und schmerzhaft, tritt in Ruhelage und beim Pressen keine Formveränderung ein, bestehen die Allgemeinzeichen des Darmverschlusses (Leibschmerzen, Aufhören von Stuhl- und Windabgang, Erbrechen, Bauchauftreibung), so ist der Nabelring zu eng für den durchtretenden Teil geworden, die Zirkulation in dem durchtretenden Teil und damit auch in den außen liegenden Teilen ist gestört, wässerige Flüssigkeit (Bruchwasser) ist im Innern des Bruchsackes zur Ausscheidung gelangt: es liegt ein eingeklemmter Nabelbruch vor (H. umbil. incarcerata). Dies ist ein Zustand, der durch die Unterbrechung der Darmpassage und die Gefahr des Darmbrandes und des Darmdurchbruches mit nachfolgender eitriger Bauchfellentzündung eine unmittelbar drohende Lebensgefahr bedeutet. Ist die Bruchgeschwulst nicht mit vollkommener Deutlichkeit tastbar, zeigt die deckende Haut die Kennzeichen einer milden akuten Entzündung, fehlen die Zeichen des gestörten Darmdurchganges, so ist ein irreponibler Nabelbruch (Netzbruch) mit Bruchsackentzündung anzunehmen, ohne daß es immer möglich wäre, die Ursachen dieser Entzündung aufzudecken.

Bemerken wir — zumeist bei Kindern — im Bereiche des Nabels eine Fistelöffnung, aus der etwas wässerige, getrübte oder eitrige Flüssigkeit abgesondert wird, so kann es sich um das Fortbestehen von epithelausgekleideten Gängen handeln, die im embryonalen Leben durch den Nabel hindurchziehen (Dottergang — Ductus omphalomesentericus — oder Urachus), die aber regelrechterweise in der letzten Zeit des Embryonallebens verschwinden. Oder aber, es handelt sich um eine tuberkulöse Fistel nach Durchbruch eines kalten intraperitonealen Abszesses bei tuberkulöser Peritonitis. Die Beschaffenheit der Fistelöffnung und die Gesamtuntersuchung des Kranken bringen die Entscheidung.

Ist bei einem älteren Kranken der Nabel stark verdickt und verhärtet, geschwulstartig verändert, so können wir sicher sein, daß vom parietalen Peritoneum eine Karzinommetastase — in der Regel von einem primären Magenkarzinom aus — eingewachsen ist; der Allgemeinzustand wird der Krebsverbreitung im Körper entsprechen. Zum mindesten wird es nicht schwer werden, durch eine genaue Untersuchung das Vorhandensein eines Krebses in der Bauchhöhle festzustellen.

Finden wir in der Herzgrube, am Schwertfortsatz, eine rundliche Vorwölbung, die deutliche Fluktuation zeigt, so nehmen wir mit Recht einen von einem tuberkulösen Herd des Brustbeins ausgehenden kalten Abszeß an. Sitzt der kalte Abszeß mehr seitlich am Rippenbogen, so ist in der Regel die Knorpel-Knochengrenze der unteren Rippen der Sitz der tuberkulösen Erkrankung.

Sehen wir am Oberbauch in oder unweit der Mittellinie eine flache Schwellung mit unscharfen Grenzen, die der Betastung nach der Bauchwand angehört, die sich im allgemeinen derb anfühlt und nur in der Mitte vielleicht eine geringe Erweichung aufweist und die nur wenig schmerzhaft ist, so werden wir zunächst an ein mit der Bauchwand verbackenes und in die Bauchwand durchgebrochenes Magengeschwür denken. Finden wir dagegen genau in der Mittellinie des Oberbauches eine mehr umschriebene kleine Vorwölbung, die sich weich anfühlt und in normaler, nicht entzündlicher Umgebung gelegen ist, erkennen wir bei genauer Betastung, daß die weiche Geschwulst mit der Linea alba in fester Verbindung steht, so können wir sicher sein, daß hier durch einen angeborenen queren Schlitz in der Linea alba das subseröse Fettgewebe mit oder ohne anhaftenden peritonealen Zipfel hindurchgetreten ist (Hernia epigastrica). Diese Brüche, die erhebliche Beschwerden, namentlich Magenbeschwerden hervorrufen können, sind zuweilen so klein, daß sie nicht als Schwellung sichtbar werden; stets fühlt aber der Finger, wenn er unter den beschriebenen kreisenden Bewegungen alle Teile der Linea alba abtastet, das kleine weiche Kissen unmittelbar der Linea alba aufliegen. Man versäume nie, bei unklaren Magenbeschwerden diese genaue Abtastung vorzunehmen; nur vergesse man darüber auch die Magenuntersuchung selber nicht. Denn nicht selten kommt es vor, daß außer der Hernia epigastrica auch noch ein Magenkarzinom vorhanden ist. Liegt die epigastrische Hernie tief unten in der Nähe des Nabels, so sprechen wir auch von ihr als einer parumbilikalen Hernie.

Sehen wir eine meist größere, rundliche oder eiförmige, wohl umschriebene Geschwulst im Bereich der geraden Bauchmuskeln, erkennen wir durch die Bewegung bei der Atmung und durch die Betastung, daß die Geschwulst der Bauchwand angehört, ist sie auch bei der Betastung vollkommen umschrieben, ist sie von derber Konsistenz und unempfindlich, so handelt es sich um ein Fibrom oder Fibrosarkom der Rektusscheide.

Finden wir am Bauch eine Narbe, so vermag oft der Sitz uns nahezulegen, welche Operation hier vorausgegangen sein mag; im übrigen wird der Kranke Auskunft geben. Sitzt die Narbe auf der Höhe einer weichen Geschwulst, die in Ruhelage des Kranken verschwindet oder sich zurückdrücken läßt, so liegt ein postoperativer Narbenbruch vor. Fehlt die Schwellung, so werden wir uns gleichwohl über die Festigkeit der Bauchwand an der Stelle der Narbe unterrichten. Wir fordern hierzu den Kranken auf, sich möglichst ohne Unterstützung der Arme aufzurichten, wobei wir die tastenden Finger an der Narbenstelle gegen die tiefe Bauchwand eindrücken. Wir fühlen dann leicht die regelwidrige Vorwölbung im Bereich der verdünnten Bauchwandnarbe; wir fühlen beiderseits seitlich die scharfen, derben, gespannten Ränder der auseinandergewichenen muskulären Bauchwand.

Finden wir in der linken Weiche eine rundliche Öffnung, aus der rote Darmschleimhaut vorquillt, so wissen wir, daß hier zur Umgehung einer — meist karzinomatösen — Mastdarmverengerung eine Darmöffnung im Bereich der Flexura sigmoidea operativ angelegt worden ist (künstlicher After, Anus praeternaturalis). —

Von den Schwellungen innerhalb der Bauchhöhle können wir nur das Allerwichtigste kurz berühren.

Von der gefüllten Blase sprachen wir bereits; die sicherste Entscheidung gibt die Entleerung durch den eingeführten Katheter. Leider ist das aber nicht immer so leicht; denn oft ist die Ursache der starken Füllung eben ein Hindernis in dem abführenden Rohr (Harnröhrenverengerung, Vergrößerung der Vorsteherdrüse). Wie diese Hindernisse zu überwinden sind, werden Sie in der Klinik zu hören bekommen.

Kommt nach dem Sitz der Schwellung die Möglichkeit eines schwangeren Uterus in Betracht, so verlassen Sie sich nie allein auf die Vorgeschichte. Man führe den gesäuberten Finger in die Vagina ein: dann wird man die weiche, aufgelockerte Portio sofort fühlen, die zu diesem Zeitpunkt der Schwangerschaft unverkennbar ist — vorausgesetzt, daß man schon einige Male die Portio im nichtschwangeren Zustande gefühlt hat.

Sehen wir oder fühlen wir in der linken Oberbauchgegend eine derbe, unregelmäßig knollige Geschwulst, die bei der Atmung sich nicht oder nur wenig bewegt und die für die Betastung wenig beweglich ist, ist der Kranke stark abgemagert, so kann man schon hieraus die Diagnose auf ein vorgeschrittenes Magenkarzinom stellen.

Sehen und fühlen wir in der rechten Oberbauchgegend eine oberflächlich in der Bauchhöhle gelegene, birnenförmige unempfindliche Geschwulst, die bei der Betastung sich als wohl umschrieben und prall elastisch erweist und die nach Art ihrer Verschieblichkeit in der Lebergegend ihren Stiel hat, bewegt sie sich bei der Atmung in der Längsrichtung des Körpers, so können wir eine prall gefüllte Gallenblase (Hydrops vesicae felleae) annehmen. Ist die Geschwulst weiter nach außen gelegen, von mehr unregelmäßiger Form, aber auch gleich verschieblich und mit der Atmung frei beweglich, so kommt ein Schnürlappen der Leber in Betracht. Fühlen wir bei fehlenden sichtbaren Zeichen unter dem rechten Rippenbogen etwa in der Mammillarlinie, oberflächlich in der Bauchhöhle gelegen, eine Verhärtung, die der scharfen Grenze entbehrt und deutlich druckempfindlich ist, so ist eine Entzündung der steingefüllten Gallenblase (Cholecystitis) mit Verdickung des benachbarten Bauchfells als wahrscheinlich anzunehmen; die Vorgeschichte mit ihren Gallenkoliken wird in diesen Fällen die Bestätigung bringen.

Fühlen wir in gleich oberflächlicher Lage eine knollige, derbe, nicht druckempfindliche Geschwulst weiter fußwärts vom Rippenbogen, läßt sie sich gegen die Leber gut abgrenzen, ist sie bei der Atmung kaum und auch bei der Betastung wenig verschieblich, besteht Erschwerung des Darmdurchganges, so werden wir ein Karzinom des Dickdarmes als wahrscheinlich annehmen.

Fühlen wir nur bei tiefem Eindrücken in der rechten oder linken Oberbauchgegend eine schmerzhafte Resistenz in der Tiefe, ist auch die Nierengegend von hinten her druckempfindlich oder ist hier auch eine schmerzhafte Resistenz oder gar eine Schwellung nachweisbar, ist Fieber vorhanden, so werden wir auf eine Eiterung in der Umgebung der Niere (akuter paranephritischer Abszeß) schließen. Stellen wir bei der Betastung der Niere von vorn in der Nierengegend oder unterhalb auf der hinteren Bauchwand eine regelmäßige, flache, wohl umschriebene und unempfindliche Geschwulst genau von der Form und Größe der normalen Niere fest, läßt sich die Geschwulst mühelos nach oben in das Nierenlager heraufschieben, wo sie bis auf den untersten Pol verschwindet, so erkennen wir, daß die Niere ihre regelrechte Lage und Befestigung verloren hat, daß sie beweglich geworden ist (Wanderniere). Finden wir in der Nierengegend eine Geschwulst, die sich besonders bei der beidhändigen Untersuchung auch von hinten her fühlen läßt und die die Größe der normalen Niere übertrifft, ist die Geschwulst bei der Atmung nahezu unbeweglich, so werden wir an dem Vorhandensein eines Nierentumors nicht zweifeln. Welcher Natur die Geschwulst ist, ob eine Erweiterung des Nierenbeckens oder eine entzündliche oder eine echte Nierengeschwulst vorliegt, das ist nur auf dem Wege der besonderen urologischen Untersuchung zu entscheiden. Füllt ein großer, kaum empfindlicher Tumor, der prall elastisch oder auch weich ist und deutlich fluktuiert, die seitliche Bauchhöhle aus, prallt er bei der Nierenuntersuchung an die hintere Bauchwand deutlich an, so ist eine mächtige Erweiterung des Nierenbeckens (Hydronephrose) oder eine Eitersackbildung der Niere (Pyonephrose) anzunehmen.

Stellen wir eine umschriebene, kugelige, prall elastische, also zystische, und unempfindliche Geschwulst im Unterbauch fest, geht, nach der Art ihrer Beweglichkeit zu schließen, ihr Stiel in das kleine Becken, so erkennen wir eine zystische Eierstocksgeschwulst.

Liegt eine umschriebene zystische Geschwulst im Oberbauch oder um den Nabel herum, ist sie vollständig unbeweglich und unempfindlich, so müssen wir als das Wahrscheinlichste eine vom Pankreas ausgehende Zyste (Pankreaszyste) annehmen.

Tasten wir in der Unterbauchgegend, oberhalb der Symphyse und seitlich davon große, knollige, sehr derbe, wohl umschriebene und unempfindliche Geschwülste bei regelrecht ernährten, nur vielleicht etwas blassen Frauen, so werden wir in der Annahme großer subseröser Uterusmyome nicht irren; die Anämie ist eine Folge der bei diesen Geschwülsten häufigen Blutungen.

Stellen wir bei einem kleinen Kinde eine große feste Bauchgeschwulst fest, die in der Nierengegend gelegen ist oder auch schon vielleicht die ganze Bauchseite ausfüllt, so wissen wir, daß es sich um einen sogenannten angeborenen Nierentumor, einen Mischtumor der Niere, handelt, dessen Bösartigkeit allen operativen Bemühungen spottet.

Finden wir bei einem Kinde in der rechten Bauchseite eine von unten nach oben ziehende, wurstförmige Geschwulst, besteht neben akut einsetzenden Darmstörungen (Leibschmerzen, Erbrechen) Blutabsonderung aus dem Darm, so haben wir es mit einer eigenartigen Darmstörung zu tun, bei der ein oberhalb gelegener Darmabschnitt sich in den benachbarten unterhalb gelegenen Darm einstülpt (Invagination, Intussuszeption). Man greife in zweifelhaften Fällen stets zur Untersuchung in Narkose.

Stellen wir bei einem fiebernden Kranken, der zuvor mit Bauchschmerzen und auch vielleicht Erbrechen erkrankt ist, eine große Geschwulst der rechten Unterbauchgegend fest, die breitbasig den Seitenteilen des Bauches und der Beckenschaufel aufsitzt und druckempfindlich ist, so können wir mit Recht einen vom entzündeten Blinddarmanhang ausgehenden, intraperitonealen Abszeß (appendizitischen Abszeß) annehmen. Das Fluktuationsgefühl fehlt zumeist, weil die deckenden Weichteile zu dick und zu fest gespannt sind; ist es nachweisbar, so ist der Eiter schon unter die Haut durchgebrochen. Ergibt die Beklopfung solcher Schwellungen vollen Schall, so enthält der Abszeß durch die Wirkung eingewanderter Darmbakterien Gas. Ähnliche große Abszesse entstehen in anderen Fällen bei Frauen infolge einer eitrigen Entzündung des Beckenzellgewebes nach Infektion der Uteruswunde, die nach der Ablösung des reifen Mutterkuchens oder der unreifen Frucht zurückbleibt. Hier steigen die Abszesse aus dem kleinen Becken herauf; sie sind oft doppelseitig. Im übrigen hilft die Vorgeschichte und der Tastbefund von der Scheide aus zur Unterscheidung.

Finden wir dagegen bei einem Kranken, der nicht plötzlich erkrankt ist und der auch nicht über Bauchschmerzen zu klagen hat, eine Geschwulst, die die Beckenschaufel ausfüllt, die infolge des Fehlens von Entzündungserscheinungen an den deckenden Weichteilen und von Bauchdeckenspannung deutlich fluktuiert und die nicht druckempfindlich ist, fehlen Fiebererscheinungen, so werden wir auf einen kalten Senkungsabszeß (Psoasabszeß, Iliakalabszeß) schließen, der von einer tuberkulösen Erkrankung der unteren Dorsal- oder der Lumbalwirbelsäule, seltener von der Synchondrosis sacro-iliaca her, seinen Ursprung nimmt. Über die notwendige Untersuchung der Wirbelsäule wird in einem anderen Abschnitt gesprochen (Vorlesung 19). Nicht selten finden wir in diesen Fällen gleichzeitig eine flache Schwellung auch unterhalb des Poupartschen Bandes, nach außen von den großen Schenkelhalsgefäßen. Legt man dann die eine Hand auf die obere, die andere auf die untere Schwellung, so kann man feststellen, daß das Fluktuationsgefühl von der einen Hand her zur anderen geht, daß also ein zusammenhängender Flüssigkeitssack vorliegt.

Finden wir bei einem Kranken, der vor kurzem mit Fieber und Leibschmerzen, vielleicht auch mit Erbrechen erkrankt ist, in der rechten Unterbauchgegend eine tastbare, druckempfindliche Verhärtung, die der Bauchhöhle angehört und die von dem kleinen Becken durch gut eindrückbare unempfindliche Bauchwand getrennt ist, so können wir mit Sicherheit eine akute Appendizitis annehmen, bei der der kranke Blinddarmanhang von entzündlich verdicktem Netz umgeben ist, das nicht selten einen kleinen Abszeß umhüllt und gegen die freie Bauchhöhle abschließt. Stellen wir bei einem Kranken, der mit den gleichen Allgemeinzeichen vor Stunden oder wenigen Tagen plötzlich erkrankt ist, eine einwandfrei deutliche harte Anspannung der Bauchmuskeln fest, die auf die Ileocöcalgegend beschränkt ist, ist die Ileocöcalgegend gleichzeitig bei Druck schmerzhaft, während der übrige Bauch weich, eindrückbar und unempfindlich ist, bestehen wenn auch nur geringe Temperatursteigerungen neben erhöhter Pulsschlagfolge und belegter Zunge, so werden wir mit Recht eine frische Appendizitis annehmen; nur ausnahmsweise handelt es sich in solchen Fällen um eine kleine, stielgedrehte Ovarialzyste. Viel schwerer sind die Fälle zu beurteilen, bei denen die Spannung und Schmerzhaftigkeit nur gering ist oder bei denen überhaupt erst Schmerzen auftreten, wenn die auch hier nachgiebige Bauchwand tiefer eingedrückt wird, zumal wenn die Temperatur regelrecht ist oder wenn umgekehrt ungewöhnlich hohes Fieber besteht. In diesen unsicheren Fällen kann man mit der Diagnose Appendizitis nicht vorsichtig genug sein. Bei Frauen kann es sich besonders um akute Nachschübe chronischer Entzündungen der Uterusanhänge (Tuben und Ovarien) handeln; andererseits werden solche Erscheinungen auch bei den akuten und chronischen Entzündungen der Lunge und des Brustfellraumes beobachtet. Leicht ist hier eine Fehldiagnose gestellt, die dann zu unnötiger Operation Veranlassung geben kann. Von diesen differentialdiagnostischen Schwierigkeiten werden Sie noch in der Klinik mancherlei zu hören bekommen. —

Glauben Sie nicht, daß diese Übersicht Ihnen auch nur entfernt die krankhaften Zustände vor Augen geführt hat, die uns Chirurgen in der Bauchhöhle beschäftigen. Sie soll Ihnen nur als Wegweiser dienen, wenn Sie mit Ihren Untersuchungen der Bauchhöhle beginnen; möge sie Ihnen auch ein Anreiz sein auf der langen Strecke Weges, die Sie noch vor sich haben.

18. Die Untersuchung der Leistenbeuge und der (männlichen) Genitalgegend.

Nur unter der Kenntnis der eigenartigen Krankheitszustände in der Gegend der Leistenbeuge ist es möglich, den Gang der Untersuchung dieser Körperstelle zu verstehen. Wir müssen uns daher mit diesen Krankheitszuständen kurz beschäftigen.

Obenan stehen in der Krankheitslehre dieser Gegend die Eingeweidebrüche: der Leistenbruch (Hernia inguinalis) und der Schenkelbruch (Hernia cruralis). Wenn ich auch annehmen muß, daß Sie bereits über die Anatomie der Brüche unterrichtet worden sind, so halte ich es doch bei der Wichtigkeit dieses Gebietes für notwendig, die grundlegenden Tatsachen der Bruchlehre noch einmal kurz zusammenzufassen. Von hier aus finden wir auch den Weg leicht zu einer weiteren wichtigen Gruppe krankhafter Zustände, zu den verschiedenen Formen der Wasserbrüche (Hydrozele).

Wir verstehen unter einem Bruch eine irgendwo durch die muskulär-aponeurotische Bauchwand hindurchtretende Vorstülpung des Bauchfelles, die dauernd oder vorübergehend Teile des Bauchinhaltes in sich aufnimmt. Zwei durchaus verschiedene Bedingungen sind es, die zu solcher Bruchbildung führen können. Die eine ist das Vorhandensein einer weniger widerstandsfähigen, nachgiebigen Stelle innerhalb der Bauchwand.

Bei jeder Wirkung der Bauchpresse, die nicht nur beim Husten, Niesen, Schreien und Heben, sondern überhaupt bei jeder körperlichen Arbeit immerfort tätig ist, wird der Inhalt der Bauchhöhle unter starken Druck gesetzt. Dieser Druck wirkt an jedem Punkt der Bauchwand in der Richtung nach außen; er wird jedoch durch die Festigkeit der angespannten Bauchwand mühelos überwunden. Ist aber irgendwo eine schwache Stelle innerhalb der Bauchwand, so vermag sie dem Druck gegenüber nicht den gleichen Widerstand zu leisten; sie wird durch den Druck innerhalb der Bauchhöhle jedesmal leicht nach außen vorgewölbt. Bei steter Wiederholung dieses Vorganges wird die schwache Partie gedehnt und immer stärker vorgetrieben, wobei das Bauchfell der Vortreibung der Bauchwand folgen muß, bis schließlich eine richtige Sackbildung an dieser Stelle entstanden ist.

Das einfachste Beispiel für diese Art der Bruchbildung ist der Narbenbruch. Ist die muskuläre Bauchwand operativ durchsetzt worden und konnte die Muskelwunde nicht durch Naht geschlossen werden, so ziehen sich die Muskelränder infolge des Muskeltonus zurück und die breite Lücke in der Muskulatur wird durch junges Bindegewebe, das später in Narbengewebe übergeht, geschlossen. Im Bereich der breiten Narbe fehlt die Muskulatur, deren aktive Spannung die Hauptkraft gegen den inneren Bauchdruck darstellt; hier also ist die Vorbedingung zu dem beschriebenen Vorgang der Bruchbildung gegeben. Daher die Regelmäßigkeit der Bruchbildung an allen Bauchnarben, bei denen die sorgfältige Naht der Muskulatur nach Art der Erkrankung (z. B. eitrige Infektion innerhalb der Bauchhöhle) unterbleiben mußte.

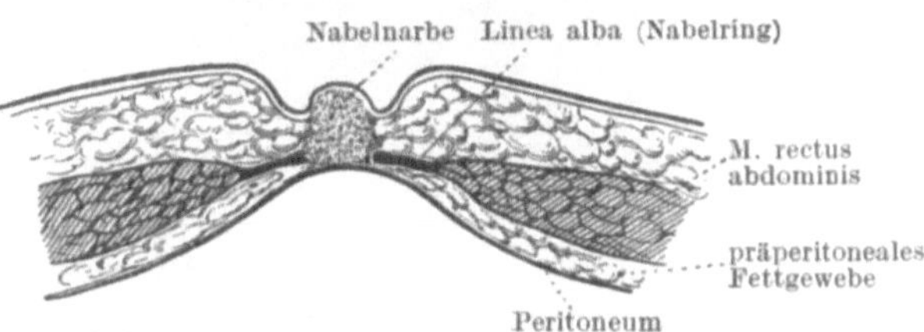

Abb. 203. Die Nabelnarbe (Querschnitt).

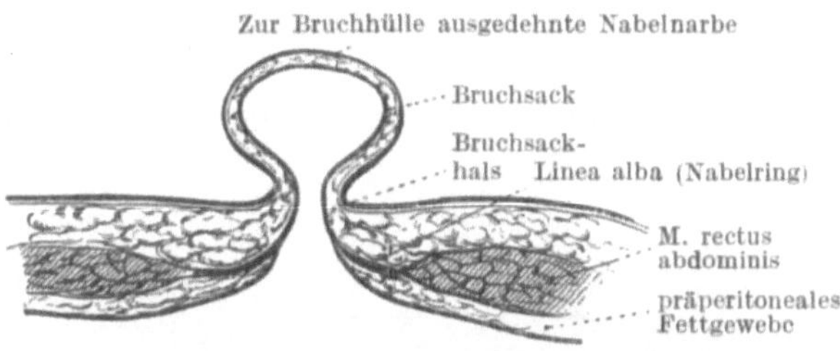

Abb. 204. Der Nabelbruch (Querschnitt).

Eine physiologische Narbe innerhalb der Bauchwand besitzen alle Menschen in der Nabelnarbe, d. h. der Durchtrittsstelle der Nabelschnur des Neugeborenen durch die Bauchwand (Abb. 203). Fällt bald nach der Geburt der nekrotische Nabelschnurstumpf ab, so wird die Öffnung der Durchtrittsstelle durch Granulationsgewebe, später Narbengewebe, geschlossen. Ist die Öffnung eng und daher die Narbe klein, so bietet sie dem Druck des Bauchinhaltes nicht genug Angriffsfläche. Ist die Öffnung größer, die Narbe umfangreicher, so bestehen die gleichen Vorbedingungen wie beim postoperativen Narbenbruch: die Nabelnarbe wird unter der Wirkung der Bauchpresse vorgewölbt, gedehnt und schließlich samt anhaftendem Bauchfell nach außen als Bruch vorgetrieben (Nabelbruch, Abb. 204). Bei den kleinen Kindern ist es das Schreien, das hauptsächlich die Entstehung des Bruches begünstigt.

In der Leistengegend bestehen infolge ihres anatomischen

Baues an zwei Punkten ähnliche schwache Stellen der Bauchwand. Die eine Stelle liegt dicht oberhalb des Poupartschen Bandes, etwa 2—3 Querfinger nach außen von der Mittellinie des Körpers, im Gebiet des äußeren Leistenringes; die zweite unterhalb des Poupartschen Bandes etwa in gleicher Entfernung von der Mittellinie, in dem Winkel zwischen Poupartschem Band und Schambeinkamm (Pecten ossis pubis), nach innen von den großen Schenkelgefäßen (Schenkelring).

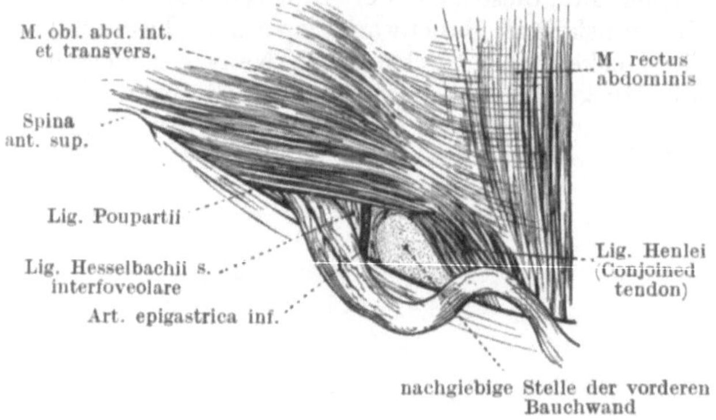

Abb. 205. Anatomie des Leistenkanals (nach Fortnahme der Aponeurose des M. obliqu. abdom. ext.).

An der ersten Stelle ist die Bauchwand schon dadurch geschwächt, daß hier die derbe Aponeurose des M. obliquus abdom. ext. fehlt; die elliptische Lücke in ihr, aus der der Samenstrang heraustritt, ist der äußere Leistenring. Aber auch die tiefere muskuläre Bauchwand ist gerade an dieser Stelle schwach, da die Muskelfasern des M. obliquus int. und transv. hier nicht ganz bis an das Poupartsche Band heranreichen, so daß zwischen dem unteren Rand der Muskulatur und dem Bande eine Lücke bleibt, die nur von Faszie ausgefüllt ist (Abb. 205). Ist diese an sich schwache Stelle auf Grund persönlicher Veranlagung ausgedehnter, so vermag die Bauchpresse sie im Laufe der Jahre zunehmend vorzudrücken und auszustülpen, die muskuläre Bruchanlage geht in die richtige Bruchbildung über, bis schließlich im höheren Alter ein deutlicher Bruchsack vorhanden ist, der an dieser Stelle die Bauchwand unmittelbar senkrecht durchsetzt und am äußeren Leistenring heraustritt. Das ist der direkte Leistenbruch (innerer oder gerader Leistenbruch, Hernia inguinalis directa s. interna), der häufigste Bruch des alternden Mannes (vgl. Abb. 212, S. 359).

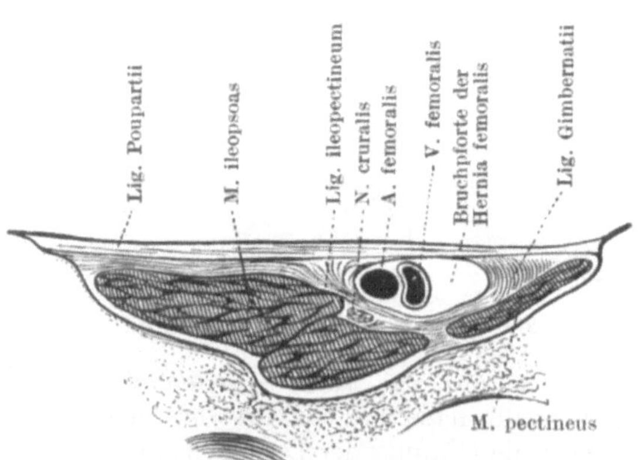

Abb. 206. Schematischer Querschnitt durch die Schenkelbeuge.

Die zweite schwache Stelle entsteht dadurch, daß die großen Gefäße — man vergleiche hierzu Abb. 206 — die Lücke zwischen dem Poupartschen Bande und dem Pecten ossis pubis (Lacuna vasorum) nicht vollkommen ausfüllen, obwohl schon der innerste Winkel der Lücke durch das Gimbernatsche Band abgerundet wird. Zwischen dem inneren der großen Gefäße, der Vena femoralis, und diesem Gimbernatschen Band bleibt eine bei verschiedenen Menschen verschieden große Lücke, die nur von Fett-Fasziengewebe ausgefüllt ist. Ist die Lücke, wie in der Regel bei dem männlichen Becken, sehr klein, so findet die Bauchpresse keine genügende Angriffsfläche. Ist sie größer, wie bei der Beckenform des weiblichen Geschlechts, ist dazu das Faszienbindegewebe infolge des Alters oder zahlreicher Schwangerschaften erschlafft, so gibt diese Stelle dem Druck der Bauchpresse nach und stülpt sich nach außen vor bis zur Bildung eines richtigen Bruchsackes, dessen Kuppe dann fußwärts vom Poupartschen Bande in der Fossa ovalis erscheint. Bei weiterer Vergrößerung tritt dann der Bruchsack durch eine Lücke der die Fossa ovalis ausfüllenden Lamina cribrosa hindurch und dehnt sich weiter unter der Haut aus, wobei er sich nicht selten nach oben über das Poupartsche Band herüberlegt (Schenkelbruch, Hernia cruralis, vgl. Abb. 216, S. 361).

Das sind die Brüche, die einer schwachen Stelle der Bauchwand ihre Entstehung verdanken.

Die zweite, hiervon durchaus verschiedene Ursache der Bruchbildung ist unabhängig von der Beschaffenheit der Bauchwand. Sie besteht in dem angeborenen Vorhandensein einer Bauchfellausstülpung, die mit dem Samenstrang, in dessen Hüllen eingebettet, die Bauchwand durch den schräg verlaufenden Leistenkanal durchsetzt. Solange diese Bauchfellausstülpung leer ist, sprechen wir von einer angeborenen Bruchanlage. Es ist aber verständlich, daß unter der Wirkung der Bauchpresse leicht früher oder später ein Eingeweideteil in die offene Bauchfelltasche eindringt. Ist dies der Fall, so ist die Anlage in einen fertigen Bruch übergegangen, der die Bauchwand, entsprechend dem Verlauf des Samenstranges, schräg durchsetzt (äußerer, schräger, indirekter Leistenbruch, Hernia inguinalis indirecta s. externa). In diesen Fällen ist also dasjenige, was bei den vorher besprochenen Brüchen erst in langsamer Arbeit sich bildet, die Bauchfellausstülpung, der Bruchsack, schon von Anfang an angeboren vorhanden. Und das, was bei jenen Brüchen das Ursächliche ist, die Bauchwandschädigung, tritt bei diesen Brüchen erst langsam und allmählich auf, wenn der sich füllende Bruchsack die benachbarte Bauchwand dehnt und ihren muskulären Anteil zum Schwinden bringt.

Die Möglichkeit des Vorhandenseins einer solchen angeborenen Bauchfellausstülpung ergibt sich aus entwicklungsgeschichtlichen Tatsachen, die wir kurz berühren müssen, da sie allein das Verständnis für diese und andere wichtige Krankheitszustände der Leistengegend eröffnen.

Es ist Ihnen bekannt, daß die Hoden im embryonalen Leben innerhalb der Bauchhöhle gelegen sind und erst gegen Ende der Schwangerschaft in das Skrotum heruntersteigen. Noch während sie in der Bauchhöhle gelegen sind, ist das Skrotum bereits angebildet und ein offener Fortsatz des Bauchfells (Proc. vaginalis peritonei) erstreckt sich durch den Leistenkanal bis herein in das Skrotum (Abb. 207 a). Das Heruntersteigen der Hoden vollzieht sich in der in Abb. 207b und c angedeuteten Weise. Beim Eintritt in den Leistenkanal stülpt der Hoden den vorliegenden Teil des Bauchfells vor sich her (Abb. 207 b). Ist er am Grunde der Ausstülpung angelangt, so füllt er diese vollständig aus; seine Außenfläche ist bedeckt von dem Peritonealabschnitt, den er vorgestülpt hat, und fest mit ihm verwachsen (Tunica vaginalis propria). Ebenso ist der Samenstrang mit dem unmittelbar aufliegenden Teil der Peritonealausstülpung fest vereinigt. Der übrige Teil der Bauchfellausstülpung liegt dem Testikel und dem Samenstrang locker und verschieblich auf. Noch immer reicht also der Peritonealfortsatz bis herunter zum untersten Teil des Skrotums (Abb. 207c). Bald aber und immer noch vor der Geburt des Kindes, beginnt der im Leistenkanal gelegene, dem Samenstrang anliegende Anteil des Fortsatzes durch Verwachsung der Wandungen zu veröden, so daß von der ursprünglichen Ausstülpung nur der unterste, den Hoden umgebende, Teil erhalten bleibt (Abb. 207 d). Dieser Teil des Hohlraums oder besser Spaltraums bleibt auch weiterhin erhalten (Spatium vaginale). Sein inneres, mit der Hodenaußenfläche fest verwachsenes Blatt ist die schon erwähnte Tunica vaginalis propria, sein äußeres, auf der Hodenaußenfläche verschiebliches Blatt ist der untere Rest der peritonealen Ausstülpung (Tunica vaginalis communis). Der Zwischenraum ist von der Bauchhöhe völlig abgeschlossen; das Bauchfell zieht glatt über den inneren Leistenring hinweg (Abb. 207 d). Normalerweise liegen die beiden Blätter der Tunica vaginalis dicht aufeinander: das Spatium vaginale ist ein kapillärer Spaltraum, kein Hohlraum; er enthält nur so viel Flüssigkeit, um die sich berührenden Flächen glatt und schlüpfrig zu erhalten.

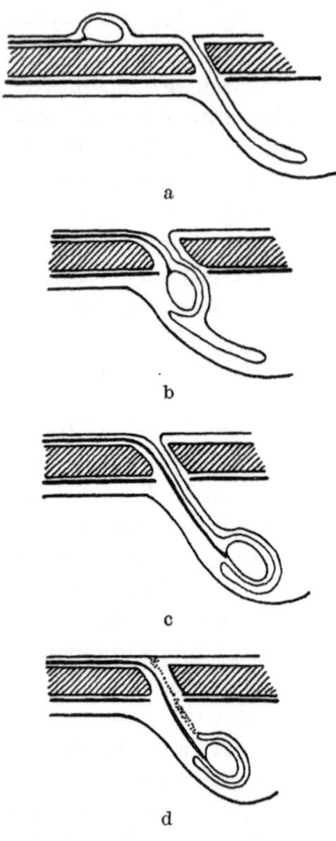

Abb. 207 a—d. Der regelrechte Descensus testiculi (schematisch).

Zahlreich sind die Störungen, die im Ablauf dieser Vorgänge auftreten können. Ist die Entwicklung zum regelrechten Abschluß gelangt (Abb. 207 d), so kann es vorkommen, daß der Spaltraum des Spatium vaginale mit reichlicher Flüssigkeit gefüllt ist, die den Testikel umgibt und die beiden Blätter der Tunica vaginalis weit auseinanderdrängt: der Spaltraum wird zu einem mit Flüssigkeit gefüllten Hohlraum. Ist die Flüssigkeit rein serös, so nennen wir den Zustand den Wasserbruch oder die Hydrocele testis (Abb. 208a). In der Mehrzahl der Fälle liegt diesem Vorkommnis eine Erkrankung der Tunica vaginalis zugrunde, der Testikel ist gesund (gewöhnliche Hydrozele, Abb. 208a). Doch kann es auch vorkommen, daß die Hydrozele nur als Begleiterscheinung einer Hoden- oder Nebenhodenerkrankung auftritt. Wir sprechen dann von der sekundären oder symptomatischen Hydrozele. Ist die Flüssigkeit im Scheidenraum — wie es bei Verletzungen nicht selten vorkommt — bluthaltig oder rein blutig, so sprechen wir von der Haematocele testis.

Andere wichtige Krankheitszustände sind auf Störungen der beschriebenen Entwicklungsvorgänge zurückzuführen. Zunächst kann es vorkommen, daß der Abstieg des Hodens überhaupt ausbleibt: der Hoden bleibt dann retroperitoneal an der hinteren oder seitlichen Bauchwand liegen (Kryptorchismus abdominalis). Oder aber der Abstieg ist unvollkommen: der Hoden gelangt nur bis in den Leistenkanal, nicht aber aus dem äußeren Leistenring heraus (Kryptorchismus inguinalis). In beiden Fällen bleibt gleichzeitig der Proc. vaginalis peritonei offen: damit ist die genannte zweite Vorbedingung zur Bruchbildung gegeben. Mit dem Eintritt von Bauchinhalt in die offene Ausstülpung ist die Bruchbildung fertig (H. inguinalis indirecta s. externa). Demgemäß ist diese Form des Leistenbruches beim Kryptorchismus ein häufiges, die Anlage dazu (nach oben offene Peritonealausstülpung) ein regelmäßiges Vorkommnis. Eröffnet man bei der Operation einen solchen Bruchsack, so findet man beim abdominalen Kryptorchismus überhaupt keinen Hoden, beim inguinalen findet man ihn hoch oben im Bereich des Leistenkanals in der Wand des Bruchsackes liegen.

Aber auch bei regelrechtem Abstieg des Hodens kann die Verwachsung und Rückbildung des Proc. vaginalis peritonei vollständig ausbleiben (Abb. 207c). Wiederum ist damit die zweite Vorbedingung zur Bruchbildung gegeben; mit dem Eintritt von Bauchinhalt in die offene Peritonealausstülpung ist der äußere, schräge oder indirekte Leistenbruch fertig (Abb. 208b). In diesem Falle ist der Hoden an richtiger Stelle gelegen; er liegt in der Wand der vollständig erhaltenen, nach oben offenen Bauchfellausstülpung (Bruchsack) und ist mit dem anliegenden Bruchsack, der seine Tunica vaginalis propria darstellt, fest verwachsen. Dies ist ein häufiger Befund bei kindlichen Brüchen (angeborener Leistenbruch).

Wiederum in anderen Fällen ist bei regelrechtem Abstieg des Hodens nur ein Teil der Peritonealausstülpung verödet. Der verödete Teil kann verschieden gelegen sein. Ist der untere Teil verödet, so reicht (Abb. 208c) ein kurzer Fortsatz des Peritoneums mit dem Samenstrang in den Leistenkanal hinein, ohne indessen den Testikel zu erreichen, während dieser, wie in der Norm, von dem untersten erhaltenen Teil des Fortsatzes (den Tunicae vaginales) umschlossen ist. Tritt Bauchinhalt in einen solchen kurzen Fortsatz ein, so liegt eine beginnende äußere Leistenhernie vor, bei der der Bruchsack noch innerhalb des Leistenkanals gelegen und nicht aus dem äußeren Leistenring herausgetreten ist. Sehr bald nimmt aber der Bruch durch die Wirkung der Bauchpresse unter Heranziehung benachbarten Bauchfelles an Größe zu. Infolge der nahen Beziehungen des Bruchsackes zum Samenstrang steigt der Bruchsack bei der Vergrößerung mit dem Samenstrang nach unten zum Testikel herab (Hodenbruch, Hernia scrotalis). Dabei bleibt jedoch der Bruchsack stets vom Hoden, der von seinen eigenen regelrechten Hüllen umgeben ist, getrennt und läßt sich von ihm stets ohne große Mühe ablösen. Dieser Vorgang liegt der Mehrzahl der schrägen, indirekten, äußeren Leistenbrüche zugrunde (erworbener Leistenbruch, Abb. 208d).

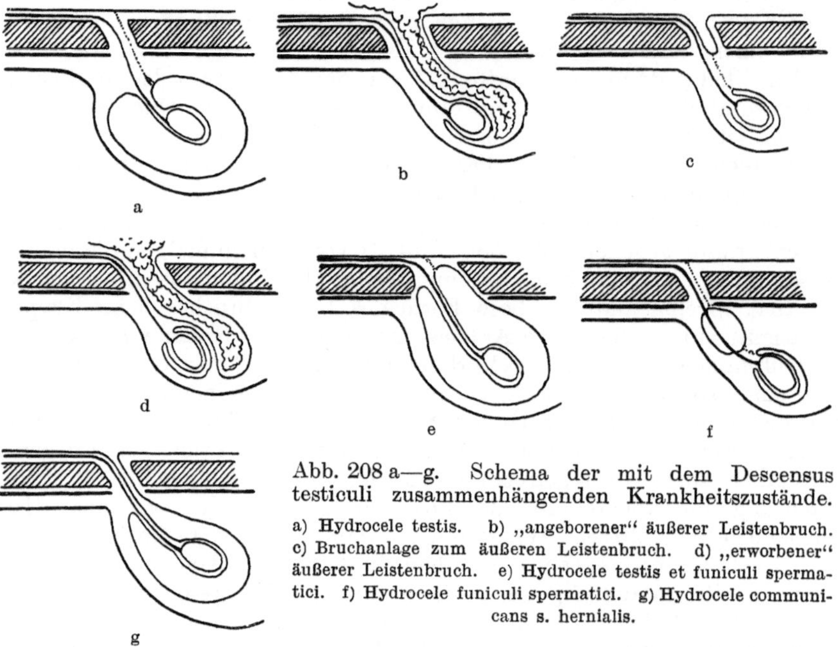

Abb. 208 a—g. Schema der mit dem Descensus testiculi zusammenhängenden Krankheitszustände.
a) Hydrocele testis. b) „angeborener" äußerer Leistenbruch. c) Bruchanlage zum äußeren Leistenbruch. d) „erworbener" äußerer Leistenbruch. e) Hydrocele testis et funiculi spermatici. f) Hydrocele funiculi spermatici. g) Hydrocele communicans s. hernialis.

Verödet dagegen nur der oberste Teil des Proc. vaginalis, so bleibt nicht nur — wie in der Norm — die Peritonealausstülpung im Bereich des Hodens selber erhalten (Spatium vaginale), sondern auch der oberhalb gelegene Teil, der den Samenstrang begleitet. Ist, wie so häufig, eine gleichzeitige Flüssigkeitsansammlung vorhanden, so entsteht der in Abb. 208e schematisch wiedergegebene Zustand, den wir als Hydrocele testis et funiculi spermatici bezeichnen.

Erfolgt die Verödung sowohl oben im Leistenkanal wie unten in der Nähe des Testikels, während der Mittelteil erhalten bleibt, und sammelt sich in diesem Mittelteil Flüssigkeit an, so haben wir den in Abb. 208f wiedergegebenen Zustand, die Hydrocele funiculi spermatici.

Ein eigenartiger Zustand tritt ein, wenn im obersten Abschnitt des Processus vaginalis peritonei statt der normalen Verödung nur eine starke Verengerung erfolgt, so daß die Bauchhöhle durch einen feinen Kanal mit dem Spatium vaginale in Verbindung bleibt. Es besteht dann zwar eine Bruchanlage, die aber nicht zum Bruch werden kann, weil die feine Öffnung den Eintritt von Eingeweiden nicht gestattet. Sammelt sich andererseits Flüssigkeit in dem Spaltraum an, so liegt eine Hydrocele testis et funiculi spermatici vor, die sich aber von der gewöhnlichen Hydrozele dadurch unterscheidet, daß eine, wenn auch nur feine Verbindung mit der freien Bauchhöhle vorhanden ist, die den langsamen Austritt von Flüssigkeit aus der Hydrozele in die Bauchhöhle zuläßt und dadurch ein Schwanken des Füllungszustandes der Hydrozele ermöglicht. Wir nennen diesen bei Knaben recht häufigen Zustand, der sozusagen ein Mittelding zwischen Hernie und Hydrozele darstellt, eine Hydrocele communicans, weil der Hydrozelenraum mit der freien Bauchhöhle kommuniziert oder eine Hydrocele hernialis, weil die Scheidenhaut der Hydrozele den Bedingungen eines Bruchsackes entspricht (Abb. 208 g).

Bei den Hernien ist es in der Regel entweder das lang herunterhängende, bewegliche Netz oder eine langgestielte Dünndarmschlinge, die in die Bauchfellausstülpung eintritt; doch können auch andere Teile der Bauchhöhle (Coecum, Appendix, Querkolon, Ovarien und Tuben) zum Bruchinhalt werden. Bleibt der Bruchinhalt im Bruchsack frei beweglich, tritt er bei Rückenlage des Kranken von selbst oder durch leichten Druck wieder in die Bauchhöhle zurück, so sprechen wir von einer reponiblen Hernie. Wird dagegen der Bruchinhalt durch Verwachsungen mit dem Bruchsack festgehalten oder wird das im Bruchsack liegende Netz durch chronisch entzündliche Verdickung zu massig für die Bruchpforte, so ist ein völliges Zurücktreten in die Bauchhöhle unmöglich; wir sprechen dann von einer irreponiblen Hernie.

Unter besonderen Umständen, deren Ausführung hier zu weit führen würde, kann es vorkommen, daß die Bruchpforte zu eng für den durchtretenden Teil wird. Von solchen Vorkommnissen sei hier nur erwähnt das plötzliche Eintreten einer neuen Darmschlinge bei starker Wirkung der Bauchpresse und die abnorme Füllung einer im Bruchsack liegenden Darmschlinge. Die Bruchpforte umschnürt dann den hindurchtretenden Teil. Zweierlei sind die Folgen eines solchen Ereignisses.

Erstlich wird der Darmdurchgang erschwert und schließlich aufgehoben und es kommt zu den Krankheitszeichen des Darmverschlusses. Stuhlgang und Winde hören auf, der Kot staut sich in den zuführenden Darmschlingen, die mächtig aufgebläht werden. Bei längerem Andauern dieses Zustandes durchwandern die Bakterien die verdünnte, geschädigte Darmwand der geblähten Schlingen oder es erfolgt ein geschwüriger Zerfall in der Schleimhaut des geschädigten Darmes, der in dem Durchbruch des Darmes und im Eintritt des Kotes in die freie Bauchhöhle endigt: es kommt zur tödlichen kotig-eitrigen Bauchfellentzündung (Peritonitis).

Zweitens erfolgt an der Umschnürungsstelle eine Erschwerung und schließlich eine Unterbrechung des Blutkreislaufs in den im Bruch liegenden Eingeweideteilen. Diese nehmen eine zunehmende blaue und blauschwarze Färbung an, die schließlich in das Graugrün der Nekrose übergeht. Darmdurchbruch und Kotphlegmone der Bruchgegend beschließen das Bild. Am frühesten pflegen sich die Nekrosen an der Stelle des Schnürringes selber einzustellen. Das ist das Bild und der Verlauf des eingeklemmten Bruches (Hernia incarcerata), der ausnahmslos zum Tode führt, wenn nicht durch operativen Eingriff die Einschnürung beseitigt wird (Herniotomie) und — in vorgeschrittenen Fällen — die toten Darmteile entfernt und der Zusammenhang des Darmes wiederhergestellt wird (Darmresektion). —

Nach diesen Vorbemerkungen gehen wir zur Technik der Untersuchung selbst über.

Wir beginnen mit der Besichtigung, die wir bei älteren Knaben und Erwachsenen zunächst am stehenden Kranken vornehmen. Wir sehen von den Fällen ab, in denen ein dicker Hängebauch die Leistengegend verdeckt, der dann zur Besichtigung erst hochgehoben werden muß.

Wir sehen bei nicht zu fetten Kranken beiderseits die Spina ant. sup. sich abzeichnen, von der wir bei der Betrachtung ausgehen. Wir verfolgen die leichte Einziehung des Poupartschen Bandes in der Leistenbeuge selber von der Spina ant. sup. bis zur Schambeingegend und vergleichen beide Seiten miteinander. Etwas nach innen von der Mitte sehen wir bei mageren Kranken die Pulsation der A. femoralis. Wir betrachten die Weichteile oberhalb des Poupartschen Bandes bis zur Mittellinie und achten vor allem auf die Gegend des äußeren Leistenringes. Wir betrachten die Gegend unterhalb des Poupartschen Bandes und achten besonders auf die Gegend der Fossa ovalis. Dann besichtigen wir das Skrotum, das bei Knaben flach ist und zumeist die sich abzeichnenden kleinen, unausgebildeten Hoden erkennen läßt, während es bei erwachsenen Männern geräumiger ist und mehr beutelförmig herunterhängt, meist auf der einen Seite etwas tiefer als auf der anderen. Am Skrotalansatz sehen wir auf beiden Seiten eine leichte Verbreiterung durch zwei schräg nach oben-außen verlaufende Hautwülste, die durch den Verlauf des Samenstranges hervorgerufen sind. Bei ganz mageren Kranken sieht man noch weiter nach oben-außen bis zum äußeren Leistenring den Samenstrang sich als ganz flachen Wulst unter der dünnen Haut abzeichnen. Jede Schwellung, sowie überhaupt jeder wahrnehmbare Unterschied zwischen den beiden Seiten wird sofort vermerkt, die genaue Lage von Schwellungen zu den Gebilden der Leistenbeuge in Beziehung gesetzt, ihre Ausdehnung und ihre Grenzen sowie die Beschaffenheit der deckenden Haut festgestellt.

Schließlich betrachten wir den Penis. Wir überzeugen uns von der Lage der äußeren Harnröhrenöffnung zum Penis: sie muß unmittelbar auf der Spitze der Glans gelegen sein und genügende Weite besitzen. Wir stellen die Beschaffenheit der äußeren Harnröhrenmündung fest, die trocken sein muß und auch bei seitlichem Druck auf die Harnröhre trocken bleiben muß. Wir betrachten die sichtbare Harnröhrenschleimhaut: sie muß von zartroter Farbe — nur wenig dunkler als die Haut der Glans penis — und frei von Auflagerungen sein, wenn auch von leicht glänzender Oberfläche. Wir ziehen nun die Vorhaut zurück — sie muß sich mühelos und ohne Beschwerden für den Kranken bis zur vollen Entfaltung zurückbringen lassen — und betrachten die Glans, den Sulcus coronarius und das Innenblatt des Präputiums. Schließlich übergeben wir dem Kranken zwei Uringläser und lassen ihn urinieren. Der erste, kleinere Teil kommt in das erste, der zweite, größere Teil in das zweite Uringlas (Zweigläserprobe). Hierauf betrachten wir den Urin. Ist die Blase gefüllt gewesen, so muß der Urin in wenigen Sekunden austreten und in dickem, gleichmäßigem, geradem Strahl in die Gläser fließen. Der Urin in beiden Gläsern muß kristallklar und von strohgelber Farbe sowie geruchlos sein.

Finden wir bei der Besichtigung einen positiven Befund, eine Schwellung, eine Geschwulstbildung oder ähnliches, so lassen wir den Kranken sich hinlegen und gehen beim liegenden Kranken zur Betastung über. Finden wir keine Abweichung vom regelrechten Befund, bestehen aber Klagen, die auf ein Bruchleiden hinweisen, so nehmen wir noch am stehenden Kranken weitere Untersuchungen vor.

Wir lassen den Kranken kräftig husten und beobachten nochmals scharf die Gegend der Bruchpforten, ob hier Schwellungen auftreten, die vorher nicht vorhanden waren. Ist dies nicht der Fall, so legen wir die flache Hand auf die Gegend erst des einen und dann des anderen Leistenkanals und lassen wiederum husten. Eine ganz leichte, eben wahrnehmbare Vorwölbung der ganzen Gegend bei gleichzeitiger Anspannung der Muskulatur bemerken wir schon normalerweise. Ist die Vorwölbung stärker, aber flächenhaft, so handelt es sich um eine mangelhafte Festigkeit der Leistengegend, die wir „weiche Leiste" nennen. Es ist dies an sich noch kein Krankheitszustand, wenn auch bei solcher Beschaffenheit sich häufig in vorgerückten Jahren direkte Leistenbrüche entwickeln können. Erst bei umschriebenen stärkeren Vorwölbungen betreten wir das Gebiet des Krankhaften (s. später). Schließlich stülpen wir mit dem Zeigefinger oder mit dem kleinen Finger das Skrotum von unten her nach oben-außen ein und führen den Finger, dem Samenstrang folgend, in den äußeren Leistenring und in den Leistenkanal ein. Wir stellen die Weite des Leistenringes und Leistenkanals fest. Bei regelrechter Beschaffenheit soll sich nur die Fingerspitze einlegen lassen. Lassen wir jetzt husten, so fühlen wir hinten-oben die Verhärtung der angespannten Mm. obl. int. und tranv. Wölbt sich ein leichtes Kissen gegen den Finger vor oder wird es neben dem Finger bemerkbar, so liegt ein krankhafter Befund vor (s. später).

Nach diesen Feststellungen wird auch in diesen Fällen die Betastung jetzt am liegenden Kranken vorgenommen.

Die Betastung beginnen wir an der Beckenschaufel, deren Innenfläche sorgfältig abgetastet und beiderseits verglichen wird. Dann gleitet die Hand am Poupartschen Bande entlang zur Gegend des Leistenkanals, die durch tiefes Eindrücken sorgfältig abgetastet wird. Zwischen dem äußeren Leistenring und dem Skrotum fühlt man auf der festen Unterlage des Schambeins den Samenstrang als weiches flaches Band. Durch seitliche Bewegungen quer zu seiner Achse kann man sich von seiner Dicke, seiner Tastbeschaffenheit und von einer etwaigen Schmerzhaftigkeit ein Bild machen; besonders wichtig ist diese Untersuchung, wie wir sehen werden, für die Diagnostik mancher Bruchformen. Neben der Symphyse fühlt man bei verschiedenen Menschen verschieden deutlich den rundlichen Knochenvorsprung des Tuberculum pubicum, an dem der untere Schenkel des äußeren Leistenringes sich ansetzt. Jetzt tasten wir die Gegend unterhalb des Poupartschen Bandes ab, mit ganz besonderer Sorgfalt die Gegend nach innen von den großen Gefäßen (Fossa ovalis); es empfiehlt sich, hierbei die Beine etwas abspreizen und leicht nach außen drehen zu lassen. Versucht man nach innen von den Gefäßen mit dem Finger von unten her unter das Poupartsche Band herunter zu gehen, so erweist sich dieses beim Gesunden als unmöglich: der Schenkelkanal ist fest verschlossen. Dann nehmen wir die seitliche Hautfalte an der Basis des Skrotums kräftig zwischen die tastenden Finger einer Hand; wir fühlen den weichen Samenstrang und können ihn zwischen den Fingern hin- und herrollen. Man fühlt, daß er aus verschiedenen längs gerichteten Gebilden sich zusammensetzt, von denen eins sich durch besondere Dicke und Härte von den anderen auszeichnet; das ist der knorpelharte Strang des Vas deferens, der beim Gesunden für sich genau abgetastet werden kann; seine Betastung ist unempfindlich. Auch hier ist der Vergleich zwischen den beiden Seiten von besonderer Wichtigkeit. Schließlich wenden wir uns den Hoden zu. Durch sorgfältige beidhändige Betastung stellen wir die eiförmigen, glatten, beweglichen Gebilde mit allen ihren Einzelheiten fest; wir können den Hoden durch seine prall-elastische Konsistenz gegen den hinten aufsitzenden, längs gerichteten weichen Wulst des Nebenhodens deutlich abgrenzen; nur der oben gelegene Kopf des Nebenhodens hat eine ein wenig festere Konsistenz; der übrige Nebenhoden ist durchaus weich. Eine rasche Abtastung des Penisschaftes beendigt die Untersuchung.

Bei jeder wahrnehmbaren Geschwulstbildung wird die Lage und die Beziehung zu den wichtigen Gebilden dieser Gegend (Leistenkanal, Schenkelkanal, Samenstrang, Hoden, Nebenhoden) auf das Genaueste festgestellt. Hierbei kommen die bei der Geschwulstdiagnostik erwähnten Einzelheiten zur Geltung. Auch von der Probepunktion ist in manchen Fällen Gebrauch zu machen. Zur ätiologischen Klärung mancher Befunde ist die Urinuntersuchung unerläßlich, die einen wichtigen Platz in Ihrer medizinisch-klinischen Ausbildung einnehmen wird. Die für unsere Untersuchung notwendigen, einfachen Prüfungen werden später noch kurz erwähnt werden. —

Wir wenden uns nun den wichtigsten Befunden zu, die wir bei der Untersuchung erheben können und besprechen ihre diagnostische Bewertung.

Ein kurzes Wort zunächst über die gerade in dieser Gegend nicht so seltenen angeborenen Mißbildungen. Die genaue Kenntnis ihrer Entstehung, ihrer Formen, ihrer Behandlung wird Ihnen die Klinik vermitteln. Sehen wir bei der Besichtigung in der Blasen- und Symphysengegend die äußere Haut in einer Größe, die etwa dem Handteller des betreffenden Kranken entspricht, durch eine hochrote, leicht körnige Schleimhaut ersetzt, die sich mit scharfem Rande gegen die umgebende äußere Haut absetzt, so wissen wir, daß bei diesem Kranken in utero der Verschluß der unteren Körperhälfte nicht in regelmäßiger Weise vonstatten gegangen ist. Die Schambeine haben sich nicht in der Mittellinie in der Symphyse zusammengeschlossen, sondern klaffen, und die Harnblase hat sich nicht zu einem Hohlorgan zusammengelegt, sondern liegt offen und ausgebreitet mit ihrer Schleimhautseite vor uns (Ectopia vesicae, Abb. 209). Schauen wir nun im unteren Bereich der hochroten Schleimhaut sorgfältig zu, so sehen wir von Zeit zu Zeit an zwei scharf umschriebenen Stellen einige Tropfen Flüssigkeit austreten: aus den frei vor uns liegenden schlitzförmigen Ureterenöffnungen wird der Urin rhythmisch entleert.

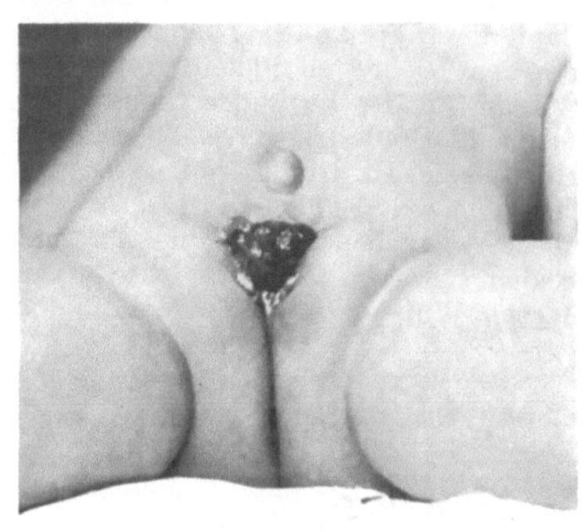

Abb. 209. Ectopia vesicae.

In anderen Fällen ist an dieser Stelle äußere Haut gelegen, aber zwischen Blasengegend und Penis befindet sich eine tief eingezogene, kleine, rundliche Öffnung, aus der dauernd oder von Zeit zu Zeit Urin quillt. Ziehen wir den nach der Öffnung zu eingezogenen Penis etwas heraus, so bemerken wir an seinem Rükken eine mehr oder weniger tiefe, längsverlaufendeRinne. In diesen Fällen ist zwar die Blase geschlossen, aber die Harnröhre, oft auch der Blasenhals ist nicht zu richtiger Ausbildung und zum Zusammenschluß gekommen (Epispadie, Abb. 210).

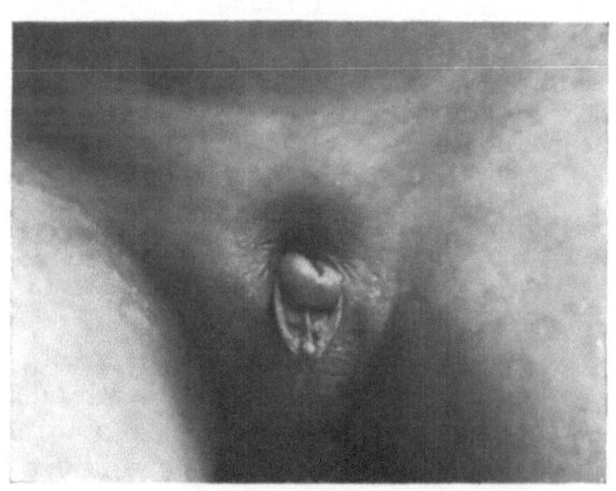

Abb. 210. Epispadie.

Wieder in anderen Fällen ist bei der gewöhnlichen Betrachtung von vorn zunächst nichts Besonderes wahrzunehmen. Erst wenn man den Penis erhebt und nach der Harnröhrenmündung schaut, bemerkt man auffällige, ebenfalls wieder angeborene Abweichungen von der Norm. Die Harnröhre verläuft nicht als geschlossenes Rohr unter der

Haut bis nach vorn, um nach Durchbrechung der Glans penis an der Glansspitze zu münden, sondern die äußere Harnröhrenmündung, die zugleich sehr eng ist, liegt weiter zurück nach der Wurzel des Penis. Ein flaches Grübchen ist dabei oft an der Stelle der Glans, an der die Mündung der Harnröhre liegen sollte, wahrzunehmen. Dieser Zustand, die Hypospadie, kann in verschiedenen Graden vorhanden sein. Bei den leichtesten Fällen (Hypospadie I. Grades) liegt die haarfeine Öffnung an der Basis der Glans. Bei den schwereren Fällen (Hypospadie II. Grades) liegt sie an einer Stelle des Penisschaftes; bei der Hypospadie III. Grades tief unten an der Wurzel des Penis. Ist in diesen letzteren Fällen noch das Skrotum nicht in regelmäßiger Weise in der medianen Raphe zum Zusammenschluß gekommen, liegen die beiden Skrotalhälften, wie die großen Labien des Weibes, in zwei flachen Wülsten zu beiden Seiten und ist dazu noch, wie so häufig, der Penis verkümmert und nach unten gekrümmt, einer Klitoris ähnlich, so entsteht ein Zustand der äußeren Geschlechtsteile, der auf den ersten Blick durchaus den Eindruck des weiblichen Geschlechtes macht, während es sich in Wahrheit um eine hochgradige männliche Hypospadie handelt, wie das Vorhandensein der Hoden in den beiden seitlichen Hautwülsten erweist. Wir sprechen in diesem Falle von einem Scheinzwitter (Hermaphroditismus spurius, Abb. 211). Noch verwickelter können manchmal hier die Dinge liegen, so daß die Bestimmung des wahren Geschlechtes selbst bei genauester Prüfung die größten Schwierigkeiten machen kann; doch liegen diese seltenen Zustände abseits unserer Aufgabe.

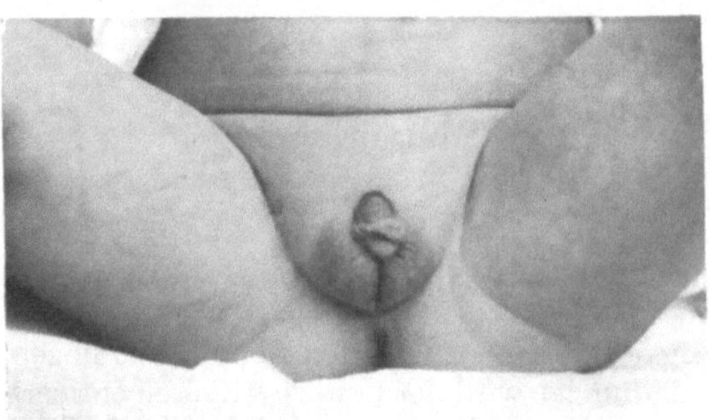

Abb. 211. Hermaphroditismus spurius (Hypospadie III. Grades).

Auch mit den Verletzungen in dieser Gegend können wir uns kurz fassen.

Bemerken wir bei einem Kranken, der eine Verletzung des Dammes (z. B. durch Fall auf den Damm) oder eine Verletzung der Beckengegend (z. B. durch Überfahren) erlitten hat, eingetrocknetes Blut an der Glans penis in der Umgebung der Harnröhrenöffnung oder sickert noch frisches Blut aus der Harnröhrenöffnung heraus, so ist eine Harnröhrenzerreißung als sehr wahrscheinlich anzunehmen. Bemerken wir im Falle der zuerst genannten Verletzung eine Schwellung und Druckempfindlichkeit der Dammgegend, hören wir, daß der Kranke nach der Verletzung keinen Urin mehr lassen konnte, so ist eine Harnröhrenzerreißung sicherlich vorhanden. Die Gewalt hat die Harnröhre in der Gegend der Pars membranacea gegen die knöcherne Symphyse angepreßt und ganz oder zum Teil durchquetscht. Können wir im Falle der zu zweit genannten Verletzung durch die vorher besprochene Prüfung eine Beckenringfraktur nachweisen (vgl. S. 248 und 251), konnte der Urin seit der Verletzung nicht mehr entleert werden, so ist ebenfalls eine Harnröhrenzerreißung anzunehmen, die dadurch zustande gekommen ist, daß die scharfen Knochenränder der Bruchstelle die Harnröhre durchrissen haben. Die Erkennung dieser Verletzungen ist wichtig, weil die sofort einzuleitende operative Hilfe (Freilegung der zerrissenen Harnröhre am Damm, gegebenenfalls Harnröhrennaht) zu den unaufschieblichen Dringlichkeitsoperationen gehört. Wird die Operation unterlassen, so ergießt sich der Urin in das durchblutete Bindegewebe in der Umgebung der Rißstelle und verbreitet sich von hier aus in den benachbarten Bindegewebsspalträumen. Diese Urininfiltration führt durch Zersetzung des Harns zu dem schweren Krankheitsbilde der gangräneszierenden, jauchigen Phlegmone. Von den Harnröhrenzerreißungen und ihren Folgezuständen, den traumatischen Harnröhrenverengerungen (Strikturen) werden Sie noch in der Klinik Vieles zu hören bekommen.

Ist ein Kranker auf den Hodensack gefallen, so daß der Hoden zwischen Rumpf und Boden eingeklemmt und gequetscht wurde, finden wir an der Stelle des vorher normalen Hodens eine mächtige kugelige oder eiförmige, glattwandige und druckempfindliche Geschwulst, so handelt es sich um eine Blutansammlung (Hämatom) im Spatium vaginale, um eine Haematocele testis. —

Bei den akut entzündlichen Erkrankungen dieser Gegend ist es wiederum notwendig, den Mittelpunkt der entzündlichen Zeichen, vor allem den Mittelpunkt der Druckempfindlichkeit festzustellen. Am einfachsten liegen die Verhältnisse in den Fällen, in denen Schwellung, Rötung, Wärme und Schmerzhaftigkeit ihren Mittelpunkt in der Gegend der inguinalen Lymphdrüsen haben, sei es in der Gegend der Fovea ovalis, sei es etwas höher in der Gegend des äußeren Leistenringes. Wir werden mit Recht in diesen Fällen eine Lymphadenitis inguinalis acuta (Bubo inguinalis acutus) annehmen. Ist auf der Höhe der Schwellung bereits Erweichung oder gar Fluktuation feststellbar, so ist an der Diagnose einer eitrig abszedierenden Lymphadenitis kein Zweifel möglich. Aber auch das Fehlen dieser Zeichen schließt die eitrige Entzündung keineswegs aus; oft tritt die Vereiterung zunächst in der Tiefe auf und dringt erst sehr langsam gegen die Oberfläche vor. Wenn eine akute Lymphadenitis inguinalis unter der üblichen Behandlung mit feuchter Wärme nicht in wenig Tagen die Zeichen der akuten Entzündung verliert, so kann man mit Sicherheit auf die eitrige Form der Erkrankung schließen. In allen diesen Fällen ist es notwendig, nach der Quelle der Bakterieneinschwemmung zu suchen. Man denke daran, daß die inguinalen Lymphdrüsen die Lymphe nicht nur vom Bein aufnehmen, wo Eiterblasen, infizierte Schrunden und Unterschenkelgeschwüre am häufigsten als Eintrittspforte dienen, sondern auch von den Genitalien, deren Infektion mit

Gonorrhöe oder weichem Schanker häufig die Ursache abgibt, und nicht zuletzt von der Gegend des Dammes, des Afters und der Gesäßbacken; hier sind es Furunkel, periproktitische Abszesse, Analfissuren oder Analfisteln (vgl. Vorlesung 20), von denen die Bakterieneinschwemmung ausgeht.

Nur in seltenen Ausnahmefällen können die auf die Gegend der Lymphdrüsen begrenzten akuten Entzündungen anderer Natur sein. Die Lage der Lymphdrüsen fällt mit der Lage der Bruchpforten örtlich nahe zusammen. Wenn der Kranke bestimmt angibt, daß er an gleicher Stelle schon seit Jahren einen Bruch oder wenigstens eine weiche, zuweilen verschwindende Geschwulst gehabt habe, die erst in den letzten Tagen hart, schmerzhaft geworden und entzündet sei, wenn die Schwellung einen Stiel hat, der in die Tiefe des Leisten- oder Schenkelkanals zu verfolgen ist, wenn die Entzündungserscheinungen nicht gerade hochgradig sind, so werden wir mit der Annahme rechnen müssen, daß es sich um eine akute Bruchsackentzündung in einem schon vorher vorhandenen Leisten- oder Schenkelbruch handelt, wie sie zuweilen bei akuten Entzündungen in der Nachbarschaft (Appendizitis) oder auch zuweilen ohne erkennbare Ursache auftritt. Die Möglichkeit, daß bei gleicher Anamnese auch eine auf die Bruchgegend lokalisierte Phlegmone bei Brucheinklemmung und Darmperforation vorliegt, braucht nur erwähnt zu werden; diese Fälle sind sofort durch die schweren Erscheinungen des vorgerückten Darmverschlusses und der beginnenden allgemeinen Bauchfellentzündung ohne weiteres abzutrennen. Zum Glück sind sie zur Zeit sehr selten geworden.

Liegt der Mittelpunkt der akuten Entzündung im Skrotalbereich, so prüfen wir durch sorgfältige Betastung, welcher Teil des Skrotalinhalts sich durch Schwellung und Schmerzhaftigkeit als Quelle der Entzündung ausweist. Finden wir einen Nebenhoden stark geschwollen, verhärtet und äußerst druckempfindlich, umfaßt er von hinten her den unveränderten Hoden, wie die Raupe den Helm, so liegt eine akute Entzündung des Nebenhodens (akute Epididymitis) vor. Wir finden dann auch den Samenstrang bei der Betastung verdickt, schmerzhaft; er läßt bei der Betastung seine Zusammensetzung aus einzelnen Strängen nicht mehr erkennen und das Vas deferens ist nicht mehr für sich tastbar. Eine kleine symptomatische Hydrozele, die zuweilen vorhanden ist, wird uns an der Diagnose nicht irre machen.

Zur ätiologischen Klärung prüfen wir die Harnröhrenmündung. Ist die Schleimhaut hochrot und eiterbedeckt, quillt bei Druck auf die Harnröhre ein Eitertropfen heraus, so ist die gonorrhoische Natur der Epididymitis unzweifelhaft. Erfahrungsgemäß läßt aber bei der frischen Gonorrhöe mit der akuten Epididymitis die starke Eiterabsonderung der Harnröhrenschleimhaut oft rasch nach. Schon die stärkere Rötung der Schleimhaut, schon ein trübschleimiges Tröpfchen, das bei Druck auf die Harnröhre hervorquillt, genügt zur Diagnose, die durch die Färbung des Sekretabstriches mit Methylenblau oder Fuchsin gesichert wird. Im Präparat findet man dann die semmelförmig zusammenliegenden Doppelkokken innerhalb der Eiterkörperchen und der Harnröhrenepithelien liegen. Fehlen auch die eben genannten Zeichen, wie es bei der chronischen Gonorrhöe, die ebenfalls die Ursache einer akuten Epididymitis sein kann, nicht selten vorkommt, so nimmt man die Ausdrückung der Vorsteherdrüse vom Mastdarm her neben dem Ausdrücken der Harnröhre zu Hilfe und schließt die Färbung der Harnröhrenabsonderung an. Ferner untersucht man den Urin mit der Zweigläserprobe. Ist der erste Urin trübe, der zweite klar, so handelt es sich mit Sicherheit um eine eitrige Harnröhrenentzündung, die so gut wie immer gonorrhoischen Ursprunges ist. Sind beide Proben trübe, so ist zunächst die Möglichkeit auszuschließen, daß die Trübung durch Salze (Phosphate) hervorgerufen ist. Wir setzen einen Tropfen Essigsäure zu: wird der Urin kristallklar, so handelt es sich um die belanglose Phosphaturie. Bleibt er trübe, so ist die Trübung durch die Anwesenheit von Eiterkörperchen bedingt. Sind die Symptome einer Harnröhreneiterung vorausgegangen, so können wir schließen, daß die gonorrhoische Entzündung auch auf die tiefen Abschnitte der Harnröhre und des Blasenhalses übergegangen ist (gonorrhoische Urethritis posterior), wenn nicht gar auch die Blase gonorrhoisch erkrankt ist. Die letztere Miterkrankung ist schon durch andere deutliche Zeichen erkennbar, vor allem durch den häufigen heftigen und schmerzhaften Harndrang, der zu schmerzhafter Entleerung kleiner Urinmengen führt. Finden wir bei trübem Zweigläserurin ohne diese Blasenzeichen eine akute Epididymitis, so können wir mit Recht eine gonorrhoische Urethritis posterior und eine gonorrhoische Epididymitis annehmen. Aber auch bei klarem Urin läßt die Anwesenheit von Eiterflocken und Fäden (Tripperfäden) den Schluß auf eine chronische gonorrhoische Infektion zu, die als Ursache der akuten Epididymitis anzusprechen ist.

Fehlen alle die genannten Symptome, handelt es sich aber um einen Kranken, dem der Urin wegen einer Harnröhrenverengerung oder wegen Vergrößerung der Vorsteherdrüse häufig mit dem Katheter abgenommen werden muß, so ist anzunehmen, daß die pyogenen Infektionserreger auf diesem Wege in die Harnröhre und von ihr in das Vas deferens und den Nebenhoden hereingetragen wurden — ein keineswegs seltenes Vorkommnis. Fehlen auch diese Umstände, so werden wir nicht umhin können, eine der seltenen metastatischen Formen akuter Epididymitis zu diagnostizieren, auch wenn eine Eintrittspforte der pyogenen Infektion nicht nachweisbar ist.

In der Regel handelt es sich bei der akuten Epididymitis um eine einfache seröse Entzündung, die nach Ruhigstellung und feuchten Umschlägen in einiger Zeit sich zurückbildet und selten nur in die eitrig abszedierende Entzündung übergeht. Nur wenn die Entzündungserscheinungen nicht verschwinden wollen und an einer umschriebenen Stelle stärkere Schwellung und Fluktuation auftritt, werden wir eine eitrig abszedierende Epididymitis diagnostizieren.

Fühlen wir dagegen bei der Betastung des akut entzündeten Skrotums vorn den Hoden selber mächtig verdickt und ihm hinten den kleinen weichen Wulst des Nebenhodens aufsitzen, so ist der Hoden selber der Sitz der Erkrankung (akute Orchitis). Wir merken uns, daß für die seltenere akute Orchitis die Gonorrhöe als Ursache ganz zurücktritt. Die akute Orchitis ist in der Regel eine metastatische Erkrankung, wenn auch der primäre Herd nicht immer festzustellen ist. Bekannt ist ihr Auftreten bei der epidemischen Parotitis (Ziegenpeter). Häufiger als bei der akuten Epididymitis weist hier stärkere Schwellung und Fluktuation auf den Übergang in eitrig abszedierende Orchitis hin.

Finden wir bei der Besichtigung akut entzündliche Erscheinungen mehr flächenhafter Ausdehnung und ohne die Möglichkeit scharfer Zentralisierung, ist z. B. das Skrotum und der Penis hochrot geschwollen und geht die Rötung und Schwellung noch weit in die Gegend des Dammes und der Blase, fehlt eine umschriebene Druckempfindlichkeit, insbesondere an den Testikeln, so kann es sich nur um eine flächenhaft vorgeschrittene akute Weichteilinfektion handeln. Gehört die Rötung und Schwellung mehr oberflächlich der Haut an, ist die Druckempfindlichkeit nur gering, ist die erkrankte Haut gegen die gesunde scharf abgesetzt, so ist ein Erysipel anzunehmen, das von irgendeiner Schrunde dieser Gegend seinen Ursprung nehmen kann. Ist die Schwellung stärker, betrifft sie auch die tieferen Schichten, ist sie starr und äußerst druckempfindlich, fehlt dabei die scharfe Grenze gegen die Umgebung und besteht hohes Fieber, so muß eine Phlegmone vorliegen, wie wir sie am häufigsten als Urinphlegmone bei Kranken mit alten Harnröhrenverengerungen antreffen, wenn von Geschwüren oberhalb der Verengerung aus eiterhaltiger Urin in die Weichteile eindringt. Tritt bei frischen Harnröhrenzerreißungen, wenn nicht alsbald durch Freilegung der zerrissenen Stelle vom Damm her dem Urin eine Abflußmöglichkeit geschaffen wird, bei dem Versuch der Urinentleerung der Urin in die zerrissenen Weichteile und verbreitet er sich in den benachbarten Bindegewebsspalträumen (Urininfiltration), so tritt mit der Urinzersetzung auch eine schwere progrediente Urinphlegmone auf. Doch hat sie, da hier die pyogenen Kokken in der Regel fehlen, den Charakter einer gangräneszierenden jauchigen Phlegmone; demzufolge treten die akuten Entzündungserscheinungen gegenüber der Schwellung erheblich oder ganz zurück. —

Sehr mannigfach sind die Schwellungen anderer Art.

Finden wir in der Gegend der inguinalen Lymphdrüsen eine Schwellung, die sich aus einzelnen kugeligen oder eiförmigen, derben Geschwülsten zusammensetzt, so werden wir auch hier in erster Linie an vergrößerte Lymphdrüsen, an Lymphome denken müssen. Wenig vergrößerte, eben gut tastbare Lymphdrüsen finden wir bei vielen Menschen: immer wiederholte Reizungen, ausgehend von Furunkeln, Balanitiden, Ekzemen, infizierten Schrunden und Hautblasen führen den einfachen chronischen Entzündungszustand herbei, der ohne wesentliche Bedeutung ist. Sind bei einem jungen Menschen die Drüsen erheblich vergrößert, dabei fest und ohne jede Druckempfindlichkeit, so werden wir sofort die Genitalgegend und die Aftergegend nach dem Vorhandensein eines syphilitischen Primäraffektes untersuchen (indolente Bubonen); bei Frauen muß bei sonst negativem Befunde auch das Innere der Vagina und die Portio mittels Scheidenrohrs besichtigt werden. Finden wir bei älteren Leuten die Drüsen geschwollen, aber gleichzeitig ausgesprochen hart, so handelt es sich mit höchster Wahrscheinlichkeit um Karzinommetastasen, wie sie beim Mann am häufigsten beim Rektumkarzinom und Peniskarzinom, bei Frauen beim Rektum- und Uteruskarzinom beobachtet werden. Bei sonstigen Lymphdrüsenvergrößerungen haben wir die diagnostischen Erwägungen anzustellen, die bei den Halslymphomen besprochen wurden. Doch ist zu bemerken, daß gerade in der Inguinalgegend tuberkulöse, leukämische und aleukämische Lymphome bei weitem seltener anzutreffen sind als am Halse und in der Achselhöhle.

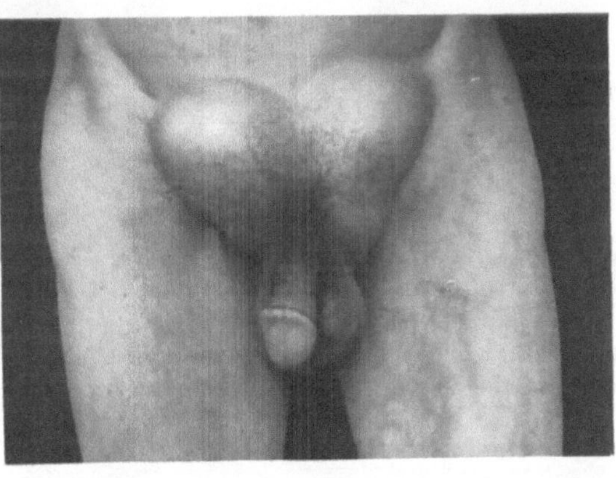

Abb. 212. Hernia inguinalis directa s. interna duplex.

Stellen wir in der Gegend der Leistenbeuge eine lange bestehende und nur langsam wachsende, weiche Geschwulst von schwappender Konsistenz und deutlicher Fluktuation fest und steht dieselbe mit den Bruchpforten in keinem Zusammenhang, so handelt es sich um ein zystisches Lymphangiom.

Beobachten wir bei einem älteren Mann bei der Untersuchung des stehenden Kranken in der Gegend des äußeren Leistenringes eine halbkugelige Schwellung von weicher Konsistenz, die gegen Samenstrang und Skrotum abgesetzt ist und die beim Liegen entweder sofort verschwindet oder aber durch Druck, bzw. leichtes Kneten zum Verschwinden gebracht werden kann, wobei der Untersucher ein quatschendes Geräusch vernimmt, so ist über die Diagnose eines direkten, inneren oder geraden Leistenbruches (Abb. 212) irgend ein Zweifel nicht möglich.

Bemerken wir bei einem Knaben oder einem jungen Manne eine schräg mit dem Samenstrang zum Testikel verlaufende, birnenförmige Geschwulst, deren Stiel im Leistenkanal gelegen ist und sich nach der Bauchhöhle zu verliert, läßt sich die Geschwulst am liegenden Kranken in gleicher Weise zum Verschwinden bringen, gelangt der nachfühlende Finger in schräger Richtung in den erweiterten Leistenkanal, so macht die Diagnose eines ausgebildeten indirekten, äußeren oder schrägen Leistenbruches (Hernia scrotalis, Abb. 213) keine Schwierigkeiten.

Liegt die Schwellung von geringer Größe nur vor dem äußeren Leistenring, ist sie gegen den Testikel scharf abgesetzt, hat sie aber längliche Form, in der Verlaufsrichtung dem Samenstrang entsprechend,

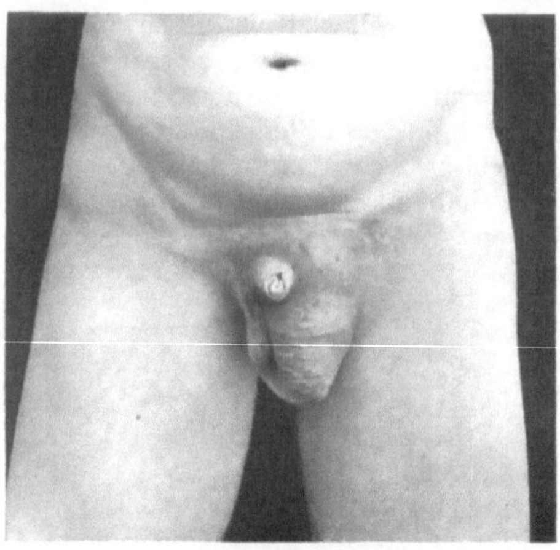

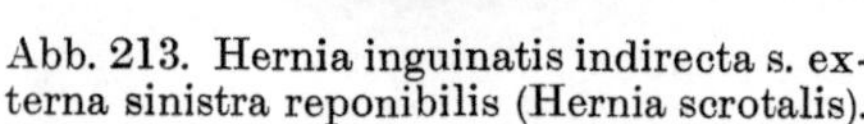

Abb. 213. Hernia inguinatis indirecta s. externa sinistra reponibilis (Hernia scrotalis).

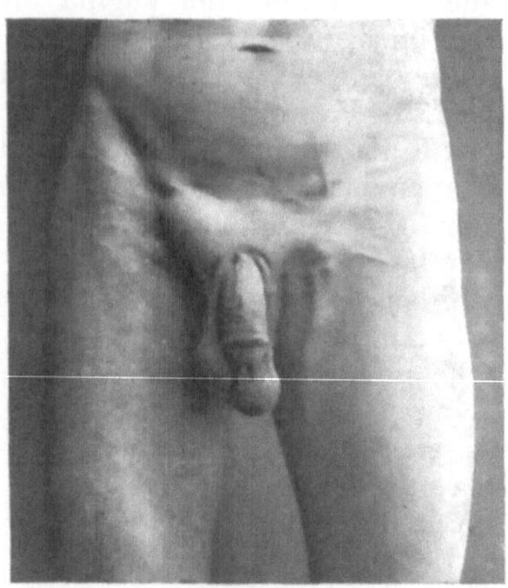

Abb. 214. Hernia inguinalis externa dextra incipiens.

und läßt sie sich in gleicher Weise zum Verschwinden bringen, so haben wir es mit dem beginnenden äußeren Leistenbruch (Abb. 214) zu tun. Auch hier gelangt der nachfühlende Finger in schräger Richtung in den Leistenkanal.

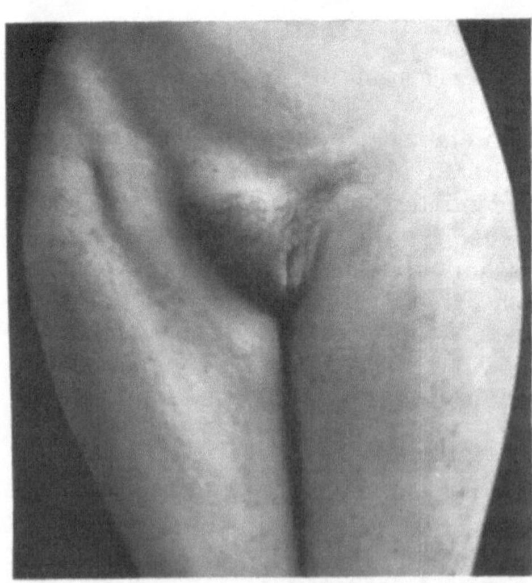

Abb. 215. Hernia inguinalis externa dextra.

Sehen wir bei einer Frau eine wurstartige Schwellung, die sich vom Leistenkanal schräg zur Basis der großen Labien oder in die Labien hineinerstreckt und die sich durch Hinlegen oder durch Handdruck zum Verschwinden bringen läßt, so liegt auch hier die Diagnose einer äußeren Leistenhernie (Abb. 215) auf der Hand. Beim weiblichen Geschlecht tritt für die Entstehung und die Beurteilung des Bruches das runde Mutterband an die Stelle des Samenstranges.

Finden wir bei Frauen oder auch bei Männern unterhalb des Poupartschen Bandes und nach innen von den großen Gefäßen ein weiches Kissen, das beim Liegen oder durch Handdruck mit plötzlichem Ruck verschwindet, so kann es sich nur um eine Hernia cruralis (Abb. 216) handeln. Es kommen unterhalb des Poupartschen Bandes allerdings noch andere zurückdrückbare Schwellungen vor; doch bietet ihre Unterscheidung von den Schenkelbrüchen keine Schwierigkeiten.

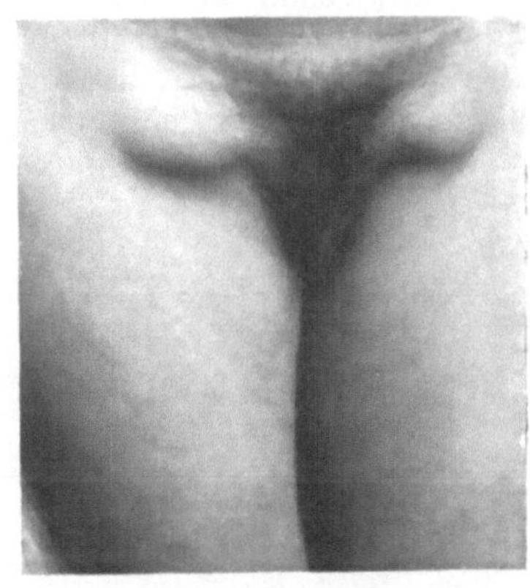

Abb. 216. Hernia cruralis duplex reponibilis.

Liegt die zurückdrückbare Schwellung nach außen von den großen Gefäßen, so können wir von vorn herein mit Recht einen Senkungsabszeß (Psoasabszeß), ausgehend von einer tuberkulösen Wirbelentzündung, annehmen. Zur Sicherung tasten wir die Innenfläche der Beckenschaufel ab: fühlen wir auch hier eine Schwellung und können wir Fluktuation zwischen beiden Schwellungen feststellen, so ist die Diagnose gesichert. Aber auch bei den nach innen von den großen Gefäßen gelegenen weichen reponiblen Schwellungen müssen wir eine nach hier erfolgte Eitersenkung annehmen, wenn die Entleerung durch den Druck der aufgelegten Hand nicht ruckweise, sondern ganz allmählich erfolgt und wenn sich die Schwellung bei Nachlassen des Druckes ebenso allmählich wieder einstellt. Der Beweis für die Richtigkeit unserer Annahme wird wiederum durch die Abtastung der Innenfläche der Beckenschaufel geführt, woselbst der obere Teil des Abszesses festzustellen ist.

Liegt die rundliche zurückdrückbare Geschwulst in der Gegend der Fovea ovalis, also in der Gegend der Schenkelbrüche, aber in einiger Entfernung vom Poupartschen Bande und hat die deckende Haut eine bläuliche Farbe, so kann es sich nur um eine umschriebene Erweiterung (Varixknoten) der Vena saphena handeln. Ist die deckende Haut von regelrechter Beschaffenheit und Farbe, läßt sich aber die Schwellung schon durch leisesten Fingerdruck ohne Widerstand zum Verschwinden bringen, um sich beim Nachlassen des Fingers und beim Erheben des Kranken sofort wieder zu füllen, sehen wir bei dem liegenden Kranken bei tiefem Atmen und bei jeder Bewegung ein Wechseln des Füllungszustandes, so ist auch hiermit die Diagnose eines Varix der Vena saphena gegenüber der Schenkelhernie gesichert.

Solange Reponibilität besteht, ist die Erkennung der Brüche ein Leichtes. Etwas schwieriger gestaltet sich die Diagnose, wenn die ruckweise erfolgende Verlagerung nicht zu erzielen ist.

Unschwer zu erkennen sind die irreponiblen übergroßen Leistenbrüche. Sehen wir eine kindskopfgroße Geschwulst, zu deren Hautbedeckung die Haut des Penis mitverbraucht ist, so daß der Penis unsichtbar und sein Orificium externum in der Tiefe eines Hauttrichters gelegen ist (Abb. 217), können wir durch die Beklopfung Darmschall nachweisen, so kann es sich nur um eine (doppelseitige) übergroße äußere Leistenhernie (H. inguinalis ext. permagna) handeln. Die inneren Leistenbrüche nehmen erfahrungsgemäß eine solche Größe nicht an, schon weil ihnen, da sie erst in den vorgerückten Jahren entstehen, die nötige Entwicklungszeit nicht zur Verfügung steht.

Finden wir bei einem älteren Manne in der Gegend des äußeren Leistenringes eine halbkugelige Geschwulst von weicher Konsistenz, die von Samenstrang und Testikel getrennt ist, ist der äußere Teil des Leistenkanals frei von Schwellung, lassen sich vielleicht sogar innerhalb der Schwellung derbe und weichere Partien (Netzklumpen und Darmschlingen) voneinander abgrenzen, läßt sich jedoch durch Drükken und Kneten eine Änderung des Zustandes nicht erzielen, so haben wir eine Hernia inguinalis directa irreponibilis vor uns. Doch ist zu bemerken, daß gerade bei den direkten Leistenhernien Irreponibilität ein nicht gerade häufiges Vorkommnis darstellt.

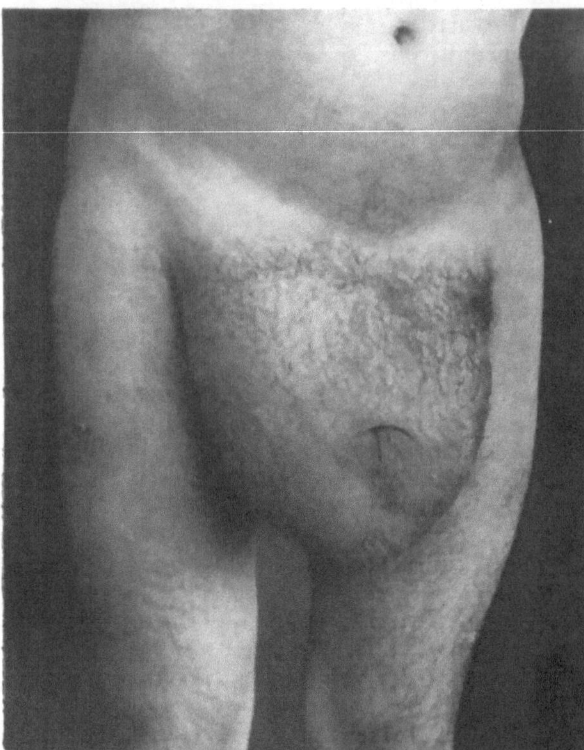

Abb. 217. Hernia inguinalis externa duplex irreponibilis permagna.

Bemerken wir bei einem Manne eine birnenförmige Geschwulst, die vom äußeren Leistenring zum Testikel hinzieht und deren Spitze sich deutlich tastbar in den Leistenkanal hinein bis zum inneren Leistenring fortsetzt, fühlen wir auch hier weichere und festere Teile, ergeben die weichen Teile vielleicht sogar bei der Beklopfung Darmschall, läßt sich aber durch knetende Bewegungen eine Änderung des Zustandes nicht herbeiführen, so handelt es sich um eine Hernia inguinalis indirecta s. externa irreponibilis.

Finden wir bei einer Frau — oder auch beim Mann — eine

weiche, kissenartige, wohl umschriebene Geschwulst, die unterhalb des Poupartschen Bandes nach innen von den großen Gefäßen gelegen ist, die mit einem Stiel sich unter das Poupartsche Band fortzusetzen scheint, die nicht schmerzhaft ist und bei Druck ihre Gestalt und Größe in keiner Weise verändert, so stellen wir die Diagnose auf eine Hernia cruralis irreponibilis.

Stellen wir bei einem Kranken eine kleinere oder größere Geschwulst fest, die nach Lage und Form einer irreponiblen Leisten- oder Schenkelhernie entspricht, ist aber die Bruchgeschwulst prall gespannt und druckempfindlich, hören wir, daß die Geschwulst erst eben plötzlich entstanden ist oder daß eine schon vorher an gleicher Stelle vorhandene weiche Geschwulst plötzlich größer geworden und die jetzige Spannung und Druckempfindlichkeit angenommen hat, bestehen daneben die Zeichen des akuten Darmverschlusses (Unbehagen, Leibschmerzen, Aufhören von Stuhl- und Windabgang, Übelkeit, Erbrechen), so besteht kein Zweifel, daß es sich um eine Einklemmung des betreffenden Bruches handelt. Nur beim äußeren Leistenbruch müssen wir uns diagnostisch sichern. Gibt der Kranke an, daß auf der betreffenden Seite sein Hoden immer schon gefehlt habe oder oben im Leistenkanal tastbar gewesen sei, sind die Allgemeinerscheinungen leichterer Natur und machen sie bald einer Besserung Platz, so können wir annehmen, daß es sich um ein Vorkommnis handelt, das wir als die Hodentorsion bezeichnen. Darunter verstehen wir die Umdrehung des am Samenstrang hängenden sehr beweglichen Testikels um sich selbst, wodurch die zuführenden ernährenden Gefäße abgequetscht werden, so daß der Hoden abstirbt (Hodennekrose). Eine Verwechselung ist im übrigen hier nicht so folgenschwer, weil in beiden Fällen die operative Behandlung angezeigt ist.

Entspricht der örtliche Befund, ebenso wie die Angaben über seine Entstehung, dem Bild der eingeklemmten Hernie, fehlen aber die Zeichen des Darmverschlusses, so ist gleichwohl eine Brucheinklemmung anzunehmen, nur daß die Einklemmung ein Brucheingeweide betroffen haben muß, an der Darmpassage nicht beteiligt ist (Netz, Tube usw.). Gewiß ist es bei solchem Befund auch einmal möglich, daß eine vorher vorhandene Einklemmung bereits von selbst zurückgegangen ist (z. B. beim Transport) und daß nur das Bruchwasser noch die Spannung der Bruchgeschwulst unterhält — am ehesten ereignet sich dies bei kleinen Schenkelbrüchen. Es ist aber nicht ratsam, praktisch mit dieser Möglichkeit zu rechnen. Es ist vielmehr notwendig, diesen Zustand für die Behandlung den eingeklemmten Brüchen gleichzusetzen, d. h. die sofortige Operation vorzunehmen. Nur so schützt man den Kranken vor Gefahren, die sich aus der irrigen Annahme jenes Zustandes ergeben.

Ausnahmsweise kann auch eine Bruchsackentzündung (vgl. S. 356) den gleichen örtlichen Befund hervorrufen. Auch in diesem Falle ist es ratsam, zu verfahren, wie bei einem eingeklemmten Bruch.

Bestehen umgekehrt die Zeichen eines akuten Darmverschlusses, ist aber eine schon vorher vorhandene irreponible Bruchgeschwulst völlig unverändert oder höchstens etwas stärker gefüllt, aber dabei weich und ohne jede Spannung und Druckempfindlichkeit, so werden wir mit Recht annehmen, daß dem Darmverschluß eine andere Ursache zugrunde liegt. Bei der Häufigkeit der Brüche ist dies Zusammentreffen keineswegs so selten. Die stärkere Füllung der Bruchgeschwulst tritt dann auf, wenn der im Bruch gelegene Darm oberhalb der Verschlußstelle des Darmes liegt, so daß er an der allgemeinen Blähung der oberhalb gelegenen Darmschlingen teilnimmt.

Die Entscheidung, ob ein irreponibler bzw. eingeklemmter Leistenbruch oder Schenkelbruch vorliegt, wird dadurch etwas erschwert, daß nicht selten die Schenkelbruchgeschwulst sich von dem äußeren Schenkelring aus nach oben über das Poupartsche Band hinüberlegt, wodurch sie in die Gegend des äußeren Leistenringes gelangt. Bei Männern ist es nur nötig, das Skrotum mit dem Finger einzustülpen und den Leistenring aufzusuchen; dann läßt sich sofort feststellen, ob der Stiel der Geschwulst aus dem Leistenkanal kommt oder ob der Leistenring frei ist und der Bruchstiel unterhalb des Poupartschen Bandes gelegen ist. Bei Frauen ist dies bei der Enge des Leistenkanals nicht möglich. Hier tastet man mit aller Sorgfalt nach dem Stiel der Geschwulst. Geht er senkrecht in die Tiefe, so liegt eine Hernia cruralis vor; nimmt er einen schrägen Verlauf nach außen oder außenoben, so liegt eine Hernia inguinalis vor. In manchen Fällen kann man schon beim Sichaufrichten des Kranken aus der Rückenlage feststellen, daß das sich spannende Poupartsche Band oberhalb des Bruchstieles verläuft. Erfahrungsgemäß handelt es sich in den zweifelhaften Fällen in der Regel um eine Hernia cruralis der genannten Verlaufsrichtung.

Stellen wir bei einem Manne in gleicher Ausdehnung und Form wie bei der irreponiblen äußeren Inguinalhernie eine Geschwulst fest, die aber von ausgesprochen prall-elastischer Tastbeschaffenheit und glatter Oberfläche ist, die sich überall gleichmäßig anfühlt und deutlich fluktuiert, fehlen alle Allgemeinerscheinungen und besteht die Geschwulst schon längere Zeit, so werden wir eine Hydrocele testis et funiculi spermatici (Abb. 208e) diagnostizieren. Nicht selten kann man auch am Hodenteil der Geschwulst die Lichtdurchlässigkeit (Transparenz) nachweisen. Setzt man ein Hörrohr auf die erhobene Geschwulst und blickt man durch das Loch gegen eine Lichtquelle hin, so sieht man innerhalb desselben das Licht rötlich durchschimmern. Oft ist es auch möglich, die scharfe Abgrenzung der Geschwulst noch innerhalb des Leistenkanals nachzuweisen, während bei der Hernie der Strang notwendigerweise bis in die Bauchhöhle reicht.

Stellen wir einen entsprechenden Befund, nur in verkleinertem Ausmaße, bei einer Person weiblichen Geschlechtes fest, was allerdings wesentlich seltener vorkommt, so haben wir es mit einer Zyste des runden Mutterbandes zu tun, die der Hydrozele genetisch gleichzustellen ist.

Auch bei Kindern ist die Hydrocele testis et funiculi spermatici nach den oben gegebenen Gesichtspunkten unschwer zu erkennen.

Aber gerade bei ihnen sehen wir statt der prall-elastischen birnenförmigen Geschwulst der Hydrozele, wie Erwachsene sie zeigen, oft eine viel weichere, deutlicher fluktuierende Geschwulst, die manchmal nur halb gefüllt erscheint und von schwappender Tastbeschaffenheit ist. Kann man die sichtbare Geschwulst durch länger andauernden Druck allmählich etwas verkleinern, hören wir von den Eltern, daß die Größe der Geschwulst nicht immer die gleiche ist, daß sie namentlich abends stärker wird, so können wir mit Sicherheit eine Hydrocele communicans (Abb. 208g) annehmen.

Finden wir bei einem meist jüngeren Manne eine Schwellung, die mit dem Samenstrang zum Testikel zieht und hier am stärksten ist, die sich aber für die Besichtigung und Betastung aus einer großen Menge regenwurmartiger Stränge zusammensetzt, die leicht kompressibel sind, so wissen wir, daß eine mächtige varicöse Erweiterung der Venengeflechte vorhanden ist, die den Samenstrang begleiten und zum Testikel heruntersteigen. Dies ist der Blutaderbruch oder die Varicozele.

Finden wir bei einem Knaben die beiden Testikel an richtiger Stelle, oberhalb des einen aber, im Zusammenhang mit dem Samenstrang, ein drittes rundliches oder eiförmiges, völlig umschriebenes, prall-elastisches und unempfindliches Gebilde, so handelt es sich nicht etwa um einen dritten Testikel, zu welcher Annahme der Tastbefund oft verführen könnte, sondern um eine Hydrocele funiculi spermatici (Abb. 208f).

Bemerken wir bei Abwesenheit aller Entzündungserscheinungen und unabhängig von einer Verletzung an der Stelle eines Hodens einen großen, rundlichen oder eiförmigen Tumor von vollständig glatter Oberfläche und gleichmäßiger Tastbeschaffenheit, setzt sich die Geschwulst nach dem Leistenkanal zu scharf ab, fühlt man oberhalb der Geschwulst den unveränderten Samenstrang, der plötzlich in die Geschwulst übergeht, so kann es sich nur um eine Hydrocele testis oder um eine krankhafte gleichmäßige Vergrößerung des Hodens selber handeln.

Ist die Geschwulst weich-elastisch und kann man bei der Betastung hinten den Testikel in regelrechter Form und Beschaffenheit durchfühlen oder ist bei prallerer Konsistenz hinten wenigstens durch Druck der Nachweis des eigenartigen „Hodengefühls" möglich, hören wir, daß die Geschwulst schon lange besteht und sich langsam vergrößert hat, so liegt mit Sicherheit eine Hydrocele testis (Abb. 218) vor; bestätigt wird die Diagnose durch den Nachweis der Lichtdurchlässigkeit. Bemerkt man jedoch bei schlaffer, deutlich fluktuierender Schwellung an dem durchgefühlten Testikel eine schmerzhafte Verhärtung innerhalb des Nebenhodens oder eine harte Vergrößerung des ganzen Nebenhodens, so müssen wir eine symptomatische Hydrozele bei chronischer Epididymitis (s. später) annehmen.

Ist hingegen der Tumor prall-gespannt, so ist die Durchfühlung des Testikels nicht möglich. Ist die Schwellung im Anschluß an eine Verletzung des vorher normalen Hodens eingetreten, so müssen wir eine Haematocele testis annehmen. Ist keine Verletzung vorausgegangen, besteht die Geschwulst schon lange Zeit, ist die Form regelmäßig und die Oberfläche glatt, so kann nur eine Hydrozele in Betracht kommen, auch wenn der Nachweis der Lichtdurchlässigkeit nicht gelingt. Erfahrungsgemäß erfolgt nämlich in manchen Fällen im Laufe der Zeit eine zunehmende Verdickung der Tunica vaginalis communis, die die Lichtdurchlässigkeit aufhebt. Eine echte Hodengeschwulst ist auszuschließen, da diese Geschwülste fast stets bösartig sind und schon in wenigen Jahren den Tod des Kranken herbeiführen. Die chronisch entzündlichen Hodengeschwülste hinwiederum, die gummöse Orchitis, ebenso wie die tuberkulöse Epididymitis erzeugen keinen regelmäßigen Tumor von glatter Oberfläche und gleichmäßiger Konsistenz, sondern mehr knollige Geschwülste mit begrenzten Erweichungen, oft auch mit Geschwür- und Fistelbildung. Wird aber die chronisch entzündliche Hodengeschwulst von einer Hydrozele umgeben, die die Form des Hodens verdecken könnte, so ist diese erfahrungsgemäß so wenig gespannt, daß die Beschaffenheit des Testikels gleichwohl durchzufühlen ist.

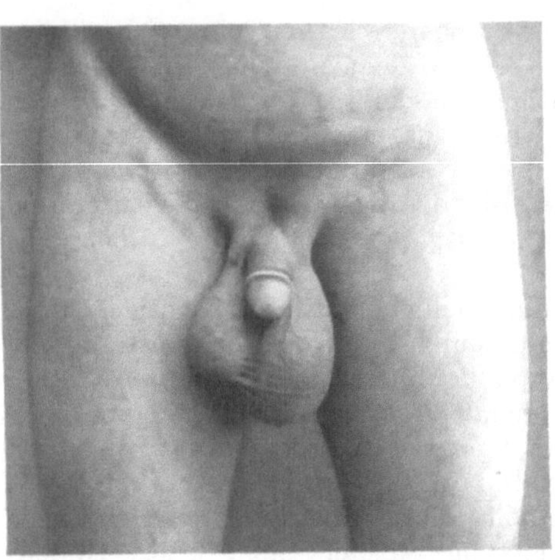

Abb. 218. Kleine linksseitige Hydrocele testis.

Wenn dagegen die prallelastische und gleichmäßig geformte Hodenschwellung erst kürzere Zeit besteht, so ist die Entscheidung zwischen einer Hydrozele und einem beginnenden echten Tumor (Sarkom) schwerer zu geben. Harte Verdickung des Samenstranges und gleichseitige Lymphome beweisen die Geschwulst, Lichtdurchlässigkeit der Schwellung die Hydrozele. Fehlen diese Zeichen, so ist die Probepunktion entscheidend, die bei der Hydrozele eine klare wässerige Flüssigkeit von gelber Farbe, beim Tumor nichts oder nur einige Bluttropfen zutage fördert.

Finden wir bei einem Kranken, der vordem eine akute Epididymitis durchgemacht hat, mit oder ohne begleitende Hydrozele schwielige Verdickungen, begrenzte harte Schwellungen oder auch vollständige Verhärtung des Nebenhodens, so werden wir eine chronische fibröse Epididymitis als Überbleibsel der akuten Entzündung annehmen. Stellen wir dagegen bei einem Kranken, der nie an einer akuten Epididymitis gelitten hat, inmitten des weichen Nebenhodens einen umgrenzten, derben druckempfindlichen Knoten fest oder ist langsam eine zunehmende Verhärtung des ganzen Nebenhodens aufgetreten, so werden wir an dem Vorhandensein einer tuberkulösen Epididymitis nicht zweifeln können. Ist die Anamnese unsicher, so ist die Beurteilung schwieriger. Ist an irgendeiner Stelle der Schwellung eine Erweichung wahrnehmbar oder ist ein subkutaner kalter Abszeß oder eine Fistelbildung vorhanden, so ist die Entscheidung im Sinne der tuberkulösen Epididymitis gegeben (Abb. 219). In anderen Fällen entscheidet die Betastung des Samenstranges. Ist das Vas deferens gegenüber der Gegenseite gleichmäßig verdickt, oder lassen sich spindlige oder knotige Verhärtungen abtasten, so ist damit auch der Beweis der tuberkulösen Natur der Erkrankung erbracht. Lassen ausnahmsweise alle diese Zeichen im Stich, so ist die Entscheidung nur durch die Probeexzision und die mikroskopische Untersuchung herbeizuführen.

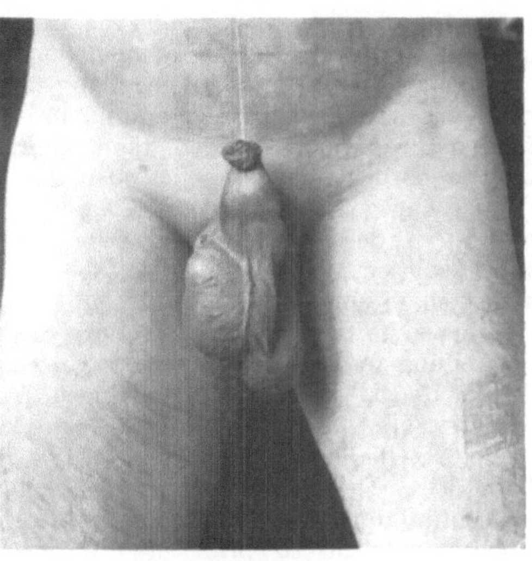

Abb. 219. Rechtsseitige tuberkulöse Epididymitis mit Erweichung am oberen Pol.

Beobachten wir eine ausgesprochene knollige Schwellung des Hodens und Nebenhodens bei gleichzeitiger Erweichung, Geschwür- oder Fistelbildung, so kann es sich nur um eine spezifische chronische Entzündung, nicht aber um einen echten Tumor handeln. Es ist dann zwischen der tuberkulösen und der syphilitischen Entzündung zu entscheiden.

Ist der Hoden vorzugsweise betroffen, so ist eine luetische Erkrankung wahrscheinlich; ist der Nebenhoden stärker erkrankt, so ist eine tuberkulöse Erkrankung wahrscheinlich. Denn die Lues beginnt fast stets im Hoden, die Tuberkulose im Nebenhoden. Eine feine fistelförmige Durchbruchstelle mit Unterminierung der umgebenden Haut und blassen Granulationen spricht für Tuberkulose; rundliche, scharfrandige, kraterförmige Geschwürsbildung mit speckigem Grunde für die gummöse Natur der Erkrankung. Liegt die Durchbruchstelle vorn, so spricht dies für Lues, da diese Erkrankung in dem vorn gelegenen Hoden beginnt; liegt sie hinten, so ist Tuberkulose wahrscheinlich, die im hinten gelegenen Nebenhoden ihren Ursprung nimmt. Fehlt bei großer knolliger Geschwulstbildung jede Erweichung, so kann gleichwohl eine spezifische chronische Entzündung vorliegen, obwohl dies in solchen vorgeschrittenen Fällen nicht gerade häufig ist. Wir werden eine solche annehmen müssen, wenn alle Zeichen einer Geschwulstverbreitung auf dem Lymph- und Blutwege fehlen; denn bei vorgeschrittenen bösartigen Geschwülsten wird die Weiterverbreitung selten vermißt. Im übrigen ist die Entscheidung hier nicht so dringlich, da in allen Fällen die Entfernung des kranken Hodens samt Samenstrang angezeigt ist.

Finden wir bei einem Manne neben dem normalen Hoden und Nebenhoden oder auch zwischen ihnen, aber vollständig abgesetzt von diesen Gebilden, eine umschriebene, weich-elastische, offenbar dünnwandige, fluktuierende und unempfindliche Geschwulst geringer Größe, so handelt es sich um eine sogenannte Spermatozele, d. h. um eine Retentionszyste, die von abgeirrten, blind endigenden Samenkanälchen aus ihren Ursprung nimmt. Sollte einmal die Abgrenzung von einer Hydrocele funiculi spermatici Schwierigkeiten machen, so entscheidet die Punktion. Der Inhalt der Spermatozele ist wasserhell oder seifenbrühartig getrübt, nicht gelb wie der Hydrozeleninhalt. Ausschlaggebend ist der Befund an Samenfäden. —

Schwieriger ist die Beurteilung der Krankheitsfälle, bei denen bei der gewöhnlichen Besichtigung und Betastung ein krankhafter Befund nicht erhoben werden kann, während die Angaben dahin lauten, daß ein Bruchleiden bestehe oder daß gelegentlich Schwellungen in der Bruchgegend auftreten, die dann wieder verschwinden, oder daß wenigstens Beschwerden in der Bruchgegend vorhanden seien. Wie wir in diesen Fällen die Untersuchung gestalten, wurde vorher besprochen. Stellt die aufgelegte Hand in der Gegend des äußeren Leistenringes beim Husten das Auftreten einer umschriebenen weichen Schwellung fest, die gleich wieder verschwindet, oder wölbt sich gegen den in den Leistenkanal eingeführten Finger beim Husten ein pralles weiches Kissen an oder wird es neben dem Finger wahrnehmbar, so ist mit Sicherheit eine Hernia inguinalis incipiens vorhanden. Läßt diese Untersuchung im Stich oder ist, wie beim weiblichen Geschlecht und bei Kindern, die Einführung des Fingers in den Leistenkanal unmöglich, so prüft man durch sorgfältige vergleichende Betastung beiderseits den Samenstrang bzw. (beim Weibe) die Gegend des runden Mutterbandes. Ist ein deutlicher Unterschied vorhanden, ist eine Verdickung auf der Seite wahrnehmbar, wo die gelegentlichen Schwellungen auftreten sollen oder die Schmerzen empfunden werden, so zweifle man nicht an dem Vorhandensein eines zur Zeit leeren Bruchsackes. Das gleiche gilt für den Fall, daß bei der Betastung ein eigenartig reibendes Gefühl wahrnehmbar wird, das von der Innenfläche des leeren Peritonealfortsatzes ausgeht. Richten sich die Angaben des Kranken auf die Schenkelbruchgegend und ist hier bei der sorgfältigen Betastung ein Unterschied zwischen beiden Seiten erkennbar, in dem Sinne, daß die Schenkelbruchgegend auf der Seite, über die geklagt wird, sich voller anfühlt, so zweifle man nicht daran, daß diese Ausfüllung durch einen zur Zeit leeren Bruchsack bedingt ist. Leichter noch ist die Entscheidung, wenn die aufgelegte Hand beim Husten eine vermehrte Ausfüllung an dieser Stelle wahrnimmt.

Wird auch bei diesem Vorgehen nichts gefunden, so kann man die Kranken veranlassen, bei leicht abgespreizten und einwärts gedrehten Beinen eine schwere Last von der Erde aufzuheben, während man gleichzeitig die Bruchgegend beobachtet und betastet. Läßt sich auch jetzt nichts Krankhaftes beobachten, so bestellen wir den Kranken zu einer späteren nochmaligen Untersuchung wieder und fordern ihn auf, sofort zu kommen, wenn eine Schwellung in der betreffenden Gegend bemerkbar werden sollte. —

Mit den Erkrankungen des Penis wollen wir uns nicht näher befassen. Über das wichtige Kapitel der Geschlechtskrankheiten werden Sie in besonderer Klinik unterrichtet werden. Wir wollen hier nur flüchtig einige Krankheitsbilder streifen, die in das Gebiet der Chirurgie gehören.

Ich erwähnte vorher, daß die Vorhaut sich mühelos über die Glans zurückbringen lassen muß. Das gilt nicht für jedes Lebensalter. Bei Säuglingen und kleinen Knaben trifft es nicht zu. Hier ist noch das innere Vorhautblatt mit der äußeren Glanshaut verklebt und die Öffnung des Vorhautsackes ist meist etwas eng. Es bedarf einiger Mühe, um die Verklebungen (am besten mit einem Sondenblatt) zu lösen und die Vorhaut zurückzubringen, wobei sich dann die Vorhautöffnung dehnt. Ist das einmal gemacht worden, dann ist dieser Zu-

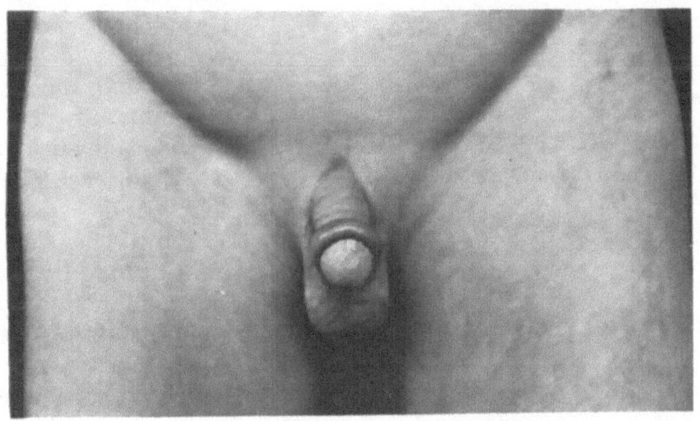

Abb. 220. Beginnende Paraphimose.

stand dauernd beseitigt, der ohne diese Kunsthilfe erst mit der Zeit (z. B. durch gelegentliche Erektionen) verschwindet. In ihm können wir etwas Krankhaftes nicht erblicken. Ein krankhafter Zustand ist aber vorhanden, wenn die Vorhautöffnung so eng ist, daß die Glans überhaupt nicht hindurchtreten kann. Wir nennen diesen, in jedem Lebensalter möglichen Zustand eine Phimose. Manchmal ergibt die Prüfung bei Erwachsenen, daß die Vorhaut zwar zurückzubringen ist, daß dies aber nur mit einiger Mühe geschieht, und daß hierbei an der Stelle der äußeren Vorhautöffnung eine starke Spannung der Haut wahrnehmbar wird. Hierzu stimmen die Angaben der Kranken, daß das Zurückbringen der Vorhaut nur im schlaffen Zustand des Penis, nicht aber im erigierten Zustande möglich ist. Wir sprechen dann von einer „unvollständigen“ Phimose.

Ist bei vorhandener Phimose die Haut in der Gegend der engen Vorhautöffnung gerötet und geschwollen oder wund, erscheint die ganze Vorhaut etwas verdickt und schmerzhaft, quillt etwas eitrige Absonderung aus der engen Vorhautöffnung, so handelt es sich um eine akute Entzündung des Vorhautsackes (Eicheltripper, Balanitis), die durch die Zersetzung der abgestoßenen Epithelien hervorgerufen wird, deren Entfernung nicht möglich ist. Doch dürfen wir bei Erwachsenen nicht die Möglichkeit außer acht lassen, daß eine solche Balanitis die Folge einer Geschwürsbildung (weicher Schanker, harter Schanker, Karzinom) im Bereich des Präeputialraumes sein kann, die ihrerseits erst durch die entzündliche Schwellung den phimotischen Zustand der Vorhaut erzeugt hat. Die Erkennung des ursächlichen Krankheitszustandes ist hier erst nach Beseitigung der Phimose möglich.

Bemerken wir an der Stelle der Vorhaut eine dicke ringförmige ödematöse Schwellung, vor der die Glans gelegen ist, während sie sich nach hinten durch eine tief eingezogene Rinne gegen den Penisschaft absetzt (Abb. 220), so liegt eine Paraphimose (spanischer Kragen) vor. Dieser Zustand stellt sich ein, wenn die phimotische Vorhaut mit Gewalt zurückgestreift wird; die verengerte Umschlagstelle der beiden Vorhautblätter an der Vorhautöffnung liegt dann am Penisschaft und führt eine Lymphstauung im davorgelegenen inneren Vorhautblatt herbei, das kissenartig anschwillt (Abb. 220).

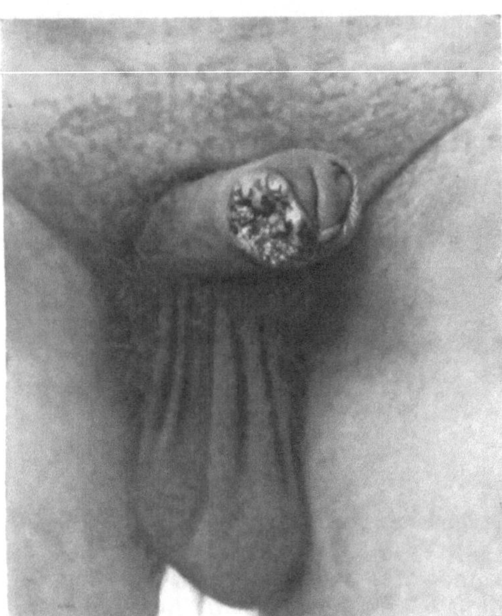
Abb. 221. Carcinoma penis.

Von der Diagnostik des syphilitischen Primäraffektes und des weichen Schankers werden Sie in der Sonderklinik alle wichtigen Einzelheiten zu hören bekommen. Finden wir bei einem älteren Manne ein Geschwür auf dem Boden einer harten Geschwulst, die einen Teil der Glans penis einnimmt und von unregelmäßiger, manchmal blumenkohlartiger Formbeschaffenheit ist, so handelt es sich nicht um eine infektiöse Geschlechtserkrankung, sondern um ein Carcinoma penis (Abb. 221). Über den Zustand der regionären Drüsen hat uns schon vorher die Betastung unterrichtet.

19. Die Untersuchung der Wirbelsäule.

Die Untersuchung der Wirbelsäule kann nicht einheitlich vorgenommen werden. Sie muß sich bei den Schwerverletzten und Schwerkranken, die ans Bett gefesselt sind, anders gestalten als bei den Kranken, die den Arzt wegen leichter Störungen zur Untersuchung aufsuchen. In den Fällen der ersten Art ist es ganz vorzugsweise die Rücksicht auf die Mitbeteiligung des Rückenmarkes, die den Gang der Untersuchung bestimmt. Die Untersuchung wird am liegenden Kranken vorgenommen. Im anderen Falle ist die Untersuchung ganz der Wirbelsäule selber zugewandt. Sie wird am stehenden Kranken vorgenommen, da die aufrechte Haltung die besondere Leistung der Wirbelsäule darstellt.

Wir beginnen mit der Untersuchung der schweren Verletzungen und Erkrankungen der Wirbelsäule. Zum Verständnis des Ganges der Untersuchung sind einige Vorbemerkungen über die Anatomie und Physiologie des Rückenmarks unerläßlich.

Die von dem Wirbelkörper ausgehenden Wirbelbögen, die hinten im Dornfortsatz zusammenfließen, umschließen in ihrer gesamten Zusammenordnung das Rohr, in dem das Rückenmark gelegen ist. Dieser innige örtliche Zusammenhang bringt es mit sich, daß die schweren Verletzungen und Erkrankungen der Wirbelsäule so häufig mit Schädigungen des Rückenmarkes verquickt sind. Mannigfach sind die Formen der Rückenmarksschädigung.

Bei starker seitlicher Verlagerung der gebrochenen Wirbelkörper kann der gesamte Rückenmarksstrang an dieser Stelle in zwei Teile zerrissen werden (Rückenmarksdurchreißung). Es ist klar, daß hierdurch die Nervenleitung vom oberen zum unteren Teilstück des Rückenmarks vollständig unterbrochen sein muß, daß also, da der Bewegungsantrieb und die Gefühlsempfindung im Gehirn ihren Sitz haben und die Rückenmarksbahnen die Verbindung zum abgelegenen Endorgan darstellen, im Gebiet aller unterhalb der Verletzungsstelle austretenden motorischen und sensiblen Nerven jede Muskeltätigkeit und jede Gefühlsempfindung erloschen sein muß (vollständige motorische und sensible Lähmung). Betrifft der Lähmungszustand nur die beiden unteren Gliedmaßen, so sprechen wir von der Paraplegie; sind auch Rumpf und Arme gelähmt, von der Tetraplegie. Nun wissen wir, daß die nervösen Bestandteile des Rückenmarks nicht regenerationsfähig sind; der Lähmungszustand ist daher unwiederherstellbar (irreparabel).

Das gleiche schwere Bild der vollständigen Leitungsunterbrechung kann aber auch eintreten ohne grobmechanische Trennung des Rückenmarkes an der verletzten Stelle. Auch bei erhaltenem Zusammenhang kann durch quetschende Wirkung der Bruchstücke eine Zerstörung der empfindlichen nervösen Bestandteile des Rückenmarkes erfolgen, die einer vollständigen Durchreißung gleichwertig ist (schwere Contusio medullae spinalis). Ebenso kann sich aber auch die zerstörende Wirkung der Quetschung auf Teile des Rückenmarkquerschnittes beschränken, so daß die wahrnehmbare Lähmung nur unvollständig ist (Parese, Hypanästhesie). Darüber hinaus können manche Teile durch den Druck von ausgetretenem Blut oder Serum eine Leitungsstörung oder -unterbrechung erfahren, die nach Aufsaugung des Blutes oder des Serums wieder zurückgehen kann (leichte Contusio med. spin.). In diesem Falle sind die Lähmungszustände teilweise rückbildungsfähig. Die Störungen, die durch den „inneren“

Druck der ausgetretenen Blut- oder Gewebsflüssigkeit hervorgerufen werden, können in anderen Fällen die Wirkung eines äußeren Druckes sein, wenn z. B. verlagerte Bruchstücke gegen das Rückenmark angedrückt werden (Compressio med. spin.). Auch diese Störungen können, soweit sie nicht eine Zerstörung der Nervenfasern herbeigeführt haben, zurückgehen, sobald die drückenden Teile entfernt und das Rückenmark von der Druckwirkung befreit ist. Selbst die einfache Erschütterung (Commotio med. spin.), bei der die verletzende Gewalt weder unmittelbar noch mittelbar mit dem Rückenmark in Berührung kommt, kann, wie insbesondere die Erfahrungen des Weltkrieges gezeigt haben, in dem überaus empfindlichen Rückenmark zu vollkommener und andauernder Leitungsunterbrechung führen. Hierzu gehören aber die schweren Erschütterungen, wie sie besonders von der Geschoßwirkung ausgehen. Ein die Wirbelsäule streifender oder nahe der Wirbelsäule verlaufender Durchschuß kann eine solche schwere Erschütterung des Rückenmarks bewirken, ebenso wie ein nahe einem peripheren Nerven vorbeigehender Durchschuß ohne nachweisliche organische Nervenverletzung eine vollständige Lähmung dieses Nerven durch schwere Erschütterung hervorrufen kann. Leichte Erschütterungen des Rückenmarkes gehen mit geringen und vorübergehenden Störungen der Nervenleitung einher oder können selbst aller auffälligen Krankheitszeichen entbehren.

Bei der Beurteilung des Rückenmarkzustandes sind wir auf die peripheren Krankheitszeichen angewiesen. Aus ihnen können wir die obere Grenze der Rückenmarksschädigung und damit den Sitz der Veränderungen selber ableiten; sie geben uns auch vielfach einen Hinweis auf die Schwere der Rückenmarksschädigung. Ihre Deutung ist jedoch ohne die Kenntnis der Aufteilung der im Rückenmark verlaufenden Bahnen unmöglich.

Wenn auch das Rückenmark ein gleichmäßiges Gebilde ist und der anatomischen Querteilung entbehrt, so ist doch eine funktionelle Querteilung entsprechend der Wirbelanordnung unverkennbar. Das zeigt sich dadurch, daß die austretenden Nervenfasern sich in regelmäßigen Abständen zu einem Nervenbündel (Wurzel) zusammenschließen, wobei jede Wurzel einen motorischen (vorderen) und einen sensiblen (hinteren) Anteil enthält. Den zu jedem Wurzelpaar (rechts und links) gehörigen Anteil des Rückenmarks nennen wir ein Rückenmarksegment. Die Zahl der Segmente entspricht der Zahl der Hals-, Rücken-, Lenden- und Kreuzbeinwirbel; die Wurzeln verlassen den Wirbelkanal durch die am zugehörigen Wirbel gelegene Öffnung (Foramen intervertebrale). Nicht aber entspricht die Lage jedes Rückenmarksegmentes auch der Lage des zugehörigen Wirbels. Da das Rückenmark nicht die ganze Länge des Wirbelkanals ausfüllt, sondern nur bis zum ersten Lendenwirbel nach unten reicht, müssen die Rückenmarksegmente — nach unten zunehmend — höher liegen als die zugehörigen Wirbel. Dementsprechend müssen die Wurzeln, bevor sie zu der zu ihnen gehörigen Zwischenwirbelöffnung gelangen, nach unten zunehmend, eine immer größere Strecke noch im Wirbelkanal, entlang dem Rückenmark nach abwärts verlaufen. So kommt es, daß der unterste Teil des Wirbelkanals nur von den nebeneinander liegenden Wurzeln des Lumbal- und Sakralmarkes eingenommen wird (Cauda equina). Eine Fraktur des 2. bis 5. Lendenwirbels kann also niemals eine Rückenmarksverletzung im Gefolge haben, sondern nur eine Verletzung der zur Cauda equina vereinigten Nerven. Das ist aus dem Grunde wichtig, weil den Nerven, im Gegensatz zum Rückenmark, eine erhebliche Regenerationsfähigkeit eigen ist.

Jedes Wurzelpaar, das aus einem motorischen und einem sensiblen Anteil besteht, hat einen ganz bestimmten Ausbreitungs- und Versorgungsbezirk. So versorgt z. B. jede motorische Wurzel eines Halssegmentes eine bestimmte Muskelgruppe, jede sensible Wurzel einen bestimmten Hautbezirk der oberen Extremität. Hierbei ist aber zu bemerken, daß nicht etwa die einzelne Wurzel einem Zweige eines peripheren Nerven entspricht, sondern die Wurzeln fließen im Nervenplexus zusammen und gelangen dann bei der Aufteilung des Plexus zu den verschiedensten peripheren Nerven. Das gleiche gilt für die sensiblen Wurzeln. Die Aufteilung der peripheren Nerven ist ohne Beziehung zu der Anordnung der Nervenfasern innerhalb der Nervenwurzel. Die Aufteilung der Rückenmarkswurzeln in der Muskulatur und der Haut ist viel regelmäßiger als die Verteilung der peripheren Nerven. So sehen wir, daß die sensiblen Wurzeln des Halsmarkes längs gerichtete Streifen am Arm versorgen — ganz unabhängig von der viel unregelmäßigeren Verteilung der peripheren sensiblen Nerven in diesem Gebiet. So sehen wir, daß die sensiblen Wurzeln des Dorsalmarkes genau horizontal begrenzte Querstreifen des Rumpfes versorgen, während doch die sensiblen peripheren Nerven dieses Bezirks mit ihrem Ausbreitungsgebiet (z. B. die Interkostalnerven) einen ausgesprochenen schrägen Verlauf nehmen. Der Ausbreitungsbezirk der sensiblen Wurzeln und der peripheren sensiblen Nerven deckt sich also keineswegs. Doch ist zu bemerken, daß die einzelnen, von den Wurzeln abhängigen Längs- und Querstreifen nicht nur von einem Segment versorgt werden, sondern auch von Fasern des nächst höheren und nächst tieferen Segmentes; infolgedessen kann die Leitungsunterbrechung einer sensiblen Wurzel oder eines sensiblen Wurzelpaares wohl eine Herabsetzung der Tastempfindung des zugehörigen Hautstreifens, nicht aber eine völlige Tastunempfindlichkeit hervorrufen. Diese kann nur auftreten, wenn die Zuleitung von allen drei Segmenten unterbrochen ist. Danach ist es verständlich, daß bei Querschnittsunterbrechung des Dorsalmarkes der oberen Grenze der vollständigen Gefühllosigkeit noch ein Streifen herabgesetzter Tastempfindung aufgelagert ist. Dieser Streifen erhält einen Teil seiner Fasern aus dem nächsthöheren, noch unverletzten Segment.

Aus der Anordnung des motorischen und insbesondere des sensiblen Leitungsausfalls können wir einen Schluß auf den Ort der Schädigung am Rückenmark ziehen. Können wir danach das oder die geschädigten oder zerstörten Segmente bestimmen, so können wir, da die Lage der Segmente zu der Lage der Wirbelkörper feststeht und aus Übersichtstafeln leicht zu entnehmen ist, leicht erkennen, in welcher Höhe der Wirbelsäule, also an welchem Wirbelkörper der Sitz der Schädigung sein muß. Nun können wir zwar die Lage der Wirbelkörper nicht unmittelbar bestimmen, wohl aber können wir sie aus der Lage des Dorns ablesen; denn wir wissen, daß im allgemeinen der tastbare Dornfortsatz in der Höhe des nächst unteren Wirbelkörpers gelegen ist. Finden wir also z. B. die obere Grenze einer Gefühlsunterbrechung am Rumpfe horizontal in Höhe der Brustwarzen verlaufend, so erkennen wir, daß die obere Grenze der Schädigung im 4. Dorsalsegment gelegen sein muß. Dieses entspricht nach unserer Tafel dem 2. Brustwirbelkörper; das oberste geschädigte Segment liegt also in Höhe des tastbaren 1. Brustwirbeldorns. Hierdurch können wir die Übereinstimmung von Lähmungszuständen mit tast- oder sichtbaren Veränderungen der Wirbelsäule feststellen.

Der periphere Untersuchungsbefund gibt uns auch einen Anhalt für die Beurteilung der Schwere der Rückenmarksschädigung. Nur bei vollständiger motorischer und sensibler Lähmung der unterhalb der Schädigungsstelle austretenden Nervenbahnen kommt eine vollständige Querschnittszerstörung in Frage. Ist noch irgendeine Leitung feststellbar, so kann die Zerstörung nicht vollständig sein. Liegen gar nur Paresen und Hypanästhesien vor, so kann diese Schädigung nur leichterer Natur sein. Ein besonders feines Reagens für leichte Schädigungen durch Druckwirkung besitzen wir in der Prüfung der Sehnenreflexe.

Die weiße Substanz des Rückenmarks enthält nämlich auch Nervenfasern, die, nach unten ziehend, auf die Stellen hemmend einwirken, an denen die Überleitung der Reflexe von den sensiblen auf die motorischen Bahnen erfolgt (Reflexbogen). Diese reflexhemmenden Fasern sind erfahrungsgemäß besonders empfindlich gegen Druckwirkung. Sind sie geschädigt, so muß die reflexhemmende Wirkung verringert oder vernichtet sein. Wenn z. B. regelrechterweise am leicht gebeugten, schlaff gehaltenen Bein des liegenden Kranken beim Beklopfen des Lig. patellare mit dem Perkussionshammer eine eben sicht- und fühlbare Zusammenziehung des M. quadriceps femoris erfolgt (Patellarreflex), so wird bei Ausfall der reflexhemmenden Fasern auf die Beklopfung eine mächtige Zusammenziehung des Quadriceps wahrnehmbar, die den Unterschenkel in die Streckstellung wirft (gesteigerter Patellarreflex); ja es kann die Patella in zuckende auf- und abwärtssteigende Bewegungen geraten (Patellarklonus). Wenn der Fuß passiv mit einem Ruck in stärkste Dorsalflexion gebracht wird, so entstehen daraus normalerweise keine weiteren Folgeerscheinungen; bei Ausfall der Reflexhemmung gerät der Fuß in zuckende Plantarbewegungen (Fußklonus). Bei stärkerer Druckwirkung gelangt die ganze Muskulatur in einen Zustand leicht reflektorisch sich steigernder Dauerspannung (Spasmus), die mit starker Steigerung der Reflexe einhergeht. Gleichzeitige Leitungsstörung in den motorischen Bahnen führt dann bei vorhandenem Spasmus zu gleichzeitiger Herabsetzung der Muskelkraft (spastische Parese); motorische Leitungsunterbrechung zu spastischer Lähmung.

Man sollte nun meinen, daß bei vollständiger Querschnittszerstörung des Rückenmarkes aus gleichen Gründen die unterhalb liegenden Reflexe am stärksten gesteigert sind. Dies ist aber tatsächlich nicht der Fall. Bei vollständiger Querschnittszerstörung sind die Reflexe im Gegenteil vollständig erloschen. Diese diagnostisch und prognostisch wichtige Tatsache muß man sich einprägen, wenn auch eine Erklärung hierfür noch nicht gefunden ist. —

Ohne diese Kenntnisse, die nur das Allernotwendigste darstellen, können wir an die Untersuchung jener bettlägerigen Schwerkranken nicht herantreten. Es handelt sich bei ihnen in erster Linie um die Brüche der Wirbelsäule und um die schweren Formen der tuberkulösen Wirbelerkrankungen und der Wirbelgeschwülste ohne oder mit Beteiligung des Rückenmarkes. Die von den Rückenmarkshäuten und dem Rückenmark selbst ausgehenden Erkrankungen können wir in dieser Einführung nicht berücksichtigen, wenngleich einigen allerdings seltenen Formen derselben, insbesondere den von den Rückenmarkshäuten ausgehenden Geschwülsten infolge ihrer Operabilität eine erhebliche praktische Bedeutung zukommt.

Eine Entscheidung ist meist rasch zu geben, nämlich ob es sich um eine Verletzung oder um eine Erkrankung handelt. Das ist den Angaben des Kranken oder seiner Angehörigen leicht zu entnehmen. Wir beginnen mit den frischen Verletzungen.

Wir werfen zunächst einen Blick auf den allgemeinen Körperzustand des Verletzten. Sind wir rasch nach dem Unfall zur Stelle, sehen wir den Verletzten mit blassem, etwas bläulichem Gesicht, ängstlichem Blick und mit kaltem Schweiß auf der Stirn an der Erde oder im Bett liegen, ist die Atmung beengt, keuchend, der Puls klein und rasch, so sagen wir, der Verletzte befindet sich im Schock. Wir verstehen darunter die gesamten reflektorischen Einwirkungen schwerer traumatischer Reize auf den allgemeinen Blutkreislauf. Wir tun gut, unter Wärmeanwendung und Herzreizmitteln das Nachlassen des Schocks abzuwarten und von einer weiteren Untersuchung zunächst abzusehen.

Fehlen die Schockerscheinungen oder sind sie bereits überwunden, so gelten unsere ersten Feststellungen dem Zustand des Rückenmarks. Wir prüfen, indem wir Brust und Bauch entblößen, die Atmung. Sehen wir, daß der Brustkorb stillsteht und nur die Bauchwand bei der Atmung sich auf- und abwärts bewegt, so schließen wir daraus, daß eine Leitungsunterbrechung im Rückenmark oberhalb des Abganges der motorischen Nerven für den Brustkorb, also oberhalb des 1. Dorsalsegmentes, vorliegen muß. Die Bauchatmung geht durch die Bewegungen des Zwerchfells von statten, das von dem höher oben (3. bis 5. Zervikalsegment) abgehenden N. phrenicus versorgt wird. Die Verletzung muß also im unteren Halsmark liegen. Bei noch höher gelegenen Leitungsunterbrechungen geht der Verletzte an Atmungsstillstand (Lähmung des N. phrenicus) sofort zugrunde.

Dann prüfen wir den Füllungszustand der Blase. Finden wir die Blase leer oder wenig gefüllt, hat der Verletzte nach dem Unfall noch Urin gelassen, so können wir eine Querschnittszerstörung des Rückenmarks (Zerreißung, schwere Kontusion) mit Sicherheit ausschließen. Ist dagegen die Blase gefüllt, springt sie als rundlicher Tumor oberhalb der Symphyse vor, hören wir, daß der Verletzte seit dem Unfall keinen Urin lassen konnte, so besteht eine Harnverhaltung (Retentio urinae), die durch Leitungsunterbrechung des Rückenmarks entstanden sein kann. Sehen wir den Urin in Tropfen oder in kleinen Schüben fortdauernd aus der überfüllten, überdehnten Blase herausfließen (Ischuria paradoxa), so können wir, wenn der Zustand erst mit der Verletzung eingesetzt hat, von vorn herein auf eine Blasenlähmung infolge Rückenmarksverletzung schließen. Die einfache Harnverhaltung kann aber auch noch andere Ursachen haben. Zuweilen kommen Störungen der Blasenentleerung bei plötzlich bettlägerigen älteren Männern vorübergehend unter der Wirkung einer leichten Altersvergrößerung der Vorsteherdrüse (Prostata hypertrophie) vor, die bislang keine Erscheinungen machte. Wir brauchen daraufhin nicht erst zu untersuchen; die Entscheidung gibt uns schon die Prüfung der Bewegungsfähigkeit der unteren Gliedmaßen, da Blasenlähmungen allein, ohne jede Störung der anderen Leitungsbahnen bei frischen Verletzungen des Rückenmarkes außerordentlich selten sind (isolierte Verletzungen des Conus terminalis). Finden wir Lähmungszustände (motorische oder sensible) an den unteren Gliedmaßen, so ist unzweifelhaft die Harnverhaltung der Ausdruck einer Blasenlähmung infolge Rückenmarksverletzung. Wir prüfen daraufhin die Bewegungsfähigkeit der Arme. Sind hier ebenfalls Lähmungserscheinungen vorhanden, so muß eine Rückenmarksverletzung im unteren Halsmark vorliegen. Sind die Arme vollständig frei, so muß die Verletzung unterhalb des 1. Dorsalsegmentes (7. Halswirbelkörper) gelegen sein. Über die genaue Höhe der Rückenmarksverletzung unterrichtet die Ausdehnung der Sensibilitätsstörungen; doch können wir uns nicht in diese Einzelheiten verlieren.

Zur Beurteilung der Schwere der Rückenmarksverletzung steht uns die Prüfung der aktiven Bewegungsfähigkeit und die Prüfung der Tastempfindung zur Verfügung. Ist noch an irgendeinem Gebiet der unteren Gliedmaßen eine aktive Muskelzusammenziehung wahrnehmbar, ist noch an irgendeiner Stelle eine Tastempfindung vorhanden, so ist eine vollständige Querschnittszerstörung (eine Rückenmarksdurchreißung oder eine ihr gleichartige schwere Kontusion) ausgeschlossen. Je geringer die Ausfallserscheinungen, um so leichter ist die Rückenmarksschädigung anzunehmen. Die Aussichten auf Wiederherstellung werden dadurch günstiger. Dies ist, auch bei schwereren Lähmungszuständen, ganz besonders dann der Fall, wenn sie sich nicht unmittelbar mit der Verletzung eingestellt, sondern sich erst im Verlauf der nächsten Stunden, vielleicht aus kleinem Anfang heraus, entwickelt haben. Wir können daraus entnehmen, daß zum mindesten ein Teil der Leitungsstörung auf den „inneren" Druck von

Blutaustritten oder Gewebsödem zurückzuführen ist. Günstiger ist die Voraussage auch, aus den vorher besprochenen Gründen, bei den Verletzungen der Cauda equina (2.—5. Lendenwirbel).

Ist jedoch jede Muskelzusammenziehung unmöglich, besteht vollständige Gefühllosigkeit bis herauf zum Rumpf mit wagerechter Grenze, so ist eine vollständige Querschnittszerstörung wahrscheinlich. Zur Sicherstellung prüfen wir die Patellarreflexe. Sind sie vorhanden, so kann eine vollständige Zerstörung des Rückenmarks nicht vorliegen. Irgendwelche Teile müssen noch leitungsfähig erhalten sein. Sind die Patellarreflexe erloschen, so ist eine vollständige Querschnittszerstörung sehr wahrscheinlich. Sie liegt sicher vor, wenn die Patellarreflexe auch in den nächsten Tagen nicht wiederkehren. Denn, wenn es gelegentlich auch bei nicht ganz vollständiger Querschnittszerstörung vorkommt, daß die Patellarreflexe unmittelbar nach der Verletzung fehlen, so kehren sie doch nach kurzer Zeit, Stunden oder Tagen, wieder.

Bei den unvollständigen Lähmungen ist die Frage der Lebenserhaltung abhängig von dem Verhalten der Blase. Fehlt hier die Lähmung oder kehrt die regelrechte Blasenentleerung unter der Beobachtung wieder, so ist die für das Fortbestehen des Lebens wichtigste Leistung erhalten. Andauern der Blasenlähmung ist mit der Erhaltung des Lebens unvereinbar. Die Notwendigkeit der dauernden Entleerung mit dem Katheter führt früher oder später zur Infektion der Blase, die bei der mangelhaften Widerstandsfähigkeit der gelähmten Blase gegen die bakteriellen Eindringlinge rasche Fortschritte macht und sich auf das Nierenbecken und die Niere ausbreitet. Die doppelseitige Nierenbecken- und Nierenvereiterung führt dann den Tod herbei.

Stellen wir ohne Lähmungen oder bei unvollkommener Lähmung (Parese) ausgesprochene spastische Zustände fest, sind die Sehnenreflexe gesteigert, finden wir Patellar- und Fußklonus, so ist als das Hauptsächliche eine Druckwirkung auf das Rückenmark anzunehmen (Compressio med. spin.), für die bei den Verletzungen die Ursache in erster Linie in verlagerten Bruchstücken zu suchen ist. Wir wissen, daß diese Druckwirkungen auch nach längerer Zeit wieder vollkommen verschwinden können, wenn die drückende Ursache beseitigt wird. Hier liegt ein Feld für operatives Eingreifen.

Fehlen alle diese Zeichen, so prüfen wir den Fußsohlenreflex (Babinskisches Zeichen). Geht bei zartem Bestreichen der Fußsohlenmitte von hinten nach vorn (etwa mit dem Stiel des Perkussionshammers) die große Zehe in Dorsalflexion (positives Babinskisches Zeichen), so beweist dies eine wenn auch noch so geringe Schädigung der Pyramidenbahnen. In dieser Untersuchung besitzen wir bei den Wirbelverletzungen das feinste Zeichen einer stattgehabten Rückenmarksschädigung. Fehlt auch dieses Zeichen, so können wir mit Sicherheit behaupten, daß das Rückenmark unverletzt ist.

Erst nachdem wir Klarheit über den Zustand des Rückenmarks gewonnen haben, wenden wir uns der Wirbelsäule selber zu. Wir lassen den Kranken sehr vorsichtig auf die Seite herumlegen und betrachten auf das Genaueste die Dornenlinie.

Finden wir an einer Stelle eine spitzwinklige Abknickung (Gibbus), so daß ein Dorn aus der Linie der anderen heraustritt, oder finden wir an einer Stelle eine kurzbogige Vorwölbung einiger Dornen (kurzbogige Kyphose), so können wir mit Recht auf eine Kompressionsfraktur eines oder einiger Wirbel mit Dislokation schließen, wie sie besonders durch Zusammenstauchung der Wirbelsäule in der Längsachse (z. B. durch Fall aus großer Höhe) auftritt (Abb. 222a). Unter der Wirkung der Gewalt ist das Spongiosagefüge des Wirbelkörpers in sich zusammengebrochen. Die Stärke des Gibbus bzw. der Kyphose ist der Ausdruck der Dislokation der Bruchstücke: je stärker die Dislokation, je größer die Höhenverringerung des Wirbelkörpers, um so ausgesprochener ist das Bild an der Dornenlinie. In diesen Fällen werden leichte oder auch schwerere Kontusionen des Rückenmarkes häufig beobachtet; auch Druckwirkungen können auftreten. Andererseits ist nicht so selten das Rückenmark völlig unverletzt. Im ersten Fall werden wir leicht die Übereinstimmung der Leitungsunterbrechung mit dem Sitz der Fraktur feststellen können.

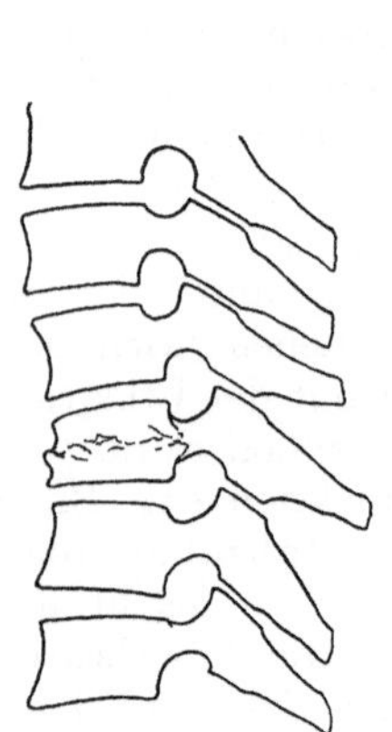

Abb. 222a. Schema einer Kompressionsfraktur der Wirbelsäule.

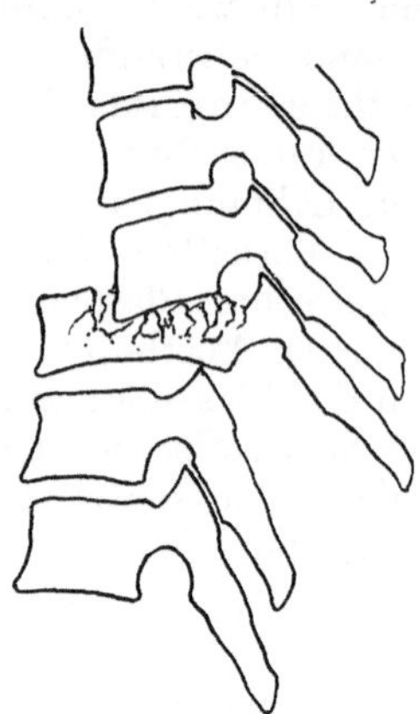

Abb. 222b. Schema einer Luxationsfraktur der Wirbelsäule.

Finden wir dagegen in der Dornenlinie zwei Dornen abnorm weit voneinander entfernt und dabei den oberen Dorn mit den nach oben folgenden gegen die unteren etwas nach rückwärts verlagert, also für die Betastung stärker hervortretend, so müssen wir eine Luxationsfraktur annehmen, wie sie am häufigsten durch Überbiegung der Wirbelsäule (z. B. bei Verschüttungen) entsteht (Abb. 222b). Dies sind die Verletzungen, die infolge der starken Verlagerung der Bruchstücke am häufigsten die vollständigen Zerreißungen oder vollständigen Zerquetschungen des Rückenmarks hervorrufen.

Von den Stellungsabweichungen und dem Tastbefund bei den Luxationen der Halswirbelsäule wurde bereits vorher gesprochen (vgl. S. 300).

Ist eine Abweichung der Dornenlinie nicht vorhanden, wohl aber eine umschriebene Schwellung im Bereich eines oder einiger Wirbel und ist ein Dorn ausgesprochen druck- und klopfempfindlich, so kann es sich, wenn alle Lähmungszeichen fehlen, um eine Fraktur des Dornfortsatzes handeln. Doch ist diese Verletzung, die am ehesten durch eine die Wirbelsäule unmittelbar treffende Gewalt hervorgerufen wird, recht selten; man kann in diesen Fällen zuweilen bei festem Zupacken eine abnorme Beweglichkeit des Dorns feststellen. Es kann bei solchen umschriebenen Schwellungen auch eine Fraktur des Bogens vorliegen, wobei Rückenmarkszeichen fehlen oder auch vorhanden sein können (Druck eines verlagerten Bruchstückes auf das Rückenmark); doch sind auch diese Verletzungen recht selten. In der Regel handelt es sich in diesen Fällen um eine Kompressionsfraktur des Wirbelkörpers ohne Dislokation. Zur Entscheidung prüfen wir den Stauchungsschmerz durch ruckweise ausgeübten Druck auf den Kopf in der Längsrichtung. Sein Vorhandensein spricht für Bruch des Wirbelkörpers, sein Fehlen für die anderen Verletzungsformen.

Finden wir keine umschriebene Schwellung, wohl aber eine mäßige Druckempfindlichkeit in größerer Ausdehnung der Wirbelsäule, bestehen entsprechende Schmerzen bei Bewegungen derselben, fehlen alle Rückenmarkszeichen, so werden wir eine Kontusion oder Distorsion der Wirbelsäule annehmen müssen. Auch von diesen Verletzungen bleiben im übrigen noch lange Jahre, manchmal das ganze Leben hindurch Beschwerden zurück.

Fehlen alle genannten Verletzungszeichen, so können wir eine Verletzung der Wirbelsäule ausschließen. —

Werden wir an das Bett eines Kranken gerufen, der keine Verletzung erlitten hat, dessen Krankheitsgeschichte oder dessen gegenwärtige Klagen aber auf die Wirbelsäule oder das Rückenmark weisen, so nehmen wir die Untersuchung in gleicher Weise vor. Haben wir nach den vorhandenen Zeichen eine Vorstellung von Art und Sitz einer etwaigen Rückenmarksschädigung gewonnen, so stellen wir den Wirbelbefund fest. Finden wir hier einen Gibbus oder eine kurzbogige Kyphose, so ist (im kindlichen und jugendlichen Alter) eine tuberkulöse Spondylitis im höchsten Grade wahrscheinlich; denn hier gehört die Zerstörung durch Geschwulstbildung zu den ganz besonderen Seltenheiten. In der Regel bemerken wir ober- und unterhalb der kurzbogigen kyphotischen Krümmung eine leichte lordotische Gegenkrümmung (paragibbäre Lordose). Bestätigt wird die Annahme der tuberkulösen Wirbelerkrankung durch die Klopfempfindlichkeit des Gibbus, durch die Versteifung der übrigen Wirbelsäule, durch anderweitige tuberkulöse Herde an Knochen, Gelenken und Lymphdrüsen; gesichert durch den Nachweis eines von der Wirbelsäule ausgehenden kalten Abszesses. Wir suchen nach einem solchen bei dem Gibbus der Halswirbelsäule an der seitlichen Halsgegend vor, unter oder hinter dem Kopfnicker, bei einem Gibbus der Rückenwirbelsäule in der Nachbarschaft derselben oder in dem Winkel zwischen der untersten Rippe und den Lendenwirbeln, bei einem Gibbus der unteren Brust- und Lendenwirbelsäule in der Beckenschaufel und unterhalb des Poupartschen Bandes nach außen von den großen Gefäßen. Die Anwesenheit eines solchen kalten Abszesses ist der sichere Beweis für die tuberkulöse Natur der Wirbelerkrankung. In der Regel bietet die Rückenmarksschädigung das Bild der Compressio med. spin. (Steigerung der Sehnenreflexe, Fußklonus, Patellarklonus, spastische Parese). Hierbei kann der Druck von den verlagerten Wirbelkörpern oder auch von tuberkulösen Granulationen oder kalten Abszessen im Innern des Wirbelkanals ausgehen. Aber auch schwere Rückenmarksschädigungen mit vollständigen Lähmungen können beobachtet werden.

An die Möglichkeit eines durch Geschwulstzerstörung entstandenen Gibbus werden wir nur bei Erwachsenen und auch dann nur unter besonderen Umständen denken. Solche sind: das Vorhandensein einer karzinomatösen Geschwulst an solchen Organen, von denen aus erfahrungsgemäß häufig Wirbelmetastasen entstehen (Mamma und Prostata, seltener die Schilddrüse, der Magen und die Gallenwege); ferner das rasche Entstehen und Fortschreiten des Gibbus bei Abwesenheit von kalten Abszessen und bei Fehlen anderweitiger tuberkulöser Erkrankungen. Manchmal wird erst bei längerer Beobachtung eine Entscheidung möglich sein.

Finden wir eine Rückenmarksschädigung bei Abwesenheit einer Dornvorwölbung, besteht aber Klopf- und Stauchungsempfindlichkeit eines Wirbels und Versteifung der ganzen Wirbelsäule, so ist ebenfalls eine organische Wirbelerkrankung als Ursache anzunehmen. Auch hier ist die tuberkulöse Spondylitis das wahrscheinlichste. Es kommt vor, daß, noch bevor die Zerstörung des Wirbelkörpers zum Zusammensinken führt, tuberkulöse Granulationen im Innern des Wirbelkanals einen Druck auf das Rückenmark ausüben. Im übrigen bewegen sich die Erwägungen auf der gleichen Linie wie bei Vorhandensein eines Gibbus. Fehlt Klopfempfindlichkeit und Stauchungsschmerz, ist die Beweglichkeit der Wirbelsäule regelrecht oder nur in so weit gestört, als es durch die längere Bettruhe erklärt wird, sind auch Zeichen einer früheren Wirbelerkrankung nicht vorausgegangen, so ist die Annahme berechtigt, daß nicht eine organische Wirbelerkrankung, sondern eine Erkrankung der Rückenmarkshäute oder des Rückenmarkes selber (Syphilis, metastatische Myelitis, Tumor) vorliegt. Hiermit kommen wir auf das Gebiet der reinen Neurologie, dem wir uns nicht weiter zuwenden wollen. —

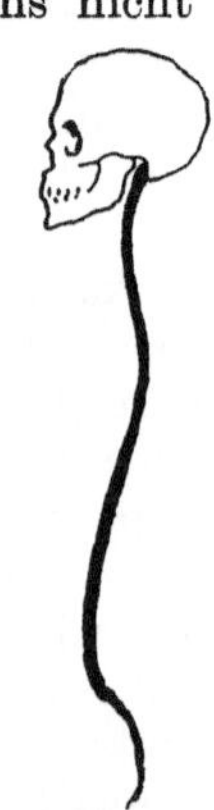

Abb. 223. Die sagittalen Schwingungen der Wirbelsäule.

Wir gehen nunmehr zu der systematischen Untersuchung der leichteren Erkrankungen der Wirbelsäule über. Hier kommen die Kranken zum Arzt oder werden von den Eltern zum Arzt gebracht, weil Schmerzen und Versteifung oder Formveränderungen der Wirbelsäule oder des Rumpfes bemerkbar geworden sind.

Auch hier sind einige Vorbemerkungen vorauszuschicken.

Wir erinnern uns daran, daß die Wirbelsäule ihrer Aufgabe, dem aufrechten Körper Halt zu geben und dabei Bewegungen zu ermöglichen, dadurch gerecht wird, daß sie — bis auf das Kreuzbein — aus einzelnen, gelenkig verbundenen Gliedern, den Wirbeln, zusammengesetzt ist, zwischen denen die elastischen Bandscheiben gelegen sind.

Der elastische Stab der Wirbelsäule ist nicht gerade, sondern er zeigt Krümmungen in der Sagittalebene, die bei seitlicher Betrachtung zu erkennen sind (Abb. 223). Wir nennen die sagittale Krümmung mit der Konkavität nach hinten die Lordose, die gleiche Krümmung mit der Konkavität nach vorn die Kyphose. An der normalen Wirbelsäule folgt (Abb. 223) auf die Lordose der Halswirbelsäule die Kyphose der Brustwirbelsäule, hierauf die Lordose der Lendenwirbelsäule und die kyphotische Krümmung des starren unbeweglichen Kreuzbeins, dem sich das Steißbein anschließt.

In der Frontalebene dagegen, also sichtbar für die Betrachtung von hinten, ist die Wirbelsäule gerade, ohne jede seitliche Abweichung (Abb. 224a). Der vordere Scheitelpunkt des Wirbelkörpers und die Spitze des Dornfortsatzes liegen genau in der Medianebene des Körpers.

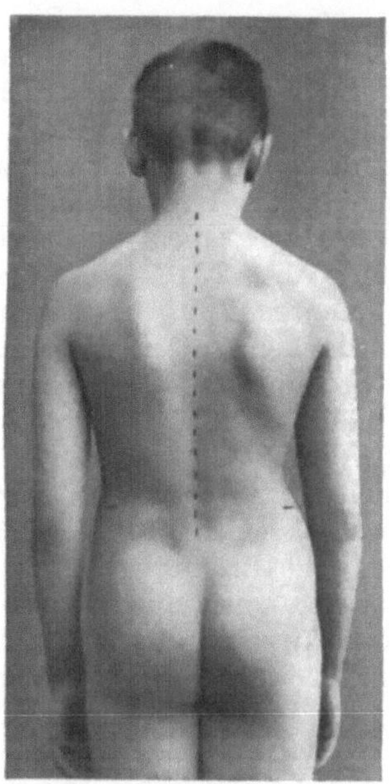

Abb. 224 a. Normale Wirbelsäule.

Abb. 224 b. Gleichmäßige Rückengrenzlinie einer normalen Wirbelsäule.

Dem entsprechend nehmen auch die von den Brustwirbeln ausgehenden Rippen und die von den Lendenwirbeln ausgehenden Querfortsätze beiderseits den gleichen Verlauf. Wir erkennen dies daran, daß die Rückengrenzlinie, die wir am besten bei dem vornüber gebeugten Kranken beobachten (Abb. 224 b) beiderseits durchaus den gleichen Verlauf zeigt.

Von der aufrechten Grundstellung aus ist die Wirbelsäule nach drei Richtungen hin beweglich, wobei der Bewegungsausschlag sich stets auf eine ganze Reihe von Wirbelgelenken verteilt: im Sinne der Beugung nach vorn und nach hinten (Überstreckung), der seitlichen Neigung und der Drehung.

Bei der Beugung nach vorn sehen wir die Lumbal- und Zervikallordose sich abflachen und verschwinden, während die Dorsalkyphose zunimmt. Bei der Beugung nach hinten (Überstreckung) bemerken wir die Zunahme der Zervikal- und Lumballordose, die Abflachung der Dorsalkyphose.

Bei der seitlichen Neigung beobachten wir, daß die gerade Linie der Wirbeldornen sich in einen flachen Bogen umwandelt, dessen Konkavität der Seite entspricht, zu der der Untersuchte sich neigt. Die seitliche — wir nennen sie die „skoliotische" — Krümmung nimmt in diesem Falle die ganze bewegliche Wirbelsäule ein (Totalkrümmung der Wirbelsäule). Die menschliche Wirbelsäule ist aber auch fähig, sich in ihren einzelnen Teilen in verschiedener, einander entgegengesetzter Richtung seitlich zu krümmen. Wir sehen dies an der Form, die die Wirbelsäule annimmt, wenn man die Vorbedingung der normalen Grundstellung, nämlich die wagerechte Stellung des Beckens ändert.

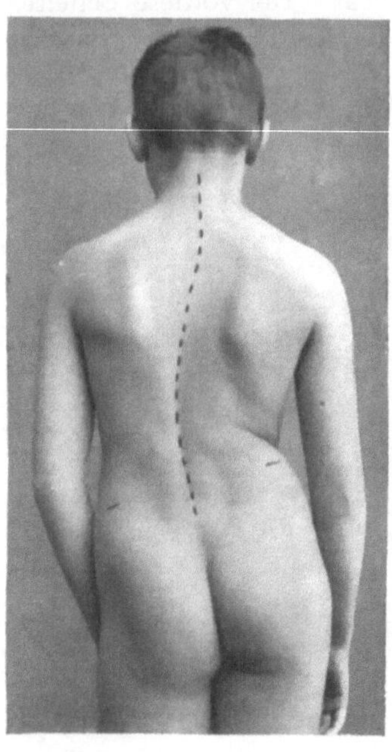

Abb. 224 c. Skoliotische Einstellung einer normalen Wirbelsäule bei Erhöhung einer Beckenseite.

Schieben wir einem wirbelgesunden Jungen (Abb. 224 a) einen Klotz unter den rechten Fuß und lassen wir ihn aufrecht stehen, so tritt das Becken in schräge Stellung, da die Beckenseite, die dem erhöhten Fuß entspricht, in die Höhe tritt (Abb. 224 c). Wäre die Wirbelsäule seitlich starr, so müßte der ganze Rumpf der schrägen Stellung des Kreuzbeins folgen; die Erhaltung des Gleichgewichtes wäre nur durch dauernde starke Muskelanspannung zu erzielen. Die seitliche Beweglichkeit der Wirbelsäule ermöglicht auch in diesem Falle die Aufrechterhaltung des Rumpfes. Nur die untersten Lendenwirbel folgen der schrägen Stellung des Kreuzbeins; schon im Laufe der übrigen Lendenwirbelsäule wird der schräge Verlauf durch Herstellung einer nach der erhöhten Seite konkaven seitlichen Krümmung ausgeglichen (Abb. 224 c). Beobachten wir nun aber die übrige Wirbelsäule, so sehen wir, daß die seitliche Krümmung sich nicht auf die Lendenwirbelsäule beschränkt, daß vielmehr die oberen Teile der Wirbelsäule mit beeinflußt werden. Die Rückenwirbelsäule nimmt eine leicht entgegengesetzte Krümmung und die Halswirbelsäule, dazu entgegengesetzt, eine der Lendenkrümmung gleichgesinnte seitliche Krümmung an. An die rechtskonvexe Lumbalkrümmung schließt sich nach oben die linkskonvexe Dorsalkrümmung und hieran die rechtskonvexe Zervikalkrümmung. Wir entnehmen daraus die wichtige Tatsache, daß die einzelnen Abschnitte der Wirbelsäule unter sich innig zusammenhängen und sich gegenseitig beeinflussen: die Wirbelsäule bildet eine statische Einheit.

Nehmen wir nun den Klotz wieder unter dem Fuß fort, so sehen wir, daß sofort die seitlichen Krümmungen verschwinden und die Wirbelsäule wieder vollständig gerade vor uns steht. Es handelte sich also nur um eine vorübergehende Stellungsänderung der Wirbelsäule, um skoliotische Stellungen der Wirbel zueinander, die infolge einer vorübergehenden statischen Ursache, nämlich der Schrägstellung des Beckens, im Dienste der Aufrechthaltung des Körpers eingenommen und durch die seitliche Beweglichkeit der Wirbelsäule ermöglicht wurde.

Bei der Drehung der Wirbelsäule schließlich sehen wir die hinteren Rippenabschnitte und den Lendenwulst auf der Seite, zu der der Rumpf sich dreht, nach hinten heraustreten, während die vorderen Rippenabschnitte auf der anderen Seite nach vorn hervortreten. —

Bei der Untersuchung lassen wir den Kranken zunächst umhergehen und beobachten den Gang und die Haltung des Körpers. Dann lassen wir den Kranken etwas vom Boden aufheben. Dies erfolgt normalerweise so, daß die Biegsamkeit der Wirbelsäule voll ausgenutzt wird, während die Kniegelenke nur ganz wenig gebeugt werden. Hieran schließen wir die Untersuchung der Wirbelsäule durch Betrachtung, Betastung und Prüfung der Beweglichkeit.

Der Körper des Kranken ist bis zur Trochantergegend entblößt; bei Mädchen ist das Haar aufgesteckt. Der Kranke wendet dem Untersucher den Rücken zu; er wird so gestellt, daß das Licht vom Fenster über den Kopf des Untersuchers hinweg unmittelbar auf seinen Rücken fällt. Die Füße sind geschlossen; die Arme hängen locker zu beiden Seiten herunter. Der Kranke muß eine ungezwungene, schlaffe Haltung einnehmen. Gelingt dies nicht gleich, so ist seine Aufmerksamkeit durch ein Gespräch über Geschwister, Schule und ähnliches abzulenken.

Noch eine weitere wichtige Vorbedingung ist zu erfüllen.

Wir sprachen bereits davon, daß bei einseitiger Beckenerhöhung auch die normale Wirbelsäule skoliotische Verbiegungen annehmen muß. Ist nun bei dem Untersuchten eine Verkürzung des einen Beines vorhanden, hat demzufolge beim Stehen das Becken eine schräge Stellung, so muß auch die gesunde Wirbelsäule des Untersuchten seitliche Verkrümmungen aufweisen. Es wäre fehlerhaft, in diesem Fall aus dem sichtbaren Bilde der Wirbelsäule auf eine krankhafte seitliche Verkrümmung, auf einen Schiefwuchs der Wirbelsäule schließen zu wollen. Ein Urteil über den Verlauf der Wirbelsäule bei der Betrachtung von hinten ist nur zu geben, wenn das Becken wagerecht ist. Wir müssen daher bei der Betrachtung, um nicht Täuschungen zu unterliegen, stets vom Becken ausgehen.

Hierzu führen wir beide Hände an die Spinae antt. supp. und beobachten die Lage der Verbindungslinie: sie muß horizontal verlaufen. Ist dies nicht der Fall, steht das Becken schräg, so muß die vorhandene Verkürzung des einen Beines erst ausgeglichen werden. Wir schieben in einem solchen Falle kleine Brettstücke verschiedener Dicke unter den Fuß des verkürzten Beines bis die Spinalinie wagerecht steht.

Hiernach beginnen wir die Betrachtung mit der Feststellung der Lage des Rumpfes zum Becken. Die Masse des Rumpfes liegt regelrechterweise genau über der Mitte des Beckens. Wenn das Augenmaß nicht ausreicht, halte man einen Faden, an dem unten ein kleines Gewicht befestigt ist (ein Lot), oben an die Protuberantia occipitalis ext. Der Faden muß über die sichtbare Linie der Dornen verlaufen und unten in der Crena ani endigen. Liegt das Lot mehr seitlich von der Crena ani, so ist der Rumpf nach dieser Seite verlagert, wie dies als Folge seitlicher Verkrümmungen so häufig ist.

Dann betrachten wir die Umrisse des Körpers. Wir sehen, ob die Nackenlinie beiderseits gleich verläuft, ob die Schultern gleich hoch stehen und sich in gleicher Entfernung von der Mittellinie befinden. Wir blicken dann am seitlichen Rumpf herab. Hier wird die etwas eingezogene Grenzlinie des Rumpfes (Taille) durch den herunterhängenden Arm zu einem Dreieck geschlossen, das wir das Taillendreieck nennen. Es ist normalerweise ein stumpfwinkliges Dreieck mit sehr langer Basis am Rumpf und sehr geringer Höhe. Wir achten auf das Größen- und Formenverhältnis dieser Taillendreiecke zueinander: beide Dreiecke müssen kongruent sein.

Bei der anschließenden Flächenbesichtigung betrachten wir zunächst die Dornenlinie und achten auf Unregelmäßigkeit der Dornen zueinander, auf das Vorspringen eines oder einiger Dornen aus der Ebene der übrigen (Gibbus, kurzbogige Kyphose). Wir berücksichtigen, daß der 7. Halswirbeldorn in der Regel etwas aus der Linie heraustritt (Vertebra prominens). Wir vergleichen die Höhe und die Lage der Skapula zur Wirbelsäule; wir vergleichen die durch den M. erector trunci und die unterliegenden hinteren Rippenabschnitte bzw. Querfortsätze gebildeten Rücken- und Lendenwülste; wir vergleichen die Ausbildung der hinteren seitlichen Brustabschnitte. Jede Verschiedenheit ist diagnostisch wichtig. Eine vorhandene mehr umschriebene Schwellung wird nach Lage und Mittelpunkt genau festgestellt.

Dann wenden wir uns wiederum der Dornenlinie zu und beobachten an ihr den Verlauf der Wirbelsäule als Ganzes. Um die Dornenlinie besonders kenntlich zu machen, kann man die Dornenspitzen der Reihe nach durch einen Hautpunkt kennzeichnen. Meist ist es ausreichend, mit dem Finger unter etwas Druck einigemal die Dornenlinie herunterzufahren: die dabei entstehende Hautröte genügt zur Kennzeichnung der Dornenlinie.

Die Dornenlinie muß durchaus geradlinig in der Mittellinie verlaufen. Abweichungen hiervon sind sofort nach Richtung und Ausdehnung der Krümmungen genau festzulegen, Ein geradliniger Verlauf der Dornenlinie beweist aber noch nicht unbedingt einen geradlinigen Verlauf der Wirbelkörper und damit eine regelrechte Form der Wirbelsäule. Auch hier kann der unmittelbar sichtbare Befund zu Täuschungen Veranlassung geben.

Wir merken uns, daß bei jeder seitlichen Abweichung von Abschnitten der Wirbelsäule stets gleichzeitig eine Drehung der Wirbel um die Längsachse erfolgt, so zwar, daß die Drehung am Mittelpunkt der seitlichen Abweichung am stärksten ist. Bei der Drehung wendet sich der vordere Scheitelpunkt der Wirbelkörper der Seite der Konvexität zu, und da die Drehungsachse etwa durch die Mitte des Wirbelkörpers geht, muß der hinten gelegene Dorn im Sinne eines kurzen Kreisbogens seitlich und zwar nach der konkaven Seite zu verlagert werden. Diese seitliche Verlagerung des Dorns nach der konkaven Seite arbeitet naturgemäß der durch die seitliche Wirbelsäulenverkrümmung gegebenen Verlagerung entgegen. So kann es vorkommen, daß die Verlagerung infolge der Drehung zum vollständigen Ausgleich der durch die seitliche Verkrümmung bedingten Verlagerung des Dorns führt, wie dies aus der schematischen Zeichnung Abb. 225 hervorgeht. Mit anderen Worten: die seitliche Verlagerung der Wirbelkörper ist stets größer als die der Wirbeldornen; bei leichter seitlicher Verlagerung der Wirbelkörper kann die Dornenlinie infolge der Drehung der Wirbel noch gerade, ohne jede seitliche Abweichung sein.

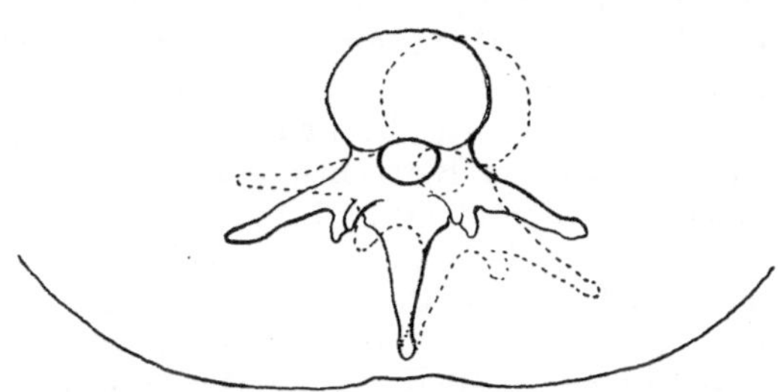

Abb. 225. Der tiefer, in der Mitte einer leichten rechtskonvexen Skoliose gelegene, punktiert gezeichnete Wirbel ist gleichzeitig so gedreht, daß die Stellung der Dornenspitze eine seitliche Verlagerung nicht erkennen läßt.

Wir müssen uns also hüten, aus dem Fehlen einer seitlichen Abweichung innerhalb der Dornenlinie zu schließen, daß diese Wirbelsäule von jeder seitlichen Verkrümmung frei sei. Das können wir erst dann, wenn wir festgestellt haben, daß die Wirbel bei geradliniger Dornenlinie frei von jeder Drehung sind.

Um dies zu prüfen, lassen wir den Kranken langsam den Rumpf nach vorn beugen und beobachten, indem wir uns etwas herunterhocken, scharf in den verschiedenen Beugestellungen des Rumpfes die obere Grenzlinie des Rückens zu beiden Seiten der Wirbelsäule. Normalerweise liegt die Grenzlinie in allen Stellungen durchaus in gleicher Höhe und besitzt die gleiche Form (vgl. Abb. 224b). Finden wir die Grenzlinie an einer Stelle auf der einen Seite höher stehen, so beweist dies eine Drehung der Wirbel des betreffenden Wirbelsäulenabschnittes. Infolge der Drehung müssen, wie ein Blick auf die Abb. 226a und b sofort verständlich macht, die hinteren Rippenwinkel und (an der Lendenwirbelsäule) die Querfortsätze bei aufrechter Körperhaltung etwas stärker nach hinten heraustreten; der Rücken- bzw.

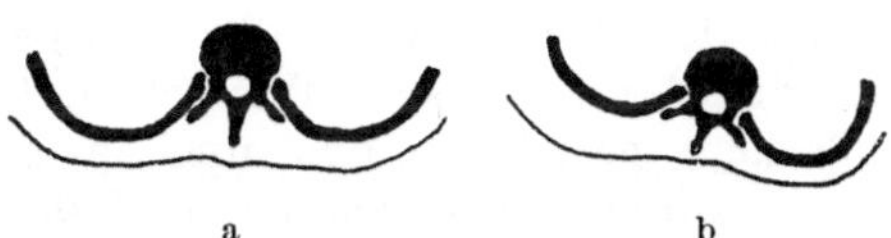

Abb. 226 a und b. Wirkung der Wirbeldrehung auf die hinteren Rippenwinkel und die Rückengrenzlinie.

Lendenwulst muß stärker vorgewölbt sein. Leichte Grade dieser Veränderung können der Beobachtung bei der Flächenbesichtigung von hinten entgehen. Sie müssen aber sofort auffällig werden, wenn man sie zur Profilbetrachtung bringt, was durch die Beugung des Rumpfes nach vorn geschieht. Die Vorwölbung der betreffenden Seite muß dann als Erhöhung der Grenzlinie sofort augenfällig werden. Erst wenn diese Prüfung Gleichheit der Rückengrenzlinie und damit die Abwesenheit jeder Wirbeldrehung ergeben hat, können wir bei geradlinigem Verlauf der Dornenlinie sagen, daß diese Wirbelsäule frei von seitlicher Verkrümmung ist.

Schwieriger ist die Beurteilung der sagittalen Schwingungen, die wir bei seitlicher Betrachtung beobachten, da ihre Ausbildung bei verschiedenen Menschen und in den verschiedenen Lebensaltern wechselnd ist. Es ist daher nötig, daß der Anfänger jede Gelegenheit benutzt, sich in die Rückenbetrachtung zu vertiefen. Nur so gewinnt man ein sicheres Urteil über die plastische Form des Rückens in den verschiedenen Fällen. Immerhin werden die hochgradigen Veränderungen der Verlaufslinie, die als krankhafte Zeichen zu bewerten sind, auch dem Anfänger, wenn er scharf zusieht und ein Auge für Formen hat, kaum entgehen. Es sind dies besonders: die Vermehrung der Brustkyphose, die krankhafte Steigerung der Lendenlordose, das Verschwinden der Lendenlordose und ihre Umwandlung in eine Kyphose.

Wir schließen die Flächenbesichtigung mit der Betrachtung des Rumpfes von vorn. Wir achten auf die Stellung der Schultern, die Form und die vordere Wölbung des Brustkorbes und auf die Lage des Brustbeins.

Zur Prüfung der aktiven Beweglichkeit der Wirbelsäule lassen wir den Kranken langsam den Rumpf so weit wie möglich nach vorn beugen. Normalerweise ist die Beugung bei leicht gebeugten Kniegelenken so weit möglich, daß bei herunterhängenden Armen die Fingerspitzen fast den Fußboden berühren. Zu einem Teil erfolgt die Bewegung in den Hüftgelenken, zum anderen innerhalb der Wirbelsäule selber. Wir sehen die Lendenlordose sich allmählich abflachen, gerade werden und in ganz leichte Kyphose übergehen, die Dorsalkyphose zunehmen und die Nackenlordose ebenfalls allmählich in leichte Kyphose übergehen. Bei diesen Bewegungen behält die Dornenlinie durchaus ihren geraden Verlauf. Bei der aktiven Beugung nach hinten sehen wir die Lendenlordose zunehmen, die Brustkyphose sich leicht strecken und die Nackenlordose stärker werden.

Bei den seitlichen Bewegungen sehen wir die Wirbelsäule in eine entsprechende Totalkrümmung übergehen. Bei der Drehung des Rumpfes halten wir das Becken mit unseren beiden Händen in der richtigen Lage fest; sie ist normalerweise so weit möglich, daß der Kopf eine Drehverlagerung um fast 90° erfährt.

Alle diese Prüfungen dienen in erster Linie zur Feststellung des Ausmaßes etwaiger Versteifungen. Bei der Beurteilung müssen wir jedoch den Alterseinflüssen Rechnung tragen. Ist schon im höheren Alter infolge zunehmender Muskelschwäche eine Verstärkung der kyphotischen Dorsalkrümmung die Regel, so kommt durch senile Gelenkveränderungen eine gleichzeitige Versteifung der stärker gekrümmten Rückenwirbelsäule zustande und auch die Beweglichkeit der übrigen Wirbelabschnitte erfährt eine mit den Jahren zunehmende Einbuße. Auch hier ist eine gewisse Erfahrung notwendig. Die Gefahr einer Täuschung ist aber praktisch nicht so groß, da weitaus die Mehrzahl der auf den Zustand der Wirbelsäule zu untersuchenden Kranken im jugendlichen Alter stehen.

Bei Säuglingen und bei kleinen Kindern, bei denen die aktiven Bewegungen sich nicht erzwingen lassen, prüfen wir die passive Beweglichkeit und zwar am einfachsten so, daß wir das Kind auf den Bauch legen und die Füße vom Tische hochheben. Die passive Überstreckung ist uns dann der Maßstab für die Beweglichkeit der Wirbelsäule.

Die Betastung beginnt an der Dornenlinie; hierbei und bei der anschließenden Beklopfung der einzelnen Dornen wird auf Empfindlichkeit geprüft. Dann gleitet die Hand über die Muskelwülste des Erector trunci, um hier Massenunterschiede und vielleicht Druckempfindlichkeit festzustellen. Umschriebene Schwellungen werden in der bei der Geschwulstdiagnostik besprochenen Art genau untersucht. Besonders wichtig ist die Prüfung auf Fluktuation; die tastenden Fingerspitzen müssen sich hierbei in der Längsrichtung der Muskulatur gegenüber liegen. Dann legen wir unsere beiden Hände flach auf den Kopf, führen ruckweise Stauchungen in der Längsrichtung aus und stellen Vorhandensein und Sitz einer etwaigen Schmerzhaftigkeit fest. Den Abschluß bildet bei dem geringsten Verdacht auf tuberkulöse Erkrankung die Abtastung der Darmbeinschaufeln und der Oberschenkelbeuge zur Prüfung auf das Vorhandensein eines hier gelegenen kalten Abszesses. —

Wir besprechen einige der häufigsten Untersuchungsergebnisse und ihre Deutung.

Stellen wir bei einem Neugeborenen im Bereiche der Wirbelsäule eine weiche Vorwölbung mit dem Mittelpunkt genau in der Dornenlinie fest, oder wird uns ein älteres Kind gebracht mit der Angabe, daß die Vorwölbung schon seit der Geburt bestehe, so wissen wir, daß es sich um eine Entwicklungsstörung bei der Ausbildung des Medullarrohres handelt. Es wird Ihnen bekannt sein, daß das Rückenmark einer Einsenkung der Außenhaut seine Entstehung verdankt. Diese Einsenkung schnürt sich später vollständig von der Außenhaut ab; um sie legen sich hinten die Wirbelbögen herum, die dann in Dornen miteinander verschmelzen. Alle Grade der Entwicklungshemmung sind hier möglich.

Finden wir bei einem Neugeborenen einen Bezirk der Haut im Bereich der Wirbelsäule durch eine rote, feuchte, plattenförmige Erhebung ersetzt, an der oft unten und oben zwei feine, Feuchtigkeit absondernde Öffnungen wahrnehmbar sind, so schließen wir daraus, daß in diesem Bereich die Entwicklung des Medullarrohres durch Einsenkung überhaupt ausgeblieben ist; die beiden Öffnungen stellen den Eingang in den Zentralkanal des Rückenmarkes dar (Rachischisis). Die Prüfung auf Rückenmarksfunktion stellt vollkommene Lähmung der unteren Gliedmaßen fest. Solche Kinder sind nicht lebensfähig.

Bemerken wir bei einem Kinde, das nur geringe oder gar keine Störungen der Rückenmarkstätigkeit aufweist, an gleicher Stelle eine rundliche, von normaler Haut bedeckte, deutlich fluktuierende Schwellung, so werden wir annehmen, daß in diesem Falle zwar die Bildung des Rückenmarkes regelrecht erfolgt ist, daß aber der Zusammenschluß der Wirbelbögen nicht stattgefunden hat und daß ein Fortsatz der Hirnhäute sich bruchartig aus dem Knochenspalt nach außen vorwölbt (Meningozele, Abb. 227).

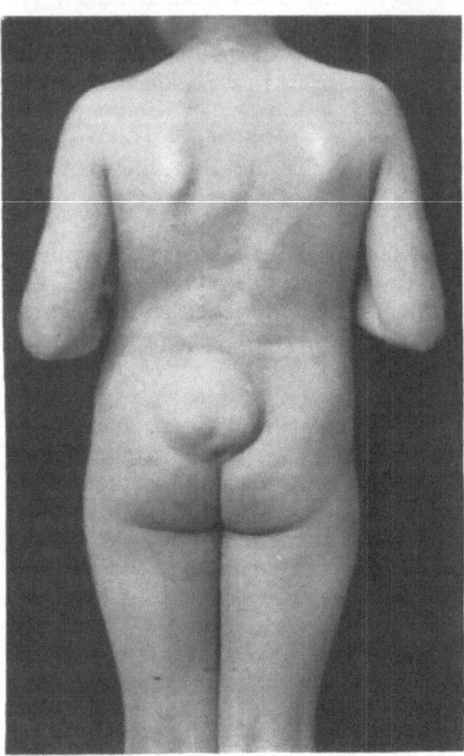

Abb. 227. Meningozele der unteren Lendenwirbelsäule.

Ist eine umschriebene Behaarung an einem Teil der Wirbelsäule vorhanden ohne sonstigen sichtbaren Krankheitsbefund, so vermuten wir auf Grund der vorliegenden Erfahrungstatsachen, daß an dieser Stelle die Vereinigung der Wirbelbögen nicht erfolgt ist, ohne daß gröbere Veränderungen am Rückenmark und seinen Häuten selber stattgefunden haben (Spina bifida occulta). Bei der Betastung werden wir feststellen können, daß an der betreffenden Stelle die Resistenz des Dorns fehlt oder daß beidseits der Mittellinie je eine kleine Knochenvorwölbung (die hinteren Enden der gespaltenen Wirbelbögen) tastbar ist.

Wird uns ein Kind zugeführt mit leichten Störungen der Blasenfunktion (nächtliches Harnträufeln, Enuresis nocturna) oder mit angeborenen Mißbildungen der Füße (Klauenhohlfuß, Klumpfuß), so werden wir in gleicher Weise die Wirbelsäule sorgfältig abtasten. Nicht selten werden wir dann auch ohne vorhandene Behaarung die Zeichen der Spina bifida occulta durch die Betastung feststellen. Die Bestätigung erbringt das Röntgenbild.

Von der speziellen Diagnostik aller dieser Mißbildungen und von den operativen Behandlungsaussichten und Behandlungswegen werden Sie in der Klinik noch weiteres erfahren. —

Stellen wir bei der Betrachtung der Wirbelsäule einen Gibbus oder eine kurzbogige Kyphose fest, ist eine Verletzung vor kurzem vorausgegangen und ist der Kranke vorher beschwerdefrei gewesen, so müssen wir, trotzdem der Kranke zu Fuß zu uns gekommen ist, eine Kompressionsfraktur der Wirbelsäule annehmen, die aber naturgemäß nicht mit einer Rückenmarksschädigung verbunden sein kann.

Eine Trapezkünstlerin kommt in die Poliklinik und gibt an, beim Üben vor 8 Tagen vom Trapez auf das Gesäß gefallen zu sein. Sie sei kurze Zeit benommen gewesen und sei dann nach Hause gebracht worden; sie habe dort einige Tage gelegen und wolle nun wissen, was los sei. Wir fanden einen deutlichen Gibbus des 1. Lendenwirbeldorns, der klopfempfindlich war. Störungen des Nervensystems fehlten. Das Röntgenbild bestätigte die Diagnose einer Kompressionsfraktur des 1. Lendenwirbelkörpers.

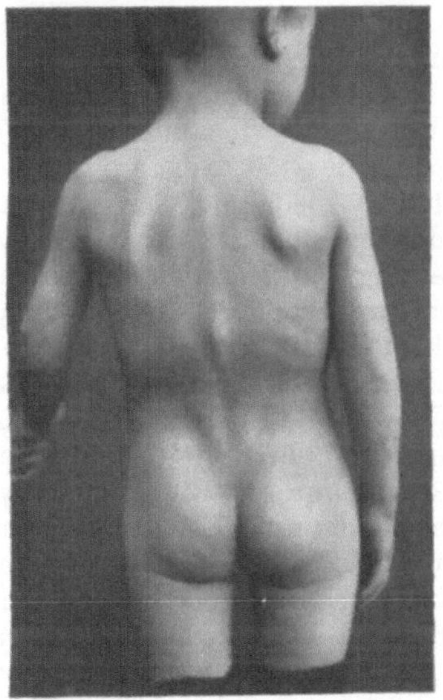
a

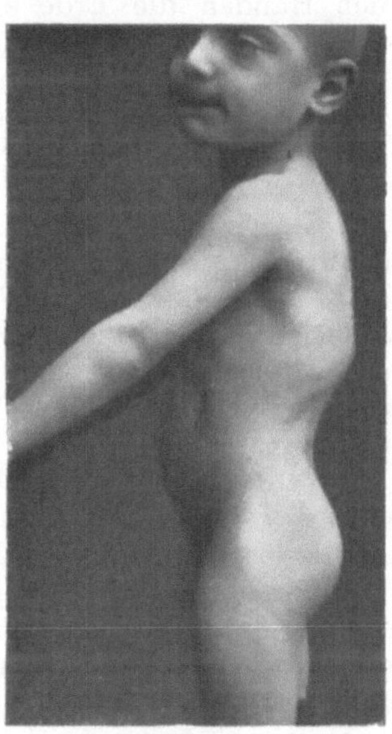
b

Abb. 228 a und b. Tuberkulöser Gibbus der unteren Brustwirbelsäule.

Finden wir einen druckempfindlichen Gibbus, ohne daß eine Verletzung vorausgegangen ist, ist die Wirbelsäule versteift, besteht Stauchungsschmerz, so werden wir mit Recht zunächst an eine tuberkulöse Spondylitis denken. Am deutlichsten sehen wir den Gibbus im Bereich der an sich schon kyphotischen Brustwirbelsäule (Abb. 228 a und b). Schwerer ist er innerhalb der lordotischen Lendenwirbelsäule zu erkennen; hier hat man oft nur den Eindruck einer Abflachung der normalen Lordose. Im übrigen sind in diesen Fällen die Erwägungen anzustellen, die bei der Untersuchung der Schwerkranken besprochen wurden.

Bemerken wir einen vollständig unempfindlichen Gibbus bei fehlenden oder bei geringen Beschwerden, die sich durch die gleichzeitige Versteifung der Wirbelsäule erklären, so werden wir nur zwischen einer ausgeheilten Kompressionsfraktur und einer ausgeheilten oder wenigstens nicht mehr manifesten tuberkulösen Spondylitis zu entscheiden haben. Indes sei man im Fall der Spondylitis mit der Annahme der Ausheilung vorsichtig: Es kommt vor, daß trotz vollständiger Unempfindlichkeit des Gibbus sich die durch Punktion entleerten kalten Abszesse immer wieder anfüllen, woraus hervorgeht, daß der tuberkulöse Erkrankungsherd noch keineswegs erloschen ist.

Kommt ein Kranker mit Klagen über Schmerzen im Rücken, läßt sich eine Formabweichung der Wirbelsäule nicht feststellen, so prüfen wir die Beweglichkeit und die Klopfempfindlichkeit der Wirbelsäule. Sehen wir, daß der Untersuchte beim Aufheben von Gegenständen jede Krümmung der Wirbelsäule vermeidet, sondern dadurch mit den Händen die Erde erreicht, daß er die Knie stark bis zur Hockstellung beugt, finden wir eine Aufhebung der aktiven Beweglichkeit der Wirbelsäule, ist dazu noch ein Wirbeldorn klopfempfindlich und besteht Stauchungsschmerz, so ist die Diagnose einer beginnenden tuberkulösen Spondylitis mit Recht zu stellen, auch wenn der sicherste Beweis dieser Erkrankung, der kalte spondylitische Abszeß, nicht vorhanden ist. In welchen Ausnahmefällen wir an eine Tumormetastase im Wirbelkörper zu denken haben, wurde vorher erwähnt.

Ist außer einer leichten Versteifung ein krankhafter Befund an der Wirbelsäule nicht zu ersehen, fehlt insbesondere die Klopfempfindlichkeit, besteht aber an typischer Stelle ein kalter Abszeß, so haben wir gleichwohl das Vorhandensein einer tuberkulösen Spondylitis anzunehmen; so groß ist die Beweiskraft der Senkungsabszesse. Nur hat man bei den Psoasabszessen die Tuberkulose der Symphysis sacro-iliaca, bei den kalten Abszessen im unteren Rippenwirbelwinkel die tuberkulöse Rippenkaries differentialdiagnostisch auszuschließen. —

Wird uns ein kleines Kind, das die Zeichen der Rachitis bietet, wegen „krummen Rückens“ zur Untersuchung gebracht, so prüfen wir die Haltung der Wirbelsäule zunächst beim Sitzen. Wir werden dann die starke kyphotische Krümmung in der unteren Brustwirbelsäule sofort wahrnehmen. Legen wir es jetzt auf den Bauch, prüfen wir in der beschriebenen Weise die Beweglichkeit der Wirbelsäule bei Überstreckung und finden wir, daß die Wirbelsäule die regelrechte überstreckte Haltung einnimmt, so handelt es sich um eine bewegliche rachitische Kyphose (rachitischer Rundrücken). Tritt die Überstreckung nur unvollkommen ein, bleibt ein Teil der Kyphose bestehen, so kann es sich um eine bereits fixierte Kyphose oder aber um eine tuberkulöse Spondylitis handeln. Besteht keine Klopfempfindlichkeit, kein Stauchungsschmerz, sitzt das Kind ganz vergnügt längere Zeit aufrecht, bewegt es sich überhaupt in regelrechter Weise, so werden wir mit Recht die tuberkulöse Spondylitis ausschließen und eine fixierte rachitische Kyphose annehmen (starrer rachitischer Rundrücken).

Wird uns ein älteres Kind gebracht mit der Angabe, es habe einen „runden Rücken“ oder eine schlechte Haltung, finden wir bei zwangloser Haltung eine Vermehrung der Brustkyphose, wobei die

Schultern schlaff nach vorn sinken, kann das Kind auf Aufforderung die Krümmung und die Stellung der Schultern ausgleichen, um aber bald wieder in die alte Stellung zurückzusinken, so haben wir es mit einer Erschlaffung und Schwächung der Rückenmuskeln zu tun, die mit schmerzhaftem Ermüdungsgefühl verbunden ist. Wir nennen diesen Zustand den schlaffen Rundrücken. Es ist dies ein häufiger Befund in dem Alter raschesten Knochenwachstums, wenn die Muskelausbildung mit dem Knochenwachstum nicht gleichen Schritt hält, besonders dann, wenn durch langes Sitzen auf der Schulbank, bei Handarbeiten usf. die Muskulatur überanstrengt wird.

Finden wir bei einem Kind eine hochgradig gesteigerte Lordose der Lendenwirbelsäule, so müssen wir zuerst an die Möglichkeit einer doppelseitigen angeborenen Hüftverrenkung denken. In diesem Falle stehen die Schenkelköpfe hinter der Verbindungslinie der Pfannen, der normalen Unterstützungslinie des Beckens. Das Becken kippt daher etwas nach vorn über und tritt in stärkere Neigung zur Horizontale. Hierbei zieht es die untere Lendenwirbelsäule mit. Zum Ausgleich, zur Erhaltung des Gleichgewichtes muß der übrige Rumpf nach hinten verlagert werden: die gesteigerte Lordose ist die notwendige Folge.

Die Erkennung des Grundleidens ist bei der Untersuchung des Hüftgelenks besprochen worden. Ist eine Verrenkung nicht vorhanden, vermeidet das Kind alle kräftigen Bewegungen der Wirbelsäule ähnlich wie bei einer tuberkulösen Spondylitis, ist dabei aber die passive Beweglichkeit völlig regelrecht, fehlen Schmerzen und Klopfempfindlichkeit, so muß eine hochgradige Schwäche der Muskulatur vorliegen, die durch Lähmungszustände (Kinderlähmung, Poliomyelitis acuta) oder aber durch eine zum Muskelschwund führende Muskelerkrankung (progressive Muskelatrophie) bedingt sein kann.

Finden wir bei einem Erwachsenen, der über langsam zunehmende Steifigkeit der Wirbelsäule und vielleicht über ausstrahlende Schmerzen nach beiden Seiten klagt, einen geradlinigen Verlauf der Wirbelsäule und regelrechte oder annähernd regelrechte sagittale Schwingungen, besteht nirgends eine umschriebene Druck- und Klopfempfindlichkeit der Wirbelsäule, bemerken wir aber, daß bei der Beugung nach vorn die ganze Wirbelsäule oder wenigstens die unteren Abschnitte ohne die geringste Krümmungsveränderung, wie ein starrer Stab, durch Beugung in den Hüftgelenken nach vorn bewegt wird, so werden wir mit Recht schließen, daß jene eigenartige Form der fortschreitenden Wirbelsäulenerkrankung vorliegt, bei der die Zwischenwirbelgelenke versteifen, ja verknöchern und Knochenspangen — im Röntgenbild sichtbar — sich von einem Wirbelkörperrand zum nächsten bis zu vollständiger knöcherner Überbrückung hinüberlegen (Spondylitis ankylopoetica, Bechterewsche Krankheit). Finden wir in einem solchen Falle bei vollständiger Starre der Wirbelsäule die Lendenlordose aufgehoben, ja zur Kyphose umgewandelt, die Brustkyphose gesteigert, ja selbst die Halswirbelsäule kyphotisch gekrümmt, so daß der Rumpf nach vorn über steht und das Gesicht unverrückbar der Erde zugewandt ist, so erkennen wir hierin ein vorgeschrittenes Stadium dieser Erkrankung. —

Von besonderer praktischer Wichtigkeit ist die Erkennung der häufigen seitlichen Verkrümmungen der Wirbelsäule (Skoliosen). Wir müssen uns hier auf das Elementare beschränken.

Bemerken wir bei einem jugendlichen Kranken, der in schlaffer Haltung vor uns steht, eine leichte Verkrümmung der Dornenlinie, stellen wir aber fest, daß die Verkrümmung vollständig verschwindet, wenn der Kranke eine straffe Haltung annimmt oder wenn er sich nach vorn beugt, ist insbesondere bei gebeugter Haltung die Rückengrenzlinie beiderseits gleich, so schließen wir, daß hier eine eigentliche Skoliose, ein Schiefwuchs der Wirbelsäule, nicht vorliegt, sondern nur eine krankhafte Schiefhaltung der Wirbelsäule, die durch Schwäche und leichte Ermüdbarkeit der Rückenmuskeln bedingt ist. Zurückbleiben der Rückenmuskelentwicklung in der Zeit raschen Knochenwachstums, mangelhafte Muskelübung neben Schwäche der Konstitution sind die Ursachen dieser Zustände, die allerdings nicht selten in der Entwicklung einer richtigen Skoliose endigen. Sie sind ein dankbares Gebiet für die orthopädischen Leibesübungen und die Massage, wodurch der Muskelschwäche wirksam entgegengearbeitet wird.

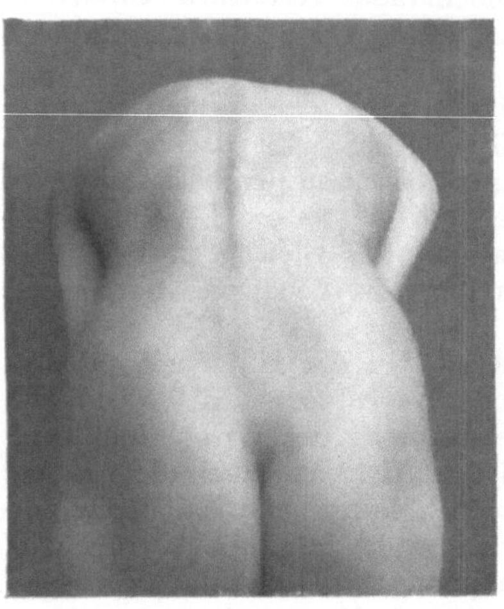

Abb. 229. Leichte linkskonvexe Totalskoliose.

Die Dornenlinie zeigt eine leichte Schwingung mit der Konvexität nach links; deutlicher zu sehen ist die Vorwölbung auf der linken Seite der Rückengrenzlinie und die Vorwölbung des linken Lendenwulstes (infolge der gleichzeitigen Drehung der Wirbel).

Stellen wir dagegen fest, daß die Verkrümmung der Dornenlinie auch bei straffer Haltung und beim Beugen nach vorn bestehen bleibt, ist insbesondere die Rückengrenzlinie am gebeugten Kranken beiderseits ungleich, auf der einen Seite stärker vorgewölbt als auf der anderen, so besteht ein Schiefwuchs der Wirbelsäule, eine Skoliose. Die veränderten Bänder halten nicht nur die Wirbelsäule in der fehlerhaften Stellung fest, sondern auch die knöchernen Wirbel haben sich bei dem Knochenumbau in ihrer Form der Stellung angepaßt. Die Ungleichheit der Rückengrenzlinie ist der Ausdruck der Wirbeldrehung, die, wie oben erwähnt, stets mit der seitlichen Krümmung verquickt ist und die die am Wirbel ansetzenden Knochenteile (Rippen, Lendenquerfortsätze) auf der Seite der Konvexität nach hinten heraustreten läßt (hinterer Rippenbuckel, Lendenwulst). Betrifft die Krümmung und Drehung, wie in dem Falle der Abb. 229, die gesamte Wirbelsäule (Totalskoliose), so muß die Rückengrenzlinie im Brustteil wie im Lendenteil die Vorwölbung auf der gleichen Seite (vgl. Abb. 229, linke Seite) aufweisen. Bei einer S-förmigen Krümmung der Wirbelsäule muß naturgemäß die Rückengrenzlinie die Vorwölbung im Lendenteil auf der einen, im Brustteil auf der anderen Seite erkennen lassen.

Ist eine Verkrümmung der Dornenlinie überhaupt nicht wahrnehmbar, tritt aber der Lendenwulst und die Gegend der hinteren Rippenwinkel auf der einen Seite stärker hervor, oder zeigt die Rückengrenzlinie am gebeugten Kranken auf der einen Seite eine leichte Vorwölbung, so liegt ebenfalls eine Skoliose vor. In diesem Falle wird durch die gleichzeitige Drehung die Dornenspitze des seitlich verlagerten Wirbels an der richtigen Stelle gehalten (vgl. S. 385 und Abb. 225).

Sie sehen daraus, daß für die Erkennung der leichten Skoliosen die Form der Rückengrenzlinie beweisender ist, als der Verlauf der Dornenlinie. Eine leichte Krümmung der Dornenlinie beweist, wie vorher ausgeführt, noch nicht immer einen Schiefwuchs der Wirbelsäule; sie kann durch Schiefhaltung bei erschlaffter Rückenmuskulatur bedingt sein. Die durch die Wirbeldrehung bewirkte Ungleichheit der Rückengrenzlinie beweist dagegen stets den Schiefwuchs der Wirbelsäule (die Skoliose).

Die Anordnung der Vorwölbung — zusammen mit dem Verlauf der Dornenlinie — unterrichtet uns über die Form der Skoliose (rechtskonvexe, linkskonvexe Totalskoliose, linkskonvexe Lumbalskoliose mit sekundärer rechtskonvexer Dorsalskoliose usf.). Bei den S-förmigen Krümmungen erblicken wir in der stärkeren Krümmung die primäre Skoliose, die die Gegenskoliose der übrigen Wirbelsäule im Gefolge hat.

Die schweren Formen der skoliotischen Wirbelsäulenverkrümmung bereiten der Erkennung keine Schwierigkeiten. Hier können wir die Form und Ausdehnung der Krümmungen ohne weiteres von der Dornenlinie ablesen. Wir stellen dabei gleichzeitig fest, daß die seitlichen Verkrümmungen mit kyphotischen Krümmungen verquickt sind (Kyphoskoliose). Deutlich erkennen wir auch in diesen Fällen die Einwirkung der Wirbelsäulenverkrümmung auf die Gesamtform des Rumpfes. Wir sehen die seitliche Verlagerung des Rumpfes zum Becken und das Verschwinden des Taillendreiecks auf der konvexen Seite bei der Lumbalskoliose; wir sehen den Hochstand der Schulter auf der konvexen Seite der Dorsalskoliose; wir bemerken den vorderen und hinteren Rippenbuckel als Zeichen der gleichzeitigen Wirbeldrehung u. a. m.

Auch über die ätiologische Form der Skoliose vermag uns die Untersuchung in manchen Fällen Aufschluß zu geben.

Stellen wir eine S-förmige Krümmung der Wirbelsäule bei Schrägstand des Beckens (infolge Verkürzung eines Beines, Abb. 230 a) fest, bleibt aber bei der Herstellung der horizontalen Lage des Beckens die S-förmige Krümmung ganz oder zum Teil bestehen (Abb. 230b), so hat sich bereits die Wirbelsäule in der bei aufrechter Haltung statisch erzwungenen Stellung festgestellt und die Form der Wirbelkörper hat sich der Stellung angepaßt: es besteht eine statische Skoliose.

Finden wir eine S-förmige Krümmung bei wagerechtem Becken und gleicher Beinlänge, bemerken wir aber auf der konkaven Seite der sichtbaren Dorsalskoliose eine eingezogene, den Rippen angewachsene Narbe, die von der operativen Eröffnung der eitergefüllten Brusthöhle herrührt, so wissen wir, daß die Verkrümmung der Dorsalwirbelsäule, der sich die entgegengesetzt gerichtete Krümmung der Lendenwirbelsäule anschließt, die Folge der Narbenschrumpfung im

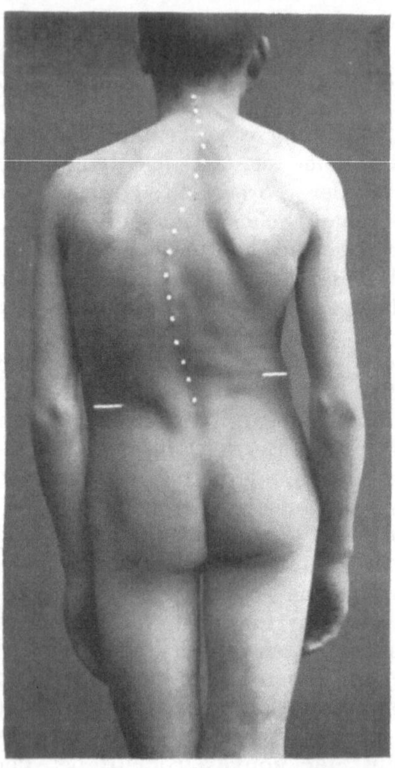

a

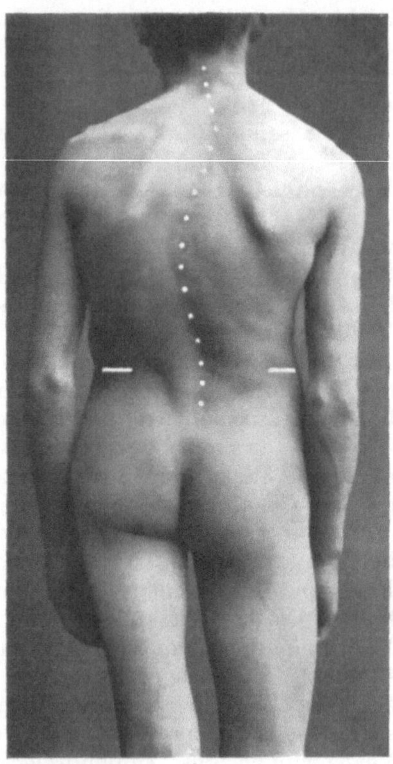

b

Abb. 230 a und b. Statische Skoliose.

a) Bei natürlicher Stellung Schrägstand des Beckens infolge Verkürzung des linken Beins und linkskonvexe Lumbodorsalskoliose der Wirbelsäule. b) Bei Erzwingung der wagerechten Beckenlage bleibt die Verkrümmung zum größten Teil bestehen.

Bereich des Brustkorbes ist (Narbenskoliose). Die Narbenschrumpfung zieht die nächst gelegenen Rippen bis zum völligen Verschwinden der Interkostalräume an die Brustöffnung heran und die zugehörigen Wirbel folgen dieser Bewegung.

Stellen wir bei einem Kranken, der über heftige Schmerzen in einem Bein im Verlauf des N. ischiadicus klagt (Ischias), bei starker seitlicher Verlagerung des Rumpfes eine Lumbalskoliose und sekundäre Dorsalskoliose fest, so handelt es sich um das Krankheitsbild der Scoliosis ischiadica. Der Kranke stellt zunächst durch Muskelwirkung die Wirbelsäule in der Stellung ein, in der er am wenigsten Schmerzen hat, bis schließlich die Wirbelsäule in der fehlerhaften Stellung fest wird.

Bemerken wir bei einer kindlichen Skoliose einen deutlichen tastbaren Massenunterschied der beidseitigen Rückenmuskeln, so müssen wir vor allem an eine durch Muskellähmung (nach Poliomyelitis) entstandene Skoliose denken. Die nichtgelähmten Muskeln der gesunden Seite ziehen die Wirbel in die seitliche Krümmung hinein. Die Feststellung der Lähmung ist durch die neurologische Untersuchung unschwer möglich.

In der Mehrzahl der Fälle lassen sich solche ätiologisch leitenden Befunde nicht erheben. Wir wissen, daß in diesen Fällen die Skoliose dem Zusammenwirken mehrerer Umstände ihre Entstehung verdankt: der langdauernden Innehaltung einer Schiefhaltung, der Schwäche der Rückenmuskulatur und der Formbarkeit der Wirbelkörper infolge osteodystrophischer Zustände. Werden rachitische Kinder von der Mutter dauernd auf dem gleichen Arm getragen, so treffen diese drei Umstände zusammen: daher die Häufigkeit der rachitischen Skoliose. Sind die Kinder in den Entwicklungsjahren, also in der Zeit des raschesten Knochenwachstums — mit dem die Entwicklung der Muskulatur nicht gleichen Schritt hält — und der Pubertätsdystrophie der Knochen zu andauernder Schreibarbeit oder Handarbeit in schlechter Haltung der Wirbelsäule gezwungen, so treffen wiederum diese drei Umstände zusammen: daher die häufige, meist als habituelle Skoliose bezeichnete Skoliose der Entwicklungsjahre. Ist erst einmal die Skoliose vorhanden, so führt die nun fehlerhaft wirkende Belastung mit der Zeit die langsame Zunahme der Verkrümmungen herbei.

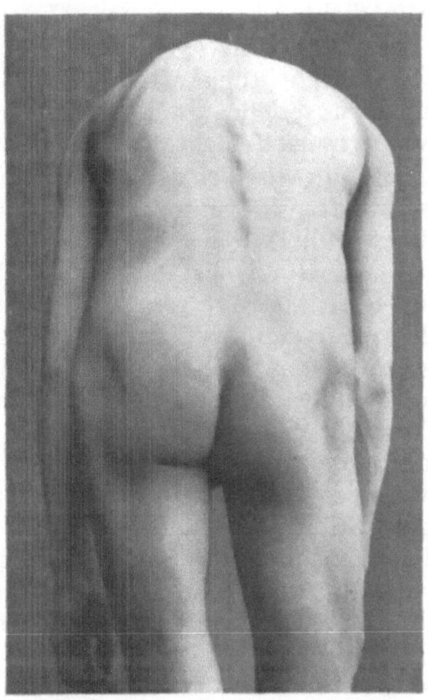

Abb. 230 c. Statische Skoliose.
Entsprechend der linkskonvexen Dorsalskoliose starker hinterer Rippenbuckel auf der linken Seite.

Die Feststellung der Wirbel gegeneinander und ihre anatomische Umformung macht es verständlich, daß die Bekämpfung und Beseitigung des ausgebildeten Schiefwuchses der Wirbelsäule eine sehr viel schwierigere Aufgabe ist als die Beseitigung der vorher erwähnten Schiefhaltung. Sie wird um so schwerer, ja unlösbar, je stärker die Verkrümmungen, je fester die Feststellung und Umformung der Wirbel ist. Um so dringlicher ist die frühzeitige Erkennung des Leidens.

Die Behandlung der Skoliose fällt den besonders nach dieser Richtung ausgebildeten Orthopäden zu; sie ist nur mit Hilfe besonderer Vorrichtungen zu erfüllen. Die Erkennung auch der leichtesten Formänderungen der Wirbelsäule ist eine wichtige Pflicht des praktischen Arztes und des Chirurgen. Nur durch die frühzeitige sachgemäße Behandlung können solche Kinder vor Krüppeltum bewahrt werden.

20. Die Untersuchung des Mastdarms und des Afters.

Der heranwachsenden ärztlichen Jugend muß die unbedingte Verpflichtung genauester Untersuchung bei jeder Erkrankung des Afters und des Mastdarmes von Anfang an eingeprägt werden; dazu die Verpflichtung, wenn eigenes Können zur Klärung des Zustandes nicht ausreicht, unverzüglich sachkundigen Rat einzuholen. Selbst wenn es sich nicht, wie beim Mastdarmkrebs, um lebensvernichtende Zustände handelt, so verursachen diese Erkrankungen doch zum mindesten so schwere Belästigungen, daß der Lebensgenuß auf das Empfindlichste getrübt wird. Die aussichtsreiche Behandlung dieser Leiden ist an sich oft verzögert durch die sachlich gewiß ungerechtfertigte, aber verzeihliche Scheu der Kranken, diese Gegend des Körpers dem Arzt zu unterbreiten. Ganz unverzeihlich ist es aber, wenn der Arzt solchen Kranken gegenüber aus gleicher Scheu die notwendige gründliche Untersuchung unterläßt. Halten wir uns die Tatsache vor Augen, daß noch immer ein großer Teil der mit Mastdarmkrebs behafteten Kranken erst dann zum Chirurgen gelangen, wenn es zur gründlichen Ausrottung, die im Beginn des Leidens so gute Erfolge erzielt, zu spät ist; leider oft nicht deswegen, weil diese Kranken nicht ärztliche Hilfe nachgesucht hätten, sondern weil die sorgfältige ärztliche Untersuchung unterlassen wurde.

Zur Krankheitserkennung steht uns die äußere Besichtigung, die äußere und innere Betastung und schließlich die innere Besichtigung mit besonderen Instrumenten (Rektoskop) zur Verfügung. Dazu tritt die Untersuchung der vom Rektum abgesonderten Stoffe (Kot und etwaige Beimischungen). Die innere Betastung (digitale Exploration) ist grundsätzlich in jedem Falle vorzunehmen. Hiervon gehen wir nur in Ausnahmefällen ab, wenn, wie z. B. bei der Fissura ani, das Krankheitsbild durch die Besichtigung vollständig geklärt ist und die Untersuchung schmerzhaft ist. Besonders hervorzuheben ist die Notwendigkeit der Fingeruntersuchung bei den Hämorrhoiden: Nicht selten sind die Fälle, in denen der tastende Finger oberhalb der sichtbaren Hämorrhoiden ein Karzinom des Mastdarmes feststellt.

Zur äußeren Besichtigung lassen wir den Kranken auf den Rücken legen und die Beine im Hüftgelenk und Kniegelenk stark beugen, wobei der Kranke am besten seine Hände in die Kniekehlen legt, um die Beine stark nach oben anzuziehen. Ein Helfer hält die Gesäßbacken leicht auseinander.

Der normale After erscheint als unregelmäßig sternförmiger, geschlossener Spalt. Die den Analspalt unmittelbar ringförmig umgebende

Haut (Analhaut) ist von der gewöhnlichen Haut der weiteren Umgebung durchaus verschieden. Sie ist sehr dünn und zart, von leicht bräunlicher Farbe und weist zahlreiche feine, radiäre Fältchen auf. Die Breite des Ringes ist etwa 1—2 cm; der Übergang in die gewöhnliche Haut der Umgebung ist meist ziemlich scharf. Dieser Analhaut kommt die wichtige Rolle zu, bei der nahenden Stuhlentleerung das Andrängen des Stuhles anzuzeigen. Von der roten Mastdarmschleimhaut ist normalerweise nichts zu sehen.

Beobachtet man den Anus einige Zeit, so kann man nicht selten eigenartige Bewegungen sehen, die wir als das Spiel des Afters bezeichnen können. Man sieht ein leichtes Lockerwerden des Spaltes mit engem Verschluß abwechseln (Sphinkterspiel); man sieht ferner den ganzen After weiter heraustreten und sich wieder zurückziehen (Levatorspiel). Auch hierbei ist von der roten Mastdarmschleimhaut nichts zu sehen. Fordert man den Kranken jetzt auf, wie zum Stuhlgang zu pressen, so ändert sich das Bild ein wenig. Der ganze After wird etwas nach unten vorgedrängt; die radiären Falten der Analhaut verlieren sich; die Analhaut füllt sich und baucht sich leicht vor, wobei die Farbe, insbesondere am inneren Rande (Analsaum), leicht bläulich wird (Füllung des Plexus hämorrhoidalis). Aber auch jetzt ist von der roten Schleimhaut des Mastdarmes nichts sichtbar.

Zur genauen Besichtigung des Analsaumes selber faßt man jetzt mit den Fingern beider Hände die Haut in der Nähe des Anus und öffnet durch vorsichtigen Zug nach außen den Analspalt ein wenig. Man übersieht jetzt besser den inneren Abschnitt der Analhaut und ihren Übergang in die hochrote Mastdarmschleimhaut, von der selber jetzt hier und da ein Randsaum zu sehen ist. Man achtet besonders auf die Gegend der hinteren Kommissur. Nur bei unvorsichtigem starkem Zug kann es vorkommen, daß hier an der feinen Analhaut in der Gegend des Überganges zur Schleimhaut feine radiäre Risse auftreten.

In der weiteren Umgebung des Anus besichtigen wir die Crena ani bis hinauf zur Spitze des Kreuzbeins; hier zeigt die Haut nicht selten ein sichtbares Grübchen, die Fossa coccygea. Dann besichtigen wir den Damm mit der hinteren Harnröhre (Bulbus urethrae) und schließlich die seitlichen Hautabschnitte bis heran zum Becken.

Die äußere Betastung beginnt an der Haut in der Umgebung des Afters im Bereich des Spatium ischio-rectale; hier muß überall weiche Nachgiebigkeit vorhanden sein. Dann fühlen wir in der Crena ani nach dem Steißbein, dessen Lage und Beweglichkeit geprüft wird. Normalerweise bildet der Steißbeinknochen die Verlängerung des Kreuzbeins; er ist gegen das Kreuzbein ein wenig federnd fixiert. Weder diese Bewegungen, noch auch die Betastung des Steißbeines darf schmerzhaft sein. Dann tasten wir nach der vorderen Begrenzung des Afters, wo im Bereich des Bulbus urethrae und der aufliegenden Schwellkörper und Muskeln (M. bulbo-cavernosus) überall weiche Nachgiebigkeit und Druckunempfindlichkeit vorhanden sein muß.

Es folgt die Austastung des Mastdarminneren. Die vorherige Entleerung des Mastdarmes durch einen Einlauf ist nicht immer unbedingt nötig, aber bei Füllungszuständen und insbesondere bei allen nicht ganz einfachen Befunden dringend geboten. Der mit dünnem Gummifingerling oder Gummihandschuh versehene rechte Zeigefinger wird dick mit Vaselin eingefettet und dann, während man den Kranken auffordert, stark zu pressen, unter allmählichem Drängen langsam in den After und den Mastdarm eingeführt.

Bevor man an die Fingeruntersuchung des Mastdarms geht, muß man wissen, was hierbei zu fühlen ist (vgl. Abb. 231 und 232). Zunächst gelangt der Finger in die Pars sphincterica des Mastdarmes, wo er von dem im Dauerkrampf (Tonus) befindlichen M. sphincter

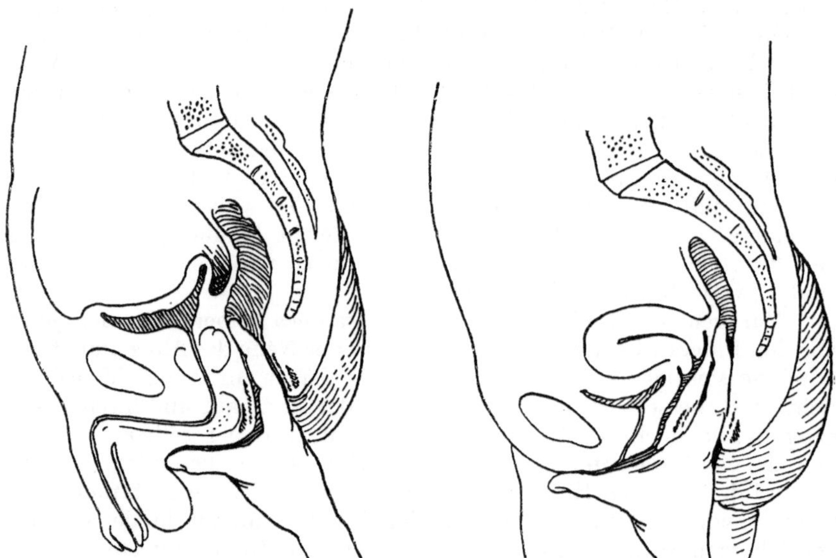

Abb. 231. Innere Betastung des Mastdarms beim Manne.

Abb. 232. Innere Betastung des Mastdarms beim Weibe.

umschlossen wird. Man fühlt allseitig den sanften Druck des angespannten Schließmuskels. Durch Supination und Pronation der Hand wird der Finger gedreht, so daß die Tastfläche mit allen Teilen der abzutastenden Schleimhaut in Berührung kommt. Dann wird der Finger, mit der Tastfläche deckenwärts gerichtet, tiefer eingeführt: die Spitze gelangt in die geräumige Ampulle, die Tastfläche ruht beim Manne auf der Hinterwand der Prostata (Abb. 231). Die normale Prostata erscheint hierbei als kleine, derbe, glatte und ebene Platte; nur bei starker seitlicher Verschiebung der Fingerspitze fühlt man an dem Anfang des Überganges in die Seitenfläche des Organs, daß die gefühlte Platte nur die Hinterfläche einer hinten abgeflachten Halbkugel ist. Führt man den Finger noch höher herauf, so kommt man — immer an der Vorderfläche des Mastdarms — an weiches und nachgiebiges Gewebe: das ist die hintere Blasenwand, und noch etwas höher hinauf der Spalt des Douglasschen Raumes. Um bis hier herauf zu gelangen, müssen die außengelegenen Finger After und Damm sanft, aber energisch in die Höhe drängen. Führt man die Fingerspitze hinter der Prostata stark seitlich in die Höhe, so kommt man in die Gegend der Samenblasen. Bei der Frau gleitet die tastende Fingerspitze in der angegebenen Lage des Fingers an dem weichen Gewebe der hinteren Scheidenwand entlang, bis — normalerweise höher als die Prostata — eine harte, rundliche und verschiebliche Geschwulst fühlbar wird: das ist die Portio vaginalis uteri (Abb. 232), die nicht so selten irrtümlich für eine hier gelegene Geschwulst angesehen wird. Im Zweifelsfalle empfiehlt es sich, den Daumen der gleichen Hand oder den Zeigefinger der anderen Hand in die Scheide einzuführen und die Portio aufzusuchen; dann ist der Zweifel sofort zu klären. Oberhalb der Portio kommt der tastende Finger auf die weiche und nachgiebige Resistenz des hinteren Douglas mit den einliegenden Dünndarmschlingen.

Durch entsprechende Drehung der Hand werden jetzt die Hinterfläche und die Seitenflächen der Ampulle abgetastet. Hinten wird sofort die knöcherne Resistenz des Steißbeins tastbar, das auf Lage, Beweglichkeit und Druckempfindlichkeit zu prüfen ist; darüber hinaus kommt man an den Anfangsteil der Aushöhlung des Kreuzbeins. An den Seitenflächen sind normalerweise nur die glatten Innenwandungen des kleinen Beckens zu tasten.

Die Besichtigung des Mastdarminneren beschließt in allen noch zweifelhaften Fällen die Untersuchung. In Narkose oder in örtlicher Betäubung ist es möglich, nach Dehnung des Schließmuskels durch Einführung spreizender Instrumente den Anfangsteil des Mastdarmes dem Auge sichtbar zu machen. Dieser Technik überlegen ist die Untersuchung mit dem Mastdarmspiegel, zumal es dazu keiner Betäubung bedarf. Hierbei wird, nach entsprechender Vorbereitung des Mastdarms (Entleerung und Trockenlegung) ein starres Rohr eingeführt, das an seinem Ende eine kleine Lichtquelle birgt und das bei richtiger Technik bis in den unteren Teil der Flexura sigmoidea heraufgeführt werden kann. Während des Einführens und Herausziehens wird das erleuchtete Mastdarminnere besichtigt. Mit den Einzelheiten dieser Untersuchungsart haben wir uns jedoch in dieser Einführung nicht zu befassen.

Die äußere Besichtigung ist schon für die Erkennung mancher krankhafter Zustände in der Aftergegend ausreichend.

Wird uns ein neugeborenes Kind gebracht mit der Angabe, daß noch kein Stuhl gekommen sei, sehen wir an der Stelle des Afters entweder normale Haut oder ein flaches, manchmal von bläulich gefärbter Haut bedecktes Grübchen, so schließen wir daraus, daß der unterste Teil des Mastdarmes, der entwicklungsgeschichtlich durch eine Einstülpung der Außenhaut entsteht, die dem Enddarm entgegenwächst und mit ihm verschmilzt, infolge eines Entwicklungsfehlers nicht zur richtigen Ausbildung gelangt ist (Atresia ani). Nur sofortige operative Hilfe kann die Kinder am Leben erhalten.

Wird uns ein etwas älteres Kind gebracht mit der Angabe, daß der Stuhl nur sehr schwer in Fadenform entleert wird, finden wir an der Stelle des Afters eine kleine Öffnung, die nicht einer normalen Afteröffnung, sondern einer Fistelöffnung gleicht, erweist sich die Einführung des gut eingefetteten kleinen Fingers als unmöglich, gelingt aber die Einführung dünner Sonden, nach deren Entfernung gewöhnlich wieder fadenförmiger Stuhl entleert wird, so haben wir es mit der angeborenen Mastdarmstriktur zu tun, die auf eine unvollkommene Verschmelzung des Enddarmes mit der Hauteinsenkung des Afters zurückzuführen ist.

Wird uns ein kleines Mädchen zugeführt mit der Angabe, daß der Stuhl nicht den richtigen Weg komme, ergibt die Besichtigung an der Stelle des Afters den Befund wie bei der Atresia ani, sieht man aber bei der Öffnung der Vulva in ihrem hinteren Bereich eine kleine rundliche Öffnung, aus der Kot tritt, so liegt eine angeborene Kloake vor. Quillt der Kot durch die enge Hymenöffnung aus der Scheide, so handelt es sich um eine angeborene Mastdarm-Scheidenfistel. In diesen Fällen ist die Abtrennung des Enddarmes vom Genitalschlauch aus der ursprünglich gemeinsamen Endöffnung (Kloake) nicht in der richtigen Weise erfolgt.

Das alles sind zum Glück seltene Vorkommnisse. Wir wenden uns den häufigeren Erkrankungen der normal entwickelten Aftergegend zu und beginnen mit den Befunden, die das Bild der akuten Entzündung bieten.

Die akute Hautentzündung (akutes Ekzem) im Bereiche der Crena ani brauche ich nur zu erwähnen. Dieser Zustand, durch Schweiß und Reibung entstanden, ist schon dem Laien unter der Bezeichnung „Wolf" bekannt; wir nennen ihn Intertrigo. Auch die in der Umgebung des Afters häufigen Furunkel und furunkulösen Abszesse bedürfen keiner besonderen Besprechung. Wichtiger sind die akut entzündlichen Erkrankungen, die nicht oberflächlich in der Haut, sondern im Unterhautfettgewebe gelegen sind und zur Abszedierung führen.

Finden wir in der Umgebung des Mastdarmes eine Schwellung mit oder ohne Rötung, erweist sich die Schwellung bei der Betastung als derb und gespannt, besteht ausgesprochene Druckempfindlichkeit, hat der Zustand plötzlich mit Fieber begonnen, so diagnostizieren wir einen Abszeß in der Umgebung des untersten Mastdarms (periproktitischer Abszeß). Das Fluktuationsgefühl ist in diesen Fällen infolge der starken Spannung und der Dicke der deckenden Weichteile in der Regel nicht nachweisbar. Es tritt erst auf, wenn die deckenden Weichteile durch den andrängenden Eiter verdünnt werden und der Selbstdurchbruch der Haut bevorsteht (Abb. 233). Von den furunkulösen Abszessen unterscheidet sich der periproktitische Abszeß durch seine tiefere Lage, die größere Ausdehnung, die fehlende Fluktuation, das Fehlen einer zentralen Eintrittspforte der Infektion und den direkten und unmittelbaren Zusammenhang mit dem After, der durch die innere Betastung leicht festzustellen ist.

Liegt die entzündliche Schwellung vor dem After am Damm, so müssen wir einen periurethralen Abszeß annehmen, der durch Fortleitung einer frischen Gonorrhoe in das periurethrale Gewebe oder durch Durchbruch eines Schleimhautgeschwüres oberhalb einer gonorrhoischen oder traumatischen Harnröhrenstriktur entstanden sein kann.

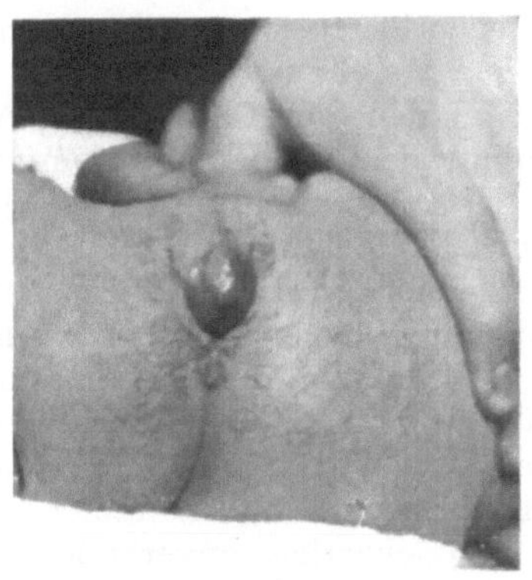

Abb. 233. Oberflächlicher periproktitischer Abszeß beim Kinde.

Liegt die Schwellung hinter dem After in der Crena ani, entspricht das Zentrum der akuten Entzündung den unteren Kreuzbeinwirbeln oder der Basis des Steißbeins, so müssen wir eine akute Entzündung im Bereich der hier oft gelegenen blind endigenden Epithelgänge (Dermoidfisteln, angeborene Coccygealfisteln) oder abgeschlossenen Epithelzysten (Dermoidzysten) diagnostizieren. Nicht selten sind die punktförmigen Öffnungen solcher Gänge im Bereich der Schwellung zu sehen. Die Epithelverlagerung beruht entwicklungsgeschichtlich auf Unregelmäßigkeiten bei der Einstülpung des Ektoderms zur Bildung des Rückenmarks.

Anderweitige akute Abszeßbildungen in der Gegend des Beckenausganges (osteomyelitische Abszesse der Beckenknochen, durchgebrochene Prostataabszesse u. a. m.) sind so selten, daß sie in dieser Einführung nicht zu berücksichtigen sind. —

Bemerken wir ohne akut entzündliche Zeichen in der Umgebung des Afters eine weiche, flache Geschwulst mit allen Zeichen des kalten Abzesses, so nehmen wir einen tuberkulösen periproktitischen Abszeß an, der sich von den Lymphdrüsen des periproktalen Raumes aus entwickelt. Liegt dagegen ein solcher Abszeß abseits vom After in der Gegend des knöchernen Beckens, insbesondere am Tuber ischii oder am aufsteigenden Sitzbeinast, so können wir mit Recht eine Tuberkulose des Sitzbeins annehmen, die durch das Röntgenbild zu bestätigen ist.

Gelangen diese Abszesse zur Selbsteröffnung, oder werden sie mit unzulänglichen Schnitten eröffnet, so kommen sie erfahrungsgemäß nicht zur vollständigen Ausheilung; es bleibt vielmehr ein fistulöser Granulationsgang zurück. Sehr häufig kommen solche Fisteln bereits in fertigem Zustande zur Beobachtung.

Finden wir in der näheren oder weiteren Umgebung des Anus eine solche kleine Hautöffnung, die zuweilen durch einen kleinen Granulationsknopf ausgefüllt ist und aus der, insbesondere bei Druck auf die Umgebung, etwas trübe oder eitrige Absonderung heraustritt, so haben wir es mit einer Fistelbildung zu tun, die in der Mehrzahl der Fälle — aber nicht immer — mit dem Mastdarm in Zusammenhang steht (Mastdarmfistel). Manchmal liegt die überaus feine Öffnung im Grunde eines kleinen narbigen Grübchens und ist dann leicht zu übersehen; gutes Ausbreiten der Haut durch seitlichen Zug und scharfes Zuschauen ist hier unbedingt notwendig. Bemerken wir bei einem Kranken, der über gelegentliches „Nässen“ oder „Eitern“ klagt, statt der erwarteten Fistelöffnung eine kleine, zarte, bläuliche, zuweilen leicht vorgewölbte Narbe, so rechnen wir mit der Möglichkeit, daß die Fistelöffnung sich vorübergehend geschlossen hat. Drängt man dann den Sondenknopf gegen die Narbe an, so wird in der Regel die dünne Epitheldecke gesprengt und die Sonde dringt in den Fistelgang ein.

Aus Lage und Aussehen der Fistelöffnung können wir einen sicheren Schluß auf die Art der Fistel nicht ziehen, da die vorausgehenden Abszesse — gleich welcher Natur — meist eine große Ausdehnung haben und an irgendeiner Stelle durchbrechen können.

Nur bei den Fistelöffnungen, die genau in der Mittellinie der Crena ani in Höhe der unteren Kreuzbeinwirbel liegen, kann man mit Sicherheit annehmen, daß es sich um die bereits besprochenen Dermoidfisteln handelt. Oft sind daneben auch noch andere kleine, blindsackartige, unveränderte Epitheleinsenkungen wahrnehmbar.

Im übrigen ist zur Feststellung der Fistelart die Sondierung des Fistelganges mit feiner Sonde unerläßlich. Führt der Fistelgang die Sonde nach dem Mastdarm zu, so diagnostizieren wir eine Mastdarmfistel (Fistula ani), den Ausgang des periproktitischen Abszesses. Der Fistelgang liegt unterhalb des Levator ani im Cavum ischiorectale. Gelangt die Sonde bis in den Mastdarm, so haben wir es mit einer vollständigen Mastdarmfistel (Fistula ani completa) zu tun. Gelingt es nicht, die Sonde bis in den Mastdarm durchzuführen, so kann eine äußere unvollkommene Mastdarmfistel (Fistula ani incompleta externa) vorliegen; es kann aber auch sein, daß die innere Öffnung bei unregelmäßigem Verlauf des Ganges für die Sonde nicht zu erreichen ist. In vielen Fällen ist es dann bei der inneren Betastung möglich, das kleine Knöpfchen oder Grübchen in der Schleimhaut der Pars sphincterica oder dicht darüber zu fühlen. Für die Frage der Behandlung ist der Unterschied der beiden Fistelformen nicht wesentlich, da die notwendige operative Freilegung die Verfolgung der Fistel bis zu ihrem sicheren Ende ermöglicht. Wir pflegen daher mühevolle Untersuchungen zur Feststellung des Zusammenhanges mit dem Mastdarm (Einspritzen von Farblösungen in den Fistelgang u. a. m.) zu unterlassen.

Führt die Fistel ganz nach außen zur Gegend des Sitzbeines in die Tiefe, so müssen wir eine fistulöse Tuberkulose des Sitzbeines annehmen, die der Bestätigung durch das Röntgenbild bedarf. Führt die Fistel nach vorn zur Harnröhre, so liegt eine periurethrale Fistel vor; von vornherein klar ist dieser Zusammenhang, wenn aus der Öffnung Urinaustritt festzustellen ist. Führt der Fistelgang parallel dem Mastdarm senkrecht weit herauf, so liegt die Quelle der Eiterung oberhalb des Levator ani (pelvirektale Fistel). Beim Mann haben wir zuerst an einen nach unten durchgebrochenen Prostataabszeß zu denken; beim Weib an eine von den kranken inneren Genitalien ausgehende Eiterung. Einfache und mehrfache Fistelgänge neben spitzen Kondylomen und tastbarer schwieliger Verhärtung des periproktalen Gewebes finden wir zuweilen bei den noch zu erwähnenden chronischen stenosierenden, gonorrhoisch-luetischen Proktitiden und Periproktitiden.

Diese Angaben mögen genügen. Verwickeltere Befunde, wie sie z. B. dann entstehen, wenn ein periurethraler oder ein vom Sitzbein ausgehender tuberkulöser Abszeß sowohl nach außen als auch nach dem Mastdarm durchbricht, können uns in dieser Einführung nicht beschäftigen; es sind dies im übrigen recht seltene Vorkommnisse.

Nicht selten fällt eine eigenartige Veränderung der Haut in der Umgebung des Afters auf, die oft weit in die Crena ani reicht. Sowohl die Analhaut, als auch die umgebende Haut erscheint verdickt, starr, wie narbig verändert und von eigentümlich blaßbläulicher Färbung; daneben sind häufig Kratzwunden wahrnehmbar. In der Tat ist der ganze Zustand der Endausgang dauernder mechanischer Reizung durch das Kratzen, zu dem die Kranken durch den quälenden Juckreiz, das Hauptzeichen der Erkrankung, getrieben werden. Wir nennen den Zustand den Pruritus ani. Wir fahnden in diesen Fällen sorgfältig nach anderweitigen Analleiden (Hämorrhoiden, Fissuren, Fisteln u. a.), da der Zustand sich manchmal in Abhängigkeit von dem Reiz krankhafter Schleimhautabsonderungen entwickelt. Wir denken auch an die Möglichkeit des Vorhandenseins von Madenwürmern (Oxyuren) im unteren Mastdarm, die zur Begattung aus dem Mastdarminnern heraustreten und, namentlich in der Bettwärme, einen lästigen Juckreiz hervorrufen. Wir besichtigen daher den frisch entleerten Stuhl, auf dem die feinen, fadenförmigen, sich lebhaft bewegenden Würmer unschwer zu erkennen sind. Oft allerdings führt die Untersuchung zu keinem Ergebnis: es handelt sich um einen primären Pruritus.

Zarte radiäre Wulstungen der sonst normalen Analhaut, die sich durch seitlichen Zug verstreichen lassen, sind ohne Belang. Beim Pressen gleichen sich die Wülste unter der allgemeinen Straffung der Analhaut aus. Finden wir dagegen stärkere lappige, aber durchaus weiche Wülste in der Gegend der Analhaut, die sich nicht vollkommen verstreichen lassen, bemerken wir, daß sich die Wülste füllen, straffen und zu knotigen Bildungen aufrichten, wenn wir den Kranken pressen lassen, so handelt es sich um leere Hämorrhoidalknoten (Hämorrhoiden mit freier Blutzirkulation); die Wülste bergen im Innern varikös erweiterte Venen des Plexus haemorrhoidalis. Beim Nachlassen des Pressens schrumpfen die Knoten bald wieder zur ursprünglichen Form zusammen.

Sehen wir schon bei der ersten Besichtigung im Bereich der Analhaut und besonders am Analsaum prall gefüllte, blaue Knoten, werden sie beim Pressen noch größer, treten hierbei noch neue Knoten aus dem Anus heraus, bleiben die Knoten auch beim Nachlassen des Pressens bestehen, so haben wir es mit den gefüllten Hämorrhoidalknoten (Hämorrhoiden mit Blutstauung) zu tun. Nicht selten erscheint beim Pressen auf der Innenseite ein roter Streifen der Mastdarmschleimhaut (Prolapsus ani). Erst durch Hereindrücken mit dem Finger können die herausgetretenen Knoten mit der vorgefallenen Schleimhaut zum Verschwinden gebracht werden.

Fühlen sich die sichtbaren dicken blauen Knoten fest an, ist eine

Veränderung ihrer Füllung durch nichts zu erreichen, dann sprechen wir von den verhärteten Hämorrhoidalknoten (thrombosierte Hämorrhoiden): das Blut in den varikösen Venen ist thrombosiert. Gerade in diesen Fällen sehen wir auf der Innenseite häufig einen Streifen roter Mastdarmschleimhaut außerhalb des Afters liegen (Prolapsus ani).

Sehen wir in einem anderen Fall in der Umgebung der dicken verhärteten Hämorrhoidalknoten die Analhaut ödematös geschwollen, zuweilen auch leicht gerötet, sind die Knoten druckempfindlich, dann handelt es sich um entzündete Hämorrhoidalknoten (Hämorrhoiden mit Thrombophlebitis, Abb. 234).

Sind die Knoten jedoch mißfarben, graugrünlich gefärbt, schmierig belegt, manchmal geschwürig zerfallen, dann haben wir brandige

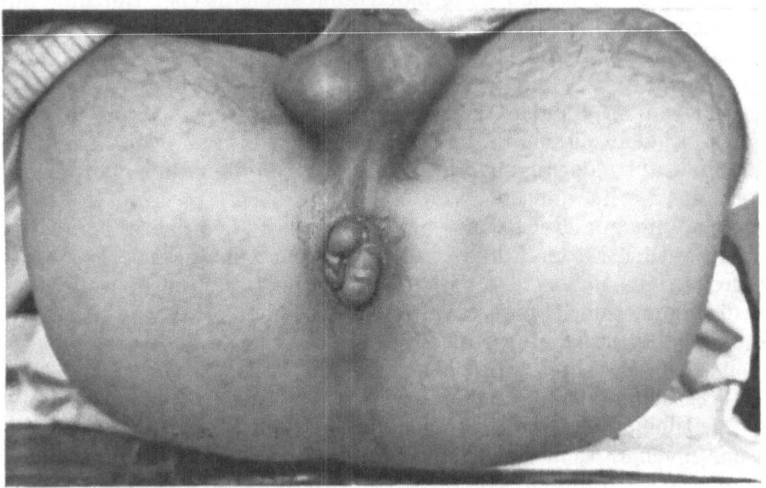

Abb. 234. Zirkuläre „entzündete“ Hämorrhoidalknoten.

Hämorrhoidalknoten (gangräneszierende Hämorrhoiden) vor uns; sie beruhen auf der durch die Sphinkterabschnürung geschaffenen schweren Zirkulationsstörung.

Nicht selten finden wir neben den Hämorrhoiden kleine, kammartige Erhabenheiten des Analsaumes und der angrenzenden Analhaut, die sich nicht verstreichen lassen, die sich deutlich derb anfühlen und die beim Pressen ihre Form in keiner Weise verändern: das sind die geschrumpften Hämorrhoidalknoten, die durch Organisation der Thromben entstanden sind.

Es ist zu bemerken, daß alle diese Erscheinungen umschrieben an einer Stelle auftreten können (isolierter Hämorrhoidalknoten), ebenso aber auch eine Hälfte des Analumfanges (halbseitige Hämorrhoiden) oder den ganzen Umfang einnehmen können (zirkuläre Hämorrhoiden). Gerade bei den zirkulären Hämorrhoiden sehen wir häufig einen geschlossenen Ring vorgefallener Mastdarmschleimhaut auf der Innenseite des Hämorrhoidenkranzes liegen (zirkulärer Prolapsus ani).

Haben wir es mit einem Kranken zu tun, der angibt, an Hämorrhoiden zu leiden, während die Besichtigung außer vielleicht einer Lockerung und Wulstung der Analhaut nichts Besonderes ergibt, und läßt auch die Untersuchung beim Pressen keine ausgesprochenen Hämorrhoiden erkennen, so setzen wir den Kranken auf einen mit heißem Wasser gefüllten Eimer und lassen ihn längere Zeit stark pressen oder auch seinen Stuhl (gegebenfalls nach Einlauf) entleeren. Nicht selten sieht man danach die nach innen entwickelten Hämorrhoidenknoten vor dem After liegen (innere Hämorrhoiden); wohl immer ist gleichzeitig ein Prolapsus ani vorhanden. Ist auch dieser Versuch erfolglos, so nehmen wir die innere Betastung vor, die dann nicht selten das weiche Kissen der inneren Hämorrhoiden feststellt; oder wir greifen

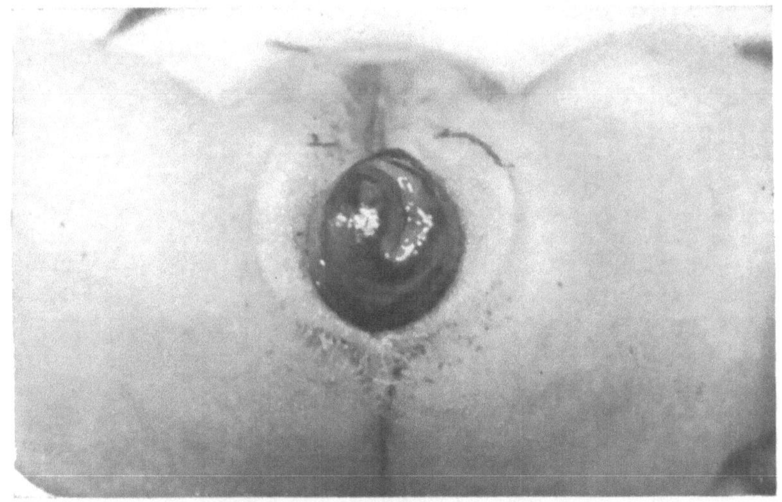

Abb. 235. Prolapsus recti (Kind).

zur Untersuchung mit dem Mastdarmspiegel. Jedenfalls darf die Diagnose auf Hämorrhoiden nur dann gestellt werden, wenn die Varikositäten des Plexus haemorrhoidalis in irgendeiner Form dem Auge sichtbar geworden sind. Leider wird in der Praxis mit dieser Diagnose zum Schaden der Kranken manchmal recht leichtfertig umgegangen.

Nicht selten ergibt uns die Besichtigung einen Befund, der den zirkulären Hämorrhoiden ähnlich ist: der Analsaum liegt als gewulsteter Ring vor. Blicken wir aber schärfer zu, so erkennen wir, daß die Hauptmasse des Ringes aus vorgefallener hochroter Mastdarmschleimhaut besteht, während die angrenzende geschwellte Analhaut ohne sichtbare Venenerweiterungen rasch zur Umgebung abfällt. Das ist der zirkuläre Prolapsus ani. Bei größerem Umfang des Prolapses, an dem sich dann die höher gelegene Mastdarmschleimhaut beteiligt, verschwindet die Ähnlichkeit mit den zirkulären Hämorrhoiden. Sehen wir bei Kindern eine walnußgroße bis mandarinengroße, rundliche, hochrote Geschwulst mit zentraler Öffnung vor dem After liegen, so werden wir auf den ersten Blick die Diagnose auf den bei Kindern so häufigen Prolapsus recti stellen (Abb. 235). Wird uns ein Kind gebracht mit der Angabe, daß der Mastdarm herausfällt, bemerken wir aber zunächst nichts, so wenden wir ebenfalls die vorher geschilderten Hilfsmittel an. Nach der Stuhlentleerung werden wir des geschilderten Befundes habhaft werden. Das gleiche Bild sehen wir in noch viel stärkerem Maße gelegentlich bei alten Leuten, zuweilen mit schweren Veränderungen (Geschwürsbildung) der Schleimhautoberfläche.

Bemerken wir am Analsaum, an der Analhaut und selbst an der umgebenden Haut zahlreiche kleinere und größere, zottige, oft reich

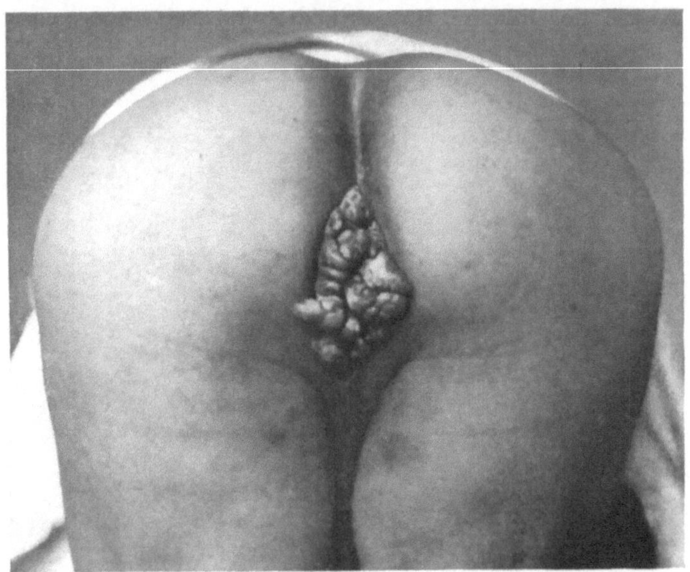

Abb. 236. Großes Papillom der Analhaut.

verzweigte hahnenkammartige Gebilde, so haben wir es in der Regel mit den spitzen Kondylomen (Condylomata acuminata) des Afters zu tun, die bei manchen Kranken unter dem Reiz krankhafter Absonderungen aus dem Mastdarm (insbesondere bei der Mastdarmgonorrhoe) sich entwickeln. In anderen Fällen indes sehen wir aber auch zahlreiche warzige Geschwülste verschiedener Größe (multiple Papillome der Analhaut, Abb. 236), ohne daß eine ursächliche Mastdarmerkrankung nachzuweisen ist.

Finden wir bei älteren Menschen in der Gegend der Analhaut und bis zum Analsaum reichend eine zusammenhängende plattenförmige, sehr derbe Geschwulst von warziger, manchmal geschwürig zerfallener Oberfläche, so liegt mit höchster Wahrscheinlichkeit ein papilläres Karzinom der Analhaut vor. Sieht man harte, knollige, teilweise zerfallene und leicht blutende Geschwulstmassen aus dem After heraus in die Analhaut sich erstrecken, dann müssen wir ein nach außen sich ausbreitendes Karzinom des untersten Mastdarmabschnittes annehmen. Die innere Betastung entscheidet über die Ausbreitung des Karzinoms im Mastdarminnern, über seine Beziehungen zur Prostata (Portio), Blase und knöcherner Beckenwand.

Finden wir bei jüngeren Kranken flache, wenig vorgewölbte, beetartige Erhabenheiten mit nässender, rötlicher oder graurötlicher Oberfläche (infolge Zerfalls der Hornschicht des Epithels), so haben wir es mit den nässenden Papeln (Papulae madidantes, Abb. 237) der sekundären Syphilis zu tun.

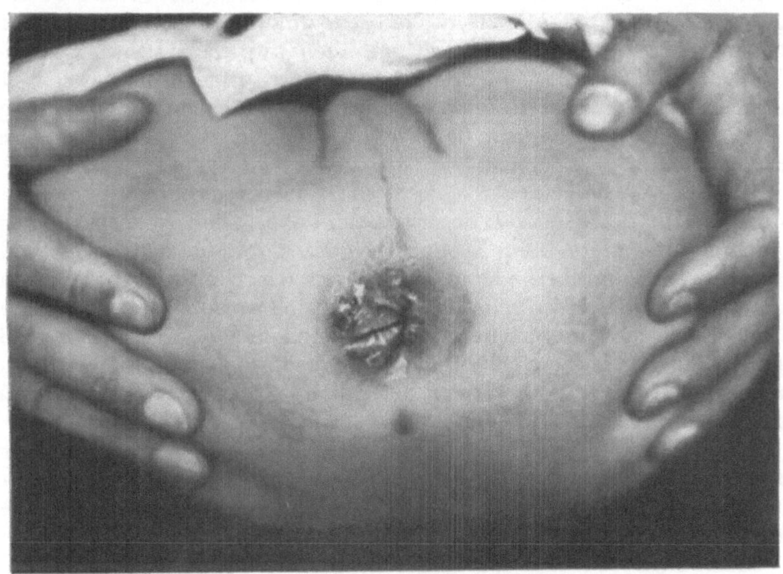

Abb. 237. Papulae madidantes beim Kind (Syphilis II).

Hiermit ist die Reichhaltigkeit der Besichtigungsbefunde noch keineswegs erschöpft. Finden wir bei einem Kranken, der über heftige Schmerzen stundenlang nach jeder Stuhlentleerung klagt, bei der Besichtigung zunächst nur einen kleinen queren oder querbogigen Wulst dicht am Analsaum in der Gegend der hinteren Kommissur, so breiten wir uns diese Stelle durch seitlichen Hautzug sorgfältig aus. Sieht man dann, daß dieser Wulst nur den verhärteten „kallösen" Rand eines längs gerichteten, am Übergang zwischen Analhaut und Schleimhaut gelegenen Epitheldefekts, einer „Schrunde" darstellt, die als verschieden breiter roter Streifen auf der Höhe des wulstigen Randes erscheint, so haben wir es mit der häufigen und überaus lästigen Fissura ani zu tun. Ist der gewulstete Rand vorhanden, so ist die Diagnose gesichert; fehlt derselbe, wie es im Beginn der Erkrankung vorkommen kann, so ist insofern ein Irrtum möglich, als bei dem seitlichen Hautzug, wenn man ihn zu rücksichtslos vornimmt, auch ein frischer Einriß der hinteren Kommissur erfolgen kann. Für den Geübten ist der Unterschied des frischen zarten Einrisses mit der alten trockenen Schrunde in die Augen fallend. Im Zweifelsfall gibt die Entscheidung die Sondenberührung. Berührt der zart aufgesetzte Sondenknopf die umgebende Analhaut und selbst den frischen Einriß, so wird dies kaum als empfindlich angegeben, während der Kranke, wenn die Sonde eine Fissura ani berührt, sofort vor Schmerz zusammenzuckt.

Die Fissura ani hat eine längliche Form und eine trockene rote Oberfläche; sie hat ihren Sitz an der hinteren Kommissur. Finden wir ein ähnliches Bild, hat aber der Defekt eine mehr kreisrunde Form, ist der Grund des Defektes schmierig belegt oder graugrünlich gefärbt, liegt er zudem an anderer Stelle des Analsaumes, so besteht der hochgradige Verdacht, daß es sich um einen syphilitischen Primäraffekt handelt, der bei älteren Knaben und jungen Männern in der heutigen Zeit der verbreiteten Verwahrlosung leider ziemlich häufig geworden ist. Die Sicherung der Diagnose erfolgt durch den Nachweis der Spirochäten.

Finden wir bei einer Kranken, die über dauernde und quälende Schmerzen in der Gegend des Steißbeins bei allen körperlichen Bewegungen (besonders beim Treppensteigen) klagt, bei sonst vollständig regelrechtem Befund eine ganz genau auf das Steißbein beschränkte, überaus heftige Druckempfindlichkeit, die sich sowohl bei der äußeren, als auch bei der inneren Betastung feststellen läßt, lösen passive Bewegungen des Steißbeins heftige Schmerzen aus, so handelt es sich um das eigenartige, dem Wesen nach nicht ganz geklärte Krankheitsbild der Coccygodynie. —

Ist durch äußere Besichtigung und Betastung ein krankhafter Befund nicht zu erheben, so schreiten wir zur inneren Abtastung.

Schon der normale Sphinkterwiderstand kann auffällig geändert sein. Fehlt das Gefühl des eng umschließenden Ringes, so liegt eine Sphinkterschwäche oder eine Sphinkterlähmung vor. Beides kann die Folge unsachgemäß ausgeführter operativer Eingriffe sein, bei denen der Schließmuskel durchschnitten wurde. Regelmäßig finden wir die Sphinkterlähmung zusammen mit der Lähmung der unteren Gliedmaßen bei den schweren Querschnittsschädigungen des Rückenmarkes (vgl. Vorlesung 19). Leichtere Formen der Sphinkterschwäche sehen wir auch bei den vorgeschrittenen Karzinomen des Mastdarms und bei der chronischen gonorrhoisch-luetischen Proktitis.

Legt sich dagegen der Sphinkter wie ein stark gespannter Ring fest um den Finger herum, der nur mit Mühe gegen die Spannung eindringen kann, so sprechen wir vom Sphinkterkrampf. Weitaus am häufigsten finden wir ihn bei der schmerzhaften Fissura ani.

Fühlt der tastende Finger bei einem Kranken, der über Blutungen aus dem Mastdarm klagt, noch im Bereich der Pars sphincterica oder dicht oberhalb ein weiches, sich vorwölbendes Kissen, haftet dem Finger nach der Untersuchung Blut an, so werden wir auf innere Hämorrhoiden schließen, die durch das Rektoskop bestätigt werden.

Fühlen wir bei einem Kranken, der über Eiterabsonderung aus

dem After klagt, an gleicher Stelle der Mastdarmschleimhaut eine kleine sondenknopfartige Vorwölbung, so werden wir bei Vorhandensein einer äußeren Mastdarmfistelöffnung in der Vorwölbung die Innenöffnung einer vollständigen Mastdarmfistel erkennen. Fehlt jede äußere Öffnung, so ist eine unvollständige innere Mastdarmfistel (Fistula incompleta interna) anzunehmen. Bei sorgfältiger doppelhändiger Betastung ist fast immer in der Umgebung der inneren Fistelöffnung eine kleine Resistenz, die von dem Fistelgang selber gebildet wird, fühlbar.

Tasten wir bei Kindern am Übergangsteil der Pars sphincterica zur Ampulle oder an der Schleimhaut der Ampulle selber eine kleine, kugelige, meist gestielte und um den Stiel bewegliche Geschwulst von bald weicherer, bald derberer Konsistenz, so diagnostizieren wir einen gutartigen Mastdarmpolypen (Adenom) — neben dem Vorfall die häufigste Ursache kindlicher Mastdarmblutungen. Der gleiche Befund bei einem älteren Kranken ist bezüglich seiner Gutartigkeit nur sehr vorsichtig zu beurteilen. Zuweilen hat das Mastdarmkarzinom im Anfang einen solchen polypösen Bau; nach der Abtragung wächst es dann in die Fläche und in die Tiefe schrankenlos weiter. Manchmal auch treten die Polypen mehrfach auf; immer neue Polypen werden festgestellt, bis der ganze Mastdarm, ja selbst der Dickdarm von solchen blutenden Polypen übersät ist: das ist das schwere Krankheitsbild der Polyposis recti.

Überaus wichtig sind die feststellbaren Veränderungen der Prostata. Ist bei jungen Männern, die an chronischer Gonorrhoe leiden, die eine Hälfte deutlich stärker vorgewölbt als die andere, oder erscheint die ganze tastbare Prostata etwas vergrößert, dabei von gewöhnlicher Konsistenz, besteht gleichzeitig Druckempfindlichkeit, fehlen aber Allgemeinerscheinungen (Fieber), so handelt es sich um eine Ausbreitung der gonorrhoischen Infektion auf die Gänge der Vorsteherdrüse (Prostatitis gonorrhoica). Häufig bemerkt man auch bei kräftigem Druck auf die Prostata eine Entleerung von eitrigem oder trübem Sekret aus der äußeren Harnröhrenöffnung.

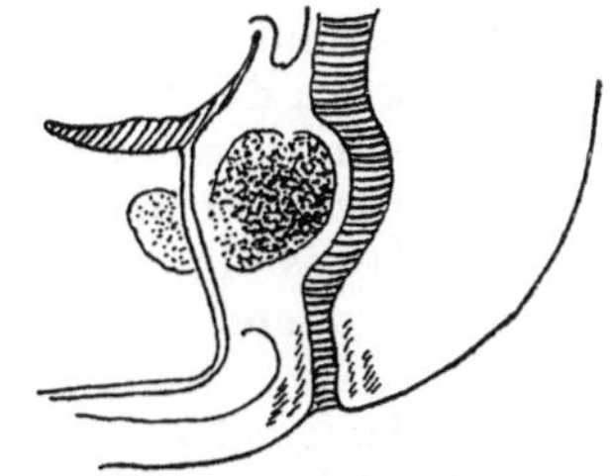
Abb. 238. Prostataabszeß (schematischer Längsschnitt).

Fühlen wir an der Stelle der Prostataplatte eine große, rundliche, äußerst schmerzhafte Vorwölbung, die von weicher, eindrückbarer Tastbeschaffenheit ist, ist das Allgemeinbefinden erheblich gestört, besteht Fieber, so handelt es sich um eine akute eitrige Prostatitis (akuter Prostataabszeß, Abb. 238), der gonorrhoischer, aber auch pyogen-metastatischer Natur sein kann und stets sofortiger operativer Hilfeleistung bedarf.

Finden wir eine oder beide Prostatahälften etwas stärker vorgewölbt und von weicher, eindrückbarer Tastbeschaffenheit, fehlt Druckempfindlichkeit oder ist sie gering, ist die Umgebung frei von entzündlicher Infiltration, ist die Temperatur regelrecht oder nur unbedeutend erhöht, so nehmen wir einen chronischen Prostataabszeß an, der auf einer gonorrhoischen oder einer milden pyogenen Infektion beruhen kann. In Fällen von tuberkulöser Erkrankung des Nebenhodens und des Vas deferens wird man kaum je in der Annahme fehlgehen, daß es sich hierbei um die Ausbreitung der Tuberkulose auf die Prostata handelt (kalter Abszeß der Prostata).

Fühlen wir bei einem alten Mann eine leichte allseitige Vergrößerung der Prostata bei sonst regelrechter Tastbeschaffenheit, fehlen alle Urinbeschwerden, so erblicken wir in dem Befund den Ausdruck der physiologischen Altersveränderung der Vorsteherdrüse. Ist die tastbare Vergrößerung stärker, bei gleichmäßig festweicher oder prall elastischer Konsistenz und fehlender Druckempfindlichkeit, bestehen Urinbeschwerden, insbesondere Erschwerung der Urinentleerung, so erkennen wir das Bestehen einer krankhaften Vergrößerung der Vorsteherdrüse (Prostatahypertrophie). Finden wir dagegen bei einem älteren Kranken, der über Urinbeschwerden klagt, die Vorsteherdrüse wenig oder gar nicht krankhaft vergrößert, aber von brettharter oder knochenharter Tastbeschaffenheit, so können wir mit Recht ein Prostatakarzinom diagnostizieren.

Fühlen wir oberhalb der vergrößerten Prostata eine flache, druckempfindliche Resistenz, so kann es sich um einen nach hinten durchgebrochenen Prostataabszeß, häufiger wohl aber, besonders wenn der Mittelpunkt der Schmerzhaftigkeit mehr seitlich gelegen ist, um eine akute, meist gonorrhoische Entzündung der Samenblasen handeln.

Tasten wir noch weiter oberhalb der Prostata einen derben Widerstand von unregelmäßiger höckriger Oberfläche und ausgesprochener Druckempfindlichkeit oder eine entsprechende geschwulstartige Vorwölbung, die die Vorderfläche der Ampulle vortreibt, so handelt es sich um eine Ausfüllung des Douglasschen Raumes mit entzündlich verändertem Bauchinhalt (Darmschlingen, Netz). Dieser Befund ist von der größten Wichtigkeit bei der Frühdiagnostik der akuten Blinddarmentzündung. Ist bei den allgemeinen Zeichen dieser Erkrankung der Tastbefund am Leib nicht beweisend, wie es besonders dann vorkommt, wenn der Blinddarmanhang weit nach unten ins kleine Becken verlagert ist, so vermag die Mastdarmbetastung sehr häufig die Entscheidung zu geben. Eine schmerzhafte Resistenz oder Vorwölbung im Douglas ist in solchen Fällen bei Kindern und bei Männern fast sicher beweisend für die Appendizitis; nicht so bei Frauen in geschlechtsreifem Alter, bei denen die gonorrhoische Entzündung der Uterusanhänge (Tuben, Eierstöcke) und ihrer Umgebung den gleichen Tastbefund liefern kann. Finden wir bei länger bestehenden Appendizitiden oder während der Nachbehandlung operierter Fälle eine starke, weiche, druckempfindliche Vorwölbung des Rektums im Bereich des Douglasschen Raumes, so handelt es sich um eine Eitersenkung und -abkapselung im Douglasschen Raume (Douglasabszeß, Abb. 239).

Fühlen wir bei Frauen hinter der tief stehenden Portio vaginalis eine zweite rundliche derbe Vorwölbung, die mit der Portio in Zusammenhang steht, so handelt es sich um den nach hinten liegenden (retroflektierten) Fundus des Uterus. Auf andere, für die gynäkologische Diagnostik bedeutsame Tastbefunde kann in dieser Einführung nicht eingegangen werden.

Fühlt der tastende Finger im Bereich des im übrigen völlig regelrechten Douglasschen Raumes eine umschriebene, rundliche, derbe und bewegliche Geschwulst, die die Mastdarmwand vorwölben kann, aber der Betastung nach außerhalb des Mastdarmrohres gelegen ist, und die sich mit dem Finger empordrängen läßt, so kann es sich um einen harten Kotballen handeln, der sich in der im Douglasschen Raume gelegenen Flexura sigmoidea befindet. Nach tüchtiger Darmentleerung wird dann der Tumor verschwunden sein. Bleibt der Tumor unverändert am Orte liegen, ist der Befund bei mehrfacher Untersuchung der gleiche, so können wir mit Sicherheit eine im Douglas gelegene Karzinommetastase annehmen; es bleibt dann nur übrig, den Sitz der Hauptgeschwulst festzustellen. Nicht selten ist auf diesem Wege zuerst die Karzinomdiagnose gestellt worden.

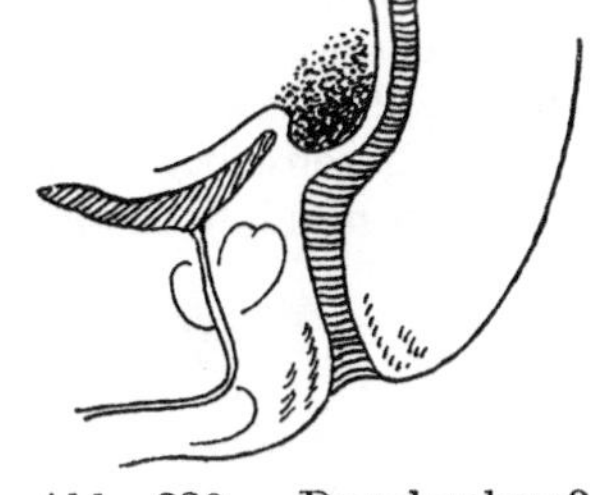

Abb. 239. Douglasabszeß (schemat. Längsschnitt).

Fühlen wir an irgendeiner Stelle der Mastdarmwand eine harte, plattenartige oder zapfenartige Erhabenheit, deren Oberfläche geschwürig zerfallen ist, oder gerät der tastende Finger in eine kraterförmige Verengerung mit leicht knolliger, harter Wandung und geschwüriger, blutender Oberfläche, so liegt das häufige und gefürchtete Mastdarmkarzinom vor (Abb. 240). Der tastende Finger prüft auf das Genaueste die Ausdehnung des Karzinoms und seine Lage zu den angrenzenden Teilen (Prostata, Blase, Douglas) sowie die Beweglichkeit des Karzinoms gegen die Umgebung — nur bewegliche Karzinome sind operabel. Dringendste Notwendigkeit ist bei Verdacht auf Karzinom die tiefe Einführung des Fingers bis zur äußersten Grenze der Möglichkeit, mit Empordrücken des Dammes durch die übrige Hand; nur so kann die Stelle der Douglasschen Falte erreicht werden, an der das Rektumkarzinom mit Vorliebe gelegen ist. Der Tastbefund des Rektumkarzinoms ist unverkennbar. Nur mit dem eben beginnenden Karzinom können kleine, plattenförmige Narben verwechselt werden, die bei Frauen, die zur Beseitigung von Scheidenvorfällen lange Zeit Ringe (Scheidenpessare) getragen haben, gelegentlich in der Vagina entstehen und vom Rektum aus gut gefühlt werden können. Der Sitz an der vorderen Wand, das Fehlen der zentralen Geschwürsbildung führt auf den richtigen Weg. Die Entscheidung bringt die vaginale Untersuchung; sie ergibt, daß die Narbenplatte der Vagina angehört.

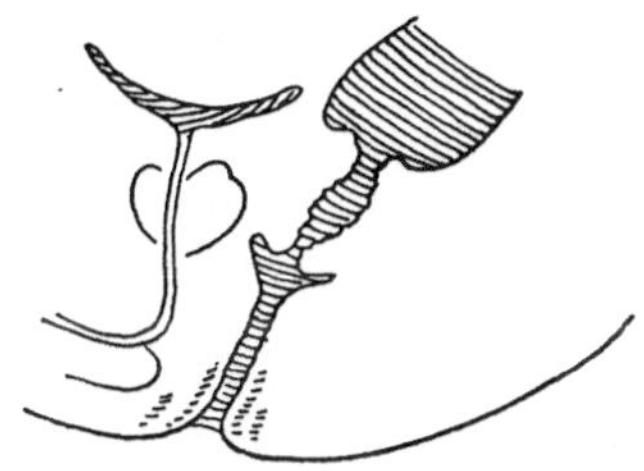

Abb. 240. Carcinoma recti (schematischer Längsschnitt).

Können wir bei einem Kranken in vorgerückten Jahren, der über Blutabgang beim Stuhlgang oder über zunehmende Verstopfung klagt oder der die Zeichen des chronischen Ileus bietet, bei der inneren Austastung des Mastdarms einen aufklärenden Befund nicht erhalten, so muß durch die innere Besichtigung mittels des Rektoskops entschieden werden, ob in größerer, für den tastenden Finger nicht mehr erreichbarer Höhe des Mastdarms ein Karzinom vorhanden ist oder nicht.

Gelangt der tastende Finger statt in die geräumige Ampulle in einen engen zylindrischen Kanal, dessen Wandung in ganzer Ausdehnung derb ist und geschwürige Veränderungen neben wulstigen Verdickungen aufweist, so handelt es sich um jene eigenartigen, ausgebreiteten, chronischen, zur Schrumpfung führenden Entzündungen des Mastdarmes, die — meist bei puellis publicis — auf chronische Gonorrhoe oder Lues des Mastdarmes — oder auf beides — zurückgeführt werden (chronische gonorrhoisch-luetische Proktitis, Abb. 241). Oft finden wir daneben Condylomata acuminata und Fistelbildungen, oft auch Sphinkterschwäche, oder richtiger Sphinkterstarre, da das Sphinkterspiel in der narbigen Umgebung gestört ist. Stellt der Finger am Ende des untersten schwer veränderten Mastdarmabschnittes eine Verengerung fest, die mit dem Finger nicht zu überwinden ist, so handelt es sich um die gonorrhoisch-luetische Mastdarmstriktur. Die narbige Glattheit der verengten Stelle, sowie die schweren entzündlichen und geschwürigen Veränderungen des unterhalb der Striktur gelegenen Rektums sichern die Diagnose gegen die karzinomatöse Striktur.

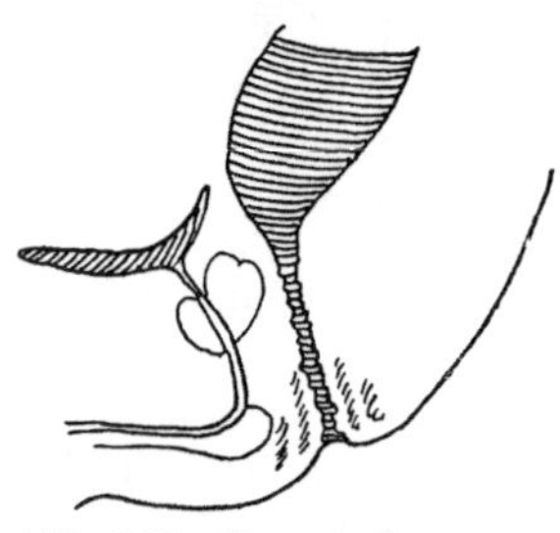
Abb. 241. Chronische stenosierende Proctitis luetica.

Stellt der Finger an der hinteren Mastdarmwand eine lebhaft und genau begrenzte Druckempfindlichkeit bei der Betastung und bei passiven Bewegungen des Steißbeins fest, ist der objektive Tastbefund regelrecht, so werden wir hierin die Bestätigung einer schon nach der äußeren Betastung vermuteten Coccygodynie entnehmen.

Finden wir an der Vorderfläche des Kreuzbeins eine umschriebene, grobknollige, knochen- oder knorpelharte Geschwulst, so werden wir ein Enchondrom des Kreuzbeins diagnostizieren.

Andere, seltene Befunde (Vorwölbung der knöchernen seitlichen Beckenwand bei der Luxatio centralis des Hüftgelenkes u. a. m.) gehören nicht in den Rahmen dieser Einführung.

Ist auf dem bisherigen Untersuchungswege ein tatsächlicher Befund für die geklagten Beschwerden oder die festgestellten Krankheitszeichen (Blutungen, Eiterabsonderungen) nicht zu erheben, so ist der Kranke der rektoskopischen Untersuchung zuzuführen, die ermöglicht, feine Veränderungen der Schleimhaut (z. B. einfache und hämorrhagische Entzündungen), flache Geschwürsbildungen, der Betastung nicht zugängliche Polypen oder auch hochsitzende, für den Finger nicht erreichbare Geschwülste (besonders Karzinome) zu erkennen.

III. Die chirurgische Technik des Anfängers.

21. Die Betäubungsverfahren.

Die beiden Angelpunkte der modernen Chirurgie sind die aseptische Wundbehandlung und die Schmerzstillungsverfahren. Die strenge Durchführung der Schmerzlosigkeit bei allen chirurgischen Eingriffen ist eine Forderung, die nicht laut genug erhoben werden kann. Die Furcht vor dem schmerzenden Messer hat manchem Kranken Finger, Hand und Leben gekostet. Sie kann nur verschwinden, wenn die Gewißheit völliger Schmerzlosigkeit in alle Kreise des Volkes hineingetragen wird.

Wir unterscheiden zwischen der Allgemeinbetäubung (Allgemeinanästhesie, Narkose), bei der die Schmerzlosigkeit durch die Aufhebung des Bewußtseins erzeugt wird, und der örtlichen Betäubung (Lokalanästhesie), bei der die Schmerzempfindung durch Unterbrechung der schmerzleitenden Bahnen bei erhaltenem Bewußtsein aufgehoben ist.

1. Die Allgemeinbetäubung.

Die Allgemeinbetäubung ist durch die örtliche Betäubung zwar eingeschränkt, nicht aber verdrängt worden. Die richtige Ausführung der Narkose ist eine Kunst, die ein erhebliches Maß an Wissen, Aufmerksamkeit und Geistesgegenwart, darüber hinaus Übung und Erfahrung erfordert. Nichts ist falscher und verderblicher, als die Unterschätzung, die die Narkose insbesonders unter den chirurgischen Anfängern findet. Benutzen Sie jede sich nur bietende Gelegenheit, sich die notwendige Übung zu erwerben. Aber gehen Sie nicht ans Werk, bevor Sie nicht die genügenden Kenntnisse aller Einzelheiten besitzen; es könnte sich bitter rächen!

Bei der Allgemeinbetäubung lassen wir bestimmte, leicht verdunstende Stoffe, ganz vorzugsweise Äther, seltener Chloroform, durch Auftropfen auf eine Mund und Nase bedeckende Maske (Drahtgestell mit Mullbespannung) einatmen. Die gasförmigen Stoffe gelangen mit der Einatmungsluft in die Lungen, werden hier von den Lungenkapillaren aufgenommen und mit dem kreisenden Blut sämtlichen Organen des Körpers zugeführt. Ihre Hauptwirkung entfalten die Stoffe auf die Zellen des Zentralnervensystems; die Wirkungen auf die Zellen anderer Organe (z. B. beim Äther auf die Zellen der Speicheldrüsen, beim Chloroform auf die Zellen der Nieren) bezeichnen wir als Nebenwirkungen. Die Wirkung auf die Zellen des Zentralnervensystems besteht zunächst in einer Reizung, bei weiterer Einwirkung in einer

Lähmung derselben. Die Widerstandskraft der Zellen gegen die Einwirkung ist jedoch verschieden stark; am längsten widerstehen die Zellen des verlängerten Marks, die das Zentrum der Atembewegung und der Herztätigkeit bergen. Auf dieser Tatsache allein beruht die Möglichkeit der Allgemeinbetäubung.

Wir nennen das Stadium der Narkose, bei dem ausschließlich die Zellen des verlängerten Marks noch ihre Tätigkeit ausüben, während alle anderen Zellen des Zentralnervensystems gelähmt sind, die tiefe Narkose oder das Toleranzstadium der Narkose. Die Kunst der Allgemeinbetäubung besteht darin, die Kranken durch richtige Bemessung des Betäubungsmittels während der ganzen Dauer der Operation in diesem Toleranzstadium zu erhalten. Wird die gereichte Menge zu groß, so geht der Lähmungszustand auch auf die Zellen des verlängerten Markes über: die lebenserhaltende Tätigkeit der Atmung und des Herzschlages gerät ins Stocken. Das ist das gefürchtete Stadium der Überdosierung. Ist die gereichte Menge zu klein, so kehren auch zunehmend andere Zellen des Zentralnervensystems aus dem Lähmungszustand zurück. Es tritt dann vorzeitig der Zustand ein, der nach Abschluß der Operation eintreten muß; das ist das Stadium des vorzeitigen Erwachens. Wir befinden uns also im Toleranzstadium sozusagen zwischen Szylla und Charybdis: Auf der einen Seite die Gefahr der Überdosierung, auf der anderen Seite das für den Verlauf der Operation höchst störende vorzeitige Erwachen. Der Spielraum zwischen beiden Wendungen, der von vorher nicht zu berechnenden persönlichen Eigenschaften abhängig ist, nennen wir die Narkosenbreite. Ist sie gering, so wird die gute Narkose zu einem wahren Kunstwerk, das die Fähigkeiten eines geübten und besonnenen Chirurgen bis zum letzten in Anspruch nimmt.

Wir unterscheiden danach im Ablauf der kunstgerechten Allgemeinbetäubung die folgenden Stadien:

1. Stadium des Betäubungsbeginns.
2. Stadium der Erregung (Exzitation).
3. Toleranzstadium.
4. Stadium des Erwachens.

Bei unsachgemäß ausgeführter Narkose schiebt sich zwischen 3 und 4 ein: das Stadium der Überdosierung oder das Stadium des vorzeitigen Erwachens.

Das heute fast ausschließlich gegebene Betäubungsmittel ist der Äther. Die Technik der Äthernarkose will ich Ihnen an einem Kranken vorführen und die nötigen Erklärungen anschließen.

Der Kranke hat vorher Wasser gelassen, um die Benässung der Kleidung während des Erregungsstadiums zu vermeiden. Der Mund ist durch Spülen mit Wasserstoffsuperoxyd gereinigt worden, um die Ansaugung allzu bakterienhaltigen Mundinhalts in Luftröhre und Lunge zu verhüten. Wir prüfen, ob die Mundhöhle frei ist von Fremdkörpern (beim Manne vorzugsweise Kautabak, bei Kindern Zuckerwerk und Schokolade). Zur Feststellung, ob ein falsches Gebiß getragen wird, überfallen wir nicht den Kranken mit der Frage: „Haben Sie falsche

Zähne?“, sondern wir lassen ohne weitere Worte den Mund öffnen und werfen einen Blick auf den harten Gaumen und die untere Zahnreihe. Das herausgenommene Gebiß lassen wir sorgfältig aufheben. Beengende Kleider sind abgelegt; der Hemdkragen ist geöffnet. Der Kranke liegt bequem auf dem Rücken, mit wenig erhöhtem Kopf. Die Beine sind mit einem dicht oberhalb der Kniegelenke angelegten und um den Tisch geschlagenen derben Gürtel festgehalten. Die Arme werden im Handgelenk weich gehalten oder im Notfalle ebenfalls am Tischrand angeschlungen.

Wir nehmen nun die Äthertropfmaske, legen sie aber nicht gleich auf den Mund, sondern lassen den Kranken ruhig atmen und halten sie etwa $1/4$ m von dem Munde entfernt, während wir aus der Tropfflasche den Äther in rascher Folge auf die Maske tropfen lassen. Die schweren Ätherdämpfe sinken herunter und mischen sich der Einatmungsluft bei. Legt man die Maske gleich fest auf den Mund, so leiden die Kranken unter den sofortigen reichlichen Äthergaben und beginnen sich zu wehren. Will man den Kranken beim Atmen zählen lassen, so halte man darauf, daß er ganz langsam zählt und nach jeder Zahl einmal tief einatmet. Erst ganz allmählich wird bei der richtigen „Einschleich“methode die Maske unter fortwährendem Tropfen dem Munde genähert und zuletzt erst auf Mund und Nase aufgelegt. Das dauernde Tropfen des Äthers, je nach dem Bedarf in verschieden rascher Folge, ist die einzig richtige Art der Äthergabe. Der Betäuber, der den Äther aufgießt und dann Pausen macht, hat nie die gleich ruhigen Narkosen.

Wir beginnen bei unserem Kranken mit dem Auftropfen des Äthers. Sie sehen den Kranken ruhig atmen; er will offenbar ruhig einschlafen. — Jetzt aber wird die Atmung immer langsamer und Sie bemerken, daß der Kranke auf einmal überhaupt nicht mehr Luft holt. Was ist geschehen? Ist Gefahr im Verzug? Nein! Die Atempause (Apnoe) im Narkosenbeginn ist belanglos, wenn sie auch manchmal beängstigend lang erscheint. Außerdem sehen Sie, daß der Kranke gut aussieht, daß die Pupillen mittelweit sind und reagieren, daß der Puls voll und regelmäßig ist. Der Kranke hat durch das vorangegangene rasche tiefe Luftholen einen Überschuß von Sauerstoff im Blut. Wir warten unter langsamem Weitertropfen ruhig ab, bis der Kohlensäuregehalt des Blutes steigt und das Atemzentrum dadurch wieder gereizt wird. Schon sehen Sie wieder die ruhige Atmung einsetzen.

Jetzt bemerken Sie, daß der Kranke etwas unruhig zu werden beginnt. Er will nach der Maske greifen; die Wangen sind gerötet, die Augen glänzend, die Pupillen ziemlich weit und reagierend; die Speichelabsonderung ist vermehrt; der Kranke schluckt mehrfach krampfhaft hintereinander; er beginnt zu stöhnen. Die Unruhe wird größer: das Erregungsstadium beginnt.

Die Stärke des Erregungsstadiums ist sehr verschieden. Es ist gering bei Kindern und sanften Frauen; es ist stark bei kräftigen und willensstarken Männern, am stärksten bei den Freunden alkoholischer, insbesondere starker alkoholischer Getränke. Unser Kranker, der als

Gastwirt den Alkohol wohl nicht nur von ferne gesehen hat, benimmt sich recht ungebärdig. Sie sehen, er will die Maske abreißen; er schlägt um sich; er will sich aufrichten; er bläst die Backen auf; er spuckt und fängt an zu brüllen und recht unhöflich zu schimpfen. Jetzt heißt es ihn richtig halten. Er muß so weit festgehalten werden, daß der Fortgang der Betäubung nicht gestört wird. Aber er muß weich gehalten werden; man muß seinen Bewegungen, soweit wie möglich, weich nachgeben. Hat er in seinem Bewußtseinsrest das Gefühl der Fesselung, so wird er mit seiner ganzen Kraft dagegen angehen und die Aufregung wird nur größer. Vor allem aber: ruhig fortfahren im steten Tropfen! Dabei nehmen wir aber Bedacht, daß bei der Unruhe nicht ein Äthertropfen in das Auge fällt; die nachfolgende Bindehautentzündung macht dem Kranken sonst in den nächsten Tagen manche Beschwerden.

Jetzt bemerken Sie etwas Eigentümliches: der Kranke atmet wieder nicht mehr; er macht auch gar keine Atembewegungen. Dabei sehen Sie, daß er zunehmend blauer (zyanotischer) im Gesicht wird. Die Kiefer sind fest zusammengepreßt, wir hören Zähneknirschen. Fassen wir auf den Bauch, so nehmen wir wahr, daß er bretthart gespannt ist. Das ist der Erregungszustand der Atemmuskeln: der Kranke „spannt“ oder „preßt“. Nicht selten gehen gleichzeitig auch Flatus und gelegentlich auch Kot ab; das ist der Augenblick, wo der Kranke unfehlbar die Wäsche durchnäßt, wenn er vorher nicht Wasser gelassen hat. Sie bemerken, daß der Kranke jetzt wirklich beängstigend blauschwarz wird; dabei sind die Pupillen mittelweit und reagieren; die Konjunktiven sind etwas gedunsen. Lassen Sie sich nicht beunruhigen; lassen Sie sich nicht verführen, hier etwa die Kiefer mit Gewalt trennen zu wollen und künstliche Atmung einzuleiten, die im übrigen in diesem Zustand gar nicht ausführbar ist! Wir brauchen nur Ruhe und Geduld. Wir fahren mit dem Tropfen ruhig fort und gehen nur mit der Tropfenfolge etwas zurück, damit der Kranke bei den ersten wiederkehrenden Atemzügen nicht auf einmal zu große Mengen Äther in die Lungen bekommt. Schon gewahren Sie jetzt die ersten wiederkehrenden Atemzüge, zuerst noch flach und kurz, dann tiefer werdend. Gleichzeitig macht die unangenehme Zyanose einer gesunden Rötung Platz. Und nun bemerken Sie auch bei raschem Weitertropfen die allmähliche Lösung des Spannungszustandes: die Atmung wird immer tiefer, zunehmend schnarchend; Arme und Beine werden immer biegsamer in den Gelenken; der Leib wird weich; der Unterkiefer sinkt schlaff nach hinten. Das Toleranzstadium beginnt.

Im Toleranzstadium sehen Sie den Kranken in wahrhaft tiefem, ruhigem Schlaf liegen. Sämtliche Muskeln sind erschlafft; der Puls ist ruhig, voll und regelmäßig; die sichtbaren Schleimhäute sind gut gefärbt, vielleicht ein bischen blasser als in der Norm. Prüfen Sie jetzt die Augen: die Pupillen sind klein, so klein, daß sie nicht mehr auf Lichteinfall kleiner werden können. Tupfen Sie auf die Konjunktiva — aber wohlgemerkt, auf die Conjunctiva sclerae, nicht auf die empfindliche Kornea —, so sehen Sie noch ein schwaches Blinzeln der

Lider: der Konjunktivalreflex ist nahezu erloschen; er kann ein anderes Mal auch völlig erloschen sein.

Sie bemerken nun gewiß, daß ich meiner linken Hand eine eigenartige Lage gegeben habe, in der ich sie starr festhalte (Abb. 242), während ich mit der rechten weiter tropfe. Was bezweckt diese Handhaltung? Das werden Sie sofort erkennen, wenn ich die Hand loslasse. Sie sehen: sofort fällt der Unterkiefer infolge der Erschlaffung der Muskulatur, der Schwere folgend, nach hinten. Gleichzeitig bemerken Sie eine eigentümliche Erscheinung: bald nacheinander, fast in rhythmischer Folge, sehen Sie kurze Einziehungen der Bauchwand und eine Erschütterung des ganzen Körpers. Man braucht nicht viel Erfahrung zu haben, um zu erkennen, daß der Kranke sich krampfhaft bemüht, zu atmen, daß er kräftige Atembewegungen macht, ohne aber Luft in die Lungen zu bekommen (Dyspnoe). Durch das Zurück-

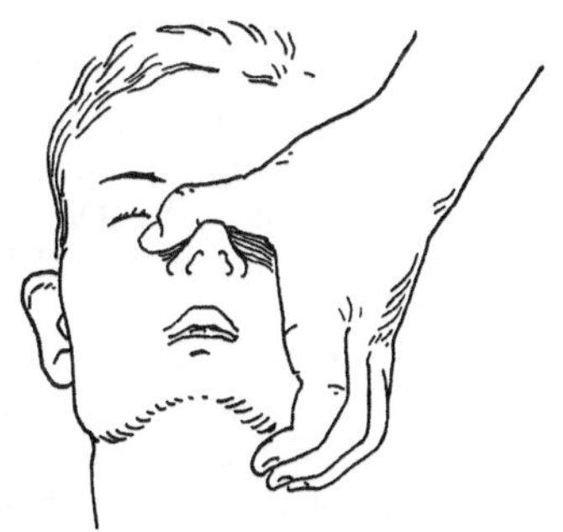

Abb. 242. Handgriff zum Vorhalten des Unterkiefers im Toleranzstadium der Narkose.

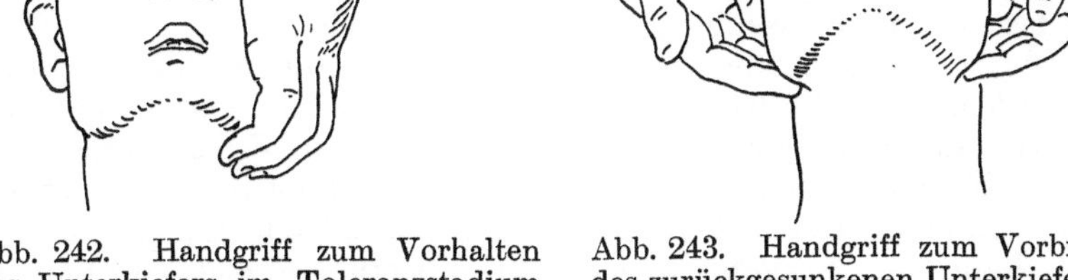

Abb. 243. Handgriff zum Vorbringen des zurückgesunkenen Unterkiefers im Toleranzstadium der Narkose.

sinken des Unterkiefers, das Sie beobachtet haben, hat sich der Zungengrund vor den Kehlkopfeingang gelegt, wodurch der Lufteintritt unmöglich wird. Infolgedessen sehen Sie den Kranken zunehmend zyanotisch werden. Zyanose durch Dyspnoe im Toleranzstadium ist ganz anders zu beurteilen als die Zyanose im Erregungsstadium. Ist diese belanglos, so bedeutet jene eine unmittelbare Lebensgefahr; denn nur wenige Minuten kann der menschliche Körper die Absperrung der Luft ertragen.

Ich habe es in unserem Falle nur zu einer leichten Zyanose kommen lassen, um Ihnen, ohne dem Kranken zu schaden, das Zustandekommen der Dyspnoe zu erklären. Inzwischen habe ich meinen früheren Handgriff und damit die freie Atmung wieder hergestellt. Ich habe zunächst durch einen Druck meiner beiden Hände auf den Unterkieferwinkel von hinten den Unterkiefer und mit ihm die Zunge nach vorn gebracht (Abb. 243), und nun erhalte ich die richtige Lage, indem ich vier Finger der linken Hand am linken Unterkieferwinkel belasse und den abgespreizten Daumen über den Nasenrücken lege, um an ihm einen Widerhalt zu gewinnen (Abb. 242). Dadurch wird die rechte Hand zum Weitertropfen frei. Wer diesen Griff nicht versteht, muß das Unterkieferhalten mit dem ersten Griff einem Helfer überlassen, um selbst die Betäubung fortführen zu können.

Fast ausnahmslos gelingt es dem Geübten, auf diesem Wege den Luftzutritt frei zu machen und frei zu erhalten. Sollte es ausnahmsweise einmal nicht gelingen, so müssen stärkere Mittel angewendet werden. Man setzt die Königsche Mundsperre zwischen die Backenzähne und öffnet die Kiefer, — aber nicht zu weit, da sonst der stark nach unten gedrückte Unterkiefer wieder den Zungengrund nach hinten bringt. Man öffnet sie nur so weit, daß man die Kugelzange in die Zunge einsetzen kann — aber nicht in die Zungenspitze, was der Anfänger leider stets tut, um zu erleben, daß die Zange das knapp gefaßte Gewebe durchreißt, sondern möglichst weit nach hinten in das dicke Zungenfleisch. An der so eingesetzten Kugelzange kann man einen starken Zug ausüben und den Kehlkopfeingang freimachen. Alle diese Handleistungen müssen, wenn auch nicht zu langsam, doch ruhig und zielbewußt gemacht werden. Hier heißt es: Ruhe und Selbstbeherrschung bewahren! Es handelt sich bei diesem Zustand nicht um Sekunden; einige Minuten stehen immer noch zur Verfügung und sie genügen vollauf zu ruhiger Ausführung. Doch wiederhole ich: Den geübten Betäuber erkennt man daran, daß er diese immerhin rohen Hilfsmittel fast nie in Anwendung zu bringen braucht.

Sollte es vorkommen, daß auch die genannten Maßnahmen den Luftzutritt noch nicht freimachen, dann gibt es nur einen Weg: den Finger tief in den Rachen einführen, fühlen, ob ein Fremdkörper oder die nach hinten geklappte Epiglottis den Kehlkopfeingang versperrt und den Eingang freimachen. Das letzte Hilfsmittel, der Luftröhrenschnitt, kann nur in ganz besonderen, überaus seltenen Ausnahmefällen in Betracht kommen. —

In dem geschilderten Toleranzstadium bei freiem Luftzutritt muß nun der Kranke durch richtige Bemessung der Tropfenfolge bis zum Ende der Operation erhalten werden. Er darf weder in das Stadium der Überdosierung, noch in das des vorzeitigen Erwachens gelangen. Wonach bemessen wir das Betäubungsmittel? Welches sind die ersten Zeichen dieser Abwege?

Wir achten auf die Augen (Pupillen- und Konjunktivalreflexe), auf die Atmung, auf die Herztätigkeit. Der Beginn der Überdosierung kann an allen drei Teilen zuerst einsetzen. Das ist von Wichtigkeit zu wissen; man beschränke also seine Beobachtungen nicht nur auf einen dieser drei Teile!

Das überaus wichtige Augenzeichen der Überdosierung ist das Weiterwerden der Pupillen bei Reaktionslosigkeit auf Lichteinfall. Könnte noch vielleicht die beginnende Erweiterung mit der Pupillenerweiterung im Stadium des Erwachens (bei der aber die Lichtreaktion erhalten ist) verwechselt werden, so ist die bald eintretende starke, ja maximale Pupillenerweiterung ein so unverkennbares Zeichen, daß es gar nicht übersehen werden kann, wenn man nur überlegt hinblickt.

Das Atmungszeichen ist das plötzliche Aussetzen der Atmung bei freien Luftwegen. Die Apnoe durch Überdosierung ist ein ganz anderer, gar nicht ernst genug zu nehmender Zustand im Gegensatz zu der belanglosen Apnoe im Betäubungsbeginn. Mit der Dyspnoe im Toleranzstadium ist sie gar nicht zu verwechseln, weil im Gegensatz zu jener hier jeder Atmungsversuch fehlt; außerdem ist der Kranke nicht zyanotisch, sondern blaß, oft erschreckend, leichenhaft blaß. Gewöhnlich gehen der Apnoe Vorboten voraus, die man kennen muß. Wird in tiefer Betäubung die Atmung immer oberflächlicher, werden die Atemzüge unregelmäßiger, aussetzend, so weiß der Geübte, daß die Apnoe nicht mehr weit ist. Nicht selten bemerkt der meist erfahrenere Operateur die Gefahr eher als der Betäuber; doch sollte das eben nicht vorkommen. Der Betäuber muß seine Aufgabe so kennen, daß er auf alle Möglichkeiten gerüstet ist.

Das Herzzeichen der Überdosierung ist das plötzliche Aufhören der Herztätigkeit, die Synkope, kenntlich am Verschwinden des Radialpulses und der Blässe, dem leichenhaften Aussehen des Gesichts. Man vergesse nicht, daß das Aufhören des Radialpulses allein auch dadurch zuwege kommen kann, daß bei unglücklicher Lagerung des Armes die Stammarterie zugedrückt wird. Auch der Synkope gehen in der Regel Vorboten voraus, wenn sie auch oft übersehen werden. Der Puls wird meist rasch kleiner und unregelmäßig, um dann sehr bald zu verschwinden; in anderen Fällen wird die Schlagfolge plötzlich langsamer, ausgesprochen unregelmäßig; nach einigen weiteren unregelmäßigen Schlägen setzt der Puls vollständig aus. Die Wundblutung hört auf, das Gesicht des Kranken ist blaß, leichenhaft verfallen. Die Synkope bedeutet unmittelbare höchste Lebensgefahr. Niemals darf es vorkommen, daß der Operateur aus dem Aufhören der Wundblutung sie zuerst bemerkt; in diesem Falle liegt ein Verschulden des Betäubers vor.

Das erste Zeichen der Überdosierung ist in der Regel das Augenzeichen, seltener das Atemzeichen, außerordentlich selten (bei der Äthernarkose) das Herzzeichen; doch merke man sich, daß bei Auftreten eines Zeichens die anderen sehr bald zu folgen pflegen. Am häufigsten kommt es zur Überdosierung, wenn, bei geringer Narkosenbreite, das Stadium des vorzeitigen Erwachens vorausgegangen ist und der Betäuber, um dem Unmut des Operateurs über die Störung der Operation zu entgehen, rasch größere Mengen des Betäubungsmittels reicht. Man wappne sich in einer solchen Lage mit einem dicken Fell und lasse sich durch nichts zur Gabe übermäßiger Mengen des Betäubungsmittels verleiten! —

Unser Kranker, der den Gefahren der Überdosierung entgangen ist, ist inzwischen fertig operiert worden. Sie können jetzt an ihm den zweiten der Abwege aus dem Toleranzstadium, das vorzeitige Erwachen, in seinen Zeichen beobachten; denn selbstverständlich fallen die Zeichen des Erwachens am Ende der Operation mit denen des vorzeitigen Erwachens zusammen. Hier ist es nur der zeitliche Unterschied, der Richtiges und Falsches trennt.

Sie erkennen auch hier Zeichen am Auge, an der Atmung und an der Herztätigkeit; dazu tritt die Brechbewegung. Sie sehen an den Augen, wie die Konjunktivalreaktion immer stärker wird und die bisher stecknadelkopfgroßen Pupillen sich erweitern, ohne über Mittelweite hinauszugehen; dabei weisen sie aber, wie Sie sehen, deutliche Lichtreaktion auf. Die bisherige ruhige Atmung wird etwas stöhnend unter leicht blasender Ausatmung. Vor allem aber sehen Sie jetzt etwas sehr Wichtiges: mehrfache, manchmal fast rhythmische hüpfende Bewegungen der Bauchwand, zuerst ganz schwach, dann stärker werdend. Das sind untrügliche Vorboten der Brechbewegung, die der Betäuber kennen muß, um bei ihrem Einsetzen im Toleranzstadium sofort das Nahen des vorzeitigen Erwachens zu erkennen und durch Mehrgabe des Betäubungsmittels es gar nicht erst zu den sehr störenden Brechbewegungen kommen zu lassen. Gleichzeitig pflegt der Puls rascher und zuweilen etwas unregelmäßig zu werden.

Im Stadium des Erwachens folgt naturgemäß den beschriebenen Vorboten die Brechbewegung selber, wobei der Kopf tief zu legen ist, um Eindringen des Erbrochenen in die Luftröhre zu verhüten. Nach einigen tüchtigen Entleerungen folgt dann der ruhige Nachschlaf, aus dem der Kranke schließlich mit dem üblichen „Kater" erwacht. —

Mit solcher Kenntnis der Dinge kann der Anfänger ruhig an seine erste Narkose herangehen. Die Apnoe im Narkosenbeginn wird ihn ebensowenig erschrecken, wie die Zyanose im Erregungsstadium; im Toleranzstadium wird er durch richtige Kieferhaltung den Luftzugang freihalten, und sollte gleichwohl ausnahmsweise eine Dyspnoe entstehen, in aller Ruhe den Griff mehrfach wiederholen, bis die für die freie Atmung richtige Lage des Unterkiefers gefunden ist. Nur in den Ausnahmefällen, in denen es nicht gelingt, die Atmung frei zu bekommen, wird er den Luftzugang durch Hervorholen der Zunge oder Eingehen mit dem Finger erzwingen. Ist der Luftweg frei, so wird der Betäuber unermüdlich seine Aufmerksamkeit zwischen den Augen, der Atmung und der Herztätigkeit teilen und aus den geschilderten Zeichen die richtige Menge des zu gebenden Äthers ersehen. Die ersten hüpfenden Bewegungen am Bauch, die erste stöhnende Atmung, deutliches Stärkerwerden der Konjunktivalreaktion bei Weiterwerden der Pupillen und erhaltener Lichtreaktion werden ihn veranlassen, sofort die Tropfenfolge zu beschleunigen. Wie aber hat er sich zu verhalten bei Eintritt der Überdosierungszeichen?

Das erste und wichtigste ist, die äthergetränkte Maske fortzunehmen, danach: Meldung an den Operateur. Ist nur das Augenzeichen der Überdosierung vorhanden, so genügt das Fortlassen des Äthers in der Regel. Man sieht dann, wie bei fortgehender ruhiger Atmung die Pupillen wieder enger werden: die Gefahr ist zunächst vorüber. Man läßt aber das Betäubungsmittel noch einige Zeit fort, um dann langsam wieder mit den Äthergaben anzufangen. Treten die ersten Vorboten der Atmungs- oder Herzlähmung auf, so ist ebenfalls zunächst die Maske zu entfernen und der Operateur zu benachrichtigen. Bei gespanntester Aufmerksamkeit beobachtet man, ob jetzt die Vorboten wieder verschwinden. Ist dies nicht der Fall, hört die Atmung oder Herztätigkeit oder beides auf, so haben wir ein beherrschendes Mittel: das ist die Königsche rhythmische Herzmassage, die zugleich für den notwendigen Luftwechsel in den Lungen sorgt (Abb. 244). Bei der besonderen Lebensgefahr dieser Störung werden die Maßnahmen in der Regel von dem Hauptverantwortlichen, dem Operateur, vorgenommen werden.

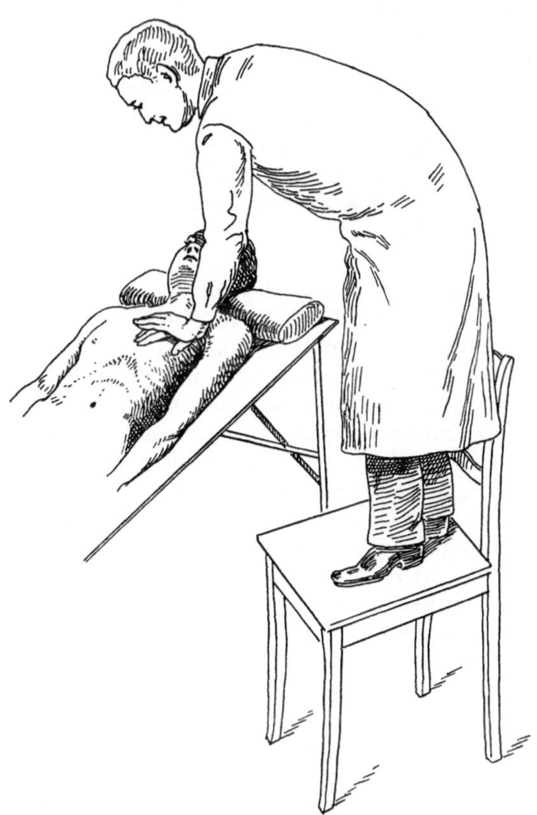

Abb. 244. Die Königsche Herzmassage.

Ich zeige Ihnen die Technik an unserem Kranken, der noch im ersten Stadium des Erwachens sich befindet.

Das Operationsgebiet wird steril zugedeckt. Nachdem der Luftzutritt durch die Kieferhaltung oder durch Hervorholen der Zunge gesichert ist, besteige ich einen Stuhl auf der linken Seite des Kranken in Höhe der Brust, lege die rechte Hand flach auf die Herzgegend, die linke auf die rechte, und nun nehme ich rhythmische drückende Stöße auf den Brustkorb unter raschem Wiedernachlassen etwa im Zeitmaß einer raschen Pulsfolge vor (Abb. 244). Das wird so lange fortgesetzt, bis Atmung und Herztätigkeit wieder eingesetzt haben. Die ersten freudig begrüßten eigenen Atemzüge zeigen uns in der Regel an, daß die schlimmste Gefahr vorüber ist; bald wird dann auch der Radialpuls wieder tastbar. Doch kann es auch vorkommen, daß die Atmung nur vorübergehend wieder in Gang zu bringen ist, und daß die Herztätigkeit sich nicht wieder herstellt (Narkosentod). Man kann sagen, daß mit Ausnahme der Fälle, in denen krankhafte Zustände am Herzmuskel vorliegen (insbesondere bei Basedowkranken), dies Verfahren immer erfolgreich ist, wenn es nicht schon zu spät in Angriff genommen wird.

Nur in den Ausnahmefällen, in denen bei erhaltener und weitergehender Herztätigkeit die Atmung auf diesem Wege nicht recht in

Gang kommen will, kann man die Herzmassage durch die künstliche Atmung ersetzen. Hierbei werden, was Ihnen schon bekannt sein wird, bei freien Luftwegen im ersten Zeitabschnitt die am Brustkorb liegenden Arme stark nach hinten oben erhoben, wobei die Luft in die Lunge eindringt; im zweiten Zeitabschnitt werden dann die Arme zurückgeführt, auf die Vorderseitenfläche des Brustkorbs gelegt und der Brustkorb mit ihnen langsam kräftig zusammengedrückt, wobei man die Luft aus dem Brustinneren entweichen hört. Die Bewegungen müssen langsam ausgeführt werden; es muß nach jedem Zeitabschnitt gewartet werden, bis der Luftwechsel vollzogen ist. Alle weiteren, in verzweifelten Fällen noch zu versuchenden Maßnahmen, z. B. operative Freilegung des Herzens und direkte Herzmassage, sind Sache des Operateurs. Sie zu besprechen würde über den Rahmen dieser Einführung hinausgehen.

Wird Äther von Beginn an in reichlichen Mengen gegeben, so kann man feststellen, daß zwischen dem Stadium des Narkosenbeginns und dem Erregungsstadium ein kurzer Zeitraum liegt, in dem der Kranke schon empfindungs- und reaktionslos ist, während die Muskeln gleichzeitig einigermaßen erschlafft sind. Dieses kurze Zwischenstadium ist für kurze Eingriffe ausgezeichnet zu gebrauchen. Der Kranke tritt dann gar nicht erst in das Erregungsstadium ein; er befindet sich nach dem Fortlassen des Äthers in einem rauschähnlichen Zustande, aus dem er sehr bald wieder erwacht, ohne in der Regel stärkere Unannehmlichkeiten zu verspüren. Wir nennen diese Betäubung die Rauschnarkose; wir sprechen je nach Wahl des Betäubungsmittels vom Ätherrausch oder vom Chloräthylrausch. Da manchen Kranken, besonders wenn sie schon einmal eine Äthernarkose durchgemacht haben, der Äthergeruch sehr widersteht, ist es oft zweckmäßig, mit Chloräthylgaben zu beginnen und Äthergaben daraufzusetzen: das ist die kombinierte Rauschnarkose. Die Rauschnarkose in den verschiedenen Formen ist wegen ihres raschen Eintretens, ihrer Gefahrlosigkeit und ihrer geringen nachfolgenden Unannehmlichkeiten das beste Betäubungsverfahren für die kurzen operativen Eingriffe des praktischen Arztes, soweit diese nicht in örtlicher Betäubung vorgenommen werden können. Der Ätherrausch hält etwas länger an als der Chloräthylrausch. Gibt man beim Ätherrausch, wenn das gewünschte Stadium erreicht ist, nur noch wenig oder gar keinen Äther mehr und läßt man erst, wenn der Kranke die Zeichen des wiederkehrenden Bewußtseins erkennen läßt, von neuem den Äther in reichlichen Mengen wirken, so kann man die Betäubung in die Länge ziehen: das ist der „verlängerte" Ätherrausch, der namentlich bei alten Leuten ausgezeichnet wirksam ist.

Die einfache Technik des Chloräthylrausches zeige ich Ihnen an jenem Kranken, an dem ein oberflächlicher Abszeß zu eröffnen ist. Wir legen die Maske auf den Mund und öffnen den Hahn der leicht gesenkt gehaltenen Chloräthylflasche ein wenig, so daß der herausspritzende Strahl auf den Verschluß trifft. Wir sehen dann das Äthylchlorid in raschen Tropfen auf die Maske fallen. Nun fordern wir den Kranken auf, langsam zu zählen. — Sie bemerken, daß er jetzt beim Zählen ungenau wird; er wiederholt die Zahl 35 zweimal, macht eine Pause, dann ein ungenaues 30 — nun noch einige Sekunden und der Augenblick zum Einschnitt ist gekommen. — Sie sehen, der Kranke äußert keinen Schmerz. Rasch noch den kleinen Tampon in die Wunde, und nun warten wir ruhig ab. Nach einigen Minuten ist der Kranke wach und wir können den Verband am wachen Kranken in aller Ruhe vornehmen.

Die Technik des Ätherrausches zeige ich Ihnen bei jener Frau, bei der wir einen verlagerten typischen Radiusbruch richtig zu stellen haben. Wasserlassen und Festbinden der Beine muß vorausgehen. Nun nehmen wir die große Äthermaske (Juillardsche Maske), gießen eine größere Menge Äther, 50—100 ccm, in den einliegenden dicken Wattebausch und halten die Maske etwa $^1/_4$ m oberhalb des Mundes. Während die Kranke ruhig atmet, nähern wir allmählich die Maske dem Gesicht, legen sie schließlich fest herauf und dichten sie noch mit einem herumgelegten Handtuch ab.

Wie erkennen wir den Zeitpunkt der vor der Erregung gelegenen Empfindungslosigkeit? Wir besitzen hier zwei Wege. Kranke, die sich verständig benehmen und den Äther ruhig einatmen, fordern wir gleich zu Beginn des Rausches auf, den rechten Arm senkrecht in die Höhe zu halten. Wir beobachten nun den Arm, während die Kranke ruhig weiter atmet. Jetzt bemerken Sie plötzlich eine lange Atempause; die Frau scheint das Atmen zu vergessen. Wir rufen ihr daher laut ins Ohr „tief Luft holen“. Sie sehen, es hilft; sie macht sofort wieder einen tiefen Atemzug. Nun atmet sie wieder ruhig, und Sie bemerken, daß der Arm anfängt, leicht zu wackeln, bis er schließlich ganz langsam heruntersinkt. Nun noch 2—3 Atemzüge abgewartet und der richtige Augenblick zur Bruchreposition ist gekommen. Bei unverständigen Kranken, die nicht zu bewegen sind, ihren Arm ruhig in der Luft zu halten, helfen wir uns so, daß wir ihnen von Zeit zu Zeit laut ins Ohr rufen „können wir anfangen“? Solange der Kranke Einspruch erhebt und wenn er selbst „ja“ sagt, ist es noch nicht so weit. Antwortet er nicht mehr, so warten wir noch 2—3 Atemzüge ab: dann können wir beginnen.

Nach der rasch vollzogenen Reposition nehmen wir die Maske ab, damit die Kranke nicht noch in das Erregungsstadium kommt; sie schläft jetzt ruhig so lange weiter, bis wir den Gipsverband fertiggestellt haben.

Nun beobachten Sie den eigentümlichen Rauschzustand des Erwachens. Die Kranke richtet sich auf, blickt mit geröteten Wangen und glänzenden Augen im Saal umher und beginnt unbändig zu lachen. Nachdem sie sich etwas beruhigt hat, wird sie klarer, und auf unsere Frage, was denn los sei, sagt sie, noch unter Lachen, sie hätte einen zu drolligen Traum gehabt. Jetzt wird sie ruhig, fragt, wo sie sich befindet. Sehr bald sehen wir, daß sie wieder völlig Herr über sich und ihre Umgebung ist. Wir lassen sie noch etwa 15 Minuten liegen und dann kann sie nach Hause gehen. Manchmal verläuft die Sache allerdings nicht ganz so vergnüglich. Der Erwachende macht oft recht erheblichen Lärm; aber auch hier tritt sehr bald die Beruhigung ein.

2. Die örtliche Betäubung.

Die örtliche Betäubung (Lokalanästhesie) hat mit der Zeit die Allgemeinbetäubung bei vielen operativen Eingriffen verdrängt. Sie ist so recht das Betäubungsverfahren der allgemeinen Praxis und der kleinen Chirurgie geworden. Sie werden sie daher bei den einfachen Eingriffen, die Sie unter unserer Leitung machen werden, fast ausschließlich anwenden.

Die Aufhebung der Schmerzfortleitung kann an der äußersten Peripherie der Nervenausbreitung erfolgen, durch Einwirkung auf die Nervenendigungen in der Haut oder in der Schleimhaut. Wir nennen das die Oberflächenbetäubung.

Die Oberflächenbetäubung an der Haut ist auf dem Wege der Erfrierung möglich. In der Chloräthylflasche, die Sie schon beim Chloräthylrausch kennen gelernt haben, befindet sich die schon bei niederer Temperatur verdunstende wasserhelle Flüssigkeit unter dem Druck des bereits verdunsteten gasförmigen Chloräthyls, das den oberen Teil der Flasche ausfüllt. Öffnen wir den Hahn der nach unten gerichteten Flasche, so treibt das unter Druck stehende gasförmige Chloräthyl das flüssige Chloräthyl in feinem Strahl heraus. Richte ich den feinen Strahl auf die Haut meines Vorderarmes, nachdem ich sie durch Abreiben mit Äther von Feuchtigkeit befreit habe, und nehme ich die Entfernung so groß (etwa $1/2$—1 m), daß auf der Haut kein Flüssigkeitsspiegel mehr entsteht, so sehen Sie, daß nach kurzer Zeit der getroffene Hautbezirk sich schneeweiß färbt. Die Haut ist zu Eis erfroren; dadurch ist die Leitungsfähigkeit der Nervenendigungen aufgehoben: der weiße Hautbezirk ist unempfindlich. Jedoch kommt dieses Verfahren der „Kelenisierung" der Haut (Kelen = Chloräthyl) nur noch selten zur Anwendung. Die Betäubung reicht nicht tief; das Erfrieren in entzündlichen, blutreichen und warmen Gebieten gelingt oft schwer und ist dann selber recht schmerzhaft; das Schneiden im erstarrten Gebiet macht Schwierigkeiten. Die noch oft von Ärzten angewandte Vereisung bei Einschnitten von Furunkeln und Panaritien ist eine Scheinbetäubung, die zu verwerfen ist. Sie macht ein ruhiges Operieren bis in die notwendige Tiefe nahezu unmöglich. Das Verfahren ist durch bessere überholt; es ist nur noch in Ausnahmefällen, z. B. bei oberflächlichen kleinen Abszessen mit stark verdünnter Hautdecke berechtigt.

Die Oberflächenbetäubung der Schleimhaut ist durch die Einwirkung bestimmter chemischer Stoffe (Kokain und seine Ersatzstoffe, insbesondere Novokain) zu erreichen, die durch das deckende Epithel diffundieren und die darunter liegenden Nervenausbreitungen leitungsunfähig machen. Sie werden den Gebrauch starker Kokainlösungen (10—20%) in der Hals- und Nasenklinik, schwächerer Lösungen (3—5%) in der Augenklinik kennen lernen. In der Chirurgie kommt dieses

Betäubungsmittel selten zur Anwendung, am ehesten noch zur Herabsetzung der Empfindlichkeit der Harnröhre bei schmerzhaftem Katheterismus.

Auf die äußere Haut sind diese Mittel unwirksam. Wollen wir hier die Nervenausbreitungen lähmen, so müssen wir sie durch Einspritzen in das betreffende Gebiet mit den Nervenendigungen in unmittelbare Berührung bringen. Das ist die Idee der früher viel geübten Infiltrationsanästhesie (Schleich). Wegen der Giftigkeit des Kokains bei subkutaner Anwendung ist dies Mittel vollständig verlassen und durch das viel unschädlichere Novokain ersetzt worden, das in einer Verdünnung von $^1/_2$—1—2% (in physiologischer Kochsalzlösung) in Gebrauch ist.

Allein, von der raschen Wirksamkeit einer subkutanen Morphiumspritze wissen Sie, wie rasch eine in das Unterhautzellgewebe eingespritzte Flüssigkeit von den Lymphbahnen aufgenommen wird und am Ort der Einspritzung verschwindet. Die Wirkung der einfachen Novokaineinspritzung kann also nur flüchtig sein. Eine länger dauernde Betäubung konnte erst erreicht werden, als man den Weg fand, diese rasche Aufsaugung zu verhindern. Dieser Weg ist die Hinzufügung eines Stoffes, der, ursprünglich dem tierischen Organismus entnommen, die Fähigkeit hat, auch in stärkster Verdünnung am Orte der Einwirkung eine maximale Zusammenziehung der kleinen Blutgefäße, eine Blutleere der Gewebe, zu erzeugen. Dieser Stoff, das Adrenalin oder Suprarenin, der wesentliche Bestandteil der Nebenniere, aus der er auch zunächst gewonnen wurde, ist jetzt in synthetischer Herstellung gewöhnlich in Lösungen von 1 : 1000 im Handel erhältlich. Fügt man der 1% Novokainlösung einige Tropfen Adrenalin hinzu, so entsteht am Orte der Einspritzung eine hochgradige Anämie. Da nun die Aufsaugungskraft in hohem Grade von der Durchblutung abhängig ist, wird sie durch die starke Zusammenziehung der Gefäße erheblich verringert. Das eingespritzte Novokain bleibt lange am Ort und kann seine volle Wirksamkeit für längere Zeit (2—3 Stunden) entfalten. Zu bemerken ist, daß die Zusammenziehung der Gefäße später, beim Nachlassen der Adrenalinwirkung, nicht etwa die Gefahr der Nachblutung in sich schließt. Das $^1/_2$—1% Novokain mit geringem Adrenalinzusatz ist das ideale Mittel der örtlichen Betäubung.

Spritzt man zur Entfernung einer kleinen Hautgeschwulst etwa 10 ccm in das unterliegende subkutane Gewebe, so ist in wenigen Minuten der Hautbezirk bis zur Faszie empfindungslos. Zu diesem Zwecke werden Sie die Infiltrationsanästhesie bei unseren Übungen häufig anwenden.

Nicht immer aber ist es zweckmäßig, das zu operierende Gebiet selber zu infiltrieren. Das stark entzündete Gebiet antwortet auf die Infiltration mit heftigen Schmerzen; auch ist für manche Operation die bei der Infiltration entstehende Ödemisierung der Gewebe störend. Daher ist man dazu übergegangen, nicht die Schmerzleitung durch Einwirkung auf die Endausbreitungen der sensiblen Nerven selber zu unterbrechen, sondern durch Einwirkung auf die schmerzleitenden Nervenfasern in einiger Entfernung von dem zu operierenden Bezirk. Dies ist die Idee der heutzutage vorzugsweise angewandten Leitungsanästhesie (Oberst; Braun). In diesem Falle tritt die Schmerzlosigkeit nicht sofort ein. Die Flüssigkeit muß erst die Nervenscheiden durchdringen, um dann auf die Nervenfasern selber wirken zu können. Hierzu sind etwa 5—10 Minuten nötig. Dann ist die Betäubung vollständig; gleichzeitig besteht eine für die Besichtigung der Wundtiefe sehr angenehme Blutleere. Man vermeidet, zu viel Flüssigkeit einzuspritzen, weil dann der Nachschmerz stärker ist.

Am besten werden Sie das Verfahren verstehen, wenn ich es Ihnen an zwei Fällen erläutere: Die Betäubung eines Fingers zur Operation eines Panaritiums des Endgliedes und die Betäubung des Operationsgebietes zur Entfernung eines Hämangioms.

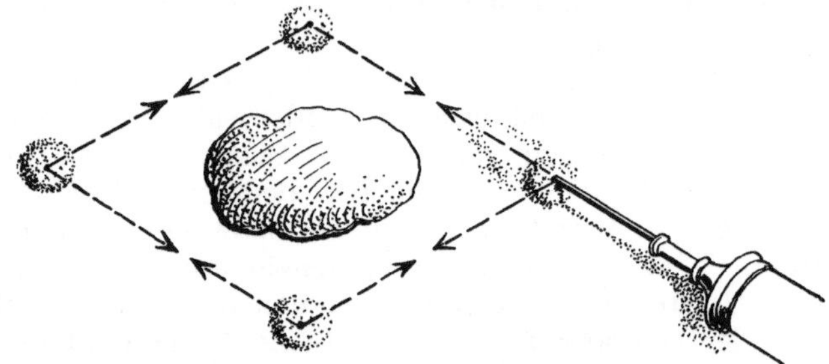

Abb. 245. Leitungsanästhesie zur Entfernung eines Hauttumors (rautenförmige Umspritzung).

a) Die sensiblen Nerven der Finger, die Nervi digitales, verlaufen an den beiden Seitenflächen des Fingers. Sie müssen an einer Stelle des Verlaufes mit der Anästhesierungsflüssigkeit umgeben werden.

Wir reiben die Seitenflächen des Fingers nahe dem Fingeransatz kräftig mit einem Äthertupfer ab, setzen die Spritzennadel in der Mitte der Seitenfläche auf, stoßen sie bis nahe zum Knochen vor und spritzen etwa 2 ccm ein. Dann ziehen wir die Spritze leicht zurück und führen sie, jedesmal einspritzend, einmal mehr nach dorsal, einmal mehr nach volar. Zusammen werden hierbei etwa 5 ccm gebraucht. Dann wiederholen wir das Gleiche auf der anderen Seite des Fingers. Nach 5—10 Minuten können wir an dem völlig unempfindlichen Finger mit der Operation beginnen.

b) Im zweiten Falle muß das ganze Operationsgebiet von einem subkutanen Wall von Flüssigkeit ringsum umgeben werden; dadurch werden die ableitenden sensiblen Nerven an irgendeiner Stelle von der Betäubungsflüssigkeit umspült und leitungsunfähig gemacht.

Wir legen an vier Punkten, die miteinander eine rautenförmige Figur bilden (Abb. 245), durch ganz oberflächliche intrakutane Einspritzung je eine weißliche Hautquaddel an, um das Operationsgebiet zu umgrenzen. Dann stechen wir die Nadel von einer Quaddel aus ins subkutane Gewebe, schieben sie, immer spritzend, in der Richtung auf die nächste Quaddel im Subkutangewebe bis zur Hälfte des Weges vor und ziehen sie dann, immer wieder spritzend, zurück. Dann drehen wir die nun schon ganz oberflächlich liegende Nadel um 180° herum und machen die gleiche Einspritzung nach der auf der anderen Seite liegenden Quaddel zu. Dies Verfahren wiederholen wir in gleicher Weise von den anderen drei Quaddeln aus. Nach 5—10 Minuten ist die Unempfindlichkeit des umspritzten Gebietes vollständig.

Diese beiden Hauptformen sind in weiterer Ausbildung, teils für sich, teils in Verbindung miteinander, auch bei zahlreichen Operationen der großen Chirurgie in Anwendung gekommen. Umgibt man die Äste des Plexus brachialis in der Supraklavikulargrube mit einer 2% Novokainlösung, so kann man eine Unempfindlichkeit des ganzen Armes erreichen (Plexusanästhesie). Dehnt man die Umspritzung auch auf die tieferen Gebilde (Muskeln, Faszie, Knochenhaut) aus, so kann man bei völliger Schmerzlosigkeit bis in die Tiefe des Körpers eindringen. Von allen diesen Möglichkeiten, sowie auch von der Übertragung des gleichen Gedankens auf die Nervenwurzeln im Rückenmarkskanal (Lumbalanästhesie) werden Sie später in der Klinik Ausführliches zu hören bekommen. —

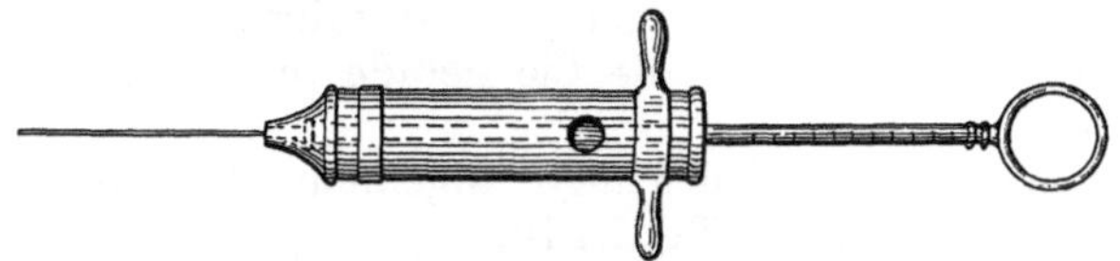

Abb. 246. Spritze nach Hammer.

Zum Schluß ein Wort noch über die Hilfsmittel zur örtlichen Betäubung. Wohl ist es möglich, eine brauchbare Betäubungsflüssigkeit durch Auflösen der fertig im Handel erhältlichen Novokain-Adrenalintabletten zu erhalten. Am besten ist aber die frische Zubereitung. Wir halten uns eine 1% Novokainlösung in Gießfläschchen von 50 ccm vorrätig. Nach einmaligem Sterilisieren im Wasserbade werden die Fläschchen mit dem mitsterilisierten Glasstopfen verschlossen; sie sind dann unbegrenzt haltbar und bleiben steril. Wir fügen unmittelbar vor der Operation aus der Originalflasche 15 Tropfen der Adrenalinlösung 1 : 1000 hinzu und gebrauchen diese Lösung, ohne sie noch einmal aufzukochen. Störungen der Wundheilung ergeben sich hieraus niemals; auf der anderen Seite haben wir die volle Wirkung des Adrenalins, die durch das Kochen immer etwas verringert wird.

Zur Einspritzung ist jede auskochbare Spritze brauchbar; doch ist sie in Wasser, nicht in Sodalösung — wie die Instrumente — auszukochen, weil Soda das Adrenalin zersetzt. Die Nadel muß fein sein. Wir benutzen statt der sonst meist gebrauchten Glasrekordspritze eine Metallspritze (Hammerspritze, Abb. 246), die sich durch ein seitliches Loch am Kolbenende des Mantels auszeichnet. Nach Zurückziehen des Stempels wird die Lösung aus dem Gießfläschchen in die Spritze, deren Spitze gesenkt gehalten wird, bis zur Füllung eingegossen. Wird dann der Stempel vorgestoßen, so fließen einige Tropfen Flüssigkeit aus dem Seitenloch heraus, bis der Stempel das Loch abschließt. Wir vermeiden dadurch das sonst oft lästige Abnehmen der Kanüle, das bei den anderen Spritzen zur Neufüllung der Spritzen notwendig ist.

Sie werden Gelegenheit finden, unter unserer Aufsicht Ihre Erstlingsnarkose zur Ausführung zu bringen, um damit die natürliche Scheu vor dieser verantwortlichen chirurgischen Leistung zu verlieren. Und jeder von Ihnen wird im Laufe des Unterrichtes sich von der Wirksamkeit seiner eigenen örtlichen Betäubungen überzeugen können. Beherzigen Sie aber für Ihre spätere Praxis: Nur ein guter Betäuber ist ein guter Chirurg.

22. Die operative Therapie des Anfängers.

Zur Einführung in die Chirurgie gehört auch, daß Sie das Messer, das Wahrzeichen des Chirurgen, zum erstenmal in die Hand nehmen und Blut über Ihre Finger fließen lassen. Sie müssen lernen, die Scheu vor der „chirurgischen Körperverletzung“ zu verlieren. Hierzu stehen uns die einfachen operativen Maßnahmen zur Verfügung, die wir an unseren poliklinischen Kranken zur Ausführung bringen. Es sind dies die operativen Eingriffe, die Sie gerade für die Praxis am dringendsten brauchen.

Vorausschicken muß ich einige allgemeine Weisungen über die einfachste chirurgische Technik.

Beim Durchschneiden der Haut fassen wir das Messer mit „chirurgischem“ Messergriff; d. h. nach Art eines Geigenbogens, nicht nach Art des Federhalters, wie bei der anatomischen Präparierarbeit. Damit die Haut sich nicht mit dem Messer verschiebt, müssen wir sie festhalten und gleichzeitig ein wenig spannen; das ist besonders wichtig bei der weichen, beweglichen Kinderhaut. Wir tun dies mit Hilfe der linken Hand, die durch Spreizung von Daumen und Zeigefinger das Nötige besorgt. Wir durchtrennen die Haut in einem Zuge bis herein ins Unterhautfettgewebe. Der Anfänger ist fast immer zunächst zu ängstlich; er ritzt die Haut nur. Dies ist wohl erlaubt, wenn man vor der Operation sich Marken für den späteren Verlauf des Schnittes machen will, nicht aber für den Schnitt selber. Ist der Fehler vorgekommen, so muß der Schnitt noch einmal an gleicher Stelle kräftig geführt werden, bis das gelbe, traubige Fett des Unterhautgewebes erscheint. Zur Vertiefung des Schnittes ist das Fettgewebe und das Fasziengewebe zu durchtrennen. Das Einfachste ist, unter stärkerer Spreizung der linken Hand den Schnitt in weiteren Längszügen in der ganzen Länge der Wunde zu vertiefen. Ist aus irgendwelchen Gründen Vorsicht geboten oder beherrscht man noch nicht genügend die direkte Messerführung, so empfiehlt sich die Spaltung des Fettgewebes zwischen zwei Pinzetten. Der Operateur faßt das Fettgewebe auf der einen Seite, der Assistent auf der anderen Seite der Schnittlinie; durch Anziehen der Pinzetten wird ein quer verlaufender First gebildet, der eingeschnitten wird. So geht es die ganze Länge der Wunde entlang und weiter in die Tiefe bis zur Muskulatur. Ist man auf sich selbst angewiesen, so ist die Spaltung an einer Pinzette das Gegebene. Der Operateur faßt das Gewebe dicht neben der zu vertiefenden Stelle, hebt einen kleinen Gewebskegel hoch und schneidet an der Grundfläche des Kegels ein.

Tiefer als bis zum Muskel werden wir bei unseren einfachen Operationen nicht in den Körper eindringen. Schon auf diesem Wege werden uns aber nicht selten Gefäße zu Gesicht kommen, die durchtrennt werden müssen oder schon durchtrennt sind. Im ersteren Falle wird das betreffende Gefäß auf beiden Seiten quer zu seinem Verlauf mit je einer Klemme gefaßt und dann erst durchschnitten. Im anderen Falle ist es vor allem nötig, sich die durchschnittenen Stümpfe, aus denen es fortdauernd blutet, gut zu Gesicht zu bringen. Hierzu gehört das richtige Tupfen. Der rundliche Tupfer wird in die Wunde geführt und mit kurzen rüttelnden Bewegungen der Hand für einen kurzen Augenblick der Wundfläche fest angedrückt, dann rasch wieder entfernt; hierbei wird die Wundfläche scharf beobachtet. Der Anfänger macht beim Tupfen zumeist den Fehler, daß er den Tupfer nicht ganz bis in die Wundtiefe drückt, daß er den Tupfer zu lange in der Wunde beläßt und ihn dann zu langsam entfernt. Man muß die Fehler kennen, um sie zu vermeiden. Die spritzende Stelle, womöglich das isolierte blutende Gefäß, wird mit der eben geöffneten Klemme knapp gefaßt und die Klemme geschlossen. Hierbei ereignen sich wiederum häufig zwei Fehler. Der Anfänger faßt das Gewebe zu dick, und er führt die Klemme zu sehr tangential zur Wundfläche. Das letztere führt dazu, daß das Gefäß oft nicht richtig gefaßt wird; das erstere hat zur Folge, daß das Gefäß, wenn nicht sehr fest unterbunden wird, sich aus dem dicken Gewebsstumpf zurückziehen kann und daß mit der dicken Abbindung die Größe der Gewebsnekrose wächst — mit der Menge nekrotischen Gewebes in der Wunde wächst aber auch die primäre Infektionsgefahr.

Zur Unterbindung wird ein Faden (meist Katgut) unter die Klemme heruntergeführt und geknüpft. Das Knüpfen kann in verschiedener Weise erfolgen. Die Hauptsache ist, daß der Anfänger eine zuverlässige Knüpftechnik sich möglichst rasch aneignet; denn nichts ist bei Operationen unerfreulicher, als der Kampf des Assistenten mit dem Unterbindungsfaden. Eine einfache Knüpftechnik habe ich in meinem Atlas der Operationsübungen zur Darstellung gebracht.

Während der Operateur den ersten Knoten schürzt, hebelt der Assistent die Klemmenspitze ein wenig aus der Wunde heraus, ohne indes eine Gewalt anzuwenden, die zu der Festigkeit des gefaßten Gewebes in Widerspruch steht. Hierdurch wird der Gewebskegel etwas gereckt, die Klemmenspitze wird frei und der Operateur kann den geschürzten Knoten mit dem rechten Zeigefinger leicht über die Klemmenspitze hinwegführen, so daß die Schleife nun den Gewebskegel umgibt; dann wird der Knoten angezogen. Auch hierbei wird von Anfängern häufig ein störender Fehler begangen, indem sie die beiden

Fadenenden außerhalb der Wunde fassen und sie einfach nach beiden Seiten, also fast parallel zur Hautoberfläche, anziehen. Nach dem Parallelogramm der Kräfte ist die Resultante der beiden ziehenden Kräfte ein Zug senkrecht oder nahezu senkrecht aus der Wunde heraus! Die Folge ist, daß, sobald die Klemme abgenommen ist, entweder die Ligatur abrutscht, oder aber der Gewebskegel — besonders häufig am Muskel — ausreißt. Dann heißt es gewöhnlich: die Ligaturen halten nicht! In Wirklichkeit handelt es sich immer um einen Fehler der Technik. Es muß der Faden so angezogen werden, daß auf den ersten geschürzten Knoten bzw. den umschnürten Gewebskegel überhaupt kein nennenswerter Zug ausgeübt wird. Das erreicht man, indem man das eine Fadenende mit der einen Hand schräg aus der Wunde herauszieht, während der Zeigefinger der anderen Hand das andere Fadenende in Verlängerung des ersten Fadenendes in die Wunde nach innen hereindrückt.

Noch während der Operateur den ersten Knoten anzieht (allmählich zunehmend, nicht ruckweise!), nimmt der Assistent die Klemme ab; währenddessen und noch einen Augenblick länger zieht der Operateur weiter. Dies ist aus dem Grunde ratsam, weil der Gewebskegel durch den Klemmendruck eine breitgedrückte Gestalt angenommen hat, der sich der erste Knoten, solange die Klemme noch liegt, anpaßt. Wenn jetzt aber die Klemme abgenommen wird und der Klemmendruck nicht mehr wirkt, ändert manchmal der Gewebskegel seine Form und nimmt eine andere an, zu der der geschürzte Knoten nicht mehr ganz paßt; der Knoten wird infolgedessen locker. Dies wird durch die angegebene Technik verhindert, bei der der Knoten nach Fortnahme der Klemme durch den noch fortgesetzten Zug sich auch der neuen Form des Gewebskegels anpassen kann und daher fest bleibt. Man fühlt nicht selten, wie der Knoten nach Abnahme der Klemme unter dem anhaltenden Zug noch ein wenig enger wird. Während die Fadenenden locker gehalten werden, wird rasch der zweite Knoten geschürzt und angezogen. Dann werden die Fadenenden kurz abgeschnitten.

Die Technik der Wundnaht ist für den Anfänger ganz besonders wichtig. Wir benutzen zur Vereinigung der Hautlefzen Knopfnähte, die so gelegt werden, daß ein Teil von ihnen die Haut samt der anhaftenden Unterhautfettgewebsschicht und der unterliegenden Faszie in sich faßt (Entspannungsnähte), während dazwischen liegende, knapp den Hautrand fassende Knopfnähte für eine gute Zusammenpassung der Wundränder Sorge tragen (Adaptionsnähte). Für kleinere Wunden genügt eine Entspannungsnaht in der Mitte, bei größeren werden zwei oder drei Entspannungsnähte gelegt.

Zur Entspannungsnaht faßt die linke Hand mit der Pinzette den Hautrand; die Nadel wird etwa 1 cm vom Wundrande eingesetzt und mit einem Ruck durch die ganze Dicke der Lefze hindurchgeführt. Dann faßt der Halter die Nadel auf der Wundseite und zieht sie ganz hindurch. Nachdem die Nadel noch dünne Falten der Wundfläche gefaßt hat, wird sie auf der anderen Seite in gleicher Weise von innen nach außen durchgeführt. Bei den Adaptionsnähten stechen wir nur wenige Millimeter vom Hautrand ein und aus und fassen nur die Haut selber. Zunächst werden alle Nähte gelegt. Dann bringt der Assistent, zunächst an der Stelle der Entspannungsnähte, die Wundlefzen zusammen, so daß die Schnittflächen der Hautränder genau zusammenpassen, und der Operateur knüpft die Naht. Hieran schließt sich bei sorgfältiger Zusammenpassung das Knüpfen der übrigen Nähte. Nach dem Abschneiden der Fäden wird ein kleiner Mullstreifen über die Wunde gelegt und mit Heftpflaster befestigt.

Der Erleichterung der Ausführung unserer kleinen Operationen mögen die folgenden Bemerkungen dienen. Voraussetzung ist bei den sauberen Operationen: Desinfektion der Hände, Sterilität der Instrumente und Tupfer und des Nahtmaterials, Entfernung aller Haare im Operationsgebiet durch Rasieren, Desinfektion des Operationsgebietes, Abdeckung des Operationsgebietes durch vier herumgelegte und durch Klemmen an der Haut fixierte sterile Tücher; bei kleinen Eingriffen genügt ein großes feuchtes Mullstück, in das in der Mitte ein Loch geschnitten wird, das das Operationsgebiet frei läßt.

1. Entfernung kleiner Hautbezirke (Lupus, Hämangiom, Papillom, Karzinom).

Es ist dringend zu empfehlen, hier die spätere Schnittführung sich durch ritzende Marken in der Haut vorzuzeichnen, weil bei der Ausführung des Schnittes sonst häufig infolge der Verschieblichkeit der Haut der Schnitt nicht genau an die gewünschte Stelle kommt. Unter allen Umständen sind die Marken so weit von dem Erkrankungsgebiet zu legen, als es der Natur der Erkrankung entspricht. Während also z. B. bei einem Papillom oder einem Naevus die Marken dicht an der erkrankten Stelle liegen können, müssen sie beim Lupus und insbesondere beim Karzinom mindestens überall 1 cm vom wahrnehmbaren Erkrankungsherde entfernt liegen, da die wirkliche Erkrankung, wie das Mikroskop zeigt, stets weiter fortgeschritten ist, als sie mit den Augen erkennbar ist. Wenn möglich, soll die Umschneidung in elliptischer Form erfolgen, da dann der Verschluß der Hautlücke viel leichter ist. Es macht nichts aus, wenn hierbei an den beiden Enden der Ellipse etwas mehr Haut wegfällt, als es der Erkrankung wegen unbedingt notwendig erscheint.

Nach Bezeichnung des Hautschnittes erfolgt der Einschnitt in der beschriebenen Weise von einem Winkel zum anderen auf beiden Seiten bis ins Fettgewebe und durch dieses hindurch bis zur Faszie. Die Schnitte sind insbesondere an den Winkeln zu vertiefen, bis sie hier vollständig in der Tiefe zusammenfließen. Dann faßt der Operateur die eine Spitze der Ellipse mit der Pinzettte, hebt den umschnittenen Hautbezirk sanft an und schneidet ihn mit der Schere oder mit dem Messer in der gewünschten Tiefe flach von der Unterlage ab. Im allgemeinen soll die Durchtrennungsstelle an der Faszie liegen, da dann die Wundvereinigung leichter ist. Eine unbedingt notwendige

Forderung ist dies bei den Karzinomen. Bei besonders bösartigen Geschwülsten, insbesondere bei den kleinen Chromatophoromen, empfiehlt es sich sogar, den Schnitt noch durch die Faszie hindurchzuführen und diese mit dem Hautbezirk mit flachen Scherenschlägen von der Muskulatur abzulösen. Blutstillung und Wundschluß in der vorher beschriebenen Weise. Pflasterverband.

2. Entfernung eines Atheroms.

Bei kleinen Atheromen der behaarten Kopfhaut macht man einen sehr vorsichtigen Längsschnitt über die Mitte der kleinen Geschwulst. Stärkeres Einschneiden würde hier die sofortige Eröffnung des Grützbeutels zur Folge haben, die die Entfernung erheblich erschwert. Der zunächst ritzende Einschnitt wird vorsichtig überall so weit vertieft, bis die weiße Kapsel des Atheroms sichtbar wird. Während jetzt der Assistent die eine Wundlefze fixiert, zieht der Operateur mit der Pinzette die andere Wundlefze nach der entgegengesetzten Richtung und präpariert sehr vorsichtig die Hautlefze ein kleines Stück von der Oberfläche des Atheroms ab. Nachdem das Gleiche auf der anderen Seite geschehen ist, ist es nur notwendig, mit der geschlossenen Cooperschere unter die Geschwulst herunterzugehen und sie aus der Wunde herauszudrücken oder aber die beiden Hautlappen mit der Pinzette zu fassen, sie stark auseinanderzuspreizen und sie dann unter die Geschwulst herunterzudrücken; auch hierbei wird die Geschwulst herausbefördert. Nachdem mit einigen Scherenschlägen die letzten Verbindungen durchtrennt sind, ist die Entfernung beendigt. Wundverschluß in üblicher Weise.

Bei größeren, stärker vorgewölbten Atheromen ist es zweckmäßig, den Teil der Haut, der die Kuppe des Atheroms deckt und der meist etwas verdünnt ist, elliptisch zu umschneiden und mit herauszunehmen. Dadurch wird die Gefahr vermieden, daß bei der Durchtrennung der auf der Kuppe verdünnten Haut versehentlich der Atheromsack eröffnet wird. Im übrigen erfolgt die Operation in der gleichen Weise.

3. Entfernung einer Dermoidzyste am Auge.

Die Operation gestaltet sich zunächst genau so, wie bei den einfachen kleinen Atheromen, nur liegt die Oberfläche der Zyste tiefer als beim Atherom. Das Luxieren der Zyste ist hier nicht möglich, weil die Verbindungen mit der Umgebung, insbesondere mit dem unterliegenden Schädelknochen, zu innige sind.

Nachdem die Oberfläche der Dermoidzyste in ganzer Ausdehnung freigelegt ist, werden nach den Seiten die Verbindungen der Kapsel mit der Umgebung, immer dicht an der Kapsel, mit kurzen Scherenschlägen durchtrennt. Erleichtert wird dies dadurch, daß man die Geschwulst selber mit einer Pinzette oder mit Finger und Tupfer nach der einen Seite sanft hinüberdrängt, während die zugehörige Hautlefze vom Assistenten mit scharfem Haken nach der anderen Seite gezogen und gespannt wird. Dies Vorgehen wird fortgesetzt, bis auch auf der Rückseite der Geschwulst alle Verbindungen mit dem unterliegenden Schädelknochen durchtrennt sind. Unterbindungen. Hautnaht. Pflasterverband.

4. Entfernung eines Lipoms.

Wir führen den Hautschnitt auf der Mitte der Geschwulst, bis das grobtraubige Fettgewebe des Lipoms erscheint, das meist noch von einer zarten Bindegewebskapsel umhüllt ist. Während der Assistent mit einem Haken die eine Wundlefze mit dem unterliegenden Lipom zurücknimmt und anspannt, präpariert der Operateur die andere Hautlefze von der Oberfläche des Lipoms, dieser stets sorgfältig folgend, mit einigen Scherenschlägen frei. Dasselbe geschieht in gleicher Weise auf der anderen Seite. Jetzt wird das Lipom mit den scharfen Haken gepackt und kräftig herausgezogen. Seine Verbindungen mit der Umgebung sind fast stets so zart, daß die Geschwulst sich leicht herausluxieren läßt. Mit einigen Scherenschlägen werden die letzten Verbindungen, insbesondere nach der Unterlage hin, durchtrennt. Blutstillung. Hautnaht. Gelegentlich ist es auch hier zweckmäßig, den Mittelteil der deckenden Haut elliptisch zu umschneiden und mit fortzunehmen. Bei größeren Lipomen empfiehlt sich für einige Tage das Einlegen eines dünnen Drains, das aus dem tiefer gelegenen Wundwinkel herausgeleitet wird.

5. Entfernung eines subkutanen Hämangioms.

Bei Kindern, bei denen die Operation am häufigsten zur Ausführung gelangt, ist die Narkose meist nicht zu umgehen. Wir fügen gleichwohl die Infiltration des Operationsgebietes mit der Betäubungsflüssigkeit hinzu, weil die Blutleere für den Ablauf der Operation von großem Vorteil ist.

Längsschnitt auf der Höhe der Schwellung bis heran an die Geschwulst; bei gleichzeitig vorhandenem kutanem Hämangiom elliptische Umschneidung des betreffenden Hautbezirkes. Beim Zurückpräparieren der seitlichen Hautlappen achte man mit großer Sorgfalt darauf, daß man sich im gesunden umgebenden Fettgewebe befindet; das bräunliche körnige Hämangiomgewebe ist von diesem in Blutleere gut zu unterscheiden. Das Zurückpräparieren der Hautlappen muß bis über die Grenze des Hämangioms hinaus erfolgen. Dann werden die Wundlefzen durch scharfe Haken stark gespreizt gehalten und es wird das Hämangiom in dem einen Wundwinkel sorgfältig von der Umgebung gelöst. Schließlich wird es an diesem Winkel kräftig in die Höhe gezogen und die Verbindung mit der Unterlage durchtrennt. Blutstillung, Hautnaht.

6. Die Operation der Phimose und der Paraphimose.

Bei der Phimose der kleinen Kinder wird im allgemeinen zuviel und leider oft nicht richtig operiert. In der Regel genügt es, mit der geschlossenen Cooperschere oder mit einem Sondenblatt die zarten Epithelverklebungen zwischen dem inneren Vorhautblatt und der Glans penis stumpf zu lösen und die Vorhaut mit einiger Gewalt zurückzuziehen. Erweist sich dies als möglich, so wird die Vorhautöffnung durch die Dehnung hinreichend weit. Nur in den Fällen wirklicher Verengerung, bei denen oft die Öffnung haarfein und die Ränder der Öffnung narbig verdickt und verhärtet sind, oder wenn die ganze Vorhautspitze rüsselförmig ausgezogen ist, ist ein operativer Eingriff nötig. Angezeigt ist die operative Beseitigung des Leidens bei den vollständigen und unvollständigen Phimosen der Erwachsenen. Die Paraphimose bedarf in allen Fällen des operativen Eingriffs.

Die operative Aufgabe ist einfach. Es muß der enge Ring der Vorhautöffnung erweitert oder beseitigt werden. Zum Verständnis des technischen Weges stelle man sich ein Stück Tuch mit einer schmalen Stelle in der Mitte vor (Abb. 247a). Der einfachste Weg, eine solche schmale Stelle zu verbreitern, ist der folgende: Man legt einen Schnitt

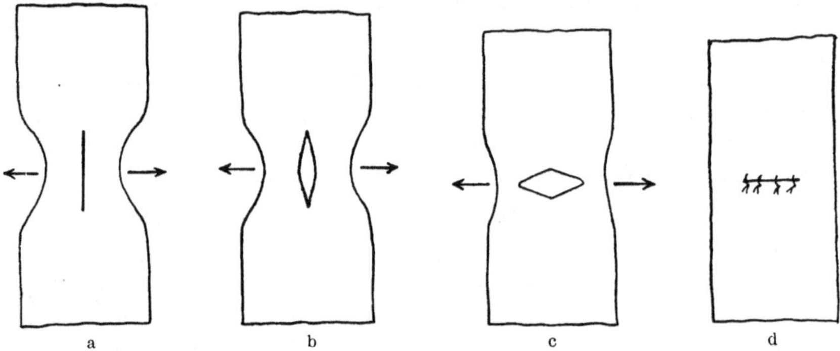

Abb. 247 a—d. Schema einer plastischen Erweiterung I.

in der Längsrichtung in die Mitte der schmalen Stelle und zieht am Rande in der Richtung der Pfeile. Das Loch klafft dann zunächst wie in Abb. 247b; bei weiterem Zug wird der Längsschnitt zu einem ganz queren Rhombus ausgezogen (Abb. 247c); näht man jetzt die gegenüberliegenden Ränder quer aneinander, so ist die gewünschte Verbreiterung der vorher schmalen Stelle erzielt (Abb. 247d). Längsschnitt und Quervernähung — das ist das Geheimnis solcher plastischen Erweiterungen.

Denkt man sich nun das Tuch zu einem Rohr zusammengelegt, so hat man annähernd die Verhältnisse der Paraphimose hergestellt (Abb. 248a). Die enge Stelle entspricht der Verengerung des Orificium praeputii nach der Zurückziehung der Vorhaut, der obere weite Teil dem inneren, der untere weite Teil dem äußeren Vorhautblatt. Nur die Glans muß man sich oben aufliegend denken. Die operative Erweiterung der verengten Stelle ist genau auf dem gleichen Wege der Längsspaltung und Quervernähung zu erzielen. (Abb. 248a, b, c.)

Man legt (vgl. Abb. 220, S. 369) auf dem Dorsum penis einen Längsschnitt durch den Schnürring und die angrenzenden Teile der beiden Vorhautblätter und vertieft ihn vorsichtig bis zu den Corpora cavernosa. Man sieht dann, wie die Längswunde ganz von selber infolge der Spannung die in Abb. 247 b und c dargestellten Formen annimmt. Die quere Naht beendigt den operativen Eingriff. Um die Länge des Einschnittes ist dann die enge Stelle weiter geworden. Nun läßt sich die Vorhaut leicht über die Glans penis zurückführen. Die Nahtstelle liegt dann gerade am Rande der Vorhautöffnung, da die beiden Blätter sich jetzt wieder zusammengelegt haben.

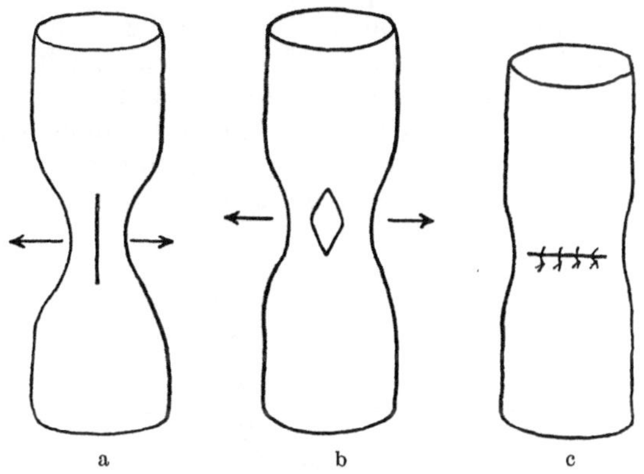

Abb. 248. Schema einer plastischen Erweiterung II (Paraphimosenoperation).

Will man sich mit dem Tuche die Verhältnisse einer Phimose herstellen, so muß man zunächst das Tuch um die enge Stelle herumklappen, doppeln und dann zu einem Rohr schließen. Wollen wir an dem gedoppelten, noch nicht zum Rohr zusammengelegten Tuch (Abb. 249) den gleichen Einschnitt wie in Abb. 247b erzeugen, so müssen wir von dem freien Rande der verengten Stelle einen Einschnitt in beide zusammenliegenden Tuchlagen machen (Abb. 249). Machen wir den Einschnitt halb so lang, wie im ersten Fall (Abb. 247 b) und entfalten wir die zusammengelegten Tuchlagen wieder zu dem in Abb. 247 b wiedergegebenen Zustand, so ist der Längsschnitt genau so lang wie dort. Mit anderen Worten: Die verengte Stelle wird um das Doppelte der Länge des Einschnittes vom Rand her erweitert.

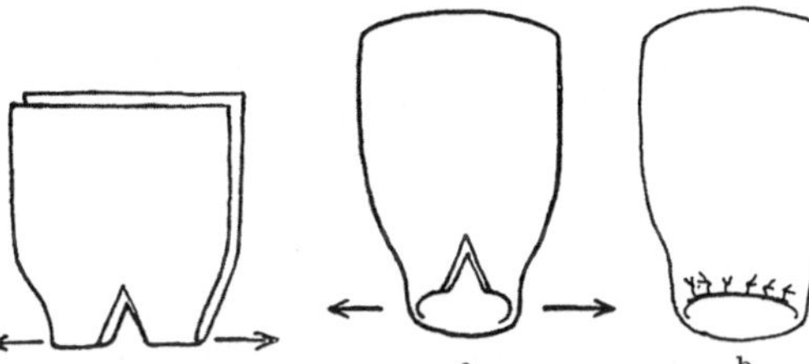

Abb. 249. Schema einer plastischen Erweiterung III.

Abb. 250 a und b. Schema einer plastischen Erweiterung IV (Phimosenoperation).

Genau entsprechend machen wir die Operation bei der unvollständigen Phimose der Erwachsenen und der vollständigen, aber nicht hochgradigen Phimose des kindlichen Alters.

Auf der Dorsalseite, gegenüber der Raphe, wird vom Rande her ein kleiner Scherenschnitt in die Vorhaut (beide Vorhautblätter) gelegt (Abb. 250a); die Länge des Schnittes muß dem Grade der Verengerung angepaßt werden. Die Längswunde weicht von selbst auseinander; sie wird in querer Richtung vernäht (Abb. 250b).

Bei der hochgradigen Phimose genügt der dorsale Längsschnitt nicht. Um eine genügende Erweiterung zu erzielen, müßte er sehr lang genommen werden. In diesem Falle kommt er nahe an den Sulcus coronarius heran; die Vorhaut hängt dann häßlich in Form zweier seitlicher Lappen neben der Glans herunter; oft sind die Lappen ödematös geschwollen. Wie häufig sieht man einen solchen verunstalteten kleinen Penis! Das Richtige ist hier, den ganzen verengten Ring herauszuschneiden (Abb. 251).

Man faßt mit einer feinen Klemme den Vorhautrand unten an der Raphe; ihr gegenüber wird eine zweite Klemme am oberen Vorhautrand eingesetzt (Abb. 251). Durch Zug in der Längsrichtung wird die Vorhaut ausgezogen und gespannt. Dann schneidet man die Vorhautspitze mit einem schrägen Scherenschlag fort (Abb. 251); schräg deshalb, um von dem unteren, stets kürzeren Teil der Vorhaut, wo das Frenulum ansetzt, nicht zu viel fortzunehmen. Zieht man jetzt die Haut zurück, so sieht man die Erweiterung der Vorhautöffnung, in der die Glans erscheint, sehr deutlich. Durch einen kleinen dorsalen Längsschnitt wird gegebenenfalls die Öffnung noch mehr erweitert, bis man sich durch vollständiges Zurückziehen der Vorhaut über die Glans von der genügenden Weite überzeugt hat. Dann erfolgt die Vernähung der zusammenliegenden Wundränder der Vorhaut: zunächst am Frenulum, dann gegenüber in der Mitte des Vorderrandes; dann noch einige Nähte dazwischen. Ein Wundverband ist nach der Operation nicht nötig; es genügt, die Wunde mit etwas Zinkpaste zu bestreichen. Zu Hause werden feuchte kühlende Umschläge angewendet.

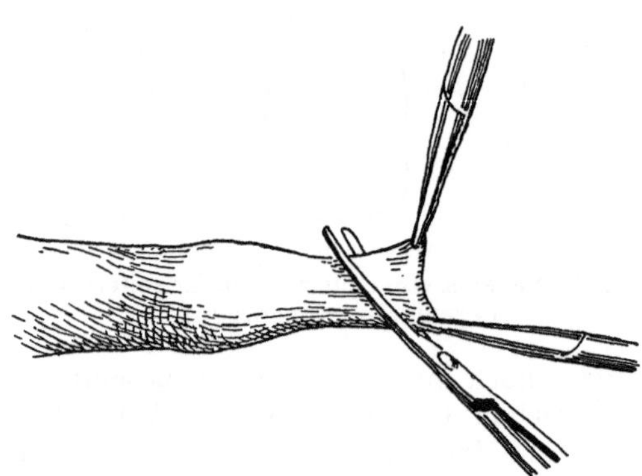
Abb. 251. Phimosenoperation (Zirkumzision).

7. Punctio genu.

Wir tasten mit dem Finger die oberste Ecke des Patellaraußenrandes ab. Ein wenig nach oben-außen davon legen wir einen $^1/_2$—1 cm langen Einschnitt in die Haut, am einfachsten als Stichinzision, an. In die leicht klaffende Wunde wird der nicht zu dünne Trokar eingesetzt und rasch nach dem oberen Rezessus zu vorgestoßen. Man fühlt deutlich, wenn die Trokarspitze beweglich in dem Hohlraum liegt. Nach Zurückziehen der Nadel läuft die Flüssigkeit ab. Leider aber nicht immer, obwohl sichere Fluktuation die Anwesenheit von Flüssigkeit im Gelenk erweist. Oder aber, es kommt zunächst ein kleiner Schuß Flüssigkeit und dann hört es vollständig auf. Der Anfänger ist geneigt, eine Verstopfung der Kanüle durch ein Gerinnsel anzunehmen, die er durch Wiedereinführen der Nadel bekämpfen will — fast stets ohne Erfolg. In der Regel sind es Synovialfalten, die sich gegen die innere Mündung der Kanüle anlegen.

Zwei Wege bieten sich uns, um die sichere Entleerung zu erreichen. Der erste ist, daß man die Spitze des Trokars, dadurch, daß man das äußere Ende kopfwärts bewegt, nach unten zwischen die Knorpelfläche der Patella und die überknorpelte Femurvorderfläche führt. Das Reiben der Kanüle am Knorpel ist meist deutlich fühlbar. Hier ist die Gefahr des Anlegens der Synovialfalten geringer, und die Flüssigkeit fließt leichter ab. Hilft auch dies nicht, so muß man die Flüssigkeit im Gelenk in Bewegung setzen, indem man die Hände wie zur Fluktuationsprüfung aufsetzt und durch Druck und Gegendruck die Flüssigkeit hin- und herbewegt. Hierdurch werden die Synovialfalten von der Kanülenöffnung weggeschwemmt. Durch diese Hilfe und etwas Geduld gelingt es stets, das Gelenk vollständig zu entleeren. Man ruhe nicht eher, als bis das Aufhören des Fluktuationsgefühls die Entleerung des Gelenkes anzeigt. Dann wird die Kanüle mit kurzem Ruck zurückgezogen und die kleine Wunde mit einer Naht geschlossen. Druckverband und Ruhigstellung mit Cramerschiene beendigen den Eingriff.

8. Punktion eines kalten Abszesses.

Dem Anfänger erscheint es am einfachsten, den Trokar auf der Höhe der fluktuierenden Geschwulst einzustoßen. Gewiß kommt man so am leichtesten und sichersten in den Hohlraum. Gleichwohl ist ein solches Vorgehen unzweckmäßig und gefährlich. Denn da der Weg durch die Weichteile dann nur kurz ist und senkrecht zur Haut verläuft, so sickert fast stets etwas von dem Abszeßinhalt durch den kurzen Stichkanal nach; der Stichkanal wird dadurch tuberkulös infiziert; er verheilt nicht, sondern er wird zur tuberkulösen Fistel. Dann ist die Gefahr gegeben, daß pyogene Kokken sekundär durch die Fistel in die Abszeßhöhle eindringen, wodurch eine pyogene Infektion des vorher — im Sinne der pyogenen Infektion — sterilen Hohlraumes mit ihren Gefahren erzeugt wird. Dies kann nur dadurch verhindert werden, daß der Kanal in den Weichteilen lang ist und sie schräg durchsetzt, so daß die Wandungen rasch zusammenfallen und verheilen können.

Das Wichtigste bei der Abszeßpunktion ist also, daß der möglichst dicke Trokar weit ab von der Höhe, außerhalb der fluktuierenden Geschwulst eingesetzt und dann schräg in den Hohlraum vorgestoßen wird. Die Entleerung ist durch Bewegungen des Rohres und durch leichtes Kneten des Abszesses zu begünstigen. Hier gelingt aber die Entleerung bis zur vollständigen Beseitigung der Fluktuation meist nicht, weil der Eiter große Fibringerinnsel einschließt und weil durch die zurückbleibenden Gerinnsel und durch die weichen, zerfließlichen Granulationen auch nach Entfernung jeglicher Flüssigkeit das Fluktuationsgefühl aufrecht erhalten wird. Nach Entfernung des Rohres wird die kleine Öffnung mit einem Pflaster verschlossen.

9. Keilexzision des Nagelrandes.

Es ist für die Operation ein Unterschied, ob wir sie am Finger wegen einer chronisch eitrigen Paronychie oder an der Zehe wegen eines eingewachsenen Nagels ausführen. Im ersteren Fall soll nur der geschwürige Nagelfalz und der durch den Eiter geschädigte Rand des Nagels entfernt werden, im übrigen aber nach der Heilung die Form des Nagels unverändert bleiben. Bei dem eingewachsenen Nagel dagegen soll auch die spätere Form des Nagels beeinflußt werden: der Nagel soll schmaler werden, um nicht wieder in den Nagelfalz einzudringen. Daraus geht hervor, daß wir die Keilexzision im ersten Fall auf den Nagelfalz und den Nagelrand beschränken, während wir sie im zweiten Fall auch auf die Nagel**wurzel** ausdehnen.

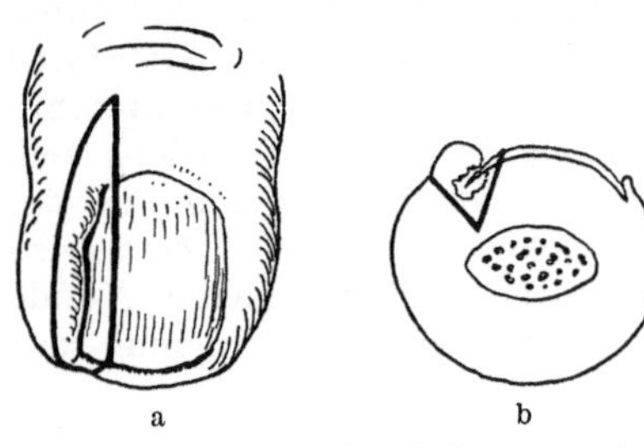

Abb. 252a und b. Operation des eingewachsenen Nagels.

Wir wählen als Beispiel die Operation beim eingewachsenen Nagel. Die Schnittführung geht aus der beigegebenen Abb. 252a hervor; die Richtung der Schnitte in der Tiefe gibt die Abb. 252b wieder.

Während die linke Hand die Zehe kräftig faßt, wird mit dem Messer der äußere Schnitt bis zum Knochen geführt. Dann wird das spitze Blatt einer geraden Schere unter den Nagel an der Stelle der zweiten Schnittlinie bis zur Nagelwurzel vorgestoßen und der Nagel durchtrennt. An gleicher Stelle wird nunmehr der zweite Schnitt mit dem Messer ebenfalls bis zum Knochen geführt. Dann wird der Keil an der vorderen Spitze mit der Pinzette gefaßt und mit einigen Messerschnitten herausgelöst. Im Bereiche der Nagelwurzel werden sorgfältig die letzten Teile der Nagelmatrix entfernt. Kleiner Tampon in die Wunde, der eine Woche lang liegen bleibt.

10. Nagelentfernung.

Während die linke Hand den Finger kräftig faßt, wird die Messerspitze zwischen Nagelfalz und Nageloberfläche flach eingeführt und der Falz von der Nageloberfläche in ganzer Ausdehnung des Nagels abgelöst. Dann wird ein Blatt einer Gefäßklemme unter den Nagel, zwischen Nagel und Nagelbett eingeführt und bis zur Nagelwurzel vorgeschoben. Durch eine kräftige Drehung der Klemme um die Längsachse wird jetzt der Nagel abgelöst. Der Nagelfalz wird mit der Schere etwas zurechtgestutzt. Ein flaches, dünnes Mullstreifchen wird unter den Nagelfalz locker eingeführt und auf dem Nagelbett ausgebreitet; es bleibt 8 Tage liegen.

11. Furunkel.

Die früher viel geübte operative Behandlung der Furunkel durch Längsschnitt hat den Nachteil, daß die Wunde längere Zeit zur Heilung braucht und breite Narben hinterläßt. Sie ist deshalb vielfach verlassen und durch die alte konservative Behandlung mit Zugpflaster oder Ichthyolauflage oder heißen Breiumschlägen ersetzt worden. Aber auch dieser Methode haftet ein Nachteil an: die schmerzhafte Schwellang nimmt in den ersten Tagen noch zu, bis schließlich die Erweichung und Entleerung des Eiters erfolgt. Schlimm ist dies bei den oberflächlichen, rasch erweichenden Furunkeln nicht; hier ist die konservative Behandlung durchaus am Platze. Recht unangenehm ist es aber bei den tiefsitzenden, prall gespannten und langsam erweichenden Furunkeln, besonders an empfindlichen Stellen (Gesicht, Fingerrücken, Gesäßgegend). Hier bietet die operative Behandlung den großen Vorteil der raschen Schmerzbehebung. Dem Nachteil der länger dauernden Heilung und der störenden Narbenbildung kann man entgehen, wenn man durch die Art des Eingriffs den natürlichen Heilverlauf nachahmt. Es muß von einer kleinen Hautöffnung her der schwer infizierte Haarbalg herausgeschnitten werden. Dies geschieht in folgender Weise:

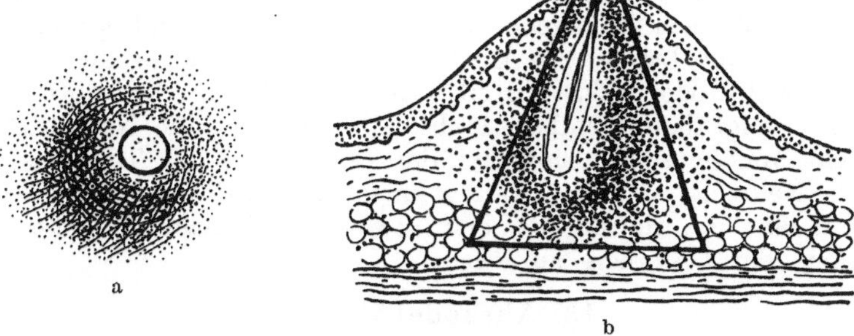

Abb. 253a und b. Exzision des Furunkels von kleiner Öffnung aus.

Mit feinem, sehr schmalem Messer stößt man dicht neben dem Zentrum ein, wobei die Spitze nicht senkrecht, sondern etwas nach außen in die Tiefe geführt wird, und führt dann das Messer immer in der gleichen Haltung im Kreise herum. Hierdurch fällt von der Haut nur ein ganz kleines, kreisförmiges Stückchen fort (Abb. 253a) — etwa von der Größe der spontanen Durchbruchsstelle —; im kranken Unterhautfettgewebe aber wird ein nach unten dicker werdender Kegel umschnitten (Abb. 253b). Diesen faßt man jetzt mit feiner Pinzette, trennt ihn unten mit einigen Messerschnitten von der Unterlage ab und nimmt ihn heraus. Oft gelingt es allerdings nur, den Kegel in einzelnen kleinen Stückchen herauszubekommen, was jedoch genügt. Dann führt man das Zipfelchen eines kleinen Tupfers in den Wundkrater ein. Salbeverband. Schmerzen und Entzündung hören rasch auf. Am 3.—5. Tage wird das Tupferchen entfernt. In kurzer Zeit ist die Wunde heil, die Narbe ist punktförmig.

12. Karbunkel.

Beim Karbunkel halten wir eine operative Behandlung stets für geboten. Einfacher oder verlängerter Ätherrausch.

Kreuzschnitt durch den gesamten Karbunkel, nicht aber auch durch die umgebende entzündliche Schwellung. Die Schnitte werden rasch, ohne Berücksichtigung der Blutung, vertieft, bis die Muskelfaszie erreicht ist — am Nacken ist dies manchmal eine recht erhebliche Tiefe. Jetzt werden die vier von den Kreuzschnitten gebildeten Lappen nacheinander an der Spitze mit der Pinzette gefaßt, emporgezogen und im Bereich der Muskelfaszie von der Unterlage bis zur Basis abgelöst. Dann wird das eitrig infiltrierte Gewebe der Lappen mit dem Messer herausgeschnitten. Überall muß das nichteitrige Gebiet erreicht sein. Die Lappen dürfen aber auch nicht zu stark verdünnt werden. Ist die Spitze des Lappens durch den Karbunkel eitrig zerfallen, so wird sie mit der Schere gekappt. Die zunächst starke Blutung steht auf Tamponade meist vollkommen; etwa noch spritzende Gefäße werden gefaßt und unterbunden oder kreuzförmig umstochen. Ausfüllung der Wundhöhle mit einigen Mullagen; Zurückklappen der vier Lappen; Hereindrücken ungefähr in die ursprüngliche Lage, in der sie durch zwei Situationsnähte gehalten werden. Entfernung des Tampons erst nach 8 Tagen. Ist dann die Wunde gut granulierend, so läßt man die Lappen der Unterlage aufliegen und erhält sie durch Situationsnaht oder Pflasterstreifen in guter Lage. Unter Salbenbedeckung erfolgt dann ziemlich rasch die Verheilung; die Narbenbildung ist nicht umfangreich. Sind bei der Entfernung des Tampons noch größere Nekrosen sichtbar, so legt man zunächst noch Salbenlappen ein und läßt die Hautlappen erst etwas später, nach Abstoßung der Nekrosen, der Unterlage aufliegen.

13. Abszeßeröffnung.

Der Einschnitt auf der Höhe der Schwellung legt bei oberflächlichem Abszeß sofort die Eiterhöhle frei. Die Länge des Schnittes richtet sich nach der Größe des Abszesses, nach dem Grade der entzündlichen Erscheinungen, nach dem Umfang der Nekrosen im Abszeßinnern. Bei oberflächlichen lymphangitischen Abszessen genügen kleine Knopflöcher; bei großen, z. B. osteomyelitischen, Abszessen müssen größere Schnitte geführt werden; auch bei den Schwielenabszessen der Hand mit den reichlichen nekrotischen Fetzen sei man mit der Schnittlänge nicht zu sparsam.

Nach der Eröffnung größerer Abszesse ist es das beste, einen gummigeschützten Finger einzuführen, der vorsichtig die Größe, die Tiefe und etwaige Fortsätze des Abszesses feststellt. Es folgt bei oberflächlichen Abszessen die Einführung eines kleinen Mulltampons; bei tiefen das Einlegen eines mullumwickelten Drains bis zum tiefsten Punkt. Bei sehr großer Flächenausdehnung werden an den entfernten Punkten eine oder mehrere Gegenöffnungen angelegt, in die ebenfalls ein umwickeltes Drain eingelegt wird. Bei großen Schwielenabszessen der Hand ist oft eine Gegenöffnung an der Interdigitalgegend des Handrückens notwendig. Besonders wichtig ist das Tasten nach Abszeßfortsätzen bei der eitrigen Mastitis. Jeder einzelne Abszeß muß hier möglichst am tiefsten Punkt durch einen kleinen Einschnitt eröffnet und durch ein umwickeltes Rohr drainiert werden.

Bei tiefen, unter der Muskulatur gelegenen (insbesondere frischen osteomyelitischen) Abszessen wird der Hautschnitt bis zur Muskelfaszie geführt, die Faszie scharf durchtrennt und dann zwischen die Muskelfasern eine Kornzange eingeführt, die vorsichtig zur Tiefe vorgeschoben wird, bis der Eiter vorquillt. Auch hier Einführung eines gummigeschützten Fingers zum Abtasten der Höhle, zur Feststellung des Umfanges der Knochenerkrankung und zur Entscheidung über etwa notwendige Gegenöffnungen. Einführen von umwickelten Drains. Einsalben der umgebenden Haut. Verband.

14. Das Panaritium.

a) Das beginnende subkutane Panaritium. Nichts ist falscher, als das so häufig geübte Verfahren, unter dem Chloräthylstrahl einen kleinen Einschnitt im Bereich des Panaritiums zu machen, einen Einschnitt, der nur die Haut durchtrennt und einen kleinen Eitertropfen hervortreten läßt. Das Panaritium ist kein Abszeß, sondern eine Phlegmone, und der unter der Haut gelegene Eiter stellt nur einen Teil der eitrigen Infiltration dar. Trotz seiner Entleerung geht die phlegmonös-eitrige Entzündung ungestört in die Tiefe weiter. Ein solcher operativer Eingriff bedeutet nur eine zwecklose Quälerei des Kranken, aber keine vernünftige chirurgische Hilfe. Wir nehmen die Operation in der folgenden Weise vor:

Spaltung der Haut und des Unterhautfettgewebes im Bereiche der Erkrankung. Hierbei führen wir am Fingerrande einen Längsschnitt, in der Tastfläche der Finger einen Querschnitt und an der Fingerspitze den bogenförmigen parungualen Schnitt aus, der dem freien Nagelrand parallel und je nach dem Sitz des Panaritiums 2 bis 10 mm von ihm entfernt geführt wird. Feinste scharfe Haken halten die Wundlefzen klaffend und ermöglichen die unbedingt nötige Besichtigung der Wundfläche, an der auf beiden Seiten der grüngelbe Keil der phlegmonös-eitrigen Infiltration sichtbar wird. Der Schnitt ist unbedingt so weit zu vertiefen, bis die Spitze dieses Keiles erreicht ist. Dann wird der ganze keilförmige Herd mit Messer und Schere herausgeschnitten. Einlegen eines kleinen Mullstreifchens, das 5 bis 7 Tage liegen bleibt. Verband.

b) Das vorgeschrittene subkutane Panaritium. Am Fingerrande ist dem ersten Längsschnitt im Mittelpunkt der Infektion meist ein zweiter unter Überspringen der Haut der digitalen Querfurchen hinzuzufügen. Bei Ausbreitung der Infektion nach dem Fingerrücken ist hier gegebenenfalls noch ein dritter Einschnitt hinzuzufügen. Nach allen Seiten hin muß das nichtinfizierte Gewebe erreicht werden. Das eitrig infiltrierte Gewebe wird nach Möglichkeit herausgeschnitten. Lockere Tamponade.

An der Tastfläche werden dem Querschnitt durch den Mittelpunkt der Erkrankung an beiden Fingerrändern Längsschnitte hinzugefügt, so daß die Haut türflügelförmig aufgeklappt werden kann. Jetzt liegt das infizierte Gebiet zum Ausschneiden bequem frei. Auch hier muß überall das nichtinfizierte Gebiet erreicht werden. Gegebenenfalls sind sogar noch weitere Längsschnitte in der Umgebung und am Fingerrücken notwendig; die Haut der digitalen Querfurche ist hierbei stets zu erhalten. Tamponade, Zurückklappen der Lappen, die durch eine Situationsnaht einander genähert erhalten werden.

An der Fingerspitze wird der parunguale Schnitt so weit wie nötig nach unten geführt, nötigenfalls bis nahe zur Basis des Endgliedes. Die Fingerbeere wird dann in Lappenform vom Knochen abgelöst und aufgeklappt. Dann liegt das infizierte Gebiet übersichtlich zur Ausschneidung frei. Nach Beendigung Einlegen eines flachen Mullstückes in die Wunde. Zurückklappen der Fingerbeere, Wegschneiden vorstehender Mullteilchen. Eine Situationsnaht erhält den Lappen in richtiger Lage. Der Tampon bleibt 8 Tage liegen und läßt sich dann leicht entfernen. Ist die Wunde gut granulierend, wird der Lappen ohne zwischengelegten Mulltupfer dem Knochen aufgelegt und in dieser Lage durch eine Naht oder einen Pflasterstreifen erhalten. Es erfolgt rasche Anheilung mit schmaler parungualer Narbe. Sind 8 Tage nach der Operation noch Nekrosen vorhanden, so wird zunächst für einige Tage ein Salbenlappen in die Wunde eingeführt, bis die Nekrosen verschwunden sind; dann wird verfahren wie eben beschrieben.

c) Das ossale Panaritium des Endgliedes. Operatives Vorgehen wie bei dem vorgeschrittenen subkutanen Panaritium des Endgliedes. Nach Aufklappen der Fingerbeere wird der von Periost und Weichteilen entblößte Knochen sichtbar. Liegt der Knochen nur zum Teil auf der Fingerbeerenseite frei, so wird er hier mit der Luerschen Zange zur Beseitigung oberflächlicher Nekrosen angefrischt. Ist die Phalangenspitze ringsum frei in Eiter und Granulationen gelegen, so wird sie bis zu den noch festhaftenden Teilen mit der Luerschen Zange abgekniffen. Liegt (in älteren Fällen) die ganze Phalanx bis auf die proximale Epiphyse gelöst in den Weichteilen, so wird das sequestrierte Knochenstück entfernt. Im übrigen wird verfahren wie bei den vorgeschrittenen subkutanen Panaritien.

d) Das artikuläre Panaritium. Ist die Gelenkvereiterung die Teilerscheinung eines ausgedehnten subkutanen und ossalen Panaritiums, so empfiehlt es sich, nach Versorgung der Weichteil- und Knocheninfektion die arrodierten Gelenkflächen nach seitlicher Luxation mit der Luerschen Zange flach abzukneifen, da der nekrotische infizierte Knorpel lang dauernde Eiterungen unterhält.

Handelt es sich dagegen um die häufigere infizierte Stichverletzung des Fingergelenkes, so ist solange wie möglich konservativ zu verfahren (Ruhigstellung mit Filzstahlschienchen, Stauung, heiße Bäder, Rivanolumspritzungen). Gelingt es nicht, die Infektion zu überwinden oder bekommt man den Finger schon mit vorgeschrittener eitriger Zerstörung des Gelenkes in Behandlung, so ist es das Richtige, das Gelenk von beiden Seiten mit einem Längsschnitt freizulegen, die Gelenkfläche in den Wunden durch Luxation einzustellen und den arrodierten Knorpel mit der Luerschen Zange flach abzukneifen. Zurücklagerung. Tamponade. Situationsnaht. Fixation mit Filzstahlschienchen.

e) Das Panaritium tendinosum. Die Behandlung einer eitrigen Sehnenscheidenentzündung der Finger ist eine schwierige und verantwortungsvolle Aufgabe, die nur der wohlausgebildete Fachchirurg übernehmen sollte. Hier seien nur der Vollständigkeit wegen die Hauptpunkte der operativen Behandlung beim unkomplizierten Panaritium tendinosum kurz skizziert.

Die Eröffnung der Sehnenscheide durch Längsschnitt in ganzer Ausdehnung der Scheide ist ein Kunstfehler, den man leider immer noch zu sehen bekommt. Die Sehne springt dann heraus, trocknet ein, wird nekrotisch — das Schicksal des Fingers ist besiegelt. Die Sehnenscheide ist stets von mehrfachen kleinen Längsschnitten aus zu eröffnen. Sie liegen im Bereich der Finger zu beiden Seiten am Fingerrand und lassen die Gegend der digitalen Querfurchen frei. Nerven und Blutgefäße sind beim Einschnitt zu schonen. Im Bereich der Hohlhand wird ein einfacher Längsschnitt bei Erkrankung des 2., 3. und 4. Fingers, mehrfache Längsschnitte bei Erkrankung des Daumens und des kleinen Fingers ausgeführt. Ob man alle Schnitte oder nur einen Teil ausführt, hängt von der Ausdehnung der Sehnenscheidenentzündung ab. Die Wunden werden zur Offenhaltung für einige Tage oberflächlich locker tamponiert.

Die Sehnenscheidenentzündung des Daumens und des kleinen Fingers (V-Phlegmone) ist eine so lebensbedrohende Erkrankung, daß solche Kranken grundsätzlich klinischer Aufnahme und klinischer Behandlung zugewiesen werden sollten.

Verlag von Julius Springer in Berlin W 9

Grundriß der gesamten Chirurgie. Ein Taschenbuch für Studierende und Ärzte. (Allgemeine Chirurgie. Spezielle Chirurgie. Frakturen und Luxationen. Operationskurs. Verbandlehre.) Von Professor Dr. **Erich Sonntag,** Vorstand des Chirurgisch-Poliklinischen Instituts der Universität Leipzig. Zweite, vermehrte und verbesserte Auflage. 1923.
Gebunden GZ. 14

Treves-Keith, Chirurgische Anatomie. Nach der sechsten englischen Ausgabe übersetzt von Dr. **A. Mülberger.** Mit einem Vorwort von Geh. Med.-Rat Professor Dr. **E. Payr,** Direktor der Chirurgischen Universitätsklinik zu Leipzig und mit 152 Textabbildungen von Dr. **O. Kleinschmidt** und Dr. **C. Hörhammer,** Assistenten an der Chirurgischen Universitätsklinik zu Leipzig. 1914. Gebunden GZ. 12

Die Knochenbrüche und ihre Behandlung. Ein Lehrbuch für Studierende und Ärzte. Von Dr. med. **Hermann Matti,** a. o. Professor für Chirurgie an der Universität und Chirurg am Jenner-Spital in Bern.

Erster Band: **Die allgemeine Lehre von den Knochenbrüchen und ihrer Behandlung.** Mit 420 Textabbildungen. 1918. GZ. 18

Zweiter Band: **Die spezielle Lehre von den Knochenbrüchen und ihrer Behandlung** einschließlich der komplizierenden Verletzungen des Gehirns und Rückenmarks. Mit 1050 Abbildungen im Text und auf 4 Tafeln. 1922. GZ. 40; gebunden GZ. 44

Frakturen und Luxationen. Ein Leitfaden für den Studenten und den praktischen Arzt. Von Professor Dr. **Georg Magnus,** Oberarzt der Chirurgischen Universitätsklinik Jena. Mit 45 Textabbildungen. 1923. GZ. 3,6

Die willkürlich bewegbare künstliche Hand. Eine Anleitung für Chirurgen und Techniker. Von **F. Sauerbruch,** ord. Professor der Chirurgie, Direktor der Chirurgischen Universitätsklinik München.

Erster Band: Mit anatomischen Beiträgen von G. Ruge und W. Felix, Professoren am Anatomischen Universitätsinstitut Zürich, und unter Mitwirkung von A. Stadler, Oberarzt d. L., Chefarzt des Vereinslazaretts Singen. Mit 104 Textfiguren. 1916. GZ. 7

Zweiter Band: Herausgegeben von F. Sauerbruch, ord. Professor der Chirurgie, Direktor der Chirurgischen Universitätsklinik München, und C. ten Horn, Professor der Chirurgie, Chirurgische Universitätsklinik München. Mit 230 zum Teil farbigen Abbildungen. 1923.
GZ. 12; gebunden GZ. 14,5

Gliedermechanik und Lähmungsprothesen. Von **Heinrich von Recklinghausen.** In zwei Bänden. Mit 230 Textfiguren. 1920.

Erster Band (Physiologische Hälfte). Studien über **Gliedermechanik** insbesondere der Hand und der Finger.

Zweiter Band (Klinisch-technische Hälfte). Die schlaffen **Lähmungen** von Hand und Fuß und die **Lähmungsprothesen.** Zusammen GZ. 32

Die Verhütung des Knickfußes und des Knickplattfußes sowie die rationelle Behandlung der schon vorhandenen Deformitäten. Von Dr. **August Weinert,** Oberarzt der Chirurgischen Klinik des Städtischen Krankenhauses Sudenburg-Magdeburg. Mit 23 Abbildungen im Text. 1923. GZ. 1

Zur hundertjährigen Geschichte der chirurgischen Universitäts-Klinik zu Königsberg i. Pr. Von Professor Dr. **Martin Kirschner,** Direktor der Klinik. Mit 37 Textabbildungen, darunter 3 Bauplänen. 1922.
GZ. 2,4

Die Grundzahlen (GZ.) entsprechen den ungefähren Vorkriegspreisen und ergeben mit dem jeweiligen Entwertungsfaktor (Umrechnungsschlüssel) vervielfacht den Verkaufspreis. Über den zur Zeit geltenden Umrechnungsschlüssel geben alle Buchhandlungen sowie der Verlag bereitwilligst Auskunft.

Verlag von Julius Springer in Berlin W 9

Diagnostik der chirurgischen Nierenerkrankungen. Praktisches Handbuch zum Gebrauch für Chirurgen und Urologen, Ärzte und Studierende. Von Professor Dr. **Wilhelm Baetzner,** Privatdozent, Assistent der Chirurgischen Universitätsklinik Berlin. Mit 263 größtenteils farbigen Textabbildungen. 1921. GZ. 30

Kystoskopische Technik. Ein Lehrbuch der Kystoskopie, des Ureterenkatheterismus, der funktionellen Nierendiagnostik, Pyelographie, intravesikalen Operationen. Von Dr. **Eugen Joseph,** a. o. Professor an der Universität Berlin, Leiter der Urologischen Abteilung der Chirurgischen Universitätsklinik. Mit 262 größtenteils farbigen Abbildungen. 1923. GZ. 16; gebunden GZ. 18

Die Chirurgie der Brustorgane. Zugleich zweite Auflage der Technik der Thoraxchirurgie von **F. Sauerbruch** und **E. D. Schumacher.**

Erster Band: **Die Erkrankungen der Lunge.** Unter Mitarbeit von W. Felix, L. Spengler, L. v. Muralt †, E. Stierlin †, H. Chaoul. Mit 637, darunter zahlreichen farbigen Abbildungen. 1920. Gebunden GZ. 40

Zweiter Band. In Vorbereitung

Der chirurgische Operationssaal. Ratgeber für die Vorbereitung chirurgischer Operationen und das Instrumentieren für Schwestern, Ärzte und Studierende. Von Viktoriaschwester **Franziska Berthold,** Operationsschwester an der Chirurgischen Universitätsklinik Berlin. Mit einem Geleitwort von Geh. Med.-Rat Professor Dr. **August Bier.** Zweite, verbesserte Auflage. Mit 314 Textabbildungen. 1922. GZ. 4

Grundriß der Wundversorgung und Wundbehandlung sowie der Behandlung geschlossener Infektionsherde. Von Privatdozent Dr. **W. v. Gaza,** Assistent an der Chirurgischen Universitätsklinik Göttingen. Mit 32 Abbildungen. 1921. GZ. 10; gebunden GZ. 13

Der Verband. Lehrbuch der chirurgischen und orthopädischen Verbandbehandlung. Von Professor Dr. med. **Fritz Härtel,** Oberarzt der Chirurgischen Universitätsklinik zu Halle a. S., und Privatdozent Dr. med. **Friedrich Loeffler,** leitender Arzt der Orthopädischen Abteilung der Chirurgischen Universitätsklinik zu Halle a. S. Mit 300 Textabbildungen. 1922. GZ. 9; gebunden GZ. 12

Die Stationsschwester. Ein Führer durch die praktische Tätigkeit der Krankenhausschwester. Von Dr. **Carl Rosenberger,** Assistenzarzt an der Geburtshilflich-Gynäkologischen Abteilung des Krankenhauses Lankwitz. 1923. GZ. 2,4

Ärztliche Behelfstechnik. Herausgegeben von Professor Dr. **G. Freiherr von Saar †** in Innsbruck. Bearbeitet von Fachgelehrten. Zweite Auflage bearbeitet von Professor Dr. **Carl Franz,** Generalarzt, Berlin. Mit 372 Textabbildungen. 1923. Gebunden GZ. 22

Die Grundzahlen (GZ.) entsprechen den ungefähren Vorkriegspreisen und ergeben mit dem jeweiligen Entwertungsfaktor (Umrechnungsschlüssel) vervielfacht den Verkaufspreis. Über den zur Zeit geltenden Umrechnungsschlüssel geben alle Buchhandlungen sowie der Verlag bereitwilligst Auskunft.

Anatomie des Menschen. Ein Lehrbuch für Studierende und Ärzte. Von **Hermann Braus,** o. ö. Professor an der Universität, Direktor der Anatomie Heidelberg. In drei Bänden.

Erster Band: **Bewegungsapparat.** Mit 400 zum großen Teil farbigen Abbildungen. 1921. Gebunden GZ. 16

Zweiter Band: **Eingeweide.** Mit etwa 300 zum Teil farbigen Textabbildungen. Erscheint im Herbst 1923.

Dritter Band. In Vorbereitung.

Topographische Anatomie dringlicher Operationen. Von **J. Tandler,** o. ö. Professor der Anatomie an der Universität Wien. Zweite, verbesserte Auflage. Mit 56 zum großen Teil farbigen Abbildungen im Text. 1923. Gebunden GZ. 10

Differentialdiagnose anhand von 385 genau besprochenen Krankheitsfällen lehrbuchmäßig dargestellt von Dr. **Richard C. Cabot,** Professor der klinischen Medizin an der Medizinischen Klinik der Havard-Universität, Boston. Zweite, umgearbeitete und vermehrte Auflage nach der 12. Auflage des Originals von Dr. H. Ziesché, leitender Arzt der Inneren Abteilung des Josef-Krankenhauses zu Breslau.

Erster Band. Mit 199 Textabbildungen. 1922. GZ. 16,7; gebunden GZ. 20

Lehrbuch der Differentialdiagnose innerer Krankheiten. Von Professor Dr. **M. Matthes,** Geh. Med.-Rat, Direktor der Medizinischen Universitätsklinik in Königsberg i. Pr. Vierte, durchgesehene und vermehrte Auflage. Mit 109 Textabbildungen. 1923. GZ. 17; gebunden GZ. 20

Lehrbücher der Geburtshilfe und Gynäkologie. Von **R. Th. v. Jaschke** und **O. Pankow.**

Lehrbuch der Geburtshilfe. Von Professor Dr. **Rud. Th. v. Jaschke,** Direktor der Universitätsfrauenklinik in Gießen, und Professor Dr. **O. Pankow,** Direktor der Frauenklinik an der Akademie für praktische Medizin in Düsseldorf. Zweite und dritte Auflage. (Zugleich 10. und 11. Auflage des Rungeschen Lehrbuches der Geburtshilfe.) Mit 501, darunter zahlreichen mehrfarbigen Textabbildungen. 1923. Gebunden GZ. 32

Lehrbuch der Gynäkologie. Von Professor Dr. **Rud. Th. v. Jaschke,** Direktor der Universitätsfrauenklinik in Gießen, und Professor Dr. **O. Pankow,** Direktor der Frauenklinik an der Akademie für praktische Medizin in Düsseldorf. Dritte und vierte Auflage. (Zugleich 7. und 8. Auflage des Rungeschen Lehrbuches der Gynäkologie.) Mit 317, darunter zahlreichen mehrfarbigen Textabbildungen. 1923. Gebunden GZ. 24

Kurzes Lehrbuch der Frauenkrankheiten. Für Ärzte und Studierende. Von Dr. med. **Hans Meyer-Rüegg,** Professor der Geburtshilfe und Gynäkologie an der Universität Zürich. Fünfte, vermehrte und verbesserte Auflage. Mit 182 zum Teil farbigen Textabbildungen. 1923. Gebunden GZ. 9

Einführung in die Kinderheilkunde. Ein Lehrbuch für Studierende und Ärzte. Von Dr. **B. Salge,** o. ö. Professor der Kinderheilkunde, zur Zeit in Marburg a. d. Lahn. Vierte, erweiterte Auflage. Mit 15 Textabbildungen. 1920. Gebunden GZ. 8,25

Die Grundzahlen (GZ.) entsprechen den ungefähren Vorkriegspreisen und ergeben mit dem jeweiligen Entwertungsfaktor (Umrechnungsschlüssel) vervielfacht den Verkaufspreis. Über den zur Zeit geltenden Umrechnungsschlüssel geben alle Buchhandlungen sowie der Verlag bereitwilligst Auskunft.

Verlag von Julius Springer in Berlin W 9

Vorlesungen über klinische Propädeutik. Von Professor Dr. **Ernst Magnus-Alsleben,** Vorstand der Medizinischen Poliklinik der Universität Würzburg. Dritte, durchgesehene und vermehrte Auflage. Mit 14 zum Teil farbigen Abbildungen. 1922. Gebunden GZ. 7

Pathologisch-physiologische Propädeutik. Von Professor Dr. med. **Max Bürger,** Medizinische Klinik in Kiel. Mit etwa 30 Textabbildungen. Erscheint im Herbst 1923.

Lehrbuch der Physiologie des Menschen. Von Dr. med. **Rudolf Höber,** o. ö. Professor der Physiologie und Direktor des Physiologischen Instituts der Universität Kiel. Dritte, neu bearbeitete Auflage. Mit 256 Textabbildungen. 1922. Gebunden GZ. 18

Physiologisches Praktikum. Chemische, physikalisch-chemische, physikalische und physiologische Methoden. Von Professor Dr. **Emil Abderhalden,** Geh. Med.-Rat, Direktor des Physiologischen Instituts der Universität zu Halle a. S. Dritte, neubearbeitete und vermehrte Auflage. Mit 310 Textabbildungen. 1922. GZ. 11

Lenhartz-Meyer, Mikroskopie und Chemie am Krankenbett. Begründet von **Hermann Lenhartz,** fortgesetzt und umgearbeitet von Professor Dr. **Erich Meyer,** Direktor der Medizinischen Klinik in Göttingen. Zehnte, vermehrte und verbesserte Auflage. Mit 196 Textabbildungen und einer Tafel. 1922. Gebunden GZ. 12

Lehrbuch der Psychiatrie. Von Dr. **E. Bleuler,** o. Professor der Psychiatrie an der Universität Zürich. Vierte Auflage. Mit 51 Textabbildungen. 1923. Gebunden GZ. 15

Grundriß der Augenheilkunde für Studierende. Von Professor Dr. **F. Schieck,** Geh. Med.-Rat, Direktor der Universitäts-Augenklinik in Halle a. S. Dritte, verbesserte und vermehrte Auflage. Mit 125 zum Teil farbigen Textabbildungen. 1922. Gebunden GZ. 5,5

Praktikum der physikalischen Chemie, insbesondere der Kolloidchemie für Mediziner und Biologen. Von Dr. med. **Leonor Michaelis,** a. o. Professor an der Universität Berlin. Zweite, verbesserte Auflage. Mit 40 Textabbildungen. 1922. GZ. 5

Einführung in die physikalische Chemie für Biochemiker, Mediziner, Pharmazeuten und Naturwissenschaftler. Von Dr. **Walther Dietrich.** Zweite, verbesserte Auflage. Mit 6 Abbildungen. 1923. GZ. 2,8

Die Grundzahlen (GZ.) entsprechen den ungefähren Vorkriegspreisen und ergeben mit dem jeweiligen Entwertungsfaktor (Umrechnungsschlüssel) vervielfacht den Verkaufspreis. Über den zur Zeit geltenden Umrechnungsschlüssel geben alle Buchhandlungen sowie der Verlag bereitwilligst Auskunft.